Virologia Básica

Grupo Editorial Nacional

O GEN | Grupo Editorial Nacional – maior plataforma editorial brasileira no segmento científico, técnico e profissional – publica conteúdos nas áreas de ciências da saúde, exatas, humanas, jurídicas e sociais aplicadas, além de prover serviços direcionados à educação continuada e à preparação para concursos.

As editoras que integram o GEN, das mais respeitadas no mercado editorial, construíram catálogos inigualáveis, com obras decisivas para a formação acadêmica e o aperfeiçoamento de várias gerações de profissionais e estudantes, tendo se tornado sinônimo de qualidade e seriedade.

A missão do GEN e dos núcleos de conteúdo que o compõem é prover a melhor informação científica e distribuí-la de maneira flexível e conveniente, a preços justos, gerando benefícios e servindo a autores, docentes, livreiros, funcionários, colaboradores e acionistas.

Nosso comportamento ético incondicional e nossa responsabilidade social e ambiental são reforçados pela natureza educacional de nossa atividade e dão sustentabilidade ao crescimento contínuo e à rentabilidade do grupo.

Virologia Básica

Martinez "Marty" Hewlett
University of New Mexico
Taos, NM, USA

David Camerini
Center for Virus Research
University of California, Irvine
Irvine, CA, USA

David C. Bloom
Department of Molecular Genetics and Microbiology
University of Florida
Gainesville, FL, USA

Revisão Técnica
Alane Beatriz Vermelho
Professora Titular do Instituto de Microbiologia da
Universidade Federal do Rio de Janeiro (UFRJ). DSc Ciências (Microbiologia).

Tradução
Maiza Ritomy Ide

4ª edição

GEN | GUANABARA KOOGAN

- Data do fechamento do livro: 30/06/2023.

- **Atendimento ao cliente: (11) 5080-0751 | faleconosco@grupogen.com.br**
- Traduzido de:
  BASIC VIROLOGY, FOURTH EDITION

  Edition History:
  1e; (1999, Wiley-Blackwell) 2e; (2003, John Wiley & Sons), 3e; (2007, Wiley-Blackwell).

  ISBN: 9781119314059

  Editora Guanabara Koogan Ltda.
  Uma editora integrante do GEN | Grupo Editorial Nacional
  Travessa do Ouvidor, 11
  Rio de Janeiro – RJ – CEP 20040-040
  www.grupogen.com.br

- Capa: Bruno Gomes
- Imagens da capa: iStock (©solarseven; ©Naeblys)
- Editoração eletrônica: Adielson Anselme
- Ficha catalográfica

H528v
4. ed.

Hewlett, Martinez
Virologia básica / Martinez Hewlett, David Camerini, David C. Bloom ; revisão técnica Alane Beatriz Vermelho ; tradução Maiza Ritomy Ide . - 4. ed. - Rio de Janeiro : Guanabara Koogan, 2023.
28 cm.

Tradução de: Basic virology
Apêndice
Inclui bibliografia e índice
ISBN 9788527739597

1. Virologia. I. Camerini, David. II. Bloom, David C. III. Vermelho, Alane Beatriz. IV. Ide, Maiza Ritomy. V. Título.

23-84313 CDD: 579.2
CDU: 578

Meri Gleice Rodrigues de Souza - Bibliotecária - CRB-7/6439

In memoriam

Edward K. Wagner

(4 de maio de 1940 a 21 de janeiro de 2006)

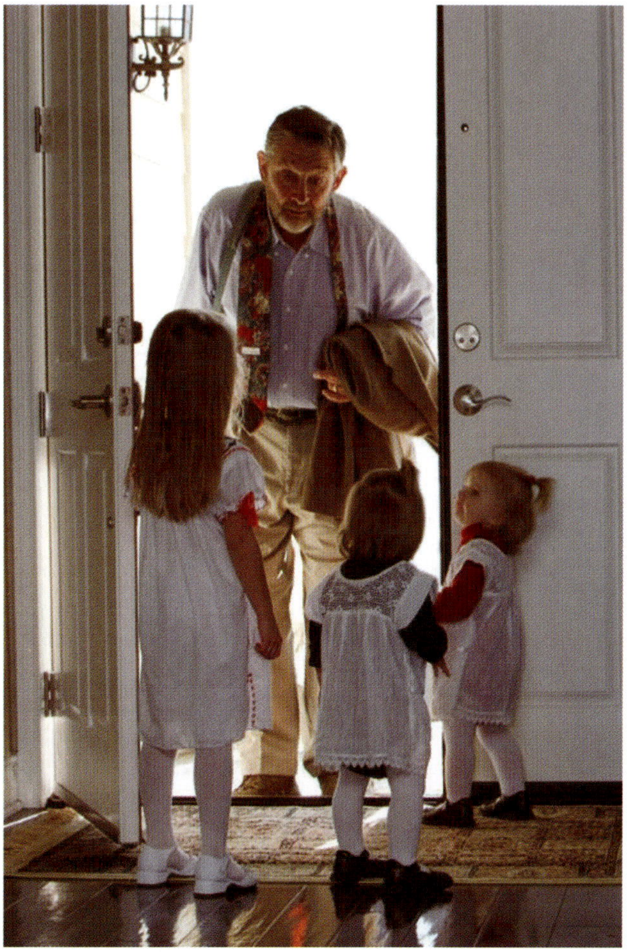

Foi um daqueles telefonemas que você não quer receber nunca. Naquele fim de semana do fim de janeiro, todos soubemos do falecimento prematuro de nosso colega, coautor, colaborador, mentor e amigo Ed Wagner. Ed será lembrado por suas muitas contribuições ao ensino de virologia e por suas pesquisas que contribuíram para o que sabemos sobre a complexidade dos herpes-vírus. Desde seu trabalho de pós-graduação no MIT, passando por sua pesquisa de pós-doutorado na University of Chicago até sua cátedra na University of California, em Irvine, Ed foi um defensor apaixonado do pensamento mais rigoroso e crítico e do ensino mais dedicado, estabelecendo um padrão para a disciplina de virologia. Além do laboratório e da sala de aula, Ed amava a vida ao máximo com sua família e seus amigos. Sobre a última vez que estivemos juntos como uma equipe de escritores, no outono de 2005, todos nos lembramos de um dia intenso de trabalho em uma sala de conferências da University of California, Irvine (UCI), seguido por uma turnê noturna por alguns dos lugares favoritos de Ed nas cidades costeiras do sul da Califórnia, que ele chamava de casa. É com esses pensamentos gravados em nossas memórias que dedicamos esta edição de *Virologia Básica* a Edward K. Wagner.

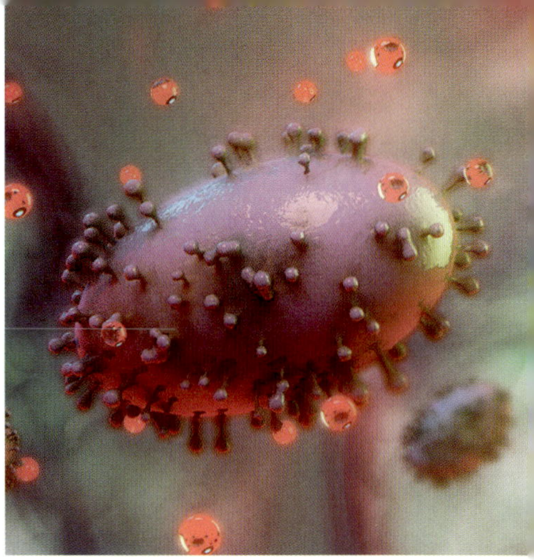

Prefácio à Quarta Edição

Parece que foi ontem que Ed e Marty se falaram ao telefone e disseram: "Vamos fazer isso", dando origem ao *Virologia Básica*. E aqui estamos nós, terminando as revisões para a quarta edição do que esperamos que continue sendo um livro útil e relevante para o ensino de virologia introdutória para alunos de graduação.

Como tem ocorrido desde os seus primórdios, o campo da virologia está mudando em um ritmo surpreendente, com doenças recentemente reconhecidas e suas causas virais sendo relatadas, acompanhadas de técnicas cada vez mais sofisticadas para estudar essas entidades que existem às margens do mundo dos vivos.

Nesta edição, tentamos capturar um pouco desse dinamismo, mantendo a organização e a abordagem pedagógica do original. Para esse fim, adicionamos novas e ampliadas discussões de agentes, como o vírus Ebola, o Zika vírus e os vírus influenza H1N1 e H7N9, bem como a pandemia de SARS-CoV-2/covid-19, com informações atualizadas até o momento. Modificamos nossa apresentação de técnicas removendo algumas que estão desatualizadas (p. ex., curvas CoT), mantendo as clássicas que definiram a área (*pulse* e *pulse-chase labeling*) e introduzindo as abordagens mais modernas que estão abrindo novas áreas de pesquisa (CRISPR-Cas).

A organização do livro foi mantida em relação à terceira edição, com 25 capítulos divididos em cinco partes, incluindo os *Estudos de caso*, atualizados conforme necessário. Tentamos evitar o aumento do tamanho dos livros didáticos fazendo escolhas editoriais criteriosas. Algumas figuras foram alteradas para refletir as novas informações, com a adição de novos gráficos para completar a cobertura nova ou expandida.

Esperamos que você ache esta versão do nosso trabalho útil e relevante em seu ensino de nosso assunto favorito... virologia!

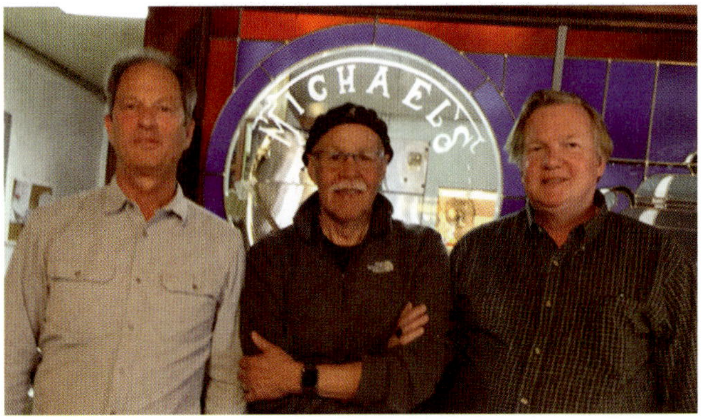

David Camerini, Martinez "Marty" Hewlett e Dave Bloom:
Michael's Kitchen and Bakery, Taos, Novo México, março de 2017.

Prefácio à Terceira Edição

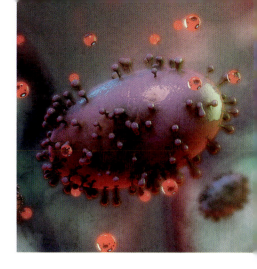

É com um verdadeiro sentimento de perda que nós três nos sentamos em Irvine, na Califórnia, em Gainesville, na Flórida, e em Taos, no Novo México, trabalhando para concluir esta edição. A ausência de nosso amigo e colega Ed Wagner fica ainda mais evidente enquanto escrevemos o Prefácio desta mais recente edição de *Virologia Básica*. Em seu espírito, oferecemos aos nossos colegas e alunos este livro que é nossa visão mais recente do campo que Ed perseguiu com tanta paixão e dedicação.

Nesta nova edição, tentamos trazer o estado atual da disciplina em foco para alunos dos níveis inicial e intermediário. Para essa finalidade, tivemos o trabalho de fornecer as informações mais atuais, neste momento, para cada um dos assuntos abordados. Também reorganizamos um pouco o material. Adicionamos três novos capítulos, em reconhecimento à importância dessas áreas para o estudo dos vírus.

O livro agora inclui um capítulo inteiramente dedicado ao HIV e aos lentivírus, anteriormente abordado com os retrovírus em geral. Tendo em vista que continuamos enfrentando o desafio mundial da AIDS, sentimos que essa é uma ênfase importante.

Você também notará que esta versão inclui uma Parte 5 ("Vírus: Novas Abordagens e Novos Problemas"). Essa seção começa com uma consideração sobre as ferramentas moleculares utilizadas para estudar e manipular vírus, segue com a cobertura da patogênese viral no nível molecular e continua com um capítulo que trata da genômica viral e da bioinformática. Pretendemos que esses três capítulos deem aos nossos estudantes uma visão sobre os tópicos atuais da virologia molecular. A Parte 5 é concluída com o capítulo "Vírus e o Futuro", que contém material atualizado sobre vírus emergentes, incluindo o influenza, e a relação dos vírus com a nanotecnologia.

Uma grande mudança nesta edição é o uso de ilustrações em cores. Agradecemos o esforço por parte de nossa editora, Blackwell Science, e esperamos que você ache que isso seja valioso e útil à nossa apresentação.

Em conjunto com a cobertura expandida, o Glossário foi revisado. Além disso, todas as referências, tanto no texto quanto na *web*, foram revisadas e atualizadas até o momento em que este livro foi escrito.

A maioria dessas mudanças foi concluída ou discutida em detalhes antes da morte prematura de Ed. Como resultado, estamos orgulhosos de afirmar que *Virologia Básica*, terceira edição, traz a marca de boas-vindas do cientista/professor que inspirou a primeira. Esperamos que você concorde e aproveite os frutos desse esforço.

Marty Hewlett, Taos, NM, EUA
Dave Bloom, Gainesville, FL, EUA
David Camerini, Irvine, CA, EUA

Prefácio à Segunda Edição

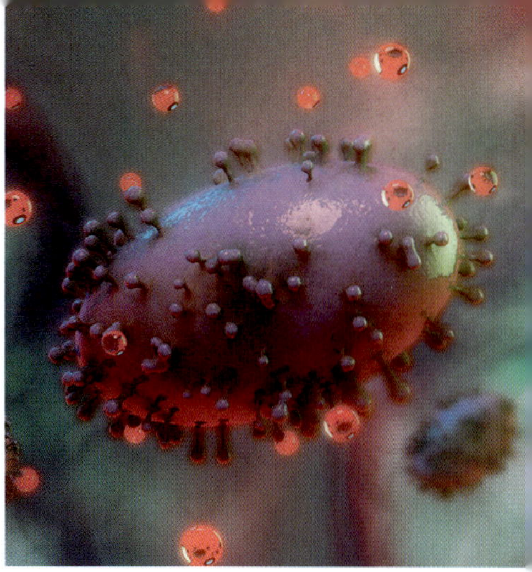

O texto mantém nosso formato organizacional. Como antes, a Parte 1 diz respeito às interações entre vírus e populações hospedeiras. A Parte 2 aborda detalhes experimentais das infecções por vírus. A Parte 3 discute as ferramentas utilizadas no estudo dos vírus. A Parte 4 contém um exame detalhado das famílias e dos agrupamentos de vírus. Descobrimos, em nosso próprio ensino e em comentários de colegas, que essa foi uma abordagem útil. Também mantivemos ênfase na resolução de problemas e no fornecimento de referências-chave para estudos posteriores.

O que há de novo na segunda edição foi impulsionado por mudanças na virologia e nas ferramentas usadas para estudar os vírus. Algumas dessas mudanças e acréscimos incluem:

- Discussão sobre o bioterrorismo e a ameaça dos vírus como armas
- Informações atualizadas sobre vírus emergentes, como o do Nilo Ocidental, e sua disseminação
- O estado atual das terapias antivirais contra o vírus da imunodeficiência humana (HIV, do inglês *human immunodeficiency virus*)
- Discussões sobre a genômica viral nos casos em que o sequenciamento foi concluído
- Discussão sobre tecnologias de ponta, como microscopia de força atômica e análise de microarranjos de DNA
- Glossário atualizado e listas de referência.

Tentamos, ao longo da revisão, fornecer a compreensão mais atual do estado do conhecimento acerca de um determinado vírus ou processo viral. Fomos guiados por um senso do que nossos alunos precisam para apreciar a complexidade do mundo virológico e sair da experiência com algumas ferramentas práticas para as próximas etapas de suas carreiras.

Prefácio à Primeira Edição

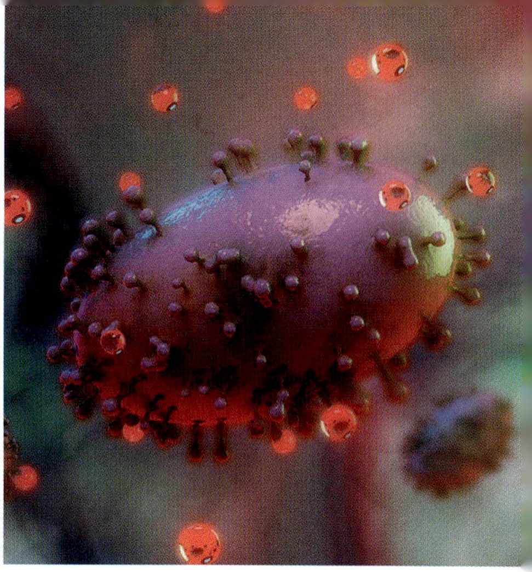

Historicamente, diversos vírus entraram e saíram do conhecimento público. Nos 8 anos desde que terminamos a primeira edição de *Virologia Básica*, houve muitos acontecimentos, tanto no mundo quanto na virologia, para atiçar as chamas desse conhecimento.

Nesse período, assistimos ao desenvolvimento de uma vacina para proteger as mulheres contra o papilomavírus humano tipo 16. Esse grande avanço levou à redução drástica da ocorrência de câncer de colo do útero. Além disso, vírus que atuam como vetores de entrega de genes aumentaram a perspectiva de tratamentos direcionados a várias doenças genéticas. A maior conscientização da importância do potencial epidemiológico dos vírus, tanto em surtos naturais quanto em surtos causados pelo ser humano, estimulou a busca por tratamentos profiláticos e curativos.

No entanto, os eventos de 11 de setembro de 2001 alteraram drástica e tragicamente nossas percepções. Uma nova compreensão da ameaça agora permeia nossas ações públicas e privadas. Nessa arena inédita, os vírus ocupam o centro do palco, enquanto o mundo se prepara para o uso de agentes infecciosos, como a varíola, em atos de bioterrorismo.

Problemas que ocorrem naturalmente relativos aos vírus continuam chamando a nossa atenção. O vírus do Nilo Ocidental, originalmente limitado a áreas do norte da África e do Oriente Médio, utilizou a moderna rede de transporte atual para chegar à América do Norte. A sua rápida disseminação para praticamente todos os estados da sociedade tem sido um pesadelo de saúde pública e uma demonstração vívida do oportunismo das doenças infecciosas. A contínua pandemia de síndrome da imunodeficiência humana (AIDS, do inglês *acquired immunodeficiency syndrome*) lembrou-nos do terrível custo desse oportunismo. Além disso, estamos agora diante da perspectiva muito real da próxima cepa pandêmica de influenza, talvez derivada do vírus aviário H5N1, que agora circula em aves selvagens e domésticas.

É nesse cenário de esperança e preocupação que elaboramos o *Virologia Básica*.

Este livro é fundamentado em mais de 40 anos de aulas de graduação em virologia, iniciadas em 1970 pelos coautores (Wagner, Hewlett, Bloom e Camerini) na University of California, Irvine (UCI), na University of Arizona e na University of Florida. O campo da virologia amadureceu e cresceu imensamente durante esse período, mas uma das maiores alegrias de ensinar esse assunto continua sendo a base sólida que a virologia oferece a tópicos que abrangem toda a gama das ciências biológicas. Os conceitos vão desde a dinâmica populacional e a ecologia populacional, passando pela biologia e pela teoria evolutiva, até as análises mais fundamentais e detalhadas da bioquímica e da biologia molecular da expressão gênica e das estruturas biológicas. Assim, o ensino da virologia tem sido uma ferramenta de aprendizagem para nós, tanto ou mais do que tem sido para nossos alunos.

Nossos cursos têm consistentemente muitos inscritos; creditamos isso ao seu conteúdo, não a um truque especial de desempenho ou técnicas de instrução. Os participantes têm sido, principalmente, estudantes dos cursos preparatórios para medicina, mas temos desfrutado da presença de outros alunos com destino à pós-graduação, bem como de uma boa quantidade daqueles que estão apenas tentando obter seu diploma para sair do "moinho" e entrar no "moedor".

Na UCI, em particular, o curso teve uma quantidade enorme de matrículas (aproximadamente 250 alunos por ano) nos últimos 5 a 8 anos. Com isso, ficou claro que o assunto é muito desafiador para uma minoria considerável que o estuda. Embora isso seja bom, o curso foi expandido para 5 horas por semana em um trimestre de 10 semanas, a fim de acomodar apenas os alunos realmente interessados em ser desafiados. Simplificando, há muito conteúdo para dominar, e o domínio requer um sólido conhecimento prático de biologia básica e – o mais importante – o desejo de aprender. Essa "experiência" tem dado muito certo, e a satisfação dos alunos com o curso ampliado é, francamente, gratificante. Para ajudar os alunos a adquirirem esse conhecimento prático, incentivamos leituras adicionais. Também incluímos uma boa quantidade de material de reforço para ajudar os alunos a aprenderem as habilidades básicas de biologia molecular e os aspectos rudimentares de imunologia, patologia e doença. No mais, incorporamos inúmeras questões de estudo e discussão no fim dos capítulos e das seções para auxiliar a discussão de pontos importantes.

É nossa esperança que este livro sirva como um texto útil e seja fonte para muitos estudantes de graduação interessados em adquirir uma base sólida em virologia e em sua relação com a biologia moderna. Espera-se, também, que o livro possa ser útil para profissionais mais avançados que desejam fazer uma incursão rápida na virologia, mas que não desejam se aprofundar nos detalhes presentes em trabalhos mais avançados.

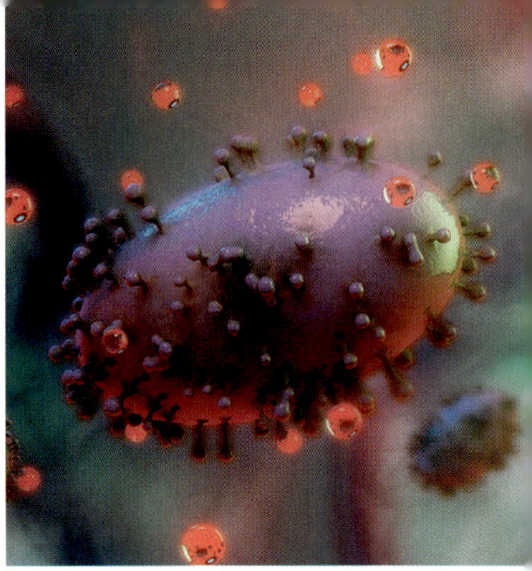

Agradecimentos

Mesmo o mais básico dos livros não pode ser uma obra apenas de seu autor ou seus autores; isso é especialmente verdadeiro no caso deste livro. Somos extremamente gratos a diversos colegas, alunos e amigos. Eles nos forneceram leitura crítica, informações essenciais, dados experimentais e figuras, bem como outras contribuições importantes a todas as quatro edições do *Virologia Básica*. Esse grupo inclui os seguintes acadêmicos de outros centros de pesquisa: Wah Chiu, Stanford University; J. Brown, University of Virginia; J. B. Flannegan e R. Condit, University of Florida; J. Conway, National Institutes of Health; K. Fish e J. Nelson, Oregon Health Sciences University; D. W. Gibson, Johns Hopkins University; P. Ghazal, University of Edinburgh; H. Granzow, Friedrich-Loeffler-Institut, Insel Riems; C. Grose, University of Iowa; J. Hill, Louisiana State University Eye Center–New Orleans; S. Karst, University of Florida; J. Langland, Arizona State University; D. Leib, Dartmouth College; F. Murphy, University of California, Davis; S. Rabkin, Harvard University; S. Rice, University of Alberta–Edmonton; S. Silverstein, Columbia University; B. Sugden, University of Wisconsin; Gail Wertz, University of Alabama–Birmingham; e J. G. Stevens, University of California, Los Angeles. Os colegas da University of California, Irvine, que nos ajudaram foram: R. Davis, S. Larson, A. McPherson, T. Osborne, R. Sandri-Goldin, D. Senear, B. Semler, S. Stewart, W. E. Robinson, I. Ruf e L. Villarreal. Funcionários atuais e antigos do laboratório Edward Wagner fizeram muitos experimentos que nos ajudaram em várias ilustrações; essas pessoas são: J. S. Aguilar, K. Anderson, R. Costa, G. B. Devi-Rao, R. Frink, S. Goodart, J. Guzowski, L. E. Holland, P. Lieu, N. Pande, M. Petroski, M. Rice, J. Singh, J. Stringer e Y.-F. Zhang. Os colegas de David Camerini que fizeram experimentos e ajudaram a produzir as figuras utilizadas na quarta edição são: Joseph J. Campo, Shailesh K. Choudhary, Arlo Randall e Robert M. Scoggins.

Fomos auxiliados na redação da segunda edição por comentários de Robert Nevins (Milsap College), Sofie Foley (Napier University), David Glick (King's College) e David Fulford (Edinboro University of Pennsylvania).

Queremos lembrar as muitas pessoas que contribuíram para o processo físico de montagem da primeira edição deste livro. R. Spaete, da Aviron Corp, leu cuidadosamente cada página do manuscrito e sugeriu muitas pequenas e importantes mudanças. Isso foi feito puramente no espírito de amizade e colegialidade. K. Christensen usou a sua considerável experiência e a sua incrível habilidade trabalhando conosco para produzir a arte utilizada. Ela não apenas fez os desenhos mas também pesquisou muitos deles para ajudar a incluir os detalhes que faltavam. Dois alunos de graduação foram inestimáveis para nós. A. Azarian, da University of California, Irvine, fez muitas sugestões úteis acerca da leitura do manuscrito da perspectiva de um estudante, e D. Natan, um estudante do MIT que passou um verão no laboratório de Edward Wagner, fez a maior parte das pesquisas em *sites* da internet, o que foi um grande alívio e economizou tempo.

Finalmente, agradecemos a J. Wagner, que realizou a difícil tarefa de editar o manuscrito.

Desde o início, várias pessoas da Blackwell Science, representadas pela editora N. Hill-Whilton, demonstraram um compromisso com um produto de qualidade. Agradecemos especialmente a Nathan Brown, Cee Brandson e Rosie Hayden, que tanto se esforçaram para manter comunicações eficazes e agilizar muitos dos aspectos tediosos deste projeto. A Blackwell Science entrou em contato diretamente com vários virologistas, que também leram e sugeriram modificações úteis a este manuscrito: Michael R. Roner, da University of Texas, Arlington; Lloyd Turtinen, da University of Wisconsin, Eau Claire; e Paul Wanda, da Southern Illinois University.

Todos esses colegas e amigos representam o pano de fundo da ajuda que recebemos, levando à preparação desta quarta edição. Gostaríamos de agradecer especialmente ao Dr. Luis Villarreal e ao Center for Virus Research da University of California, Irvine, por apoiar nossos esforços para a conclusão deste livro em tempo hábil.

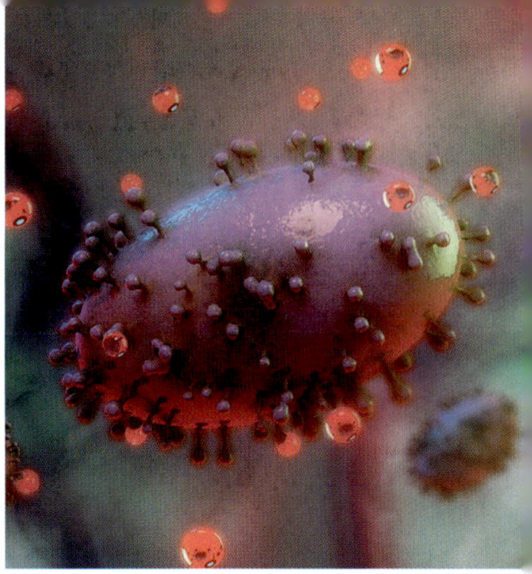

Sumário

Virologia Básica

Virologia e Doenças Virais

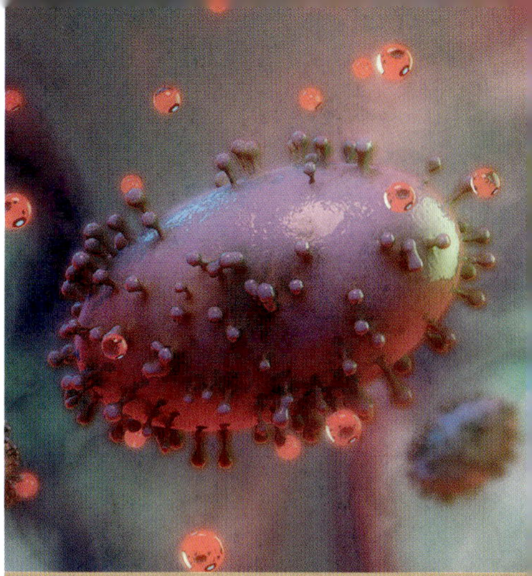

PARTE 1

Introdução: o Impacto dos Vírus em Nossa Visão de Vida

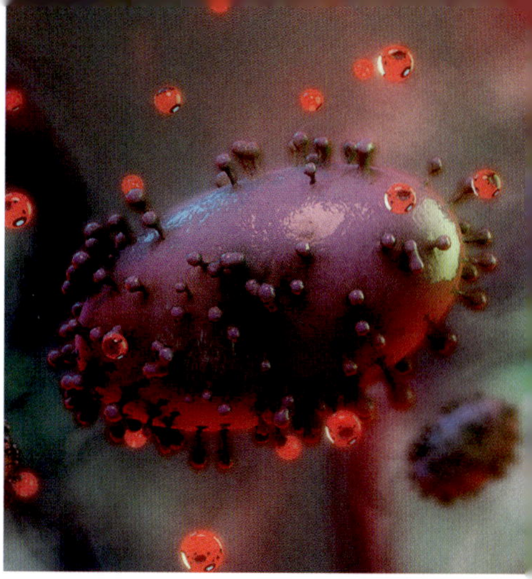

CAPÍTULO

1

CIÊNCIA DA VIROLOGIA

Historicamente, o estudo dos vírus estabeleceu e continua estabelecendo a base para grande parte de nossa compreensão mais fundamental da biologia, da genética e da medicina modernas. A virologia teve impacto no estudo das macromoléculas biológicas, dos processos de expressão gênica celular, dos mecanismos de produção de diversidade genética, dos processos envolvidos no controle do crescimento e do desenvolvimento celular, dos aspectos da evolução molecular, do mecanismo de doença e resposta do hospedeiro à doença e da disseminação de doenças nas populações.

Em essência, os vírus são coleções de informações genéticas direcionadas a um fim: sua própria replicação. Eles são o exemplo definitivo e prototípico de "genes egoístas". O genoma viral contém os "projetos" para a replicação dos vírus criptografados no código genético e devem ser decodificados pela maquinaria molecular da célula que infecta para alcançar esse objetivo. Os vírus são, portanto, parasitas intracelulares obrigatórios, dependentes das funções metabólicas e genéticas das células vivas.

Dada a simplicidade essencial da organização de um vírus – um genoma contendo genes dedicados à autorreplicação envolvidos por uma camada proteica protetora –, argumenta-se que os vírus são coleções inanimadas de compostos bioquímicos cujas funções são derivadas e separáveis da célula. No entanto, essa generalização não resiste às informações acumuladas, cada vez mais detalhadas, que descrevem a natureza dos genes virais, o papel das infecções virais na mudança evolutiva e a evolução da função celular. Uma visão dos vírus como constituintes de uma importante subdivisão da **biosfera**, tão antiga quanto e totalmente interativa e integrada com os três grandes ramos da vida celular, torna-se mais fortemente estabelecida a cada avanço das pesquisas.

Um grande problema no estudo da biologia nos níveis molecular e funcional detalhados é o fato de que quase nenhuma generalização é definitiva; ademais, o conceito dos vírus como simples coleções de parasitas com genes que funcionam para se replicar à custa da célula que atacam não se sustenta. Muitas generalizações serão feitas sobre o mundo dos vírus neste livro; a maioria, se não todas, serão classificadas como ferramentas úteis, mas não confiáveis, para o pleno entendimento e a organização das informações.

Mesmo a faixa de tamanho dos genomas virais, que geralmente pode variar de um ou dois genes a algumas centenas, no máximo (significativamente menos do que aqueles contidos nas células de vida livre mais simples), não pode ser apoiada por uma análise detalhada dos dados. Embora seja verdade que a maioria dos vírus estudados varie em tamanho – desde menores que a menor organela até um pouco menores que as células mais simples capazes de realizar metabolismo energético e síntese de proteínas, o micoplasma e as algas unicelulares simples –, o recém-descoberto mimivírus (distantemente relacionado com poxvírus, como o vírus da varíola) contém cerca de 1.000 genes e é significativamente maior do que as menores células. Com essas ressalvas em mente, ainda é apropriado observar que, apesar de seu tamanho limitado, os vírus evoluíram e se apropriaram de um meio de disseminação e replicação que garante sua sobrevivência em organismos de vida livre, geralmente entre 10 e 10 milhões de vezes o seu tamanho, e complexidade genética.

Efeito das infecções virais no organismo hospedeiro e nas populações: patogênese viral, virulência e epidemiologia

Uma vez que o principal fator motivador para o estudo da virologia é o fato de que os vírus causam doenças de vários níveis de gravidade em populações humanas e de plantas e animais que suportam essas populações, não é particularmente surpreendente que as infecções por vírus tenham sido historicamente consideradas interrupções episódicas do bem-estar de um hospedeiro normalmente saudável. Essa visão foi apoiada em alguns dos primeiros estudos de bacteriófagos (vírus de bactérias), que causaram a destruição da célula hospedeira e a ruptura geral de populações saudáveis e crescentes das bactérias hospedeiras. Apesar disso, foi observado com outro tipo de vírus bacteriano que uma infecção persistente e **lisogênica** poderia ocorrer na população hospedeira. Nesse caso, o estresse das bactérias lisogênicas pode liberar vírus infecciosos muito tempo depois do estabelecimento da infecção inicial.

Esses dois modos de infecção de populações hospedeiras por vírus, que podem ser modelados com precisão por métodos matemáticos desenvolvidos para estudar as relações predador-presa em populações de animais e plantas, agora são entendidos como gerais para interações vírus-hospedeiro. Além disso, infecções persistentes com baixo ou nenhum nível de doença viral são universais em ecossistemas vírus-hospedeiro que evoluíram juntos por longos períodos – é somente depois da introdução de um vírus em uma nova população que ocorre doença generalizada e **morbidade** do hospedeiro.

Portanto, embora se possa considerar a doença grave induzida por vírus como evidência de uma introdução recente do vírus na população em questão, a acomodação de um ao outro é um processo muito lento, que requer alterações genéticas tanto no vírus quanto no hospedeiro. Não é de maneira alguma confirmado que a acomodação possa ocorrer sem uma grave perturbação da população hospedeira – até mesmo sua extinção. Por isso, o estudo da replicação e da disseminação de determinado vírus em uma população é de fundamental importância para o corpo político, principalmente no que se refere à formulação e à implementação de políticas de saúde. Isso, é claro, além de sua importância às comunidades científica e médica.

O estudo da **patogênese** viral é amplamente definido como o estudo dos efeitos da infecção viral no hospedeiro. A *patogenicidade* de um vírus é definida como a soma total das funções codificadas pelo vírus que contribuem para sua disseminação na célula infectada, no organismo hospedeiro e na população. A patogenicidade é essencialmente a capacidade genética de membros de uma determinada população de vírus específica (que pode ser geneticamente considerada mais ou menos equivalente) de causar uma doença e se disseminar (se **propagar**) em uma população. Assim, um fator importante na patogenicidade de determinado vírus é sua composição genética ou **genótipo**.

A base para a gravidade dos sintomas de uma doença viral em um organismo ou população é complexa. Ela resulta de uma intrincada combinação da expressão dos genes virais que controlam a patogenicidade, da resposta fisiológica do indivíduo infectado a esses determinantes patogênicos e da resposta da população à presença do vírus que nela se dissemina. Juntos, esses fatores determinam ou definem a **virulência** do vírus e a doença que ele causa.

Um fator básico que contribui para a virulência é a interação entre genes virais específicos e as defesas geneticamente codificadas do indivíduo infectado. É importante entender, no entanto, que a virulência também é afetada pela saúde geral e pela composição genética da população infectada, bem como, em seres humanos, pelos fatores sociais e econômicos que afetam a natureza e a extensão da resposta à infecção. A distinção do significado dos termos *patogênese* e *virulência* pode ser entendida considerando-se os múltiplos fatores envolvidos na gravidade e na disseminação da doença exibida em uma população humana submetida à infecção por um vírus causador da doença. Considere um vírus cujo genótipo o torna altamente eficiente em causar uma doença, cujos sinais e sintomas são importantes na disseminação entre indivíduos – talvez uma infecção respiratória acompanhada de espirros, tosse, e assim por diante. Esse vírus ideal incorporará inúmeras mudanças genéticas aleatórias durante seus ciclos de replicação à medida que se dissemina em um indivíduo e na população. Alguns vírus produzidos durante o curso de uma doença podem, então, conter genes que não são tão eficientes em causar sintomas. Um vírus desse tipo é de virulência reduzida e, em caso extremo, pode ser um vírus que acumulou tantas mutações em genes patogênicos que não é capaz de causar doença nenhuma (*i. e.*, sofreu mutação para uma cepa **avirulenta** ou **apatogênica**). Embora um vírus avirulento possa não causar doença, sua infecção pode levar à **imunidade** completa ou parcial contra os genótipos mais virulentos em um indivíduo infectado. Essa é a base da **vacinação**, descrita na Parte 2, Capítulo 8. Contudo, a capacidade de produzir uma resposta imune e o resultante desenvolvimento de uma **imunidade de população (ou de rebanho)** significa que, à medida que a infecção viral prossegue em uma população, sua virulência deve mudar ou o vírus deve adaptar-se geneticamente à medida que muda de hospedeiro.

Outros fatores não totalmente correlacionados com a composição genética de um vírus também contribuem para variações na virulência de um genótipo patogênico. O mesmo genótipo de vírus infectando dois indivíduos **imunologicamente virgens** (*i. e.*, indivíduos que nunca foram expostos a qualquer forma do vírus que leve a uma resposta imune) pode causar desfechos muito diferentes. Um indivíduo pode ter apenas os sintomas mais leves, devido à exposição a uma pequena quantidade de vírus. Pode também ter infecção por uma via subótima, ou um conjunto robusto de fatores imunológicos e de defesa inerentes à sua composição genética. Outro indivíduo pode ter um conjunto muito grave de sintomas ou até mesmo morrer se receber um grande inóculo, ou se tiver deficiências nas defesas imunes, ou, ainda, se estiver fisicamente estressado em decorrência de uma desnutrição ou de outras doenças.

Além disso, o mesmo genótipo de vírus pode causar níveis significativamente diferentes de doença dentro de duas populações geneticamente equivalentes que diferem em recursos econômicos e tecnológicos. Isso pode acontecer em decorrência de diferenças na capacidade da rede de apoio de uma sociedade de fornecer tratamento médico eficaz, isolar indivíduos infectados ou disponibilizar protocolos de tratamento mais eficazes.

No conjunto, o estudo das doenças infecciosas humanas causadas por vírus e outros patógenos define o campo da **epidemiologia** (em animais, é denominado **epizoologia**). Esse campo requer uma boa compreensão da natureza da doença em estudo e dos tipos de fármacos e outros medicamentos disponíveis para tratá-la e conter sua disseminação, bem como alguma apreciação da dinâmica e das peculiaridades específicas da sociedade ou da população em que a doença ocorre.

Interação entre os vírus e seus hospedeiros

A interação entre os vírus (e outros agentes infecciosos) e seus hospedeiros é dinâmica. Conforme as respostas fisiológicas eficazes às doenças infecciosas evoluíram no organismo e (mais recentemente) desenvolveram-se na sociedade por meio da investigação biomédica, os vírus responderam explorando sua variação genética natural, de modo a acumular e selecionar mutações para se tornarem total ou parcialmente resistentes a essas respostas. Em casos extremos, essa resistência levará ao ressurgimento periódico ou episódico de uma doença previamente controlada – o exemplo mais óbvio desse processo é o aparecimento periódico de vírus da gripe humana.

A taxa acelerada de exploração do ambiente físico pelo ser humano e o aumento significativo das populações agrícolas proporcionam a alguns vírus novas oportunidades de disseminar doenças antigas e novas. Uma evidência disso é a epidemia em curso da **síndrome da imunodeficiência adquirida (AIDS)**, bem como ocorrências esporádicas de doenças virais, como febres hemorrágicas na Ásia, na África e no sudoeste dos EUA. A investigação de uma doença viral, bem como das respostas da sociedade a ela, fornece um meio para estudar o papel das políticas sociais e do comportamento social da doença em geral.

A recente disseminação mundial da AIDS é um excelente exemplo do papel desempenhado por fatores econômicos e outros aspectos do comportamento humano na origem de uma doença. Há fortes evidências que apoiam a hipótese de que o agente causador, o **vírus da imunodeficiência humana (HIV)**, foi introduzido na população humana por um evento promovido pela invasão agrícola de hábitats de animais na África Equatorial. Esse é um exemplo de como a necessidade econômica tem risco acentuado.

O HIV não é um patógeno eficiente; ele requer a inoculação direta de sangue ou líquidos corporais infectados para disseminação. No mundo euramericano, a concentração urbana de homens homossexuais com hábitos sexuais que favorecem o alto risco de doenças venéreas teve papel importante na disseminação do HIV, e da resultante AIDS, em toda a comunidade homossexual masculina. Uma sobreposição parcial dessa população com usuários de drogas intravenosas e participantes da indústria do sexo comercial resultou na disseminação do vírus e da doença para outros segmentos da população urbana. O resultado é que, na Europa Ocidental e na América do Norte, a AIDS tem sido uma faca de dois gumes que ameaça duas populações urbanas díspares:

a comunidade homossexual relativamente abastada e o mundo heterossexual empobrecido dos usuários de drogas – ambas populações urbanas densamente concentradas. Nesta última, o uso do sexo comercial como forma de obter dinheiro resultou em maior disseminação para outras comunidades heterossexuais, especialmente aquelas de homens e mulheres jovens e solteiros.

Um fator adicional é que os recursos médicos e financeiros relativamente sólidos de um grande subconjunto do "primeiro mundo econômico" resultaram no amplo uso da transfusão de sangue total e, mais significativamente, de frações de sangue para uso terapêutico. Isso levou ao aparecimento súbito da AIDS em hemofílicos e, esporadicamente, em receptores de transfusões maciças decorrentes de cirurgias intensivas. Felizmente, a incidência da doença nestas últimas populações de risco foi reduzida, em razão de medidas eficazes de rastreamento de hemoderivados.

Diferentes fatores sociais resultaram em distribuição distinta do HIV e da AIDS na África Equatorial e no Sudeste Asiático. Nessas áreas do mundo, a doença é quase exclusivamente encontrada em populações heterossexuais. Essa distribuição da AIDS ocorreu porque uma concentração relativamente pequena de profissionais do sexo de áreas comerciais urbanas atuava como fonte de infecção de homens trabalhadores que viviam separados de suas famílias. As viagens periódicas dos homens para suas casas, isoladas nas aldeias, resultaram na descoberta do vírus com frequência crescente em unidades familiares isoladas. Uma disseminação adicional resultou de mulheres infectadas que deixaram bordéis e a prostituição para retornar a sua vida familiar nas aldeias.

Outro fator importante na disseminação da AIDS é a tecnologia. O HIV não poderia ter se espalhado e representar a ameaça que agora representa no mundo de um século atrás. As densidades populacionais em geral mais baixas e as menores concentrações de indivíduos em risco naquele momento teriam impedido que o HIV ganhasse posição na população. Taxas mais lentas de comunicação e viagens e migração muito mais restritas teriam impedido sua rápida disseminação. Além disso, a transmissão de sangue e hemoderivados como ferramentas terapêuticas era desconhecida há um século.

É claro que essa interação dinâmica entre patógeno e hospedeiro não se limita aos vírus; ela está presente em qualquer patógeno. O estudo e a caracterização das acomodações genéticas que os vírus fazem, tanto para a resistência natural produzida em uma população de hospedeiros susceptíveis quanto para os esforços dirigidos ao homem para controlar a disseminação de uma doença viral, fornecem muitas informações sobre os processos evolutivos e a dinâmica populacional. De fato, muitas das metodologias desenvolvidas para o estudo das interações entre organismos e seu ambiente podem ser aplicadas à interação entre patógeno e hospedeiro.

História da virologia

A razão histórica para a descoberta e a caracterização dos vírus, e uma razão principal contínua para seu estudo detalhado, envolve o desejo de entender e controlar as doenças e atender aos problemas econômicos e sociais causados por elas. À medida que as pesquisas progrediam, ficou claro que havia muitas outras razões importantes para o estudo dos vírus e de sua replicação.

Uma vez que os vírus parasitam os processos moleculares de expressão genética e sua regulação na célula hospedeira, a compreensão dos genomas virais e da replicação do vírus fornece informações básicas sobre os processos celulares em geral.

Todo o desenvolvimento da biologia molecular e da genética molecular é amplamente embasado na escolha deliberada de alguns pioneiros perspicazes da pesquisa biológica "pura" em estudar a replicação e a genética de vírus que se replicam em bactérias: os bacteriófagos. (Esses pesquisadores incluem: Max Delbrück, Salvadore Luria, Joshua Lederberg, Gunther Stent, Seymour Benzer, André Lwoff, François Jacob, Jacques Monod e muitos outros.)

Os **bacteriófagos** foram descobertos por sua capacidade de destruir bactérias entéricas humanas, como *Escherichia coli*, mas não tinham relevância para a doença humana. É apenas em retrospecto que a grande unidade dos processos biológicos, dos mais simples aos mais complexos, pode ser espelhada na replicação dos vírus e das células que eles infectam.

Os *insights* biológicos oferecidos pelo estudo dos vírus levaram a importantes desenvolvimentos na tecnologia biomédica e prometem levar a desenvolvimentos e ferramentas ainda mais significativos. Por exemplo, ao infectar um indivíduo, os vírus têm como alvo tecidos específicos. Os sinais e sintomas específicos resultantes, como já observado, definem sua patogenicidade. O ser humano, como todos os vertebrados, é capaz de elaborar uma resposta definida e profunda às infecções por vírus. Essa resposta muitas vezes leva à imunidade parcial ou completa à reinfecção. O estudo desses processos foi fundamental para se obter uma compreensão cada vez mais clara da resposta imune e da natureza molecular precisa das vias de sinalização celular. Também forneceu estratégias terapêuticas e preventivas contra doenças específicas causadas por vírus. O estudo da virologia fornece e continuará fornecendo estratégias para o **tratamento paliativo** de doenças metabólicas e genéticas não apenas em seres humanos, mas também em populações animais e vegetais economicamente relevantes.

Exemplos do impacto da doença viral na história humana

Há evidências arqueológicas em múmias egípcias e textos médicos que facilmente identificam infecções virais, incluindo papilomas genitais (verrugas) e poliomielite. Há, também, registros históricos um tanto imperfeitos de doenças virais que afetaram populações humanas nos períodos clássico e medieval. Embora a recente campanha para erradicar a varíola tenha sido bem-sucedida e o vírus não exista mais na população humana (em decorrência da eficácia das vacinas contra ele, da estabilidade genética do vírus e de um esforço político e social bem orquestrado para realizar a erradicação), a doença causou estragos periodicamente e teve efeitos profundos na história humana ao longo de milhares de anos. As epidemias de varíola durante a Idade Média e posteriormente, na Europa, resultaram em perdas populacionais significativas, bem como em grandes mudanças na vida econômica, religiosa, política e social dos indivíduos. Embora a eficácia das estratégias de vacinação tenha levado gradualmente ao declínio da doença na Europa e na América do Norte, a varíola continuou causando mortalidade em massa e transtornos em outras partes do mundo até depois da Segunda Guerra Mundial. Apesar de a varíola ter sido erradicada do ambiente, o ataque de 11 de setembro de 2001 ao World Trade Center, em Nova York, levou alguns funcionários do governo a se preocuparem com o fato de que a alta virulência do vírus e seu modo de disseminação possam torná-lo um atraente agente para o **bioterrorismo**.

Outras epidemias mediadas por vírus tiveram papéis igualmente importantes na história humana. Muito do caos social, econômico e político nas populações nativas resultante das conquistas e da expansão europeia dos séculos XV ao XIX foi mediado pela introdução de doenças virais infecciosas, como o sarampo. Frações significativas da população indígena do hemisfério ocidental morreram como resultado dessas doenças.

O potencial para grandes rupturas sociais e políticas na vida cotidiana continua até hoje. Conforme discutido em capítulos posteriores deste livro, a gripe "espanhola" (H1N1), de 1918 a 1919, matou dezenas de milhões de pessoas em todo o mundo. Somada aos efeitos da Primeira Guerra Mundial, ela chegou muito perto de causar uma grande ruptura na civilização mundial. O notável trabalho de detetive médico usando vírus isolados de cadáveres de vítimas dessa doença congelados no gelo permanente do Alasca levou à recuperação da sequência genômica completa do vírus e à reconstrução do próprio vírus (alguns dos métodos usados serão descritos na Parte 5). Embora talvez nunca saibamos todos os fatores que o tornaram tão letal, está claro que o vírus foi derivado de pássaros e transmitido diretamente aos seres humanos. Além disso, várias proteínas virais têm papel em sua virulência. Não há razão para que outra cepa de *influenza* não possa surgir com consequências ou **sequelas** semelhantes ou mais devastadoras – de fato, na primavera/verão de 2005, havia um motivo legítimo de preocupação, pois uma nova cepa de gripe aviária (H5N1) havia sido transmitida aos seres humanos. No momento, a transmissão humana do *influenza* H5N1 não foi confirmada, mas uma adaptação maior desse novo vírus aos seres humanos pode levá-lo a se estabelecer como grande assassino em breve.

Em abril de 2009, uma nova versão da *influenza* H1N1 (agora chamada gripe H1N1 de 2009 pelo órgão norte-americano Centers for Disease Control and Prevention [CDC]) foi identificada em Veracruz, México. Inicialmente, o H1N1 tornou-se uma epidemia no México e, como o vírus se espalhou rapidamente, em 11 de junho de 2009 a Organização Mundial da Saúde declarou uma pandemia. Como esse vírus tem os mesmos marcadores de superfície (H1 e N1) que a "gripe espanhola" de quase 100 anos antes, havia temores de que houvesse os mesmos tipos de morbidade e mortalidade observados nos primeiros anos do século XX. No entanto, esse vírus acabou por não ter maior letalidade do que as outras cepas de *influenza* sazonal que circulam atualmente na população humana. Mais detalhes sobre isso serão discutidos adiante neste livro.

Várias doenças infecciosas podem se estabelecer na população em geral como consequência de se tornarem resistentes a medicamentos ou introduzidas como armas de bioterrorismo, ou em decorrência da destruição humana de ecossistemas naturais. Como será discutido em capítulos posteriores, vários vírus diferentes que exibem detalhes distintos de replicação e disseminação podem, potencialmente, ser agentes causadores dessas doenças.

Patógenos de animais e plantas são outras potenciais fontes de infecções virais disruptivas. Surtos esporádicos de doenças virais em animais domésticos, como o vírus da estomatite vesicular em bovinos e a *influenza* aviária em galinhas, resultam em perdas econômicas e sociais significativas. A raiva em populações de animais selvagens no leste dos EUA se espalhou continuamente durante o último meio século. A presença dessa doença representa ameaças reais para os animais domésticos e, por meio deles, ocasionalmente, para os seres humanos. Um exemplo de infecção agrícola que leva a graves perturbações econômicas é a crescente disseminação do viroide cadang-cadang em coqueiros das ilhas Filipinas e em outros lugares da Oceania. A perda de coqueiros levou sérias dificuldades financeiras às populações locais.

Exemplos do impacto evolutivo da interação vírus-hospedeiro

Há ampla evidência genética de que a interação entre os vírus e seus hospedeiros tem um impacto mensurável na evolução do hospedeiro. Os vírus fornecem estresses ambientais, contra os quais os organismos desenvolvem respostas. Além disso, é possível que a capacidade dos vírus de adquirir e mover genes entre organismos forneça um mecanismo de transferência de genes entre linhagens.

O desenvolvimento do sistema imune, a resposta da **interferona** (**IFN**), um antiviral de base celular, e muitas das respostas inflamatórias e outros tipos de respostas que os organismos multicelulares podem elaborar para evitar a infecção são o resultado de uma adaptação genética bem-sucedida à infecção. Além disso, a infecção por vírus pode fornecer um mecanismo básico importante (ainda subestimado) para afetar o processo evolutivo de maneira direta.

Há boas evidências circunstanciais de que a origem específica dos mamíferos placentários é o resultado de uma espécie ancestral infectada com um protorretrovírus imunossupressor. Sugere-se que essa imunossupressão tenha possibilitado uma acomodação imune na mãe para o desenvolvimento de um indivíduo geneticamente distinto na placenta durante um período prolongado de gestação.

Dois exemplos atuais fornecem evidências muito fortes para o papel contínuo dos vírus na evolução de animais e plantas. Certas vespas parasitas depositam seus ovos nas lagartas de outros insetos. À medida que as larvas da vespa se desenvolvem, elas devoram o hospedeiro, deixando as partes vitais por último para garantir que o suprimento de comida permaneça fresco. Naturalmente, o hospedeiro não aprecia esse ataque e elabora uma defesa imune contra o invasor, impedindo seu desenvolvimento – especialmente nos estágios iniciais embrionários da vespa. As vespas não infectadas com **polidnavírus** não têm uma alta taxa de sucesso em seu parasitismo, e suas larvas frequentemente são destruídas. O caso é diferente quando a mesma espécie de vespa é infectada com um polidnavírus mantido como um passageiro genético persistente nos ovários e nos óvulos das vespas. O polidnavírus inserido na lagarta junto ao ovo da vespa induz uma infecção sistêmica imunossupressora para que a lagarta não consiga eliminar o tecido embrionário em um estágio inicial de desenvolvimento. O vírus se mantém ao persistir nos ovários das vespas fêmeas em desenvolvimento.

Outro exemplo do papel de um vírus no desenvolvimento de uma relação simbiótica entre seu hospedeiro e outro organismo pode ser visto na replicação dos vírus da microalga *Chorella*, o **Chlorovírus** (ou **vírus *Chlorella***). Esses vírus são encontrados em concentrações tão altas quanto 4×10^4 unidades infecciosas/mℓ em água doce nos EUA, na China e, provavelmente, em outras partes do mundo. Esses níveis demonstram que o vírus é um patógeno de muito sucesso. Apesar desse sucesso, os vírus só são capazes de infectar algas livres; eles não são capazes de infectar as mesmas algas quando elas existem por endossimbiose secundária com uma espécie de paramécio. Assim, as células de algas que permanecem dentro de seus simbiontes são protegidas da infecção; um bom palpite é que a existência do vírus é uma forte pressão seletiva para estabelecer ou estabilizar a relação simbiótica.

Origem dos vírus

Na última década, os biólogos moleculares desenvolveram várias técnicas poderosas para amplificar e sequenciar o genoma de qualquer organismo ou vírus de interesse. A correlação entre os dados de sequências, análises fisiológicas, bioquímicas e morfológicas clássicas e o registro geológico forneceu um dos triunfos da biologia moderna. Sabe-se, hoje, que a biosfera é composta por três domínios, as **eubactérias** (bactérias), os **eucariotos** (células nucleadas) e as **arqueobactérias** – esta última descoberta apenas por meio dos estudos de sequência de **RNA ribossômico (rRNA)** de Woese *et al.* nos últimos 30 anos, aproximadamente. Além disso, a análise de alterações genéticas em sequências conservadas de proteínas críticas, bem como de rRNA, confirmou que os eucariotos estão mais intimamente relacionados (portanto, são derivados) com os ancestrais das arqueias do que das eubactérias.

A análise estatística cuidadosamente controlada da frequência e da quantidade de alterações de base em genes que codificam enzimas conservadas e proteínas que medeiam processos metabólicos essenciais e outros processos celulares pode ser usada para medir o grau de parentesco entre organismos muito divergentes e fornecer uma noção de quando, na escala de tempo evolutiva, eles divergiram de um ancestral comum. Essas informações podem ser utilizadas para produzir uma **árvore filogenética**, que exibe graficamente essas relações. Um exemplo de uma árvore mostrando o grau de divergência de algumas espécies indicadoras nos três domínios é mostrado na Figura 1.1.

Embora não haja registro geológico de vírus (eles não formam fósseis em nenhum sentido atualmente útil), as análises da relação entre as sequências de aminoácidos de proteínas virais e celulares e das sequências de nucleotídios dos genes

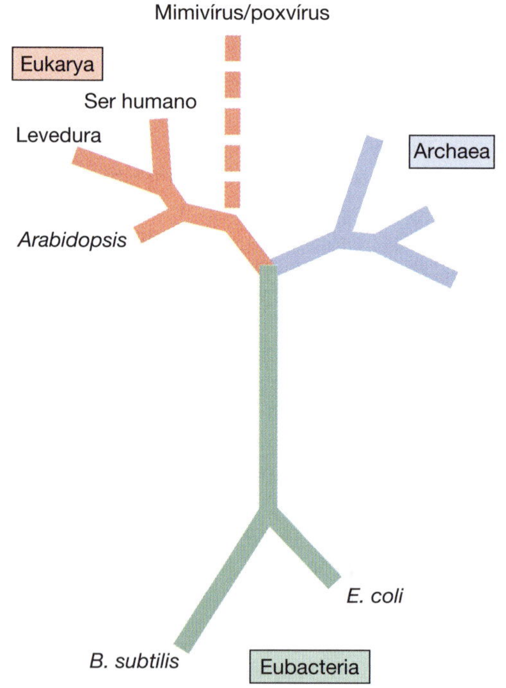

Figura 1.1 Árvore filogenética de espécies específicas dos três domínios da vida: Eukarya, Eubacteria e Archaea. A árvore é baseada na análise estatística da variação de sequência em sete sequências de proteínas universalmente conservadas: arginil-t-RNA sintetase, metionil-t-RNA sintetase, tirosil-t-RNA sintetase, subunidade maior da RNA pol II, segunda maior subunidade da RNA pol II, PCNA e 5′-3′ exonuclease. Fonte: baseada em Raoult, D., Audic, S., Robert, C., *et al.* (2004). The 1.2-megabase genome sequence of mimivirus. *Science* 306: 1344–1350.

que as codificam fornecem ampla evidência genética de que a associação entre vírus e seus hospedeiros é tão antiga quanto a origem dos hospedeiros em si. Alguns vírus (p. ex., retrovírus) integram seu material genético na célula que infectam, e, se essa célula for de uma linhagem germinativa, o genoma viral (ou seu remanescente) pode ser mantido essencialmente para sempre. A análise da relação de sequência entre vários retrovírus encontrados em genomas de mamíferos demonstra a integração de alguns tipos antes que os principais grupos de mamíferos divergissem.

Apesar de o registro geológico não ser capaz de fornecer evidências de quando ou como os vírus se originaram, a genética oferece algumas pistas importantes. Em primeiro lugar, a maioria dos vírus não codifica genes para proteínas ribossômicas, tampouco existem evidências genéticas de relíquias de tais genes. Em segundo lugar, essa mesma vasta maioria de vírus não contém evidência genética de alguma vez ter tido enzimas codificadas envolvidas no metabolismo energético. Essa é uma evidência convincente de que os vírus atualmente investigados não evoluíram de organismos de vida livre. Esse achado contrasta distintamente com duas organelas eucarióticas, a mitocôndria e o cloroplasto, que são conhecidas por serem derivadas de organismos de vida livre.

A genética também demonstra que uma grande quantidade de enzimas e proteínas codificadas por vírus tem uma origem comum com células de função semelhante ou relacionada. Por exemplo, muitos vírus que contêm DNA como material genético apresentam DNA polimerases codificadas por vírus que estão relacionadas com todas as outras DNA polimerases isoladas de plantas, animais e arqueias.

A análise estatística da divergência em três regiões altamente conservadas de polimerases de DNA eucarióticas sugere que as enzimas virais, incluindo aquelas de **herpes-vírus** e de **poxvírus** e parentes (incluindo mimivírus), existem há tanto tempo quanto os três domínios em si. Na verdade, existem argumentos convincentes de que as enzimas virais são mais semelhantes à forma ancestral. Isso, por sua vez, implica que os vírus ou entidades autorreplicantes semelhantes a vírus (**replicons**) tiveram um papel importante, se não o papel principal, na origem da genética baseada no DNA. A árvore filogenética das relações entre duas formas de DNA polimerase eucariótica (alfa e delta), duas formas da enzima encontrada em arqueobactérias, bem como três grupos de grandes vírus de DNA e alguns outros vírus de DNA que infectam algas e protistas, são mostrados na Figura 1.2.

Outro exemplo do estreito entrelaçamento genético das primeiras formas de vida celular e viral é visto na análise da sequência da enzima transcriptase reversa codificada pelos retrovírus, que é absolutamente necessária para converter a informação genética retroviral contida no RNA em DNA. Essa enzima está relacionada com uma importante enzima eucariótica envolvida na reduplicação dos telômeros dos

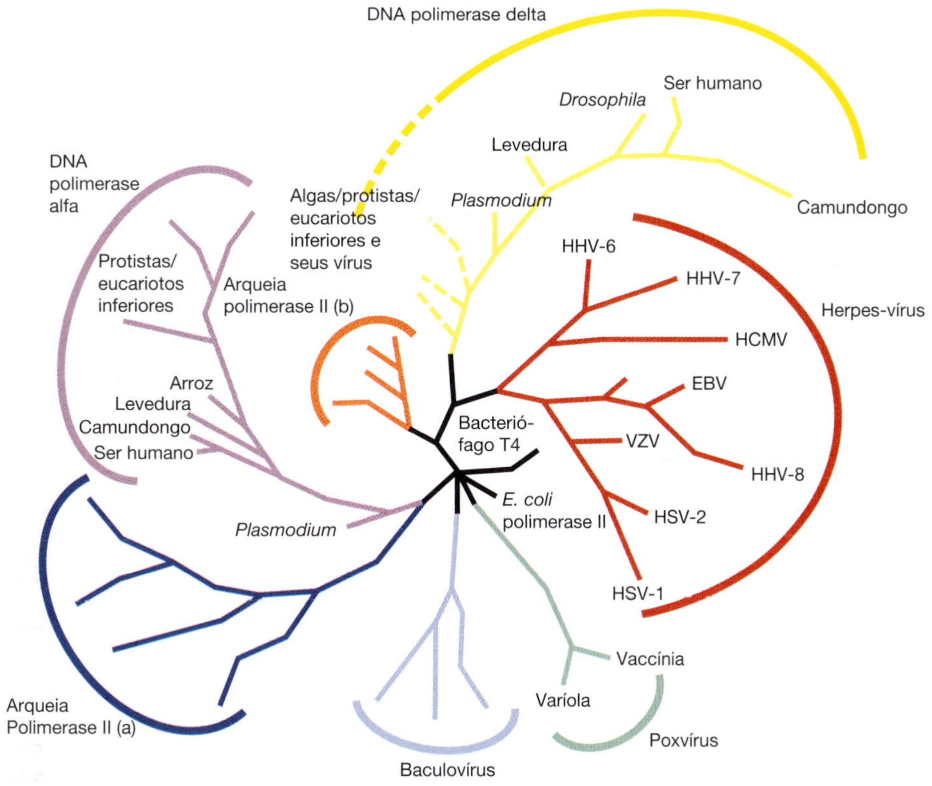

Figura 1.2 Árvore filogenética de espécies eucarióticas e arqueais selecionadas, com grandes vírus específicos contendo DNA, com base na divergência de sequência em regiões conservadas dos genes da DNA polimerase. Fonte: baseada em Villarreal, L.P. e DeFilippis, V.R. (2000). A hypothesis for DNA viruses as the origin of eukaryotic replication proteins. *Journal of Virology* 74: 7079–7084.

cromossomos na divisão celular – uma enzima básica na replicação do genoma de eucariotos. A transcriptase reversa também é encontrada em elementos genéticos celulares transponíveis (**retrotranspósons**), elementos genéticos circulares que podem se mover de um local cromossômico para outro. Assim, a relação entre certas porções do ciclo de replicação dos retrovírus e os mecanismos de transposição gênica e manutenção cromossômica nas células está tão intimamente envolvida que é impossível dizer qual ocorreu primeiro.

Uma complicação significativa para um esquema completo e satisfatório para a origem dos vírus é que uma grande proporção de genes virais não tem contrapartes celulares conhecidas, e os próprios vírus podem ser uma fonte de boa parte da variação genética observada entre diferentes organismos de vida livre. Em uma extensa análise da relação entre grupos de genes virais e celulares, LP Villarreal aponta que o tamanho deduzido do **último ancestral comum universal** (**LUCA**; do inglês *last universal common ancestor*) de células eucarióticas e procarióticas é da ordem de 300 genes – não maior que um grande vírus. O autor fornece alguns argumentos muito convincentes de que os vírus teriam fornecido alguns dos elementos genéticos distintos que distinguem as células dos reinos eucariótico e procariótico. Nesse esquema, os precursores de vírus e células originaram-se em um ambiente pré-biótico que, teoricamente, forneceu a origem química de reações bioquímicas que levaram à vida celular.

No nível explorado aqui, provavelmente não é muito útil gastar grandes esforços para ser mais definitivo sobre as origens dos vírus além de sua relação funcional com a célula e o organismo que eles infectam. A relação mecanicista necessariamente próxima entre a maquinaria celular e as manifestações genéticas dos vírus que infectam as células torna os vírus importantes entidades biológicas, mas não os torna organismos. Eles não crescem, não metabolizam pequenas moléculas para obter energia e só "vivem" quando estão no processo ativo de infectar uma célula e se replicar nela. O estudo desses processos, então, deve contar tanto sobre a célula e o organismo quanto sobre o vírus. Isso torna o estudo dos vírus de particular interesse para biólogos de todos os tipos.

Os vírus têm impacto construtivo e destrutivo na sociedade

Muitas vezes, a mídia e alguns políticos nos fazem acreditar que as doenças infecciosas e os vírus são males incessantes; mas, citando Sportin' Life em *Porgy and Bess*, isso "não é necessariamente assim". Sem o impacto das doenças infecciosas, é improvável que a compreensão cada vez mais profunda da biologia tivesse progredido como tem progredido. Como dito anteriormente, grande parte da compreensão dos mecanismos dos processos biológicos baseia-se em parte ou no todo em pesquisas realizadas com vírus. É verdade que a curiosidade humana pura forneceu uma compreensão de muitos dos padrões básicos usados para classificar os organismos e fomentou o triunfo intelectual de Darwin ao descrever a base da teoria evolucionária moderna em sua *Origem das espécies*. Ainda assim, as pesquisas focadas no mundo microscópico dos patógenos precisava do estímulo da necessidade médica. Os grandes nomes da microbiologia europeia do século XIX e do início do século XX – Pasteur, Koch, Ehrlich, Fleming e seus colegas (que fizeram grande parte do trabalho ao qual seus mentores são creditados) – eram todos microbiologistas médicos. A maior parte da justificativa para a florescente indústria de biotecnologia e o estabelecimento das pesquisas de hoje é médica ou econômica.

Na atualidade, vemos a promessa de adaptar muitos dos processos bioquímicos básicos codificados por vírus para nossos próprios fins. A exploração de doenças virais de pragas animais e vegetais pode fornecer um meio útil e regulamentado de controlar essas pragas. Enquanto o efeito foi apenas temporário e teve algumas consequências desastrosas na Europa, a introdução do **mixoma vírus** – um patógeno de lagomorfos (coelhos e seus parentes) sul-americanos – teve papel positivo na limitação da predação de coelhos europeus na Austrália. O estudo da dinâmica de adaptação dessa doença à população de coelhos na Austrália nos ensinou muito sobre a coadaptação do hospedeiro e do parasita.

A extraordinária especificidade celular da infecção por vírus está sendo adaptada para produzir ferramentas biológicas que visam a mover genes terapêuticos e paliativos em células e órgãos de indivíduos com doenças genéticas e degenerativas. As modificações de proteínas codificadas por vírus e a manipulação genética de genomas virais estão sendo exploradas, a fim de fornecer novas vacinas **profiláticas** altamente específicas, bem como outros agentes terapêuticos. A lista aumenta mensalmente.

Os vírus não são os menores patógenos autorreplicantes

Os vírus não são os menores ou os mais simples patógenos capazes de controlar sua autorreplicação em uma célula hospedeira – essa distinção vai para os **príons**. A despeito disso, a metodologia para o estudo dos vírus e das doenças que eles causam fornece a metodologia básica para o estudo de todos os patógenos subcelulares.

Pela definição mais básica, os vírus são compostos por um genoma e uma ou mais proteínas que revestem esse genoma. A informação genética para tal revestimento proteico e outras informações necessárias para a replicação do genoma são codificadas nesse genoma. Existem variantes genéticas de vírus que perderam informações para uma ou mais proteínas de revestimento ou para a replicação do genoma. Essas entidades derivadas de vírus estão claramente relacionadas com uma forma parental com informação genética completa; portanto, as formas mutantes são frequentemente denominadas **partículas virais defeituosas**.

Os vírus defeituosos requerem a coinfecção por um **vírus auxiliar** para sua replicação; assim, eles são parasitas de vírus. Um excelente exemplo é o vírus da hepatite delta, que é completamente dependente da coinfecção pelo vírus da hepatite B para sua transmissão.

O vírus da hepatite delta apresenta algumas propriedades em comum com um grupo de patógenos de RNA que infectam plantas e podem se replicar nelas por mecanismos ainda desconhecidos. Essas moléculas de RNA, chamadas **viroides**, não codificam nenhuma proteína, mas podem ser transmitidas entre plantas por meios mecânicos e podem ser patógenos de grande impacto econômico.

Alguns patógenos parecem ser inteiramente compostos por proteínas. Essas entidades, chamadas príons, parecem ser proteínas celulares com um padrão de dobramento incomum. Quando interagem com proteínas normalmente dobradas do mesmo tipo no tecido neural, eles parecem ser capazes de induzir o redobramento anormal da proteína normal. Essa proteína anormalmente dobrada interfere na função das células neuronais e leva à doença. Embora os príons ainda careçam de muita pesquisa, está claro que eles podem ser transmitidos com algum grau de eficiência entre hospedeiros e são extremamente difíceis de inativar. Doenças priônicas de ovelhas e gado (paraplexia enzoótica dos ovinos [scrabie] e doença da "vaca louca") recentemente tiveram grandes impactos econômicos na agricultura britânica; várias doenças priônicas (**kuru** e **doença de Creutzfeldt-Jacob [DCJ]**) afetam seres humanos. De modo perturbador, a passagem inadvertida da scrabie da ovelha para o gado na Inglaterra aparentemente levou à produção de uma nova forma de doença humana semelhante, mas distinta da DCJ. Os detalhes disso são abordados na Parte 4, Capítulo 15.

A existência desses patógenos fornece mais evidências circunstanciais para a ideia de que os vírus são derivados, por fim, de células. Além disso, fornece suporte para a possibilidade de que os vírus tenham múltiplas origens no tempo evolutivo.

QUESTÕES DO CAPÍTULO 1

1 Os vírus fazem parte da biosfera. No entanto, há um debate ativo sobre se eles devem ser tratados como seres vivos ou não vivos.

(a) Descreva brevemente uma característica dos vírus que *também é encontrada* em formas de vida celulares.

(b) Descreva brevemente uma característica dos vírus que os *distingue* das formas de vida celulares.

2 Por que é provável que os vírus não tenham evoluído de organismos de vida livre?

3 Dê exemplos de agentes infecciosos que são sistemas autorreplicantes menores que os vírus.

4 O vírus Ebola é um agente infeccioso mortal (taxa de letalidade de 90% para algumas cepas). A maioria dos vírus, no entanto, não é tão letal. Dada a natureza dos vírus, por que é de se esperar que seja assim?

5 Dado que os vírus fazem parte da biosfera, na qual existem outros organismos, quais podem ser os tipos de pressão seletiva que os vírus exercem sobre a evolução?

6 Os vírus foram originalmente descobertos em decorrência de seu tamanho em relação a células bacterianas conhecidas. O vírus do mosaico do tabaco foi chamado "agente infeccioso filtrável" por esse critério. Por que o tamanho não é uma boa característica para definir os vírus? Qual seria uma definição melhor?

Esboço da Replicação e da Patogênese Virais

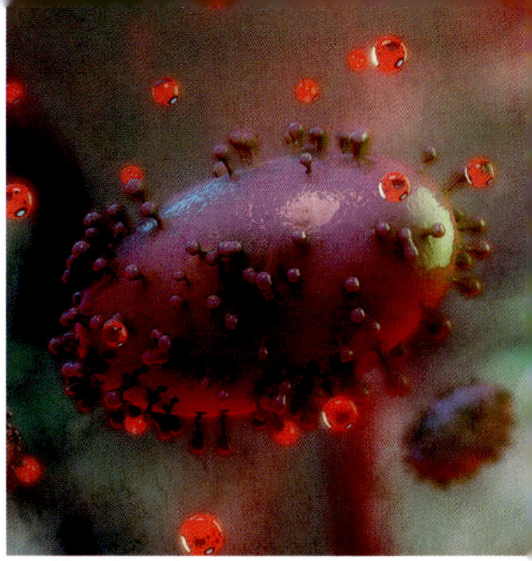

CAPÍTULO

2

REPLICAÇÃO VIRAL

Os vírus têm a necessidade de se replicar em células vivas. O requisito molecular mais básico para a replicação viral é que o vírus induza mudanças profundas ou sutis na célula, de modo que os genes virais no genoma sejam replicados e as proteínas virais sejam expressas. Isso resultará na formação de novos vírus – em geral, em número muito maior do que a quantidade de vírus que infectou a célula inicialmente. Ao se reproduzir, os vírus utilizam pelo menos parte do equipamento da célula para a replicação de ácidos nucleicos virais e expressão de genes virais. Eles também usam a maquinaria de síntese proteica e os recursos energéticos metabólicos da célula.

As dimensões e a organização das células animais, vegetais e bacterianas "típicas" são mostradas na Figura 2.1. O tamanho de um vírus típico fica na faixa entre os diâmetros de um ribossomo e de um filamento centriolar. Na maioria dos vírus, a infecção de uma célula com uma única partícula viral resultará na síntese de mais de um vírus infeccioso (em geral, em um fator de várias potências de 10). Qualquer infecção que resulte na produção de mais vírus infecciosos no final do que no início é classificada como **infecção produtiva**. A quantidade real de vírus infecciosos produzidos em uma célula infectada é chamada **tamanho de explosão**; essa quantidade pode variar de menos de 10 a mais de 10 mil, dependendo do tipo de célula infectada, da natureza do vírus e de muitos outros fatores.

Infecções com muitos vírus convertem completamente a célula em uma fábrica para replicação de novos vírus. Sob certas circunstâncias e/ou em células específicas, no entanto, a infecção pelo vírus leva a um estado de coexistência entre a célula e o vírus infectante, que pode persistir por toda a vida do hospedeiro. Esse processo pode ser dinâmico, em que há uma pequena quantidade de vírus produzida constantemente, ou passivo, em que o genoma viral é transportado como "passageiro" na célula com pouca ou nenhuma evidência de expressão gênica viral. Muitas vezes, nesse caso, o vírus induz algum tipo de mudança na célula para que os genomas viral e celular sejam replicados em sincronia. Essa coexistência geralmente resulta em mudanças concomitantes na composição proteica da superfície da célula – a "assinatura" imune da célula – e, muitas vezes, também há mudanças funcionais. Esse processo é chamado **lisogenia** em células bacterianas e **transformação** em células animais e vegetais.

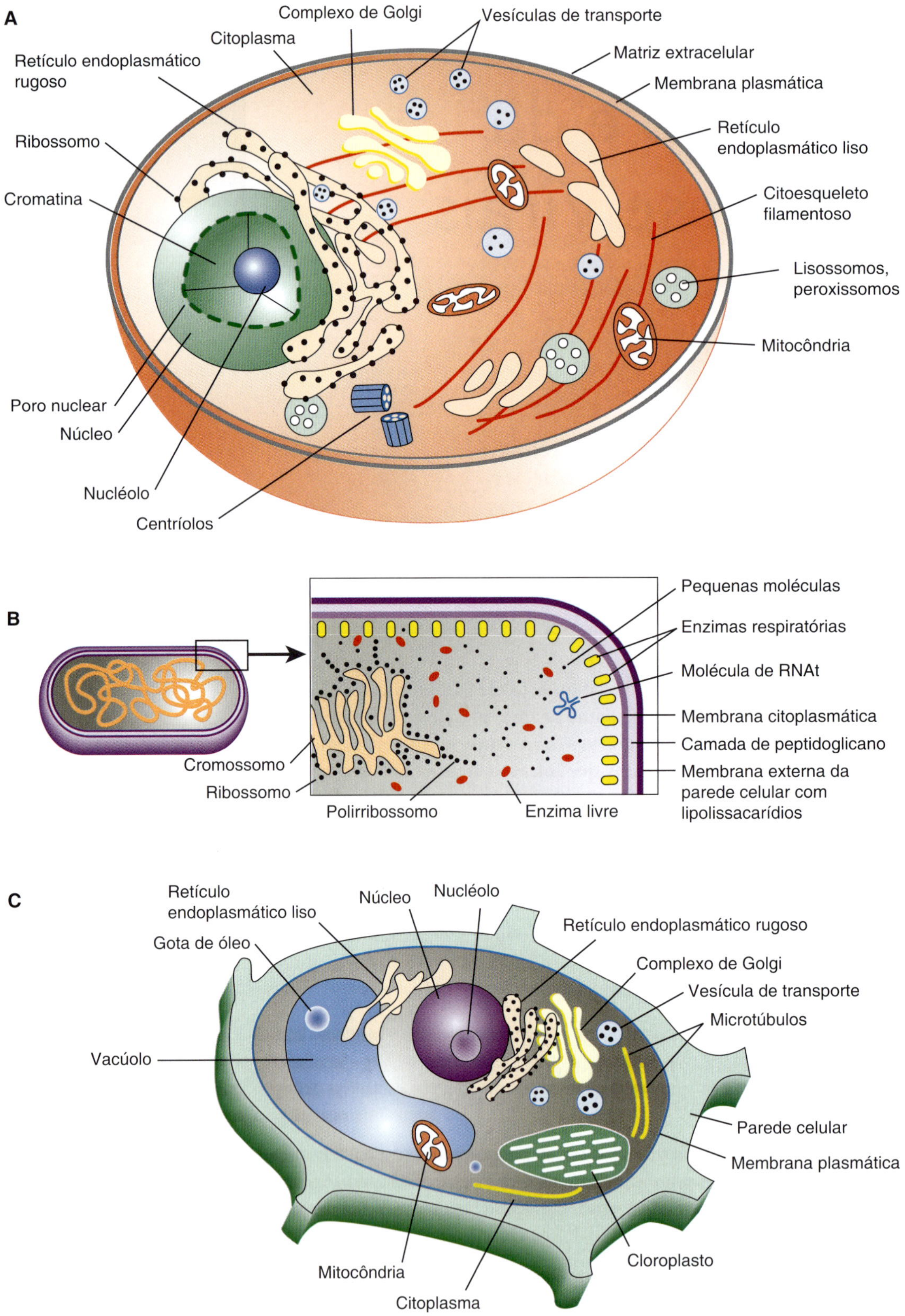

Figura 2.1 Dimensões e características de células (**A**) animais, (**B**) vegetais e (**C**) bacterianas "típicas". As dimensões das células vegetais e animais podem variar muito, mas um diâmetro médio de cerca de 50 μm (5×10^{-5} m) é uma estimativa justa. As células bacterianas também apresentam grande variação em seu tamanho e forma, mas a mostrada aqui é *Escherichia coli*, o verdadeiro "cavalo de batalha" dos biólogos moleculares. O comprimento dessa célula é de aproximadamente 5 μm. Com base nas dimensões e formas das células mostradas, a célula bacteriana tem aproximadamente 1/500 do volume da célula eucariótica mostrada. As partículas de vírus também diferem muito em tamanho e forma, mas geralmente variam de 25 a 200 nm ($0{,}25$ a $2{,}00 \times 10^{-7}$ m).

Em células animais, o processo de transformação muitas vezes resulta em alteração nas propriedades de crescimento da célula e pode resultar na produção de células que apresentam algumas ou muitas propriedades de **células cancerígenas**. No entanto, há casos em que a coexistência de uma célula e um vírus infectante leva a poucas ou nenhuma alteração detectável na célula. Por exemplo, o **vírus herpes simples** (**HSV;** do inglês *herpes simplex virus*) pode estabelecer uma **infecção latente** em neurônios sensitivos terminalmente diferenciados. Nessas células, não há absolutamente nenhuma evidência da expressão de qualquer proteína viral. Períodos de latência viral são intercalados com períodos de **reativação** (**recrudescência**) em que a replicação do vírus é restabelecida a partir do tecido infectado latente por períodos variados.

Algumas infecções virais de células vegetais também resultam em associação estável entre o vírus e a célula. Aliás, a variedade de cores das tulipas, que levou a um *boom* econômico na Holanda durante o século XVI, resultou dessas associações. Muitos outros exemplos de **mosaicismo** resultantes de infecções persistentes por vírus de tecidos florais ou foliares foram observados em plantas. Todavia, muitos detalhes específicos da associação não são tão bem caracterizados em plantas como em células animais e bacterianas.

Estágios da replicação do vírus na célula

Vários padrões de replicação aplicados a vírus específicos, bem como o efeito das infecções virais na célula hospedeira e no organismo, são assunto de muitos dos capítulos seguintes deste livro. A melhor maneira de começar a entender os padrões de replicação dos vírus é considerar um caso geral simples: o ciclo **produtivo da infecção** – mostrado esquematicamente na Figura 2.2. Vários eventos críticos estão envolvidos nesse ciclo. O padrão básico de replicação é o seguinte:

1 O vírus interage especificamente com a superfície da célula hospedeira, e o genoma viral é introduzido na célula. Isso envolve o reconhecimento específico entre as proteínas da superfície do vírus e as proteínas específicas da superfície da célula (receptores) em infecções por vírus animais e bacterianos.

2 Os genes virais são expressos usando processos bioquímicos da célula hospedeira. Essa expressão gênica viral resulta na síntese de algumas ou muitas proteínas virais envolvidas no processo de replicação.

3 As proteínas virais modificam a célula hospedeira e possibilitam que o genoma viral se replique usando enzimas hospedeiras e virais. Embora essa seja uma afirmação simples, os mecanismos reais pelos quais as enzimas e proteínas virais podem subverter uma célula são múltiplos e complexos. Com frequência, esse é o estágio em que a célula é irreversivelmente modificada e, eventualmente, morta. Muitas pesquisas modernas sobre a biologia molecular da replicação de vírus são direcionadas à compreensão desses mecanismos.

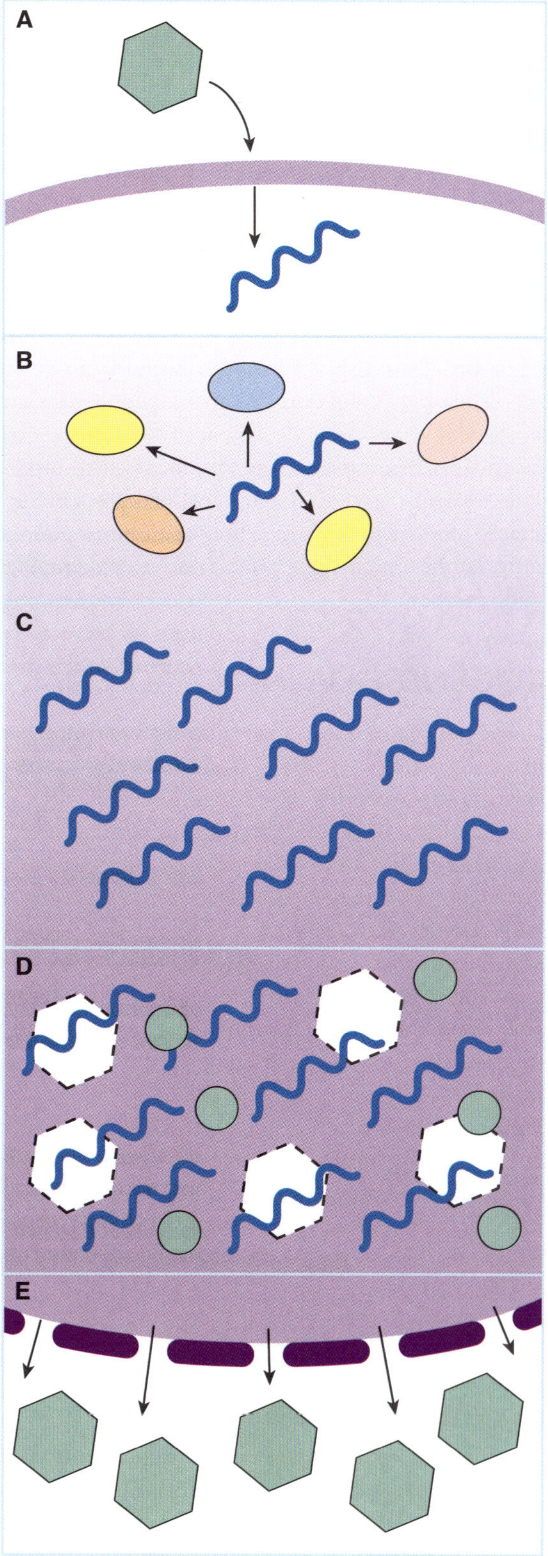

Figura 2.2 O ciclo de replicação do vírus. De maneira geral, a replicação do vírus pode ser dividida nos estágios mostrados: (**A**) reconhecimento inicial entre vírus e célula e introdução do material genético viral na célula hospedeira; (**B**) expressão gênica do vírus e indução da modificação do hospedeiro induzida pelo vírus; que possibilita a (**C**) replicação do genoma do vírus. Em seguida, (**D**) proteínas associadas ao vírus são expressas, e (**E**) novos vírus são montados e liberados, muitas vezes resultando em morte celular.

4 Novas proteínas de revestimento viral montadas em capsídios e genomas virais são incluídas. O processo de montagem de novos vírions (entidade viral completa e infecciosa) é relativamente bem compreendido para muitos vírus. A descrição bem-sucedida do processo resultou em uma profunda ligação do conhecimento dos princípios das estruturas macromoleculares, da bioquímica das interações proteína-proteína e proteína-ácido nucleico e da termodinâmica de estruturas de grandes macromoléculas.

5 O vírus é liberado onde pode infectar novas células e repetir o processo. Essa é a base da disseminação do vírus, seja de célula para célula ou de um indivíduo para outro. Compreender o processo de liberação do vírus requer o conhecimento das interações bioquímicas entre organelas celulares e estruturas virais. Compreender o processo de disseminação do vírus entre os membros de uma população requer o conhecimento dos princípios de epidemiologia e de saúde pública.

PATOGÊNESE DA INFECÇÃO VIRAL

A maioria das células e dos organismos não se submete passivamente à infecção viral. Conforme observado no Capítulo 1, a resposta dos organismos à infecção por vírus é uma característica importante da mudança evolutiva em seu sentido mais geral. Como observado, a compreensão completa da patogênese requer o conhecimento da soma total das características genéticas que um vírus codifica que possibilitam sua disseminação eficiente entre hospedeiros individuais e dentro da população geral de hospedeiros. Assim, o termo *patogênese* pode ser legitimamente aplicado a infecções virais de hospedeiros multicelulares, unicelulares e bacterianos.

Um significativo desafio para os vírus que infectam bactérias e outros organismos unicelulares é encontrar células suficientes para se replicar sem se isolar de outras células semelhantes. Em outras palavras, eles devem ser capazes de "seguir" as células para lugares onde possam infectá-las e se replicar. Se as células suscetíveis podem se isolar de um patógeno, é de seu interesse fazê-lo. Por outro lado, o vírus, mesmo quando constrangido a confinar todas as suas características dinâmicas de existência ao processo de replicação em si, deve vencer esse desafio ou não poderá sobreviver.

Em alguns casos, as células podem elaborar uma defesa contra a infecção pelo vírus. A maioria das células animais reage à infecção por muitos vírus induzindo uma família de proteínas celulares, denominadas *interferonas*, que podem interagir com células vizinhas e induzir essas células a se tornarem total ou parcialmente resistentes à infecção viral. Da mesma maneira, algumas infecções virais de células bacterianas podem resultar em uma resposta de **restrição bacteriana**, que limita a replicação viral. Obviamente, se a resposta for completamente eficaz, o vírus não poderá se replicar. Nessa situação, não se pode estudar a infecção e, na situação extrema, o vírus não sobreviveria.

Os vírus que infectam organismos multicelulares enfrentam problemas decorrentes da necessidade de serem introduzidos em um animal para produzir uma resposta fisiológica que promova a capacidade do vírus de se disseminar para outro organismo (*i. e.*, eles devem exibir virulência). Esse processo pode seguir diferentes rotas.

A doença é um resultado comum da infecção, mas muitas (se não a maioria) das infecções virais não resultam em sintomas mensuráveis da doença – na verdade, infecções inaparentes são frequentemente características de interações vírus-hospedeiro altamente coevoluídas. Contudo, podem-se observar infecções inaparentes ou **assintomáticas** na interação entre um vírus normalmente virulento e um hospedeiro suscetível como resultado de muitos fatores. Uma lista parcial inclui a composição genética do hospedeiro, a saúde do hospedeiro, o grau de imunidade ao patógeno do hospedeiro e a natureza aleatória (**estocástica**) do processo infeccioso.

Estágios da patologia induzida pelo vírus

A patogênese pode ser dividida em estágios, desde a infecção inicial do hospedeiro até sua eventual recuperação total ou parcial ou sua morte induzida pelo vírus. Um curso mais ou menos típico de infecção em um hospedeiro vertebrado é esquematicamente diagramado na Figura 2.3. Embora os

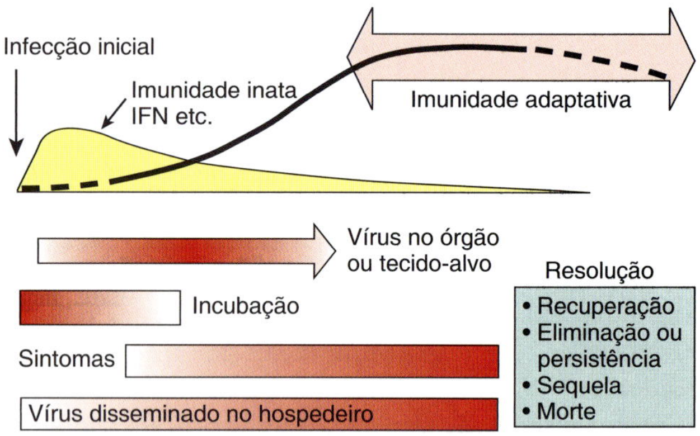

Figura 2.3 Patogênese da infecção por vírus. Normalmente, a infecção é seguida por um período de incubação de duração variável, em que o vírus se multiplica no local da infecção inicial. As imunidades local e inata, incluindo a resposta da interferona, combatem a infecção desde os estágios iniciais; se isso levar à eliminação do vírus, a doença nunca se desenvolve. Durante o período de incubação, o vírus se dissemina para o alvo da infecção (que pode ser o mesmo local). A resposta imune adaptativa torna-se significativa somente depois de o vírus alcançar níveis altos o suficiente para interagir eficientemente com as células do sistema imune; isso geralmente requer que o vírus alcance altos níveis ou títulos no sistema circulatório. A replicação do vírus no alvo leva a sintomas da doença em questão e, muitas vezes, é importante na disseminação do vírus para outras pessoas. A imunidade alcança nível máximo apenas tardiamente no processo de infecção e permanece alta por um longo período depois da resolução da doença. *IFN*, interferona.

casos individuais sejam diferentes, dependendo da natureza do patógeno viral e da capacidade imune do hospedeiro, um padrão geral de infecção seria o seguinte: a infecção inicial leva à replicação do vírus no local de entrada e à multiplicação e disseminação em tecidos favorecidos. O tempo entre a infecção inicial e a observação dos sintomas clínicos da doença define o **período de incubação**, que pode ser de duração variável, dependendo de muitos fatores.

O hospedeiro responde à invasão viral reunindo suas forças de defesa, tanto locais quanto sistêmicas. As primeiras defesas incluem a expressão de interferona e a inflamação tecidual. Por fim, o principal componente dessa defesa – a **imunidade adaptativa** – entra em ação. Para que a doença ocorra, as defesas devem demorar enquanto o vírus se multiplica em níveis elevados. Ao mesmo tempo, o vírus invade locais de replicação favorecidos. A infecção desses locais muitas vezes é um fator importante na ocorrência de sintomas da doença e, comumente, é essencial para a transmissão a outros organismos. À medida que as defesas do hospedeiro aumentam, a replicação do vírus diminui e há recuperação – talvez com danos duradouros e geralmente com imunidade a uma infecção repetida. Se for montada uma defesa insuficiente, o hospedeiro morrerá.

Estágios iniciais da infecção: entrada do vírus no hospedeiro

A fonte do vírus infeccioso é denominada **reservatório**, e a entrada do vírus no hospedeiro geralmente segue um padrão específico que leva à sua introdução em um local ou região específica do corpo. Os epidemiologistas que trabalham com doenças humanas, animais e vegetais costumam usar termos especiais para descrever partes desse processo. O verdadeiro meio de infecção entre indivíduos é denominado *vetor de transmissão* ou, mais simplesmente, **vetor**. Esse termo é frequentemente usado para se referir a outro organismo, como um artrópode, que serve como intermediário na disseminação de doenças.

Muitos vírus têm a necessidade de se replicar continuamente para se manter – isso é especialmente verdadeiro para vírus que são sensíveis à dessecação e se espalham entre organismos terrestres. Por esse motivo, muitos reservatórios de vírus serão essencialmente dinâmicos; ou seja, o vírus deve estar constantemente se replicando ativamente em algum lugar. Em uma infecção por um vírus com ampla especificidade de espécie, o reservatório externo pode ser uma população diferente de animais. Em alguns casos, o vetor e o reservatório são os mesmos – por exemplo, na transmissão da raiva pela mordida de um animal raivoso. Além disso, alguns vírus transmitidos por artrópodes podem se replicar no vetor artrópode, bem como em seu reservatório vertebrado primário. Nesse caso, o vetor serve como reservatório secundário, e essa segunda rodada de multiplicação do vírus aumenta a quantidade de patógeno disponível para disseminação ao próximo hospedeiro.

Alguns reservatórios não são totalmente dinâmicos. Por exemplo, alguns vírus de algas existem em altos níveis em muitos corpos de água doce. Foi relatado que os níveis de alguns vírus podem se aproximar de 10^7 por mililitro de água do mar. Além disso, a única evidência da presença de organismos vivos em alguns corpos de água na Antártida é a presença de vírus nessa água. Ainda assim, todos os vírus devem ser produzidos por uma infecção ativa em algum lugar, de modo que, no final, todos os reservatórios são, pelo menos em algum sentido, dinâmicos.

Os vírus (ou seus genomas) entram nas células por meio da interação cooperativa entre a célula hospedeira e o vírus – essa interação requer uma superfície celular hidratada. Assim, a infecção inicial do vírus e a entrada na célula hospedeira devem ocorrer em locais onde essas superfícies celulares estejam disponíveis – não, por exemplo, na camada superficial desidratada de células epiteliais mortas e queratinizadas da pele de um animal, ou na superfície seca e cerosa de uma planta. Em outras palavras, o vírus deve entrar no organismo em um local "úmido", como consequência de sua função anatômica, ou deve entrar através de uma ruptura induzida por trauma na superfície. A Figura 2.4 é uma representação esquemática de alguns modos de entrada de vírus que levam à infecção humana.

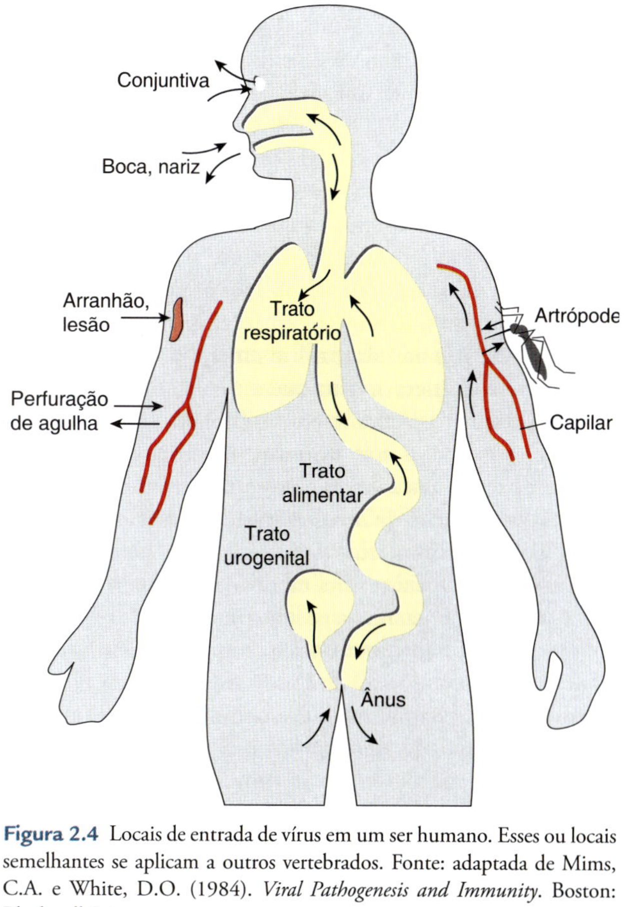

Figura 2.4 Locais de entrada de vírus em um ser humano. Esses ou locais semelhantes se aplicam a outros vertebrados. Fonte: adaptada de Mims, C.A. e White, D.O. (1984). *Viral Pathogenesis and Immunity*. Boston: Blackwell Science.

Período de incubação e disseminação do vírus no hospedeiro

Depois da infecção, o vírus deve ser capaz de se replicar no local da infecção inicial, de modo a acumular quantidades suficientes para levar aos sintomas da doença. Existem vários motivos pelos quais isso leva tempo. Em primeiro lugar, apenas uma quantidade limitada de vírus pode ser introduzida. Isso é verdade mesmo com o vetor mais eficiente. Em segundo lugar, as respostas imunes inatas baseadas em células ocorrem imediatamente depois da infecção. O melhor exemplo disso é a resposta da interferona.

Esse estágio "inicial" ou período de incubação da doença pode durar de apenas alguns dias a muitos anos, dependendo do vírus específico. Na verdade, provavelmente muitas infecções por vírus não vão além do primeiro estágio, com a eliminação ocorrendo sem qualquer conhecimento da infecção. Além disso, algumas infecções por vírus levam apenas à replicação localizada no local de entrada original. Nesse caso, a disseminação extensa do vírus não precisa ocorrer, embora alguma interação com as células do sistema imune deva ocorrer para que o hospedeiro animal elabore uma resposta imune.

Após a entrada, muitos tipos de vírus devem se mover ou ser movidos ao longo do hospedeiro para estabelecer a infecção em um local preferido, cuja infecção resulta nos sintomas da doença. Esse local, muitas vezes chamado **tecido-alvo** ou **órgão-alvo**, é frequentemente (mas nem sempre) importante na mediação dos sintomas da doença, na disseminação, ou em ambos.

Existem vários modos de disseminação do vírus no hospedeiro. Talvez o modo mais frequentemente utilizado pelos vírus seja via sistema circulatório (**viremia**). Vários vírus podem se disseminar na corrente sanguínea passivamente como vírus livres ou adsorvidos à superfície de células que não infectam, como os eritrócitos. A entrada direta do vírus no sistema circulatório linfático também pode levar à viremia. Alguns vírus que se replicam no intestino (como o poliovírus) podem entrar diretamente no sistema linfático por meio dos **nódulos linfáticos agregados** (**tecido linfoide associado ao intestino**) na mucosa intestinal. Esses pedaços de tecido linfoide fornecem uma via direta para os linfócitos, sem passagem pela corrente sanguínea. Isso fornece um modo de produzir uma resposta imune a uma infecção localizada. Por exemplo, o poliovírus geralmente se replica na mucosa intestinal e permanece ali localizado até ser eliminado; a entrada do vírus no sistema linfático por meio dos nódulos linfáticos agregados leva à imunidade. Acredita-se que a invasão do vírus no tecido linfoide associado ao intestino seja uma importante via de entrada para o vírus da imunodeficiência humana (HIV) disseminado pela relação anal, pois o vírus infeccioso pode ser isolado do líquido seminal de homens infectados.

A infecção de células linfoides também pode influenciar a disseminação de vírus infecciosos. O HIV infecta e se replica em **linfócitos T** e macrófagos, levando à produção de células transportadoras ativas que migram para os linfonodos. Isso facilita a disseminação do vírus por todo o sistema imune. Muitos outros vírus infectam e se replicam em uma ou outra célula do sistema linfático. Alguns dos vírus conhecidos por infectar uma ou outra das três principais células encontradas na circulação linfática são mostrados na Tabela 2.1.

Embora a disseminação via sistema circulatório seja bastante comum, esse não é o único modo de disseminação geral de vírus a partir de seu local de entrada e replicação inicial em animais. O sistema nervoso constitui a outra via principal de disseminação. Alguns **vírus neurotrópicos**, como o HSV e o vírus da raiva, podem se disseminar do sistema nervoso periférico diretamente para o sistema nervoso central (**SNC**). No caso do HSV, essa é uma via comum de infecção em camundongos de laboratório; no entanto, trata-se de uma ocorrência relativamente rara em seres humanos e, muitas vezes, está correlacionada com deficiência ou falha no desenvolvimento normal do sistema imune do hospedeiro. Assim, com bastante frequência, uma infecção aguda inicial de uma criança no momento do nascimento ou logo depois pode levar à encefalite por HSV.

Multiplicação do vírus até níveis elevados: ocorrência de sintomas da doença

A replicação viral em tecidos-alvo específicos geralmente define os **sintomas** da doença. A natureza do alvo e a resposta do hospedeiro são de importância primordial no estabelecimento dos sintomas. A capacidade de um vírus de se replicar em determinado tecido-alvo resulta de interações específicas entre as proteínas virais e celulares. Em outras palavras, uma ou outra proteína viral pode reconhecer

Tabela 2.1 Alguns vírus que se replicam em células do sistema imune.

Células infectadas	Vírus
Linfócitos B	Epstein-Barr (herpes-vírus) Alguns retrovírus
Linfócitos T	Vírus da leucemia de linfócitos T em seres humanos HIV Herpes-vírus humano 6 Herpes-vírus humano 7
Monócitos	Vírus do sarampo Vírus varicela-zóster (herpes-vírus) HIV Vírus parainfluenza Vírus *influenza* Vírus da rubéola (sarampo alemão) Citomegalovírus (herpes-vírus)

características moleculares específicas que definem aquelas células ou tecidos como favoráveis à replicação do vírus. Essas proteínas codificadas pelo vírus, portanto, têm papel importante na especificação do **tropismo** tecidual do vírus. Fatores do hospedeiro, como velocidade da resposta imune e inflamação, também desempenham papel importante. Por exemplo, um resfriado resulta de infecção e inflamação da nasofaringe. De modo alternativo, o mau funcionamento do fígado decorrente de uma doença inflamatória (*hepatite*) pode resultar de uma infecção viral nesse órgão essencial.

Um fator importante no tropismo viral é a distribuição e a ocorrência de receptores virais específicos nas células do tecido-alvo. O papel desses receptores no processo de infecção está descrito na Parte 2, Capítulo 6, deste livro. Para os propósitos da presente discussão, é suficiente entender que deve haver uma interação específica e espacialmente próxima entre as proteínas na superfície do vírus e a superfície da membrana plasmática da célula para que o vírus possa iniciar o processo de infecção.

Um exemplo do papel dos receptores no tropismo tecidual envolve o receptor do poliovírus, encontrado nas células da mucosa intestinal e no tecido linfático. Uma molécula relacionada também está presente na superfície dos neurônios motores, o que significa que cepas neurotrópicas de poliovírus podem invadir, replicar-se e destruir essas células sob certas condições de infecção. Em outro exemplo, o HIV infecta prontamente os linfócitos T ao reconhecer a proteína de superfície CD4 em associação com um receptor de **quimiocina** específico que atua como correceptor. A capacidade do vírus da raiva de permanecer associado ao tecido nervoso provavelmente está relacionada com o uso do receptor de acetilcolina presente nas sinapses das células nervosas. A capacidade do vírus vaccínia (como o poxvírus relacionado) de se replicar nas células epidérmicas é o resultado do uso do receptor do fator de crescimento epidérmico nessas células como seu próprio receptor para fixação.

Apesar de o tropismo tecidual ser muitas vezes compreensível em termos de um receptor viral específico presente na superfície de células suscetíveis, a história pode ser bastante complicada na prática. Esse é o caso do vírus Epstein-Barr (**EBV**), encontrado em **linfócitos B** de pacientes que foram infectados pelo vírus. Acredita-se que a infecção primária das células epiteliais na mucosa da nasofaringe, seguida de associação com linfócitos durante o desenvolvimento da resposta imune, leve à infecção de linfócitos B que carregam o receptor específico do EBV, o CD21.

Embora a infecção do tecido-alvo em geral esteja associada à ocorrência de sintomas dessa infecção viral, o alvo nem sempre está relacionado com a disseminação de um vírus depois da infecção. Por exemplo, a infecção pelo HIV pode se disseminar facilmente de um indivíduo infectado muito antes do aparecimento de quaisquer sintomas clínicos da doença (AIDS). Um indivíduo pode experimentar um episódio de reativação subclínica em que há vírus na saliva, mas nenhuma bolha é capaz de transmitir o HSV. Por fim, a poliomielite paralítica é o resultado de uma infecção "sem saída" dos neurônios motores; a resultante morte desses neurônios e a paralisia não têm nada a ver com a disseminação do vírus.

Fases posteriores da infecção: mudanças na célula

Eventualmente, a infecção viral leva a mudanças distintas no interior da célula infectada. Essas alterações são denominadas **citopatologia**. Esses efeitos podem ser observados mais facilmente em células infectadas por vírus em cultura. Alterações induzidas por vírus podem ser encontradas tanto no citoplasma quanto no núcleo, dependendo, é claro, do vírus em questão. A Tabela 2.2 lista alguns exemplos desses desfechos citopáticos da infecção.

Tabela 2.2 Alguns exemplos do efeito citopático viral.

Efeito citopático	Características	Vírus
Lise	A infecção lítica resulta, por fim, na perda da integridade da membrana plasmática da célula	Enterovírus
Transformação	As células perdem sua necessidade de ancoragem a uma superfície durante o crescimento. Também perdem a inibição de contato. Como resultado, as células crescem umas sobre as outras e crescem como uma cultura em suspensão	Oncornavírus
Vacuolização	Proliferação de vacúolos citoplasmáticos tardiamente durante o ciclo infeccioso	Flavivírus
Fusão celular	Fusão célula-célula levando à formação de sincícios e policários	Paramixovírus
Corpos de inclusão	Estruturas densamente coradas dentro do citoplasma ou núcleo da célula; geralmente indica a localização da montagem viral	Várias famílias de vírus
Apoptose	Morte celular programada, caracterizada por eventos nucleares que levam à desagregação cromossômica	Lentivírus

Estágios posteriores da infecção: a resposta imune

As infecções por vírus não levam necessariamente a nenhum ou a todos os sintomas de uma doença. A gravidade dos sintomas depende do genótipo do vírus, da quantidade de vírus entregue ao hospedeiro e da competência imune geral do hospedeiro – os fatores envolvidos na virulência da infecção. O mesmo vírus em um indivíduo pode levar a uma infecção com sintomas tão leves da doença que eles não são reconhecidos pelo que são, ao passo que a infecção de outro indivíduo pode levar a sintomas graves.

Em geral, uma infecção por vírus resulta em uma resposta imune eficaz e duradoura. Isso é descrito em mais detalhes na Parte 2, Capítulo 7; resumidamente, a resposta imune do hospedeiro (já ativada pela presença de **antígenos** virais em todo e qualquer sítio onde o vírus está se replicando) alcança seu nível mais alto conforme os sinais clínicos da doença se manifestam.

Uma resposta imune completa à infecção viral requer a maturação dos linfócitos B e T. A maturação dos linfócitos resulta na produção de **linfócitos T efetores** de vida curta, que matam as células que expressam antígenos estranhos em suas superfícies. Outra classe de linfócitos T efetores auxilia a maturação de linfócitos B efetores para a secreção de anticorpos antivirais. Esse processo leva vários dias a 1 semana após a estimulação com níveis significativos de antígeno viral. Uma parte importante dessa resposta imune é a produção de linfócitos de memória de longa duração para proteger o hospedeiro contra reinfecções futuras.

Além da resposta imune do hospedeiro, que leva algum tempo para se desenvolver, várias respostas inespecíficas do hospedeiro à infecção auxiliam a limitação da infecção e contribuem para a eliminação do vírus. As interferonas rapidamente tornam as células sensíveis resistentes à infecção pelo vírus. Portanto, sua ação limita ou interfere na capacidade do vírus de produzir altas quantidades de material infeccioso. Outras respostas incluem inflamação do tecido, destruição por macrófagos das células infectadas e aumento da temperatura corporal, que pode resultar em condições subótimas para infecção por vírus.

Estágios finais da infecção: o vírus se dissemina para o próximo indivíduo

A saída do vírus é essencialmente o inverso de sua entrada no início da infecção. Agora, no entanto, o indivíduo infectado é um reservatório da infecção contínua, e os sintomas da doença podem influenciar sua disseminação. Alguns exemplos devem ilustrar esse conceito simples. A infecção pelo vírus da encefalite transmitida por mosquito resulta em altos **títulos** de vírus no sangue da vítima. Ao mesmo tempo, o mal-estar e o torpor do indivíduo infectado fazem dele um alvo fácil para um mosquito que se alimenta. Na **varicela** (causada pelo **vírus herpes-zóster**, também chamado **vírus varicela-zóster** [**VZV**; do inglês *varicella-zoster-virus*]), a ruptura de **vesículas** cheias de vírus na superfície da pele pode levar à produção de aerossóis virais que transmitem a infecção a outras pessoas. Da mesma maneira, um vírus causador de doenças respiratórias no trato respiratório, aliado à congestão, pode levar a espirros, uma maneira eficaz de disseminar um aerossol. Um vírus como o HIV em líquidos corporais pode ser transmitido a outras pessoas por meio de agulhas contaminadas ou de relações sexuais desprotegidas, especialmente relações anais. O herpes-vírus na saliva pode entrar em um novo hospedeiro através de uma pequena rachadura na junção entre os lábios e a **epiderme**.

Estágios finais da infecção: destino do hospedeiro

Depois de uma doença viral ou de qualquer outra doença infecciosa, o hospedeiro se recupera ou morre. Embora muitas **infecções agudas** resultem na eliminação do vírus, isso não ocorre invariavelmente. Enquanto as infecções por vírus *influenza*, vírus do resfriado, poliovírus e poxvírus se resolvem com a eliminação do vírus, as infecções por herpes-vírus resultam em uma infecção latente, que perdura ao longo da vida. Durante o período latente, nenhum vírus infeccioso está presente, mas os genomas virais são mantidos em certas células protegidas. Periodicamente, ocorre uma recorrência (geralmente) mais leve da doença (reativação ou recrudescência) depois de estimulação adequada.

Em contraste distinto, o *sarampo* se resolve com a perda do vírus infeccioso, mas uma porção do genoma viral pode ser mantida no tecido neural. Essa não é uma infecção latente, pois as células que abrigam o vírus podem expressar antígenos virais, que levam à imunidade ao longo da vida, mas o vírus infeccioso pode nunca ser recuperado.

Outros tipos duradouros de danos induzidos por vírus podem ser muito mais difíceis de estabelecer sem registros epidemiológicos extensos. O dano hepático crônico em decorrência da infecção pelo vírus da hepatite B é um fator importante no carcinoma hepático. Infecções persistentes por vírus podem levar à disfunção imune. As infecções por vírus também podem resultar no aparecimento de uma doença ou **síndrome** (um conjunto de sinais e sintomas diagnósticos exibidos por um indivíduo afetado) anos depois que não tem relação óbvia com a infecção inicial. Tem sido sugerido que doenças como o diabetes melito, a esclerose múltipla e a artrite reumatoide têm **etiologias** virais (fatores causais finais). Fatores virais também têm sido implicados em casos de outras doenças, como o câncer e a esquizofrenia.

QUESTÕES DO CAPÍTULO 2

1 Uma boa regra geral acerca da replicação de vírus de RNA é que eles requerem qual tipo de processo molecular?

2 Qual é o papel de um vetor na transmissão de uma infecção viral?

3 Diz-se que os vírus parecem "violar a teoria celular" ("as células só surgem de células preexistentes"). A qual fase do ciclo de vida de um vírus (curva de crescimento) isso se refere? Qual é a explicação para essa fase da curva de crescimento?

4 Os vírus são chamados "parasitas intracelulares obrigatórios". Em qual etapa da expressão gênica *todos* os vírus dependem completamente de sua célula hospedeira?

5 Diz-se que os vírus "violam a teoria celular", o que indica que existem diferenças entre vírus e células. A tabela a seguir lista vários recursos de vírus, células ou ambos. Indique quais dessas características são verdadeiras para vírus e quais são verdadeiras para células. Em cada caso, escreva "Sim" se a característica for *verdadeira* ou "Não" se a característica *não for verdadeira*.

Característica	Células	Vírus
A informação genética pode ser RNA em vez de DNA		
Novos indivíduos surgem por fissão binária de um dos pais		
As proteínas são traduzidas a partir de RNA mensageiro		
Novos indivíduos são montados por associação espontânea de estruturas de subunidades		

6 Neste momento, a *influenza* aviária H5N1 é transmitida de ave para ave, embora possa, em algum momento, experimentar mutação que possibilite a transmissão entre seres humanos. Qual característica da interação vírus-hospedeiro isso caracteriza?

Doenças Virais em Animais e Populações de Animais

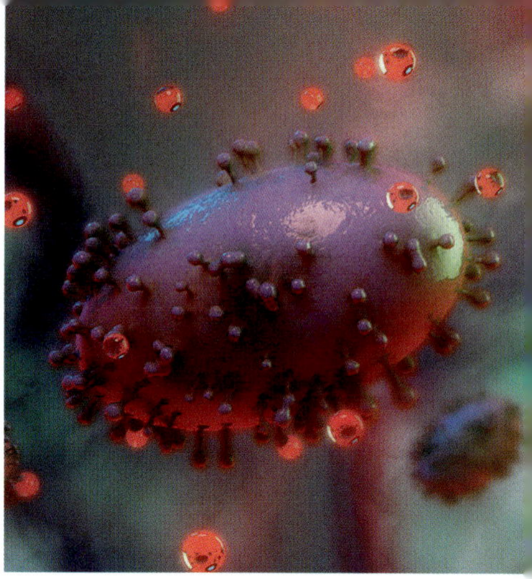

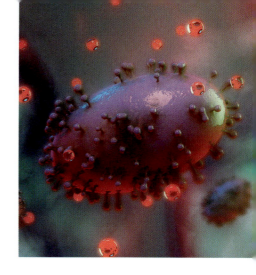

CAPÍTULO

3

NATUREZA DOS RESERVATÓRIOS DE VÍRUS

Uma vez que os vírus precisam se replicar para sobreviver, as populações ativamente infectadas são a fonte usual de infecção. Ainda assim, alguns vírus, como o **poxvírus**, o **norovírus** e o **coronavírus**, têm alta resistência à dessecação. Nesse caso, um objeto contaminado – como mesa, caneta, livro, roupa ou outro objeto inanimado – pode ser identificado como reservatório imediato. A persistência de alguns vírus no material fecal também é um reservatório de infecção potencialmente duradouro e essencialmente passivo. Os norovírus, que são notórios por causarem surtos de diarreia em navios de cruzeiro e em casas de repouso, são extremamente difíceis de eliminar desses locais depois de um surto. Outros vírus podem persistir por longos períodos em ambientes áridos. Os últimos casos documentados de varíola na Somália foram aparentemente adquiridos em solo contaminado. Aerossóis de **hantavírus** infecciosos e **parvovírus** canino podem ser infecciosos por muitos meses depois da secreção. Além disso, alguns vírus, especialmente o vírus da hepatite A, podem ser isolados de fontes de água contaminada por vários dias ou mesmo semanas depois da inoculação.

Embora o vírus infeccioso às vezes possa ser mantido por algum tempo no ambiente em um estado passivo, os vírus são mais comumente transmitidos por meio do contato com um hospedeiro infeccioso. Os dois reservatórios mais comuns para doenças humanas são outros seres humanos ou outros animais (**zoonose**). Muitas vezes, essa transmissão requer contato direto entre hospedeiros, ou pode envolver um vetor intermediário, como mosquitos ou carrapatos; os modos de disseminação de alguns vírus humanos estão ilustrados na Figura 3.1; os vírus patogênicos e seus reservatórios discutidos nesta seção estão listados na Tabela 3.1.

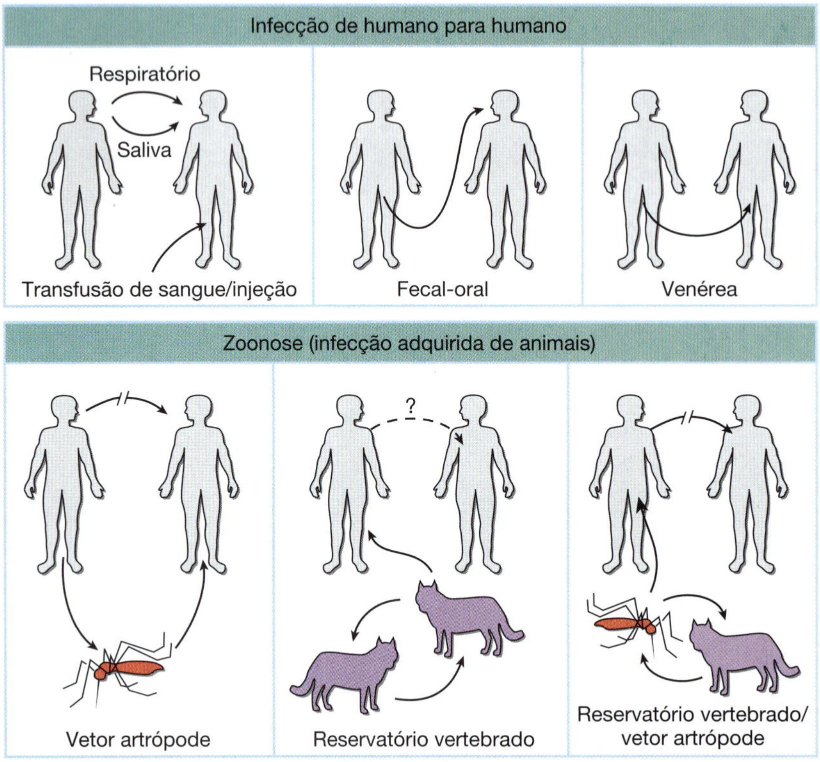

Figura 3.1 Algumas vias de transmissão de vírus específicos de sua fonte (reservatório) para seres humanos. O modo de transmissão (vetor) também é mostrado. Fonte: baseada em Mims, C.A. e White, D.O. (1984). *Viral Pathogenesis and Immunology.* Boston: Blackwell Science.

Tabela 3.1 Alguns vírus patogênicos, seus vetores ou vias de disseminação e seus hospedeiros.

Vírus	Vetor/via	Hospedeiro	Doença
Poliovírus	Contaminação humano-fecal da água ou de alimentos	Seres humanos	Infecção entérica; em casos raros, infecção do SNC (poliomielite)
Encefalite equina ocidental	Mosquito	Cavalos	Encefalite viral no cavalo – infecção ocasional em seres humanos
Encefalite de La Crosse	Mosquito	Esquilos, raposas (reservatório); seres humanos	Nenhuma doença óbvia em esquilos ou raposas; encefalite viral em seres humanos
Hantavírus	Rato-veadeiro	Rato-veadeiro, outros roedores (reservatório); seres humanos	Síndrome do desconforto respiratório hemorrágico por hantavírus
HIV	Injeção direta de líquidos corporais infectados por vírus no sangue	Seres humanos	AIDS
Sarampo	Aerossol	Seres humanos	Erupção cutânea, envolvimento neurológico
Febre amarela	Mosquito	Macacos tropicais; seres humanos	Mal-estar, icterícia
Chikungunya	Mosquito	Seres humanos, primatas	Doença hemorrágica e artrítica leve a grave
Dengue	Mosquito	Seres humanos, primatas	Doença hemorrágica leve a grave
Ebola	Vetor desconhecido, mas transmissão nosocomial	Morcego-da-fruta; seres humanos e primatas	Febre hemorrágica geralmente fatal

(*continua*)

Tabela 3.1 Alguns vírus patogênicos, seus vetores ou vias de disseminação e seus hospedeiros (*continuação*).

Vírus	Vetor/via	Hospedeiro	Doença
Hepatite A	Contaminação fecal da água ou de alimentos	Seres humanos	Hepatite aguda
Hepatite B	Injeção direta de sangue	Seres humanos	Hepatite crônica, carcinoma hepático
Hepatite C	Injeção direta de sangue	Seres humanos	Hepatite aguda e crônica
Hepatite delta	Sangue, requer coinfecção com hepatite B	Seres humanos	Hepatite aguda
Hepatite E	Contaminação fecal da água ou de alimentos	Seres humanos	Hepatite aguda leve, mas frequentemente fatal para gestantes
Norovírus	Contaminação fecal da água ou de alimentos	Seres humanos	Diarreia grave
Raiva	Mordida de animal infectado	Vertebrados	Encefalite fatal
Vírus herpes simples (HSV)	Saliva, outras secreções	Seres humanos	Lesões superficiais seguidas de latência, encefalite rara
Vírus varicela-zóster (VZV ou catapora)	Aerossol, células da pele infectadas (caspa)	Seres humanos	Erupção cutânea, herpes-zóster, latência
Vírus Epstein-Barr (EBV)	Saliva	Seres humanos	Mononucleose infecciosa, latência
Influenza	Aerossol	Seres humanos, muitos vertebrados	Gripe
Mixoma vírus	Picada de inseto	Coelhos	Mortalidade variável, lesões cutâneas
Rinovírus	Aerossol	Seres humanos	Resfriados
Coronavírus (CoV)	Aerossol	Civetas (SARS-CoV); camelos (MERS-CoV); seres humanos	Resfriados, SARS, MERS, Covid-19
Rubéola (sarampo alemão)	Aerossol	Seres humanos	Erupção cutânea leve, envolvimento neurológico grave no feto do primeiro trimestre
Adenovírus	Aerossol, saliva	Seres humanos	Doença respiratória leve
Vírus do papiloma humano	Contato	Seres humanos	Verrugas benignas, algumas de transmissão venérea, algumas correlacionadas com carcinomas de colo do útero
Vírus linfotrópico para células T de humanos (HTLV)	Injeção de sangue	Seres humanos	Leucemia
Vírus do tomateiro (buniavírus)	Ordem Thysanoptera	Ampla variedade de espécies de plantas	Necrose de tecidos vegetais, destruição de coletas
Cadang-cadang (viroide)	Transmissão física via poda	Coqueiro	Doença do coqueiro
Príon (patógeno proteico)	Ingestão ou inoculação do príon	Seres humanos; outros mamíferos têm tipos específicos; é possível disseminação cruzada entre espécies	Encefalopatia não inflamatória
Rabdovírus de plantas	Pulgões, cigarrinhas das famílias Cicadellidae e Delphacidae	Ampla gama de espécies de plantas	Necrose de tecidos vegetais, destruição de culturas
Zika vírus	Mosquito	Seres humanos, primatas	Doença leve a grave, microencefalia, síndrome de Guillain-Barré

AIDS, síndrome da imunodeficiência adquirida; *HIV*, vírus da imunodeficiência humana; *MERS-CoV*, coronavírus relacionado com a síndrome respiratória do Oriente Médio; *SARS-CoV*, coronavírus relacionado com a síndrome respiratória aguda grave; *SNC*, sistema nervoso central.

Alguns vírus com reservatório humano

Uma quantidade significativa de vírus humanos que levam a doenças leves ou com risco de vida é mantida apenas em populações humanas. A lista abrange desde resfriados, causados principalmente por rinovírus, passando por verrugas, causadas por papilomavírus, até síndrome da imunodeficiência adquirida (AIDS), causada pelo vírus da imunodeficiência humana (HIV). O modo de passagem do vírus entre humanos (*i. e.*, o vetor) está intimamente ligado ao comportamento humano. Esse comportamento pode ser modificado pelos próprios sintomas da doença. Assim, uma infecção respiratória leva à irritação das vias respiratórias, resultando em tosse e espirros, que espalham um aerossol de gotículas contendo vírus. O vírus herpes simples tipo 1 (HSV-1; do inglês *herpes simplex virus type 1*) é disseminado pela saliva, resultando na transferência do vírus às células epiteliais orais do receptor. Em contrapartida, o vírus varicela-zóster (VZV, ou catapora) é disseminado pela inalação de um aerossol carregado de vírus ou poeira contendo flocos de pele morta. As verrugas são disseminadas por contato físico direto com outra verruga, com pele morta de uma verruga e com as camadas de pele abaixo da epiderme queratinizada exposta por pequenos cortes ou abrasões. Os poliovírus e os vírus Coxsackie relacionados são disseminados por fezes contendo vírus que contaminam alimentos, bebidas ou fômites que são ingeridos; isso é chamado *disseminação oral-fecal*. No caso do HIV, os líquidos corporais – incluindo sangue, leite materno, soro, secreções vaginais e líquido seminal – são as fontes de infecção. O vírus pode ser disseminado por inoculação passiva, por exemplo, de uma seringa hipodérmica contaminada, ou por transfusão, amamentação ou atividade sexual.

Alguns vírus com reservatórios vertebrados

Enquanto muitas doenças virais humanas são mantidas na própria população humana, alguns patógenos importantes são mantidos principalmente em outros vertebrados. Uma doença que é transmissível de outros vertebrados para seres humanos é chamada *zoonose*. A raiva é um exemplo clássico de zoonose que afeta seres humanos apenas esporadicamente. Como os seres humanos raramente transmitem o vírus a outros animais ou a outros seres humanos, a infecção de um ser humano é essencialmente um beco sem saída para o vírus. O vírus da raiva, que é transmitido pela saliva por meio da mordida, é mantido em populações de animais selvagens, geralmente carnívoros. O longo período de incubação e outras características da patogênese da raiva permitem que o animal infectado possa se mover por grandes distâncias e desempenhar muitos padrões comportamentais normais antes do início dos sintomas da doença. Esses sintomas podem incluir hipersensibilidade ao som e à luz e, finalmente, hiperexcitabilidade e frenesi. Exceto em casos raros de inalação de aerossóis, os seres humanos só adquirem a doença ao serem mordidos por um animal raivoso. No entanto, o fato de a doença poder ser transmitida entre cães e gatos domésticos indica que, quando animais de estimação não vacinados interagem com fontes de animais silvestres, os animais de estimação tornam-se potenciais vetores da transmissão da doença para seres humanos. A vacinação de animais de estimação fornece uma barreira geralmente confiável.

Muitas zoonoses virais requerem a mediação de um vetor artrópode para disseminação para seres humanos. O papel do artrópode na disseminação pode ser mecânico e passivo, já que inocula vírus de um hospedeiro anterior no atual sem que a replicação do vírus tenha ocorrido (uma via favorável no caso de poxvírus animais), mas o papel do artrópode como vetor pode ser dinâmico. Para vírus com genoma de RNA que são transmitidos entre hospedeiros por meio de artrópodes (como os vírus responsáveis pela febre amarela, vários tipos de encefalite, dengue e Zika vírus), a replicação do vírus no vetor fornece um reservatório secundário e um meio de amplificação do vírus. Isso torna a disseminação para um hospedeiro humano altamente eficiente, pois mesmo uma pequena inoculação do vírus no vetor artrópode pode resultar em um grande aumento da quantidade de vírus para transmissão ao próximo hospedeiro.

VÍRUS EM POPULAÇÕES

A maioria das infecções virais (mas certamente não todas) induz uma resposta imune eficaz e duradoura. Algumas das características básicas dessa resposta são descritas na Parte 2, Capítulos 7 e 8. Uma resposta imune eficaz indica que surtos locais de infecção resultam na formação de uma população de hospedeiros resistentes – muitas vezes denominada **imunidade de rebanho** ou **de população**. Isso significa que qualquer vírus que induza a imunidade protetora deve se manter em outro reservatório ou se disseminar dinamicamente em "ondas" pela população em geral. Se uma quantidade suficiente de membros da população suscetível se tornar imune, o vírus não pode se disseminar com efetividade e se extingue. A imunidade de rebanho é fator importante na aquisição gradual e abrupta de alterações genéticas que criam sorotipos de vírus que podem escapar da imunidade à cepa original.

Epidemiologia viral em pequenas e grandes populações

A ocorrência de infecções respiratórias leves (como um resfriado comum) em comunidades isoladas fornece exemplos gráficos do processo de extinção do vírus. Por exemplo, quando os cientistas visitam as estações de pesquisa da Antártida no início do verão antártico, eles trazem resfriados que infectam a população residente. Quando os cientistas param de chegar, com o início do inverno, as doenças respiratórias predominantes seguem seu curso e desaparecem. A Figura 3.2 mostra um estudo epidemiológico clássico de doença respiratória em uma população isolada de pesca e mineração na ilha Spitzbergen, Noruega, no Oceano Ártico.

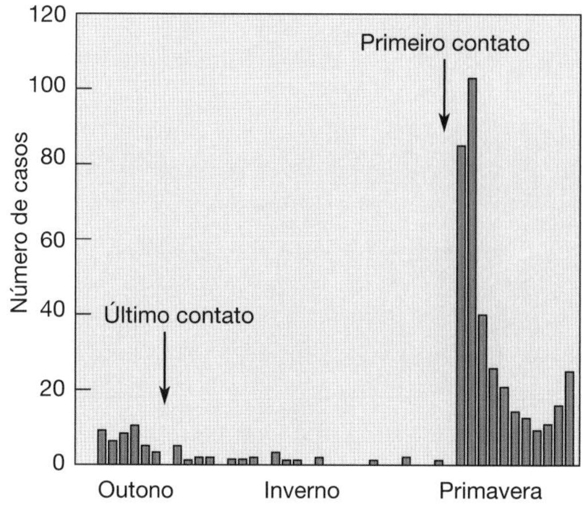

Figura 3.2 Ocorrência de doença respiratória em uma comunidade ártica (ilha Spitzbergen, Noruega) isolada durante os meses de inverno. Depois da última comunicação de barco com o continente europeu, a quantidade de doenças respiratórias diminuiu de um número baixo para quase zero. Com a chegada do primeiro barco na primavera, novos sorotipos de vírus respiratórios são trazidos pela tripulação e pelos passageiros e ocorre uma "miniepidemia". À medida que o vírus passa pela população, a resistência aumenta e as infecções diminuem para um nível baixo. Fonte: baseada em dados originalmente publicados por Paul, J.H. e Freese, H.L. (1933). An epidemiological and bacteriological study of the "common cold" in an isolated Arctic community (Spitsbergen [sic]). *American Journal of Hygiene* 7:517.

Observe que depois do último contato com o "mundo exterior", a incidência de infecções respiratórias transmitidas por vírus diminuiu rapidamente a um nível indetectável.

Em grandes populações, a taxa de disseminação do vírus supera em muito as limitações da produção de imunidade de rebanho; a introdução de um novo vírus patogênico leva à disseminação epidêmica da doença. O surto de síndrome respiratória aguda grave (SARS; do inglês *severe acute respiratory syndrome*) na China no início da década de 2000, com disseminação para o Canadá, foi um importante estudo de caso desse processo, além de fornecer exemplos de medidas de saúde pública eficazes e ineficazes empregadas para lidar com ele. O vírus da SARS é um membro da família dos coronavírus e está distante de um vírus que causa resfriados leves em seres humanos. O vírus parece ter sido mantido em populações de animais selvagens no sudeste da China e foi introduzido em seres humanos na província de Guangdong e na cidade de Guangzhou (Cantão) por meio do costume de usar esses animais como iguarias alimentares. Embora a infecção humana seja caracterizada por sintomas semelhantes aos da gripe, a persistência, a gravidade e a taxa de mortalidade relativamente alta sugeriram que esse era um novo tipo de infecção – uma nova forma virulenta de *influenza* ou um vírus respiratório não caracterizado. As evidências sugerem que o governo chinês, na esperança de evitar a perda de receitas de viagens turísticas e de negócios, suprimiu as notícias desse surto.

A doença disseminou-se por meio de um médico que tratou indivíduos infectados na China e depois viajou para Hong Kong a negócios. Como foi a primeira fonte identificada de infecção, ele foi chamado **caso-índice**. O médico contaminou a mesa da recepção do hotel em que estava hospedado; essa mesa serviu como fonte de infecção para vários turistas de outras partes do mundo (incluindo Toronto, Canadá) que estavam hospedados no mesmo hotel. A doença espalhou-se para indivíduos em Hong Kong e acabou sendo descrita e colocada em quarentena lá, mas não antes que outros indivíduos infectados voltassem ao Canadá e, em menor número, aos EUA.

Em Toronto, o caso-índice da epidemia local foi uma mulher que infectou seus familiares imediatos ao retornar de Hong Kong. Ela e um filho morreram posteriormente, mas não antes de serem hospitalizados, quando um médico que os tratou, bem como outros membros da equipe do hospital, foram infectados. Isso ilustra um enigma contínuo da medicina moderna – a concentração de indivíduos que experimentam uma doença infecciosa em um hospital pode servir como potente reservatório para a disseminação dessa doença por meio da equipe que os atende e, posteriormente, de outros. As infecções **nosocomiais** são um grande risco ocupacional para a equipe do hospital, bem como para pacientes com outras doenças, mas os hospitais são obviamente necessários para o tratamento de doentes graves.

As autoridades de saúde pública canadenses relutaram em iniciar quarentenas rigorosas para os indivíduos infectados no hospital em que os primeiros pacientes foram alojados; o hospital serviu como fonte de indivíduos infectados que espalharam a doença para outras pessoas por meio de contatos familiares e sociais e por contato em outros locais de trabalho. Em contrapartida, nos EUA, a infecção foi iniciada um pouco mais tarde. Naquela época, informações suficientes sobre a doença, sua disseminação e seu controle levaram à rápida quarentena dos pacientes com SARS, especialmente entre os profissionais de saúde. Esses métodos de controle foram bem-sucedidos nos EUA e na Europa, bem como em Hong Kong, e o vírus nunca se espalhou para além dos primeiros contatos íntimos.

Uma sequência fictícia de eventos com base no surto canadense de SARS é mostrada esquematicamente na Figura 3.3. Sem a intervenção de instituições de saúde pública e de outras agências governamentais, a disseminação continuaria em uma população suscetível por um longo período. Além disso, está claro que o rápido reconhecimento dos sintomas e a quarentena efetiva dos indivíduos afetados são fundamentais para impedir a disseminação. No caso da SARS, a supressão de informações sobre seu surgimento até que estivesse potencialmente fora de controle na Ásia poderia ter levado a uma epidemia generalizada lá e nos países vizinhos.

Muitos sugeriram que apenas o fato de o coronavírus SARS (SARS-CoV) não ser particularmente eficiente na disseminação entre indivíduos nos salvou de uma situação muito mais grave. Além disso, argumentou-se que a SARS forneceu um campo de testes para as estratégias de resposta de saúde pública, que funcionaram razoavelmente bem. Outros exemplos de epidemias graves de vírus não tiveram desfechos tão felizes – por exemplo, a epidemia de HIV, que continua

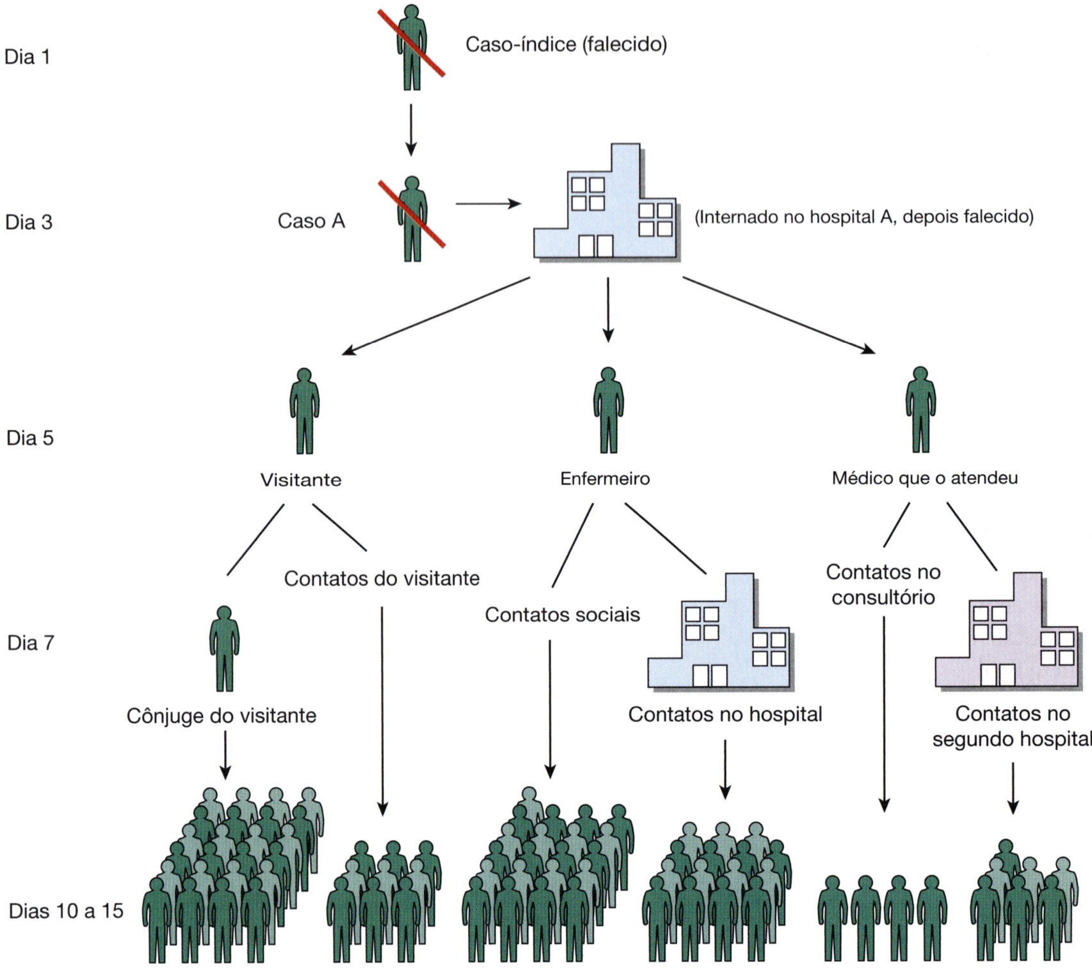

Figura 3.3 Cronograma fictício da disseminação do vírus SARS depois de sua introdução em Toronto, Canadá, a partir de Hong Kong no início de 2003. Fonte: dados embasados no material apresentado no *site* do CDC (http://www.cdc.gov/ncidod/sars) e na edição de fevereiro de 2004 do *Journal of Emerging Infectious Diseases*, dedicada a estudos sobre o surto de SARS do final de 2002 ao início de 2003.

crescendo e consumindo recursos de saúde pública cada vez mais significativos. Várias outras epidemias potencialmente letais ameaçam a população humana no futuro, incluindo uma cepa de ***influenza* aviária** e outro coronavírus relacionado com a SARS-CoV, o coronavírus da síndrome respiratória do Oriente Médio (MERS-CoV), que causou uma doença respiratória grave semelhante no Oriente Médio e é transmitido aos seres humanos a partir de camelos. Por fim, o surgimento da SARS-CoV-2, em 2019, com sua transmissão humano-humano mais eficiente (em comparação com o SARS-CoV) resultou na pandemia mundial de Covid-19.

As características gerais dessas doenças e os vírus que as causam serão discutidos nas Partes 3 e 4 deste livro; uma visão geral das potenciais ameaças de doenças virais no futuro será abordada brevemente na Parte 5. Aqui, basta observar que a dinâmica da disseminação de vírus não é o problema; em vez disso, o grande desafio é e continuará sendo coordenar os recursos políticos, de saúde pública, médicos e científicos direcionados ao controle de infecções de maneira oportuna e eficiente.

Fatores que afetam o controle das doenças virais nas populações

A produção de imunidade duradoura fornece um meio eficaz de controlar e até mesmo erradicar certas doenças virais. A estabilidade antigênica do poxvírus e a imunidade efetiva contra ele possibilitaram programas de vacinação eficazes para erradicar a doença da população. A poliomielite e o sarampo são candidatos atuais à eliminação parcial ou total na população em decorrência da disponibilidade de vacinas eficazes. Além disso, atualmente está em andamento um programa para tentar vacinar populações selvagens de guaxinins e outros pequenos carnívoros contra a raiva com o uso de iscas com vacinas. Espera-se que essa abordagem reduza ou elimine a crescente incidência de raiva nas populações de animais selvagens dos EUA. É claro que o motivo dessa iniciativa tem pouco a ver com os animais envolvidos; em vez disso, trata-se de oferecer proteção aos animais domésticos e, por fim, aos seres humanos.

Apesar das consideráveis habilidades médicas, nem todas as doenças virais podem ser facilmente controladas, mesmo sob as condições econômicas e sociais mais favoráveis. As variantes do vírus *influenza* surgem por mistura genética de cepas humanas e animais; não é prático tentar uma campanha de vacinação generalizada com tantas variáveis. O HIV permanece associado ao tecido linfático em indivíduos infectados, mesmo quando fármacos antivirais suprimem efetivamente a replicação do vírus. A íntima associação do HIV com o sistema imune pode tornar as campanhas de vacinação apenas parcialmente eficazes. A capacidade dos herpes-vírus de estabelecer infecções latentes e reativá-las sugere que pode ser difícil, se não impossível, produzir uma vacina completamente eficaz.

Um relevante obstáculo para o controle de doenças virais e outras doenças infecciosas na população humana como um todo é econômico. Custa muito dinheiro desenvolver, produzir e implantar uma vacina. Muitas das nações com maior risco de surtos de doenças infecciosas mortais são financeiramente incapazes de arcar com medidas de controle eficazes. Além disso, as empresas farmacêuticas envolvidas com pesquisas e produção de vacinas estão interessadas principalmente no lucro final. Talvez de maneira mais trágica, algumas nações em risco também carecem de vontade política e discernimento para organizar esforços eficazes para combater a disseminação de doenças virais. Esses problemas mudam constantemente de caráter, mas nunca terminam.

MODELOS ANIMAIS PARA ESTUDAR A PATOGÊNESE VIRAL

O grande microbiologista clínico alemão Robert Koch formulou um conjunto de regras para demonstrar que um microrganismo específico é o agente causador de determinada doença. Essas regras estão amplamente em vigor na atualidade. Em essência, as regras de Koch são as seguintes:

1 Deve ser possível cultivar o mesmo patógeno de todo indivíduo que apresente os sintomas da doença em questão.
2 O patógeno deve ser cultivado na forma pura.
3 O patógeno deve ser capaz de causar a doença em questão quando inoculado em um hospedeiro adequado.

Embora essas regras possam ser aplicadas (com *cautela*) a doenças humanas mediadas por vírus, claramente não é ético inocular um hospedeiro humano com um agente suspeito de causar doença grave ou com risco de vida (critério 3). Lamentavelmente, esse ponto ético foi esquecido mais de uma vez na história da Medicina. Exemplos dos excessos da experimentação humana descontrolada são uma acusação contundente da Alemanha nazista, mas os excessos não se limitam às formas totalitárias de governo. Os infames estudos de sífilis de Tuskegee são um exemplo de experimento médico que deu errado. Esses estudos, feitos ostensivamente para avaliar novos métodos de tratamento da sífilis, foram realizados em um grande grupo de homens afro-americanos infectados na zona rural do sul dos EUA por médicos do Serviço de Saúde Pública dos EUA nas décadas de 1930 e 1940. Embora fossem conhecidos tratamentos eficazes, vários homens foram tratados com **placebo** (essencialmente, pílulas de açúcar) para servir como "controles" e possibilitar que os médicos acumulassem dados sobre a progressão da doença em indivíduos não tratados. Outros exemplos de experimentos potencialmente fatais nos EUA com pouco esforço para explicar os perigos ou benefícios potenciais (os critérios para o **consentimento informado**) usando prisioneiros voluntários como cobaias também estão bem documentados.

Essa discussão não deve levar à conclusão de que nunca é apropriado usar seres humanos para estudar uma doença ou seu tratamento. A experimentação em seres humanos (como em ensaios clínicos) é fundamental para garantir a segurança e a eficácia do tratamento. Contudo, para realizar esses estudos de maneira ética, os riscos e benefícios devem ser plenamente compreendidos por todos os envolvidos.

Um modo extremamente eficaz de obter dados confiáveis sobre a dinâmica da doença e seu curso em um indivíduo é desenvolver um modelo animal preciso. A necessidade de um pesquisador de testar experimentalmente fatores variáveis durante a infecção para elaborar um quadro molecular e fisiológico detalhado da doença em questão só pode ser atendida com um modelo bem escolhido. A falta de um modelo animal adequado para uma doença viral é quase sempre um grande impedimento para entender os processos de doença e desenvolver tratamentos.

Outra razão importante para se usar um modelo animal para estudar a infecção por vírus é que, muitas vezes, é possível obter informações úteis com abordagens experimentais muito bem definidas e controladas. A capacidade de um vírus de causar sintomas específicos pode ser determinada pelo controle cuidadoso do genótipo viral e do local de inoculação no animal, seguido pela observação dos sintomas à medida que eles se desenvolvem. A passagem de um vírus por todo o corpo durante uma infecção pode ser estudada pela dissecção de órgãos específicos, observação macroscópica e microscópica cuidadosa e medição simples (**ensaio**) dos níveis de vírus nesses órgãos. Pode-se determinar a resposta do hospedeiro à infecção (pelo menos em parte) medindo a produção de anticorpos do animal e outros fatores imunes dirigidos contra o vírus infectante.

Muitas informações sobre a interação entre um vírus e seu hospedeiro animal podem ser obtidas usando uma combinação de análises moleculares sofisticadas em animais com propriedades genéticas definidas. Alguns exemplos são descritos nas Partes 3 e 4 deste livro. Por exemplo, pode-se observar a transcrição de uma porção do genoma do HSV em neurônios com infecção latente pelo uso de métodos sofisticados para detectar RNA viral no tecido *in situ*. Métodos para introdução, mutação e inativação de genes específicos que controlam um ou outro aspecto da resposta imune podem ser introduzidos em camundongos (e potencialmente em outros animais) usando os métodos descritos na Parte 5. Essas e muitas outras técnicas fornecem detalhes e riqueza para "retratar" a interação vírus-hospedeiro; todos são necessários para uma compreensão completa da interação entre o vírus e a célula e o vírus e o hospedeiro. No entanto, pode-se obter um esboço básico do curso da infecção viral em animais usando as ferramentas experimentais mais simples e prontamente aplicadas: observação, dissecção e medição do vírus.

O uso e o sacrifício de animais levantam questões éticas significativas; deve-se considerar cuidadosamente o sofrimento causado na elaboração de protocolos experimentais apropriados. Por exemplo, um estudo experimental que estabelece aspectos importantes de uma doença pode ser devastador demais para ser repetido como um exercício laboratorial casual. O tratamento adequado dos animais, limitando a dor e o sofrimento e maximizando o conforto do animal, é um requisito prático e ético para o estudo com animais.

É muito importante perceber que os modelos animais, por sua própria natureza, podem apenas aproximar o curso e a natureza da doença que ocorre em seres humanos. Para realizar um estudo científico válido e reprodutível, o modo de infecção, a quantidade de vírus infectante, a idade e o sexo do animal, seu histórico nutricional e muitos outros fatores devem ser controlados de maneira cuidadosa e reproduzível. Assim, qualquer modelo animal experimental para uma doença humana é um compromisso com o mundo real. Por exemplo, a quantidade de vírus inoculada no animal e o local da inoculação (p. ex., boca, olho, **subcutâneo** ou **intracerebral**) devem ser os mesmos para todos os indivíduos testados, uma situação muito diferente do mundo "real". Além disso, o modelo de doença no animal pode ser diferente, no todo ou em parte, da doença real observada em uma população humana. Deve-se controlar a composição genética do animal (**consanguíneo** ou **não consanguíneo**, marcadores genéticos específicos presentes ou ausentes), a idade e o sexo do hospedeiro infectado, de modo a produzir resultados interpretáveis e reprodutíveis. Obviamente, enquanto certas doenças favorecem determinadas faixas etárias, uma população infectada apresentará uma ampla variação nos detalhes genéticos e físicos.

Outra complicação é que o patógeno viral às vezes precisa ser adaptado especificamente ao animal de teste. O vírus isolado diretamente de um ser humano infectado pode não causar doença em um animal, a menos que seja primeiro passado às células desse animal, ou seja usada uma cepa de camundongo deficiente em certas respostas imunes. Além disso, deve-se considerar aspectos de segurança. Trabalhar com vírus caracterizados por uma taxa de mortalidade muito alta, como o vírus Ebola, requer precauções heroicas e caras e instalações de contenção para estudo.

Apesar dos problemas muito reais com o uso de animais para estudar doenças causadas por vírus, essa muitas vezes é a única maneira de se proceder. Observações clínicas cuidadosas e precisas de indivíduos, animais ou plantas infectados fornecem muitos detalhes sobre o curso da infecção viral. Contudo, somente em um modelo completo de planta ou animal pode ser estudado o curso completo da doença e a recuperação em função das variações controladas da infecção e do estado fisiológico do hospedeiro. Isso é verdade mesmo quando muitos aspectos da infecção viral podem ser estudados em células cultivadas e com fragmentos clonados do genoma viral.

Os modelos animais para doenças virais descritos neste capítulo e em capítulos posteriores demonstram alguns dos métodos, dos sucessos e das limitações envolvidos no uso de animais. Embora existam problemas associados ao trabalho com animais experimentais, os principais dados básicos não poderiam ter sido e não podem ser obtidos de outra maneira.

Modelo de camundongo para estudar a infecção e a disseminação do poxvírus

Muitos dos modelos desenvolvidos para o estudo da patogênese viral envolvem o uso de camundongos. Esses animais têm um excelente sistema imune, podem ser infectados com muitos vírus adaptados de doenças humanas e requerem relativamente pouco investimento para uso. Os estudos de Frank Fenner sobre a patogênese da varíola do camundongo, realizados na década de 1950, forneceram o que ainda é um modelo clássico para o estudo experimental da patogênese viral.

Embora o poxvírus esteja extinto na natureza, a recente constatação de que a varíola tem sido extensivamente estudada como arma biológica e os temores de que possa estar na posse de terroristas colocam esses estudos clássicos em foco. Além disso, outros poxvírus animais, como o poxvírus dos macacos, podem infectar seres humanos, e a invasão humana de hábitats tropicais levou à ocorrência significativa dessa doença na África tropical. Outro poxvírus, o vírus da mixomatose, é endêmico em populações de coelhos na América do Sul e foi usado em uma tentativa temporariamente bem-sucedida de controlar a ameaça ecológica representada pela alta taxa de multiplicação de coelhos na Austrália. Embora apontado na época como um exemplo de controle biológico bem-sucedido, inúmeras complicações ocorreram com seu uso. Assim, esse "experimento" é um valioso exemplo dos benefícios e dos problemas envolvidos no controle biológico.

No estudo clássico de Fenner sobre a patogênese da varíola do camundongo, o vírus foi introduzido por injeção subcutânea na pata; pontuou-se a produtividade do vírus em vários órgãos, o título de anticorpos e as erupções cutâneas. Como observado, o experimento básico, portanto, exigiu apenas a dissecção cuidadosa do animal infectado, a medição dos títulos de vírus e a observação cuidadosa, mas forneceu uma imagem detalhada do padrão de disseminação do vírus no interior do animal. Os padrões de disseminação do vírus e a ocorrência de sintomas da doença são ilustrados na Figura 3.4.

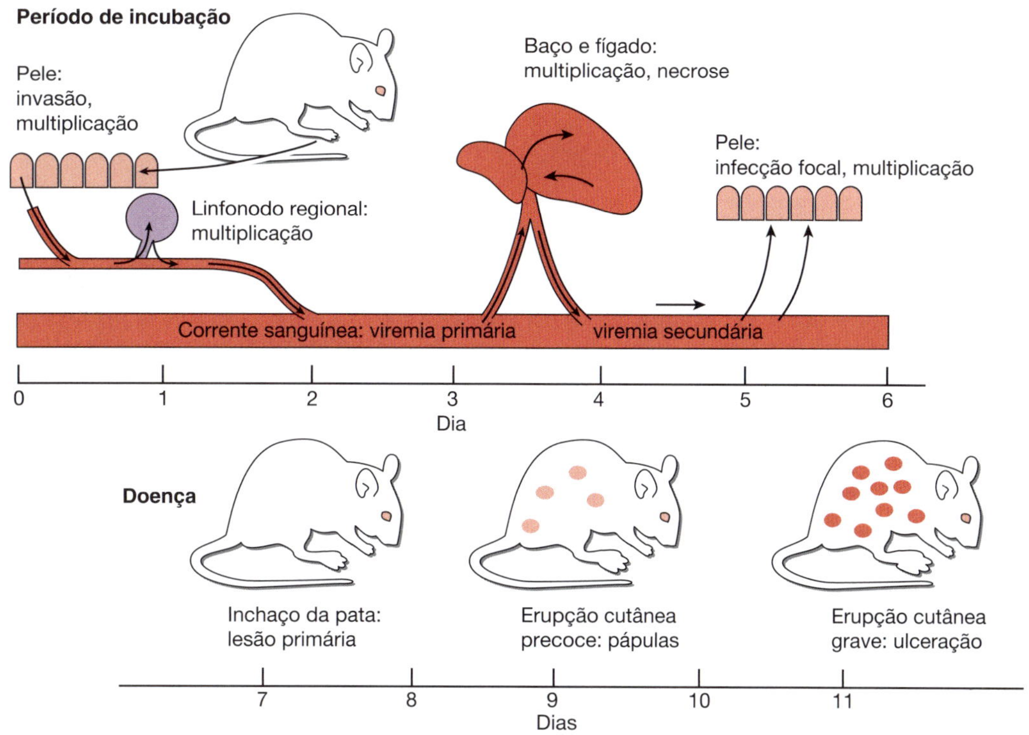

Figura 3.4 Curso da infecção experimental por poxvírus em camundongos de laboratório. O vírus é inoculado no dia 0 na pata de cada membro de um grande grupo de camundongos geneticamente equivalentes. Os camundongos são observados diariamente e os títulos de anticorpos em seu soro são medidos. Indivíduos selecionados são, então, mortos, e vários sistemas de órgãos são testados quanto à aparência e à presença de vírus. Observe que os sintomas da doença (erupção cutânea e pata inchada) só se tornam perceptíveis depois de 1 semana.

Obviamente, o modelo é apenas isso; não descreve completamente a infecção por vírus na natureza. Um exemplo de desvio significativo de um modo "natural" de infecção é quando o poxvírus é transmitido como aerossol, levando à infecção primária nos pulmões. Essa é uma via de infecção difícil de padronizar e raramente é utilizada. Além disso, examinar a infecção experimental de animais em laboratório ignora a dinâmica da infecção e as interações entre o vírus e a população. Em consequência, as alterações genéticas no vírus e no hospedeiro, ambas resultantes da progressão da doença na natureza, são ignoradas.

Raiva: onde está o vírus durante seu longo período de incubação?

A raiva e sua transmissão pela mordida de animais infectados para outros animais e seres humanos são bem conhecidas em quase todas as culturas humanas. A doença e sua transmissão foram cuidadosamente descritas em livros médicos árabes que datam da Idade Média, e há evidências da doença nos tempos clássicos. Um dos enigmas da infecção pelo vírus da raiva é o longo período de incubação da doença. Esse longo período desempenha um papel importante no mecanismo de disseminação; fica claro que animais (ou seres humanos) infectados com o vírus podem ser vacinados semanas a meses *depois* da infecção e ainda assim apresentar resposta imune eficaz.

A patogênese da raiva tem sido estudada há mais de um século. A compreensão atual está bem fundamentada em múltiplos estudos cuidadosos feitos em vários níveis de sensibilidade usando diversas abordagens. Um exemplo do uso de métodos imunológicos é mostrado na Figura 3.5. O curso básico da infecção começa com a inoculação do vírus em uma ferida causada por um animal infectado, seguida de replicação limitada do vírus no local da infecção primária. Para que a doença se desenvolva, o vírus deve entrar em um neurônio em uma terminação nervosa sensitiva. Essas terminações nervosas sensitivas existem em todos os locais onde o vírus entra em um animal. Depois disso, o vírus se dissemina passivamente para o corpo da célula nervosa em um gânglio da raiz dorsal, onde se replica em alto nível. Esse vírus replicado, ou outro vírus que se move diretamente, passa para os neurônios do cerebelo e do córtex cerebral, onde se replica em altos níveis. Essa replicação leva a mudanças comportamentais distintas associadas à transmissão do vírus. O vírus também se afasta do sistema nervoso central (SNC) para neurônios sensitivos e glândulas salivares da mucosa oral, onde se replica e fica disponível para injeção em outro animal.

Há bastante tempo (em 1887) demonstrou-se que o envolvimento do SNC é o resultado da disseminação direta do vírus do local da infecção para o SNC, pois animais experimentais que tiveram seu nervo isquiático seccionado antes da injeção do coxim plantar com vírus da raiva não desenvolveram a doença. O experimento a seguir mostrou que o vírus

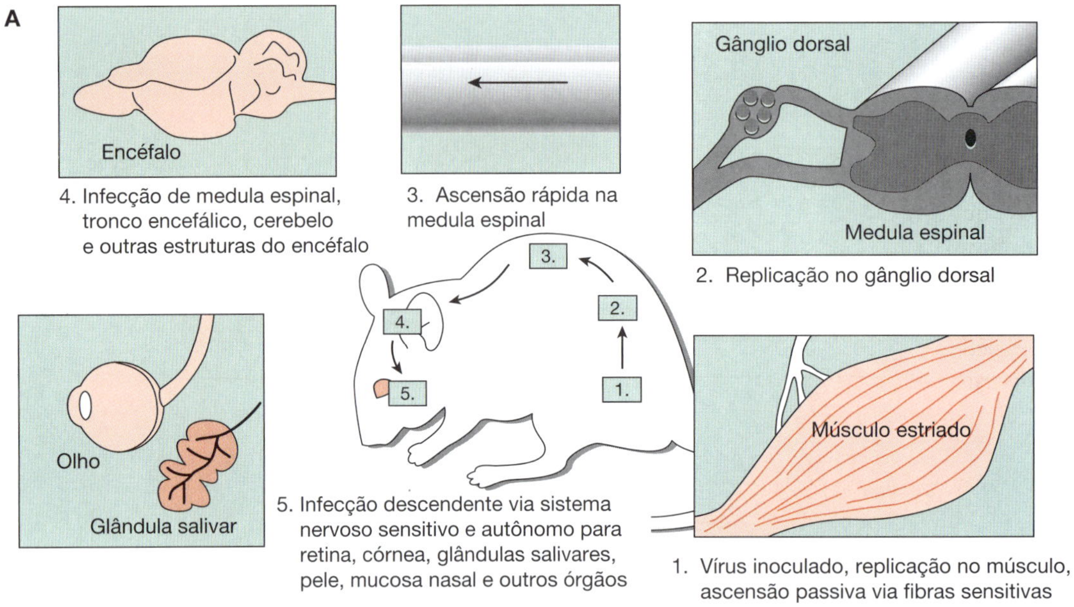

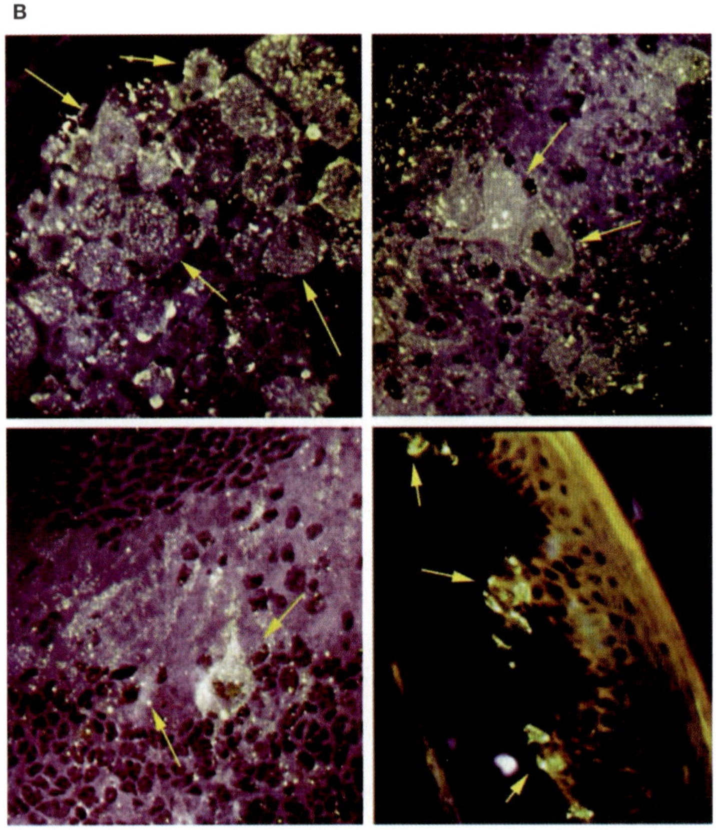

Figura 3.5 Visualização de neurônios infectados pelo vírus da raiva em animais experimentalmente infectados. **A.** Representação esquemática da patogênese da raiva em um animal de laboratório infectado experimentalmente. **B.** Detecção por imunofluorescência e proteínas do vírus da raiva em neurônios de animais infectados. Conforme descrito nos Capítulos 7 e 12, a capacidade de uma molécula de anticorpo de se combinar especificamente com uma proteína antigênica pode ser visualizada na célula por meio da técnica de imunofluorescência. A célula e o anticorpo ligado a ela são, então, visualizados ao microscópio sob luz ultravioleta, o que faz o corante ficar fluorescente (coloração amarelo-esverdeada). O painel superior esquerdo mostra a replicação do vírus da raiva em um corpo de neurônio sensitivo em um gânglio da raiz dorsal ao longo da coluna vertebral de um animal infectado na pata. O painel inferior esquerdo mostra o vírus se replicando em um neurônio do cerebelo, enquanto o painel superior direito mostra neurônios infectados no bulbo. A infecção do encéfalo leva às mudanças de comportamento tão características das infecções por raiva. Por fim, as terminações nervosas sensitivas no palato mole de um *hamster* infectado com vírus da raiva em um local periférico contêm vírus, como mostrado pela fluorescência no painel inferior direito. Esse vírus pode passar para a saliva, onde pode se disseminar para outro animal. As flechas apontam para células específicas, mostrando a variação na intensidade do sinal que é típica das infecções nos tecidos.

pode permanecer localizado no local da infecção por longos períodos: a pata de vários animais experimentais foi injetada com vírus no dia 0; em seguida, a pata inoculada foi removida cirurgicamente de diferentes grupos nos dias 1, 2, 3, e assim por diante depois da infecção. Os camundongos cuja pata foi removida até 3 semanas depois da infecção sobreviveram sem raiva, mas uma vez que os sintomas neurológicos apareceram, os camundongos invariavelmente morreram. Como a remoção do pé salvou os camundongos, fica claro que o vírus permaneceu localizado ali até invadir o sistema nervoso.

Por fim, um experimento semelhante mostrou que a virulência do vírus da raiva para um hospedeiro específico pode ser aumentada por múltiplas **passagens do vírus** (rodadas de replicação do vírus) nesse hospedeiro. O vírus isolado de um animal selvagem raivoso leva de 1 semana a 10 dias para se disseminar para o SNC de um animal de laboratório experimentalmente infectado. Em contrapartida, o isolamento de vírus de animais que desenvolvem doença e sua reinoculação na pata de novos animais várias vezes resultam em um estoque de vírus que pode invadir o SNC do animal de teste em menos de 12 a 24 horas. Além disso, os vírus que foram adaptados ao animal de laboratório não são mais capazes de causar doenças de maneira eficiente no hospedeiro original. Conforme descrito no Capítulo 8, essa é uma maneira de isolar cepas de vírus que são avirulentas para seu hospedeiro natural e têm valor potencial como vacinas.

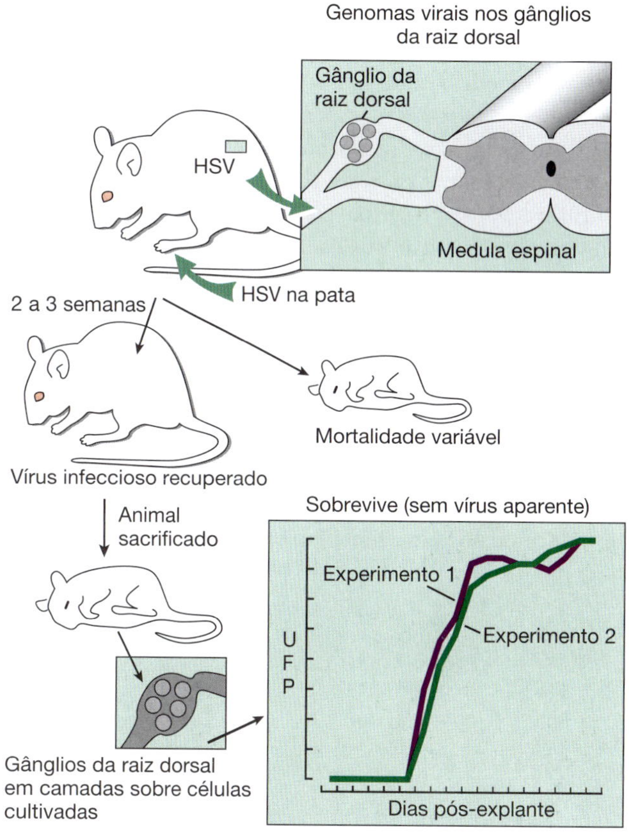

Figura 3.6 Análise do estabelecimento e manutenção de infecções latentes por HSV em camundongos. Vários camundongos são inoculados na pata; depois dos sintomas da doença primária, que incluem inchaço nas patas e paralisia leve do quarto traseiro, muitos camundongos se recuperam. Aqueles que não se recuperam têm vírus infecciosos em seu SNC. Os camundongos que se recuperam são infectados de forma latente, e nenhum vírus infeccioso pode ser detectado, mesmo com medições de alta sensibilidade do tecido nervoso e de outros tecidos. Os genomas do HSV, mas não os vírus infecciosos, podem ser detectados nos núcleos dos gânglios da raiz dorsal dos nervos sensitivos. Quando esses gânglios são cultivados com outras células que servem tanto como indicador da replicação do vírus quanto como camada de alimentação para os neurônios (*i. e.*, explantados), uma quantidade significativa demonstra evidências de infecção viral, e o vírus infeccioso pode ser recuperado, conforme mostrado no detalhe do gráfico (são mostrados dois experimentos distintos, essencialmente com os mesmos resultados). *HSV*, vírus herpes simples; *UFP*, unidade formadora de placa.

Latência do vírus herpes simples

Existem dois tipos intimamente relacionados de vírus herpes simples: tipo 1 (facial, HSV-1) e tipo 2 (genital, HSV-2). Ambos estabelecem infecções latentes em seres humanos, e a reativação dessas infecções é importante para a disseminação do vírus. Alguns detalhes relativos à infecção latente pelo HSV são discutidos no Capítulo 18, Parte 4. Diferentes modelos animais demonstram semelhanças gerais e diferenças específicas. Essas diferenças iluminam uma grande limitação de muitos modelos animais para doenças humanas: um modelo geralmente reflete apenas parcialmente o curso real da doença no hospedeiro natural – nesse caso, os seres humanos.

Modelos murinos

A infecção por HSV do olho ou da pata de camundongos pode levar a uma infecção localizada com disseminação do vírus para o SNC e, depois, para o encéfalo. Embora alguns animais morram, como mostra a Figura 3.6, os sobreviventes mantêm uma infecção latente nos gânglios de nervos sensitivos. Durante essa infecção latente, nenhum vírus infeccioso pode ser recuperado do tecido nervoso, mas se os gânglios nervosos forem **explantados** (dissecados, dissociados e mantidos em uma **camada de alimentação** de células cultivadas), o vírus eventualmente aparecerá e começará a se replicar. Essa observação demonstra tanto que o genoma viral está intacto no neurônio com infecção latente quanto que o vírus não está presente na forma infecciosa até que algo mais ocorra.

Esse modelo é bastante útil para o estudo de parâmetros genéticos e outros parâmetros durante o *estabelecimento* e a *manutenção* de uma infecção latente. Por exemplo, os neurônios sensitivos podem ser isolados e o DNA viral pode ser recuperado. Contudo, como os camundongos não reativam eficientemente o HSV, o processo fisiológico de reativação, em que o vírus pode ser recuperado no local da infecção inicial, não pode ser efetivamente estudado em camundongos.

Modelos de coelhos

A infecção de olhos de coelho com HSV leva à infecção localizada e à recuperação. Os coelhos mantêm os vírus em seus gânglios trigeminais; DNA viral, vírus ou ambos podem ser recuperados desse local usando métodos descritos para o modelo murino. Ao contrário dos camundongos, os coelhos reativam espontaneamente o HSV, e o vírus ocasionalmente pode ser recuperado do filme lacrimal do coelho. Além disso, esta reativação pode ser *induzida* pela **iontoforese** da epinefrina com alta frequência. Como o HSV pode se reativar nos coelhos, esses animais são vitais em experimentos para investigar a reativação induzida, embora sejam mais caros para se comprar e manter do que os camundongos.

Modelos de porquinhos-da-índia

Os porquinhos-da-índia são os animais experimentais preferidos para o estudo de infecções e doenças, visto que são facilmente infectados com muitos patógenos humanos. Eles são um modelo importante para o estudo do HSV-2, que não pode ser estudado efetivamente nos modelos murinos e de coelhos descritos.

Os porquinhos-da-índia podem ser infectados por via vaginal com inoculação do vírus e, depois de uma infecção localizada, a latência pode ser estabelecida. Como ocorre nos modelos murino e de coelho, vírus ou DNA viral podem ser recuperados de neurônios com infecção latente (nesse caso, aqueles que enervam a área vaginal). Como em coelhos, a infecção latente em porquinhos-da-índia reativará espontaneamente e pode-se usar o exame periódico para medir as taxas de reativação. Ao contrário dos coelhos, no entanto, a reativação nos porquinhos-da-índia não pode ser induzida. Além disso, o HSV-2 reativa com muito mais frequência do que o HSV-1 no modelo de porquinhos-da-índia. Portanto, esse modelo pode ser de algum valor para estabelecer as sutis diferenças genéticas entre esses dois tipos de vírus que se manifestam como um tropismo diferencial para a **mucosa**.

QUESTÕES DO CAPÍTULO 3

1 No caso do vírus da raiva, como você classificaria os seres humanos em relação a seu papel como hospedeiros?

2 Quais características são compartilhadas por *todos* os vírus da hepatite?

3 Usando os dados apresentados na Tabela 3.1, responda às seguintes perguntas:

(a) Quais vírus da tabela têm como vetores os mosquitos?

(b) Quais vírus da tabela são transmitidos em aerossol?

(c) Quais vírus da tabela são transmitidos por injeção de sangue?

(d) Quais vírus da tabela são neurotrópicos?

4 Você é um epidemiologista viral estudando a população da ilha Spitzbergen, na costa da Noruega (ver Figura 3.2). Suponha que uma equipe de cientistas planeja visitar essa ilha em um barco especial durante a temporada de férias de Natal. Como essa visita pode mudar o padrão de infecções respiratórias que você tem observado? Quais critérios devem existir para que essa visita tenha efeito no padrão de doenças respiratórias virais na ilha?

5 Você isolou duas cepas mutantes do vírus Z – mutante 1 e mutante 2. Nenhuma delas é capaz de se replicar quando infectada em células, mas ambas podem disseminar-se em culturas de células quando coinfectadas com o vírus mutante 3. Quando você coinfecta células cultivadas com os mutantes 1 e 2 juntos, a infecção prossegue, mas apenas o mutante 1 e o mutante 2 podem ser recuperados das células infectadas. Qual é a melhor explicação para esses resultados?

Padrões de Algumas Doenças Virais em Seres Humanos

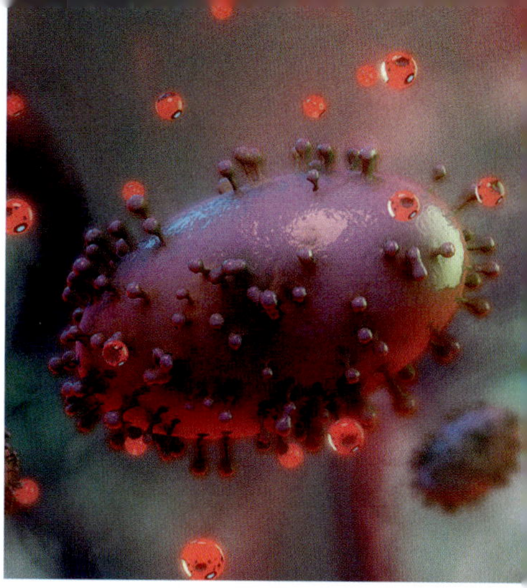

CAPÍTULO

4

DINÂMICA DAS INTERAÇÕES SER HUMANO-VÍRUS

Observou-se que o processo de infecção e, consequentemente, doença é controlado por uma série de fatores que vão desde o efeito de genes específicos, que regulam aspectos da patogênese, até fatores mais subjetivos, que podem ser classificados como importantes na virulência geral da doença. A natureza da doença viral – ou, mais precisamente, a infecção viral, sua gravidade, o destino do hospedeiro e o destino do vírus que causa a doença – é importante de um ponto de vista puramente clínico. Contudo, tão importante quanto, as características da interação dinâmica entre o vírus e o hospedeiro fornecem pistas importantes sobre há quanto tempo determinado vírus está associado a seu hospedeiro. Além disso, a natureza da interação fornece pistas sobre a história evolutiva do hospedeiro.

A associação estável dos vírus com seu hospedeiro natural impõe restrições específicas à natureza da doença viral e ao modo de persistência

Conforme observado no Capítulo 3, os vírus são mantidos por ciclos ativos de infecção em algum lugar de seu reservatório. Observou-se que uma infecção por vírus que leva à imunidade contra a reinfecção conduzirá à extinção do vírus em uma pequena população, uma vez que o conjunto de indivíduos suscetíveis se esgote. Além disso, mesmo em um reservatório grande, se a infecção pelo vírus direta ou indiretamente levar à morte de uma quantidade suficientemente grande de indivíduos, a população hospedeira do reservatório entrará em colapso e, em casos extremos, poderá ser extinta. Claramente, um vírus que só pode se replicar dentro dessa população também se extinguirá. Essas limitações, que podem ser descritas com precisão usando a matemática da biologia populacional e da epidemiologia, levam a uma série de restrições evolutivas na dinâmica da interação vírus-hospedeiro. Os vírus cuja infecção leva a uma doença aguda seguida de eliminação e imunidade precisam de uma grande população hospedeira, enquanto o resultado da doença não pode ser muito letal ou o vírus não pode ser mantido. Se a infecção resultar em sintomas leves ou inaparentes, no entanto, ainda deve haver disseminação eficiente. Este último padrão de infecção viral é uma característica comum de vírus com reservatórios animais que contêm grandes populações, como bandos de aves migratórias ou rebanhos de ungulados. Desde a revolução agrícola/urbana iniciada há cerca de 10 mil anos, que levou ao rápido aumento da população, a população humana urbana também se enquadra nesses critérios.

A história inicial dos seres humanos, no entanto, não foi de grandes populações sedentárias. Em vez disso, nossos ancestrais viviam em pequenos grupos nômades organizados em linhagens familiares. Essa organização é semelhante, em linhas gerais, à de predadores como lobos e grandes felinos. Nessa população, nenhum vírus eliminado com imunidade resultante pode persistir; portanto, apenas um vírus que pode estabelecer uma infecção persistente de seu hospedeiro, com pouca ou nenhuma diminuição da capacidade do hospedeiro de sobreviver e de se propagar, pode persistir. Além disso, essa persistência deve possibilitar que o vírus infeccioso esteja presente em momentos oportunos para a infecção de novos indivíduos suscetíveis (*i. e.*, bebês e adultos ocasionais encontrados em outros grupos). Diversos vírus têm estratégias de replicação e capacidades genéticas para estabelecer essas infecções; é impressionante que a análise genética desses vírus demonstre associações antigas com seres humanos.

Essas duas estratégias básicas e não exclusivas da replicação dos vírus estão esquematizadas na Figura 4.1. É claro que nem todos os vírus são limitados por sua **estreita variedade de hospedeiros**, infectando apenas uma espécie ou tipo de hospedeiro. Alguns, principalmente os vários vírus que usam RNA como material genético, têm **ampla variedade de hospedeiros** e podem facilmente pular de uma espécie de hospedeiro para outra. Nesses vírus, as restrições sobre a mortalidade da doença causada na nova população-alvo ou no hospedeiro auxiliar são contrabalançadas por uma doença menos grave e, portanto, pela persistência em uma espécie diferente que o vírus infecta. Assim, não é particularmente surpreendente que as taxas de mortalidade de algumas doenças causadas por vírus zoonóticos sejam bastante altas.

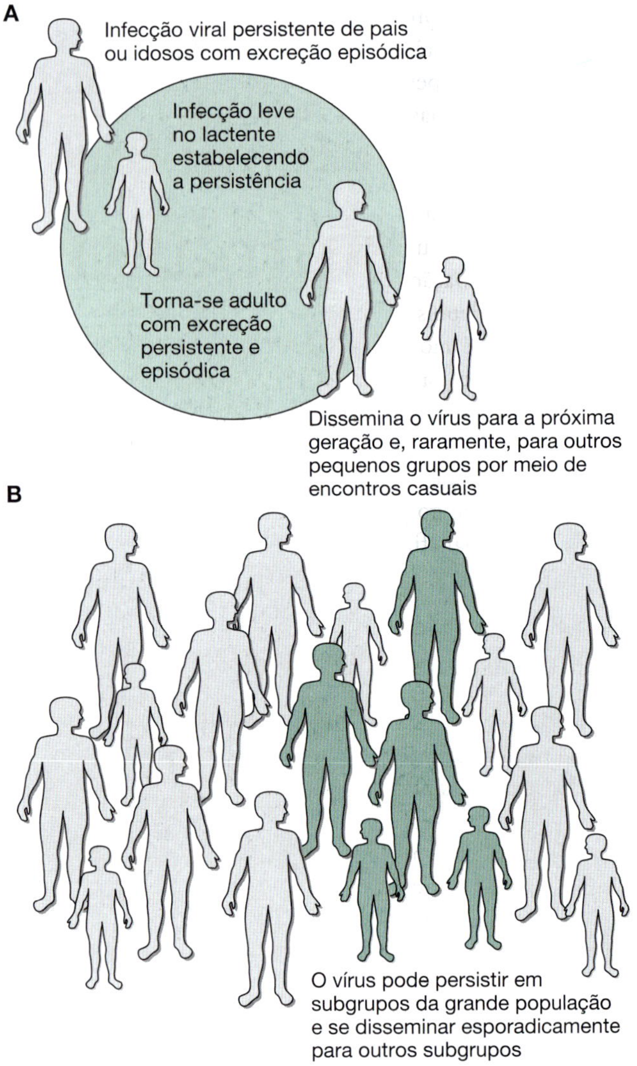

Figura 4.1 Manutenção do vírus em pequenas e grandes populações. **A.** Em uma população pequena, a infecção pelo vírus só pode ocorrer quando há um indivíduo imunologicamente virgem disponível. Isso requer que um vírus dentro dessa população seja capaz de se manter em estado infeccioso nos indivíduos muito tempo depois de terem sido infectados. Um modo preferido de infecção seria de pai para filho. Claramente, altas taxas de mortalidade ou sintomas graves de doença seriam deletérios. **B.** Em uma grande população, haverá uma grande quantidade de indivíduos suscetíveis aparecendo ao mesmo tempo. Isso pode resultar em infecções episódicas locais desses indivíduos. O grande tamanho da população hospedeira garante que algum vírus esteja disponível em adultos ativamente infectados o tempo todo. Embora a persistência não seja excluída, ela não precisa ser fortemente selecionada, especialmente se o curso da fase aguda da doença for relativamente longo em comparação com o tempo de uma geração da população.

Outros fatores complicam ainda mais os padrões simples de infecção e persistência do vírus descritos aqui. Um fator notável é que, se o período entre a infecção inicial e o aparecimento dos sintomas (**período de incubação**) for maior do que o tempo de uma geração do hospedeiro, as restrições à mortalidade são perdidas. É o caso da raiva, que apresenta, essencialmente, taxa de mortalidade de 100% em carnívoros infectados – seu hospedeiro natural –, mas tem um período de incubação muito longo que possibilita a reprodução mesmo depois da infecção. A expectativa de vida dos seres humanos é tão longa que isso pode não parecer um fator importante na manutenção de infecções virais com altas taxas de mortalidade, mas a associação entre certas infecções persistentes por vírus humanos e o aparecimento muito posterior de tumores e imunopatologias é consequência de um longo período de incubação entre a infecção inicial e a patologia final.

Classificação dos vírus causadores de doenças humanas de acordo com a dinâmica vírus-hospedeiro

Pode-se usar a natureza da interação vírus-hospedeiro para produzir uma classificação simples dos vírus, especialmente os que afetam os seres humanos. Esses critérios são úteis para organizar informações detalhadas sobre doenças com **etiologia** viral dentro do contexto de possíveis desenvolvimentos e consequências. Vários exemplos específicos são descritos neste capítulo.

Alguns dos critérios básicos que podem ser incorporados a esse esquema incluem:

1 Os sintomas da doença viral demoram pouco ou muito tempo para se desenvolver depois do primeiro encontro com o vírus?
2 Os sintomas da infecção inicial são relativamente leves ou graves?
3 Pode-se esperar que o indivíduo infectado se recupere total ou parcialmente?
4 O vírus permanece associado à vítima depois da aparente recuperação?
5 Se a associação for duradoura, o vírus é mantido na forma infecciosa de maneira esporádica ou constante?

Doenças virais que levam à persistência do vírus no hospedeiro geralmente estão associadas a vírus com longas associações com populações humanas

Os seres humanos, como outros animais, estão sujeitos a inúmeras infecções mediadas por vírus mantidos apenas na população hospedeira ou em outra população de animais com os quais interagem. Dois padrões básicos que ocorrem no curso da replicação do vírus em seres humanos foram descritos: infecções persistentes com eliminação incompleta do vírus e infecções agudas com eliminação eficiente do vírus depois da recuperação da infecção aguda. Pode-se argumentar que as infecções persistentes representam associações entre o vírus e o hospedeiro que se estabilizaram ao longo do tempo, de modo que os vírus são mantidos dentro da população hospedeira sem grande efeito negativo. Por outro lado, infecções agudas podem envolver vírus que se mudaram recentemente de um hospedeiro diferente. No caso de seres humanos, esses vírus podem ser originários de infecções zoonóticas. Enquanto os vírus *influenza* A e hantavírus são exemplos que apoiam esse modelo, os rinovírus humanos, entre outros, não o fariam, uma vez que não existem reservatórios animais conhecidos. Esses grupos de vírus e alguns dos sintomas causados por suas infecções em seres humanos estão listados na Tabela 4.1.

Diversos vírus humanos importantes são assintomáticos ou causam sintomas relativamente leves de infecção primária, seguida por uma associação estável entre o vírus e o hospedeiro que perdura enquanto este vive. Durante essa associação mais ou menos estável, alguns vírus são constantemente eliminados, enquanto infecções persistentes por outros levam à ausência de qualquer vírus detectável. Neste último caso, vários tipos de estresse ao hospedeiro podem levar à **recrudescência** viral (reaparecimento do vírus infeccioso com sintomas leves ou inexistentes), com potencial de disseminação do vírus para outros indivíduos.

Os vírus persistentes notáveis incluem os herpes-vírus humanos, o vírus do papiloma humano e o poliomavírus relacionado, retrovírus humanos e dois vírus completamente não relacionados – vírus da hepatite B e da hepatite C – cuja infecção crônica leva a danos graves ao fígado. Os detalhes da replicação desses vírus serão abordados em capítulos posteriores, na Parte 4; o que é importante considerar agora é que o modo persistente de interação vírus-hospedeiro é bem adequado para pequenos grupos de indivíduos errantes relacionados apenas por contato ocasional com outros grupos. A persistência do vírus garante que ele seja capaz de sobreviver sem infectar novos indivíduos durante a longa vida do hospedeiro humano, mas a recrudescência do vírus garante que haverá oportunidades para a disseminação do vírus em momentos oportunos.

Uma análise detalhada dos genes desses vírus, especialmente aqueles originalmente apropriados do hospedeiro, usando os procedimentos descritos no Capítulo 1, demonstra tanto sua longa associação com seres humanos quanto a considerável evidência de seu isolamento replicativo – novamente, esperado para um agente infeccioso forçado a se manter em um entorno pequeno e relativamente isolado.

Doenças virais associadas a infecções agudas e graves são sugestivas de zoonoses

Enquanto um padrão de infecção por vírus que leva à persistência de vírus infecciosos correlaciona-se com a antiga associação entre seres humanos e grupos específicos de vírus, aqueles vírus caracterizados por uma infecção aguda e grave

Tabela 4.1 Alguns vírus que infectam seres humanos.

Família	Genoma	Reservatório primário	Quanto tempo associado a seres humanos	Tipo de vírus	Doença aguda	Infecção primária	Taxa de mortalidade	Persistente/latente?	Reativação	Doença crônica/complicações
Herpesviridae	DNA	Seres humanos	Antigo	HSV-1	Lesão facial	Epiderme	Zero	Sim	Frequente no local	Encefalite (rara)
				HSV-2	Lesão genital	Epiderme	Zero	Sim	Frequente no local	Encefalite (rara)
				VZV	Varicela	Epiderme	Zero	Sim	Uma vez	Herpes-zóster/infecção disseminada pós-imunossupressão
				HCMV	Mononucleose	Tecido hematopoético	Zero	Sim	Assintomática/rara?	Infecção disseminada pós-imunossupressão/retinite
				EBV	Mononucleose	Tecido linfoide	Zero	Sim	Assintomática/rara?	Linfoma/carcinoma
				HHV-6	Roséola	Tecido linfoide	Zero	Sim	Assintomática/rara?	?
				HHV-7	Roséola	Tecido linfoide	Zero	Sim	Assintomática/rara?	?
				HHV-8	?	Tecido linfoide	Zero	Sim	Assintomática/rara?	Sarcoma de Kaposi
Polyomaviridae	DNA	Seres humanos	Antigo	JC	Nenhuma	Rim/bexiga	Zero	Sim	Eliminação rara (?)	Encefalite pós-imunossupressão
				BK	Nenhuma	Rim/bexiga	Zero	Sim	Eliminação rara (?)	Infecção renal
Papillomaviridae	DNA	Seres humanos	Antigo	> 60 tipos	Verrugas	Epiderme	Zero	Sim	Eliminação constante no local	Carcinoma de colo de útero (tipos 6, 11, 16 e 18)
Adenoviridae	DNA	Seres humanos	Antigo?	> 12 tipos	Respiratória leve	Trato respiratório	Zero	Sim	Eliminação rara?	?
Poxviridae	DNA	Seres humanos	Recente	Varíola	Varíola	Epiderme	Moderada a alta	Não	N/A	Nenhuma
Orthomyxoviridae	RNA	Aves, porcos	Esporádico/atual	*Influenza* A	*Influenza*	Trato respiratório	Geralmente baixa/raramente alta	Não	N/A	Nenhuma
		Seres humanos	Esporádico/atual	*Influenza* B	*Influenza*	Trato respiratório	Zero			Nenhuma
Coronaviridae	RNA	Seres humanos	?	Coronavírus humano	Resfriado	Nasofaringe	Zero	Não?	N/A	Nenhuma

		Civetas	Atual	Síndrome respiratória aguda grave	Insuficiência respiratória aguda	Trato respiratório	Moderada a alta	Não	N/A	Nenhuma
Picornaviridae	RNA	Seres humanos	Recente?	Poliovírus	Nenhum a distúrbios digestórios leves	Trato digestório	Zero	Não	N/A	Paralisia
		Seres humanos	Recente?	Vírus da hepatite A	Hepatite	Fígado	Baixa	Não	N/A	Rara
		Seres humanos	?	Rinovírus	Resfriado	Trato respiratório	Zero	Não?	N/A	Nenhuma
Hepeviridae	RNA	Seres humanos	?	Hepatite E	Hepatite; grave em recém-nascidos	Fígado	Zero, exceto em gestantes; moderada em recém-nascidos	Não	N/A	Rara
Flaviviridae	RNA	Aves	Esporádico/atual	Nilo Ocidental	Encefalite	Encéfalo	Baixa	Não	N/A	Neurológica
		Primatas	Esporádico/atual	Febre amarela	Encefalite	Encéfalo	Moderada	Não	N/A	Neurológica
		Seres humanos	?	Vírus da hepatite C	Hepatite	Fígado	Baixa	Ocasional	Hepatite crônica sem eliminação do vírus	Insuficiência hepática/carcinoma
		Seres humanos	Esporádico/atual	Dengue	Febre/dor articular	Leucócitos	Baixa	Não	N/A	Febre hemorrágica
		Seres humanos/primatas	Esporádico/atual	Zika	Febre/dor articular/erupções cutâneas	?	Baixa	Não?	N/A	Neurológico, teratogênico
Rabdovírus	RNA	Carnívoros	Esporádico/atual	Raiva	Encefalite	Encéfalo	100%	Não	N/A	N/A
Togavírus	RNA	Cavalos	Esporádico/atual	Vírus da encefalite equina	Encefalite	Encéfalo	Baixa	Não	N/A	Neurológica
		Seres humanos?	?	Vírus da rubéola (sarampo alemão)	Erupção cutânea	Pele/tecido nervoso em desenvolvimento	Zero em adultos; ausência de sintomas neurológicos graves no feto em desenvolvimento	Não	N/A	Infecção fetal
Paramixovírus	RNA	Carnívoros?	Recente	Sarampo	Erupção cutânea	Trato respiratório	Baixa/moderada	Sim/não	Presença crônica de antígeno viral/ausência de vírus infeccioso	Panencefalite esclerosante subaguda

(continua)

Tabela 4.1 Alguns vírus que infectam seres humanos (*continuação*).

Família	Genoma	Reservatório primário	Quanto tempo associado a seres humanos	Tipo de vírus	Doença aguda	Infecção primária	Taxa de mortalidade	Persistente/latente?	Reativação	Doença crônica/complicações
		Seres humanos	?	Caxumba	Inflamação glandular	Trato respiratório	Zero	Não	N/A	Infertilidade
		?	?	Vírus sincicial respiratório	Respiratória leve em adultos	Nasofaringe	Zero em adultos	Sim	Disseminação do vírus a partir da nasofaringe	Infecções de recém-nascidos
Hepatite delta	RNA	Seres humanos	?	Hepatite D	Hepatite	Fígado	Geralmente baixa, mas a infecção por hepatite B do feto leva à insuficiência hepática aguda	Sim	Antígeno do vírus presente e infeccioso no sangue	Insuficiência hepática
Buniavírus	RNA	Mosquitos	?	Vírus da encefalite da Califórnia	Encefalite	SNC	Baixa; mais grave em crianças	Não	N/A	Nenhuma
		Roedores	?	Hantavírus	Insuficiência respiratória grave	Trato respiratório	Moderada, especialmente em adultos jovens	Não	N/A	Insuficiência respiratória
Hepadnavírus	RNA/DNA	Seres humanos	?	Hepatite B	Hepatite	Fígado	Baixa	Sim	Antígeno viral presente e infeccioso no sangue	Insuficiência hepática/carcinoma
Retrovírus/RNA vírus tumoral	RNA/DNA	Seres humanos	Antigo	Leucemia/linfoma de células T do adulto	Nenhum	Tecido linfoide	Zero?	Sim	Eliminação de vírus infeccioso?	Linfoma/paraparesia
Retrovírus/lentivírus	RNA/DNA	Chimpanzés/mangabeis	1930 ± 20 anos/?	HIV-1/HIV-2	Nenhum/tipo gripe ou tipo mononucleose	Tecido linfoide	100%	Sim	Eliminação de vírus infeccioso	Imunodeficiência

EBV, vírus Epstein-Barr; *HCMV*, citomegalovírus humano; *HHV*, herpes-vírus humano; *HIV*, vírus da imunodeficiência humana; *HSV-1*, vírus herpes simples tipo 1; *HSV-2*, vírus herpes simples tipo 2; *SNC*, sistema nervoso central; *VZV*, vírus varicela-zóster.

com taxas de mortalidade altas ou variáveis sugerem um vírus que tem um reservatório primário diferente dos seres humanos (uma zoonose) ou que recentemente "saltou" de tal reservatório para se estabelecer e se manter na população humana. O vírus *influenza* A é um exemplo típico de um vírus causador de doença aguda. O reservatório primário desse vírus são as aves, mas sua ampla gama de hospedeiros possibilita que ele estabeleça reservatórios secundários em suínos e em seres humanos. Nem todas as cepas do vírus introduzidas na população humana são marcadas por altas taxas de mortalidade, mas ocasionalmente uma cepa adaptada a aves ou suínos com altas taxas de mortalidade pode se estabelecer na população humana com resultados graves e até mesmo devastadores. A grande epidemia mundial de *influenza* (H1N1) em 1918 a 1919 (também chamada **pandemia**) foi o resultado da transmissão direta do vírus de aves para seres humanos, com subsequente mutação que possibilitou a disseminação de humano para humano. Há grandes preocupações de que surtos de *influenza* aviária descritos recentemente (*i. e.*, H5N1), originários do leste da China, possam fazer o mesmo.

Existem diversos outros exemplos de vírus zoonóticos associados a doenças humanas graves. O surto de síndrome respiratória aguda grave (SARS; do inglês *severe acute respiratory syndrome*) de 2002 a 2003 foi resultado de um coronavírus estabelecido em animais (provavelmente morcego e/ou civeta) que se adaptou para disseminação humana. A epidemia da doença pelo **vírus Ebola**, que matou mais de 11 mil pessoas na África Ocidental em 2013 a 2016, cujo reservatório natural provavelmente eram morcegos, é outro caso; outros exemplos são o aparecimento esporádico do vírus do Nilo Ocidental, abrigado em populações de aves, bem como de vários vírus de encefalite transmitidos por insetos.

O vírus mais devastador introduzido na população humana a partir de uma zoonose nos últimos tempos foi o vírus da imunodeficiência humana (HIV), que é o agente causador da síndrome da imunodeficiência adquirida (AIDS). Existem dois tipos de HIV, que diferem em sequência em 25%. Ambos os tipos de vírus mostraram estar intimamente relacionados com retrovírus transportados assintomaticamente em primatas não humanos na África; eles claramente entraram na população humana por meio do contato com esses animais, provavelmente em seu uso como iguaria na culinária local. O vírus é disseminado por contato sexual e pelo uso de drogas intravenosas; e o comportamento humano favoreceu seu estabelecimento como ameaça imensurável à saúde pública, especialmente nos países em desenvolvimento.

Pode-se inferir que outros vírus caracterizados por sua disseminação como epidemias esporádicas com altas taxas de mortalidade na população humana têm histórias relativamente recentes. Um exemplo notável é o poxvírus (varíola), completamente adaptado ao ser humano, mas que requer uma grande população para sua manutenção e disseminação em decorrência de sua falta de persistência e da produção de uma imunidade forte e duradoura. Uma vez que poxvírus relacionados são encontrados em muitos animais que mantêm grandes populações, pode-se inferir que a introdução em seres humanos ocorreu depois do desenvolvimento da agricultura e da urbanização. O mesmo pode ser dito para a poliomielite, o sarampo, o Ebola e outras doenças virais, que se espalham por infecção aguda e deixam uma população imune livre de vírus em seu caminho. Aliás, em seu livro *Armas, germes e aço – os destinos das sociedades humanas*, Jared Diamond argumentou fortemente que essas doenças são uma característica essencial do desenvolvimento da sociedade urbana moderna.

PADRÕES DE DOENÇAS VIRAIS ESPECÍFICAS DE SERES HUMANOS

Embora a classificação dos vírus humanos de acordo com a história de sua associação conosco como hospedeiros seja muito útil do ponto de vista epidemiológico e evolutivo, uma classificação desses vírus pela natureza da doença que causam e suas **sequelas** é mais útil do ponto de vista clínico. Algumas doenças virais importantes são classificadas dessa maneira ao longo desta seção.

Infecções agudas seguidas de liquidação do vírus

Resfriados e infecções respiratórias

Os vírus *influenza* (rinovírus, adenovírus e coronavírus) são disseminados como aerossóis. A infecção está localizada na nasofaringe, e a recuperação envolve imunidade contra esse **sorotipo** específico do vírus. A vasta gama de diferentes vírus e sorotipos do resfriado garante que sempre haverá outro vírus para infectar os indivíduos. Embora geralmente esses tipos de doenças respiratórias sejam leves, a infecção de um hospedeiro imunocomprometido ou de uma pessoa com complicações decorrentes de outra doença ou idade avançada pode levar a grandes problemas.

Influenza

A epidemiologia de ***influenza*** é um excelente modelo para o estudo da disseminação do vírus em uma população. Embora os sintomas possam ser graves, em parte em decorrência de fatores do hospedeiro, a infecção pelo vírus é localizada e o vírus é eficientemente eliminado do hospedeiro. Os vírus *influenza* desenvolveram mecanismos únicos para garantir a produção constante de variantes genéticas; o surgimento constante de novos sorotipos de vírus *influenza* leva a epidemias periódicas da doença. Alguns desses mecanismos são descritos em detalhes no Capítulo 15, Parte 4. O desconforto respiratório causado pela maioria das cepas do vírus *influenza* não é particularmente fatal para indivíduos saudáveis, mas representa um problema sério para idosos e indivíduos com deficiência nos sistemas imune ou respiratório. Algumas cepas do vírus causam sintomas mais graves do que outras, com complicações concomitantes. Pelo menos uma cepa, a cepa espanhola de 1918 a 1919 (H1N1), causou uma epidemia mundial com taxas de mortalidade extremamente altas nos anos imediatamente seguintes à Primeira Guerra Mundial.

Varíola

A doença causada pela infecção pelo **vírus da varíola** é um exemplo de doença muito mais grave do que a gripe, com taxas de mortalidade correspondentemente mais altas. Existem (ou existiam) dois tipos de doença: a *varíola maior* e a *varíola menor*. Esses tipos diferiram na gravidade dos sintomas e nas taxas de mortalidade. As taxas de mortalidade da varíola maior se aproximaram de 20%; durante a Idade Média, na Europa, elas alcançaram níveis de 80% ou mais em comunidades isoladas. A disseminação do vírus se dava geralmente pela inalação de aerossóis de vírus formados pela secagem do exsudato de indivíduos infectados. O vírus da varíola é incomumente resistente à inativação por dessecação; exemplos de transmissão de material contaminado até vários anos depois da infecção ativa eram comuns.

A doença envolve disseminação do vírus por todo o hospedeiro e infecção da pele. Aliás, a patogênese da varíola do camundongo, descrita no Capítulo 3, fornece um modelo bastante preciso da patogênese da varíola. O vírus codifica fatores de crescimento que eram originalmente derivados de genes celulares. Esses fatores causam a proliferação localizada em locais de infecção na pele, o que resulta no desenvolvimento da varíola característica (ver Capítulo 18, Parte 4).

Infecção de tecido-alvo "acidental" que leva a danos permanentes apesar da liquidação eficiente

Conforme descrito na Figura 4.2, alguns vírus podem alcançar e danificar um órgão ou sistema de órgãos de modo que a recuperação da infecção não leva o indivíduo infectado a recuperar completamente a saúde apesar da produção de boa imunidade. Um exemplo bem conhecido é a poliomielite paralítica. O poliovírus é um pequeno vírus entérico com genoma de RNA (um **picornavírus**), e a maioria das infecções (causadas pela ingestão de contaminação fecal de um indivíduo infectado) está localizada no intestino delgado. As infecções geralmente são assintomáticas, mas podem levar à enterite leve e diarreia. O vírus é introduzido no sistema imune por interação com o tecido linfático no intestino; elabora-se uma resposta imune eficaz, levando à proteção contra a reinfecção.

A infecção pelo poliovírus, no entanto, também pode levar à poliomielite paralítica. A proteína da superfície celular à qual o vírus deve se ligar para a entrada na célula (CD155) é encontrada apenas nas células do intestino delgado e nos neurônios motores. Em casos raros, a infecção com um genótipo específico que exibe tropismo acentuado por neurônios (uma propensão a infectar) (*i. e.*, uma cepa neurovirulenta) leva a uma situação em que o vírus infecta neurônios motores e os destrói. Nessa situação, a destruição dos neurônios leva à paralisia.

Deve-se observar que a paralisia resultante da infecção neuronal não auxilia a disseminação do vírus entre os indivíduos; esse desfecho paralítico é um "beco sem saída". Talvez ironicamente, as complicações paralíticas das infecções por poliovírus tenham tido desvantagens seletivas, pois se tal desfecho drástico não ocorresse, não haveria interesse em desenvolver uma vacina contra a infecção por poliovírus.

Uma variação no tema da destruição acidental de alvos neuronais por um curso relativamente benigno de infecção viral aguda pode ser vista na **rubéola**. Essa doença (também chamada **sarampo alemão**), causada por um vírus RNA, é uma infecção fraca (muitas vezes assintomática) que resulta em uma leve erupção cutânea. Embora a infecção seja leve em um indivíduo imunocompetente, o vírus tem forte tropismo para replicar e diferenciar o tecido neural. Portanto, as mulheres no primeiro trimestre de gestação infectadas com rubéola têm probabilidade muito alta de ter um lactente com dano neurológico grave causado pela síndrome da rubéola congênita. A rubéola é rara nos EUA, em decorrência da alta aceitação da vacina, mas a vacinação de mulheres que planejam engravidar é um método eficaz de prevenir tais danos durante epidemias de rubéola localizadas em outras partes do mundo.

Infecções virais persistentes

Embora as infecções virais persistentes muitas vezes indiquem uma longa história de coevolução entre o vírus e o hospedeiro, a ausência de consequências graves para a maioria dos infectados não significa que consequências debilitantes ou letais não sejam possíveis. Esse é especialmente o caso em situações em que o sistema imune do indivíduo infectado está comprometido ou ainda não se desenvolveu. Alguns exemplos de infecções persistentes e as complicações que podem surgir dessas infecções foram mostrados na Figura 4.2.

Infecções por papilomavírus e poliomavírus

Algumas infecções persistentes são caracterizadas pela replicação crônica e de baixo nível do vírus em tecidos que estão em constante regeneração, de modo que as células danificadas são eliminadas naturalmente. Um excelente exemplo descrito com mais detalhes no Capítulo 16, Parte 4, é o crescimento e a diferenciação persistentes de **tecido queratinizado** em uma verruga causada por um **papilomavírus**. Nessas infecções, a replicação do vírus está intimamente correlacionada com o estado de diferenciação da célula, e o vírus pode expressar genes que retardam a morte programada normal (**apoptose**) dessas células para aumentar o tempo disponível para a replicação.

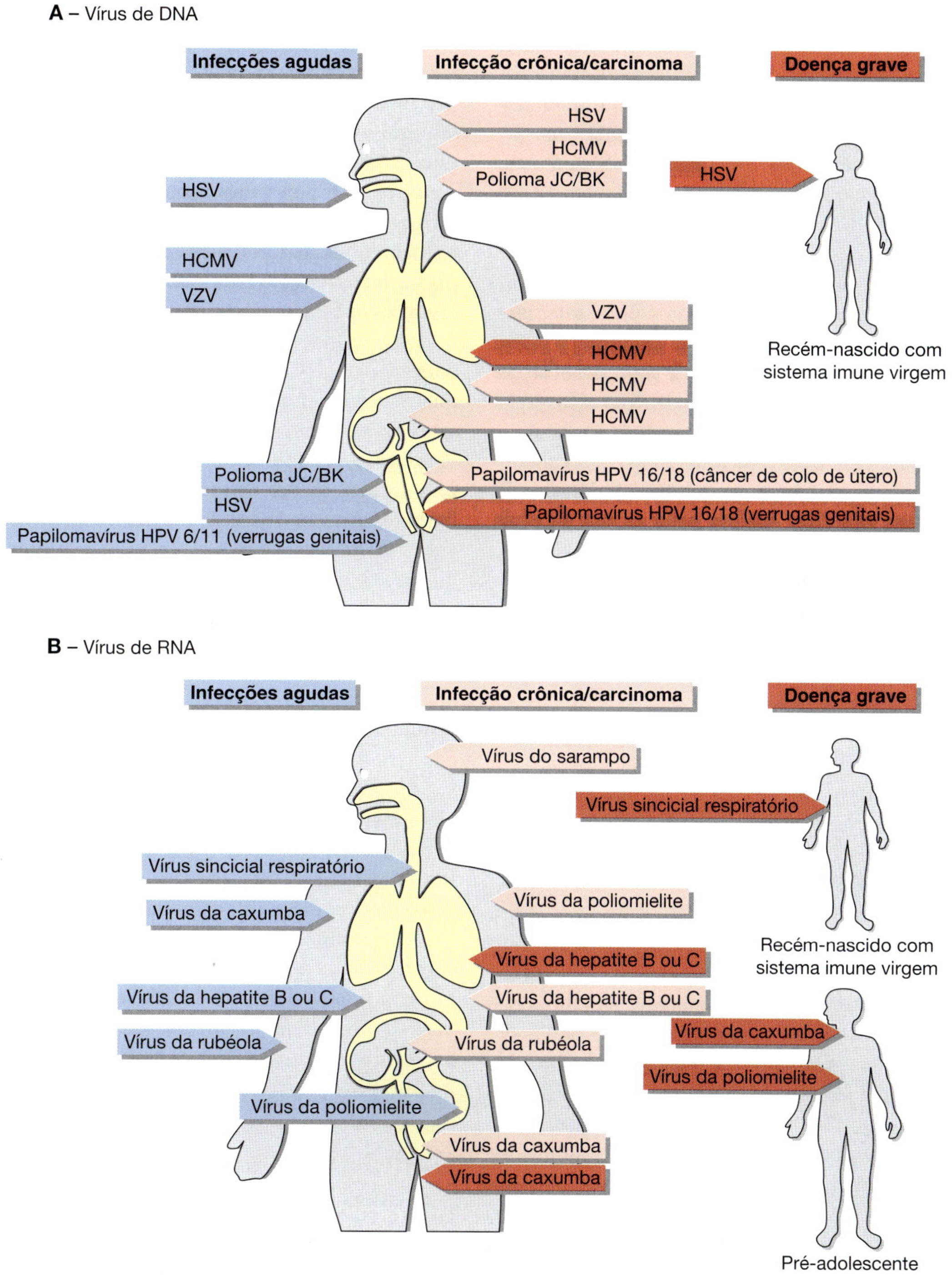

Figura 4.2 Exemplos de infecção por vírus de órgãos ou sistemas de órgãos específicos. **A.** Vírus de genoma de DNA. **B.** Vírus de genoma de RNA. As marcações em azul indicam infecções agudas, enquanto as marcações em rosa indicam infecções que resultam em estados de doença crônica ou carcinomas. As marcações em vermelho indicam infecções agudas que podem resultar em doença grave.

Poliomavírus distantemente relacionados, os vírus BK (BKPyV; do inglês *Thea Brennan-Krohn polyomavirus*) e JC (JCPyV; do inglês *John Cunningham polyomavirus*) induzem a infecções crônicas do tecido renal. Essas infecções geralmente são assintomáticas e caracterizadas apenas por excreção de vírus na urina; no entanto, em indivíduos imunossuprimidos, podem ser observadas infecções do encéfalo e de outros órgãos. Assim, esses vírus persistentes têm papel na morbidade da AIDS em estágio avançado e em pessoas submetidas à imunossupressão para transplantes de órgãos.

Infecções por herpes-vírus e latência

Conforme detalhado no Capítulo 17, Parte 4, as características das infecções por herpes-vírus são infecção aguda inicial seguida de recuperação aparente, em que os genomas virais são mantidos na ausência de produção de vírus infecciosos em tecidos específicos. A latência é caracterizada por reativação episódica (recrudescência) com sintomas (geralmente) mais leves do que os da infecção aguda original. Exemplos de vírus incluem o herpes simples (HSV), o vírus Epstein-Barr (EBV) e o vírus varicela-zóster (VZV).

Em uma infecção latente, o genoma viral é mantido em um tipo específico de célula e não se replica ativamente. O HSV mantém infecções latentes nos neurônios sensitivos, enquanto o EBV se mantém nos linfócitos B. As infecções latentes geralmente requerem a expressão de genes específicos do vírus que atuam para garantir a sobrevivência do genoma viral ou para mediar o processo de reativação.

A reativação requer a participação ativa do hospedeiro. A imunidade, que normalmente protege o corpo contra a reinfecção, deve diminuir temporariamente. Esse declínio pode ser desencadeado pela reação do hospedeiro a um estresse físico ou psicológico. A reativação do HSV geralmente se correlaciona com um hospedeiro estressado por fadiga ou ansiedade. A reativação do VZV leva ao **herpes-zóster**, uma recrudescência muito dolorosa em toda a rede nervosa sensitiva, que serve como local para o vírus latente. Ao contrário da reativação do HSV, a reativação do VZV resulta na destruição dos gânglios nervosos e está associada ao declínio generalizado da imunidade associado ao envelhecimento.

A imunidade efetiva é essencial para controlar e manter a latência do herpes-vírus e localizar seus locais de replicação. Os recém-nascidos não protegidos pela imunidade materna estão sujeitos a infecções profundas disseminadas por HSV de seu sistema nervoso central (SNC; ver seção "Infecções virais do tecido nervoso") se tiverem contato com o vírus, por exemplo pela infecção de uma mãe portadora de uma infecção aguda primária. As infecções disseminadas por citomegalovírus humano (CMV) são uma das principais causas de morte em indivíduos submetidos a tratamento imunossupressor para facilitar transplantes de órgãos. Além disso, as infecções oculares por CMV são uma das principais causas de cegueira em pacientes com deficiência imune avançada decorrente da infecção pelo HIV. A infecção primária por CMV de uma gestante é uma das principais causas de anormalidades neurológicas em fetos em desenvolvimento.

Outras complicações decorrentes de infecções persistentes

As infecções persistentes causadas por alguns vírus podem (raramente) levar a uma **neoplasia** (crescimento cancerígeno) em decorrência do dano tecidual contínuo que resulta em mutação de genes celulares que controlam a divisão celular (*i. e.*, **oncogenes** e **genes supressores de tumor**). Exemplos incluem infecções por retrovírus de transformação lenta, como o vírus da **leucemia-linfoma de células T do adulto** (**HTLV**; do inglês *human T cell lymphotropic virus*), infecções crônicas pelo vírus da hepatite B e da hepatite C do fígado, certas infecções por papilomavírus genital e infecções por EBV. Estes últimos requerem a ação adicional de fatores auxiliares causadores de câncer (*cocarcinógenos*).

Doenças autoimunes, como a **esclerose múltipla** (EM), são consideradas por muitos pesquisadores resultado de uma resposta imune anormal a antígenos de proteínas virais continuamente presentes no corpo em decorrência de uma infecção persistente. Essas infecções não necessariamente resultam no reaparecimento de vírus infecciosos. Por exemplo, a infecção pelo vírus do sarampo geralmente leva a erupções cutâneas e recuperação, embora porções de genomas virais e antígenos persistam em certos tecidos, incluindo o tecido neural. O mecanismo dessa persistência não é totalmente compreendido, mas está claro que a maturação do vírus é bloqueada em células que apresentam genomas virais; sabe-se também que os antígenos virais estão presentes em quantidades reduzidas na superfície celular. A presença de antígeno leva à imunidade ao sarampo ao longo da vida, mas pode resultar em complicações imunológicas em que o sistema imune do hospedeiro destrói antígenos de sarampo de tecidos neuronais saudáveis.

A doença fatal da **panencefalite esclerosante subaguda** (PEES), uma complicação rara em crianças que ocorre alguns anos depois de uma infecção por sarampo, é resultado dessa resposta autoimune. A PEES é um desfecho raro da infecção por sarampo, mas outras sequelas graves do sarampo são comuns. Um dos mais frequentes é o dano à visão. O vírus se replica no hospedeiro e infecta o epitélio superficial, resultando em erupções e lesões características na boca, na língua e na conjuntiva do olho. A infecção viral da conjuntiva pode desaparecer, mas o movimento dos músculos oculares em resposta à luz, ou no processo de leitura, pode levar a uma infecção adicional da musculatura ocular, levando a danos permanentes. Por esse motivo, os indivíduos infectados com sarampo devem ser protegidos da luz e impedidos de usar os olhos tanto quanto possível.

Doenças virais e subvirais com longos períodos de incubação

A maioria das doenças induzidas por vírus tem taxas de mortalidade baixas ou apenas moderadas. Obviamente, se a taxa de mortalidade de um vírus for muito alta, a infecção matará todos os hospedeiros tão rapidamente que um grupo potencial de indivíduos suscetíveis será perdido. Contudo, há exceções a essa regra. A introdução de doenças virais em uma população virgem (talvez em decorrência da intrusão em um novo ecossistema) pode levar a alta mortalidade. Os principais exemplos são a disseminação da varíola na Europa durante a Idade Média e a destruição de populações nativas no hemisfério ocidental pela introdução do sarampo durante a era da expansão europeia. Outra exceção à regra de baixa mortalidade surge como manifestação de infecções por um vírus que tem um período de incubação extraordinariamente longo entre o momento da infecção e o início dos sintomas da doença.

Raiva

Algumas doenças virais apresentam taxas de mortalidade muito altas, apesar de estarem bem estabelecidas em uma população. Na raiva, por exemplo, a injeção do vírus por meio da saliva de um animal com doença ativa leva a uma infecção precoce inaparente, seguida de um longo período de incubação de 2 a 8 semanas ou mais, dependendo da espécie e do indivíduo. Durante esse tempo, o animal infectado é uma "bomba-relógio" ambulante. Os sintomas da doença (irritabilidade, frenesi e salivação) são partes importantes da maneira como o vírus se dissemina entre os indivíduos. O período de incubação muito longo possibilita que os animais portadores da doença realizem atividades normais, até mesmo se reproduzam, antes que os sintomas quase inevitavelmente pressagiando a morte apareçam. Uma infecção viral hipotética que pudesse levar a essas mudanças fisiológicas e comportamentais, mas resultasse em morte rápida, não poderia se disseminar dessa maneira.

HIV/AIDS

A AIDS, que se caracteriza pela infecção aguda pelo HIV e um período latente em que o vírus pode ser transmitido, seguida de doença grave, é um exemplo de uma "nova" doença viral zoonótica. Em seres humanos, a disseminação do vírus muitas vezes é decorrente de padrões comportamentais de indivíduos infectados durante o longo período de latência do HIV. Esse padrão de disseminação torna improvável que haja qualquer pressão seletiva ao longo do tempo para a melhora dos sintomas tardios graves da doença.

Doenças provocadas por príons

Observou-se no Capítulo 1 que, embora os príons não sejam vírus, muitos dos princípios desenvolvidos para o estudo das doenças virais podem ser aplicados ao estudo da patologia de doenças associadas aos príons. As **encefalopatias** causadas por príons são, talvez, o exemplo extremo de uma doença infecciosa com um longo período de incubação. Documentaram-se períodos que variam de 10 a 30 anos entre o momento da exposição e o início dos sintomas. A encefalopatia induzida por príons não leva a qualquer resposta imune detectável ou inflamação, provavelmente porque o príon é uma proteína hospedeira e o SNC é isolado da vigilância imune normal. O curso da doença é marcado por deterioração lenta e progressiva do tecido encefálico. Somente quando essa deterioração é significativa o bastante para levar a mudanças comportamentais é que a doença pode ser discernida e diagnosticada. Nenhum tratamento ou estratégia de vacinação está disponível neste momento para doenças humanas por príons, mas foi desenvolvida uma vacina parcialmente bem-sucedida para prevenir a doença debilitante crônica mediada por príons de cervídeos (veados e alces).

ALGUMAS INFECÇÕES VIRAIS VOLTADAS A SISTEMAS DE ÓRGÃOS ESPECÍFICOS

Embora todos os sistemas de órgãos do hospedeiro vertebrado tenham funções importantes ou vitais na vida do organismo, alguns têm papéis essenciais cuja perturbação leva a consequências graves ou à morte. Entre eles estão o SNC com sua influência em todos os aspectos do comportamento tanto inato quanto aprendido, o sistema circulatório, o sistema imune e o fígado. As infecções virais desses sistemas são frequentemente fatais para o indivíduo infectado. O dano tecidual resultante da infecção pode levar à doença permanente ou à morte. Por exemplo, a destruição dos linfócitos T $CD4^+$ do sistema imune pelo HIV é o principal sintoma da AIDS e leva, em mais de 90% dos casos não tratados, à morte por **infecções oportunistas** e **neoplasias**. Outros vírus podem causar uma doença tão devastadora quanto o HIV, mas a maioria das infecções virais não é tão frequentemente fatal. Uma consideração de algumas infecções por vírus do SNC e do fígado fornece alguns exemplos interessantes de cursos de doença destrutivos e limitados.

Os diferentes padrões de sequela depois da infecção de um órgão-alvo comum também são demonstrações importantes de várias características da infecção e patogênese do vírus.

Em primeiro lugar, o tropismo tecidual ou celular específico é resultado de interações altamente específicas entre determinado vírus e o tipo de célula que ele infecta. Dependendo do tipo de célula infectada, da gravidade dos sintomas e da natureza dos danos causados pela infecção, observam-se diferentes desfechos da infecção.

Em segundo lugar, a infecção persistente é um processo complexo. É, em parte, o resultado da interação entre o vírus e a modulação do sistema imune do hospedeiro. Muitas vezes, a persistência envolve a adaptação do vírus a uma associação contínua com a célula-alvo em si.

Em terceiro lugar, classificar os vírus pelas doenças que causam não é um exercício particularmente útil ao se tentar entender as relações entre os vírus.

Em quarto e último lugar, vírus que se disseminam por vias muito diferentes podem alcançar o mesmo órgão. A movimentação do vírus dentro do hospedeiro é tão importante quanto a porta de entrada inicial do vírus.

Infecções virais do tecido nervoso

A rede nervosa dos vertebrados pode ser facilmente dividida em porções periférica e central. A porção periférica atua transportando os impulsos de e para o encéfalo por meio de circuitos de conexão na medula espinal. As infecções virais do tecido nervoso podem ser divididas em infecções de grupos específicos de neurônios: neurônios da medula espinal (**mielite**), revestimentos do encéfalo (**meningite**) e neurônios do encéfalo e do tronco encefálico (**encefalite**).

O encéfalo e o SNC têm posição privilegiada e são protegidos por uma barreira física e fisiológica do restante do corpo e de patógenos circulantes potencialmente nocivos. Essa barreira, muitas vezes chamada **barreira hematencefálica**, serve como obstáculo eficaz, porém incompleto, aos patógenos. Os vírus que migram por meio dos neurônios podem rompê-la e atravessar as sinapses entre neurônios periféricos e centrais, por destruição física do tecido em decorrência de uma infecção ativa, por invasão direta via neurônios olfatórios (que não são isolados do SNC) ou por outros mecanismos menos bem caracterizados. Certamente, a invasão do SNC por patógenos não é tão rara, uma vez que um conjunto específico de células no SNC, os microgliócitos, funciona de maneira análoga ou idêntica aos macrófagos em outros tecidos.

Muitos vírus podem infectar o tecido nervoso e, embora algumas dessas infecções sejam becos sem saída, outros vírus visam especificamente ao tecido nervoso. Os vírus que infectam o tecido nervoso tendem a favorecer uma ou outra porção e, embora a discriminação não seja completa, muitos vírus, como os **enterovírus** e o HSV genital (HSV-2), tendem a ser agentes causadores de meningite; outros, como a raiva e o HSV facial (HSV-1), quase sempre estão associados à encefalite. A **meningite** viral ou **asséptica** tende, em geral, a ser menos fatal do que a maioria das infecções virais associadas à encefalite, mas todas são graves e podem levar a doenças debilitantes.

Embora muitas infecções virais do encéfalo possam ter consequências graves, essas consequências nem sempre ocorrem. Algumas infecções virais do SNC têm prognósticos razoavelmente benignos se os cuidados sintomáticos adequados forem fornecidos ao indivíduo afetado. Os vírus que afetam o encéfalo podem ser divididos em vários grupos operacionais, dependendo da natureza do envolvimento cerebral e se ele e o tecido associado são um alvo primário ou secundário ("acidental").

Exemplos de encefalite viral com prognóstico grave

Raiva

Uma vez que os sintomas da doença se tornam aparentes, as infecções pelo vírus da raiva quase sempre são fatais. O vírus tem como alvo o tecido salivar da cabeça e do pescoço, a fim de fornecer um meio eficiente de transmissão para outros animais. O envolvimento do SNC e do encéfalo é eventualmente generalizado, com consequente disfunção neuronal. Antes disso, porém, o envolvimento é apenas em células específicas que levam a alterações no comportamento do animal acometido e na capacidade de lidar com estímulos sensitivos. Durante esse período, que muitas vezes é precedido por um período **prodrômico** de padrões comportamentais alterados, o animal pode ser induzido a um frenesi de mordida agressiva quando exposto a sons altos ou ao aparecimento de outros animais. Esse curso é a "forma furiosa" da doença. Essa mudança comportamental é mais marcante para carnívoros, como cães, gatos e guaxinins, mas pode ser observada em outros animais infectados, como esquilos e porcos-espinhos. As mudanças comportamentais obviamente têm impacto marcante na transmissão do vírus, pois a mordida frenética do animal muitas vezes é o instrumento de disseminação.

Apesar de sua associação com o frenesi (o nome *raiva* é derivado do termo sânscrito traduzido como "praticar violência"), nem todas as infecções por raiva levam à forma furiosa. Há outra modalidade da doença (chamada raiva muda), na qual o animal afetado se torna progressivamente mais entorpecido e retraído, eventualmente entrando em coma e morrendo.

O longo período de incubação da doença entre o momento da inoculação inicial e a morte é um fator muito importante tanto na disseminação do vírus quanto em sua capacidade de persistir em populações selvagens; contudo, também há evidências de que alguns animais possam ser portadores da doença por longos períodos, sem sintomas óbvios evidentes. Embora existam exemplos (extremamente) raros de recuperação aparente da doença mesmo depois do aparecimento dos sintomas, geralmente é possível considerar o desenvolvimento dos sintomas da raiva como equivalente a uma sentença de morte.

Encefalite herpética

A encefalite induzida pela infecção por HSV é decorrente de um acidente fisiológico de algum tipo. Normalmente, o envolvimento do HSV com neurônios do SNC e encéfalo é altamente restrito, embora genomas virais possam ser detectados em necropsias em neurônios cerebrais de seres humanos que morreram por outras causas.

A encefalite por HSV ocorre muito raramente, mas pode ser resultado de uma infecção primária ou de uma reativação aberrante. Não se sabe exatamente quais características da infecção viral ou da reativação levam à encefalite, mas a falta de imunidade efetiva parece ser um fator importante. Certamente, há um risco muito maior de encefalite invasiva por HSV em recém-nascidos e lactentes com infecção primária por HSV antes do desenvolvimento completo de suas próprias defesas imunológicas. Se diagnosticada durante as manifestações clínicas iniciais da doença, a encefalite por HSV pode ser tratada de maneira eficaz com medicamentos antivirais (ver Capítulo 8, Parte 2). Contudo, dentro de um curto período (alguns dias, no máximo), a infecção leva à destruição necrótica maciça do tecido cerebral, ao coma e à morte.

Embora os isolados clínicos de HSV frequentemente sejam altos em neurovirulência e índices neuroinvasivos quando testados em animais de laboratório, não há evidências de que o vírus recuperado de pacientes com encefalite herpética seja mais virulento do que aqueles isolados de infecções faciais ou genitais localizadas mais comuns. Além disso, nunca houve qualquer padrão epidemiológico confirmado para a ocorrência de encefalite herpética que sugerisse uma cepa específica de vírus como fator causador.

Encefalite viral com prognóstico favorável à recuperação

Muitos dos vírus que causam encefalite têm genomas de RNA e são transportados por vetores artrópodes de zoonoses; o envolvimento humano muitas vezes é incidental. Esses vírus são frequentemente denominados **arbovírus**, embora essa seja uma classificação imprecisa que inclui dois grupos de vírus não intimamente relacionados por outros critérios.

Os sintomas da encefalite em animais selvagens podem ser difíceis de medir, mas vários vírus da encefalite equina são conhecidos por causar doenças graves em cavalos. Muitas vezes, os sintomas da encefalite viral em seres humanos são sonolência, mal-estar leve e, às vezes, coma. Esses vírus transmitidos por mosquitos geralmente não invadem diretamente o tecido neural em si, mas infectam os tecidos de suporte. A resposta do hospedeiro a essa infecção e a inflamação resultante levam aos sintomas neurológicos observados.

Uma vez que o tecido na periferia do tecido neural é o alvo primário das infecções pelo vírus da encefalite, a infecção pode ser resolvida e a recuperação completa ocorrerá, desde que a defesa imune do hospedeiro funcione adequadamente. Durante o período sintomático da doença, a letargia e o mal-estar dos indivíduos infectados os tornam vulneráveis a outros riscos ambientais, incluindo a infecção por outros patógenos. Contudo, desde que esses riscos sejam evitados por meio de cuidados adequados, a doença geralmente se resolve.

Embora os seres humanos sejam frequentemente alvos acidentais dos vírus da encefalite, não está claro se os sintomas da doença em seres humanos têm algum papel importante na disseminação do vírus. Como em todas as doenças transmitidas por artrópodes, a transmissão ocorre pela ingestão do vírus associado ao sangue encontrado durante a fase virêmica da infecção animal; os efeitos comportamentais são incidentais. Ainda assim, pode ser que a letargia manifestada durante a doença ativa torne os animais infectados mais facilmente mordidos por artrópodes, e talvez esse seja um fator que influencie a transmissão natural.

Doenças virais hepáticas (hepatite viral)

As doenças do fígado ocupam um lugar especial em muitos tipos de medicina, tanto pelo importante papel fisiológico desse órgão quanto porque todo o sangue e a linfa circulantes passam pelo fígado com frequência. Vários vírus diferentes e não relacionados têm como alvo o fígado; estes são coletivamente conhecidos como *vírus da hepatite*. Todos os vírus da hepatite causam danos ao fígado que podem ser devastadores para o hospedeiro infectado. A insuficiência hepática decorrente de infecções pelo vírus da hepatite é um dos principais motivos que levam ao transplante de fígado. Além disso, vários desses vírus estabelecem estados de portador persistentes, nos quais o vírus está presente por muitos meses ou anos depois da infecção. Atualmente, existem cinco vírus da hepatite humana razoavelmente bem caracterizados: A, B, C, delta (D) e E. A gravidade da doença causada e as sequelas variam de acordo com cada tipo.

Hepatite A

Esse vírus é classificado como um picornavírus, relacionado com o poliovírus. O vírus da hepatite A (HAV) é transmitido por água ou alimentos contaminados e causa perda potencialmente grave, mas controlável, da função hepática e mal-estar geral. Os cuidados médicos adequados geralmente resultam na recuperação total da função hepática e na eliminação do vírus do hospedeiro, com imunidade efetiva contra a reinfecção. Uma vacina relativamente eficaz contra o HAV está disponível para indivíduos em risco de infecção, incluindo aqueles que vivem ou viajam para regiões endêmicas.

Hepatite B

O vírus da hepatite B está relacionado com os retrovírus, mas é claramente distinto. Ao contrário do que ocorre com o HAV, o vírus da hepatite B é disseminado principalmente pelo sangue, seja durante a atividade sexual ou durante outros eventos de contaminação por sangue (p. ex., compartilhamento de agulhas). A infecção primária às vezes é seguida por viremia persistente e dano hepático. A infecção por hepatite B é um risco especial para profissionais da saúde, em decorrência da possibilidade de transmissão por picada de agulha com sangue contaminado. O vírus é endêmico entre usuários de drogas intravenosas, profissionais do sexo e seus clientes. A doença também é endêmica no Sudeste Asiático, onde o vírus pode ser transmitido de mãe para filho por trauma ao nascimento.

A infecção pelo vírus da hepatite B pode levar à doença aguda com insuficiência hepática concomitante ou pode ser assintomática. Em muitos casos, o vírus é completamente eliminado, levando à recuperação total ou parcial da função hepática. Infelizmente, 5 a 10% dos indivíduos infectados tornam-se portadores crônicos assintomáticos do vírus. Aliás, infecções crônicas por hepatite B são um fator importante no câncer de fígado humano. Um terceiro tipo de infecção pelo vírus da hepatite B (**infecção fulminante**) é marcado pelo início rápido de dano hepático extenso e, muitas vezes, morte. Uma vacina eficaz contra o vírus da hepatite B é agora amplamente utilizada para prevenir a infecção.

Hepatite C

O vírus da hepatite C é um membro da família Flaviviridae, assim como vários outros agentes patogênicos humanos importantes, incluindo o vírus da dengue, o Zika vírus e o vírus do Nilo Ocidental. O vírus é transmitido por sangue e hemoderivados contaminados. Acredita-se que ele cause até 25% das hepatites virais agudas em todo o mundo. Não há evidências atuais de sua disseminação eficiente por vetores artrópodes, mas essa possibilidade não pode ser descartada. Ao contrário dos infectados com HAV, uma proporção significativa de vítimas infectadas pelo vírus hepatite C não desenvolve resposta imune eficaz à infecção e tem infecção crônica que pode perdurar muitos anos, resultando em dano hepático acumulado e carcinoma. Novos medicamentos contra o vírus da hepatite C, introduzidos desde 2011, melhoraram muito o prognóstico das pessoas infectadas, mas atualmente não existe vacina contra esse vírus.

Hepatite delta (D)

O vírus da hepatite delta (D) é um vírus defeituoso incapaz de se replicar sem o auxílio de outro vírus, o vírus da hepatite B. As taxas de coinfecção pelos vírus das hepatites D e B variam amplamente em todo o mundo. No entanto, a coinfecção pelos vírus das hepatites D e B no mesmo indivíduo leva a maior incidência de doença hepática crônica do que a infecção apenas pelo vírus da hepatite B. A infecção pelo vírus da hepatite D pode ser prevenida pelo uso da vacina contra a hepatite B, uma vez que a replicação do vírus da hepatite D depende da presença do vírus da hepatite B.

Hepatite E

Como o HAV, o vírus da hepatite E é disseminado nos países em desenvolvimento pela água contaminada e, possivelmente, por alimentos. Encontra-se em todo o mundo e causou epidemias significativas na Índia e na Rússia, em decorrência de problemas com a água potável. Nos países desenvolvidos, o vírus da hepatite E é disseminado a partir de reservatórios animais, principalmente porcos domésticos. A doença causada por esse vírus geralmente é leve, mas pode ter altas taxas de mortalidade em gestantes. A recuperação da infecção aguda geralmente é completa. A infecção crônica ocorre em indivíduos imunocomprometidos.

QUESTÕES DO CAPÍTULO 4

1 A panencefalite esclerosante subaguda é uma complicação que pode seguir a infecção pelo vírus do sarampo. Discuta os possíveis mecanismos que ocorrem durante o desenvolvimento dessa doença rara.

2 Quais características da patogênese são compartilhadas pelo vírus do sarampo, pelo vírus varicela-zóster e pelo poxvírus?

3 Cite algumas das características únicas da infecção pelo vírus da raiva.

4 Quais características distinguem uma infecção aguda de uma infecção persistente?

5 Diferencie a encefalite produzida por herpes-vírus daquela resultante da infecção por um arbovírus, como o vírus da encefalite da Califórnia.

Problemas

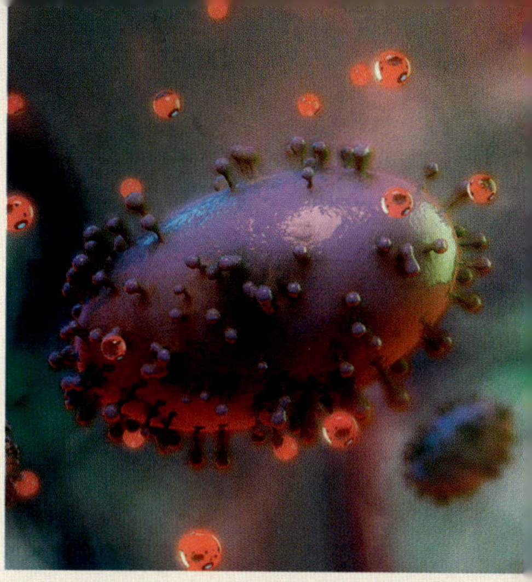

PARTE

1

1 Esta parte descreve os vários padrões de infecção viral que podem ser observados, entre eles a infecção aguda, a persistente e a latente. Quais características comuns podem existir entre esses três tipos de infecção? Quais são as características distintivas de cada um desses três tipos de infecção?

2 Os cinco vírus da hepatite têm o mesmo tropismo tecidual (o fígado), mas cada um pertence a uma família diferente de vírus. Um deles (hepatite D ou agente delta) é, na verdade, um vírus defeituoso, às vezes chamado entidade subviral.

(a) Na tabela a seguir, indique o modo de transmissão de cada um desses agentes:

Agente	**Transmitido por**
Vírus da hepatite A	
Vírus da hepatite B	
Vírus da hepatite C	
Agente da hepatite D (delta)	
Vírus da hepatite E	

(b) Quais funções hepáticas podem possibilitar que todos esses agentes tenham um tropismo tecidual comum, apesar de seus diferentes modos de transmissão?

3 Como parte de um projeto maior, você recebeu cinco vírus desconhecidos para caracterizar. Seu trabalho é determinar, dadas as ferramentas à sua disposição, a variedade de hospedeiros e o tropismo tecidual desses vírus desconhecidos. Você usará dois tipos de células: humanas e de camundongos. Em cada caso, você tem uma linhagem de células que cresce continuamente em cultura e, portanto, é representativa do organismo, mas não de um tecido específico (ser humano: células HeLa; camundongo: células L). Além disso, você tem células derivadas e representativas de tecidos específicos: músculos e neurônios. Para cada vírus, você tem um sistema de análise que indica se o vírus se liga ("+") ou não ("–") a um tipo específico de célula. Usando os dados da tabela a seguir, determine, se possível, a gama de hospedeiros e o tropismo tecidual de cada vírus desconhecido.

	Ser humano			Camundongo		
Vírus	**HeLa**	**Músculo**	**Neurônio**	**L**	**Músculo**	**Neurônio**
1	+	–	–	–	–	–
2	+	+	–	+	+	–
3	–	–	–	+	+	+
4	–	–	–	–	–	–
5	+	–	+	–	–	–

Aqui está o formulário de relatório que você enviará de volta com seus resultados. Indique com uma marca de verificação (✓) suas conclusões para cada um dos vírus desconhecidos.

		Vírus				
		1	**2**	**3**	**4**	**5**
Gama de hospedeiros	Ser humano					
	Camundongo					
	Ambos					
	Nenhum					
Tropismo tecidual	Músculo					
	Neurônio					
	Nenhum tropismo					
	Não pode ser determinado a partir dos dados					

Leitura Adicional para a Parte 1

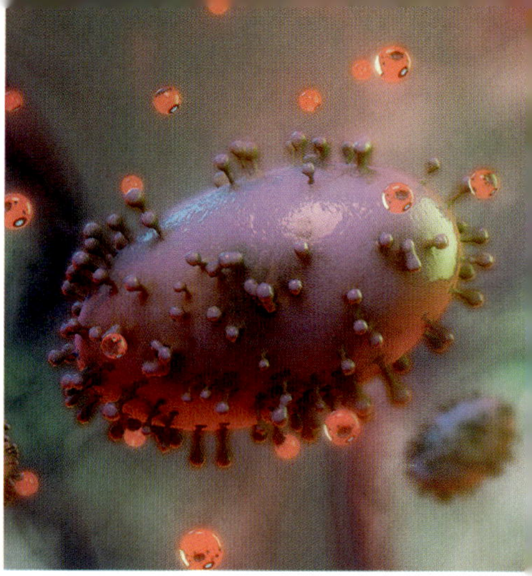

Ahmed, R., Morrison, L.A., and Knipe, D.M. (1995). Persistence of viruses. In: Virology, 3e (eds. B.N. Fields and D.M. Knipe), 219–250. New York: Raven Press.

Baer, G.M. and Tordo, N. (1994). Rabies virus. In: Encyclopedia of Virology (eds. R.G. Webster and A. Granoff), 1180–1185. New York: Academic Press.

Barry, J.M. (2004). The Great Influenza: The Epic Story of the Greatest Plague in History. New York: Viking.

Baum, S.G. (2004). Acute viral meningitis and encephalitis. In: Infectious Diseases, 3e (eds. S.L. Gorbach, J.G. Bartlett and N.R. Blacklow), 1286–1291. Philadelphia: W.B. Saunders.

DeFilippis, V.R. and Villarreal, L.P. (1999). An introduction to the evolutionary ecology of viruses. In: Viral Ecology (ed. C.J. Hurst), 125–208. New York: Wiley.

Diamond, J. (1999). Guns, Germs, and Steel: The Fates of Human Societies. New York: W.W. Norton.

Domingo, E., Webster, R.G., and Holland, J.J. (eds.) (1999). Origin and Evolution of Viruses. San Diego, CA: Academic Press.

Fan, H., Conner, R.F., and Villarreal, L.P. (1989). The Biology of AIDS. Boston: Jones and Bartlett.

Fenner, F.J., Gibbs, E.P.J., Murphy, F.A. et al. (1993). Veterinary Virology, 2e, chaps. 4, 6, 7, 8, and 9. San Diego, CA: Academic Press.

Haase, A.T. (1997). Methods in viral pathogenesis: tissues and organs. In: Viral Pathogenesis (ed. N. Nathanson), 465–482. Philadelphia: Lippincott-Raven.

Koff, R.S. (2004). Hepatitis C. In: Infectious Diseases (eds. S.L. Gorbach, J.G. Bartlett and N.R. Blacklow), 2072–2074. Philadelphia: W.B. Saunders.

Koff, R.S. (2004). Hepatitis E. In: Infectious Diseases (eds. S.L. Gorbach, J.G. Bartlett and N.R. Blacklow), 2074–2076. Philadelphia: W.B. Saunders.

Koff, R.S., Hepatitis, B., and hepatitis, D. (1998). Infectious Diseases (eds. S.L. Gorbach, J.G. Bartlett and N.R. Blacklow) chap. 91. Philadelphia: W.B. Saunders.

Kolata, G. (2001). Flu: The Story of the Great Influenza Pandemic. New York: Touchstone.

Lemon, S.M. (1998). Type A viral hepatitis. In: Infectious Diseases (eds. S.L. Gorbach, J.G. Bartlett and N.R. Blacklow) chap. 90. Philadelphia: W.B. Saunders.

McNeill, W. (1996). Patterns of disease emergence in history. In: Emerging Viruses (ed. Morse), 29–36. New York: Oxford University Press.

Morse, S.S. (1996). Examining the origins of emerging viruses. In: Emerging Viruses (ed. S.S. Morse), 10–28. New York: Oxford University Press.

Nathanson, N. (2001). Epidemiology. In: Virology, 4e (eds. B.N. Fields and D.M. Knipe) chap. 14. New York: Raven Press.

Nathanson, N. and Tyler, K.L. (1997). Entry dissemination, shedding, and transmission of viruses. In: Viral Pathogenesis (ed. N. Nathanson) chap. 2. Philadelphia: Lippincott-Raven.

Oldstone, M.B.A. (1998). Viruses, Plagues, and History. New York: Oxford University Press.

Porterfield, J.S. and Htraavik, T. (1994). Encephalitis viruses. In: Encyclopedia of Virology (eds. R.G. Webster and A. Granoff), 362–371. New York: Academic Press.

Preston, R. (1994). The Hot Zone. New York: Random House.

Prusiner, S.B., Telling, G., Cohen, G., and DeArmond, S. (1996). Prion diseases of humans and animals. Seminars in Virology 7: 159–174.

Rotbart, H.A. (1991). Viral meningitis and the aseptic meningitis syndrome. In: Infections of the Central Nervous System (eds. W.M. Scheld, R.J. Whitley and D.T. Durack), 19. New York: Raven Press.

Scheld, W.M., Armstrong, D., and Hughes, J.M. (eds.) (1998). Emerging Infections, vol. 1 and 2. Washington, DC: ASM Press.

Shope, R.E. (1994). Rabies-like viruses. In: Encyclopedia of Virology (eds. R.G. Webster and A. Granoff). New York: Academic Press.

Shope, R.E. and Evans, A.S. (1996). Assessing geographic and transport factors and recognition of new viruses. In: Emerging Viruses (ed. S.S. Morse), 109–119. New York: Oxford University Press.

Smith, A.L. and Barthold, S.W. (1997). Methods in viral pathogenesis: animals. In: Viral Pathogenesis (ed. N. Nathanson), 483–506. Philadelphia: Lippincott-Raven.

Villarreal, L.P. (1997). On viruses, sex, and motherhood. Journal of Virology 71: 859–865.

Villarreal, L.P. (2004). Viruses and the Evolution of Life. Washington, DC: ASM Press.

Woese, C.R., Kandler, O., and Wheelis, M.L. (1990). Towards a natural system of organisms: proposal for the domains Archaea, Bacteria, and Eucarya. Proceedings of the National Academy of Sciences 87: 4576–4579.

Propriedades Básicas dos Vírus e Interação Vírus-Célula

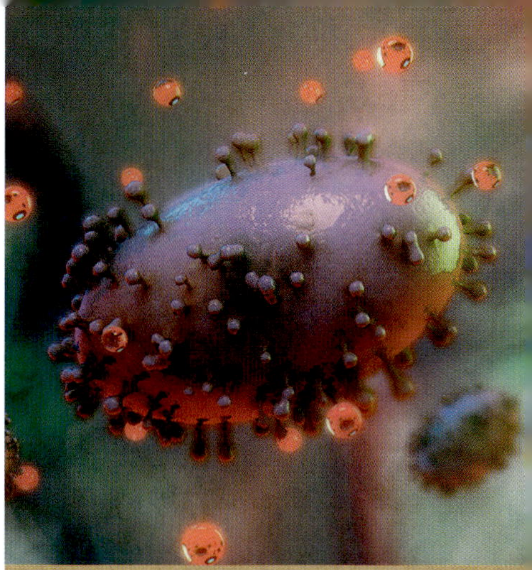

PARTE 2

Estrutura e Classificação dos Vírus

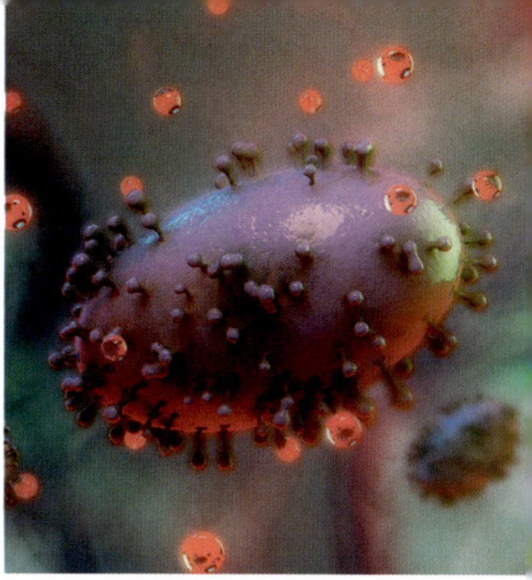

CAPÍTULO

5

CARACTERÍSTICAS DE UM VÍRUS

Os vírus são pequenos em comparação com o comprimento de onda da luz visível; na verdade, enquanto o maior vírus pode ser visualizado em um bom microscópio óptico, a maioria dos vírus só pode ser visualizada em detalhes usando um microscópio eletrônico. A Figura 5.1 mostra uma escala de tamanho com alguns marcos importantes.

As partículas de vírus são compostas por um **genoma** ou núcleo de ácido nucleico, que é o material genético do vírus, cercado por um **capsídio** composto por proteínas codificadas pelo vírus. O material genético viral codifica as **proteínas estruturais** do capsídio e outras proteínas virais essenciais para outras funções na iniciação da replicação do vírus. Toda a estrutura do vírus (o genoma, o capsídio e – quando presente – o envelope) compõe o **vírion** ou partícula do vírus. O exterior do vírion contém proteínas que interagem com proteínas específicas na superfície da célula na qual o vírus se replica. A Figura 5.2 mostra estruturas esquemáticas de alguns vírus bem caracterizados.

Até o momento, foram identificados mais de 5.000 genótipos diferentes de vírus; estima-se que possa haver até 10^6 em 1 kg de sedimento marinho. O banco de dados do National Center for Biological Information (NCBI) continha mais de 8.000 genomas virais completos em fevereiro de 2019. Embora talvez não seja tão grande, a quantidade de tipos de vírus diferentes associados a plantas e animais terrestres é muito alta, e, é claro, as bactérias e os protistas têm suas próprias populações de vírus associados. Além disso, há uma quantidade muito grande de agentes subvirais que dependem dos próprios vírus para replicação – são agentes infecciosos subvirais e elementos de ácido nucleico satélite de plantas que compartilham com os vírus pelo menos algumas características de suas estratégias de replicação. Por fim, conforme observado brevemente na

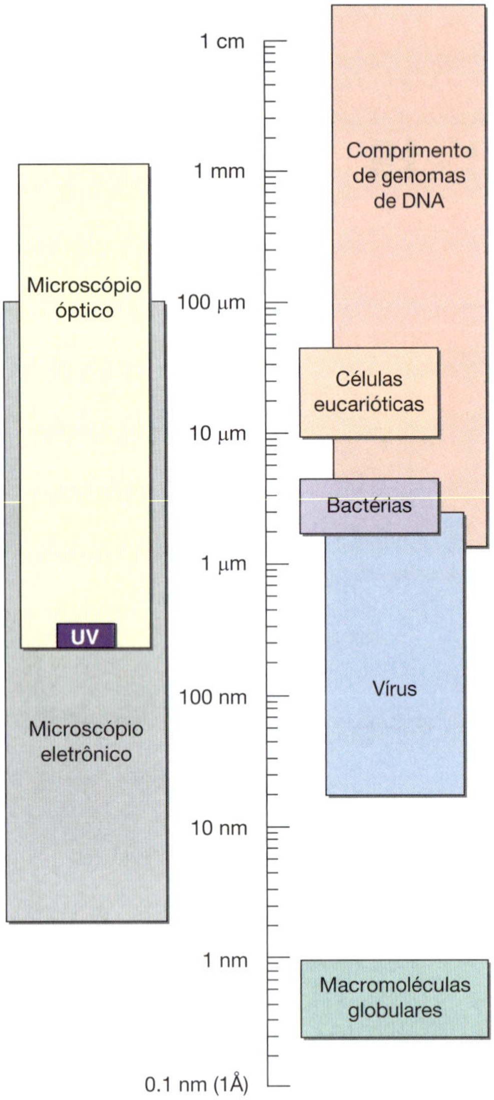

Figura 5.1 Escala de dimensões para biólogos. O comprimento de onda de um fóton ou outra partícula subatômica é uma medida de sua energia e seu poder de resolução. Um objeto com dimensões menores que o comprimento de onda de um fóton não é capaz de interagir com ele e, portanto, é invisível para ele. As dimensões de algumas características biológicas importantes do mundo natural são mostradas. Observe que o comprimento de onda da luz ultravioleta (UV) está entre 400 e 280 nm; objetos menores que isso, como vírus e macromoléculas, não podem ser vistos na luz visível ou UV. O microscópio eletrônico pode acelerar os elétrons a altas energias; os comprimentos de onda curtos resultantes podem mostrar vírus e moléculas biológicas. Observe que o comprimento do DNA é uma medida de seu conteúdo de informação, mas, como o DNA é essencialmente "unidimensional", ele não pode ser mostrado pela luz.

Parte 1, existem proteínas infecciosas (príons) que também podem ser estudadas usando as técnicas de virologia.

O desenvolvimento de esquemas de classificação consistentes para essa infinidade de agentes é um grande desafio para os virologistas. Bons esquemas de classificação têm papel importante em ajudar a organizar o crescente fluxo de informações genéticas e moleculares detalhadas sobre vírus e seus genes. Além disso, um esquema de classificação válido fornece importante estrutura para entender as diferentes maneiras pelas quais os vírus podem utilizar os genes celulares e seus próprios genes para se manterem na biosfera. Por fim, classificações válidas fornecem guias úteis para a compreensão das origens de vários grupos de vírus e as relações entre vírus do mesmo grupo e grupos divergentes.

O International Committee on Taxonomy of Viruses (ICTV) foi criado em uma conferência internacional de microbiologia em Moscou, em 1966, com o objetivo de desenvolver um esquema taxonômico único e universal para todos os vírus que infectam animais (vertebrados, invertebrados e protozoários), vegetais (plantas superiores e algas), fungos, bactérias e arqueias. Seus membros incluem virologistas ilustres de todo o mundo. O ICTV emite relatórios periódicos descrevendo seu progresso e seus problemas, bem como bancos de dados contendo as propriedades dos vírus e as ferramentas digitais apropriadas para utilizar esses bancos de dados. Uma das conquistas notáveis desse grupo e da comunidade de virologistas que ele representa é o reconhecimento de uma quantidade limitada de características virais que podem ser usadas para classificação; estas incluem a natureza do genoma viral, a presença de um envelope e a morfologia da partícula do vírus. O esquema de classificação usa a designação "família", embora esses termos filogenéticos não se apliquem estritamente no caso de vírus. A Tabela 5.1 lista as famílias desse esquema, em ordem alfabética, a partir do relatório de 2018 do ICTV.

Genomas virais

O núcleo de ácido nucleico pode ser de DNA para alguns tipos de vírus e de RNA para outros. Esse material genético pode ser de fita simples ou dupla e pode ser linear ou circular, mas é sempre o mesmo para qualquer tipo de vírus. O tipo de material genético (*i. e.*, DNA ou RNA) é um fator importante para a classificação de qualquer vírus em grupos. Assim, embora todas as células de vida livre utilizem apenas DNA de fita dupla (dsDNA) como material genético, alguns vírus podem utilizar outros tipos de ácido nucleico.

Os vírus que contêm DNA como material genético e utilizam o núcleo da célula infectada como local de replicação do genoma compartilham muitos padrões comuns de expressão gênica e replicação do genoma, bem como processos semelhantes que ocorrem na célula hospedeira.

Os vírus que usam RNA como material genético desenvolveram um modo de replicar esse material, uma vez que a célula não apresenta maquinaria para a replicação de RNA dirigida pelo RNA. A replicação de vírus de RNA requer a expressão de enzimas específicas que não estão presentes na célula hospedeira não infectada.

Embora os genes do vírus codifiquem as proteínas necessárias para a replicação do genoma viral e essas proteínas tenham semelhanças com proteínas celulares com funções aproximadamente análogas, as proteínas virais e celulares não são idênticas.

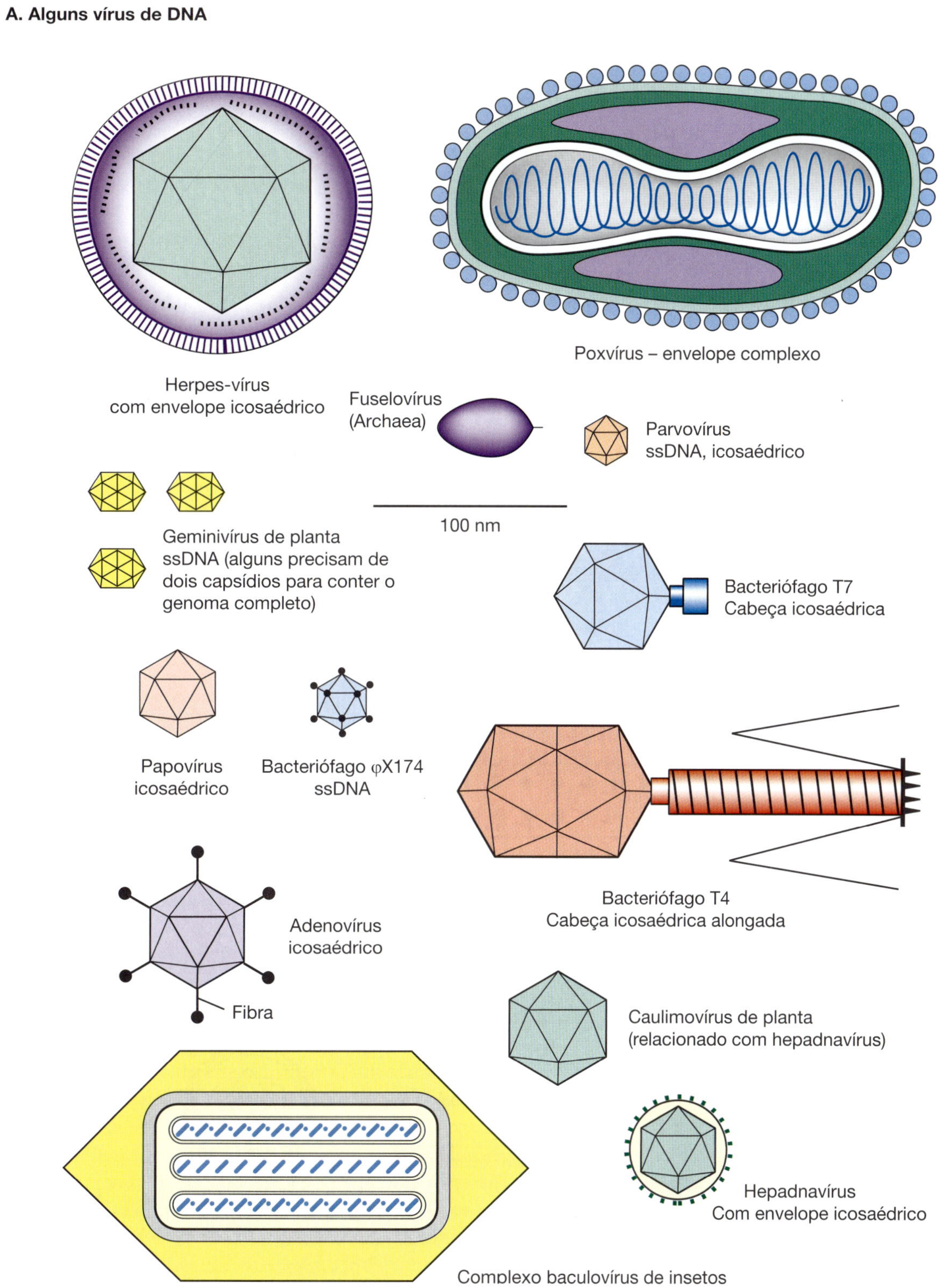

Figura 5.2 Estrutura e tamanho relativo de diversos vírus de (**A**) DNA e (**B**) RNA. Os maiores vírus mostrados têm dimensões próximas de 300 a 400 nm e podem apenas ser visualizados como pontos refráteis em um microscópio de luz ultravioleta de alta qualidade. As menores dimensões dos vírus mostrados aqui são da ordem de 25 nm. Classificações de vírus baseadas no tipo de ácido nucleico que serve como genoma e na forma do capsídio são descritas no texto. Fita (+): RNA fita simples, senso positivo (+); fita (+): RNA fita simples, senso negativo (–). *ss*: fita simples; *ds*: fita dupla *(continua)*.

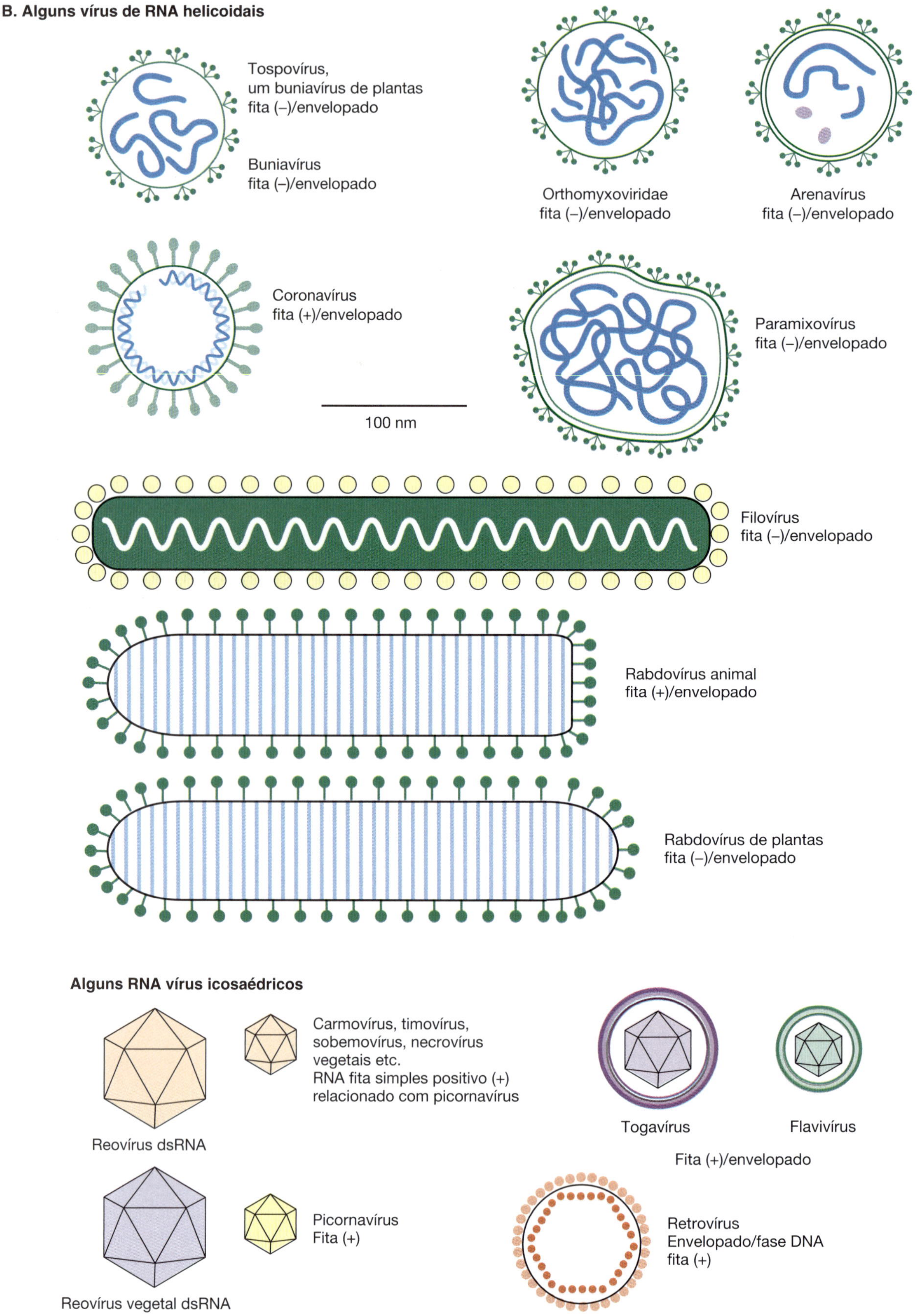
B. Alguns vírus de RNA helicoidais
Tospovírus, um buniavírus de plantas fita (–)/envelopado
Buniavírus fita (–)/envelopado
Orthomyxoviridae fita (–)/envelopado
Arenavírus fita (–)/envelopado
Coronavírus fita (+)/envelopado
100 nm
Paramixovírus fita (–)/envelopado
Filovírus fita (–)/envelopado
Rabdovírus animal fita (+)/envelopado
Rabdovírus de plantas fita (–)/envelopado
Alguns RNA vírus icosaédricos
Reovírus dsRNA
Carmovírus, timovírus, sobemovírus, necrovírus vegetais etc. RNA fita simples positivo (+) relacionado com picornavírus
Togavírus
Flavivírus
Fita (+)/envelopado
Reovírus vegetal dsRNA
Picornavírus Fita (+)
Retrovírus Envelopado/fase DNA fita (+)

Figura 5.2 *Continuação.*

Tabela 5.1 Classificação dos vírus de acordo com o ICTV.

Família	Natureza do genoma	Presença de um envelope	Morfologia	Configuração do genoma	Tamanho do genoma (kpb ou kb)	Hospedeiro
Abyssoviridae	ssRNA			+		
Ackermannviridae	dsDNA	-	Icosaédrica com cauda	1 linear	155	Bactérias
Adenoviridae	dsDNA	-	Isométrica	1 linear	28 a 45	Vertebrados
Alloherpesviridae	dsDNA	+	Isométrica	1 linear	134 a 248	Vertebrados
Alphaflexiviridae	ssRNA	-	Filamentosa	1 + segmentado	7 a 9	Plantas
Alphasatellitidae	ssDNA	-	N/A	1 linear	1,3 a 1,4	Plantas
Alphatetraviridae	ssRNA	-	Isométrica	1 linear	6,5	Invertebrados
Alvernaviridae	ssRNA	-	Isométrica	1 linear	4,4	Dinoflagelados
Amalgaviridae	dsRNA	-	Isométrica	1 linear	3,5	Plantas
Ampullaviridae	dsDNA	+	Em forma de garrafa	1 linear	23,8	Arqueias
Anelloviridae	ssDNA	-	Isométrica	1 linear	3 a 4	Vertebrados
Arenaviridae	NssRNA	+	Esférica	2 ± segmentados	11	Vertebrados
Arteriviridae	ssRNA	+	Isométrica	1 + segmentado	13 a 16	Vertebrados
Artoviridae	ssRNA	+	Esférica	1 - linear	12,3	Invertebrados e vertebrados
Ascoviridae	dsDNA	+	Reniforme	1 linear	100 a 180	Invertebrados
Asfarviridae	dsDNA	+	Esférica	1 circular	170 a 190	Vertebrados
Aspiviridae	ssRNA	-	Filamentosa	3 a 4 - linear	11,3 a 12,5	Plantas
Astroviridae	ssRNA	-	Isométrica	1 + segmentado	7 a 8	Vertebrados
Avsunviroidae	ssRNA	N/A	N/A	1 + circular	0,25	Plantas viroides
Bacilladnaviridae	ssDNA	-	Isométrica	1 circular	5 a 6	Diatomáceas
Baculoviridae	dsDNA	+	Baciliforme	1 circular superenrolado	80 a 180	Invertebrados
Barnaviridae	ssRNA	-	Baciliforme	1 + segmentado	4	Fungos
Belpaoviridae	ssRNA (TR)	N/A	N/A	1 linear	?	Invertebrados
Benyviridae	ssRNA	-	Em forma de bastonete	4/5 + segmentados	14 a 16	Plantas
Betaflexiviridae	ssRNA	-	Filamentosa	1 linear	6,5 a 9	Plantas, fungos
Bicaudaviridae	dsDNA	+	Em forma de limão	1 circular	62	Arqueias
Bidnaviridae	ssDNA	-	Isométrica	2 linear	6 e 6,5	Invertebrados
Birnaviridae	dsRNA	-	Isométrica	2 segmentados	6	Vertebrados e invertebrados
Bornaviridae	NssRNA	+	Esférica	1 - segmentado	6	Vertebrados
Bromoviridae	ssRNA	-	Isométrica	3 + segmentados	8 a 9	Plantas
Caliciviridae	ssRNA	-	Isométrica	1 + segmentado	7 a 8	Vertebrados
Carmotetraviridae	ssRNA	-	Isométrica	1 linear	6,1	Invertebrados
Caulimoviridae	dsDNA-TR	-	Isométrica, baciliforme	1 circular	8	Plantas
Chrysoviridae	dsRNA	-	Isométrica	4 linear	2,9 a 3,6	Fungos
Chuviridae	ssRNA	?	?	? (senso negativo)	?	Invertebrados
Circoviridae	ssDNA	-	Isométrica	1 circular	2	Vertebrados
Clavaviridae	dsDNA		Baciliforme	1 circular	5,3	Arqueias
Closteroviridae	ssRNA	-	Filamentosa	1/2 + segmentados	15 a 19	Plantas

(continua)

Tabela 5.1 Classificação dos vírus de acordo com o ICTV (*continuação*).

Família	Natureza do genoma	Presença de um envelope	Morfologia	Configuração do genoma	Tamanho do genoma (kpb ou kb)	Hospedeiro
Coronaviridae	ssRNA	+	Isométrica	1 + segmentado	27 a 31	Vertebrados
Corticoviridae	dsDNA	–	Isométrica	1 circular superenrolado	9	Bactérias
Cruliviridae	ssRNA	?	?	? (senso negativo)	?	Invertebrados
Cystoviridae	dsRNA	+	Esférica	3 segmentados	13	Bactérias
Deltaflexiviridae	ssRNA	?	?	1 + senso	6 a 8	Fungos, plantas
Dicistroviridase	ssRNA	–	Isométrica	1 linear	8,5 a 10,2	Invertebrados
Endornaviridae	dsRNA	N/A	Sem capsídio verdadeiro	1 linear	14	Plantas
Euroniviridae	ssRNA	?	?	?	?	?
Filoviridae	NssRNA	+	Baciliforme	1 – segmentado	19	Vertebrados
Fimoviridae	ssRNA	+	Esférica	4 – senso segmentados	12	Plantas
Flaviviridae	ssRNA	+	Isométrica	1 + segmentado	10 a 12	Vertebrados
Fuselloviridae	dsDNA	+	Em forma de limão	1 circular superenrolado	15	Arqueias
Gammaflexiviridae	ssRNA	–	Filamentosa	1 linear	6,8	Plantas
Geminiviridae	ssDNA	–	Isométrica	1 ou 2 circular	3 a 6	Plantas
Genomoviridae	ssDNA	–	Isométrica	1 circular +/–	2,17	Mamíferos, aves, fungos
Globuloviridae	dsDNA	+	Esférica	1 circular	20 a 30	Arqueias
Guttaviridae	dsDNA	+	Ovoide	1 circular	20	Arqueias
Hantaviridae	ssRNA	+	Esférica	3 linear senso negativo	11 a 20	Seres humanos, roedores
Hepadnaviridae	dsDNA-TR	+	Esférica	1 circular	3	Vertebrados
Hepeviridae	ssRNA	–	Isométrica	1 linear	7,2	Vertebrados
Herpesviridae	dsDNA	+	Isométrica	1 linear	125 a 240	Vertebrados
Hypoviridae	dsRNA	–	Pleomórfica	1 segmentado	12	Fungos
Hytrosaviridae	dsDNA	+	Filamentosa	1 circular	120 a 190	Insetos
Iflaviridae	ssRNA	–	Isométrica	1 linear	8,8 a 9,7	Invertebrados
Inoviridae	ssDNA	–	Filamentosa	1 + circular	7 a 9	Bactérias, micoplasmas
Iridoviridae	dsDNA	–	Isométrica	1 linear	140 a 383	Vertebrados e invertebrados
Lavidaviridae	dsDNA	–	Isométrica	1 circular	17 a 30	Protistas
Leviviridae	ssRNA	–	Isométrica	1 + segmentado	3 a 4	Bactérias
Lipothrixviridae	dsDNA	+	Em forma de haste	1 linear	16	Arqueias
Lispiviridae	ssRNA	+ (?)	Esférica (?)	1, linear	12	Aracnídeos
Luteoviridae	ssRNA	–	Isométrica	1 + segmentado	6	Plantas
Malacoherpesviridae	dsDNA	+	Esférica	1 linear	150	Moluscos
Marnaviridae	ssRNA	–	Isométrica	1 linear	8,6	Algas marinhas
Marseilleviridae	dsDNA	–	Isométrica	1 circular	368	Amebas
Medioniviridae	ssRNA	?	?	?	?	Tunicados

(*continua*)

Tabela 5.1 Classificação dos vírus de acordo com o ICTV (*continuação*).

Família	Natureza do genoma	Presença de um envelope	Morfologia	Configuração do genoma	Tamanho do genoma (kpb ou kb)	Hospedeiro
Megabirnaviridae	dsRNA	–	Isométrica	Linear, segmentado	7	Fungos
Mesoniviridae	ssRNA	+	Esférica	1 linear	20	Vertebrados
Metaviridae	ssRNA	–	TR-esférica	1 + segmentado	4 a 10	Fungos, plantas, invertebrados
Microviridae	ssDNA	–	Isométrica	1 + circular	4 a 6	Bactérias, espiroplasmas
Mimiviridae	dsDNA	–	Isométrica	1 linear	1.200	Ameba
Mymonaviridae	ssRNA	+	Filamentosa	1 linear	10	Fungos
Myoviridae	dsDNA	–	Bacteriófago com cauda	1 linear	39 a 169	Bactérias, arqueias
Nairoviridae	ssRNA	+	Esférica	3 linear senso negativo	11 a 20	Vertebrados, artrópodes
Nanoviridae	ssDNA	–	Isométrica	6 a 9 circular	6 a 9	Plantas
Narnaviridae	ssRNA	–	Complexo RNP	1 + segmentado	2 a 3	Fungos
Nimaviridae	dsDNA	+	Ovoide	1 circular	293	Crustáceos
Nodaviridae	ssRNA	–	Isométrica	2 + segmentados	4 a 5	Vertebrados e invertebrados
Nudiviridae	dsDNA	+	Em forma de haste	1 circular	96 a 231	Invertebrados
Nyamiviridae	ssRNA	+	Esférica	1 linear	11,6	Aves, invertebrados
Orthomyxoviridae	NssRNA	+	Pleomórfica	6 a 8 – segmentados	10 a 15	Vertebrados
Papillomaviridae	dsDNA	–	Isométrica	1 circular	7 a 8	Vertebrados
Paramyxoviridae	NssRNA	+	Pleomórfica	1 – segmentado	15	Vertebrados
Partitiviridae	dsRNA	–	Isométrica	2 segmentados	4 a 6	Plantas, fungos
Parvoviridae	ssDNA	–	Isométrica	1 +/– circular	4 a 6	Vertebrados e invertebrados
Peribunyaviridae	ssRNA	+	Esférica	3, linear, senso negativo	11 a 20	Humanos, roedores, artrópodes
Permutotetraviridae	ssRNA	–	Isométrica	1 linear	5,6	Invertebrados
Phasmaviridae	ssRNA	+	Esférica	3, linear, senso negativo	10,3	Insetos
Phenuiviridae	ssRNA	+	Esférica	3, linear, senso negativo	11 a 20	Ruminantes, camelos, humanos, mosquitos
Phycodnaviridae	dsDNA	–	Isométrica	1 linear	160 a 380	Algas
Picobirnaviridae	dsRNA	–	Isométrica	2 segmentados lineares	2,5 + 1,7	Mamíferos
Picornaviridae	ssRNA	–	Isométrica	1 + segmentado	7 a 8	Vertebrados
Plasmaviridae	dsDNA	+	Pleomórfica	1 circular	12	Micoplasmas
Pleolipoviridae	ssDNA ou dsDNA	+	Pleomórfica	1 circular ou linear	7 a 16	Arqueias
Pneumoviridae	ssRNA	+	Esférica	1 linear	15	Vertebrados
Podoviridae	dsDNA	–	Bacteriófago com cauda	1 linear	19 a 44	Bactérias
Polycipiviridae	ssRNA	–	Isométrica	1 linear + senso	11	Insetos

(*continua*)

Tabela 5.1 Classificação dos vírus de acordo com o ICTV (*continuação*).

Família	Natureza do genoma	Presença de um envelope	Morfologia	Configuração do genoma	Tamanho do genoma (kpb ou kb)	Hospedeiro
Polydnaviridae	dsDNA	+	Haste, fusiforme	Múltiplo superenrolado	150 a 250	Invertebrados
Polyomaviridae	dsDNA	–	Isométrica	1 circular	5	Vertebrados
Portogloboviridae	dsDNA	–	Isométrica	1 circular	20	Sulfolobus S38A arqueias
Pospiviroidae	ssRNA	N/A	N/A	1 circular	0,24 a 0,4	Plantas
Potyviridae	ssRNA	–	Filamentosa	1/2 + segmentados	8 a 12	Plantas
Poxviridae	dsDNA	+	Pleomórfica	1 linear	130 a 375	Vertebrados e invertebrados
Pseudoviridae	ssRNA	–	TR-esférica	1 + segmentado	5 a 8	Fungos, plantas, invertebrados
Qinviridae	ssRNA	?	?	?	?	?
Quadriviridae	dsRNA	+	Esférica	Linear, 4 segmentados	16,8	Fungos
Reoviridae	dsRNA	–	Isométrica	10 a 12 segmentados	19 a 32	Vertebrados e invertebrados, plantas
Retroviridae	ssRNA	–	TR + esférica	1 dímero + segmentado	7 a 12	Vertebrados
Rhabdoviridae	NssRNA	+	Em forma de projétil	1 – segmentado	11 a 15	Vertebrados, plantas
Roniviridae	ssRNA	+	Baciliforme	1 linear	26	Crustáceos
Rudiviridae	dsDNA	+	Em forma de haste	1 linear	33 a 36	Arqueias
Sarthroviridae	ssRNA	–	Isométrica	1 linear	0,9	Crustáceos
Secoviridae	ssRNA	–	Isométrica	Linear/segmentado	24	Plantas
Siphoviridae	dsDNA	–	Bacteriófago com cauda	1 linear	22 a 121	Bactérias, arqueias
Smacoviridae	ssDNA	–	Isométrica	1 circular	2,3 a 2,8	Vertebrados (?)
Sphaerolipoviridae	dsDNA	–	Isométrica	1 circular	16 a 19	Bactérias, arqueias
Spiraviridae	ssDNA	–	Cilíndrica	1 circular	25	Arqueias
Sunviridae	ssRNA	?	?	?	17	Vertebrados
Tectiviridae	dsDNA	–	Isométrica	1 linear	15	Bactérias
Tobaniviridae	ssRNA	+	Esférica	1 + segmentado	28	Vertebrados
Togaviridae	ssRNA	+	Isométrica	1 + segmentado	10 a 12	Vertebrados
Tolecusatellitidae	ssDNA	N/A	N/A	1	0,7 a 1,35	Plantas
Tombusviridae	ssRNA	–	Isométrica	1/2 + segmentados	4 a 5	Plantas
Totiviridae	dsRNA	–	Isométrica	1 segmentado	5 a 7	Fungos, protozoários
Tristromaviridae	dsDNA	+	Em forma de haste	1 linear	15,9	Arqueias
Turriviridae	dsDNA	–	Isométrica	1 circular	17,6	Arqueias
Tymoviridae	ssRNA	–	Isométrica	1 linear	6,5 a 7	Plantas
Virgaviridae	ssRNA	–	Em forma de haste	Linear, segmentado ou não segmentado	3,3 a 6,5	Plantas
Wupedeviridae	ssRNA	?	?	?	?	Insetos
Xinmoviridae	ssRNA	?	?	1 linear, – senso	12	Mosquitos
Yueviridae	ssRNA	?	?	– senso	?	?

+ senso: senso positivo; *– senso*: senso negativo; *dsRNA*: RNA de fita dupla; *N/A*: não aplicável; *NssRNA*: RNA de fita simples de senso negativo; *RNP*: ribonucleoproteína; *TR*: transcriptase reversa; *ssRNA*: RNA de fita simples.

As proteínas de replicação viral são enzimas envolvidas tanto na replicação do ácido nucleico quanto na expressão e na regulação da informação genética viral. Os vírus também codificam enzimas e proteínas envolvidas na modificação da célula na qual o vírus se replica, a fim de otimizar a célula para a replicação do vírus.

Capsídios virais

O capsídio é uma estrutura complexa composta de muitas subunidades idênticas de proteína viral – muitas vezes denominada **capsômero**. O capsídio atua como casca proteica na qual o genoma viral quimicamente lábil pode ser mantido em um ambiente estável. A associação de capsídios com genomas é um processo complexo, mas deve resultar em estrutura energeticamente estável. Embora os vírus possam assumir uma variedade de formas, algumas bastante complexas, dadas as dimensões da estrutura do vírus e as restrições dos parâmetros estruturais do capsômero, uma quantidade muito grande assume uma das duas formas regulares. A primeira é a **hélice**, na qual os capsômeros se associam ao ácido nucleico helicoidal como uma **nucleoproteína** – eles podem ser rígidos ou flexíveis, dependendo das propriedades das próprias proteínas do capsídio. Outra forma altamente regular é o **icosaedro**, no qual os capsômeros formam uma estrutura sólida regular envolvendo o genoma viral. Apesar da frequência dessas formas regulares, muitos vírus têm aparências mais complexas e/ou menos regulares; estes incluem formas de fuso, rim, limão e losango. Além disso, alguns vírus podem assumir diferentes formas dependendo da natureza das células em que amadurecem; alguns grupos de vírus – notadamente os poxvírus – se distinguem por terem várias formas diferentes que caracterizam membros específicos do grupo. O arranjo do capsídio em torno do material genético viral é único para cada tipo de vírus. As propriedades gerais desse arranjo definem a forma do capsídio e sua **simetria**; uma vez que cada tipo de vírus tem forma e arranjo estrutural únicos com base na natureza precisa das proteínas do capsídio e em como elas interagem, o formato do capsídio é critério fundamental na classificação dos vírus.

A técnica de **cristalografia de raios X** tem sido aplicada de maneira produtiva no estudo das estruturas do capsídio de alguns vírus icosaédricos menores; soluções estruturais para rinovírus humano, poliovírus, vírus da febre aftosa e parvovírus canino estão disponíveis. Além disso, foram determinadas as estruturas de vários vírus de plantas. Uma vez que o método requer a capacidade de cristalizar o material em questão, não é certo que possa ser aplicado diretamente a vírus maiores e mais complexos. Ainda assim, determinaram-se as estruturas de componentes proteicos específicos de alguns vírus – como a hemaglutinina associada à membrana do vírus *influenza*.

A estrutura cristalográfica de raios X do vírus do mosqueado amarelo do *Desmodium* (do inglês *Desmodium yellow mottle*) – um patógeno de feijão – é mostrada na Figura 5.3, a fim de ilustrar as características básicas da simetria icosaédrica. A casca icosaédrica tem formato semelhante a uma bola de futebol; os

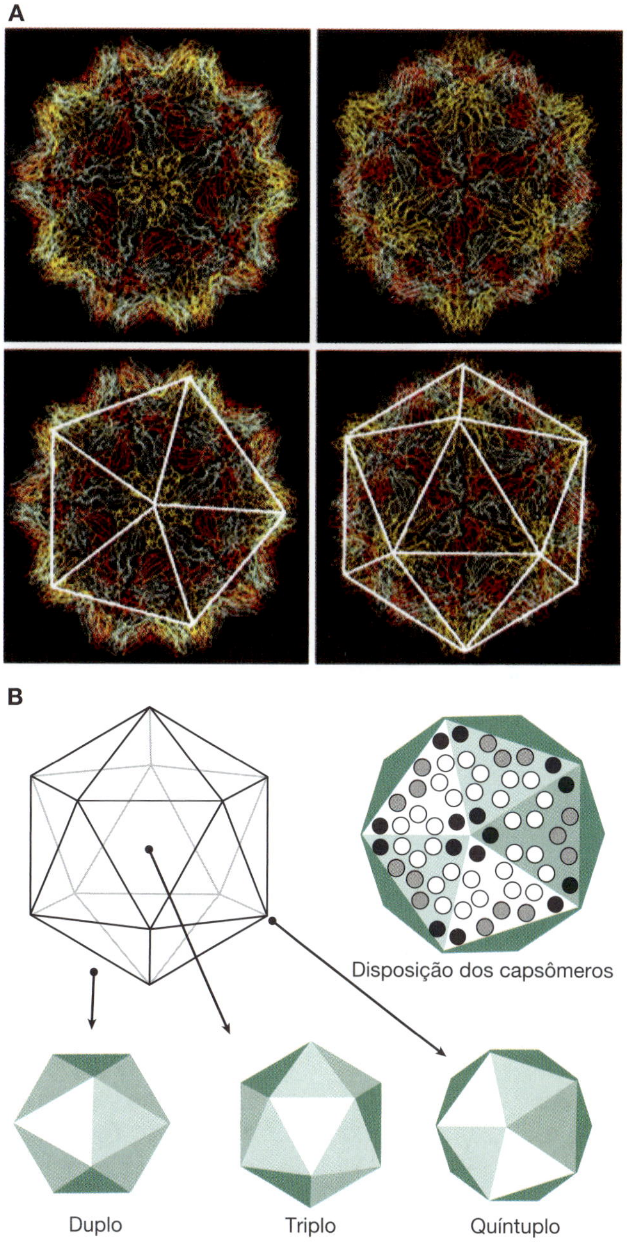

Figura 5.3 Estrutura cristalográfica de um vírus icosaédrico simples. **A.** Estrutura do mosqueado amarelo do *Desmodium*, determinada por cristalografia de raios X com resolução de 2,7-Å. Esse vírus é um membro do grupo timovírus e consiste em um genoma de RNA de fita simples senso positivo com cerca de 6.300 nucleotídios de comprimento. O vírion tem 25 a 30 nm de diâmetro e é composto de 180 cópias de uma proteína de capsídio único que pode se associar de duas maneiras básicas: em grupos de cinco, para formar os 12 pentâmeros, e em grupos de seis, para formar os 20 hexâmeros. Estão mostrados dois ângulos diferentes de visualização: os painéis à esquerda mostram a simetria vista de baixo em um eixo de simetria quíntuplo; já os painéis à direita mostram a simetria lateral com eixos triplos e duplos. Observe que os capsômeros individuais se organizam em grupos de cinco nos vértices do icosaedro e em grupos de seis nas faces icosaédricas. Como existem 12 vértices e 20 faces, isso produz os 180 capsômeros que compõem a estrutura. Os eixos são delineados nos painéis inferiores. Fonte: cortesia de S. Larson e A. McPherson, University of California, Irvine. **B.** Diagrama esquemático dos vértices e das faces de um icosaedro regular mostrando os eixos de simetria. São mostrados também os arranjos dos capsômeros descritos em **A.**

12 vértices dessa estrutura sólida estão dispostos em um padrão relativamente simples em centros de cinco eixos de simetria. Cada aresta contém um eixo duplo de simetria, e o centro de cada uma das 20 faces do sólido define um eixo triplo de simetria. Enquanto um icosaedro pode ser visualizado como composto de folhas dobradas, a estrutura do vírion é composta de capsômeros de proteína repetidos dispostos de modo a atender aos requisitos de simetria. É importante observar que as cadeias peptídicas em si têm sua própria morfologia distinta, e é seu arranjo que compõe os capsômeros individuais. A estrutura geral do capsídio reflete o próximo nível de estrutura. A morfologia dos capsômeros individuais pode ser ignorada sem alterar o padrão básico de seu arranjo. Mais detalhes são mostrados na Figura 5.4, em que é apresentada a montagem da proteína de capsômero único em duas subunidades do capsídio, um **pentâmero** ou um **hexâmero**.

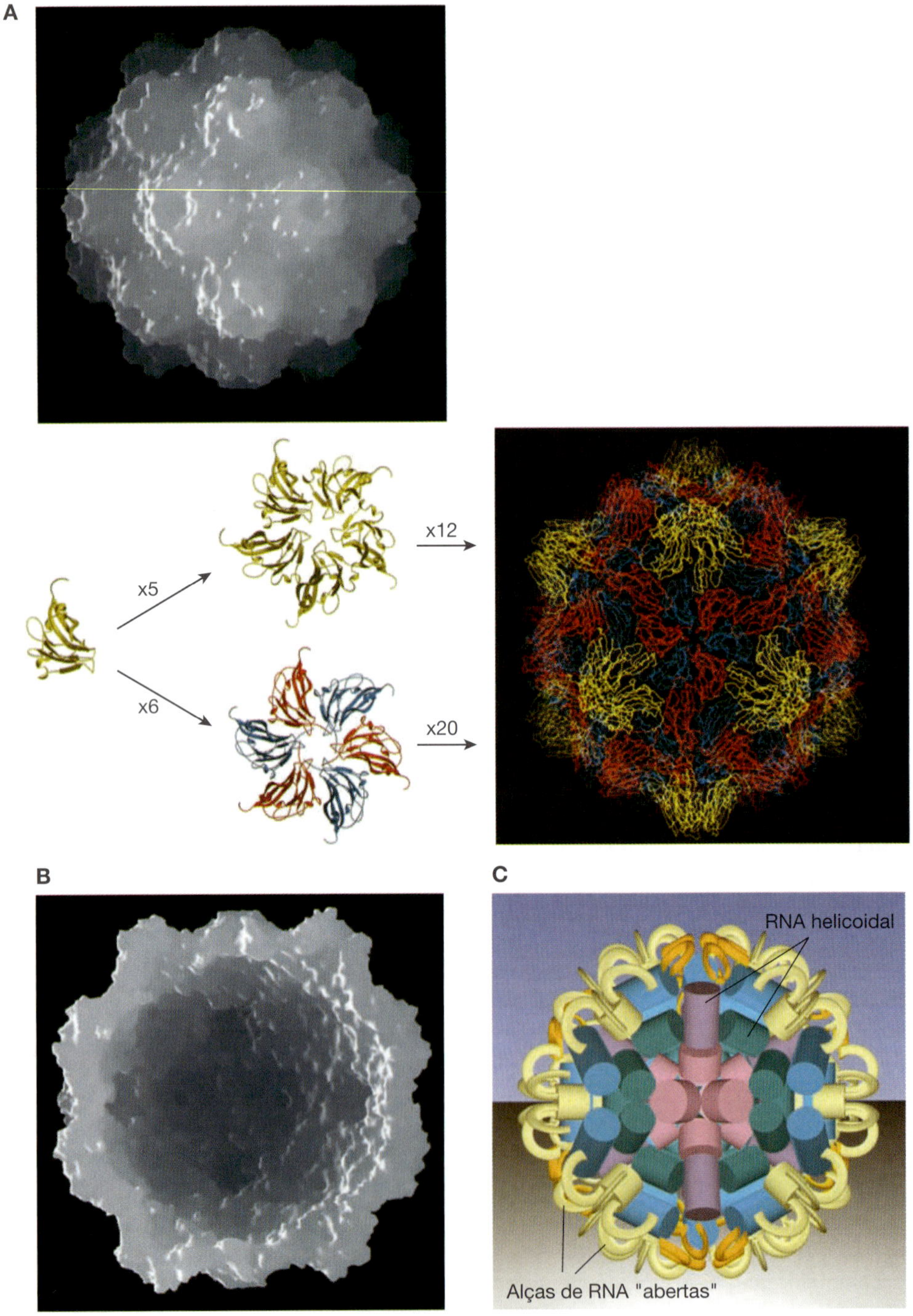

Figura 5.4 Estrutura de um vírus icosaédrico simples. **A.** Modelo de preenchimento de espaço (*space-filling model*) do capsídio do mosqueado amarelo do *Desmodium*, determinado por cristalografia de raios X com resolução de 2,7-Å. **B.** Montagem da proteína de capsídio único em 12 pentâmeros e 20 hexâmeros, de modo a formar o capsídio. Fonte: cortesia de S. Larson e A. McPherson, University of California, Irvine. **C.** Estrutura do genoma de RNA no interior do capsídio, conforme determinado por cristalografia de raios X.

Doze pentâmeros e 20 hexâmeros se reúnem para formar o capsídio. O núcleo do capsídio é preenchido com genoma viral, nesse caso, RNA. Esse RNA também está organizado de maneira muito precisa, com o volume formando trechos helicoidais, e as regiões em contato próximo com a superfície interna do invólucro do capsídio formando alças abertas.

Envelopes virais

Um capsídio nu define a extensão externa de vírus bacterianos, vegetais e de muitos animais, mas outros tipos de vírus têm uma estrutura mais complexa, na qual o capsídio é circundado por um **envelope** lipídico. Esse envelope é composto de uma bicamada lipídica derivada da célula na qual o vírus se replica e de proteínas associadas à membrana codificadas pelo vírus. A presença ou ausência de um envelope lipídico (descrito como envelopado ou nu, respectivamente) é outra importante propriedade definidora dos diferentes grupos de vírus animais.

A forma de certo tipo de vírus é determinada pela forma do capsídio do vírus e, na verdade, não depende de o vírus estar ou não envelopado. Isso ocorre porque, para a maioria dos vírus, o envelope lipídico é **amorfo** e se deforma facilmente depois da preparação para visualização usando um microscópio eletrônico.

ESQUEMAS DE CLASSIFICAÇÃO

Conforme observado, uma vez que não está claro que todos os vírus tenham uma origem comum, uma classificação de Lineu verdadeira não é possível, mas uma classificação lógica é inestimável para entender as propriedades detalhadas de vírus específicos e como generalizá-las. Esquemas dependentes de propriedades básicas do vírus, bem como de características específicas de seu ciclo de replicação, fornecem um conjunto útil de parâmetros para acompanhar os diversos tipos de vírus. Uma boa estratégia para lembrar dos fundamentos da classificação dos vírus é monitorar o seguinte:

1 Que tipo de genoma está no capsídio: é DNA ou RNA? É fita simples ou fita dupla? O genoma é circular ou linear, composto de uma única peça ou segmentado?
2 Como a proteína está disposta ao redor do ácido nucleico; ou seja, há simetria? Quais são as dimensões do capsídio viral?
3 Existem outros componentes do vírion?
(a) Há envelope?
(b) Há enzimas no vírion necessárias para o início da infecção ou maturação do vírion?

Observe que esse esquema muito básico não considera qual tipo de célula o vírus infecta. Existem claras semelhanças entre alguns vírus, quer infectem plantas, animais ou bactérias. Apesar disso, no entanto, está claro que os processos moleculares básicos são um pouco diferentes entre os reinos Archaea, Eubacteria e Eukaryota; além disso, entre os eucariotos, está cada vez mais claro que existem diferenças significativas nos detalhes entre certos processos em plantas e animais. Por essa razão, os vírus que infectam diferentes membros desses reinos devem fazer acomodações distintas de acordo com o ambiente genético molecular em que se replicam. Assim, a natureza do hospedeiro é critério importante em um esquema de classificação completo.

Observe também que não se considera a doença causada por um vírus na estratégia de classificação. Vírus relacionados podem causar doenças muito diferentes. Por exemplo, o poliovírus e o vírus da hepatite A estão claramente relacionados, mas as doenças causadas são bem diferentes. Outro exemplo mais extremo é um vírus com semelhanças estruturais e moleculares com o vírus da raiva que infecta a *Drosophila* e causa sensibilidade ao dióxido de carbono.

Esquema de classificação dos vírus de Baltimore

Pode-se usar o conhecimento das particularidades da estrutura de um vírus e das características básicas de sua replicação de várias maneiras para elaborar uma classificação geral dos vírus. Em 1971, David Baltimore sugeriu um esquema para classificação dos vírus de acordo com a maneira pela qual um vírus produz RNA mensageiro (mRNA) durante a infecção. A lógica dessa consideração é que, para se replicar, todos os vírus *devem* expressar mRNA para tradução em proteína, mas a maneira pela qual eles fazem isso é determinada pelo tipo de genoma utilizado pelo vírus. Nesse sistema, os vírus com genoma de RNA cujo genoma é do mesmo senso que o mRNA são chamados **vírus de RNA de senso positivo** (**+ senso**), enquanto os vírus cujo genoma é do senso oposto (**complementar**) do mRNA são chamados **vírus de RNA de senso negativo** (**– senso**). Vírus com genomas de fita dupla obviamente têm ambos os sensos do ácido nucleico.

A classificação de Baltimore tem sido usada em vários graus como um modo de classificar os vírus e, atualmente, é usada principalmente com referência aos vírus de genoma de RNA, em que os vírus de sensos positivo e negativo são agrupados em discussões acerca de suas características de expressão gênica. Contudo, esse esquema de classificação não está completo. Os retrovírus, que têm senso positivo, mas utilizam DNA em seu ciclo de replicação, não são classificados especificamente. Ainda assim, o esquema fornece um meio fundamental de agrupar uma grande quantidade de vírus em uma classificação gerenciável.

A Tabela 5.2 mostra uma classificação mais geral com base em uma combinação do esquema de Baltimore e dos três critérios básicos listados previamente. Quando comparado com a listagem de vírus da Tabela 5.1, fica claro que esse esquema não está completo; por exemplo, vírus com morfologia complexa não estão bem representados. Mais

Tabela 5.2 Esquema de classificação de Baltimore para os vírus.

Vírus contendo RNA

I. Vírus de RNA de fita simples
  A. Senso positivo (RNA do vírion como o mRNA celular)
    1. Não envelopado
      a. Icosaédrico
        i. Picornavírus[a] (poliovírus,[a] vírus da hepatite A,[a] rinovírus[a])
        ii. Calicivírus
        iii. Vírus de plantas parentes do picornavírus
        iv. Bacteriófago MS2[a]
    2. Envelopado
      a. Icosaédrico
        i. Togavírus[a] (rubéola,[a] encefalite equina, Sindbis[a])
        ii. Flavivírus[a] (febre amarela, dengue, Zika vírus)
      b. Helicoidal
        i. Coronavírus[a] (SARS-CoV, MERS-CoV)
  B. Senso positivo, mas requer que o RNA seja convertido em DNA por meio de uma enzima associada ao vírion (transcriptase reversa)
    1. Envelopado
      a. Retrovírus[a]
        i. Oncornavírus[a] (vírus do sarcoma de Rous)
        ii. Lentivírus[a] (HIV)
  C. RNA de senso negativo (polaridade oposta ao mRNA celular, requer uma enzima associada ao vírion para iniciar o ciclo de replicação)
    1. Envelopado
      a. Helicoidal
        i. Mononegavírus[a] (raiva,[a] vírus da estomatite vesicular,[a] vírus Ebola[a])
        ii. Genoma segmentado (ortomixovírus-*influenza*,[a] buniavírus-hantavírus,[a] arenavírus[a])

II. Vírus de RNA de fita dupla
      a. Não envelopado
    1. Icosaédrico (reovírus,[a] rotavírus[a])

III. Vírus de DNA de fita simples
      a. Não envelopados
    1. Icosaédrico
      a. Parvovírus[a] (cinomose canina, vírus adeno-associado[a])
      b. Bacteriófago ΦX174[a]

IV. Vírus de DNA de fita dupla
  A. Replicação nuclear
    1. Não envelopado
      a. Icosaédrico
        i. Genoma de DNA circular pequeno (papovavírus-SV40,[a] poliomavirus,[a] papilomavírus[a])
        ii. Tamanho "médio", morfologia complexa, DNA linear (adenovírus[a])
    2. Envelopado - replicação nuclear Icosaédrico
        i. Herpes-vírus[a] (DNA linear)
        ii. Hepadnavírus[a] (o vírion encapsida o RNA, que é convertido em DNA pela transcriptase reversa)
  B. Replicação citoplasmática
    1. Icosaédrico
      a. Iridovírus
    2. Simetria complexa
      a. Poxvírus[a]
  C. Vírus bacterianos
    1. Icosaédrico com cauda
      a. Bacteriófagos da série T[a]
      b. Bacteriófago λ[a]

[a]Discutido no texto. *MERS-CoV*, coronavírus da síndrome respiratória do Oriente Médio; *SARS-CoV*, coronavírus da síndrome respiratória aguda grave.

importante, distinções sutis, como a real relação genética das proteínas envolvidas na replicação do genoma viral, não são levadas em consideração. Aliás, incluíram-se apenas os vírus que foram caracterizados com algum detalhe e cuja infecção tem algum impacto clínico ou econômico; se o vírus não for um patógeno humano ou se sua ocorrência não tiver impacto econômico óbvio, ele foi ignorado. Embora o esquema possa ser expandido de modo a incluir todos os vírus conhecidos, ele perderia o valor da relativa simplicidade.

Esquemas de classificação dos vírus de acordo com as doenças que causam

Embora os princípios moleculares de classificação sejam de importância óbvia para biólogos moleculares e epidemiologistas moleculares, outros esquemas têm valor significativo para profissionais de saúde e de saúde pública. A importância dos insetos na disseminação de muitas doenças virais levou muitos vírus a serem classificados como vírus transmitidos por artrópodes, ou **arbovírus**. De modo curioso, muitos desses vírus têm semelhanças gerais ou específicas, embora muitos vírus transmitidos por artrópodes não façam parte dessa classificação. As relações entre dois grupos de vírus de RNA que são classificados como arbovírus estão descritas com algum detalhe na Parte 4, Capítulo 13.

Os vírus também podem ser classificados pela natureza das doenças que causam; vários vírus, próximos ou distantes, podem causar doenças com características semelhantes. Por exemplo, dois herpes-vírus, o vírus Epstein-Barr (EBV) e o citomegalovírus humano (HCMV), causam mononucleose infecciosa; a etiologia exata de determinado caso clínico não pode ser totalmente determinada sem testes virológicos. É claro que vírus completamente não relacionados também podem causar doenças semelhantes. Ainda assim, os sistemas de classificação com base em doenças são valiosos na escolha de potenciais candidatos à **etiologia** de uma doença. Um agrupamento geral de alguns vírus por semelhanças das doenças causadas ou sistemas de órgãos infectados foi apresentado na Tabela 3.1.

VIROSFERA

O ICTV publicou seu décimo relatório em 2017. Esse relatório está disponível *online* (https://talk.ictvonline.org/ictv-reports/ictv_online_report) e o atual (2019) banco de dados Master Species List de vírus pode ser baixado no *site* da ICTV (http://ictvonline.org). O banco de dados atual contém 4.958 espécies de vírus diferentes, organizadas em 846 gêneros, 143 famílias e 14 ordens. Os vírus estão listados por famílias na Tabela 5.1. Embora essa seja uma conquista notável, não é completa – o ritmo de descoberta de novos vírus e a caracterização dos genes que eles codificam garantem que o número mude. Além disso, é cada vez mais evidente que a própria natureza da replicação do vírus e da associação com seus hospedeiros leva a complicações não encontradas em esquemas de classificação para a vida baseada em células. A taxa de mudança genética do vírus pode ser grande, em decorrência da rapidez e da frequência de replicação do genoma, com a oportunidade associada de erro. No entanto, os vírus também podem trocar elementos genéticos com seus hospedeiros e quaisquer outros genomas presentes no mesmo meio em que o vírus está se replicando. Essa ocorrência pode levar à criação de uma nova espécie de vírus, em que alguns de seus genes são derivados de uma linhagem, e outros, de outra – sua classificação será claramente complicada.

A melhor generalização que pode ser feita em relação à classificação dos vírus é que ela depende da análise de vários recursos; a importância desses recursos pode variar dependendo do uso que está sendo feito da classificação. Um esquema de classificação que combina a base de Baltimore com a natureza do hospedeiro e a caracterização genética detalhada de proteínas virais essenciais pode produzir uma visão global dos vírus como uma **virosfera**, como a mostrada na Figura 5.5.

As características dos vírus discutidas neste capítulo fornecem a base para esse esquema de classificação abrangente, mas não são completas – por exemplo, doenças causadas por vírus não podem ser prontamente listadas. Além disso, as relações entre as famílias de vírus geralmente transcendem a natureza do hospedeiro – isso exigiria uma terceira dimensão para o esquema (adequado ao conceito de esfera). Como o conceito de espécie na biologia sempre foi um problema, não é surpresa que as relações entre os vírus apresentem vários problemas específicos e profundos. Para grupos mais distantes, as dificuldades aumentam. Ainda assim, em toda essa confusão, famílias de vírus compostas por espécies ou tipos relacionados são claras, e é possível agrupar algumas das principais famílias de vírus em superfamílias – veremos que isso pode ser feito para os Herpesviridae e certos bacteriófagos. Como racionalização, é útil considerar famílias de vírus e agrupamentos maiores como **politéticos** – um grupo cujos membros sempre têm várias propriedades em comum, embora nenhum atributo comum único esteja presente em todos eles. Como resultado, nenhuma propriedade única pode ser usada como propriedade definidora de um grupo politético com base no fato de que está universalmente presente em todos os membros e ausente nos membros de outros grupos. Para os vírus, é impossível usar qualquer característica discriminativa para distinguir grupos e famílias relacionados, em decorrência da variabilidade inerente dos membros.

VIROMA HUMANO

Recentemente, o sequenciamento de alto rendimento (ver Capítulo 11), bem como a análise metagenética (ver Capítulo 22), expandiram a compreensão do número e dos tipos de vírus que são parte normal da flora do corpo

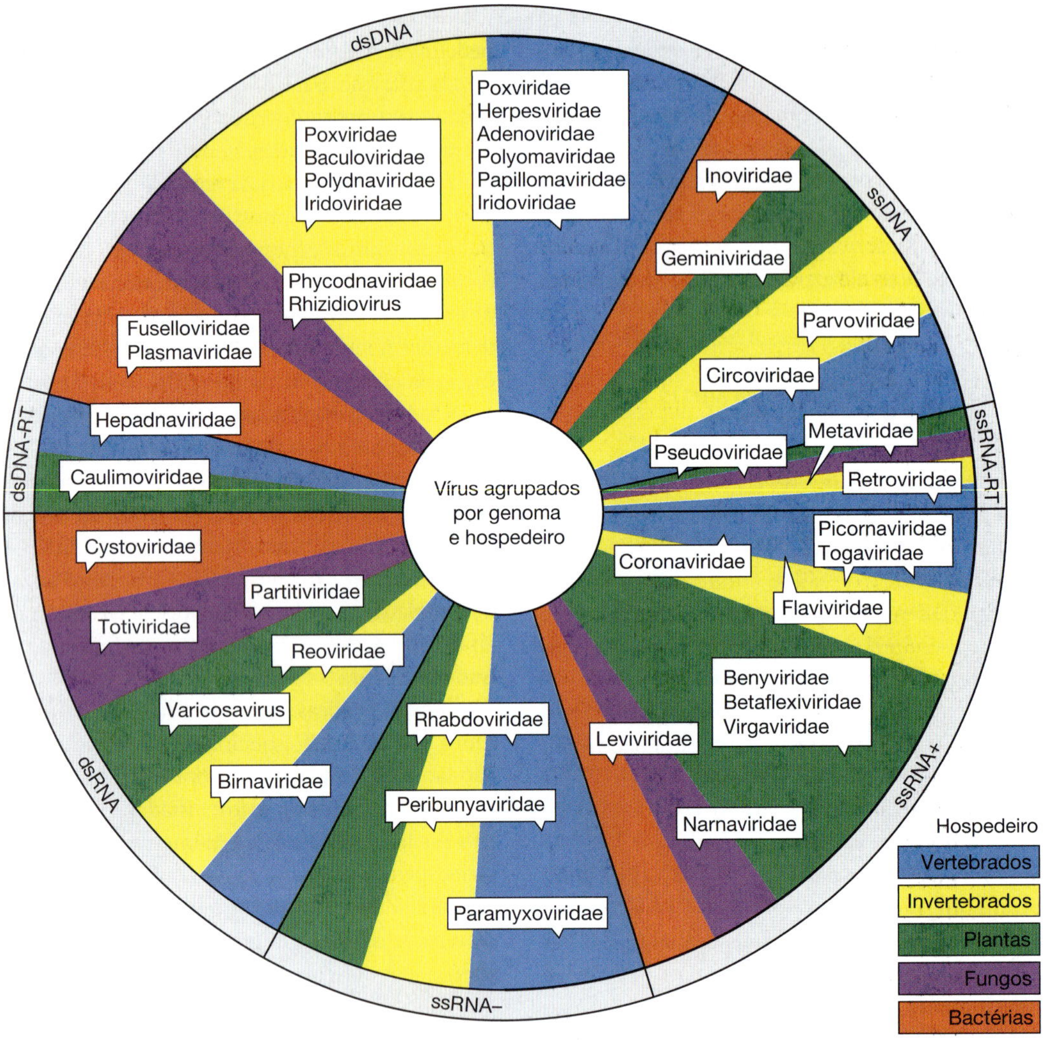

Figura 5.5 Virosfera. Classificação da maior parte das famílias de vírus atualmente conhecidas (*-viridae*) usando critérios definidos pelo International Committee on Taxonomy of Viruses (ICTV). Os principais agrupamentos são baseados na natureza do genoma viral e na natureza do hospedeiro.

humano. O chamado **viroma** humano está sendo mapeado para o sangue, o intestino e vários outros locais que fazem parte da anatomia humana, de modo similar ao trabalho feito com espécies bacterianas e o microbioma humano. Uma vez que as técnicas que levam à compreensão do viroma serão discutidas mais adiante neste livro, uma discussão detalhada dessas explorações será abordada na ocasião. Basta dizer que a relação que se tem com nossos vírus normais e sua importância para nossa fisiologia são apenas parcialmente compreendidas.

QUESTÕES DO CAPÍTULO 5

1 Uma forma estrutural usada na elaboração de partículas de vírus é baseada no icosaedro. Descreva, em palavras ou em um diagrama, a organização (número de capsômeros etc.) da partícula de vírus icosaédrica mais simples.

2 Se um vírus tem um genoma de RNA de senso negativo, qual atividade enzimática (se houver) será encontrada como parte do vírion *e* qual será o primeiro passo na expressão do genoma viral?

3 Liste três propriedades de um vírus que podem ser usadas como critério de classificação (taxonomia).

4 Qual é a base do esquema de classificação de Baltimore?

5 Quais são alguns exemplos de proteínas estruturais de vírus? Quais são alguns exemplos de proteínas que têm atividade enzimática incluída como parte de uma estrutura viral?

Início e Fim do Ciclo de Replicação do Vírus

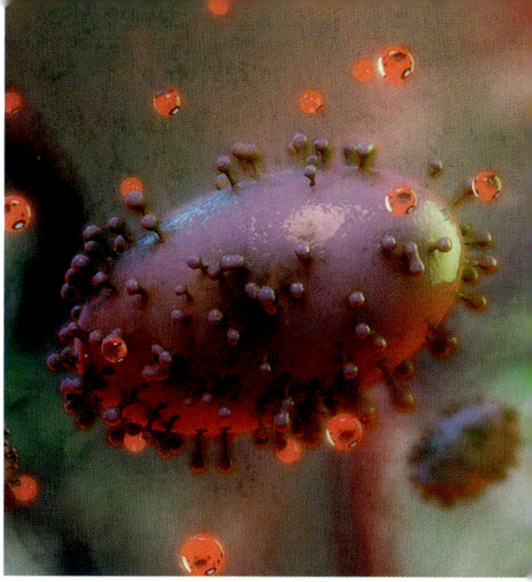

CAPÍTULO

6

ESBOÇO DO CICLO DE REPLICAÇÃO DO VÍRUS

Todos os vírus compartilham o mesmo ciclo básico de replicação, mas o tempo envolvido depende de vários fatores, incluindo o tamanho e a complexidade genética do vírus em si, bem como a natureza da célula hospedeira. Conforme descrito brevemente na Parte 1, o processo básico de replicação envolve as seguintes etapas:

1 **Reconhecimento do receptor do vírus, ligação e entrada na célula.** Os vírus devem ser capazes de utilizar características específicas da célula hospedeira na qual se replicarão para introduzir seu genoma nessa célula e garantir que ele seja transportado por funções celulares para onde o ciclo de replicação do vírus possa continuar. Isso requer induzir a célula a engolfar toda a partícula do vírus de modo específico ou, no caso de muitos vírus bacterianos, injetar o genoma viral na célula hospedeira.

2 **Expressão do gene viral e replicação do genoma.** Os genes virais devem ser decodificados do ácido nucleico e traduzidos em proteína viral. Isso requer a produção de RNA mensageiro (mRNA). Diferentes tipos de genomas obviamente exigirão mecanismos distintos. Uma das funções da expressão do gene viral é possibilitar que a célula realize a replicação do genoma viral. Deve ficar claro que o processo para um vírus de DNA é diferente daquele para um vírus de RNA.

3 Formação do capsídio viral e montagem do vírion. No momento em que os genomas virais são replicados, as proteínas do capsídio viral devem estar presentes para formar as estruturas do vírus. Muitas vezes, é necessário outro estágio de expressão do gene viral. A montagem do vírion pode exigir proteínas de andaime (proteínas virais que são necessárias para formar a estrutura do capsídio, mas não fazem parte da estrutura do capsídio em si). Depois da formação dos capsídios, o vírus deve ser liberado. Para um vírus envelopado, essa liberação requer a obtenção do envelope de membrana.

Nesse padrão geral, há uma riqueza de variações e diferenças nos detalhes. Considere a entrada do vírus: embora não haja instância conhecida de um vírus de planta utilizando um receptor celular específico para sua entrada, todos os vírus animais e bacterianos o fazem. No caso de alguns vírus bacterianos, o processo de entrada viral é extremamente complexo, envolvendo reações bioquímicas entre os componentes das proteínas do capsídio do vírus, de modo a alcançar a injeção do genoma viral.

Também há muita variação nos detalhes da etapa de liberação do vírus. Aqui, a maioria das variações é observada entre os vírus liberados de células eucarióticas. Em algumas infecções, a liberação do vírus resulta em morte celular (uma infecção *citocida*). Essa morte celular pode ou não envolver lise celular (**citólise**), dependendo do vírus. Uma infecção que leva à lise celular é denominada infecção citolítica. Outras alterações na célula (**citopatologia**) também podem ocorrer. Podem-se usar os efeitos citopáticos decorrentes da infecção viral para medir a atividade biológica de muitos vírus.

Apesar desse tipo de variabilidade, o processo de maturação e montagem do capsídio em geral é determinado pelas características estruturais do vírus em questão. Assim, os vírus bacterianos icosaédricos amadurecem seguindo etapas bastante semelhantes às caracterizadas para os herpes-vírus (HSV). Novamente, os vírus helicoidais de plantas, animais e bactérias agrupam-se praticamente da mesma maneira.

ENTRADA DO VÍRUS

Entrada de um vírus animal nas células: o papel do receptor celular

Os vírus animais precisam entrar na célula de maneira apropriada através de uma membrana plasmática complexa composta por uma bicamada lipídica na qual proteínas associadas à membrana estão imersas em sua superfície externa ou interna (Figura 6.1). Algumas proteínas integrais de membrana formam poros (*canais*) na membrana para o transporte de íons e pequenas moléculas. Outras se projetam da superfície da célula e são modificadas pela adição de resíduos de açúcar (glicosilação). As **glicoproteínas** têm muitas funções, incluindo mediar a imunidade, o reconhecimento celular, a sinalização celular e a adesão celular.

A infecção por vírus requer interação entre proteínas específicas na superfície do vírion e proteínas específicas na superfície da célula – o **receptor** para aquele vírus em particular. Deve-se ter em mente que as funções fisiológicas de uma proteína de superfície celular utilizada como receptor para o vírus na verdade são destinadas a outros propósitos que não a ligação e a entrada virais; alguns receptores virais identificados e suas funções conhecidas são mostrados na Tabela 6.1. O termo *receptor* é apenas um modo de definir a proteína pelo efeito que está sendo estudado – nesse caso, a entrada de um vírus em uma célula.

O tipo e a distribuição dos receptores utilizados por um dado vírus determinam (em grande parte) tanto sua capacidade de reconhecer e entrar em células diferenciadas específicas (seu **tropismo tecidual**) quanto a espécie animal particular que ele favorece (a **variação de hospedeiros** do vírus). Por exemplo, o CD4 e determinados receptores de quimiocinas (geralmente CCR5 ou CXCR4) em alguns linfócitos T que estão envolvidos na resposta imune são reconhecidos pelo vírus da imunodeficiência humana (HIV) para possibilitar a infecção desses linfócitos. O vírus evoluiu de modo a reconhecer os receptores CD4 e **CCR5** ou **CXCR4** e subverter suas funções. O poliovírus utiliza uma interação com uma importante **molécula de adesão intercelular** (**ICAM**; do inglês *intercellular adhesion molecule*) em sua infecção. A progressão lenta do vírus da raiva pela rede neural para o sistema nervoso central (SNC) é realizada pelo uso de receptores de acetilcolina como porta de entrada nos neurônios. Esses receptores estão concentrados nas sinapses entre os neurônios, de modo que o vírus pode "saltar" de um neurônio para outro sem causar destruição neuronal. Esse padrão de progressão minimiza o dano tecidual e a inflamação, que resultariam na liberação do vírus ao sistema circulatório do hospedeiro, com a consequente resposta imune. Por fim, resíduos de ácido siálico são adicionados enzimaticamente como modificações nas glicoproteínas das células secretoras, especialmente da nasofaringe e do sistema respiratório. O *influenza* e alguns outros vírus respiratórios usam esses resíduos de ácido siálico para alcançar especificamente essas células hospedeiras.

Um importante fator no tropismo tecidual de determinado vírus é a disponibilidade física do receptor para interação com o vírus-alvo. O poliovírus infecta apenas primatas, uma vez que apenas os primatas expressam a ICAM apropriada utilizada como receptor para o poliovírus. Além disso, no entanto, ele pode se ligar e penetrar apenas em células específicas do revestimento do intestino delgado e neurônios motores, apesar do fato de ICAMs específicas de poliovírus estarem presentes em muitas outras células de primatas. Nessas células refratárias, entretanto, outras proteínas de membrana na superfície aparentemente mascaram o receptor. Por outro lado, se o gene que expressa o receptor do poliovírus é expresso em uma célula não primata, como as de um camundongo, usando técnicas de genética molecular apropriadas, o vírus é capaz de iniciar e inicia uma infecção produtiva.

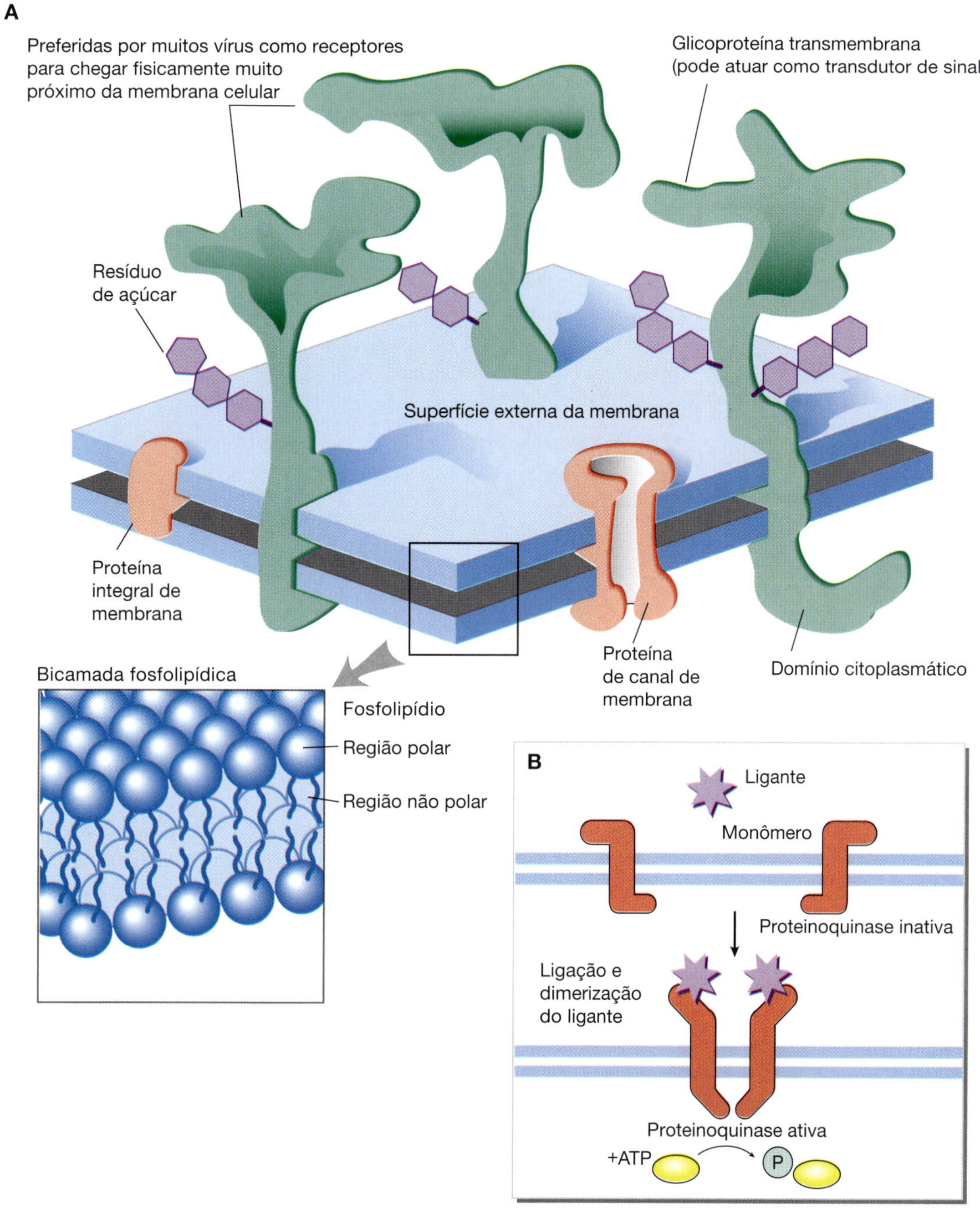

Figura 6.1 Superfície de uma célula animal "típica". A bicamada lipídica da membrana plasmática é penetrada por proteínas da superfície celular que têm várias funções. As proteínas que se estendem da superfície (principalmente glicoproteínas) podem ser utilizadas por diferentes vírus como "pontos de amarração" ou "âncoras" para aproximar o vírus da superfície celular para iniciar o processo de entrada. Essa interação entre uma proteína da superfície celular que serve como receptor para o vírus e o vírus em si é altamente específica entre as proteínas. Proteínas integrais de membrana, como aquelas que medeiam o transporte de pequenas moléculas e íons através da membrana plasmática, tendem a não se projetar tão longe na matriz extracelular e podem ser utilizadas por retrovírus, especialmente como receptores. Alguns receptores virais estão listados na Tabela 6.1.

Há outro fator muito importante no tropismo tecidual mediado pela entrada em infecções virais. Muitos vírus utilizam outras proteínas na superfície das células como correceptores, além do receptor principal. No caso do HIV, um correceptor importante é de um grupo de receptores de quimiocina de superfície. Deve haver uma interação molecular entre o receptor CD4 e o correceptor para uma infecção eficiente pelo HIV. No caso do HIV, o correceptor também determina o tropismo tecidual. Além do CD4, macrófagos e alguns linfócitos T expressam CCR5, o que possibilita que variantes do HIV que reconhecem essa proteína apresentem um tropismo acentuado por essas células. De modo alternativo, alguns linfócitos T expressam CD4 e um segundo correceptor de HIV, o CXCR4; algumas cepas de HIV mostram

Tabela 6.1 Alguns receptores celulares de vírus animais específicos.

Nome	Função celular	Receptor de vírus para
ICAM-1	Adesão intracelular	Poliovírus
CD4	Marcador funcional de linfócitos T	HIV
MHC-I	Apresentação de antígeno	Togavírus, SV40
MHC-II	Apresentação de antígeno/estimulação da diferenciação de linfócitos B	Visnavírus (lentivírus)
Fibronectina	Integrina	Ecovírus (picornavírus)
Transportador de aminoácidos catiônicos	Transporte de aminoácidos	Vírus da leucemia murina (oncornavírus)
Receptor LDL	Receptor de sinalização intracelular	Vírus da leucose aviária do subgrupo A (oncornavírus)
Receptor de acetilcolina	Transdutor de impulso neuronal	Vírus da raiva
EGF	Fator de crescimento	Vírus vaccínia
CR2/CD21	Receptor do complemento	Vírus Epstein-Barr
HVEM	Família de receptores do fator de necrose tumoral	Vírus herpes simples
Ácido siálico	Componente onipresente de proteínas glicosiladas extracelulares	Vírus *influenza*, reovírus, coronavírus

CR2, receptor complemento tipo 2; *CD21*, *cluster* de diferenciação 21; *EGF*, fator de crescimento epidérmico; *HIV*, vírus da imunodeficiência humana; *HVEM*, mediador de entrada de herpes-vírus; *ICAM*, molécula de adesão intercelular (do inglês *intercellular adhesion molecule*); *LDL*, lipoproteína de baixa densidade; *MHC*, complexo principal de histocompatibilidade (do inglês *major histocompatibility complex*); *SV40*, vírus vacuolante símio 40.

um tropismo acentuado por essas células. Por fim, algumas cepas de HIV podem utilizar ambos os correceptores. Assim, um determinado vírus pode utilizar uma proteína receptora principal, mas requer adicionalmente a presença de uma ou várias outras proteínas. Se determinada célula tem o receptor principal, mas não o correceptor, a infecção não pode ocorrer ou ocorre com eficiência prejudicada, de modo que o tropismo celular e tecidual é alterado.

Também é importante entender que alguns vírus exibem métodos alternativos de iniciar a infecção em uma célula vizinha daquela inicialmente infectada pela via mediada pelo receptor. Por exemplo, a infecção de uma célula pode levar a alterações de membrana que possibilitam a fusão com uma célula ou células vizinhas. Então o vírus pode passar livremente para o citoplasma da célula não infectada sem ter que passar por sua membrana plasmática; essa é uma característica bem estabelecida de infecções por algumas cepas de HSV que causam a formação de grandes grupos de células fundidas ou **sincícios**. Esse e outros aspectos das modificações induzidas por vírus na célula infectada são discutidos no Capítulo 10, Parte 3.

O contato entre as células que possibilita a disseminação do vírus não precisa ser uma fusão completa. A estreita interação entre as células dendríticas e outras células do sistema imune na indução da resposta imune, descrita no Capítulo 7, pode facilitar a passagem de vírus que foram capturados, mas não destruídos. Essa é claramente uma característica importante na patogênese do HIV.

O vírus em si pode apresentar uma proteína de superfície envolvida no reconhecimento e na entrada mediada pelo receptor que é dispensável sob certas condições. Um excelente exemplo é o que ocorre com mutantes de HSV-1 que não apresentam glicoproteína C (gC) em seu envelope. Conforme descrito em mais de detalhes na Parte 4 (ver Capítulo 17), essa glicoproteína interage com o sulfato de heparana na superfície da célula para possibilitar que ela se aproxime do receptor final. Os vírus mutantes sem gC demonstram alterações significativas nos detalhes de sua infecção e patogênese em animais de laboratório, mas se replicam com eficiência excelente em muitas células cultivadas em laboratório. Em laboratório, a cultura e a passagem frequente das células levam a alterações na superfície celular, de modo que os vírus gC-negativos podem "encontrar" seus receptores com pouca dificuldade.

Os vírus também podem usar ineficientemente outras proteínas na superfície para infectar células que não apresentam a proteína receptora. Desde que as condições sejam otimizadas, essas proteínas podem substituir o receptor eficiente. Essa substituição é uma das razões pelas quais alguns vírus podem ser induzidos a infectar certas células em cultura, mesmo que não contenham o receptor ideal. Um exemplo é a capacidade do vírus SV40 de infectar ineficientemente certas células murinas e de *hamster* em cultura. Essas infecções podem ser observadas com facilidade em laboratório; há boas evidências sugestivas de que essas infecções atípicas podem ocorrer com alguma frequência em condições naturais. A emergência de novos vírus infecciosos no ambiente está frequentemente associada ao aparecimento de um vírus que infecta um hospedeiro que previamente não infectava. O surgimento de novos vírus infecciosos é discutido na Parte 5, Capítulo 25.

Algumas dessas ocorrências podem ser inferidas como resultado de uma infecção inadequada seguida pela adaptação do novo vírus para utilizar um receptor previamente não reconhecido. Sugeriu-se uma rara infecção inapropriada de um vírus animal em um ser humano com mudanças subsequentes nas propriedades genéticas do vírus como explicação para o aparecimento relativamente súbito do HIV na comunidade humana. Outro exemplo dessa ocorrência poderia explicar o súbito aparecimento do vírus da *influenza* aviária H5N1, que continua se disseminando pelo mundo. Embora o vírus tenha sido transmitido de aves para seres humanos em um número limitado de casos, ele ainda não sofreu mutação para possibilitar uma transmissão eficiente de ser humano para ser humano.

Mecanismos de entrada de vírus não envelopados

As partículas virais não envelopadas precisam ser incorporadas à célula por meio de um processo chamado **translocação** através da bicamada lipídica. Nesse processo, o capsídio ou um capsídio modificado pela célula atravessa fisicamente a membrana plasmática da célula. Existem pelo menos quatro mecanismos que resultam na translocação do vírus através da membrana: **endocitose mediada pela clatrina**, **endocitose mediada pela caveolina**, **endocitose mediada por lipídios** e **macropinocitose**. Todos esses processos são endocitóticos, pois resultam na formação de vesículas endossomais contendo material extracelular (incluindo as partículas virais anexadas) que se movem para o citoplasma da célula. Eles são diferenciados pela natureza dos componentes celulares que revestem a vesícula endocítica e medeiam sua formação. A via mediada pela clatrina envolvendo a ligação ao receptor é ilustrada para o rinovírus na Figura 6.2. O ambiente ácido da vesícula endocítica causa alterações específicas no capsídio do rinovírus para que o genoma interno (RNA de senso positivo) seja liberado no citoplasma, onde pode ser traduzido e iniciar a expressão gênica.

Um vírus não envelopado de replicação nuclear, como o papovavírus, SV40, inicia a entrada de maneira semelhante, mas a interação entre as proteínas do capsídio viral e a vesícula, com outras **proteínas de tráfego intracelular**, possibilita que o vírion modificado seja transportado para a membrana nuclear. Uma vez lá, o genoma viral é liberado, e o DNA viral interage com fatores de transcrição celular para iniciar a expressão gênica. Como alterações genéticas específicas (**mutações**) na proteína do capsídio do SV40 interferirão nesse transporte, sabe-se que o vírus controla o processo.

Entrada de vírus envelopados

Os vírus envelopados interagem com os receptores celulares por meio da ação de glicoproteínas virais associadas à membrana que se projetam para além do envelope viral. As glicoproteínas virais são glicosiladas com açúcares no complexo de Golgi celular durante a maturação viral. O processo é semelhante ao realizado pela célula em suas próprias glicoproteínas.

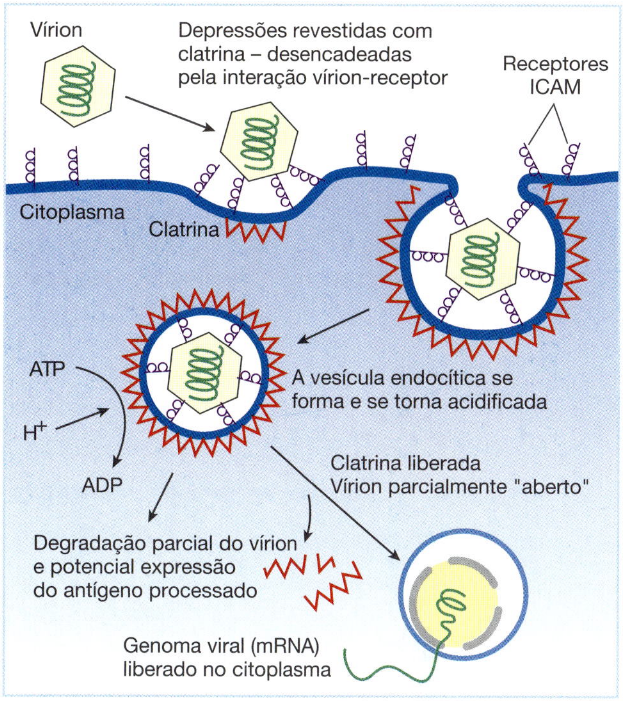

Figura 6.2 Representação esquemática da endocitose mediada por receptor utilizada pelo rinovírus para entrada na célula hospedeira. A vesícula endocítica se forma como consequência da estreita associação entre o complexo rinovírus-receptor e a membrana plasmática.

A entrada do vírus pode envolver a **fusão** da membrana viral na superfície da célula ou a endocitose mediada por receptor. Esses dois processos são mostrados de maneira esquemática na Figura 6.3A. Conforme ocorre com os vírus não envelopados, o pH ácido da vesícula endocítica pode levar a modificações no envelope viral, de modo que a fusão entre ele e a membrana da vesícula possa ocorrer. A Figura 6.3B mostra esquematicamente o processo de fusão do envelope; essencialmente, a associação entre proteínas de membrana nos envelopes viral e celular leva à "liberação" de uma área nas superfícies viral e celular, e a justaposição dessas membranas nuas leva à sua fusão.

A interação de fusão entre o vírus e a membrana plasmática ou vesicular pode ser simples entre uma glicoproteína viral e um receptor celular, ou pode envolver uma complexa cascata de interações de proteínas ligadas. Por exemplo, no caso de um herpes-vírus como o HSV, cinco ou seis glicoproteínas virais primeiro trazem o vírus para perto da célula e depois possibilitam sua entrada, o que requer a interação com um receptor específico da superfície celular. A primeira interação parece ser uma associação entre glicoproteínas virais e moléculas de açúcar sulfatado (poliglicanos), como o sulfato de heparana, que se encontra ligado a muitas proteínas de superfície da célula. Só então o vírion pode ser aproximado o suficiente da membrana plasmática para possibilitar a interação com o receptor real.

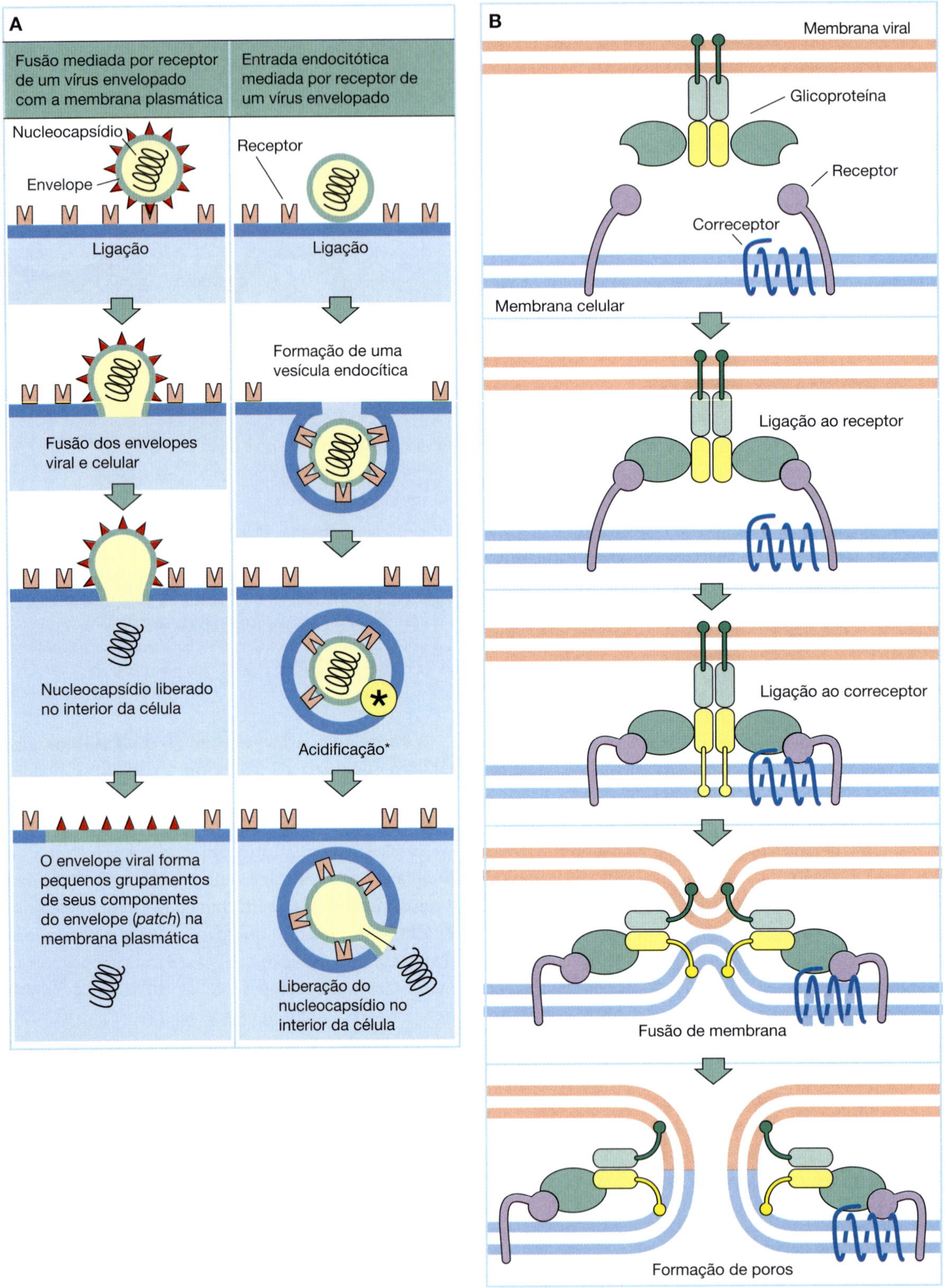

Figura 6.3 **A.** Dois modos básicos de entrada de um vírus animal envelopado na célula hospedeira. As glicoproteínas virais associadas à membrana podem interagir com receptores celulares para iniciar uma fusão entre a membrana viral e a membrana plasmática da célula ou podem induzir a endocitose. O destino da membrana de entrada do vírus difere nos dois processos. **B.** Esquema de alta resolução do processo de fusão de membranas. A interação entre as proteínas virais e as proteínas associadas à membrana celular resulta na "liberação" de uma área das duas bicamadas lipídicas, de modo que possam se justapor intimamente, levando à fusão. **C.** Associação do capsídio viral com a maquinaria de transporte intracelular depois da fusão da membrana. Esse processo leva o vírion e o genoma viral associado a serem transportados para um local apropriado dentro da célula para iniciar a próxima etapa do processo de infecção – a expressão dos genes virais *(continua)*.

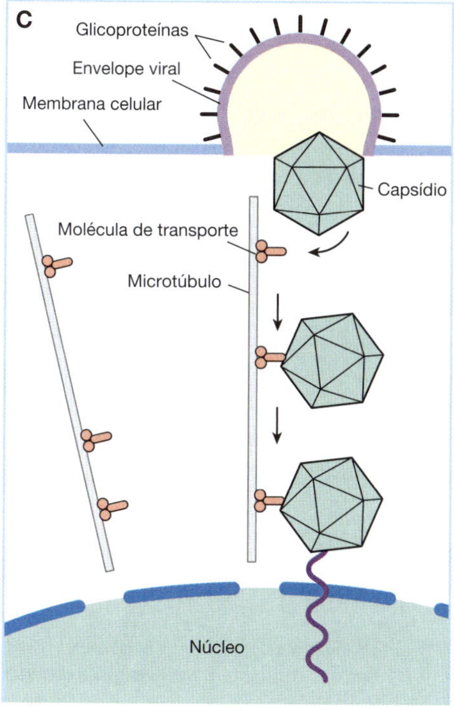

Figura 6.3 *Continuação.*

Uma vez que o capsídio viral está dentro do citoplasma, podem ocorrer interações específicas entre componentes do capsídio e microfilamentos e outras proteínas envolvidas no tráfego celular, levando ao transporte do capsídio viral para um local na célula hospedeira adequado para que o processo de infecção continue. Em linhas gerais, esse processo é semelhante ao transporte intracelular de um vírus não envelopado e é descrito na Figura 6.3C.

Entrada do vírus em células vegetais

A arquitetura especial de uma célula vegetal, ou seja, a presença de uma parede celular rígida e bastante espessa, apresenta desafio único para a entrada de vírus. A entrada inicial na célula vegetal precisa aproveitar alguma ruptura na integridade da parede celular. Aparentemente, quando o vírus entra nessa ruptura e fica situado próximo à membrana plasmática da célula vegetal, ele pode entrar na célula sem interação com receptores específicos.

Rupturas ou lesões na parede da célula vegetal são mais frequentemente produzidas por organismos que se alimentam da planta ou por meios mecânicos. Acima do solo, invertebrados, como pulgões, cigarrinhas, moscas-brancas e tripes, são vetores conhecidos para vários vírus de plantas. Os nematoides, que se alimentam do sistema radicular da planta, são outra fonte de infecção viral. Em alguns casos, o vírus é transferido do invertebrado para a planta sem crescer no vetor. Este é o caso da transmissão de geminivírus por moscas-brancas. De modo alternativo, os vírus podem se replicar em seus hospedeiros invertebrados e vegetais. Isso é visto no caso do vírus da murcha manchada do tomate (um buniavírus de planta) e seu vetor tripes. Em ambos os casos, os vírus entram no citoplasma da célula hospedeira da planta depois de o inseto ter começado a se alimentar do tecido vegetal.

Danos mecânicos à parede celular da planta também podem ser um meio de entrada para vírus de plantas. Essa abordagem é usada com mais frequência em ambientes experimentais quando a superfície da folha é arranhada ou abrasada antes da inoculação com uma suspensão de vírus. Isso também pode acontecer na natureza como resultado de procedimentos agrícolas, como a colheita. O vírus do mosaico bromo, transmitido por besouros, também pode entrar na planta durante as operações de corte.

Uma vez dentro do citoplasma da célula vegetal, os vírus perdem seu revestimento e a expressão gênica começa seguindo padrões semelhantes aos descritos para vírus animais. A passagem da progênie do vírus do local inicial de infecção para novas células hospedeiras ocorre por meio de conexões célula a célula, chamadas **plasmodesmas**, e por meio do sistema circulatório da planta, o floema. Por essa razão, a maioria das infecções por vírus de plantas termina como infecções sistêmicas de todo o organismo; assim, uma única lesão e entrada de vírus podem resultar em lesões virais que aparecem em toda a planta.

Injeção de DNA de bacteriófago em *Escherichia coli*

Os bacteriófagos precisam interagir com um receptor na superfície da célula bacteriana para iniciar uma replicação bem-sucedida. A superfície externa de uma célula procariótica apresenta um conjunto de características, como materiais estruturais (glicoproteínas e lipopolissacarídios), maquinaria de transporte (aminoácidos ou complexos de transporte de açúcar) e aparato de interação célula a célula – o ***pilus* F** ou **sexual**. Os *pili* sexuais são usados pelas bactérias na conjugação e troca de material genético com outras bactérias do "sexo" oposto. A ligação do bacteriófago às células hospedeiras pode empregar qualquer uma dessas estruturas, dependendo do vírus específico. Algumas características utilizadas por bacteriófagos se replicando em *E. coli* são mostradas na Tabela 6.2.

Tabela 6.2 Alguns receptores de bacteriófagos de *E. coli.*

Vírus	Estrutura	Função normal
T2	OmpF Lipopolissacarídio	Proteína porina Biomolécula da membrana externa
T4	OmpC Lipopolissacarídio	Proteína porina Biomolécula da membrana externa
T6	Tsx	Proteína de transporte de nucleosídios
T1 e T5	TonA LamB	Transporte de ferricromo Proteína de transporte de maltose
MS2	*Pilus* F	Conjugação

Em alguns casos, a ligação do bacteriófago à célula hospedeira envolve rearranjo físico da partícula viral. Por exemplo, a ligação do bacteriófago T4 à superfície de células *E. coli* suscetíveis ocorre em duas etapas, que são mostradas na Figura 6.4. Primeiro, há uma interação relativamente fraca entre as pontas das fibras da cauda do bacteriófago e os resíduos de lipopolissacarídios na superfície da membrana externa da célula. Isso desencadeia uma segunda interação, mais forte e irreversível. Nela, os pinos da cauda na placa de base do vírion interagem com estruturas na própria membrana externa, exigindo mudança na conformação das fibras da cauda. Por fim, isso resulta na compressão da bainha contrátil da cauda do bacteriófago e na injeção de DNA do bacteriófago na célula hospedeira. Nesse processo, o tubo da cauda do bacteriófago penetra na parede celular, mas o DNA dele ainda precisa atravessar a membrana celular interna. Esta última etapa é realizada com a ajuda de um produto de gene viral, chamado **proteína-piloto**.

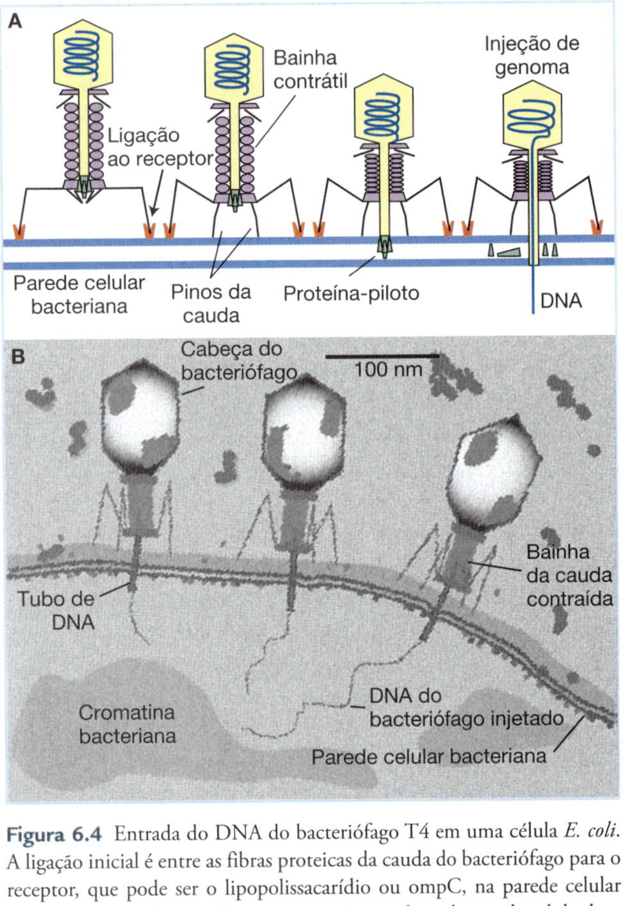

Figura 6.4 Entrada do DNA do bacteriófago T4 em uma célula *E. coli*. A ligação inicial é entre as fibras proteicas da cauda do bacteriófago para o receptor, que pode ser o lipopolissacarídio ou ompC, na parede celular bacteriana (**A**). A ligação dos pinos proteicos na base da parede celular leva à contração das fibras da cauda e das proteínas da bainha, levando à inserção do tubo da cauda através da parede celular. Como mostrado na micrografia eletrônica (**B**), a proteína-piloto do bacteriófago (flecha) possibilita que o genoma de DNA viral altamente carregado penetre na membrana plasmática bacteriana e entre na célula. O DNA do bacteriófago pode ser visto como linhas de sombra que emanam do tubo da cauda. Fonte: Dimmock, N.J. e Primrose, S.B. (1994). *Introduction to Modern Virology*, 4e. Boston: Blackwell Science.

Em alguns outros bacteriófagos, a interação entre o vírion e a célula não resulta em alterações imediatas na estrutura do bacteriófago – por exemplo, na ligação do bacteriófago λ ao seu receptor LamB. Novamente, a fixação do bacteriófago MS2 ao *pilus* F não resulta em alterações na estrutura do vírus. Uma vez que as células com uma estrutura de *pilus* (o produto de um plasmídio F) são chamadas *masculinas*, MS2 e bacteriófagos semelhantes são às vezes denominados *masculinos específicos*.

A quantidade real de bacteriófago que entra na célula hospedeira é bastante variável. No caso do bacteriófago com cauda, apenas o DNA do bacteriófago e certas proteínas acessórias entram na célula hospedeira. Para um bacteriófago sem cauda, como o MS2, no entanto, a partícula inteira do bacteriófago entra na célula e perde seu revestimento no citoplasma.

Métodos inespecíficos de introdução de genomas virais em células

Claramente, o processo de infecção de uma célula por um vírus envolve essencialmente a inserção eficiente do genoma viral em um local apropriado dentro da célula para que os genes virais possam ser expressos. O fato de os vírus poderem ser internalizados em células vegetais sem a necessidade de receptores sugere que outros métodos para a introdução de genomas virais podem ocorrer, ainda que raramente. No laboratório, por exemplo, as células podem se tornar permeáveis por métodos químicos ou físicos para que possam absorver partículas bem grandes. O tratamento adequado das células e a adição de altas concentrações de partículas virais podem levar à absorção do vírus. O processo será ineficiente, e a maioria das partículas de vírus pode ser destruída. Apesar disso, muitas vezes, é possível iniciar uma infecção produtiva em algumas células se uma quantidade suficiente de partículas virais for absorvida de modo que um ou dois genomas virais intactos possam chegar à porção apropriada da célula para iniciar a infecção.

Um processo igualmente ineficiente e inespecífico chamado **transfecção** é frequentemente utilizado para introduzir genomas virais (especialmente genomas de DNA) nas células. Genomas isolados podem ser agregados em partículas de tamanho adequado pela precipitação em agregados usando fosfato de cálcio ($Ca_3(PO_4)_2$); as células podem ser tratadas para incorporar prontamente os agregados. De modo alternativo, os genomas virais podem ser concentrados dentro de vesículas lipídicas, chamadas *lipossomas*, em solução; elas podem ser prontamente assimiladas por células que foram especificamente tratadas com detergentes suaves para que sua membrana plasmática possa se fundir com o lipossoma. Vários outros métodos de introdução de DNA, RNA ou mesmo proteínas nas células foram efetivamente explorados. A transfecção de plantas pode ser realizada com eficiência literalmente "disparando" *pellets* microscópicos de plástico revestidos com a mistura macromolecular apropriada usando um jato de ar. As macromoléculas também podem ser introduzidas nas células usando campos elétricos. Em todos esses casos, o processo é ineficiente, mas apenas alguns genomas virais apresentados na localização intracelular adequada são suficientes para induzir uma infecção produtiva.

A Figura 6.5 ilustra um exemplo do uso de transfecção para examinar as propriedades de uma proteína viral. Nessa imagem, as células foram transfectadas com um fragmento de DNA contendo o gene para a glicoproteína (gL) do vírus varicela-zóster (vírus herpes-zóster). Esse gene é controlado por um promotor, que pode ser expresso pela maquinaria transcricional da célula não infectada (ver Capítulo 13). As três micrografias mostradas na Figura 6.5B foram tiradas logo após, 12 horas depois e 24 horas depois da transfecção. As células foram incubadas com um anticorpo fluorescente contra gL (ver Capítulo 12). A expressão dessa proteína no citoplasma é bastante evidente nos tempos posteriores.

EVENTOS TARDIOS NA INFECÇÃO VIRAL: MONTAGEM DO CAPSÍDIO E LIBERAÇÃO DO VÍRION

Montagem de capsídios helicoidais

Os capsídios dos vírus helicoidais devem se reunir ao redor do genoma. Esse processo é relativamente bem estudado no vírus do mosaico do tabaco (TMV; do inglês *tobacco mosaic virus*) de plantas. Como observado, o processo básico parece ser semelhante para todos os vírus helicoidais. Essa semelhança depende do fato de que o RNA (ou DNA) de fita simples ou dupla pode facilmente formar uma estrutura helicoidal quando associado ao tipo adequado de proteína.

A montagem do capsídio helicoidal e do genoma de RNA do TMV é mostrada na Figura 6.6. Os capsômeros montam-se formando discos; os discos formados pelos capsômeros inicialmente interagem com uma sequência específica do genoma, chamada *pac* (de **sinal de empacotamento**). A interação com o próprio RNA converte o disco em uma conformação de "arruela de pressão"; os conjuntos de capsômeros subsequentes se enroscam na matriz helicoidal em crescimento formando o capsídio completo. Observe que, para o TMV, o RNA forma uma espécie de "parafuso", que penetra na configuração de disco dos capsômeros. Essa penetração possibilita a translocação para um arranjo helicoidal que cresce por associação contínua com o RNA genômico.

Montagem de capsídios icosaédricos

Na maioria dos casos estudados em detalhes, a maturação do capsídio icosaédrico a partir de um *procapsídio* até o estado final envolve a clivagem proteolítica específica de uma ou várias proteínas do capsídio que foram montadas na partícula do vírus imaturo. Essa clivagem resulta em mudanças sutis na estrutura ou no aumento da estabilidade do

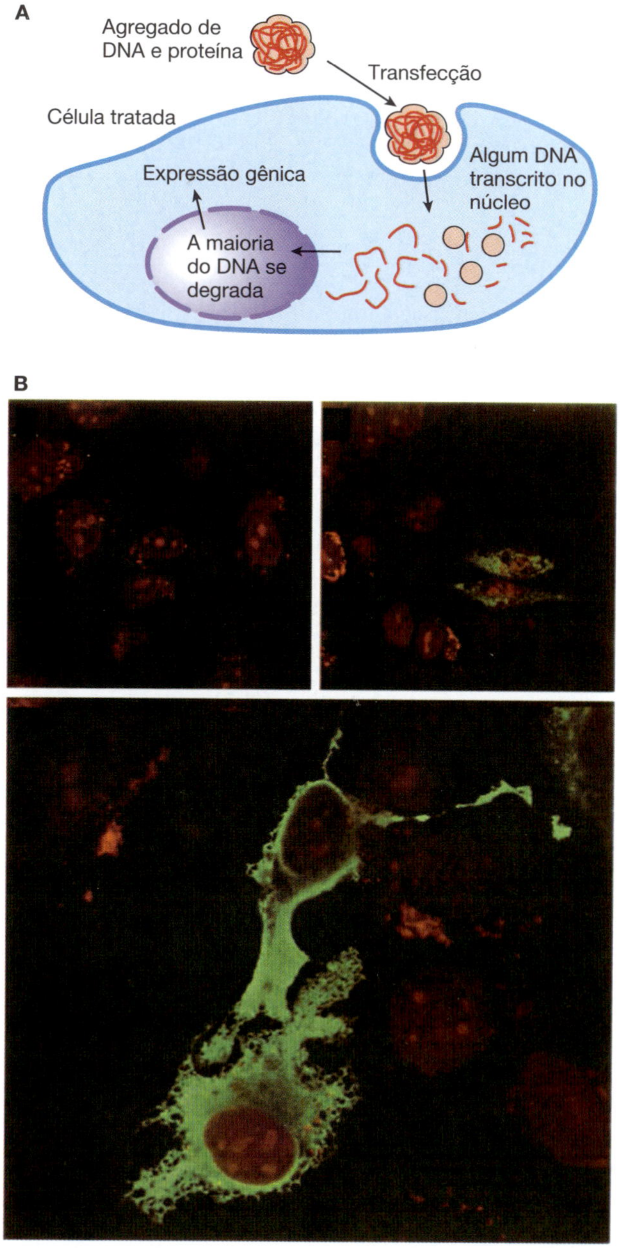

Figura 6.5 Expressão de uma proteína do vírus varicela-zóster após a transfecção de uma célula com o gene viral sob o controle de um promotor ativo na célula não infectada. **A.** Processo básico. A membrana celular é tratada com agentes que possibilitam que ela absorva facilmente grandes agregados de proteínas e ácidos nucleicos por fagocitose. O DNA transfectante é obrigado a formar agregados com o uso de fosfato de cálcio ($Ca_3(PO_4)_2$) e, depois, é misturado com células que foram adequadamente tratadas. Enquanto a maior parte do DNA absorvido pela célula é degradado, algum DNA chega ao núcleo por transporte celular não específico de macromoléculas; esse DNA pode ser transcrito, e quaisquer genes dentro dele podem ser expressos como proteínas. **B.** Experimento real. As células foram tornadas permeáveis e depois transfectadas com DNA contendo o gene da glicoproteína L do vírus varicela-zóster. A proteína codificada por esse gene foi expressa após sua transcrição em mRNA (ver Capítulo 13). As células foram tratadas com anticorpo fluorescente reativo com a glicoproteína (no sentido horário a partir do canto superior esquerdo) 0, 12 e 24 horas após a infecção. A expressão da glicoproteína no citoplasma é evidente a partir da fluorescência verde. (Ver Capítulo 12 para uma descrição do método.) Fonte: cortesia de C. Grose, University of Iowa.

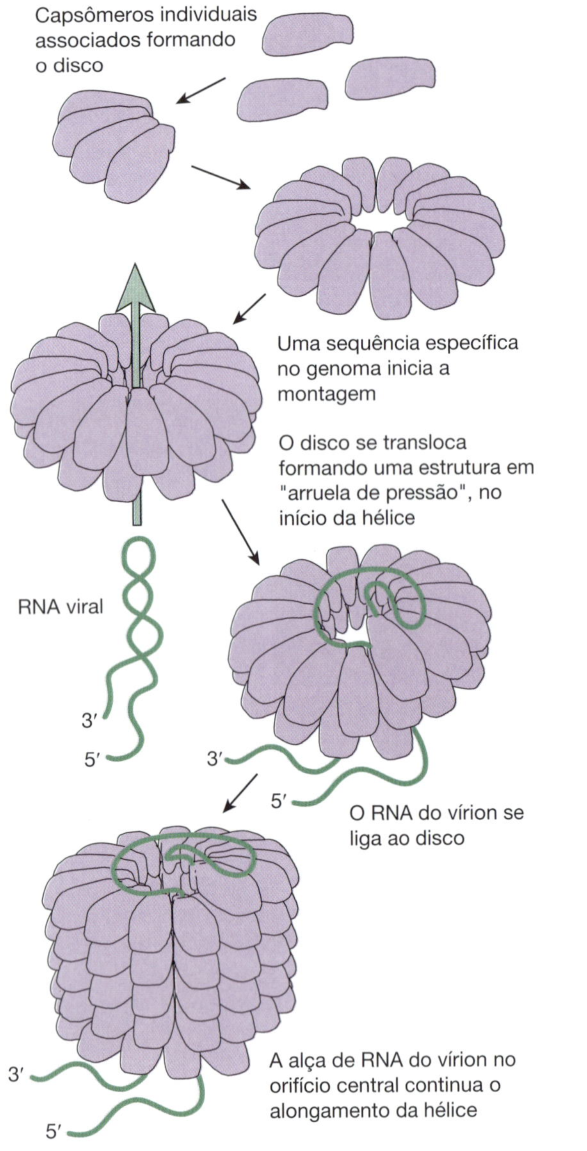

Figura 6.6 Montagem do vírus helicoidal do vírus do mosaico do tabaco (TMV). Mostram-se os passos de pré-montagem do disco de capsômeros, inserção de RNA viral e processo de montagem da hélice "semelhante a parafuso", com adição sequencial de mais capsômeros. Fonte: adaptada de Dimmock, N.J. e Primrose, S.B. (1994). *Introduction to Modern Virology,* 4e. Boston: Blackwell Science.

capsídio e geralmente acompanha a inclusão do genoma viral. Essas etapas de clivagem, realizadas por proteínas codificadas por vírus, chamadas proteases *maturacionais*, são bastante limitadas – apenas algumas ligações peptídicas discretas são hidrolisadas. Assim, uma regra geral excelente é a montagem de capsídios icosaédricos envolvendo tanto a pré-montagem de procapsídios quanto modificações covalentes específicas das proteínas do vírion por processamento proteolítico. A alta especificidade das proteases maturacionais e o fato de serem codificadas pelo genoma viral as tornam alvos atraentes para a terapia antiviral; descobriu-se que os inibidores de protease do HIV têm grande valor terapêutico (ver Capítulo 8).

Alguns dos modelos gerais para a montagem de um capsídio icosaédrico foram embasados em estudos iniciais sobre poliovírus, um pequeno vírus contendo RNA. Uma característica da infecção pelo poliovírus em laboratório é a formação de capsídios vazios. Assim, fica claro que os capsômeros virais podem se automontar. Essa observação foi interpretada como indicativa de que os capsídios vazios se montam *antes* de o genoma entrar no vírion. Notavelmente, no entanto, alguns estudos recentes sobre a montagem de poliovírus e vírus relacionados sugeriram que o procapsídio se monta diretamente ao redor do RNA viral, e os capsídios vazios são um subproduto não funcional do processo de montagem. Apesar disso, capsídios vazios podem formar uma estrutura estável de modo espontâneo, mesmo que não sejam intermediários na montagem do vírion.

No caso de vírus icosaédricos maiores, o processo de montagem do capsídio é complexo, com proteínas de andaime formando um "molde" ou padrão para o capsídio final. Em ambos os casos, a montagem do capsídio ocorre *antes* da entrada do genoma viral no capsídio, e uma das características da maturação do vírus icosaédrico é a produção de capsídios vazios.

Como ilustração desse processo, a Figura 6.7 mostra a montagem da cabeça do bacteriófago P22. O processo é bastante semelhante à montagem dos capsídios do HSV. Observe que as proteínas-piloto, que são importantes para a injeção do genoma (ver Figura 6.4), também podem ajudar a montar as proteínas do capsídio. As proteínas de andaime podem ser recicladas e atuar na montagem de mais de um capsídio. Observe também que o termo *proteína-piloto* aqui tem um significado completamente diferente do que quando usado na infecção por bacteriófago T4, discutida previamente.

As proteases de retrovírus "ativam" enzimas associadas ao vírion durante os estágios finais da maturação do vírion depois da liberação a partir da célula infectada. Essas proteases fazem

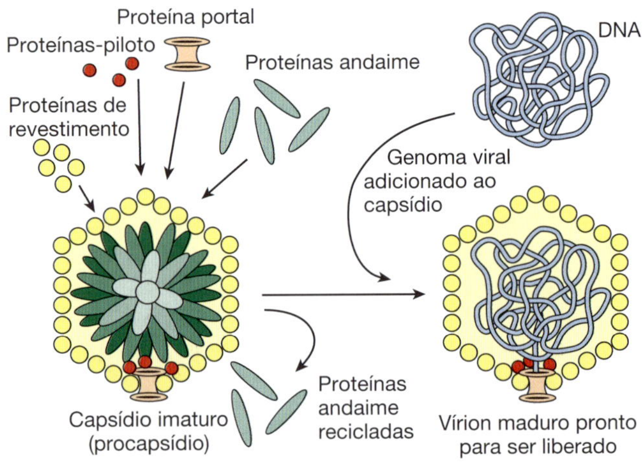

Figura 6.7 Montagem do capsídio do bacteriófago P22 e maturação por inserção de DNA genômico viral. As subunidades individuais do capsômero são pré-montadas em um procapsídio em torno da proteína de andaime. Esta última proteína é reciclada com o bacteriófago P22, mas pode ser removida proteoliticamente por uma protease maturacional com outros vírus icosaédricos. A cabeça vazia, então, associa-se a genomas virais. A inserção do genoma requer energia e uma mudança conformacional no procapsídio.

parte da proteína estrutural do vírion. Fármacos antivirais direcionados à protease do HIV mostraram benefício terapêutico significativo; outras proteases virais são alvos para o desenvolvimento de fármacos, pois são específicas para o vírus que as codifica. Isso é discutido com mais detalhes na Parte 4, Capítulo 20.

Produção do envelope do vírion e saída do vírion envelopado

A bicamada lipídica do envelope de membrana que envolve os vírus é derivada da célula infectada. Foram identificados apenas alguns (se houver) genes virais direcionados à biossíntese de lipídios ou à montagem de membranas. Enquanto a bicamada lipídica é inteiramente celular, o envelope torna-se específico do vírus pela inserção de uma ou várias proteínas de membrana codificadas pelo vírus que são sintetizadas durante o ciclo de replicação.

A Figura 6.8 mostra alguns dos padrões de envelopamento de membrana plasmática para vírus que se montam no citoplasma. As glicoproteínas virais, originalmente sintetizadas

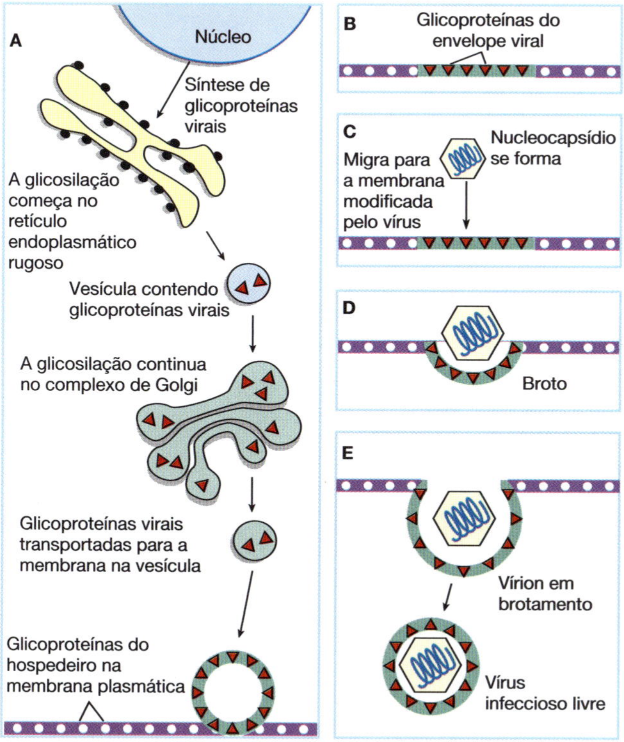

Figura 6.8 Inserção de glicoproteínas nas estruturas da membrana celular e formação do envelope viral. A formação de glicoproteínas virais no retículo endoplasmático rugoso é paralela à de glicoproteínas celulares, exceto que o mRNA viral é traduzido (**A**). Ocorre glicosilação completa no complexo de Golgi, e as glicoproteínas virais são incorporadas em vesículas de transporte para o movimento até a membrana celular onde são inseridas (**B**). Ao mesmo tempo (**C**), os capsídios virais se montam e, depois, se associam às membranas modificadas pelo vírus. Isso pode envolver a interação com proteínas de matriz codificadas por vírus que servem como "adaptadores". A brotação ocorre (**D, E**) em função da interação entre o capsídio viral e as proteínas da matriz e o envelope celular modificado contendo as glicoproteínas virais.

no **retículo endoplasmático** rugoso e depois processadas por meio do **complexo de Golgi**, chegam ao local de brotamento com seus terminais carboxi no citoplasma e seus terminais amino na parte externa da célula. Em ambos os locais, os vírus envelopados recrutam as proteínas celulares necessárias para arrancar a haste da membrana citoplasmática que conecta a partícula envelopada em brotamento à superfície da célula.

Muitos vírus, incluindo os retrovírus, brotam da superfície da célula infectada. O uso da microscopia de força atômica (mostrada na Parte 3, Capítulo 9) forneceu uma visualização contundente desse processo, conforme mostrado na Figura 6.9. Os vírions associam por meio de interações do capsídio com membranas citoplasmáticas modificadas, levando à formação de "bolhas" na superfície da membrana plasmática. Esse processo continua até que um broto seja formado, que então se estende para fora e se rompe, formando um vírion completamente envelopado. O estágio final de brotamento requer a ação de um dos três complexos proteicos celulares envolvidos principalmente na formação de vesículas citoplasmáticas. Esses complexos de proteínas normalmente atuam arrancando vesículas de brotamento da membrana parental e desempenham o mesmo papel na brotação final do vírion.

Para vírus que brotam em outros locais subcelulares (como os buniavírus, que brotam do próprio Golgi; ou os HSV, que brotam da membrana nuclear e, depois, em **vesículas exocitóticas**), ocorre processo semelhante. Em cada caso, as glicoproteínas virais contêm sinais de tráfego que direcionam a proteína a seu destino, usando a maquinaria da célula hospedeira para esse fim. A membrana plasmática de muitas células no tecido organizado é assimétrica, e alguns vírus evoluíram para utilizar essa assimetria. Assim, certos vírus (p. ex., vírus da gripe) brotam da **superfície apical** dessas células, ao passo que outros (p. ex., vírus da estomatite vesicular) brotam da **superfície basolateral**. Usando técnicas refinadas de DNA recombinante para produzir versões híbridas das proteínas relevantes, os sinais de tráfego nesses casos mostraram residir na porção aminoterminal da glicoproteína viral.

Detalhes específicos da formação de envelope e da liberação de vírions são complexos para os vírus com envelope de replicação nuclear exemplificados pelos HSV. Conforme descrito aqui, a formação do capsídio ocorre no núcleo, e os capsídios completos presumivelmente se associam às proteínas do **tegumento** (matriz) próximas à membrana nuclear, que foi modificada pela inclusão de glicoproteínas virais glicosiladas no complexo de Golgi celular. Mettenleiter *et al.* forneceram evidências persuasivas usando microscopia eletrônica e mutantes virais definidos cuja formação de vírus infecciosos extracelulares envolve dois ciclos de envelopamento. Uma glicoproteína viral específica é incorporada à membrana nuclear interna, e os capsídios virais brotam no lúmen entre as

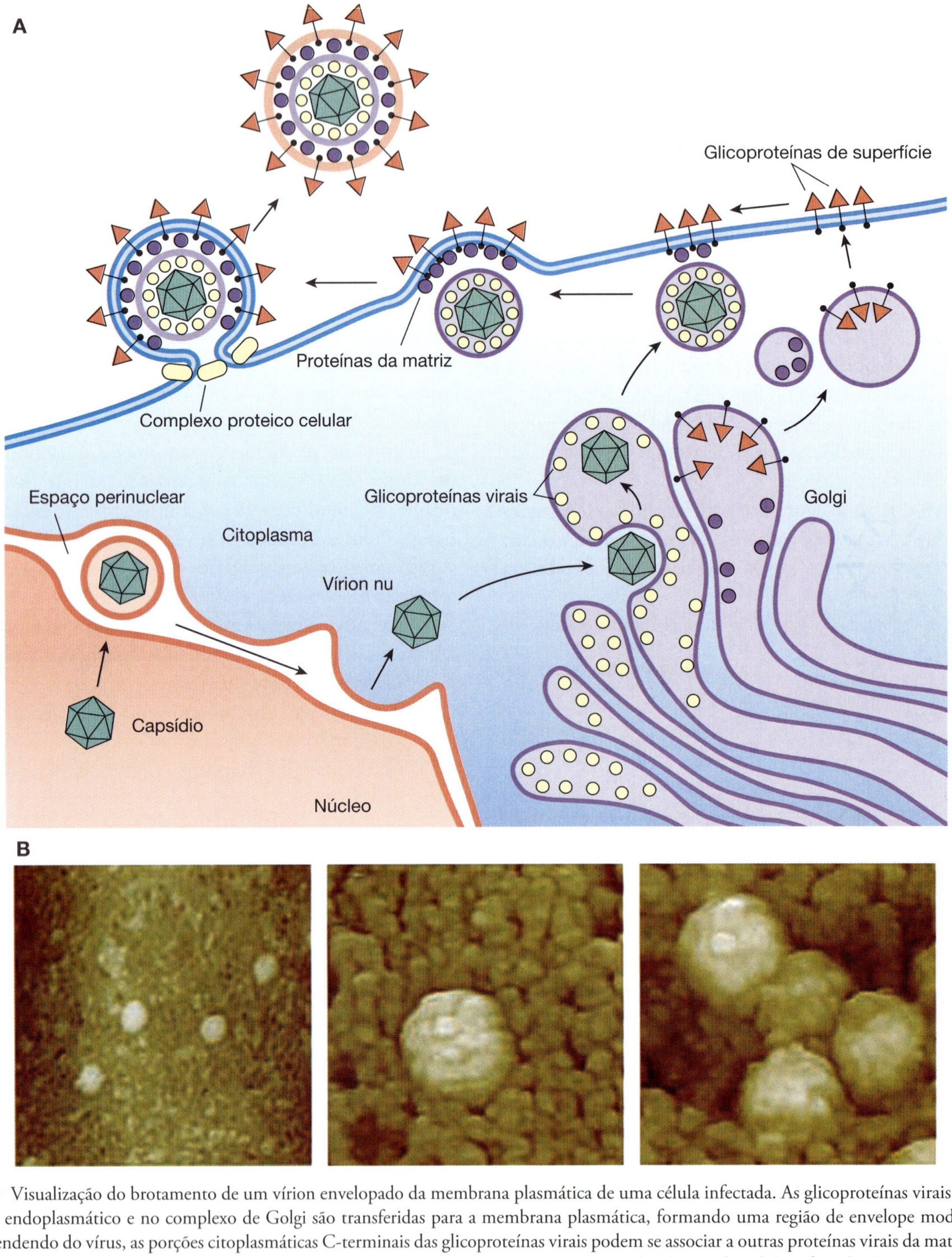

Figura 6.9 Visualização do brotamento de um vírion envelopado da membrana plasmática de uma célula infectada. As glicoproteínas virais processadas no retículo endoplasmático e no complexo de Golgi são transferidas para a membrana plasmática, formando uma região de envelope modificada pelo vírus. Dependendo do vírus, as porções citoplasmáticas C-terminais das glicoproteínas virais podem se associar a outras proteínas virais da matriz. A região modificada da membrana plasmática pode associar-se especificamente a vírions maduros montados dentro da célula infectada. Essa associação leva ao brotamento e à liberação de vírions envelopados maduros. Mostra-se também o aparecimento do vírus da leucemia murina envelopado (um retrovírus) na superfície de uma célula infectada, conforme visualizado por microscopia de força atômica. Aqui, a membrana plasmática de fundo da célula tem aparência ligeiramente distinta, em decorrência de diferenças nas proteínas associadas à membrana presentes; observa-se o brotamento do vírus na superfície formando vírions envelopados. Fonte: cortesia de Yuri G. Kuznetsov e Alex McPherson, University of California, Irvine.

membranas nucleares interna e externa. Esse "pré-vírion" envelopado infecta o citoplasma por meio da fusão com a membrana nuclear externa, resultando na perda desse pré-envelope. De modo subsequente, os capsídios adquirem seu envelope maduro por brotamento em vesículas exocitóticas, e o vírus envelopado é transportado para a superfície celular para liberação. O processo é mostrado na Figura 6.10. Esse processo será descrito com mais detalhes no Capítulo 17 (Parte 4), que descreve a replicação do HSV.

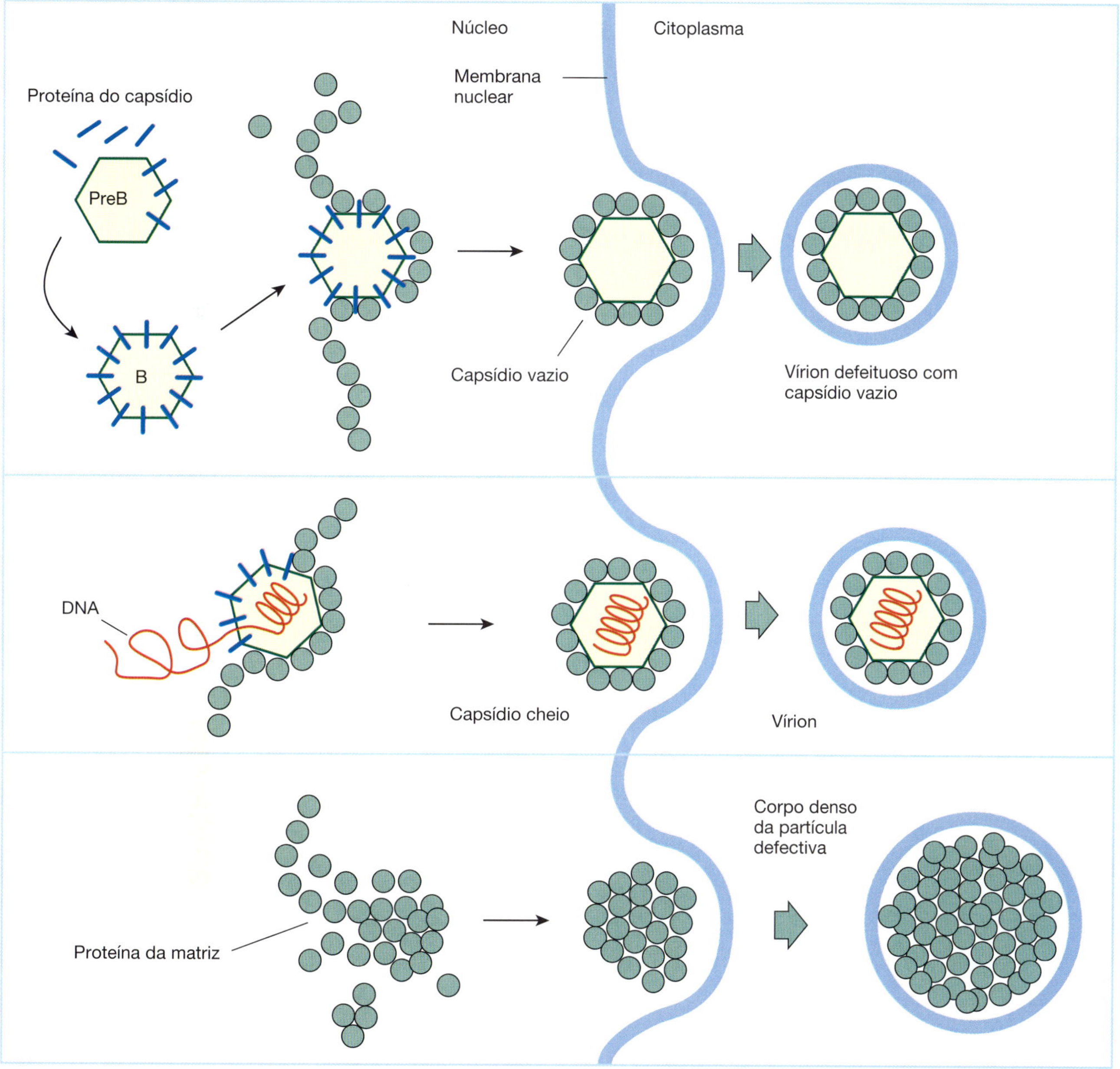

Figura 6.10 Envelopamento e saída do herpes-vírus.

QUESTÕES DO CAPÍTULO 6

1 Descreva brevemente os dois modos usados pelos vírus envelopados para entrar em suas células hospedeiras.

2 Como os vírus não envelopados entram nas células hospedeiras? Descreva um exemplo em detalhes.

3 Como os vírus de plantas entram em suas células hospedeiras? Qual característica da arquitetura da célula vegetal dita esses modos de entrada?

4 Descreva como o bacteriófago T4 se liga e entra nas células hospedeiras. Qual parte da partícula do vírus entra na célula?

5 Os capsídios de vírus simples são encontrados em dois tipos de arranjos estruturais: helicoidal e icosaédrico. Quais são as principais características da montagem desses dois tipos de partículas?

6 Como os vírus envelopados adquirem membranas durante sua maturação em células animais?

Resposta Imune Inata: Defesa Inicial contra Patógenos

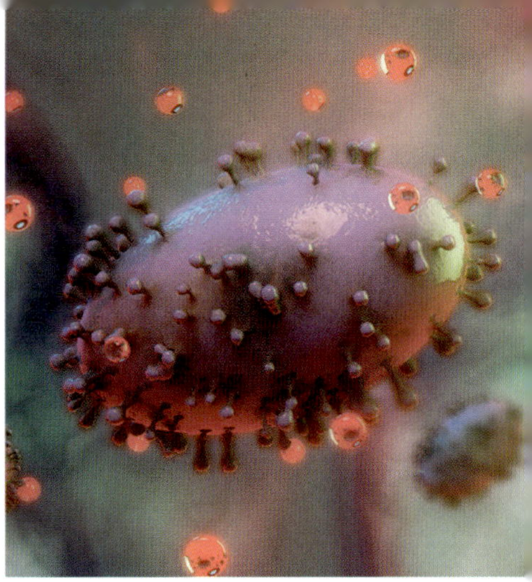

CAPÍTULO

7

O sistema imune, que protege o corpo contra patógenos invasores, é composto de duas partes diferentes: a **resposta imune intrínseca/inata** e a **resposta imune adaptativa**. A **resposta imune intrínseca** envolve sistemas de defesa que estão sempre presentes nas células e podem neutralizar imediatamente os vírus, como a apoptose, o silenciamento de RNA e proteínas ou RNA da via autofágica. A **resposta imune inata** é uma resposta generalizada que é ativada depois de a célula "detectar" determinadas proteínas ou moléculas que são encontradas ou produzidas por bactérias, vírus ou fungos. Essa resposta é a primeira defesa contra patógenos e resulta em respostas de sinalização intracelular bastante inespecíficas para bloquear a infecção, bem como respostas inflamatórias extracelulares. Além disso, as respostas intrínsecas e inatas ajudam a sinalizar ao corpo a presença de um patógeno invasor e ajudam a promover resposta imune adaptativa mais específica e potente, que envolve respostas de linfócitos B e T e precisa ser ativada.

DEFESAS DO HOSPEDEIRO CONTRA A REPLICAÇÃO VIRAL

Quando um vírus infecta um hospedeiro imunologicamente virgem, pode-se esperar que inicialmente as chances favoreçam os vírus. Afinal, a maioria dos vírus tem ciclos de replicação relativamente curtos, que resultam na rápida liberação de centenas de novos vírions de uma única célula. Enquanto o corpo imediatamente começa a montar anticorpos específicos e respostas imunes celulares, leva tempo para que linfócitos B e T específicos para o vírus se acumulem em quantidades altas o suficiente (mesmo localmente) para destruir as células infectadas e impedir que a infecção se espalhe para outras células e tecidos do hospedeiro. A resposta imune inata é a primeira linha de defesa do organismo e desempenha um papel essencial em retardar a propagação do vírus nos momentos iniciais depois de uma infecção. Essa resposta dá ao hospedeiro o tempo crítico necessário para desenvolver a resposta imune adaptativa mais específica para controlar a infecção (Figura 7.1).

Receptores Toll-*like*

Elementos da resposta imune inata foram identificados pela primeira vez em mutantes (*Toll*) da *Drosophila*. Foi observado que eles eram especialmente suscetíveis a infecções fúngicas. Esses mutantes não apresentavam uma proteína-chave, que, a partir de então, demonstrou estar envolvida na resposta de sinalização celular que promove uma resposta antifúngica inespecífica. Anos depois, descobriu-se que uma linhagem de camundongos particularmente suscetível a infecções bacterianas gram-negativas não apresentava uma proteína receptora relacionada com a proteína previamente identificada na *Drosophila*. Em camundongos normais, quando essa proteína receptora reconhece o lipopolissacarídio (LPS), inicia-se uma resposta de sinalização celular que causa um processo inflamatório inespecífico. Esse processo inflamatório altera o ambiente celular local de modo que retarda o crescimento bacteriano, até que uma resposta imune específica para o antígeno seja montada. O receptor de camundongo específico para LPS foi denominado receptor "**toll-*like***" (**TLR**) devido ao nome *Toll* do mutante original da *Drosophila*.

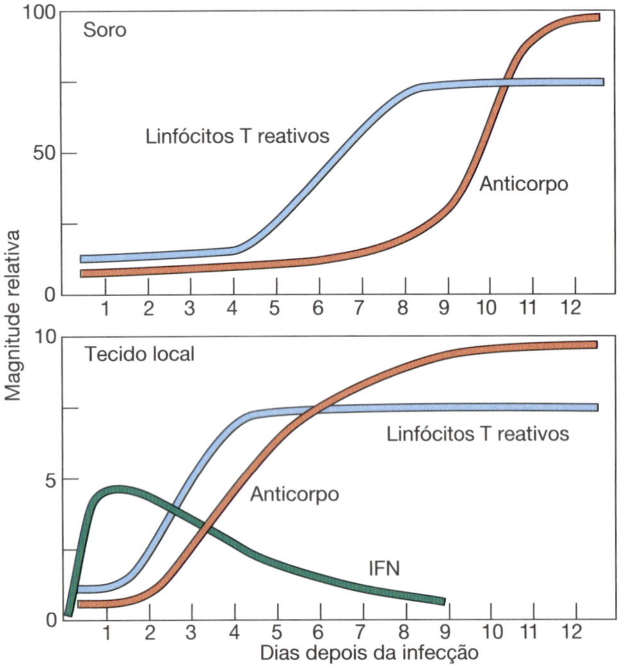

Figura 7.1 Representação esquemática mostrando diferenças na intensidade e no tempo de aparecimento das imunidades local *versus* sistêmica contra uma infecção viral típica em camundongos. *IFN*, interferona. Fonte: cortesia de D.C. Bloom.

Sabe-se agora que os vertebrados têm vários TLRs distintos (pelo menos 10 em seres humanos) que se ligam a diferentes tipos de moléculas que estão associadas a patógenos bacterianos, fúngicos, virais e protozoários. O TLR3 e o TLR9 desempenham papel particularmente importante na defesa antiviral inata; por exemplo, o TLR3 reconhece e se liga ao RNA de fita dupla (dsRNA), que é formado durante os ciclos de replicação de muitos vírus (vírus de RNA e DNA).

Uma vez que os TLRs são ativados, eles ativam proteínas adaptadoras que, por sua vez, induzem citocinas pró-inflamatórias. Cada um dos TLRs induz vias específicas por meio da ativação de diferentes proteínas adaptadoras. Por exemplo, o TLR3 (ativado pelo dsRNA) induz interferonas tipo 1, descritas na Seção 7.1.3. De modo curioso, além dos efeitos antivirais mediados pela interferona e das respostas inflamatórias induzidas por TLRs específicos, as citocinas induzidas pela resposta imune inata também desempenham papel fundamental em ajudar a ativar e a aumentar diretamente o desenvolvimento de respostas imunes celulares e humorais específicas. Por exemplo, em resposta à ativação do LPS, o TRL4 produz citocinas que ativam especificamente os linfócitos T auxiliares (também chamados células $CD4^+$, T *helper*) que foram estimulados por antígenos específicos. Além disso, acredita-se que o tipo de citocina produzida pelas respostas inatas dos TLRs seja um importante determinante do tipo de resposta T auxiliar que é mediada em resposta a determinado patógeno. Conforme discutido neste capítulo, a seletividade da resposta T auxiliar desempenha papel essencial em ditar se uma resposta antiviral é principalmente humoral ou celular, um processo que sem dúvida ajudou a impulsionar a evolução viral.

Defensinas

Outro componente da imunidade inata é mediado por proteínas celulares conhecidas como **defensinas**. Essas pequenas proteínas (compostas de 30 a 50 aminoácidos) são secretadas por várias células dos sistemas respiratório e gastrintestinal e se ligam a muitos patógenos, incluindo bactérias, fungos e alguns vírus. Essa ligação aumenta a eliminação de bactérias e fungos. Demonstrou-se que as defensinas interferem na entrada do vírus *influenza* e do vírus da imunodeficiência humana (HIV) nas células humanas por meio da ligação cruzada com proteínas da membrana celular. Essa ligação bloqueia a liberação de proteínas da membrana celular induzidas pelo vírus na região justaposta ao envelope viral, bloqueando, assim, a fusão da membrana (ver Figura 6.3B, que contém uma ilustração do processo normal de fusão da membrana).

Como os TLRs, as defensinas aumentam a estimulação das imunidades celular e humoral. As defensinas também parecem atuar na produção de respostas imunes às células tumorais no hospedeiro. Isso ilustra adicionalmente as complexas interações entre os diferentes ramos do sistema imune e a contínua evolução dos componentes desses ramos em direção a interações cooperativas.

Interferona

A capacidade das células de produzir interferona (IFN) fornece outra resposta rápida importante. As células capazes de tal resposta contêm um conjunto complexo de produtos gênicos que podem ser induzidos em resposta direta ao ataque do vírus e que tornam as células vizinhas mais resistentes à replicação do vírus. A IFN tem múltiplos efeitos biológicos, incluindo os seguintes:

- Inibição da replicação do vírus em células tratadas com IFN (células-alvo)
- Inibição do crescimento de células-alvo
- Ativação de macrófagos, células *natural killer* e linfócitos T citotóxicos
- Indução de antígenos do **complexo principal de histocompatibilidade de classes I** (**MHC-I**) e **II** (**MHC-II**) e receptores Fc
- Indução de diversos outros efetores da resposta intrínseca do hospedeiro
- Indução de febre.

No final da década de 1950, demonstrou-se que os meios de cultura isolados de fibroblastos infectados com certos vírus continham uma substância ou substâncias que tornariam as células não infectadas mais resistentes à infecção por vírus semelhantes (*i. e.*, as células infectadas produziram uma substância que interferiu na infecção subsequente). Métodos clássicos de fracionamento de proteínas demonstraram que essa substância – a IFN – é, na verdade, um grupo de proteínas, todas muito estáveis ao pH ácido e todas capazes de funcionar em diluições muito altas, de modo que apenas algumas moléculas interagindo com uma célula-alvo tornam essa célula resistente à infecção viral.

Existem dois tipos básicos de interferona, I e II. As IFNs tipo I são estáveis em pH ácido e no calor. Todas são distintas e são codificadas por genes celulares separados, mas todas têm o mesmo tamanho geral e efeitos aproximadamente semelhantes. As duas principais IFNs tipo I são a IFN-α, expressa por leucócitos, e a IFN-β, expressa por fibroblastos. Há pelo menos três outras nessa classe. Existe apenas uma IFN tipo II, a IFN-γ, expressa principalmente por linfócitos T. As IFNs tipo I são mais ativas contra infecções virais, ao passo que a IFN-γ modula a resposta imune e parece ter alguma atividade antitumoral. Todas as IFNs são muito específicas para cada espécie; portanto, a IFN humana é ativa em células humanas, a IFN de camundongo, em células de camundongo, e assim por diante.

A caracterização da IFN seguida pela clonagem e pela expressão dos genes da IFN resultou em grande entusiasmo em relação a seu potencial uso como fármaco antiviral e anticancerígeno. A promessa ainda não foi totalmente concretizada; sabe-se, agora, que as proteínas IFN são muito tóxicas às células e os métodos para sua entrega eficiente a regiões do corpo para as quais seriam terapêuticas ainda não foram aperfeiçoados. Assim, embora esteja claro que a resposta da IFN tem papel na recuperação natural da infecção e da doença causada pelo vírus, seu potencial terapêutico completo ainda não foi totalmente explorado.

Indução da interferona

A indução da IFN ocorre na célula infectada em resposta a produtos virais. Um indutor principal é o dsRNA, que é produzido em infecções por muitos vírus de RNA e DNA. Além disso, alguns vírus (p. ex., ortoreovírus) usam dsRNA como seu material genético. Uma única molécula de dsRNA pode induzir a IFN em uma célula sob as condições apropriadas. Uma proteína celular, a **RIG-1** (do inglês *retinoic acid-inducible gene 1*), liga o dsRNA a domínios em sua região C-terminal e serve como detector celular desse RNA. Quando ligada ao dsRNA, a proteína RIG-1 ativa vários fatores de transcrição celular, que atuam em conjunto para induzir a expressão da IFN tipo I. De modo curioso, outra proteína antiviral expressa pelas mitocôndrias, denominada **proteína antiviral mitocondrial** (**MAV**; do inglês *mitochondrial antiviral protein*) medeia o efeito da RIG-1. A ativação de uma proteína receptora por sua ligação ao ligante de sinalização apropriado, levando à interação e à ativação de outras proteínas que conduz a uma resposta transcricional ou a outra resposta celular, é uma característica comum das **cascatas de sinalização** celular e será discutida brevemente na Parte 3, Capítulo 13.

Como a IFN é expressa a partir de genes celulares, apenas as células que estão relativamente intactas e funcionando quando o dsRNA está presente a expressarão. O requisito para a função celular contínua é uma das razões pelas quais os vírus que se replicam lentamente são bons indutores de IFN. Quando um vírus capaz de replicação rápida e desligamento rápido da célula hospedeira inicia uma infecção sob condições ideais, geralmente pouca IFN é induzida.

Estado antiviral

Os indutores de IFN fazem a célula em que estão presentes sintetizar IFN. Essa proteína é secretada e interage com células vizinhas para colocá-las em um estado antiviral, no qual **moléculas efetoras antivirais** (**AVEM**; do inglês *antiviral effector molecules*) são expressas. As células que foram induzidas pela IFN expressam novas proteínas de superfície associadas à membrana, têm padrões de glicosilação alterados, produzem enzimas que são ativadas pelo dsRNA para degradar o RNA mensageiro (mRNA) e inibem a síntese proteica por modificação do ribossomo. Esses efeitos são descritos na Figura 7.2. No estado antiviral, portanto, a célula é preparada para desencadear uma série de respostas à infecção pelo vírus. Como no caso da indução da IFN, o dsRNA viral atua como gatilho para essas respostas.

Até o momento, a expressão de mais de 300 genes celulares demonstrou ser induzida ou aumentada pela IFN – muitos deles envolvidos no estabelecimento do estado antiviral. Uma proteína – Mx – parece direcionada exclusivamente contra infecções pelo vírus *influenza*, embora também tenha atividade contra o vírus da estomatite vesicular (VEV). Algumas das proteínas que atuam como AVEM estão listadas na Tabela 7.1. Diferentes mecanismos estão envolvidos nas distintas respostas celulares à infecção viral. Alterações na superfície celular podem

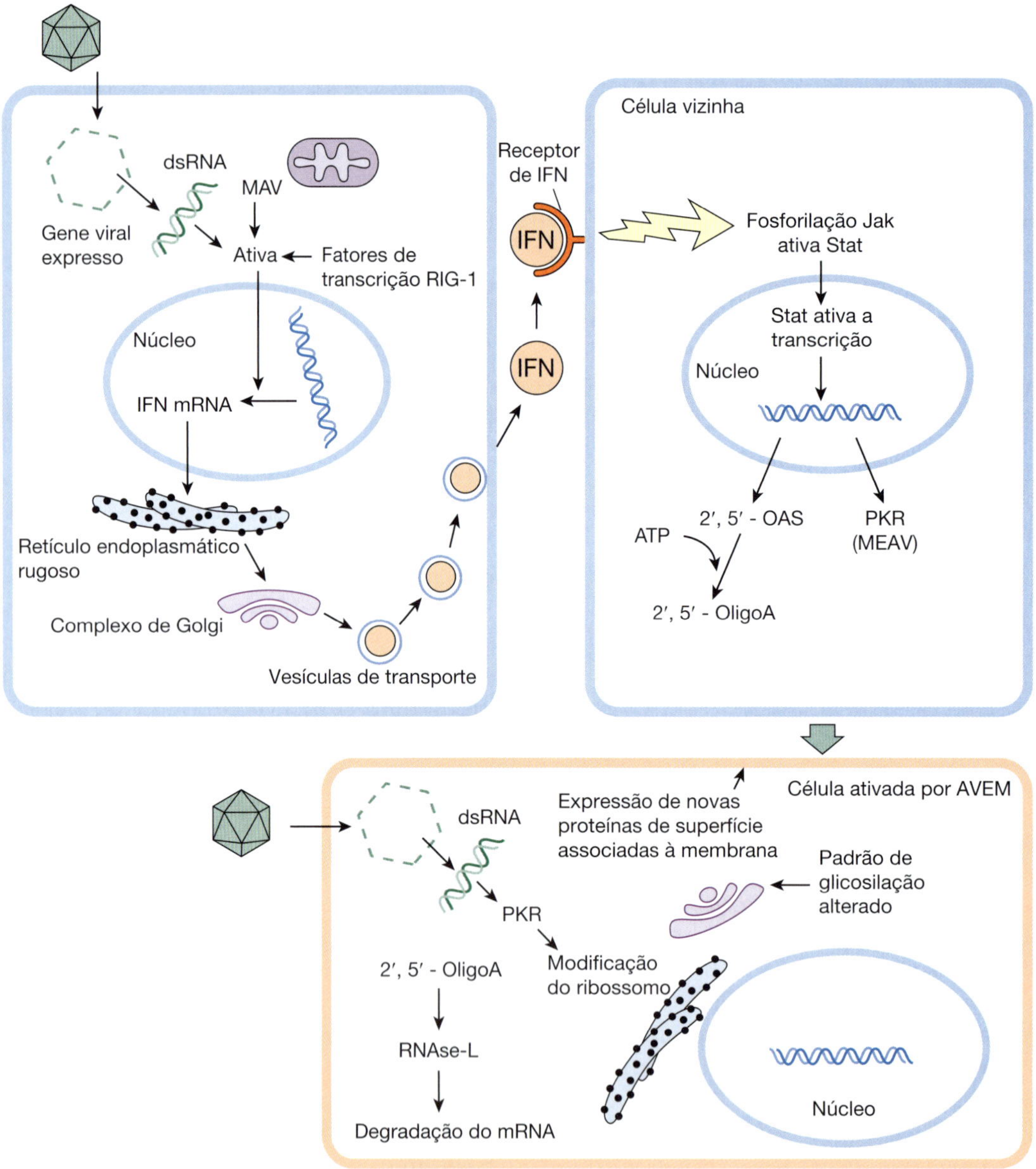

Figura 7.2 Cascata de eventos que leva à expressão de interferona (IFN) e à indução de um estado antiviral nas células vizinhas. O indutor de interferona (dsRNA) produzido durante a infecção pelo vírus leva uma célula infectada a secretar uma pequena quantidade de proteínas IFN, que são glicoproteínas extremamente estáveis. Elas interagem com células vizinhas induzindo um estado antiviral, no qual várias moléculas efetoras antivirais (AVEM) são expressas e podem ser desencadeadas pela presença de dsRNA para alterar a célula, de modo a reduzir acentuadamente a produção de vírus infecciosos. *dsRNA*, RNA de fita dupla; *PKR*, proteinoquinase dependente de dsRNA; *2′,5′-OAS*, 2′,5′-oligoA sintetase. Proteínas JAK (Janus-quinase) e STAT (do inglês *signal transducers as well as activators of transcription*) fazem parte da via de sinalização JAK-STAT.

Tabela 7.1 Algumas proteínas antivirais induzidas ou ativadas pela interferona.

Proteína	Função
2',5'-oligoadenilato sintetase	Ativa RNAse-L latente
dsRNA-dependente da proteinoquinase (PKR)	Fosforila eIF2
RNAse-L	Degradação do mRNA
IFN-1, IFN-2	Regulação transcricional
MHC-I	Apresentação de antígeno
Mx	Bloqueio específico da entrada do *influenza* (e do vírus da estomatite vesicular)

dificultar a fixação e a penetração dos vírus. Quando apresentada com dsRNA, a célula antiviral ativa a **2',5'-oligoadenilato sintetase** – atividade enzimática que é induzida pela IFN, que produz um oligonucleotídio incomum, o 2',5'-oligoA. Este, por sua vez, ativa uma endonuclease de mRNA latente (RNAse-L). Por fim, essa endonuclease degrada rapidamente todo o mRNA (viral e celular) na célula. A célula acionada pela IFN também expressa uma **proteinoquinase dependente de dsRNA** (**PKR**; do inglês *dsRNA-dependent protein kinase*) que causa modificações que resultam na inativação parcial do fator de iniciação traducional eIF2 na presença de dsRNA. Isso torna a célula uma má produtora de proteínas virais e, portanto, uma produtora ineficiente de novos vírus infecciosos, uma vez que todos os processos moleculares são inibidos.

A ação da IFN nas células nem sempre é benéfica. Como a IFN também atua como reguladora negativa do crescimento (base de sua atividade contra células tumorais), sua presença pode interromper a função de células e tecidos diferenciados. Além disso, uma resposta da célula à infecção por vírus é a indução de vários genes celulares que levam à morte celular programada (apoptose); esse processo é descrito com mais detalhes no Capítulo 10, Parte 3. A morte celular é boa para o hospedeiro, pois a redução da replicação do vírus compensa a perda de algumas células. Contudo, em alguns casos, a IFN pode bloquear a indução de apoptose e, assim, proteger as células infectadas pelo vírus. Além disso, a IFN causa inflamação tecidual e febre alta.

Os efeitos tóxicos da resposta da IFN são aliviados ao serem cuidadosamente balanceados e controlados, para que sejam mantidos apenas enquanto for necessário. A quantidade de IFN produzida por qualquer célula infectada é muito pequena, de modo que apenas as células na vizinhança imediata são afetadas e convertidas ao estado antiviral. Se as células não estiverem infectadas, elas podem eventualmente se recuperar e retomar seus processos normais.

Medição da atividade da interferona

A atividade da IFN é medida de várias maneiras, pois existem muitos tipos diferentes e efeitos distintos. Um método fácil e rápido em virologia é o *ensaio de redução de placa*. Esse método é bastante sensível; alegou-se que, com o uso cuidadoso, ele é capaz de detectar uma quantidade tão pequena quanto 10 moléculas de IFN. Os *ensaios de placa* são descritos em detalhes no Capítulo 10, mas, em essência, o processo é o seguinte: são produzidas culturas de células duplicadas (ver Capítulo 9), e uma cultura é tratada com IFN por várias horas para possibilitar o desenvolvimento de um estado antiviral potencial. Ambas são, então, infectadas com o mesmo número de unidades infecciosas do vírus indicador (em geral, o VSV, pois ele é muito sensível à IFN). As células tratadas com IFN produzirão menos e menores centros de infecção viral (*placas*) do que o controle não tratado. Podem-se fazer diluições repetidas da amostra original, até que o efeito não seja mais visto, e pode-se calcular uma medida como a *dose efetiva mediana* (**ED_{50}**). A ED_{50} é aquela diluição em que a quantidade de placas é reduzida em 50% ou as placas são 50% menores que as não tratadas. Essa redução pode estar relacionada com as unidades de atividade da IFN e com a quantidade de moléculas de IFN presentes.

Outras defesas celulares contra uma infecção viral

Defesa baseada em pequenas moléculas de RNA

Descobertas iniciadas no começo da década de 1990 demonstraram que pequenas moléculas de RNA com regiões de fita dupla têm vários papéis importantes na regulação de processos celulares eucarióticos e na proteção contra patógenos, além da indução de interferons. Isso é brevemente descrito no Capítulo 8; aqui, basta assinalar que existem vias nas células eucarióticas para o processamento de pequenas moléculas de RNA codificadas no genoma da célula em moléculas de dsRNA de 22 pares de bases (microRNA ou miRNA). Esses miRNA se ligam a moléculas específicas de mRNA viral ou celular, levando à sua degradação.

As células têm uma maneira semelhante de lidar com o dsRNA que ocorre em transcritos, como aqueles produzidos por infecções virais. Eles podem ser processados em moléculas de dsRNA de 28 pares de bases, chamadas pequenos RNA interferentes (siRNA). Os siRNA interferem na tradução de mRNA contendo sequências homólogas, induzindo a degradação desses mRNA. Assim, a infecção de uma célula vegetal por um vírus levará à disseminação destes para células vizinhas e mais distantes, resultando em resistência à disseminação viral. A presença de genes de vírus de plantas, que atuam contrariando a função dos siRNA de plantas, demonstra a extensão desse sistema ao reino vegetal.

Ainda não está claro quão extensos são os papéis do miRNA e do siRNA na proteção de células animais, mas as evidências da importância dessas moléculas nas infecções virais e na resposta antiviral estão crescendo. Existem mais de 2.000 sequências codificadoras de miRNA no genoma humano e, recentemente, identificaram-se miRNA em vários vírus de DNA, incluindo o herpes-vírus humano e o SV40. Embora muitas vezes seja difícil identificar o alvo de determinado miRNA, um miRNA SV40 bloqueia parte do controle celular de seu ciclo de replicação. Em contrapartida, também foi descoberto que o vírus da hepatite C utiliza uma pequena espécie de RNA de células de fígado humano para aumentar a eficiência da tradução de seu mRNA. Todas as evidências disponíveis sugerem que o siRNA e o miRNA atuam como um tipo de resposta imune inata direcionada contra motivos de RNA viral. Também há evidências de que os vírus podem ter miRNA cooptados que visam mecanismos de defesa celular como um meio de evadir as respostas do hospedeiro.

RESPOSTA IMUNE ADAPTATIVA E SISTEMA LINFÁTICO

O sistema linfático humano, mostrado na Figura 7.3, faz parte do sistema circulatório geral e desempenha papel essencial no desenvolvimento da resposta imune à presença de proteínas estranhas no corpo. Quando qualquer proteína que não faz parte do vasto repertório proteico que constitui o hospedeiro vertebrado é apresentada ao sistema imune por uma **célula apresentadora de antígeno** (**APCs**; do inglês *antigen presenting cells*), tanto a imunidade de linfócitos B (**imunidade humoral**) quanto a imunidade de linfócitos T (**imunidade celular**) são mobilizadas. Essa proteína estranha é geralmente chamada *antígeno* e pode ser derivada de um patógeno invasor (vírus, bactéria ou parasita), ou pode ser uma nova proteína celular expressa como resultado de propriedades anormais de crescimento das células – um **antígeno tumoral**. Em geral, um antígeno que não faz parte da composição proteica normal do hospedeiro pode ser reconhecido pelo sistema imune do hospedeiro como estranho e pode se tornar um alvo da resposta imune.

Os linfócitos são produzidos, diferenciam-se e amadurecem em certos tecidos especializados, incluindo a medula óssea, o baço e o timo. Eles circulam por todo o corpo nos sistemas circulatório e linfático e podem migrar entre as junções celulares para o tecido em resposta à infecção. Eles estão mais concentrados nos **linfonodos**, onde geralmente começa a estimulação para fornecer uma **resposta imune sistêmica**. Os linfócitos B produzem **anticorpos**, que são proteínas secretadas capazes de se ligar especificamente aos determinantes antigênicos nas proteínas. Os linfócitos T ativados têm sítios de ligação ao antígeno em suas superfícies e, ao encontrar células que expressam antígenos estranhos (como células infectadas por vírus), interagem com elas, resultando na lise das células-alvo infectadas. Certos linfócitos T (linfócitos T auxiliares) também podem atuar ajudando a promover o desenvolvimento da imunidade mediada por linfócitos B e linfócitos T CD8^{+} citolíticos.

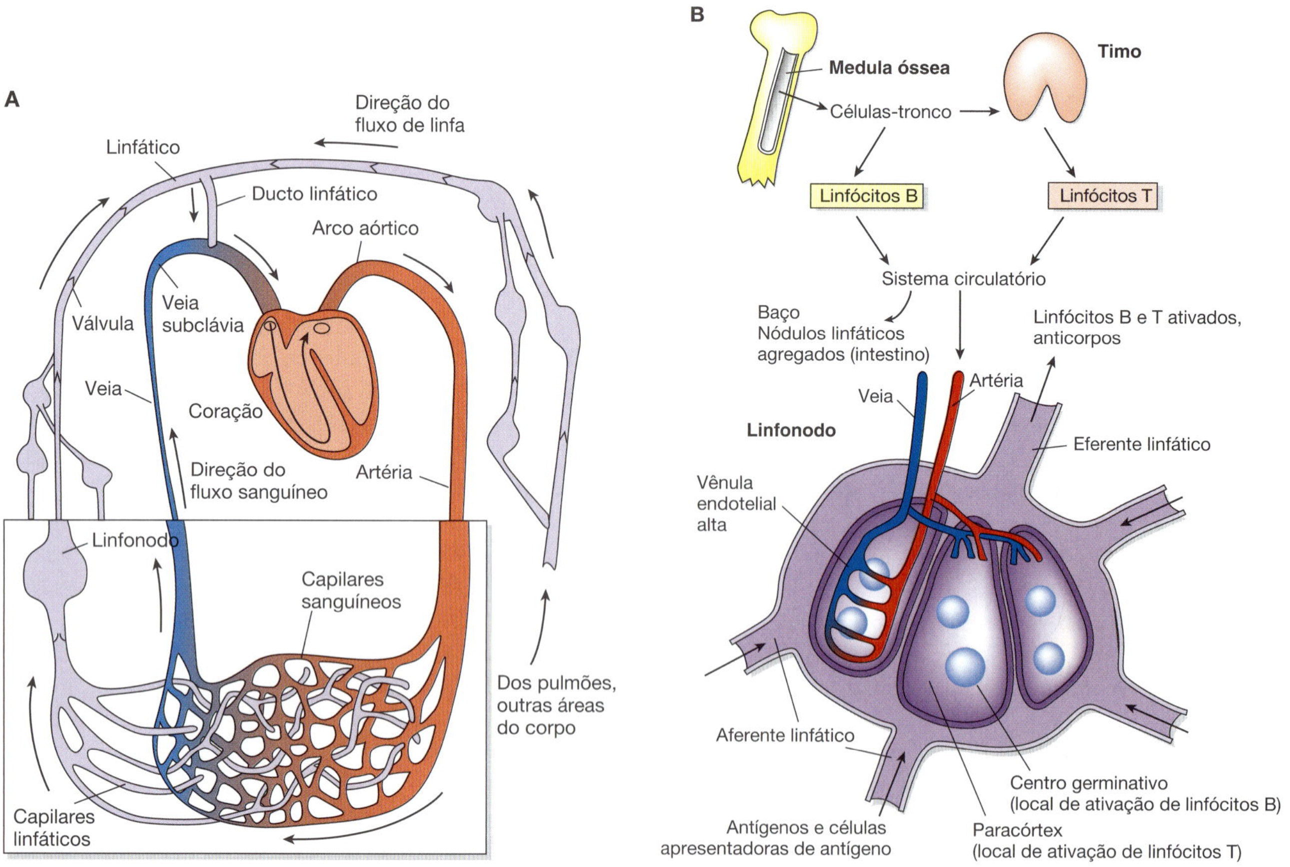

Figura 7.3 Sistema linfático humano. O sistema linfático é o principal órgão do sistema imune. **A.** Relação entre as circulações linfática e sanguínea. **B.** Alguns dos importantes componentes do sistema linfático relacionados com a resposta imune.

Juntos, esses dois ramos do sistema imune adaptativo interagem de modo a possibilitar que o hospedeiro detecte e destrua ou torne não infeccioso (inative ou neutralize) vírus livres e células infectadas por vírus que exibem proteínas virais em sua superfície. A Figura 7.4 mostra um esboço geral da interação entre um patógeno antigênico e o sistema imune adaptativo.

Duas vias de resposta T auxiliar: a bifurcação na via

Um evento inicial no desenvolvimento de uma resposta imune específica é a apresentação de antígenos específicos do vírus às células da resposta imune adaptativa. Esses antígenos incluem linfócitos T auxiliares e reguladores, linfócitos T citotóxicos e linfócitos B. Um evento-chave nesse processo é definido pela apresentação do antígeno aos linfócitos T auxiliares $CD4^+$. Depois dessa apresentação de antígeno, algumas das células se diferenciarão em **linfócitos T 1 auxiliares (Th1)**, ao passo que outras se diferenciarão em **linfócitos T 2 auxiliares (Th2)**. Os linfócitos Th1 secretam principalmente IFN-γ, que medeia a diferenciação de linfócitos T $CD8^+$ para produzir uma resposta imune celular citolítica. Em contrapartida, os linfócitos Th2 produzem principalmente IL-4, IL-5, IL-10 e IL-13, que promovem a diferenciação de linfócitos B, com resultante resposta de anticorpos humorais.

Vários dos TLRs discutidos até o momento neste capítulo demonstraram atuar na promoção de uma resposta Th1 ou Th2. Nesse sentido, a resposta imune inata serve não apenas para ganhar tempo para o desenvolvimento de uma resposta imune específica contra um patógeno viral, mas também para orientar o desenvolvimento do tipo e do grau de resposta que é eliciada. Esse é apenas um de múltiplos exemplos da intercalação de vários componentes do sistema imune em um todo funcional.

Estrutura imunológica de uma proteína

Em qualquer proteína, certos grupos de aminoácidos (em geral, entre 10 e 12) são capazes de interagir com os linfócitos T apropriados que reconhecem antígenos ou linfócitos B produtores de anticorpos para levar à proliferação dessas células. Esses agrupamentos são chamados determinantes antigênicos (**epítopos**). Os epítopos reativos de linfócitos B geralmente são **hidrofílicos** e, portanto, hidratados. Uma proteína viral pode ter nenhum, poucos ou muitos determinantes antigênicos, dependendo de sua estrutura proteica,

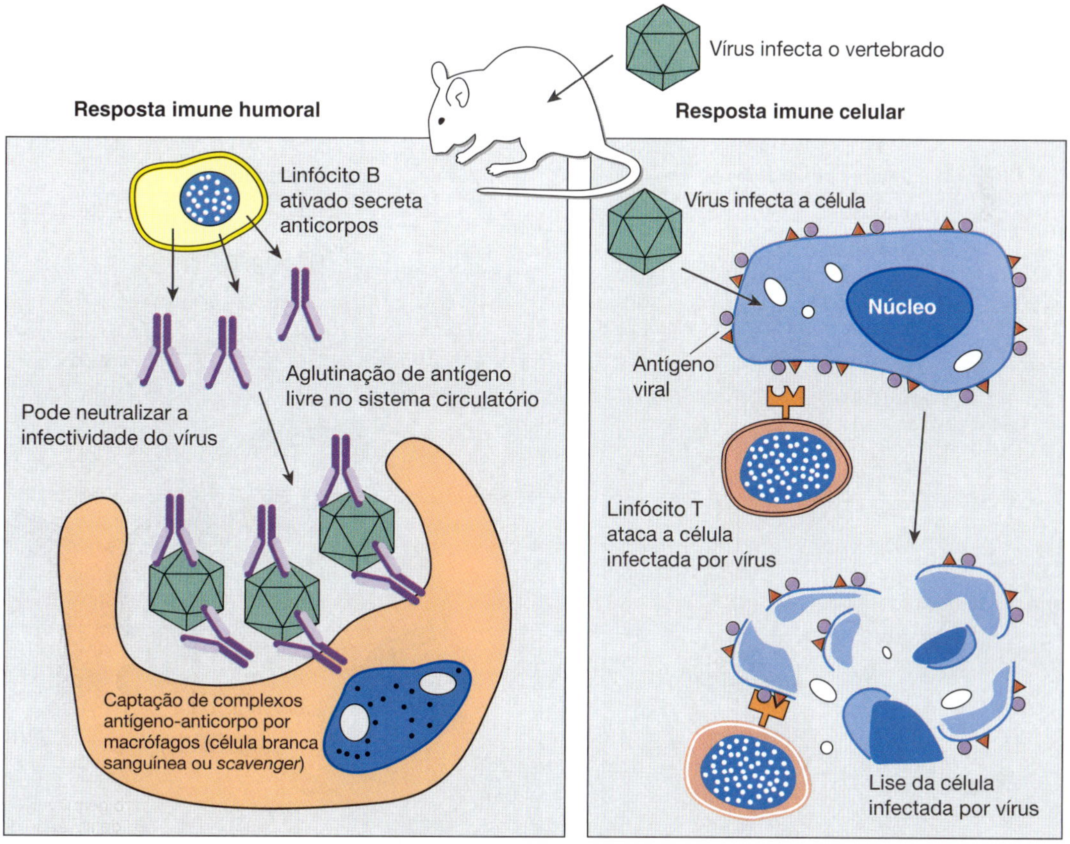

Figura 7.4 Linfócitos T e B na imunidade. Os linfócitos T desempenham o papel central de coordenação na evocação da resposta imune. Depois da ativação por interação com um determinante antigênico específico com o qual podem interagir, eles se proliferam e realizam as funções mostradas. Os linfócitos B reativos com antígenos específicos requerem linfócitos T reativos para sua maturação. Depois da maturação, eles secretam anticorpos que se ligam aos determinantes antigênicos.

sequência de aminoácidos, relação de sequência com proteínas celulares, grau de glicosilação, entre outros fatores. Duas proteínas podem compartilhar alguns dos mesmos determinantes ou determinantes intimamente relacionados; quanto mais próxima for a relação entre as proteínas, maior será o compartilhamento. É por isso que sorotipos virais intimamente relacionados compartilham um alto grau de reatividade imunológica. A Figura 7.5 mostra uma representação esquemática dos tipos de epítopos presentes nas proteínas.

Os epítopos frequentemente são compostos por uma sequência específica de aminoácidos. Com o epítopo, a desnaturação da proteína antigênica terá pouco ou nenhum efeito em suas propriedades ou na maneira como é apresentada ao sistema imune. Os determinantes expressos em uma proteína em seu estado nativo ou desnaturado são chamados *epítopos sequenciais*.

Os epítopos também podem ser sensíveis à estrutura da região da proteína em que ocorrem. Por exemplo, podem ser feitos de aminoácidos que foram aproximados uns dos outros por dobramento ou pela conformação de proteínas. Estes são denominados **epítopos conformacionais**, que são sensíveis à desnaturação (ruptura) da estrutura da proteína.

Os epítopos sequenciais ou conformacionais podem estar no interior de uma proteína onde normalmente não são vistos pelo sistema imune humoral. Estes são *determinantes enterrados*. Muitos deles são sequenciais e podem ser expostos por desnaturação da proteína. Um determinante conformacional enterrado pode ser exposto por degradação limitada adequada da proteína, ou por desnaturação da proteína seguida de seu redobramento em uma forma que exponha o epítopo.

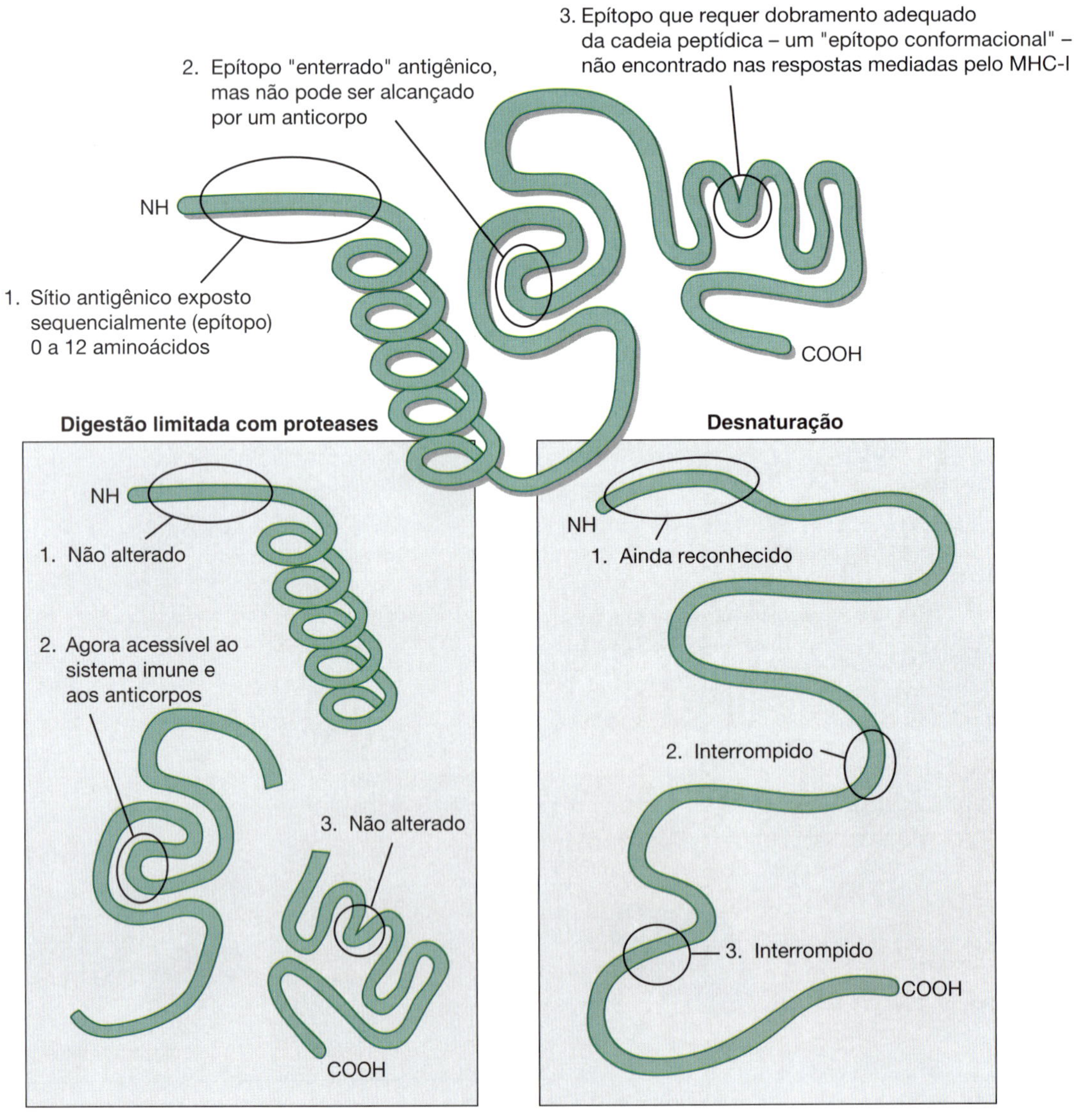

Figura 7.5 Estrutura antigênica de uma proteína. Grupos específicos de aminoácidos (em geral, hidratados) servem como determinantes antigênicos específicos, ou epítopos, em uma proteína antigênica. Alguns deles são insensíveis à estrutura física da proteína; outros requerem uma conformação específica para apresentação.

Papel da célula apresentadora de antígeno na iniciação da resposta imune

Qualquer proteína e muitas outras macromoléculas podem ser antigênicas, mas os antígenos precisam ser "processados" e então apresentados na superfície da célula que os carrega (**célula apresentadora de antígeno**) na forma adequada para serem capazes de induzir uma resposta imune. Esse contexto é como um complexo com uma das duas glicoproteínas de superfície celular heterodiméricas intimamente relacionadas, as proteínas do **complexo de histocompatibilidade principal**. As glicoproteínas do MHC garantem que apenas células apresentadoras de antígenos (p. ex., macrófagos e **células dendríticas**) do mesmo organismo possam apresentar antígenos ao sistema imune.

Existem duas vias básicas pelas quais as células apresentam antígenos (Figura 7.6). A primeira, uma função de quase todas as células, é a apresentação de antígenos endogenamente expressos na superfície via MHC-I (ver Figura 7.6A). À medida que as proteínas são sintetizadas, partes delas são complexadas com um grupo de proteínas celulares denominadas **ubiquitinas**, que direcionam as proteínas para vesículas proteolíticas (**proteossomas**), onde são parcialmente degradadas em peptídios do tamanho de epítopos. Esses peptídios são então movidos por meio de proteínas transportadoras (**TAP**; do inglês *transporter proteins*) para o complexo de Golgi, onde os peptídios se associam a glicoproteínas MHC-I recém-sintetizadas e são apresentados na superfície da célula. Esses complexos MHC-I servem como alvos para o mapeamento de linfócitos T CD8$^+$ e, se reativos, as células portadoras do antígeno são destruídas. Dessa maneira, o sistema imune examina todas as células à procura de síntese de proteínas estranhas ou anormais. A apresentação de antígenos endógenos é importante na detecção imune precoce de células infectadas

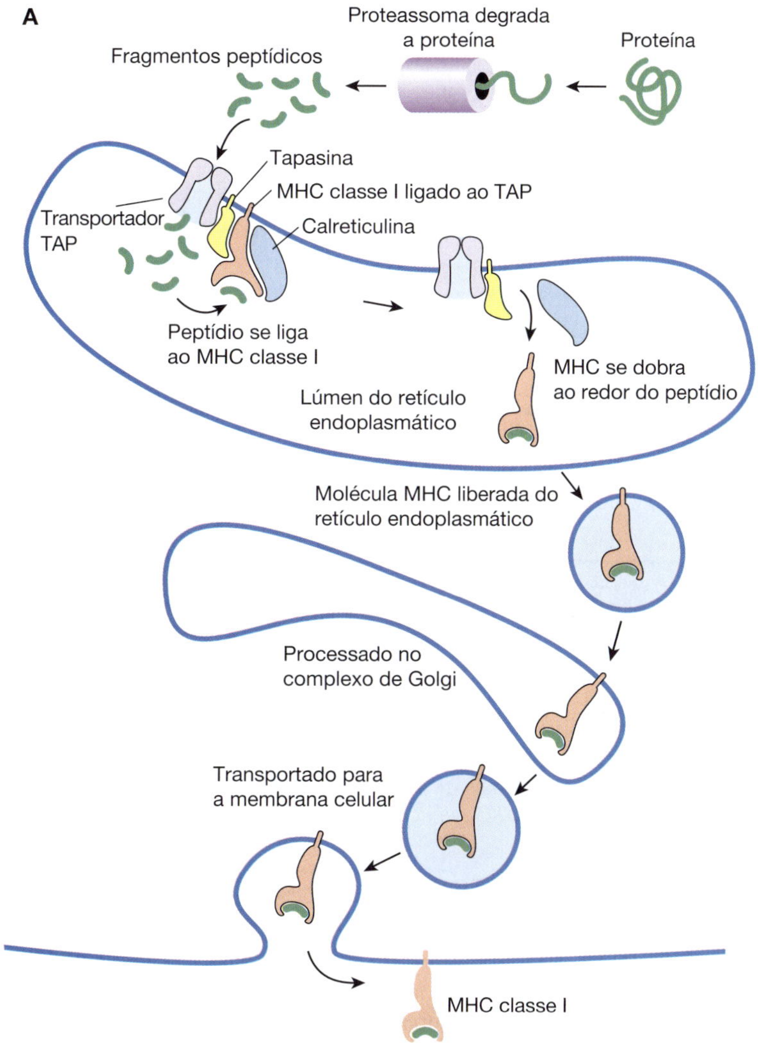

Figura 7.6 Processamento de um antígeno estranho e estimulação da resposta imune. Conforme descrito no texto, uma proteína antigênica só é capaz de estimular a resposta imune quando processada por um macrófago e então apresentada às células do sistema imune nos linfonodos na presença de antígenos de histocompatibilidade. O processamento é relativamente rápido e envolve degradação parcial da proteína antigênica e expressão de porções antigênicas na superfície da célula apresentadora de antígeno. **A.** Processamento e apresentação do antígeno via MHC-I. **B.** Processamento e apresentação via MHC-II. *RE*, retículo endoplasmático *(continua)*.

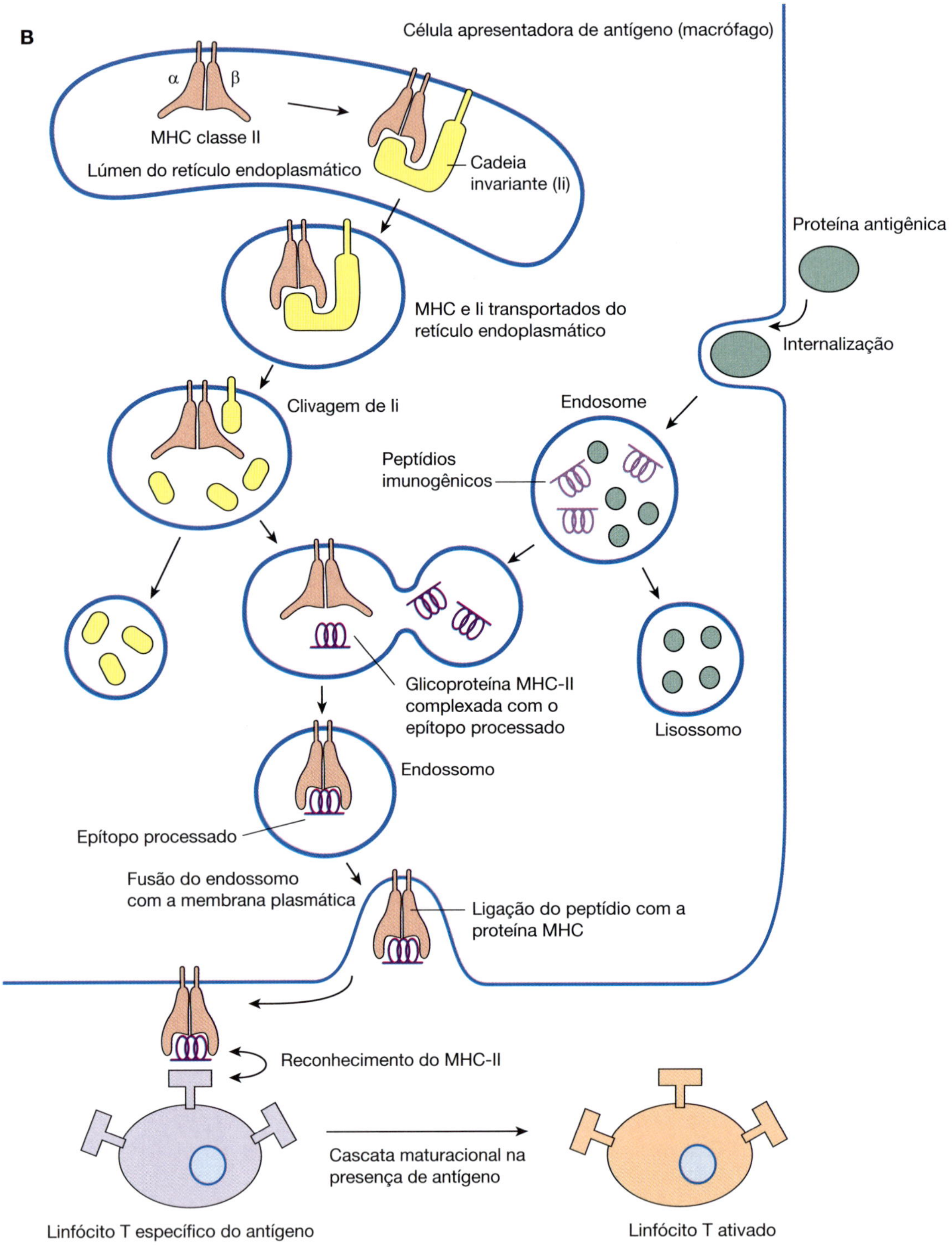

Figura 7.6 *Continuação.*

por vírus e é claramente um fator importante na imunidade local.

O estabelecimento da imunidade sistêmica e da memória imune requer uma população relativamente grande de linfócitos T efetores de circulação livre e de vida relativamente curta que possam reconhecer o antígeno em questão. Isso ocorre principalmente por meio da atividade de células dendríticas especializadas de vida longa que se formaram na medula óssea e migraram para o epitélio, onde permanecem. As células dendríticas e algumas outras células do sistema imune são frequentemente chamadas células apresentadoras de antígenos profissionais, em decorrência do seu papel primário na imunidade sistêmica. Proteínas ou complexos antigênicos são reconhecidos de maneiras que não são totalmente compreendidas e são internalizados e parcialmente digeridos por endocitose mediada por receptores. Fragmentos de antígenos contendo epítopos são reexpressos na superfície celular na presença de proteínas MHC-II. Juntos, o fragmento antigênico e as moléculas do MHC formam uma estrutura de superfície que pode ser reconhecida pelos linfócitos T CD4+ e certos linfócitos B nos linfonodos para iniciar a amplificação das células capazes de reconhecer o antígeno – isso é mostrado esquematicamente na Figura 7.6B. A apresentação do antígeno mediada pelo MHC-II ocorre nos linfonodos. Como a concentração de antígeno precisa alcançar um nível alto o suficiente para evocar a resposta imune, o processo leva tempo e ocorre apenas depois de um atraso após a infecção inicial e a replicação precoce do vírus. Esse atraso é importante em infecções por vírus – como infecções por vírus herpes simples (HSV) – em que o vírus pode invadir neurônios sensitivos e estabelecer infecções latentes antes que uma resposta imune potente seja alcançada. Aliás, o HSV, como alguns outros vírus, pode realmente interferir na apresentação precoce mediada pelo MHC-I de suas proteínas antigênicas na superfície da célula infectada pela ação de uma proteína viral específica expressa imediatamente após a infecção.

Alguns vírus (principalmente o HIV) podem sobreviver à internalização pelas células dendríticas, e sua apresentação aos linfócitos T leva à infecção dos linfócitos. O HIV pode se replicar nos linfócitos CD4+ e, eventualmente, a replicação do vírus em células linfáticas infectadas leva à destruição do sistema imune.

À medida que os linfócitos T e B capazes de interagir com o epítopo apresentado continuam se proliferando, os linfócitos B imaturos com receptores de superfície que podem se ligar ao antígeno também internalizam e processam o antígeno. Esses linfócitos B constituem um mecanismo alternativo para apresentar o antígeno nos linfonodos.

A internalização e o processamento de antígenos são claramente de suma importância para a capacidade de produzir imunidade efetiva. No entanto, além da produção de determinantes sequenciais, o hospedeiro é capaz de produzir respostas imunes a epítopos conformacionais complexos, como porções de proteínas diméricas e multiméricas encontradas na superfície do vírus. Aliás, o hospedeiro preferencialmente monta fortes respostas de anticorpos às proteínas de superfície dos vírus. Parte da razão para essas respostas é que essas proteínas estão presentes em grandes quantidades e estão na "interface" entre a infecção e a resposta antigênica do hospedeiro. Outros fatores também estão envolvidos, incluindo características estruturais das proteínas, resistência inerente à degradação extensa e a capacidade do anticorpo de superfície (imunoglobulina-G [IgG]) em linfócitos B imaturos de reconhecer antígenos nativos (não processados).

Seleção clonal de linfócitos imunorreativos

Quando antígenos são apresentados a células imunes que podem reconhecê-los, linfócitos T e B são estimulados a se proliferar. Conforme mostrado na Figura 7.7, o processo de **seleção clonal** ocorre porque cada linfócito B produtor de anticorpo específico e cada linfócito T que reconhece um epítopo específico são derivados de uma única célula reativa (*i. e.*, clones dessa célula). Esse processo ocorre principalmente nos linfonodos em decorrência da alta concentração de populações celulares que devem interagir. A capacidade de produzir clones de linfócitos B produtores de anticorpos em laboratório forneceu uma ferramenta extremamente importante para estudar a estrutura funcional e as relações entre várias proteínas celulares e virais. Algumas técnicas básicas usando esse material são descritas no Capítulo 12, Parte 3.

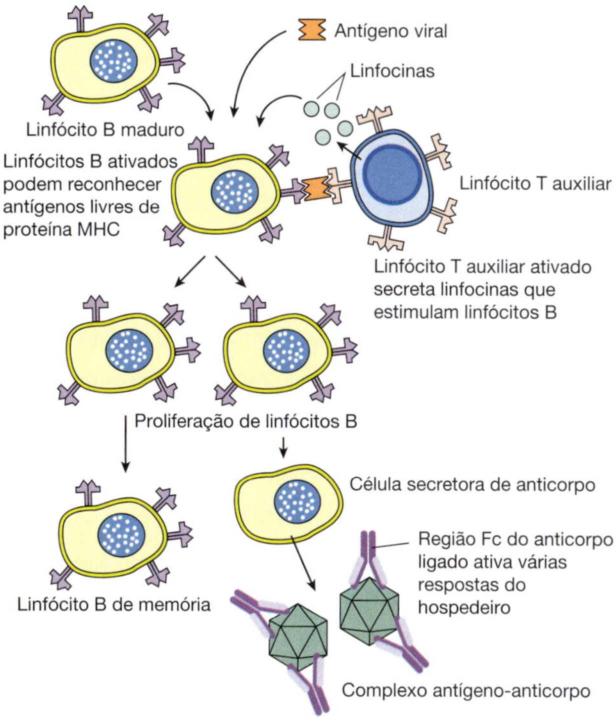

Figura 7.7 Seleção clonal de linfócitos B. Apenas os linfócitos B reativos com um epítopo específico podem ser estimulados a amadurecer pela ação de um linfócito T auxiliar. Linfócitos B maduros específicos secretam tipos específicos de moléculas de anticorpos, mas o mesmo epítopo resultará apenas na estimulação e na maturação de clones de linfócitos B reativos a ele.

À medida que são estimulados pela presença de um epítopo específico que reconhecem, os linfócitos B se dividem e se diferenciam (maturam). Linfócitos B totalmente diferenciados secretam anticorpos solúveis. Uma classe de linfócitos T efetores (CD4+, ou linfócitos T auxiliar) medeia a maturação de linfócitos B. Outra classe, os linfócitos T citotóxicos CD8+, ataca e destrói células com antígenos estranhos, como células infectadas por vírus. Uma terceira classe de linfócitos T (reguladores ou T_{regs}) suprime a resposta imune no final da "crise", quando a imunidade está em um nível alto e os níveis de antígeno começam a diminuir.

Memória imune

O sistema imune "se lembra" da resposta antigênica e pode responder rapidamente à reexposição ao antígeno. Os linfócitos T e B de memória de longa duração medeiam a memória imune. Essas células de memória residem principalmente nos linfonodos e circulam no sangue e na linfa. Enquanto o antígeno persiste, as células que respondem a ele continuam se proliferando. Embora a maioria tenha um tempo de vida finito e, em seguida, sofra apoptose, as células de memória não atuam lidando com o antígeno, mas têm vida longa e permanecem prontas para responder a uma segunda infecção pelo mesmo patógeno ou por um patógeno intimamente relacionado. Uma segunda estimulação resulta em rápida interação do antígeno com as células de memória e uma resposta imune secundária (recordada), que é mais rápida e mais extensa do que a primeira resposta ou resposta primária. O efeito da memória imune na força e na velocidade da resposta imune é mostrado na Figura 7.8.

Lise celular mediada pelo complemento

Embora os linfócitos T tenham papel primário na destruição de células portadoras de antígenos estranhos, os linfócitos B também podem destruir células portadoras de antígenos pelo uso do sistema complemento, o que leva à *lise celular mediada pelo complemento*. Esse sistema funciona porque as células com anticorpos ligados a elas desencadeiam uma cascata de interações com proteínas do complemento sérico que leva à destruição da célula; esse processo é descrito na Figura 7.9.

CONTROLE E DISFUNÇÃO DA IMUNIDADE

Os linfócitos T e B com sítios de reconhecimento antigênico com a afinidade mais alta para um determinado epítopo são estimulados de maneira mais eficiente. À medida que os níveis gerais de antígenos caem no final da infecção e

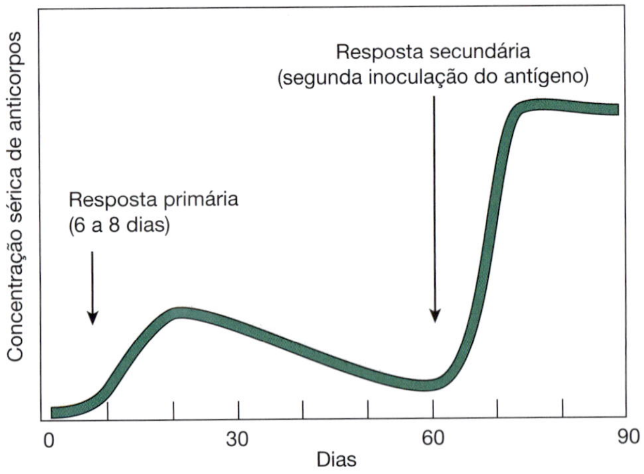

Figura 7.8 Memória imune. A primeira exposição a um antígeno resulta na resposta primária, que ocorre depois de cerca de 1 semana. Durante esse tempo, ocorre a maturação das células imunorreativas. Uma vez que a resposta primária ocorre, os anticorpos e os linfócitos T e B reativos diminuem para um nível baixo. Após serem estimulados com o mesmo antígeno, os linfócitos de memória são rapidamente mobilizados e segue-se uma resposta imune mais intensa e mais rápida.

durante a recuperação, níveis mais baixos de interações de alta afinidade podem continuar estimulando a imunidade. Assim, a natureza da resposta imune muda com o tempo depois da infecção. Um paciente em recuperação geralmente terá maior afinidade e anticorpos mais específicos do que um indivíduo no início do curso de uma doença.

Como população de $CD4^+$, os linfócitos T reguladores $CD25^+$ amadurecem muito tarde na resposta imune e desativam a imunidade. Essas células são importantes para a regulação da imunidade. Se não funcionarem adequadamente, podem ocorrer respostas hiperimunes, como reações alérgicas. Se funcionarem bem demais, isso pode resultar em imunidade inadequada. Várias doenças autoimunes são causadas pela falta de linfócitos T reguladores, que normalmente compreendem 1 a 3% da população total de linfócitos T $CD4^+$.

Outros tipos de patologias imunes incluem as doenças autoimunes, em que o sistema imune destrói tecidos aparentemente saudáveis no corpo. Isso pode ser decorrente de o sistema imune tentar destruir células que expressam antígenos virais, mas são saudáveis.

Um exemplo de doença autoimune decorrente de uma infecção viral e apresentação persistente de antígeno é a panencefalite esclerosante subaguda (PEES), que é uma resposta patológica à persistência do antígeno do vírus do sarampo no tecido neural. Ela foi descrita brevemente no Capítulo 4. Acredita-se que algumas outras doenças autoimunes, como a esclerose múltipla, sejam causadas por uma infecção viral prévia e aparente recuperação. Sugeriu-se que uma infecção prévia por um vírus (talvez anos antes) pode levar à patologia imune – nesse caso, a desmielinização dos neurônios. O mecanismo exato dessa doença não é conhecido, mas suspeita-se de um processo denominado **mimetismo molecular**. Nesse processo, um epítopo específico do patógeno apresenta semelhança com um no tecido hospedeiro. Assim, durante o curso de uma resposta imune normal contra o patógeno invasor, o tecido normal agora também é reconhecido como estranho. Ele é conhecido por ser o mecanismo para o papel do *Streptococcus* do grupo A na febre reumática, em que uma resposta imune robusta ao epítopo bacteriano leva a problemas decorrentes da semelhança com um epítopo encontrado em uma proteína no tecido cardíaco. Esse mecanismo não foi comprovado para a esclerose múltipla; aliás, esses casos exigem avaliação estatística muito cuidadosa de prontuários médicos em longo prazo para demonstrar correlações.

Respostas virais específicas à imunidade do hospedeiro

A resposta imune é eficaz e desempenha um papel constante na seleção contra vírus que não produzem uma infecção eficiente. Apesar da eficácia da resposta imune, é claro que muitas infecções virais sobrevivem e prosperam no contexto da capacidade imune do hospedeiro. Aliás, a maioria dos

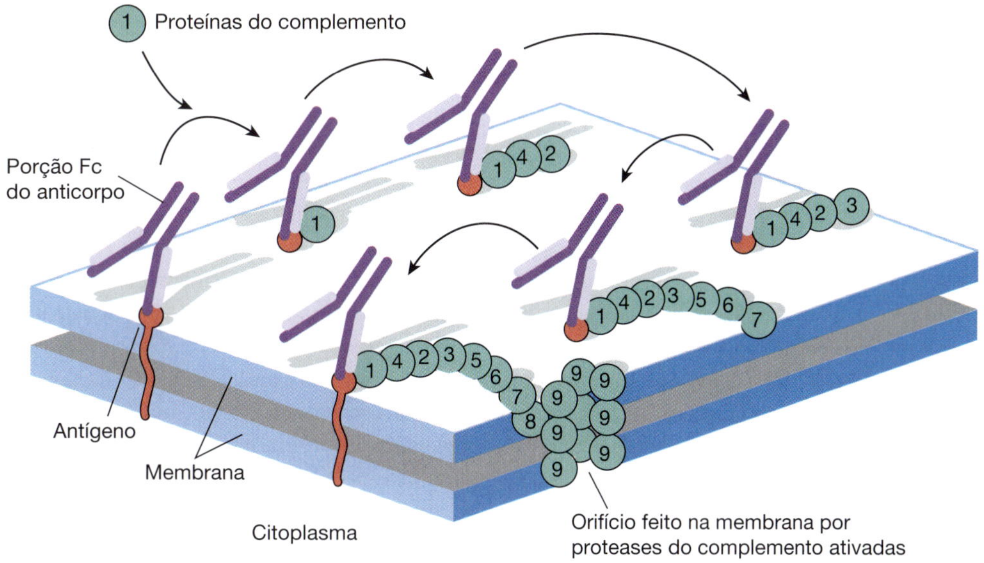

Figura 7.9 Cascata de maturação das proteínas do complemento sérico ao se ligarem a um complexo antígeno-anticorpo na superfície de uma célula. A região Fc, uma porção da molécula do anticorpo que não está envolvida na ligação ao epítopo do antígeno, desencadeia especificamente essa cascata.

vírus de DNA de replicação nuclear estabelece associações duradouras com seus hospedeiros. Claramente, eles são capazes de lidar com as tentativas do hospedeiro de eliminar a infecção. Um fator importante na sobrevivência dos vírus é o fato de que eles montam muitas respostas eficazes à resposta imune. Algumas delas são essencialmente passivas, enquanto outras envolvem o bloqueio mediado por vírus de porções específicas da resposta imune.

Evasão passiva da imunidade: deriva antigênica

Todos os vírus animais ocorrem em formas ou sorotipos antigenicamente distintos. A quantidade de formas varia com o tipo de vírus. Por exemplo, existe apenas uma cepa de vírus do sarampo, três sorotipos principais de poliovírus, mais de 40 adenovírus e até 100 papilomavírus. Um sorotipo é estável e pode estar restrito a uma localização geográfica específica; a infecção prévia por um sorotipo de um vírus específico levará a nenhuma proteção ou apenas à proteção parcial contra a reinfecção por outro vírus.

Como a replicação de RNA dirigida pelo RNA não apresenta um mecanismo embutido de correção de erros enzimáticos, em contraste com a replicação de DNA, os vírus de RNA geralmente são mais suscetíveis à produção de mutações que levam à formação de sorotipos do que os vírus de DNA. Esse processo muitas vezes é denominado **deriva antigênica**; a deriva provavelmente é responsável pela grande quantidade de sorotipos de rinovírus (mais de 100), e é claramente responsável pela deriva nos sorotipos do vírus *influenza*.

Esse mecanismo de deriva é combatido por outros fatores que tendem a favorecer o "conservadorismo" antigênico. Por exemplo, muitos vírus de RNA (p. ex., sarampo e vírus da poliomielite) não exibem grande quantidade de sorotipos, e mesmo onde há grande deriva, como no *influenza*, as proteínas internas são relativamente estáveis do ponto de vista de antígenos.

Um fator na estabilização de sequências de proteínas, mesmo quando elas são codificadas por sequências de RNA altamente mutáveis, é que importantes restrições funcionais na sequência de aminoácidos das proteínas virais são impostas por funções enzimáticas ou estruturais precisas. Essas restrições não operam com a mesma falta de tolerância à variação nas glicoproteínas externas dos vírus envelopados.

Evasão passiva da imunidade: santuários internos para vírus infecciosos

Alguns vírus podem evadir da resposta imune do hospedeiro estabelecendo infecções persistentes ou latentes em tecidos que não estão sujeitos a extensa vigilância imune. Um exemplo clássico é a capacidade do HSV de estabelecer infecção latente em neurônios sensitivos que não se dividem. Outro exemplo é a capacidade do vírus respiratório sincicial de se replicar em níveis baixos nas mucosas da nasofaringe, onde os anticorpos secretores fornecem proteção contra a invasão do vírus, mas não podem eliminá-lo. A replicação altamente localizada do papilomavírus, como aqueles que causam verrugas na pele, é outro exemplo de infecção viral em uma área localizada que não tem vigilância imune pronunciada.

Evasão passiva da imunidade: tolerância imune

O sistema imune de fetos e neonatos é imaturo. Essa é uma estratégia importante na sobrevivência do feto, pois ele se desenvolve em um indivíduo antigenicamente distinto: sua mãe. Infecções fetais e neonatais por vírus que normalmente causam infecções geralmente leves em um indivíduo imunocompetente podem ser devastadoras em recém-nascidos. A rubéola causa graves anormalidades de desenvolvimento do sistema nervoso quando infecta um feto em desenvolvimento; o fato de o vírus não evocar imunidade duradoura em adultos significa que é uma ameaça até mesmo para uma mãe que já foi infectada previamente. Uma infecção primária ou reativada do HSV da mãe no momento do parto pode levar à encefalite neonatal com prognóstico grave; as infecções neonatais e uterinas por citomegalovírus estão fortemente ligadas a distúrbios do desenvolvimento neurológico. A replicação ativa do HIV no momento do parto também é o principal mecanismo de transmissão desse vírus de mãe para filho.

Pelo menos um grupo de vírus, os arenavírus, utiliza a capacidade de se acomodar seletivamente à imunidade em desenvolvimento do recém-nascido. Esses vírus, dos quais o vírus da coriomeningite linfocítica (LCMV) é o modelo laboratorial mais bem caracterizado, persistem em populações de roedores e são transmitidos aos recém-nascidos pela mãe infectada. O camundongo desenvolve-se de maneira relativamente normal, com viremia persistente e mostra uma resposta imune prejudicada ao LCMV. O camundongo tolerante apresenta anticorpos circulantes que são reativos ao vírus, mas não podem neutralizá-lo. Além disso, há uma falta de resposta dos linfócitos T ao vírus. Se um camundongo adulto imunocompetente for infectado com LCMV, elabora-se uma resposta imune robusta, mas a infecção geralmente é fatal (ver Capítulo 23, Parte 5).

O mecanismo para estabelecer a tolerância imune é complexo; envolve a seleção de genótipos virais específicos com capacidade de infectar macrófagos e algumas outras células do sistema imune durante os estágios iniciais da infecção do lactente. Essa infecção resulta na supressão da imunidade específica contra o vírus.

Curiosamente, o vírus que se dissemina entre indivíduos tem tropismo pelo tecido neural. Esses vírus neurotrópicos e linfotrópicos diferem apenas em um único aminoácido, tanto na glicoproteína viral quanto na polimerase viral. As duas variantes são produzidas por mutações aleatórias periódicas durante a replicação do vírus residente no animal; embora a variante neurotrópica tenha pouco efeito no animal imunotolerante, ela causa doença grave em um adulto não infectado. Padrões semelhantes de infecção são observados com outros arenavírus, vários dos quais – incluindo o vírus da febre de Lassa – são patogênicos para seres humanos.

Evasão ativa da imunidade: imunossupressão

As infecções por diversos vírus levam a uma supressão transitória ou permanente de um ou vários ramos da imunidade do hospedeiro. A mononucleose infecciosa causada por infecção primária pelo vírus Epstein-Barr (EBV) é uma infecção generalizada autolimitada caracterizada por uma indução relativamente grande de linfócitos T reguladores. Isso não apenas faz o vírus ser capaz de manter sua infecção de maneira eficaz, mas também faz o indivíduo que tem a infecção ser mais suscetível a outras infecções. Alguns retrovírus, especialmente o HIV, são capazes de inibir especificamente a proliferação de linfócitos T pela expressão de proteínas supressoras. Além disso, a destruição contínua dos linfócitos T pela replicação do HIV acaba levando a uma profunda perda da competência imunológica: a síndrome da imunodeficiência adquirida (AIDS).

Os polidnavírus de certas vespas ilustram uma adaptação evolutiva entre o vírus e o hospedeiro com base na capacidade do vírus de suprimir ativamente a imunidade. Esse vírus (mencionado no Capítulo 1) é mantido como um passageiro genético persistente nos ovários e nos óvulos de vespas parasitas. Essas vespas põem ovos em lagartas de outras espécies de insetos, e as larvas em desenvolvimento se alimentam da lagarta à medida que se desenvolvem. O polidnavírus inserido na lagarta com o ovo da vespa induz a uma infecção sistêmica, imunossupressora, de modo que a lagarta não consegue eliminar o tecido embrionário em um estágio inicial do desenvolvimento. Se as vespas sem esses vírus injetam ovos no hospedeiro da lagarta, há uma redução significativa na sobrevivência das larvas.

Evasão ativa da imunidade: bloqueio da apresentação do antígeno ao MHC

Adenovírus, HIV e HSV inibem especificamente a apresentação do antígeno ao MHC-I. Em cada caso, uma proteína viral específica que medeia esse bloqueio é expressa. Embora seja aparente que o adenovírus de replicação lenta se beneficiará muito de sua capacidade de interferir na imunidade do hospedeiro, é necessário um momento de reflexão para ver a importância do bloqueio da apresentação do antígeno MHC-I pelo HSV, que se replica de maneira rápida e eficiente nas células que infecta. Nesse caso, é provável que o valor esteja nos estágios iniciais de reativação da infecção latente, em que pequenas quantidades de vírus devem ser capazes de iniciar a infecção em um hospedeiro que apresenta uma poderosa memória imunológica contra a replicação do HSV. Da mesma maneira, um dos primeiros genes expressos pelo HIV codifica uma proteína (Nef) que regula negativamente a expressão do MHC-I, escapando, assim, das respostas dos linfócitos T citotóxicos.

Consequências da imunossupressão nas infecções virais

Enquanto alguns vírus são capazes de suprimir leve ou profundamente a imunidade durante o curso da infecção e da patogênese, a imunossupressão também é ferramenta importante em certas condições clínicas. Exemplos incluem a necessidade de suprimir a imunidade celular do hospedeiro antes de transplantes de órgãos ou tecidos. A imunossupressão também resulta do uso abusivo de alguns tipos de drogas intravenosas.

As principais complicações da imunossupressão são a reativação de infecções por herpes-vírus, como a varicela-zóster (varicela), e infecções por citomegalovírus. É claro que os mesmos problemas podem ocorrer quando o sistema imune é perturbado por infecções virais, como o HIV. Uma complicação potencialmente mais crítica de populações significativas de indivíduos que evidenciam imunossupressão resulta de servirem como potenciais reservatórios seletivos para o desenvolvimento de cepas de patógenos antigênicos e resistentes a fármacos. Por exemplo, o atual aumento do aparecimento de tuberculose resistente a antibióticos está definitivamente ligado a uma combinação de tratamento farmacológico incompleto, infecção pelo HIV e imunossupressão induzida por drogas em populações críticas urbanas, prisionais e de países em desenvolvimento.

MEDIÇÃO DA REAÇÃO IMUNE

Medição da imunidade celular (linfócitos T)

Ensaio de proliferação de linfócitos T

A medição da imunidade celular mediada por linfócitos T requer a incubação de linfócitos imunes com uma célula-alvo e, em seguida, a medição da resposta específica dos linfócitos T: a lise da célula-alvo. Para a medição da lise celular mediada por linfócitos T, a liberação de cromo radioativo das células-alvo é um método conveniente. As células-alvo são incubadas em condições que incorporem o metal radioativo. As células são lavadas de modo que a única radioatividade existente esteja dentro delas. Assim, a radioatividade sedimentará no fundo de um tubo de centrífuga sob força de baixa gravidade (baixas velocidades). Na presença de células T *killer* reativas, as células-alvo são lisadas e o cromo "quente" entra na solução e não pode ser sedimentado em baixas velocidades.

Pode-se realizar uma avaliação numérica da quantidade de linfócitos reativos medindo a replicação celular como resposta a um antígeno específico. Os leucócitos são incubados com o antígeno e um nucleosídio radioativo precursor do DNA. À medida que os linfócitos T se proliferam em resposta ao antígeno, eles incorporarão esse precursor radioativo. Pode-se fazer uma medida da incorporação de radioatividade em comparação com uma cultura de controle, expressa como o **índice de estimulação** de linfócitos.

Outro método para medir a imunidade dos linfócitos T é incubar células portadoras de antígeno com linfócitos. Os linfócitos T reativos formarão *rosetas* ao redor da célula portadora do antígeno, as quais podem ser observadas e contadas no microscópio.

Ensaio de tetrâmeros

Outra ferramenta poderosa para detectar e quantificar linfócitos T que reconhecem especificamente um antígeno viral é chamada **ensaio de tetrâmeros**. Esse ensaio emprega um "tetrâmero" sintético de quatro moléculas de MHC que foram especificamente projetadas para conter uma parte de um antígeno viral. Dessa maneira, o tetrâmero se assemelha a como as moléculas de MHC de uma célula infectada por vírus apresentariam peptídios virais processados na superfície da célula para linfócitos T específicos. Para esse ensaio, esses tetrâmeros sintéticos são marcados com uma molécula fluorescente. Quando os tetrâmeros forem incubados com uma amostra de sangue contendo linfócitos T, eles se ligarão apenas aos linfócitos T que reconhecerem aquele antígeno viral. Essas células podem, então, ser detectadas em um classificador de células ativado por fluorescência, que pode contar a quantidade de linfócitos T presentes no sangue que se expandiram para reconhecer especificamente a proteína viral.

Mensuração de anticorpos antivirais

As moléculas de anticorpos são glicoproteínas secretadas que têm a capacidade de reconhecer e se combinar com porções específicas de proteínas virais ou outras proteínas estranhas ao hospedeiro. Conforme descrito no Capítulo 12, Parte 3, as moléculas de anticorpos têm uma estrutura muito específica, na qual os sítios de combinação de antígenos, que compreendem sequências de aminoácidos variáveis, estão em um local nas moléculas de anticorpos, enquanto uma região de sequência de aminoácidos fixa é encontrada em outro local. Essa região constante (**região Fc**) tem uma função essencial na mediação da secreção da molécula de anticorpo pelo linfócito B que a expressa. Outra função importante da região Fc é servir como um sinal para as células e outras proteínas celulares específicas de que a molécula ligada ao antígeno é, de fato, um anticorpo.

Ensaios de imunoabsorção enzimática

Vários métodos para medir as reações de anticorpos envolvem o uso da região Fc da molécula de anticorpo como uma "alça". Métodos extremamente sensíveis, conhecidos coletivamente como ensaios de imunoadsorção enzimática (**ELISA**), usam enzimas que podem processar um substrato incolor em um produto colorido ligado à região Fc de uma molécula de anticorpo. Quando o anticorpo está ligado a um antígeno, a enzima fixada na região Fc também estará ligada. Se o complexo antígeno-anticorpo for incubado com substratos apropriados à enzima ligada, a produção de cor pode ser usada como medida do anticorpo presente. Exemplos do método são descritos na Figura 7.10.

Os testes ELISA são de extraordinário valor para diagnósticos rápidos e têm grande importância comercial. Por exemplo, se um peptídio antigênico estiver ligado a uma matriz insolúvel, como uma tira de plástico flexível na qual reagentes secos são incluídos, e essa tira for mergulhada em uma preparação de plasma que contém anticorpo contra o peptídio, uma cor surgirá. Mesmo que a quantidade de anticorpos seja muito baixa, a incubação por um período suficientemente longo produzirá alguma cor, desde que a enzima utilizada seja relativamente estável. O método é bastante adaptável a análises quantitativas e qualitativas e pode ser adaptado para uso com equipamentos automatizados. Vários *kits* estão disponíveis comercialmente, em que uma pequena amostra de líquido corporal, que pode conter um vírus ou um anticorpo de interesse, pode ser detectada e seca. O *kit* é então enviado para um laboratório onde pode ser analisado quantitativamente.

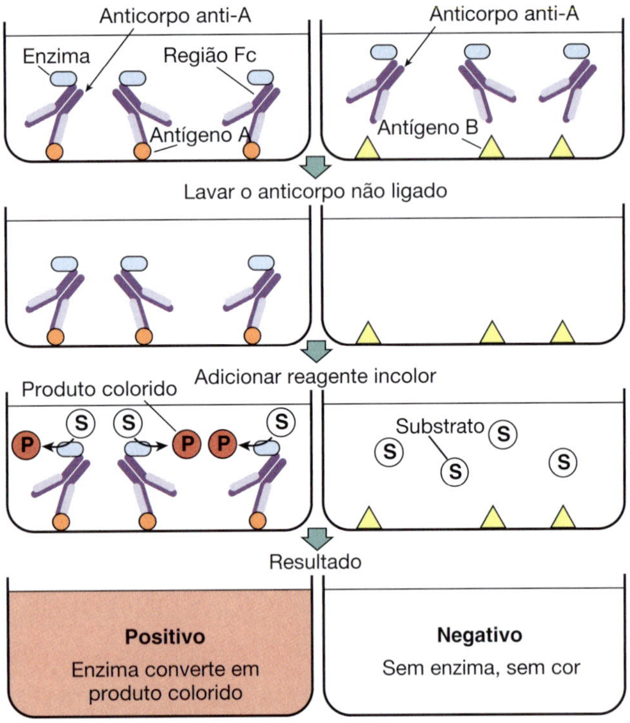

Figura 7.10 Ensaio de imunoadsorção enzimática (ELISA): o método usa uma reação de cor mediada por uma enzima ligada à região Fc da molécula do anticorpo. *P*, produto colorido; *S*, substrato.

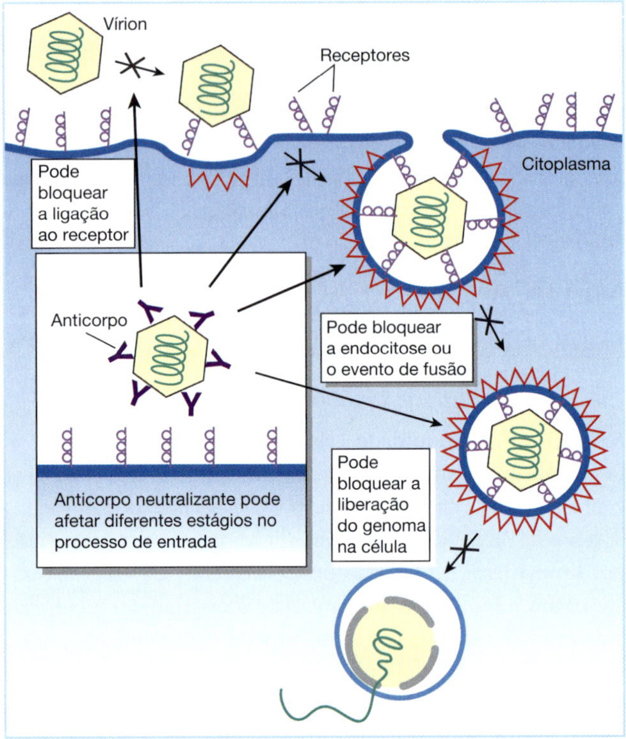

Figura 7.11 Neutralização de anticorpos da infecciosidade do vírus. Tipos específicos de moléculas de anticorpos, chamados *anticorpos neutralizantes*, podem se ligar a proteínas de superfície do vírus e bloquear um ou outro aspecto dos eventos iniciais de reconhecimento da célula viral ou da internalização efetiva do vírus.

O uso de *lasers* e microtecnologia desenvolvidos na indústria eletrônica promete proporcionar mudanças ainda mais revolucionárias na capacidade de detectar quantidades extremamente pequenas de antígenos virais ou anticorpos no material de teste. Pode-se sintetizar um *microchip* com múltiplos potentes antígenos diferentes ligados a ele, que pode ser incubado com um anticorpo desconhecido e depois submetido a ELISA ou a outro método para produzir um sinal fluorescente onde houver formação de um complexo antígeno-anticorpo. Isso pode ser escaneado rapidamente com um feixe de *laser* e microscópio fluorescente ou, de modo alternativo, em um aparelho de detecção de estado sólido. Esses métodos tornam potencialmente possível rastrear uma determinada amostra de soro quanto à presença de anticorpos contra todos ou quase todos os agentes patogênicos identificados em poucas horas. A detecção desses anticorpos indica exposição atual ou prévia ao patógeno correspondente.

Testes de neutralização

Algumas maneiras de medir a reação entre moléculas específicas de anticorpos e um antígeno envolvem a perda de funções específicas pelo vírus-alvo. Muitos anticorpos bloquearão a capacidade de um vírus de iniciar uma infecção em uma célula cultivada e, assim, a formação de um centro de infecção ou *placa viral*. Os ensaios de placas são descritos no Capítulo 10, Parte 3; a inibição da formação de placas é denominada *infecciosidade* ou *neutralização de um vírus*. Nela, um vírus-alvo com um título conhecido é incubado com diluições de anticorpos de teste. Quanto mais concentrado e específico for o anticorpo, mais a solução inicial do anticorpo poderá ser diluída e bloquear a infectividade viral (e, assim, a formação de placas). A Figura 7.11 ilustra esquematicamente a neutralização.

Inibição da hemaglutinação

Alguns métodos para a medição de anticorpos contra vírus são embasados na capacidade do anticorpo de bloquear alguma propriedade do vírus. Por exemplo, sabe-se, desde a primeira parte do século XXI, que muitos vírus envelopados irão aderir aos eritrócitos e causar sua **hemaglutinação**. Essa propriedade de hemaglutinação pode ser usada como medida bruta da concentração de partículas virais em solução, conforme descrito no Capítulo 9, Parte 3.

Muitos anticorpos contra vírus envelopados inibem a aglutinação de eritrócitos mediada por vírus; essa *inibição de hemaglutinação* (*HI*) pode ser usada para medir os níveis de anticorpos. O método básico foi elaborado muito antes de se ter uma compreensão detalhada da resposta imune, mas baseia-se no fato de que muitas moléculas de anticorpos se ligam à superfície dos vírus e os mascaram fisicamente. Se um vírus que pode causar hemaglutinação for pré-incubado com um anticorpo contra ele, o vírus será revestido com o anticorpo e não será capaz de aderir aos eritrócitos. Isso acontece porque a superfície da partícula viral é relativamente pequena e, uma vez que uma molécula de proteína esteja presa a ela, essa proteína bloqueará o acesso a partes da superfície. Se houver anticorpos suficientes, toda a superfície ficará obscurecida.

A Figura 7.12 mostra um experimento utilizando a inibição da hemaglutinação (o teste HI). Tudo o que é necessário para medir a resposta imune de um paciente é um estoque-padrão de vírus e soro sanguíneo. O procedimento básico é o seguinte: amostras-padrão de eritrócitos (p. ex., eritrócitos de porquinhos-da-índia ou galinha para o vírus *influenza*) são misturadas com uma quantidade conhecida de estoque de vírus e diferentes diluições de um anticorpo desconhecido, que pode estar presente no soro de um paciente. Depois de um período adequado, a solução é agitada delicadamente e submetida à centrifugação em baixa velocidade. Se os eritrócitos estiverem aglutinados, as células formam um aglomerado gelatinoso e não conseguem sedimentar. A aglutinação é caracterizada por uma solução difusa vermelha ou cor salmão. Se os eritrócitos não aglutinarem em decorrência do sequestro do vírus pelo anticorpo, as células se aglomerão formando um "botão" vermelho no fundo do tubo. A grande vantagem de se usar a HI não é a precisão, mas a relativa rapidez, a facilidade e o baixo custo de execução, muito importantes em pequenos laboratórios clínicos, especialmente em países em desenvolvimento.

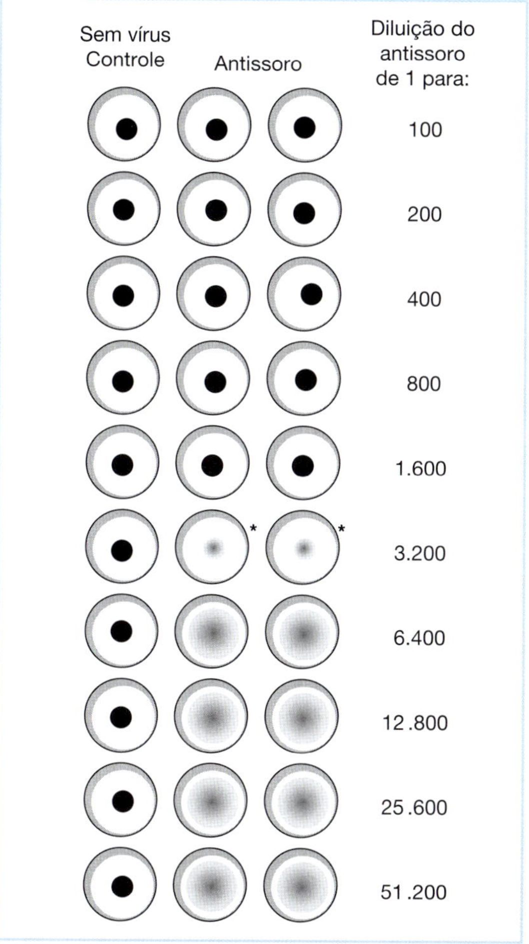

Figura 7.12 Ensaio de inibição da hemaglutinação para medir os anticorpos contra um vírus no soro. O ensaio é realizado misturando quantidades constantes de um vírus hemaglutinante conhecido com diluições em série de soro; então, a mistura vírus-soro é adicionada aos eritrócitos. Baixas diluições de soro resultam no sequestro do vírus de modo que ele não estará disponível para hemaglutinação, e os eritrócitos nos agregados sedimentam no fundo sob centrifugação em baixa velocidade. Diluições mais altas do antissoro diluem a concentração de anticorpos a um ponto em que permanece vírus suficiente para causar uma reação positiva à hemaglutinina. Se houvesse mais anticorpos no soro, seria necessária uma diluição maior para conseguir isso. Assim, o título de inibição da hemaglutinação do soro é uma medida do quanto ele pode ser diluído e ainda assim conseguir bloquear a reação da hemaglutinina. Essa é uma medida da concentração de anticorpos. No exemplo mostrado, uma diluição de 1:3.200 da amostra original (asteriscos) foi a última em que a aglutinação foi inibida. Esse é o ponto final da diluição do antissoro. Uma vez que uma diluição de 1:3.200 foi o ponto final, havia 3.200 unidades de inibição de hemaglutinação no estoque original. Fonte: baseada em uma figura de Dimmock, N.J. e Primrose, S.B. (1994). *Introduction to Modern Virology*, 4e. Boston: Blackwell Science.

Fixação do complemento

O complemento sérico é composto por várias proteínas solúveis que são capazes de aderir às células que contêm complexos antígeno-anticorpo. À medida que essa ligação ocorre, as proteínas do complemento experimentam alterações estruturais e, por fim, a última proteína ligada é ativada para tornar-se uma protease, que então lisa a célula. A capacidade do complemento de se ligar a complexos antígeno-anticorpo na região Fc do anticorpo é denominada fixação, pois uma vez ligado, o complemento não está mais livre em solução. Essa propriedade pode ser usada como método relativamente simples e barato para medir as reações antígeno-anticorpo, chamado titulação da *fixação do complemento* (*FC*).

Em um ensaio de FC, usam-se eritrócitos de ovelha para produzir um anticorpo contra suas proteínas de superfície, geralmente em um cavalo, cabra ou outro animal grande. Os eritrócitos são então "padronizados", de modo que quando uma quantidade específica de anticorpo é adicionada a eles e a mistura é incubada com complemento de porquinhos-da-índia, os eritrócitos experimentam lise. A lise dos eritrócitos é prontamente testada, uma vez que quando uma solução de eritrócitos lisados é centrifugada em baixa velocidade, a solução permanecerá vermelha, pois não há células para levar a hemoglobina para o fundo do tubo, formando um sedimento.

Depois que os eritrócitos, o soro antieritrócitos e o complemento são padronizados, eles podem ser armazenados por períodos relativamente longos no frio. Quando usados para um teste de reação antígeno-anticorpo, realiza-se o processo a seguir. Diluições em série de uma solução de anticorpos de concentração desconhecida e uma quantidade fixa de vírus conhecido *ou* uma solução com uma quantidade desconhecida de vírus e uma quantidade fixa de anticorpos conhecida são incubadas juntas. Em seguida, elas são misturadas com uma quantidade conhecida de complemento de porquinhos-da-índia. Se um complexo antígeno-anticorpo se formou, o complemento será *fixado* (*i. e.*, ligado) por ele. Caso contrário, o complemento ficará em solução. Se houver um nível intermediário de complexo, alguns complementos estarão fixos e alguns estarão livres.

Após a incubação da mistura de antígeno-anticorpo desconhecida com a quantidade conhecida de complemento, toda a "bagunça" é incubada com quantidades-padrão de eritrócitos e anticorpo antieritrócitos. Se todo o complemento for fixado, não haverá lise de eritrócitos. Se algum for corrigido, haverá lise parcial dos eritrócitos. Se nenhum for corrigido, haverá lise completa. Pode-se usar a medição do grau de lise (medindo-se a quantidade de coloração vermelha na solução depois da centrifugação em baixa velocidade) para estimar a quantidade de reação antígeno-anticorpo desconhecida e fornecer o título de FC.

Assim como o HI, esse método não é extremamente preciso ou sensível, mas é barato e rápido e requer poucos equipamentos caros. Trata-se de um método ideal para obter resultados rápidos em laboratórios pequenos ou com recursos limitados. Além disso, é usado em todos os hospitais modernos.

QUESTÕES DO CAPÍTULO 7

1 Qual(is) das seguintes afirmações é(são) verdadeira(s)?

(a) A única região do corpo em que uma célula infectada por vírus pode interagir com linfócitos T é nos linfonodos.

(b) As proteínas de superfície do vírion tendem a induzir a uma resposta imune mais forte durante o curso da infecção natural do que os componentes internos do vírion.

(c) Os antígenos contendo epítopos precisam ser digeridos em aminoácidos únicos e reagrupados na superfície na presença de antígenos de histocompatibilidade para provocar imunidade.

2 Por que os anticorpos solúveis (os produtos da resposta humoral) são bons agentes antivirais?

3 Quais são as funções das seguintes células na resposta imune de vertebrados?

(a) Linfócitos B.

(b) Linfócitos T auxiliares ($CD4^+$).

(c) Linfócitos T citotóxicos ($CD8^+$).

4 Quais características estruturais das proteínas estão envolvidas na natureza antigênica dos epítopos?

5 Quais etapas ocorrem na resposta imune depois da infecção primária de um vertebrado por um vírus?

6 Suponha que você saiba que, para um determinado vírus não envelopado, o gene A codifica um ativador transcricional, o gene B uma proteína de ligação inicial e o gene C uma proteína de capsídio. Depois de uma infecção normal em um animal, qual gene provavelmente produziria um anticorpo neutralizante?

7 As interferonas (IFNs) α e β são expressas em resposta a uma infecção viral e são liberadas da célula em que são produzidas. As IFNs induzem um estado antiviral em outras células vizinhas.

(a) Qual processo celular é inativado quando células tratadas com IFN são infectadas por um vírus?

(b) Um braço do estado antiviral induzido pela IFN é a síntese de 2',5'-oligo A em resposta à infecção viral. Em uma frase ou em um diagrama simples, qual é o efeito disso na célula?

(c) Outro braço do estado antiviral induzido pela IFN é a ativação da proteinoquinase em resposta à infecção viral. Em uma frase ou em um diagrama simples, qual é o efeito disso na célula?

(d) Todas as células contêm genes para a IFN. A síntese de IFN é estimulada pela infecção viral. Você esperaria que uma célula *tratada com IFN* sintetizasse IFN em resposta a uma infecção viral? Explique sua resposta.

8 A resposta da IFN é um dos dois principais sistemas de defesa dos animais em reação à infecção por um vírus. A tabela a seguir lista várias atividades associadas a essa resposta. Indique quais atividades, se houver, podem ser prontamente observadas nas células antes ou depois do tratamento com IFN, com ou sem infecção por vírus.

Atividade	Não infectada		Infectada por vírus	
	Células normais	Células tratadas com IFN	Células normais	Células tratadas com IFN
mRNA para IFN encontrado nas células				
mRNA para 2',5'-oligo A sintase encontrado nas células				
2',5'-oligo A encontrado nas células				
Proteinoquinase inativa encontrada nas células				
Receptor para IFN encontrado na superfície das células				

Estratégias para Proteção e Combate à Infecção Viral

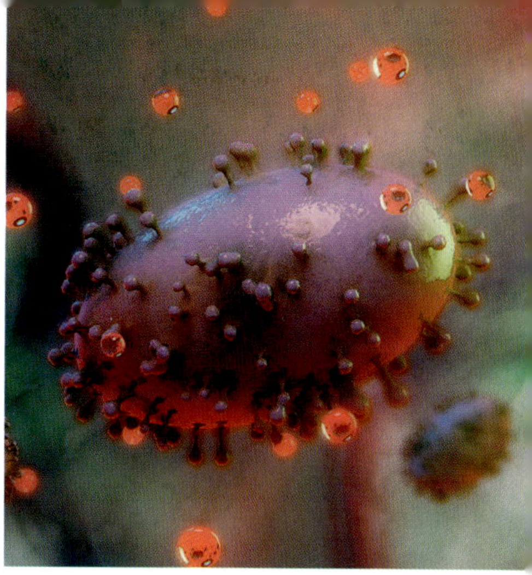

CAPÍTULO

8

Vírus e doenças virais coexistem com hospedeiros bacterianos e metazoários nos quais se replicam desde que esses hospedeiros apareceram no universo biológico. Embora essa convivência seja um processo dinâmico, os seres humanos podem vislumbrar um "mundo ideal", em que a doença viral é controlada, se não eliminada, e seus efeitos, minimizados. Apesar de todo o conhecimento que se tem do mundo biológico, está claro que existem apenas duas maneiras de lidar com doenças induzidas por vírus: prevenção e tratamento.

Pode-se prevenir uma infecção viral pela aplicação de medidas de saúde pública destinadas a eliminar a disseminação do vírus ou controlar sua transmissão, ou garantindo que não haja indivíduos suscetíveis disponíveis para o vírus infectar. Este último pode ser realizado induzindo a imunidade à infecção. A aplicação específica de fármacos antivirais apropriados também pode atuar na prevenção da infecção pelo vírus. O tratamento da infecção por vírus pode utilizar métodos para estimular mecanismos antivirais altamente evoluídos do próprio corpo a serem implantados antes que a infecção pelo vírus leve a danos graves. Além disso, o tratamento pode ser mediado por agentes antivirais específicos projetados para bloquear qualquer estágio de replicação do vírus no hospedeiro.

VACINAÇÃO: INDUÇÃO DE IMUNIDADE PARA PREVENIR INFECÇÕES POR VÍRUS

Vacinas antivirais

Quase todo mundo já ouviu o termo *vacinação* e, aliás, já recebeu uma vacina, seja contra um poliovírus, vírus do sarampo ou vírus da caxumba. Mas o que é uma vacina? Como ela é preparada e administrada? É possível produzir uma vacina para cada infecção viral importante?

O termo *vacinar* contra um vírus significa administrar, em dose única ou múltipla, um antígeno não patogênico (vírus intacto ou subunidade vírion) a um animal ou ser humano, de modo que o sistema imune do indivíduo responda produzindo anticorpos (imunidade humoral) e, em alguns casos, imunidade celular dirigida contra um, vários ou todos os antígenos virais. O indivíduo vacinado com sucesso retém uma memória imune do evento, o que previne a infecção viral e/ou a doença subsequente. O mecanismo dessa produção de imunidade foi descrito no Capítulo 7.

Varíola e história da vacinação

Por mais de 2.000 anos, o flagelo da varíola afetou as populações humanas. O vírus (membro da família Poxviridae, gênero *Orthopoxvirus*) parece ter se originado na Ásia e chegou à África, ao Oriente Médio e ao mundo ocidental por volta de 800 a 1.000 d.C. O vírus foi trazido para o Novo Mundo por exploradores e colonizadores espanhóis e outros europeus, e centenas de milhares de indígenas nas Américas do Norte e do Sul morreram como resultado disso. Em alguns casos, como no Caribe, todas as populações nativas foram exterminadas. O processo se repetiu com outras doenças infecciosas como o sarampo, tanto no Novo Mundo quanto nas ilhas da Oceania nos séculos XVIII e XIX. Alguns dos processos envolvidos na disseminação de novas doenças nas populações foram brevemente descritos na Parte 1, particularmente nos Capítulos 2 e 3. A varíola maior, o tipo mais grave de varíola, teve uma taxa de mortalidade de 30 a 40%. Em contrapartida, a varíola menor, que é uma modalidade menos grave da doença, matou apenas cerca de 1 a 5% dos infectados.

Apenas no fim do século XIX é que se atribuíram as diferenças na gravidade da doença a pequenas diferenças genéticas entre as cepas do poxvírus. Apesar disso, observadores perspicazes notaram que os sobreviventes da doença permaneciam imunes por toda a vida, e aqueles que a contraíam tardiamente em uma epidemia local tinham maior chance de sobrevivência. Isso foi explorado na técnica chamada **variolação**, desenvolvida na China e introduzida na Europa a partir do Oriente Médio no início do século XVIII. Lady Mary Wortley Montagu, esposa do embaixador britânico na Turquia, cuidou para que seus filhos tivessem varíola, apesar dos preconceitos daqueles que argumentavam que isso não funcionaria em caucasianos. Seu sucesso foi responsável pela introdução da técnica na Inglaterra em 1718. Nessa técnica (bastante heroica), uma pessoa não infectada, geralmente uma criança, seria exposta a crostas ou cascas que se formavam na pele de um paciente em recuperação de uma infecção natural. Esse método geralmente resultava na indução de doenças com taxas de mortalidade bem abaixo de 1% e imunidade ao longo da vida. Sabe-se agora que esse método explorou inadvertidamente o fato de que os vírus nas lesões em cicatrização tendem a ser parcialmente inativados pela própria resposta imune do paciente, bem como pela dessecação parcial.

Embora a variolação frequentemente fosse bem-sucedida, a taxa de falha (quantidade de mortes pela técnica) tornava-a uma prática perigosa. Ainda assim, esse era um método preventivo comum usado em muitas partes da China, do Oriente Médio e da África até o início do século XX. Na Inglaterra, Edward Jenner, um médico do interior que trabalhava em Gloucestershire, estava experimentando a varíola quando soube por seus pacientes – que eram leiteiros – que aqueles infectados com uma doença chamada varíola bovina seriam posteriormente imunes à varíola. Jenner teve a visão de explorar esse método como uma maneira relativamente segura de se proteger contra o flagelo da varíola. Como resultado, ele iniciou experimentos para infectar propositalmente seus pacientes com o poxvírus bovino, dando-lhes uma doença leve e assintomática, atingindo a subsequente proteção contra a infecção pela varíola. Jenner nomeou o método de *vacinação*, da palavra em latim para "vaca", *vacca*.

O sucesso da técnica de Jenner levou à rápida disseminação da vacinação profilática contra a infecção por varíola, mas o sucesso foi, em grande parte, restrito ao Ocidente desenvolvido até depois da Segunda Guerra Mundial. Por fim, o sucesso da vacinação contra a varíola culminou no anúncio da Organização Mundial da Saúde (OMS) de que a varíola foi erradicada do planeta. O último caso natural de varíola no mundo foi em outubro de 1977, em um homem na Somália. Ele morreu, e determinou-se que contraiu o vírus de um aerossol de material dessecado contaminado que havia sido descartado indevidamente durante uma epidemia anterior.

Os únicos estoques existentes de poxvírus estão nos Centers for Disease Control and Prevention, em Atlanta, e no Russian State Research Center of Virology and Biotechnology (Vector), em Koltsovo. Por meio de um acordo internacional, esses estoques seriam destruídos em 30 de junho de 1999, extinguindo o vírus. No entanto, desacordos sobre a conveniência disso atrasaram a destruição planejada. Essa situação mudou drasticamente em 11 de setembro de 2001. Depois dos ataques terroristas ao World Trade Center e ao Pentágono, os EUA passaram a uma posição muito diferente em relação à ameaça representada por potenciais agentes biológicos que poderiam ser usados contra a população.

Aliás, o estoque de vacinas contra a varíola prontas para uso era muito menor do que o necessário. Como resultado, iniciou-se uma enxurrada de pesquisas sobre a varíola e medidas preventivas, incluindo a produção de vacinas e possíveis modalidades terapêuticas. Os estoques de poxvírus nos EUA não foram destruídos e estão novamente sendo explorados para fins experimentais, usando os mais altos níveis de contenção.

Apesar do sucesso de Jenner, pouco se entendia acerca da dinâmica da produção de vacinas ou das razões para se produzir variantes avirulentas de agentes infecciosos, até que a teoria dos germes da doença fosse bem estabelecida, na segunda metade do século XIX. Notavelmente, em 1885, Louis Pasteur produziu a primeira vacina eficaz contra o vírus da raiva, utilizando a técnica de cultura do vírus em um hospedeiro não natural usando métodos laboratoriais de infecção. No caso da raiva, Pasteur injetou o vírus isolado de um cão raivoso diretamente no encéfalo de coelhos e descobriu que, como o vírus se mantinha dessa maneira, tornava-se **atenuado** em sua capacidade de infectar cães, mas mais virulento em sua capacidade de causar a doença em coelhos. Considerando-se a periculosidade da doença da raiva nos coelhos e o fato de que ela poderia ser transferida para seres humanos por picada de agulha, esse método de produção de vírus avirulento foi, aliás, heroico. As práticas atuais se baseiam em uma compreensão muito mais completa dos métodos de cultura, bem como de melhores precauções contra infecções acidentais. Ainda assim, a produção de uma vacina contra um patógeno humano pode ser arriscada e é um potencial perigo para a equipe do laboratório.

Como uma vacina é produzida

As vacinas são produzidas alterando a natureza de um vírus causador de doença de modo que a imunidade seja evocada sem doença concomitante ou usando um componente desse vírus para evocar uma resposta imune na ausência de infecção viral. As vacinas atuais disponíveis para uso humano incluem aquelas mostradas na Tabela 8.1. Os métodos gerais para a produção de vacinas são descritos nas seções seguintes deste capítulo.

Vacinas de vírus vivo

Se um vírus vivo for administrado para induzir uma resposta imune protetora (uma **vacina de vírus vivo**), ele deve ser avirulento e causar uma doença leve ou nenhuma doença. A vacina de Jenner é um exemplo de vírus avirulento, embora não seja típico. A vacina original contra a varíola começou com o vírus bovino, mas a vacina moderna utiliza o vírus *vaccínia*, que está relacionado com os vírus bovino e equino, e menos relacionado com o vírus da varíola. Não se sabe exatamente como o vírus da vaccínia passou a ser cultivado como um vírus de cepa vacinal ou quando se tornou a entidade laboratorial que é agora. Provavelmente, ele foi derivado da varíola bovina depois da passagem repetida em pele de vaca e cavalo. Esse método de propagação foi usado por muitos anos antes do advento da cultura de células. O vírus da vaccínia é bastante diferente de outros vírus atenuados usados como vacinas, pois não foi derivado do vírus contra o qual protege.

Tabela 8.1 Algumas vacinas virais humanas.

Vírus	Tipo de vacina	Via de administração
Poliomielite	Inativado (Salk)	Intramuscular
Poliomielite	Vivo, atenuado (Sabin)	Oral
Sarampo	Vivo, atenuado	Subcutânea
Caxumba	Vivo, atenuado	Subcutânea
Rubéola	Vivo, atenuado	Subcutânea
Raiva	Inativado	Intramuscular
Influenza	Inativado	Intramuscular
Influenza	Vivo, atenuado	Nasal
Influenza	Subunidade (trímero da hemaglutinina de superfície)	
Febre amarela	Vivo, atenuado	Subcutânea
Varicela-zóster (varicela ou catapora)	Vivo, atenuado	Subcutânea
Rotavírus	Vivo, atenuado	Oral
Hepatite A	Inativado	Intramuscular
Hepatite B	Subunidade (antígeno de superfície)	Intramuscular
Encefalite transmitida por carrapatos	Inativado	Intramuscular
Encefalite japonesa	Inativado	Subcutânea
Varíola	Vivo, atenuado (vírus da vaccínia)	Subcutânea
Papilomavírus humano	Pseudovírus (proteínas do capsídio do vírus sem genoma viral)	Intramuscular

Normalmente, usa-se a abordagem de Pasteur para atenuar a virulência para a produção de vacinas de vírus vivos. As cepas de vacinas são produzidas de maneira empírica pela passagem em série de uma cepa virulenta do vírus em cultura de células não humanas várias vezes. As passagens intermediárias são testadas quanto à virulência em animais apropriados, incluindo primatas. O processo de atenuação introduz uma série de mutações pontuais no genoma viral, funções essencialmente mutantes não necessárias para a replicação, mas, sim, para a patogênese. Essa técnica foi usada para produzir as cepas Sabin de vacina oral direcionada contra os três sorotipos de poliovírus presentes na época.

A passagem em série é um procedimento cego, e os resultados não podem ser previstos. À medida que mais informações se acumulam sobre a base genética das interações vírus-hospedeiro e virulência, pode-se produzir mutantes específicos, seja como deleções de regiões do genoma, seja como alterações específicas do local, de modo que as propriedades da vacina putativa possam ser personalizadas.

Uma vantagem das vacinas de vírus vivo é que, uma vez que ocorre uma infecção real, estimulam-se as respostas imunes humoral e celular. Como resultado, a imunidade desenvolve-se depois de uma ou no máximo três exposições, e geralmente perdura por muitos anos. Uma desvantagem pode ser a reversão ocasional do vírus à virulência. Isso pode acontecer pela ocorrência de **mutação reversa** à medida que o vírus da vacina se replica no indivíduo que está sendo imunizado, ou, possivelmente, por uma recombinação que ocorre entre o genoma de um vírus no indivíduo e a cepa da vacina. A reversão à virulência por mutação reversa é um problema com a vacina de poliovírus Sabin tipo 3; com alta frequência, isolam-se vírus virulentos das fezes de indivíduos que foram imunizados com a vacina. Embora isso não deva ser um problema para uma população que usufrui de boas instalações de tratamento de resíduos, pode representar um problema significativo na vacinação em massa em países com instalações de saúde pública inadequadas.

As vacinas de vírus vivo também apresentam outros problemas potenciais. Um dos principais é que elas precisam ser manuseadas com cuidado e conservadas com refrigeração, o que dificulta um pouco o seu uso em campo, especialmente em partes do mundo em que faltam fontes confiáveis de energia elétrica. Esse problema pode ser parcialmente aliviado pelo processo de **liofilização** se o vírus for estável a esse tratamento, mas a reidratação exigirá fontes confiáveis de água estéril, entre outras coisas. Além disso, há sempre o risco de um patógeno desconhecido estar presente e não ser detectado no estoque de vacinas. À medida que as técnicas de ensaio de contaminação adventícia se tornam mais sensíveis e sofisticadas, este último problema torna-se menos preocupante, mas ainda existe.

Vacinas de vírus mortos

Embora as vacinas contra a varíola e a raiva fossem feitas de vírus atenuados, a maioria das vacinas bem-sucedidas produzidas na primeira parte do século XX utilizavam vírus inativados. Um vírus inativado para uma vacina é produzido a partir de estoques da cepa virulenta do vírus cultivada em células de cultura (ou animais). Esse vírus potencialmente virulento é, então, tornado não infeccioso (inativado) por tratamento químico. Originalmente, utilizava-se o tratamento com formaldeído (formalina) para inativar o vírus. A vacina original e altamente bem-sucedida contra o poliovírus, desenvolvida por Salk, era uma preparação inativada com formalina de três sorotipos do vírus. Apesar de seu amplo uso nas primeiras vacinas, a formalina é difícil de remover e, portanto, apresenta o perigo de toxicidade residual. Mais recentemente, a beta-propiolactona é o produto químico de escolha para inativar o vírus, uma vez que quantidades residuais do reagente podem ser facilmente hidrolisadas em produtos não tóxicos.

Uma vantagem das vacinas de vírus mortos é a ausência da capacidade do vírus de reverter à virulência, uma vez que não há replicação do vírus durante a imunização. Além disso, as vacinas de vírus mortos podem ser armazenadas de maneira mais barata do que as vacinas de vírus vivos. Essas vantagens são contrabalançadas pelo fato de que a vacina precisa ser injetada, geralmente são necessárias várias doses de imunização e a vacinação não resulta em imunidade celular, pois uma infecção ativa não ocorre. Esta última complicação também implica que a imunidade geralmente não é tão prolongada quanto com uma vacina de vírus vivo. Outra complicação imprevista surgiu do fato de que as primeiras preparações da vacina de Salk eram feitas utilizando poliovírus cultivados em células de macaco que estavam contaminados com o vírus símio 40 (SV40) – um vírus de macacos que pode causar tumores em animais de laboratório. As condições para inativação do poliovírus não inativaram o SV40, e aqueles que receberam as primeiras preparações da vacina Salk foram inoculados com o vírus do macaco. Felizmente, isso não levou a nenhuma sequela conhecida até o momento, mas anticorpos contra o vírus ainda podem ser detectados em pessoas que foram vacinadas. Esse acidente teve algumas repercussões políticas e sociais importantes e levou a rumores de que a epidemia de síndrome da imunodeficiência adquirida (AIDS), causada pelo vírus da imunodeficiência humana (HIV), na África foi o resultado de estoques de vacinas contra a poliomielite contaminados. Os cientistas verificaram cuidadosa e exaustivamente os estoques originais (felizmente preservados) quanto à presença de sequências de HIV, e todos foram negativos.

Vacinas de vírus recombinantes

É possível usar o processo de **recombinação genética** para introduzir os genes de proteínas indutoras de imunidade protetora no genoma de outro vírus, que pode ser avirulento.

Por exemplo, o gene da proteína do capsídio do vírus da hepatite B, conhecido por produzir imunidade protetora, pode ser introduzido no genoma do vírus vaccínia. Os métodos e princípios gerais por trás da produção desse *vírus recombinante* são detalhados no Capítulo 22, Parte 5. Os genes introduzidos podem substituir os genes não necessários para a replicação do vírus transportador quando usados como vacina, ou podem ser adicionados ao genoma viral. O vírus recombinante poderia então ser usado para vacinar um indivíduo, levando à produção de imunidade contra as proteínas em questão. Uma vez que o vírus transportador é capaz de se replicar, ele pode produzir um repertório completo de respostas imunes contra a proteína ou proteínas imunizantes. Além disso, o transportador pode ser amplamente modificado, de modo a garantir que seja absolutamente avirulento. Possíveis candidatos para esses vírus transportadores incluem membros dos poxvírus, herpes-vírus e adenovírus.

Vírus recombinantes estão atualmente sendo testados para uso como vacinas. Existem dois problemas teóricos com o uso de vacinas de vírus recombinantes. Primeiro, não está claro que o mesmo nível de imunidade ou repertório de respostas imunes possa ser evocado a partir da expressão de uma proteína "passageira". Em segundo lugar, uma vez que um bom vírus portador é produzido, seu uso em uma vacina provocaria imunidade contra si mesmo. Isso impediria o uso do mesmo vírus transportador para outra vacina posteriormente. Testes completos resolverão o primeiro problema, e, se uma vacina realmente eficaz fosse feita contra um patógeno importante, o segundo problema poderia ser prontamente ignorado.

Várias vacinas contra doenças humanas baseadas em vírus recombinantes estão disponíveis ou em desenvolvimento, incluindo a vacina contra o vírus da dengue, Dengvaxia®, um vírus atenuado da febre amarela que carrega as proteínas de membrana e envelope do vírus da dengue. Várias dessas vacinas também estão disponíveis para animais. Por exemplo, uma vacina eficaz contra o vírus que causa a doença de Newcastle em galinhas foi produzida usando o vírus recombinante do mosaico do pepino de plantas. Nesse caso, o problema da imunidade induzida contra o vírus portador não é relevante.

Vacinas de capsídios e subunidades

Como a resposta imune desejada é mais frequentemente direcionada contra um capsídio de superfície essencial ou uma proteína de envelope de um vírus patogênico, essa proteína por si só poderia ser usada como vacina se fosse apresentada adequadamente ao sistema imune do receptor da vacina. Pode-se preparar uma vacina de subunidade por purificação da subunidade de proteína da partícula viral, ou por clonagem de DNA recombinante e expressão da proteína viral em uma célula hospedeira adequada, seja bacteriana ou de levedura. Alguns dos procedimentos gerais para a utilização de qualquer uma dessas abordagens são descritos na Parte 3.

A administração direta de uma proteína não induzirá uma resposta celular da mesma maneira que uma vacina de vírus vivo. Ainda assim, as vantagens de uma vacina de subunidade incluem a ausência de qualquer potencial infectividade, seja leve, no caso das cepas atenuadas, seja grave, no caso das cepas virulentas ou revertentes. Além disso, as vacinas de subunidade podem servir quando o vírus em questão é extremamente virulento ou quando não pode ser cultivado convenientemente em cultura.

Existem vários problemas gerais importantes com o uso de vacinas de subunidade que podem não ser passíveis de solução fácil. Ainda assim, a velocidade com que podem ser produzidas as torna candidatas muito atraentes para usos específicos. Várias vacinas de subunidades estão atualmente disponíveis usando o antígeno de superfície do vírus da hepatite B obtido pela expressão de um gene clonado em células de levedura. Essas vacinas são de uso comum nos EUA e em todo o mundo. Em ensaios clínicos, o uso dessas vacinas reduziu acentuadamente a incidência de doença hepática e câncer primário de fígado.

Uma vacina de capsídio inteiro contra quatro sorotipos de papilomavírus humano (HPV6, 11, 16 e 18) conhecida por estar associada a carcinomas de colo de útero foi aprovada pela Food and Drug Administration (FDA) para uso nos EUA em 2006. A vacina é produzida de modo a possibilitar que a proteína do capsídio se monte em estruturas vazias semelhantes a vírus, conhecidas como **pseudovírus**, uma vez que não contêm o genoma viral. Ensaios clínicos com essa vacina (Gardasil®) mostraram que seu uso leva à redução de 100% nas infecções por HPV por esses sorotipos em mulheres não infectadas em comparação com uma população-controle não vacinada e > 90% de redução nas neoplasias genitais causadas por qualquer tipo de HPV – esse é um resultado extremamente promissor. Em 2014, a Gardasil 9, uma versão melhorada da vacina que inclui nove sorotipos de HPV (HPV 6, 11, 16, 18, 31, 33, 45, 52 e 58), foi aprovada para uso nos EUA.

Vacinas de DNA e RNA

Uma abordagem mais inovadora para a produção de uma vacina eficaz é usar um fragmento de DNA que codifica uma proteína conhecida por conferir imunidade protetora como vacina – isso é chamado **vacina de DNA**. A ideia por trás de uma vacina de DNA é que, se as células apresentadoras de antígeno puderem absorver o DNA por um processo de transfecção "natural", conforme descrito no Capítulo 6, e expressar as proteínas antigênicas, a proteção poderá ser promovida sem a necessidade de vírus inativados ou atenuados. Além disso, os métodos para a entrega e o armazenamento desse vetor têm um custo-benefício potencialmente bom. Embora possa parecer surpreendente, considerando-se a ineficiência do processo de transfecção, as vacinas baseadas em DNA têm sido eficazes contra o vírus herpes simples (HSV), o Zika vírus e vários outros vírus em testes em animais.

Uma vacina de DNA eficaz em cavalos contra o vírus da encefalite do Nilo Ocidental foi licenciada pelo Departamento de Agricultura dos EUA (USDA). Os ensaios clínicos de uma vacina de DNA contra o Zika vírus começaram em 2016 e estão em andamento. Até o momento, no entanto, os testes em seres humanos têm sido bastante ambíguos; um grande problema são as dificuldades em obter altos títulos de anticorpos sem **adjuvantes**. Os adjuvantes são compostos adicionados a antígenos, preparados para introdução no hospedeiro, que aumentam a inflamação, levando a maior infiltração por células do sistema imune. Contudo, essa inflamação geralmente é bastante dolorosa; seu uso geral é proibido em seres humanos e desencorajado em animais.

As vacinas de RNA têm sido usadas experimentalmente contra muitos vírus, incluindo o vírus *influenza* e o Zika vírus. Em 2020, no entanto, duas vacinas de mRNA mimetizando a proteína *spike* contra o vírus SARS-CoV-2 foram rapidamente desenvolvidas e implantadas em todo o mundo para combater a pandemia de Covid-19. Em ensaios clínicos, essas vacinas demonstraram eficácia de 90 a 95%.

Vacinas comestíveis

Outra abordagem é expressar a proteína antigênica ou porção antigênica de uma proteína de maneira que possa ser ingerida e ainda produzir imunidade protetora. Obviamente, esse antígeno precisa ser capaz de sobreviver no sistema digestório e ser assimilado pelas células apresentadoras de antígeno. Até o momento, realizaram-se ensaios clínicos em seres humanos com batatas transgênicas; estudos pré-clínicos nos quais peptídios antigênicos foram incorporados em tomates, espinafre, alface, banana e outras plantas cultivadas estão em andamento em seres humanos ou animais para que esses alimentos possam ser disponibilizados para fornecer proteção contra uma ou outra doença humana ou animal. Isso pode ser especialmente importante para controlar doenças infecciosas em nações em desenvolvimento.

Problemas com a produção e o uso de vacinas

O grande sucesso de tantas vacinas, incluindo as contra varíola, sarampo, caxumba, rubéola, poliomielite e raiva, levou a um sério comprometimento da OMS e de outras agências de saúde pública com o desenvolvimento e a distribuição de vacinas para proteção contra uma variedade de doenças virais, especialmente aquelas que afetam crianças. O Programa Ampliado de Imunização (PAI) da OMS, iniciado em 1976, tinha como alvo seis doenças infantis para imunização global, duas das quais são virais: poliomielite e sarampo. Nos últimos anos, incluíram-se diversas outras vacinas nas recomendações do PAI da OMS, incluindo várias outras vacinas contra doenças virais.

Dois dos principais problemas que surgem para subverter essas estratégias são a instabilidade genética e a sensibilidade ao calor das vacinas. Conforme mencionado na seção "Vacinas de vírus vivos", em certos casos, como o da vacina Sabin oral contra o poliovírus tipo 3, podem ocorrer revertentes que são virulentos. Essas instabilidades podem levar a casos associados à vacina da doença que é o alvo da vacinação. Isso pode ser superado com o uso de construções de vírus vaccínia recombinantes, em que o único gene expresso a partir do vírus virulento é o do antígeno de superfície usado para estimular a resposta imune.

Um problema sério com a administração de vacinas no mundo em desenvolvimento é a necessidade de refrigeração de algumas das preparações. A exigência de refrigeração desde o local de fabricação até o local de uso da vacina é fundamental para a eficácia da imunização. Como resultado, grande parte do desenvolvimento ocorreu em duas áreas, uma mecânica e outra biológica. Frigoríficos portáteis e embalagens frias adequadas são constantemente redesenhados. Acompanhando isso está a busca por desenvolvimento de vacinas que suportem temperaturas ambientes durante o transporte e a entrega. O desenvolvimento de vacinas termoestáveis e, ainda assim, altamente imunogênicas é alta prioridade para a OMS e outras organizações que trabalham para salvar as crianças da devastação dessas doenças. A campanha para a erradicação do poliovírus fez grandes avanços. Apenas algumas áreas do mundo ainda relatam reservatórios de vírus selvagens, mas a oposição política à vacinação é problemática em algumas dessas regiões.

Os problemas mais graves são socioeconômicos, e podem persistir contra todos os esforços de cientistas e pesquisadores médicos. A desconfiança do público em relação às medidas de saúde pública e às campanhas de vacinação pode ser um grande problema. Um exemplo é o falso, mas persistente, mito que liga o uso da vacina contra sarampo, caxumba e rubéola (MMR) ao autismo em crianças, o que levou a reação pública contra a vacinação contra o sarampo no Reino Unido; isso acarretou o aumento da incidência dessa doença potencialmente fatal. Embora esse mito tenha se originado de um estudo fraudulento que foi retirado pela revista que o publicou e repetidamente se mostrou infundado, a desconfiança persistiu. Outro exemplo de desconfiança pública em relação às vacinas é visto nas reações políticas contra a vacinação contra a poliomielite em partes da Ásia e da África. Esse problema é, por fim, o resultado de posturas políticas irresponsáveis de líderes nacionais, mas foi fomentado por uma desconfiança geral da ciência e da tecnologia em populações com baixa escolaridade. Este último problema é persistente, e os eventuais lapsos de comportamento ético por parte de grandes empresas farmacêuticas e membros da comunidade científica não ajudam em nada.

As despesas e os passivos financeiros envolvidos na produção de uma vacina eficaz também são problemas. Existem muitas etapas caras entre a descoberta e a caracterização de uma doença viral até a produção e o uso de uma vacina verdadeiramente eficaz. Esses gastos só serão suportados por empresas com fins lucrativos, desde que possam obter retorno sobre seus investimentos. Embora os governos também possam cobrir os custos de produção e aplicação de vacinas, é claro que aqueles que apoiam esses esforços, os contribuintes, devem ser capazes de ver a necessidade desse gasto. Isso requer educação, informação e, acima de tudo, boa vontade. Esses itens podem ser abundantes ou escassos, dependendo do contexto histórico e político da doença em questão. Claramente, não é possível vislumbrar qualquer solução geral para esses problemas. Cada doença terá de ser tratada à medida que ocorre. Os resultados inevitavelmente mostrarão tanto um grande sucesso quanto muitos casos de oportunidades perdidas.

DEFESAS BASEADAS EM CÉLULAS EUCARIÓTICAS CONTRA A REPLICAÇÃO DO VÍRUS

Defesas celulares contra infecções virais

Defesas baseadas em pequenos RNAs

Descobertas iniciadas no início da década de 1990 demonstraram que pequenas moléculas de RNA com regiões de fita dupla têm vários papéis importantes na regulação dos processos celulares eucarióticos e na proteção contra patógenos, além da indução de interferonas (IFN). Isso é brevemente descrito no Capítulo 7; aqui, é suficiente notar que existem vias nas células eucarióticas para o processamento de pequenas moléculas de RNA codificadas no genoma da célula em moléculas de RNA de fita dupla de 22 pares de bases (microRNA ou miRNA). Esses miRNAs, então, se ligam a moléculas específicas de RNA mensageiro (mRNA) viral ou celular, levando à sua degradação.

As células têm uma maneira semelhante de lidar com o RNA de fita dupla que ocorre em transcritos, como aqueles produzidos em infecções virais. Eles podem ser processados em moléculas de RNA de fita dupla de 19 a 21 pares de bases, com extensões 3' de duas bases em ambas as extremidades, chamadas pequenos RNAs interferentes (siRNA). Esses siRNAs interferem na tradução de mRNA contendo sequências homólogas, além de induzirem à degradação desses mRNAs. Assim, a infecção de uma célula vegetal com um vírus levará à disseminação deste para células vizinhas e mais distantes, resultando em resistência à disseminação viral. A presença de genes de vírus de plantas, que atuam contrapondo a função dos siRNAs de plantas, demonstra uma extensão desse sistema.

Ainda não está claro quão extensos são os papéis do miRNA e do siRNA na proteção de células animais, mas as evidências da importância dessas moléculas nas infecções virais e na resposta antiviral estão crescendo. Existem quase 2.000 sequências codificadoras de miRNA no genoma humano; identificaram-se mais de 500 miRNA em vários vírus de DNA e retrovírus, incluindo o herpes-vírus humano, o poliomavírus e o HIV. Embora muitas vezes seja difícil identificar o alvo de um determinado miRNA, um miRNA SV40 bloqueia parte do controle celular de seu ciclo de replicação. Por outro lado, descobriu-se que o vírus da hepatite C utiliza uma pequena espécie de RNA de células do fígado humano para aumentar a eficiência da tradução de seu mRNA. Todas as evidências disponíveis sugerem que o siRNA e o miRNA atuam como um tipo de resposta imune inata direcionada contra motivos de RNA viral. Há também evidências de que os vírus podem ter miRNAs cooptados que têm como alvo mecanismos de defesa celular como um meio de evadir as respostas do hospedeiro.

Fatores celulares que restringem a replicação de retrovírus

Pode-se observar outra modalidade de atividade antiviral baseada em células nas respostas à infecção por retrovírus de células de mamíferos. Um grupo de enzimas citidina-desaminases, denominado APOBEC, reconhece o DNA retroviral recém-sintetizado produzido pela transcriptase reversa e as citidinas desaminadas nesse DNA para produzir uracilas. Isso leva à hipermutação e à inativação do vírus ou à degradação da fita de DNA alterada. Esse processo é tão eficaz que o HIV apresenta um gene viral específico direcionado contra a atividade do APOBEC.

Uma família de proteínas, conhecidas como proteínas com motivo tripartido (proteínas TRIM), bloqueia a replicação retroviral no estágio de síntese de DNA complementar (DNAc). O mais bem estudado deles é o TRIM5, que bloqueia a síntese de DNAc retroviral, induzindo à desmontagem prematura do complexo de transcrição reversa. Outra proteína humana, a SAMHD1, também bloqueia a síntese de DNAc retroviral pela hidrólise de desoxirribonucleotídios triosfatados (dNTP) em desoxinucleosídios e trifosfatos livres.

Outra proteína humana, chamada tetherina, bloqueia o brotamento de muitos vírus envelopados, incluindo retrovírus. A tetherina amarra fisicamente os vírions em brotamento à célula, inserindo-se nas membranas celulares e virais. O HIV e outros vírus humanos apresentam proteínas que bloqueiam a atividade da tetherina.

FÁRMACOS ANTIVIRAIS

Todos os fármacos eficazes contra microrganismos patogênicos devem ter como alvo alguma característica da replicação do patógeno no hospedeiro que possa ser inibida de modo eficiente sem prejudicar indevidamente o hospedeiro. Alguns medicamentos são eficazes quando administrados a um indivíduo antes de ser exposto ou por um curto período depois da exposição. Esse uso profilático só é eficaz e prático em grandes populações sob circunstâncias específicas; por exemplo, militares antes de entrar em uma zona de risco biológico, ou como precaução antes de uma atividade sexual desprotegida.

Apesar do valor de alguns fármacos profiláticos, na prática os medicamentos mais úteis são aqueles que podem efetivamente interromper a infecção e curar a doença em qualquer estágio. A significativa eficácia da penicilina no tratamento de inúmeras infecções bacterianas depois da Segunda Guerra Mundial provou ser um modelo para esses fármacos, mas os primeiros fármacos antibacterianos específicos eram compostos por moléculas orgânicas complexas contendo mercúrio, utilizadas por Ehrlich para combater a sífilis no fim do século XIX. Ele deu a essas substâncias o nome de "balas mágicas" e as desenvolveu para reduzir a toxicidade do mercúrio, cujo uso como agente antissifilítico era conhecido por ser eficaz desde o Renascimento, na Europa. Talvez não de modo surpreendente, o sucesso de Ehrlich foi prejudicado pela raiva de alguns moralistas que argumentavam que a doença era uma punição pelo pecado.

O problema da toxicidade dos fármacos terapêuticos é persistente. Muitos inibidores eficazes de processos metabólicos, mesmo se mais ou menos específicos para o patógeno, terão efeitos colaterais indesejáveis na pessoa que o utiliza. A razão geral entre o benefício de um fármaco *versus* seus efeitos colaterais indesejáveis é denominada **índice terapêutico**. A determinação do índice terapêutico de um medicamento requer extensos testes em animais e extensa documentação, e é fator importante no gasto envolvido no desenvolvimento de produtos farmacêuticos eficazes para qualquer finalidade.

Fármacos antivirais que têm como alvo características específicas do ciclo de replicação do vírus

Dado o fato de que os vírus são parasitas intracelulares obrigatórios, é fácil entender por que uma abordagem quimioterápica para interromper ou retardar uma infecção viral é difícil de se efetuar. Ao contrário das células bacterianas, que são de vida livre, os vírus utilizam o ambiente da célula hospedeira durante grande parte do seu ciclo de vida. Portanto, agentes químicos que inibem as funções do vírus e do hospedeiro não são uma boa escolha para terapia.

A estratégia preferida tem sido identificar as funções virais que diferem significativamente ou não são encontradas no hospedeiro e, portanto, são únicas. Para cada vírus de interesse clínico, houve um grande esforço em compreender seu ciclo de vida, na tentativa de desenvolver medicamentos que possam bloquear especificamente etapas essenciais desse ciclo. A Tabela 8.2 lista os estágios específicos do ciclo de vida do vírus, com exemplos de agentes existentes ou propostos que podem bloquear o ciclo com algum grau de especificidade. Em cada um deles, sempre surge o problema de mutantes resistentes, que limitam a utilidade do fármaco.

Aciclovir e os herpes-vírus

O desenvolvimento da aciclоguanosina (acG) no fim da década de 1970 para uso em infecções por herpes-vírus marcou um grande avanço na quimioterapia contra infecções virais. Esse composto, prescrito sob o nome de aciclovir, é o primeiro dos análogos de nucleosídios que são inibidores de terminação de cadeia. Sua estrutura é mostrada na Figura 8.1. Quando a forma trifosforilada da aciclоguanosina é incorporada em uma cadeia de DNA em crescimento no lugar da guanosina, nenhum alongamento adicional pode ocorrer, em decorrência da falta de 3'OH.

A especificidade do aciclovir por células infectadas por herpes-vírus resulta de dois eventos. Primeiro, depois de o nucleosídio ser transportado para dentro da célula, ele deve ser trifosforilado para ser utilizado como substrato para a replicação do DNA. O primeiro passo nesse processo, a conversão da acG em monofosfato (acGMP), requer a presença da timidina quinase (TK), codificada pelo herpes-vírus, cuja atividade é fosforilar desoxinucleosídios. Em seguida, uma

Tabela 8.2 Alguns alvos para fármacos antivirais.

Etapa no ciclo de vida do vírus-alvo	Alvo molecular do inibidor	Exemplo
Ligação do vírus	Interação entre a proteína da superfície viral com o receptor celular	Maraviroque
Entrada do vírus	Proteína da membrana viral	Fuzeon®, amantadina
Replicação do genoma do DNA viral	DNA polimerase viral	Aciclovir, ganciclovir
Replicação do genoma do RNA viral	RNA replicase viral	Ribavirina, sofosbuvir
Retrovírus – transcrição reversa	Transcriptase reversa	3TC, FTC, efavirenz, nevirapina
Retrovírus – integração	Integrase	Dolutegravir, bictegravir
Regulação da transcrição viral	HIV *tat*	Compostos pré-clínicos
Processamento pós-transcricional do mRNA viral (*splicing*)	HIV *rev*	Compostos pré-clínicos
Montagem do vírion	Protease viral	Ritonavir, indinavir
Montagem do vírion	Interações entre a proteína do capsídio-proteína, brotamento	Oseltamivir, inibidores da protease
Montagem do vírion	Localização do processo de montagem	Ledipasvir

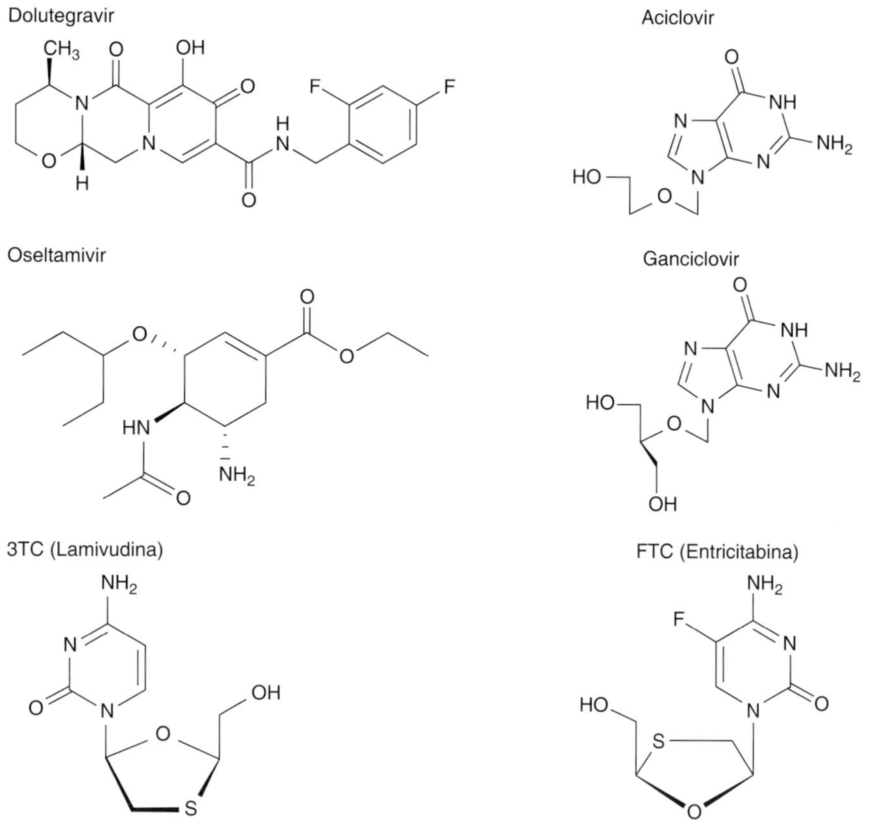

Figura 8.1 Estrutura de alguns fármacos antivirais atualmente eficazes.

enzima celular é capaz de adicionar os próximos dois fosfatos, produzindo o trifosfato acGTP. Esse acGTP inibe a síntese de genomas virais, atuando como substrato para a DNA polimerase do herpes-vírus. Quando isso acontece, a cadeia de DNA é terminada – nenhuma base adicional pode ser adicionada em decorrência da falta do grupo 3'OH. O fármaco inibirá a enzima viral cerca de 10 vezes mais eficientemente do que as DNAs polimerases celulares.

Como resultado da necessidade do herpes-vírus de TK e da inibição e da terminação da cadeia da síntese de DNA do herpes-vírus, o aciclovir é altamente específico para células infectadas por herpes e não é tóxico para células não infectadas. O aciclovir tem sido usado com sucesso em aplicações tópica e interna contra os HSVs tipos 1 e 2. Embora os dois tipos de HSV sofram mutação para resistência em laboratório, em ambos os casos, os vírus mutantes não se replicam bem em seres humanos, e a cessação do tratamento farmacológico resulta no rápido aparecimento do vírus do tipo selvagem (wt), com sua sensibilidade concomitante ao medicamento. Isso e a baixa toxicidade do medicamento fizeram do aciclovir o fármaco antiviral direcionado de maior sucesso já produzido.

A modificação química da estrutura do acG resultou no ganciclovir (9-[1,3-di-hidroxi-2-propoxi] metilguanina) (Figura 8.1). Esse fármaco tem as mesmas propriedades do acG, exceto que é específico para células infectadas por citomegalovírus. Infelizmente, esse fármaco tem uma toxicidade grave quando administrado por via intravenosa, devendo ser usado com cautela.

Bloqueio da entrada e maturação do vírus influenza

Os vírus *influenza* tipo A entram em suas células hospedeiras por meio da via endocitótica mediada por receptor. Nesse processo, as moléculas de hemaglutinina viral na membrana das partículas experimentam uma mudança conformacional quando o pH da vesícula endocítica é reduzido para cerca de cinco depois da fusão da vesícula com um endossomo ácido. Nesse pH mais baixo, a membrana viral sofre fusão com a membrana da vesícula, e os nucleocapsídios virais entram no citoplasma da célula (ver Capítulo 6).

Foram desenvolvidos dois compostos que interferem na capacidade da célula de alterar o pH dentro das vesículas modificadas pelo vírus *influenza* A – a amantadina e a rimantadina. O primeiro introduzido, a amantadina, foi aprovado para uso nos EUA em 1966. Ambos os fármacos são aminas primárias básicas e podem prevenir a acidificação, que é essencial para completar a entrada viral. Eles foram usados para tratar o vírus *influenza* até que novos medicamentos com menos efeitos colaterais fossem desenvolvidos. Além disso, a maioria das cepas do vírus *influenza* em circulação desde o ano 2000 é resistente à amantadina e à rimantadina.

A partir de 1999, três novos fármacos que inibem a neuraminidase do vírus *influenza* foram aprovados. O oseltamivir foi o primeiro desses medicamentos a ser introduzido, seguido pelo zanamivir e pelo peramivir. Esses três fármacos inibem a liberação de vírions *influenza* das células, que é dependente da atividade da enzima neuraminidase na superfície viral. A neuraminidase normalmente cliva os resíduos terminais de ácido neuramínico nas porções de carboidratos das proteínas da superfície celular, de modo que os vírions recém-brotados não aderem a eles por meio das moléculas de hemaglutinina da superfície viral. O oseltamivir, o único fármaco oral dos três inibidores da neuraminidase, é atualmente recomendado para pacientes com risco de sintomas graves, incluindo crianças com menos de 2 anos e adultos com mais de 65 anos. A partir da temporada de gripe de 2018-2019, a resistência viral aos inibidores da neuraminidase tornou-se rara.

Abordagens quimioterápicas ao HIV

Quando se descobriu que o agente viral que causa a AIDS é, na verdade, um retrovírus, o objetivo imediatamente óbvio foi o desenvolvimento de um fármaco que pudesse inibir especificamente a enzima replicadora viral única dos retrovírus: a transcriptase reversa. Descobriu-se que um fármaco desenvolvido como agente antitumoral inibe essa enzima: o 3'-azido-2'3'-didesoxitimidina, comumente chamado azidotimidina ou AZT.

Assim como a acG, esse fármaco, quando transportado para dentro da célula e fosforilado, pode ser utilizado pela polimerase do HIV para produzir uma terminação de cadeia em decorrência da falta de 3'OH. Embora o fármaco exiba uma boa especificidade para a transcriptase reversa do HIV em comparação com as DNAs polimerases celulares *in vitro*, ainda são observados efeitos tóxicos quando o fármaco é administrado aos pacientes. Mais importante ainda, em decorrência da alta mutabilidade da replicação do HIV (ver Parte 4, Capítulo 20), o desenvolvimento de mutantes resistentes ao AZT ocorre rapidamente.

Outros análogos de nucleosídios/nucleotídios foram produzidos para uso terapêutico. Os mais notáveis incluem o tenofovir e a entricitabina (FTC), que são frequentemente usados em combinação em uma pílula única, chamada Truvada®. Inibidores da transcriptase reversa não análogos de nucleosídios também foram desenvolvidos e aprovados para uso em pacientes. Esses medicamentos são altamente eficazes e menos dispendiosos do que outros fármacos anti-HIV, mas a resistência viral se desenvolve rapidamente, de modo que só podem ser usados por curtos períodos isoladamente ou por períodos mais longos em combinação com outros medicamentos (ver "Terapias com múltiplos fármacos para reduzir ou eliminar mutações de resistência a medicamentos").

Um importante avanço no tratamento quimioterápico da infecção pelo HIV foi a produção e o uso da classe de medicamentos conhecida como *inibidores da protease*. Os retrovírus, assim como muitas outras famílias virais, requerem o processamento proteolítico dos produtos iniciais da tradução para que proteínas virais ativas possam ser produzidas. Para o HIV (como todos os retrovírus), isso é realizado por uma protease codificada pelo vírus. Os fármacos atuam inibindo a protease do HIV; como resultado, o processamento pós-tradução de produtos virais, bem como as etapas proteolíticas finais necessárias durante a montagem viral, são bloqueadas (ver Capítulo 19).

Dois medicamentos aprovados contra o HIV bloqueiam a entrada do vírus. Um é um inibidor de fusão, chamado Fuzeon®. Trata-se de um peptídio que apresenta a mesma sequência de uma das regiões α-hélicas da proteína do envelope do HIV, a gp41. Para que a proteína gp41 atue promovendo a fusão da membrana viral-célula na infecção pelo HIV, essa região precisa se associar a outra região helicoidal na mesma proteína. A presença do Fuzeon® inibe esse pareamento. O segundo inibidor de entrada do HIV é o maraviroque, um inibidor da ligação do HIV ao CCR5 (ver Capítulo 19).

A mais nova categoria de medicamentos usados para combater a infecção pelo HIV são os inibidores da enzima integrase viral, que medeia a integração do cDNA do HIV no genoma do hospedeiro. Existem agora três desses medicamentos, o raltegravir, o elvitegravir e o dolutegravir, aprovados pela FDA em 2007, 2012 e 2013, respectivamente. Esses medicamentos não são inibidores tão potentes da replicação do HIV quanto os inibidores da protease, mas têm menos efeitos colaterais graves, de modo que ganharam amplo uso.

Terapia com múltiplos fármacos para reduzir ou eliminar mutações de resistência aos medicamentos

A terapia mais promissora contra o HIV atualmente em utilização envolve o uso de múltiplos fármacos. O protocolo original exigia a administração simultânea de AZT, outro análogo de nucleosídio, como o ddC, e um inibidor da protease. Os resultados iniciais com esse coquetel foram bastante impressionantes. Observações clínicas de pacientes com AIDS mostraram reversão dos sintomas e rebote dos níveis de células CD4. As cargas virais diminuíram, e os vírus circulantes praticamente desapareceram. Com a ampla aplicação dessas terapias nos EUA, a maioria das cidades relatou uma diminuição nas mortes por AIDS até o fim de 1997. Atualmente, as combinações mais populares incluem um inibidor da integrase ou um inibidor da protease, em combinação com dois análogos de nucleosídios ou nucleotídios inibidores da transcriptase reversa. Combinações de vários medicamentos em doses únicas e outras combinações também estão disponíveis para uso;

em todos esses casos, o objetivo é a redução rápida e sustentada da carga viral.

Esse quadro animador deve ser temperado com palavras de cautela. Primeiro, essas terapias são bastante complicadas e caras. Podem não ser prontamente aplicadas em nações em desenvolvimento e a indivíduos em risco nesses e em outros países desenvolvidos que não tenham os recursos financeiros necessários para o tratamento, a menos que os medicamentos sejam fornecidos gratuitamente ou a preço de custo. Além disso, se o paciente pular ou perder doses, existe o grande perigo de desenvolver mutantes resistentes que podem destruir o progresso alcançado. Esse medo foi reforçado pela descoberta de que, mesmo depois de longos períodos de tratamento, os genomas do HIV ainda existem nos linfócitos T de memória em repouso e podem ser recuperados como vírus infecciosos se o fármaco for removido. Portanto, o tratamento deve ser continuado pelo restante da vida do paciente, muitas vezes com efeitos adversos em longo prazo.

Outras abordagens

O objetivo de desenvolver métodos voltados especificamente à replicação de vírus é tão importante que outros métodos estão sendo ativamente perseguidos. Uma abordagem é *ter um alvo preciso*. A toxicidade de muitos fármacos antivirais é exacerbada pelo fato de que o medicamento precisa ser apresentado a todo o corpo, afetando, assim, os tecidos livres de vírus. A reativação localizada do HSV pode ser efetivamente tratada com 5-iodo-2' desoxiurudina (IDU) por aplicação local nos lábios ou na área genital, embora esse fármaco seja relativamente tóxico quando em uso interno. Atualmente, estão sendo direcionadas pesquisas ao desenvolvimento de protocolos que combinem métodos para garantir a entrega de pequenas quantidades de fármacos, mesmo aqueles altamente tóxicos, apenas aos tecidos infectados por vírus.

Uma segunda abordagem promissora é a produção de polímeros oligonucleotídicos curtos que apresentem sequências complementares a porções específicas de moléculas de mRNA viral. Esses **oligonucleotídios antissenso** podem ser projetados para inibir especificamente a tradução de um importante produto gênico viral com pouca ou nenhuma toxicidade concomitante, imitando o papel dos siRNA celulares descritos neste capítulo. Alguns fármacos antissenso já estão sendo testados clinicamente.

Por fim, a classe de proteínas chamadas defensinas (descritas no Capítulo 7) é muito promissora ao interferir na fixação viral à superfície das células pela formação de redes entre essas pequenas proteínas celulares e as glicoproteínas virais. Um tipo de defensina, a retrociclina 2 (RC2), bloqueia efetivamente a capacidade do HIV, do HSV e do vírus *influenza* de entrar nas células. A notável capacidade desse grupo de peptídios hospedeiros de bloquear a infecção viral sugere que as defensinas, administradas em grandes doses ou como derivados mais estáveis, serão úteis como fármacos antivirais.

SISTEMAS ANTIVIRAIS BACTERIANOS: ENDONUCLEASES DE RESTRIÇÃO

As células bacterianas não têm a capacidade de produzir anticorpos ou IFN como as células animais. No entanto, elas desenvolveram mecanismos pelos quais as infecções virais podem ser abortadas, ou pelo menos limitadas. A **restrição bacteriana** é o tipo de defesa antiviral mais bem estudado. A descoberta de sistemas de restrição bacteriana não apenas levou à compreensão básica das interações bactérias-vírus, como também forneceu um dos conjuntos mais essenciais de ferramentas usadas na biologia molecular e biotecnologia modernas: as **endonucleases de restrição**.

As células bacterianas são capazes de "marcar" seu próprio DNA para identificação pela adição covalente de grupos metil a bases essenciais dentro do ácido nucleico. Por exemplo, os resíduos de adenosina podem ser convertidos enzimaticamente em 5-metil-adenosina pela transferência de um grupo metil da *S*-adenosil-metionina, catalisada por enzimas bacterianas, chamadas *DNA metilases*. Essas modificações são feitas em locais específicos dentro do DNA. Esses sítios são sequências específicas de quatro, cinco, seis, sete ou oito nucleotídios; essas sequências frequentemente exibem uma simetria de díade (p. ex., GAATTC) com a *Eco*RI, uma metilase; o hexanucleotídio resultante (GA5-MeATTC) bloqueia a clivagem do DNA nesse sítio para a *Eco*RI, uma das primeiras endonucleases de restrição caracterizadas. Observe que a sequência lê o mesmo em ambas as fitas de DNA; ou seja, é uma **sequência palindrômica**.

Qualquer DNA que entre no citoplasma da célula que não tenha as modificações específicas da bactéria hospedeira nesses locais, como GAATTC, será clivado com uma **enzima de restrição** que é capaz de reconhecer a sequência não modificada. Assim, o sistema atua restringindo o crescimento de um vírus cujo genoma chegou à célula. Na prática, a célula hospedeira é capaz de reconhecer seu próprio DNA, bem como o DNA viral estranho, e destruir o invasor antes que a expressão do gene viral comece.

Existem algumas células nas quais um genoma viral será capaz de evitar as enzimas de restrição por uma série de razões (talvez a concentração da enzima seja muito baixa para agir com rapidez suficiente). Essas células produzirão partículas virais de progênie cujo DNA é modificado (metilado) no mesmo padrão que o DNA do hospedeiro, uma vez que as enzimas do hospedeiro trabalharão nesse DNA à medida que ele for replicado. Como resultado, essas partículas de progênie serão capazes de crescer produtivamente em células desse tipo específico de modificação de restrição. Assim, alcança-se um equilíbrio em uma população de células entre a replicação lítica do vírus com subsequente destruição do hospedeiro e a inibição completa do crescimento do vírus.

Seções posteriores explicarão que a requintada especificidade das endonucleases de restrição (das quais mais de 500 são agora conhecidas) as torna ferramentas extremamente valiosas para a manipulação de moléculas de DNA. Pode-se usá-las para cortar genomas em pedaços de tamanho específico; elas são vitais para o isolamento e a manipulação direta de pedaços de DNA individuais contendo genes de interesse específico. Em 1978, o Prêmio Nobel foi concedido a W. Arber, H. Smith e D. Nathans por sua caracterização das endonucleases de restrição. É justo dizer que essa descoberta única é provavelmente a mais diretamente seminal no desenvolvimento da genética molecular moderna e da tecnologia de DNA recombinante.

Sistemas CRISPR/Cas

Mais recentemente, descobriu-se um mecanismo de imunidade adaptativa ao vírus em procariotos dos domínios Archaea e Bacteria. Verificou-se que as bactérias têm repetições palindrômicas curtas (**CRISPR**) agrupadas e regularmente intercaladas nas sequências de DNA de seus genomas, bem como genes associados a CRISPR (**Cas**) nas proximidades. Estudos recentes mostraram que os genes Cas incluem endonucleases que clivam o DNA viral invasor em fragmentos curtos. Esses fragmentos são incorporados como espaçadores entre repetições palindrômicas na região CRISPR ou nas regiões dos genomas bacterianos ou arqueais. Outros produtos do gene Cas usam transcrições CRISPR como um guia para encontrar e destruir os genomas de vírus invasores.

QUESTÕES DO CAPÍTULO 8

1 Descreva como as enzimas de restrição bacteriana podem clivar o DNA de bacteriófagos como parte de um mecanismo de defesa do hospedeiro.

2 Quais são alguns dos problemas que surgem ao se considerar as estratégias de vacinação contra doenças virais?

Problemas

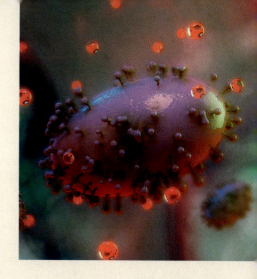

PARTE 2

1 A tabela a seguir mostra propriedades dos genomas de três vírus diferentes. Os dados foram obtidos da seguinte maneira: mediu-se a sensibilidade à nuclease pela capacidade da desoxirribonuclease (DNase) ou da ribonuclease (RNase) de destruir o genoma ("+" significa sensibilidade). Testou-se a capacidade do genoma de atuar como mRNA, incubando-o em um sistema livre de células. Se aminoácidos foram incorporados à proteína, os dados são mostrados como "+". Por fim, testaram-se as partículas de vírus quanto à presença de uma polimerase de vírion. Se uma enzima estava presente, os dados mostram se ela poderia polimerizar trifosfatos de desoxinucleotídios (dNTP) ou trifosfatos de nucleosídios (NTP).

	Propriedades do genoma				
	Sensibilidade à nuclease?		**O genoma pode ser um mRNA?**	**Polimerase de vírion?**	
Vírus	DNase	RNase		Com dNTP	Com NTP
1	–	+	+	–	–
2	–	+	–	–	+
3	–	+	+	+	–

Para cada vírus, indique a estratégia do genoma, usando a classificação de Baltimore. Qual é a natureza do produto da polimerase do vírion, quando presente?

2 As interferonas são sintetizadas pelas células em resposta a muitas infecções virais diferentes. O resultado comum do estado antiviral induzido pela interferona é a cessação da síntese proteica. Prediga o efeito dos seguintes tratamentos da *célula indicada na síntese de proteínas nessa célula*. (Assuma, para o propósito desta questão, que o vírus não inibe a síntese de proteínas celulares como resultado da infecção.)

	Infecção viral da célula	**Inserção de dsRNA na célula**
Célula normal		
Célula tratada com interferona		

3 Você deseja produzir uma vacina de subunidade para um *vírus de RNA de senso positivo* que estimule a produção de anticorpos neutralizantes na pessoa que a recebe. Indique qual das seguintes proteínas virais seria uma candidata lógica para essa vacina de subunidade e apresente uma breve justificativa.

(a) Proteína do capsômero viral.
(b) Proteína viral que está ligada ao genoma de RNA dentro do vírion.
(c) RNA polimerase viral.

4 A cada ano, no fim do inverno, um "distúrbio" comportamental engole o povo de Nova Orleans, Louisiana, alcançando um clímax 1 dia antes da Quarta-feira de Cinzas. Com os virologistas da Louisiana State University, você isolou um vírus das pessoas afetadas que suspeita ser responsável por essa condição. Você nomeou o novo vírus isolado de Mardi Gras (MGV) e encontrou uma célula hospedeira conveniente para cultivar o MGV em laboratório. A tabela a seguir lista algumas das propriedades do MGV que você descobriu.

Dados iniciais do vírus Mardi Gras	
Experimento	**Observação**
Natureza física do vírion	A microscopia eletrônica (ME) revela partículas de 100 nm; a forma indica a presença de envelope com projeções superficiais visíveis; o éter destrói a integridade das partículas
Natureza química do genoma viral	Digerido pela RNase; degradado por álcalis; resistente à DNase
Natureza informacional do genoma viral	O genoma não pode ser traduzido em um sistema sintético de proteína livre de células
Análise enzimática do vírion	Com precursores de NTP: catalisa a síntese de RNA; com precursores de dNTP: sem reação
Análise biológica do vírus	Células HeLa (humanas): fixação e penetração (observadas por ME) e progênie viral produzida Células AGMK (símios): fixação e penetração (observadas por ME), mas *nenhum* vírus de progênie produzido

(a) Qual seria o efeito do tratamento com éter ou outros solventes lipídicos sobre a infectividade do MGV?

(b) À qual classe de Baltimore você atribuiria o MGV? Dê duas razões para essa classificação, com base nos dados da tabela.

(c) Com base nos dados da tabela, você diria que o MGV é um vírus humano ou símio? Justifique brevemente sua resposta com referência aos dados.

5 Se um vírus tem um genoma de RNA de senso negativo, qual atividade enzimática (se houver) será encontrada como parte da estrutura do vírion *e* qual será o primeiro passo na expressão do genoma viral?

6 Os vírus *influenza* entram em suas células hospedeiras por ligação a resíduos de ácidos *N*-acetilneuramínicos na superfície celular, seguida por endocitose mediada por receptor. Prediga quais efeitos os tratamentos mostrados na tabela a seguir terão sobre (i) a ligação de um vírus *influenza* a uma célula hospedeira suscetível; e (ii) a subsequente remoção do vírus *influenza* na mesma célula. Use "+" para indicar que o evento ocorrerá ou "–" para indicar que não ocorrerá. Nota: em cada caso, assume-se que os eventos estariam ocorrendo na mesma célula que foi submetida ao tratamento.

Tratamento	**Ligação?**	**Perda do revestimento?**
Tratamento da célula hospedeira com neuraminidase		
Tratamento da célula hospedeira com NH_4Cl, que evita a diminuição do pH lisossomal		
Tratamento da célula hospedeira com actinomicina D, que impede a síntese de mRNA		

7 As células produzem mRNA pela transcrição de seus genomas de DNA. Em contrapartida, os vírus de genoma de RNA de fita simples têm três estratégias diferentes em relação à produção de mRNA viral. Descreva brevemente a produção de mRNA para cada um dos seguintes vírus.

(a) Poliovírus.

(b) Vírus da estomatite vesicular.

(c) Vírus do sarcoma de Rous.

8 A infecção de um ser humano pelo vírus *influenza* pode desencadear ambos os sistemas de defesa do hospedeiro: a resposta da interferona e a resposta imune. Na tabela a seguir, escreva "Sim" ou "Não" em relação a qual dos eventos é característico de qual sistema de defesa (ou ambos, ou nenhum).

Evento	**Resposta da interferona**	**Resposta imune**
Tanto o mRNA do hospedeiro quanto o viral são degradados na célula depois da infecção		
Um fragmento de proteína viral no complexo com o complexo principal de histocompatibilidade tipo I é exibido na superfície da célula infectada		
A célula infectada pelo vírus morre		
O mRNA revestido não é mais traduzido na célula infectada		

Leitura Adicional para a Parte 2

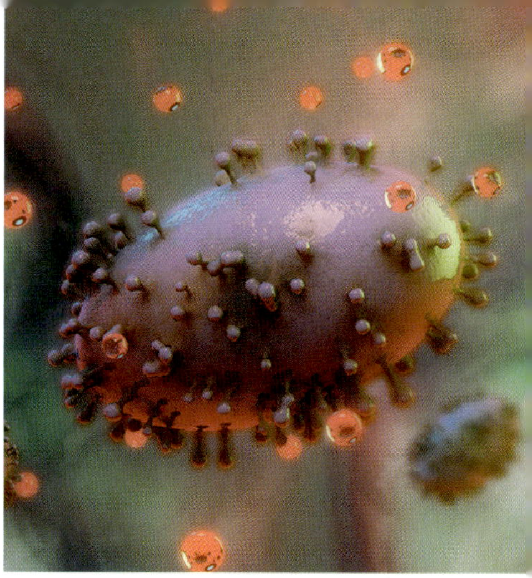

Brandenburg, O., Magnus, C., Regoes, R., and Trkola, A. (2015). The HIV-1 entry process: a stoichiometric view. Trends in Microbiology 23: 763–774.

Calendar, R. (ed.) (2005). The Bacteriophages, 2e. Oxford: Oxford University Press.

Coffin, J., Hughes, S., and Varmus, H. (1999). Retroviruses, chaps. 3, 12. Cold Spring Harbor, NY: Cold Spring Harbor Laboratory Press.

Fensterl, V., Chattopadhyay, S., and Sen, G. (2015). No love lost between viruses and interferons. Annual Review of Virology 2: 549–572.

Flint, S.J., Enquist, L.W., Krug, R.M. et al. (2015). Molecular Biology, vol. 1 of Principles of Virology, 4e, chaps. 4, 5, 13. Washington, DC: ASM Press.

Granzow, H., Weiland, F., Jöns, A. et al. (1997). Ultrastructural analysis of the replication cycle of pseudorabies virus in cell culture: a reassessment. Journal of Virology 71: 2072–2082.

HHMI BioInteractive. (N.d.). Viral Life Cycle. https://www.hhmi.org/biointeractive/viral-life-cycle

Iwasaki, A. and Pillai, P. (2014). Innate immunity to influenza virus infection. Nature Reviews Immunology 14: 315–328.

Johnson, J. and Rueckert, R. (1997). Packaging and release of the viral genome. In: Structural Biology of Viruses (eds. W. Chiu, R.M. Burnett and R.L. Garcea), 269–287. New York: Oxford University Press.

Katze, M., Korth, M., and Law, L. (2016). Viral Pathogenesis, 3e, chaps. 4, 5, 19, 20 (ed. N. Nathanson). New York: Academic Press.

Knipe, D. (2013). Fields Virology, 6e, chaps. 3, 4, 8, 9, 13, 14 (ed. P. Howley). Philadelphia: Lippincott Williams.

Maginnis, M. (2018). Virus–receptor interactions: the key to cellular invasion. Journal of Molecular Biology 430: 2590–2611.

Mahy, B. and Van Regenmortel, M. (2008). Encyclopedia of Virology, 3e. New York: Academic Press.

Morgridge Institute for Research, Outreach Experiences. (N.d.). Virus Structure. https://morgridge.org/wp-content/uploads/Virus-Structure.pdf

Murphy, K. and Weaver, C. (2016). Immunobiology, 9e, chaps. 2, 3, 9, 10. New York: Garland.

Oldstone, M. and Fujinami, R. (2008). Immunopathology. In: Encyclopedia of Virology, 3e (eds. B. Mahy and M. Van Regenmortel), 78–83. New York: Academic Press.

Saragovi, H., Sauvé, G., and Greene, M. (1999). Viral receptors. In: Encyclopedia of Virology, 2e (eds. A. Granoff and R.G. Webster), 1926–1928. New York: Academic Press.

Snyder, L. and Champness, W. (2002). Recombinant DNA techniques and cloning bacterial genes: the biological role of restriction modification systems; types of restriction modification systems. In: Molecular Genetics of Bacteria, 2e, chap. 13. Washington, DC: ASM Press.

Whitley, R. (2003). Antiviral therapy. In: Infectious Diseases, 3e (eds. S.L. Gorbach, J.G. Bartlett and N.R. Blacklow), chap. 32. Philadelphia: Lippincott.

Trabalho com Vírus

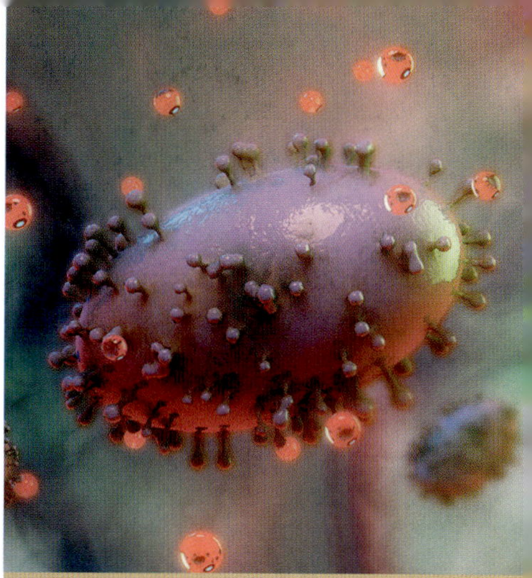

PARTE 3

Visualização e Enumeração de Partículas Virais

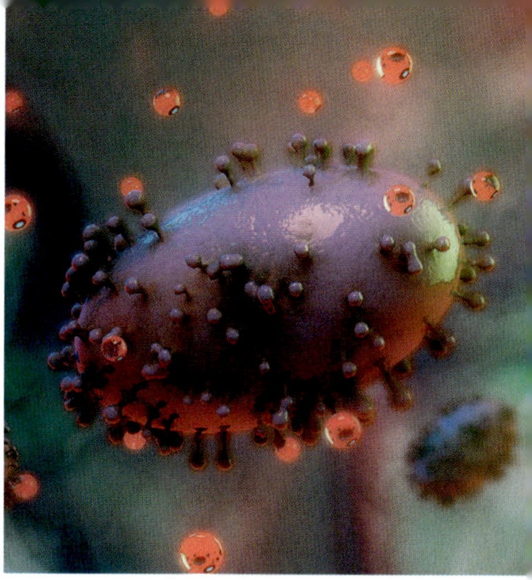

CAPÍTULO

9

A maioria dos vírus são partículas físicas submicroscópicas e, embora os maiores possam ser discernidos em um microscópio com luz ultravioleta (UV), a visualização detalhada requer outros métodos. O desenvolvimento de métodos físicos e químicos para o estudo das propriedades das estruturas virais e suas formas e tamanhos únicos fornece um importante estímulo para a aplicação dessas técnicas ao estudo de processos biológicos em geral.

Um pesquisador precisa saber quantas partículas virais estão em uma amostra e qual é a relação da amostra com as propriedades biológicas do vírus (medidas de outras maneiras), a fim de realizar um estudo físico significativo das partículas virais.

A capacidade de contar vírus depende, por fim, da capacidade de visualizá-los, e isso requer técnicas especiais que não estavam disponíveis até pouco antes da Segunda Guerra Mundial. Entre elas, destaca-se o **microscópio eletrônico** (**ME**), cujo projeto exigia um conhecimento sofisticado da moderna física de partículas e das engenharias elétrica e mecânica. O ME possibilitou aos cientistas examinar instrumentalmente os processos celulares e biológicos. Vários progressos alcançados na biologia molecular e na medicina teriam sido impossíveis sem ele.

USO DO MICROSCÓPIO ELETRÔNICO PARA ESTUDAR E CONTAR VÍRUS

As dimensões dos vírus estão abaixo do poder de resolução da luz visível; portanto, sua visualização requer os comprimentos de onda mais curtos disponíveis com o ME. O ME (esquematicamente mostrado na Figura 9.1) acelera os elétrons até altas energias magneticamente e feixes de elétrons são refletidos e capturados por lentes eletromagnéticas.

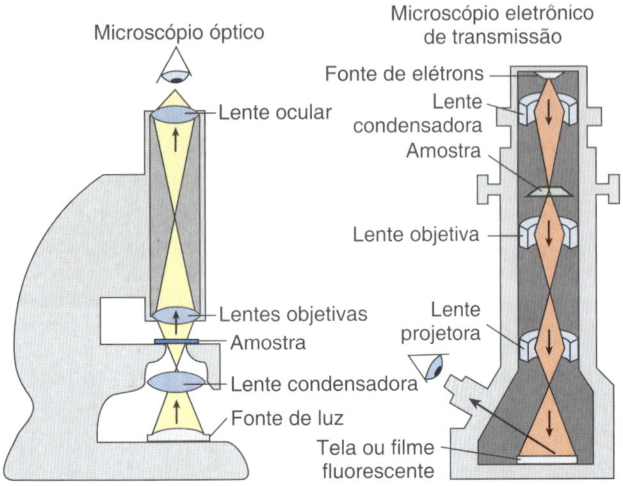

Figura 9.1 Comparação esquemática entre os microscópios óptico e eletrônico. Os princípios por trás do foco da imagem são semelhantes, exceto que é necessário usar campos magnéticos para focar os elétrons. A energia mais alta dos elétrons acelerados por meio da alta tensão produz comprimentos de onda muito curtos, resultando em um alto poder de resolução.

A alta energia dá aos elétrons um comprimento de onda curto, muito "menor" que as partículas dos vírus. Na verdade, o ME pode visualizar DNA, RNA e grandes proteínas.

Apesar do valor do alto poder de resolução do ME, a energia necessária para alcançar comprimentos de onda curtos é um problema. Elétrons de alta velocidade (comprimento de onda curto) são bastante penetrantes, e a maioria dos motivos biológicos é transparente para eles. Assim, para visualizar um vírus, ele geralmente é *corado* ou *revestido* com um metal pesado, como platina ou ósmio. Esse revestimento ou coloração é feito de maneira que os arranjos básicos das proteínas e a estrutura do vírus não sejam destruídos. As partículas são então visualizadas, passando-se os elétrons pela amostra e observando-a em uma tela fluorescente ou capturando-a por uma câmera digital e exibindo-a em um monitor. As áreas em que os elétrons não passam em virtude do metal pesado aparecem escuras na tela, mas aparecem brancas (claras) nas impressões, pois são fotografadas em negativo.

A física da aceleração do elétron e o foco significam que as amostras precisam ser observadas no vácuo; portanto, a amostra deve estar completamente seca e fixada. Por essa razão, a imagem do ME é apenas uma representação da estrutura, pois efeitos sutis da hidratação da proteína no arranjo das cadeias polipeptídicas, por exemplo, podem ser alterados ou perdidos pela preparação para o ME. Além disso, a preparação da amostra faz o ME não ser capaz de visualizar objetos em movimento, mas apenas "congelados" no tempo. Os "instantâneos" de entrada e de saída ou as alterações do vírus na célula infectada devem, portanto, ser interpretados com cautela. Nunca se sabe se o vírus observado é biologicamente funcional (capaz de se replicar) ou se o processo observado é exatamente aquele que leva aos efeitos biológicos. É importante lembrar-se desse ponto ao interpretar as visualizações de microscopia eletrônica da entrada e da saída de vírus em células, como as apresentadas na Parte 2, Capítulo 6.

O processo de "sombrear" uma partícula de vírus com metal pesado é mostrado na Figura 9.2. Essa projeção de sombra pode fornecer detalhes requintados da geometria do vírus. Uma grande parte do desenvolvimento inicial de métodos de sombreamento e visualização de vírus foi realizada por Robley C. Williams na University of California, Berkeley.

Podem-se obter detalhes ainda mais ricos com o uso de procedimentos sutis de coloração, em que o metal pesado é ligado a moléculas de proteína. Outros tipos de sombreamento, como o sombreamento de carbono, também podem realçar os detalhes. A aplicação de aprimoramento de imagem por computador pode fornecer realces ainda mais impressionantes na resolução aparente e definir características que são obscurecidas na microscopia eletrônica convencional. Muitos exemplos desses detalhes podem ser vistos nas referências citadas nas seções "Leituras adicionais" deste livro.

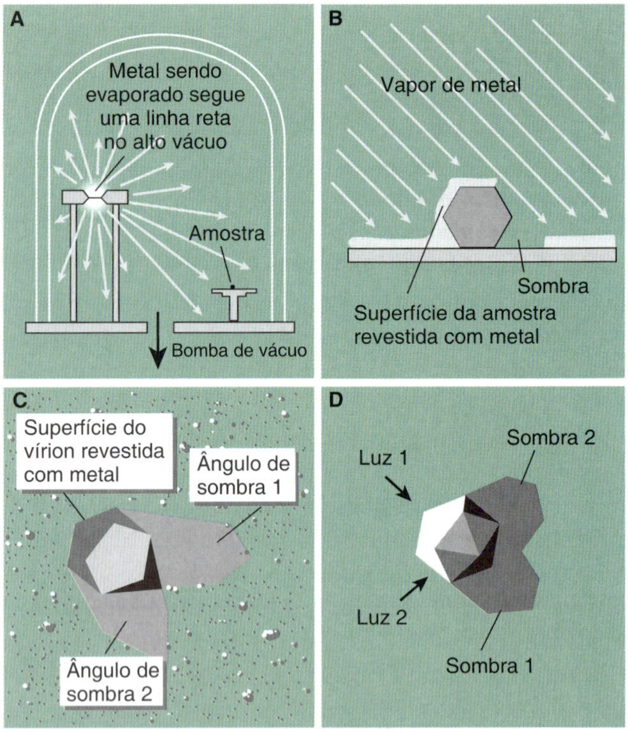

Figura 9.2 Amostras sombreadas para visualização no microscópio eletrônico. **A.** O metal pesado é vaporizado em uma câmara de vácuo. Esse vapor se desloca em linhas retas a partir da fonte e forma uma camada em todas as superfícies em seu caminho. **B.** Qualquer objeto no caminho projetará uma sombra na grade na qual está apoiado. **C.** Vírus de sombra dupla no microscópio eletrônico. (Fonte: retirada de fotografias originalmente feitas por Robley C. Williams.) **D.** Coloca-se um modelo icosaédrico em dois feixes de luz para mostrar a equivalência das sombras. Essa equivalência ocorre porque as partículas de metal no vapor se deslocam em linhas retas, assim como a luz. (Fonte: retirada de fotografias originalmente feitas por Robley C. Williams.)

Para evitar os problemas de deformação estrutural das partículas que resultam da preparação para microscopia eletrônica convencional, especialmente com vírus envelopados, desenvolveu-se uma técnica chamada **microscopia crioeletrônica**. Esse método não emprega coloração ou sombreamento com metais pesados e, portanto, resulta em maior preservação das partículas. Em vez disso, as partículas virais são rapidamente congeladas na grade do ME, moldadas como uma fina película de gelo vítreo (gelo no qual grandes cristais não podem se formar). Dentro dessa matriz vítrea, as partículas são hidratadas no que é provavelmente um estado mais normal, em oposição às amostras secas e coradas por íons metálicos da microscopia eletrônica convencional. Uma vez que nenhuma coloração é usada, as partículas hidratadas congeladas são fotografadas aproveitando a diferença entre a densidade eletrônica da proteína ou lipídio e a da matriz aquosa circundante. Para evitar alterações indesejadas, os espécimes são vistos em um microscópio equipado com uma platina fria, para manter a estrutura de gelo sob vácuo, e os dados são coletados com uma dose muito baixa de elétrons, para reduzir os danos causados pela intensidade do feixe. As imagens observadas podem ser aprimoradas por métodos computacionais semelhantes aos aplicados à resolução de informações de difração de raios X. A imagem do capsídio do vírus herpes simples (HSV) mostrada na Figura 9.3A foi produzida por essas técnicas. A estrutura do mimivírus, com seu enorme genoma de 1,2 Mb, também foi esclarecida usando esse método. O capsídio do HSV, como o dos poxvírus distantemente relacionados, tem dois envelopes lipídicos que cercam o vírion interno e o genoma. Essas membranas, por sua vez, são envoltas em uma camada externa de proteína (Figura 9.3B).

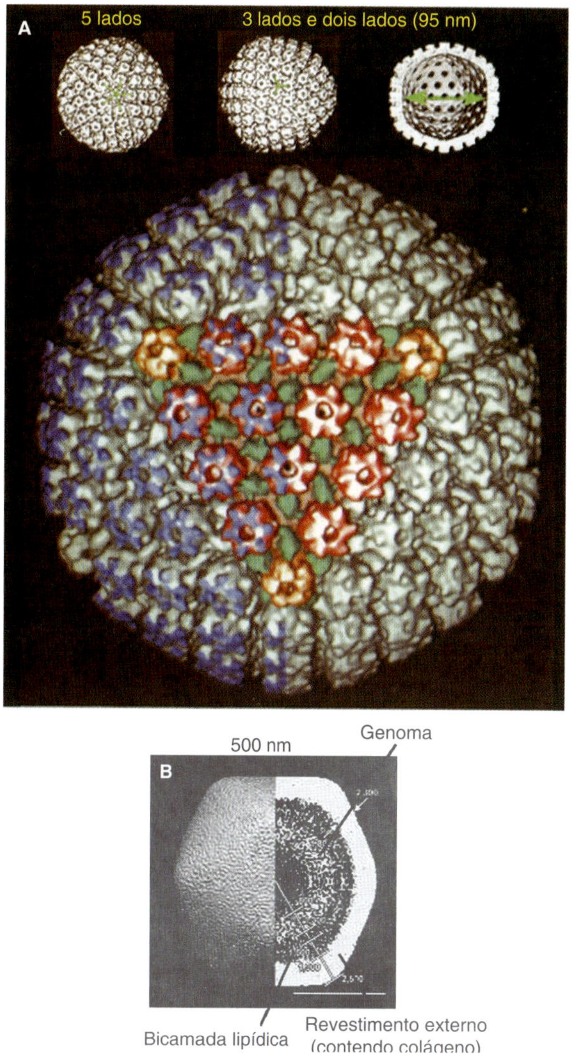

Figura 9.3 Reconstrução tridimensional aprimorada por computador de capsídios virais usando microscopia crioeletrônica. As reconstruções são feitas a partir de micrografias eletrônicas de capsídios preservados por congelamento. Para esse tipo de microscopia eletrônica, as amostras são congeladas à temperatura do N_2 líquido e irradiadas com um fluxo de elétrons muito baixo para minimizar os danos. As informações de múltiplas micrografias individuais de partículas são, então, combinadas por computador, produzindo uma reconstrução com uma resolução maior do que a de qualquer micrografia individual. **A.** O capsídio do HSV-1 é reconstruído a partir de 60 a 80 imagens, o que fornece uma resolução da ordem de 2,5 nm, mas muitas outras podem ser combinadas. As imagens da parte superior mostram incidências dos três principais eixos de simetria e uma secção transversa. A imagem inferior é uma reprodução em cores falsas das informações. Mostra-se uma face triangular em cores do capsídio icosaédricos. As proteínas pentâmeras do capsídio estão representadas em cor de laranja, as hexâmeras, em vermelho, e as triplexas, em verde. A VP26, uma pequena proteína (peso molecular 12.000) associada aos hexâmeros, é codificada em azul. Uma molécula de VP26 está ligada a cada molécula de VP5 em cada hexâmero. Nenhum VP26 está presente nos pentâmeros. Mais detalhes sobre a estrutura do capsídio do herpesvírus podem ser encontrados na Parte 4, Capítulo 18. Consulte a lâmina 4 para obter uma imagem em cores. (Fotografias cortesia de J.C. Brown e James Conway.) **B.** Representação esquemática da estrutura microscópica crioeletrônica do genoma do mimivírus reconstruída com resolução de 7,5 nm. (Fonte: baseada no trabalho de Xiao, C., Chipman, P.R., Battisti, A.J., *et al.* (2005). Cryo-electron microscopy of the giant mimivirus. *Journal of Molecular Biology* 353(3): 493–496.)

Contagem (enumeração) de vírions com o microscópio eletrônico

Desde que as partículas virais possam ser purificadas e visualizadas, elas podem ser contadas. Essa contagem não diz quantas partículas são infecciosas (biologicamente ativas), mas uma contagem de partículas em uma solução livre de material celular contaminante é muito útil. O método da formação de placas determina o número da **unidade formadora de placa** (PFU; do inglês *plaque-forming unit*) e dá a razão entre a quantidade de vírions e a quantidade de vírus infecciosos. Uma vez conhecida a quantidade total de partículas em uma solução, a medição do ácido nucleico total (genomas) possibilita o cálculo da quantidade de genoma por partícula e, portanto, uma medida do tamanho do genoma. Mais uma vez, pode-se usar a quantidade de partículas para determinar a quantidade absoluta de proteína por capsídio, e isso (além de conhecer as razões molares de diferentes proteínas do capsídio determinadas pelos métodos discutidos no Capítulo 11) possibilita descobrir detalhes da estrutura do vírus. Por fim, a capacidade de contar partículas de vírus pode ser muito útil para fins diagnósticos e outras finalidades clínicas.

Todas as contagens requerem visualização, mas quando se sabe que determinada quantidade de partículas de vírus contém determinada quantidade de enzima (*i. e.*, transcriptase reversa para um retrovírus), ou interage com certa quantidade de eritrócitos de teste (hemaglutinação [HA]), ou contém determinada quantidade de DNA ou RNA usando reação em cadeia da polimerase quantitativa (PCR), a medida desses últimos parâmetros pode ser relacionada com a quantidade de partículas.

Na teoria, a contagem de partículas é simples. Por exemplo, se pudéssemos ter certeza de que cada campo do ME contém vírus de um volume específico de solução, poderíamos calcular rapidamente a quantidade de partículas. Tudo o que é necessário é conhecer a fração da amostra original que está sendo utilizada para visualização. Essa fração depende do volume da amostra observada, bem como de quaisquer etapas de diluição usadas na preparação da amostra.

Por exemplo, se houvesse 30 partículas em um campo microscópico médio e o volume de solução visualizado correspondesse a 10^{-4} $m\ell$ da suspensão original do vírus, então essa suspensão original poderia conter 3×10^5 $(30/10^{-4})$ partículas por mililitro. No entanto, essa não é uma maneira particularmente precisa de medir as concentrações de partículas. O problema vem do fato de que, apesar da simplicidade básica da abordagem, é difícil conseguir uma diluição cuidadosa e até mesmo a disseminação do vírus no campo de visão do ME, e muitos artefatos podem surgir.

Pode-se minimizar algumas incertezas pela adição de uma quantidade conhecida de algum padrão na suspensão original, como grânulos de látex de tamanho uniforme. Em seguida, pode-se contar a quantidade de grânulos e partículas no campo do ME. A proporção destes e o conhecimento da quantidade de grânulos usados para fazer a solução possibilitam o cálculo da quantidade de partículas na suspensão original. Como é fácil adicionar uma quantidade conhecida de grânulos a partir de uma solução-padrão, o processo pode ser aplicado a uma série de diferentes preparações de vírus.

MICROSCOPIA DE FORÇA ATÔMICA: UM MÉTODO RÁPIDO E SENSÍVEL PARA VISUALIZAÇÃO DE VÍRUS E CÉLULAS INFECTADAS, POTENCIALMENTE EM TEMPO REAL

Embora o microscópio eletrônico possa fornecer informações estruturais tridimensionais, é apenas uma técnica de valores médios – ou seja, estruturas altamente detalhadas são baseadas em toda a população de partículas observada. Essa é uma limitação inerente até mesmo às técnicas de resolução mais alta disponíveis para estudar estruturas moleculares – a **cristalografia de raios X**. Além disso, esses métodos exigem extensa preparação e fixação de amostras; informações sutis sobre as características das partículas e estruturas individuais em uma população de vírus, bem como as mudanças dinâmicas, só podem ser inferidas por análise estatística meticulosa e apenas com cautela. Assim, modelos amplamente simétricos e aparentemente perfeitos de vírus maiores derivados da cristalografia de raios X e da microscopia crioeletrônica podem ser um pouco enganosos e não inteiramente representativos de toda a população. Além disso, como foi discutido no Capítulo 6, os detalhes sobre as interações vírus-célula geralmente estão abertos a múltiplas interpretações.

Uma característica bastante estranha das moléculas que interagem a distâncias extremamente próximas (em escala quântica) é que os elétrons podem formar um "túnel" entre os átomos, produzindo uma força pequena, mas mensurável, entre eles. Essa força quântica tem sido utilizada na técnica de **microscopia de força atômica** (**MFA**), em que uma sonda em escala molecular é mantida em uma força de tunelamento constante sobre a superfície de uma célula, componente subcelular ou vírus, de modo que, à medida que a sonda é movida sobre a amostra, é possível produzir um "mapa de contorno" da superfície. Esse método requer pouca ou nenhuma preparação de amostra e, pelo menos em teoria, pode ser feito em células vivas para fornecer análises animadas em tempo real das mudanças na estrutura da superfície celular à medida que a infecção pelo vírus prossegue. O método representa um complemento eficaz às técnicas descritas previamente. Mais importante: pode ser usado para examinar a arquitetura de uma única partícula de vírus, ou uma coleção de indivíduos distintos, e isso pode ser realizado em uma resolução muito próxima à da microscopia crioeletrônica. Esse método tem sido usado para produzir imagens de estruturas de capsídios virais em cristais, bem como de vírus interagindo com células. A Figura 9.4 mostra um exemplo de uma visualização de MFA de um capsídio de HSV.

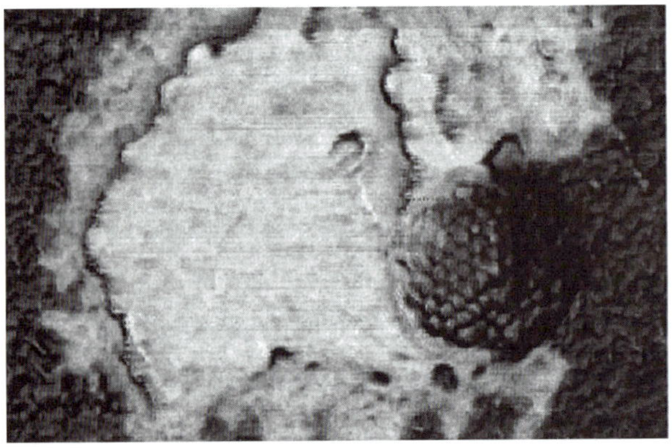

Figura 9.4 Utilizou-se a microscopia de força atômica para visualizar o capsídio proteico de um vírus herpes simples em um substrato de vidro. O vírus perdeu a maior parte de sua membrana, que forma a grande massa à esquerda. Moléculas de proteína pouco perceptíveis estão embutidas na membrana, que está dobrada sobre si mesma em alguns lugares. O capsídio é caracterizado por uma distribuição icosaédrica de unidades proteicas, que envolvem o genoma de DNA de fita dupla.

MÉTODOS INDIRETOS PARA "CONTAGEM" DE PARTÍCULAS DE VÍRUS

Uma vez conhecida a quantidade de partículas de vírus na solução-padrão, essa informação pode ser correlacionada com outras propriedades facilmente mensuráveis do vírion. Por exemplo, a quantidade de vírus que causa aglutinação pode estar relacionada com a quantidade de partículas. Conforme discutido no Capítulo 7, Parte 2, muitos vírus envelopados podem aglutinar eritrócitos; pode-se usar essa propriedade como uma medida das partículas virais, pois é preciso que uma certa quantidade delas revista os eritrócitos para que haja aglutinação. Sob condições-padrão para o ensaio, a quantidade de vírions de *influenza* é de cerca de 10^4 partículas de vírus por unidade de hemaglutinação (*unidade HA*). Uma unidade HA é a quantidade de vírus suficiente para causar aglutinação da amostra-padrão. (Detalhes da definição de uma unidade HA podem ser encontrados em muitos protocolos de laboratórios clínicos.)

QUESTÕES DO CAPÍTULO 9

1 Os dados na tabela a seguir mostram os resultados da tentativa de infectar três linhagens celulares diferentes com o vírus da encefalite da Califórnia (VEC). Utilizando microscopia eletrônica, fizeram-se observações para detectar partículas virais na superfície das células e partículas virais presentes em vesículas endocíticas (endossomos) dentro da célula. Um "+" indica que o vírus estava presente na maioria (> 80%) das células observadas, ao passo que "+/−" indica que o vírus estava presente em apenas algumas (< 5%) das células observadas. Além disso, mensurou-se o rendimento *médio* de vírus por célula. Usando esses dados, responda às seguintes perguntas sobre essas linhagens celulares.

	Dados para o vírus da encefalite da Califórnia		
Linha celular	Vírus na superfície	Vírus em endossomos	Rendimento de vírus por célula
HeLa	+	+/−	5
CEF	−	−	0
BHK21	+	+	200

(a) Quais linhagens celulares são suscetíveis à infecção por VEC? Por quê?

(b) Quais linhagens celulares parecem ser permissivas à infecção por VEC? Por quê?

(c) Proponha uma hipótese para explicar os dados para células HeLa em comparação com células BHK-21 (do inglês *baby hamster kidney-21*). Como você pode explicar a diferença no rendimento médio por célula? Como você testaria sua hipótese?

2 Você isolou as partículas do vírus e as ressuspendeu em 2 mℓ de uma solução tamponada contendo um total de 6×10^9 grânulos de látex. Depois de fazer diluições laboriosas e cuidadosas, sombreamento e outras coisas necessárias para o exame sob microscopia eletrônica, você visualizou vários campos iguais e determinou que há três grânulos para cada nove vírions. Qual é a quantidade aproximada de vírions presentes em cada mililitro de sua solução inicial?

3 Quais características do microscópio eletrônico o tornam uma excelente ferramenta para examinar partículas de vírus?

4 Como você determinaria a quantidade de partículas de vírions da Questão 2 que são realmente infecciosas (relação partícula-UFP)?

Replicação e Avaliação da Atividade Biológica dos Vírus

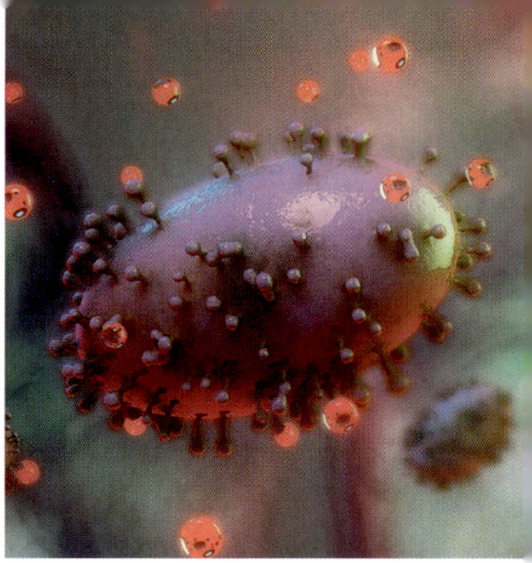

CAPÍTULO

10

TÉCNICAS DE CULTURA DE CÉLULAS

O cultivo e a manutenção de células em laboratório é uma necessidade absoluta para qualquer investigação de biologia molecular. Como os vírus precisam se replicar dentro da célula que infectam, seu estudo é bastante aprimorado pela capacidade de manter culturas das células nas quais os vírus cresçam mais convenientemente para o estudo em questão. Por fim, a cultura de células envolve a coleta de uma amostra representativa de células de seu ambiente natural, caracterizando-as em um grau suficiente para que suas propriedades básicas de crescimento e funcionais específicas sejam conhecidas e, em seguida, mantendo-as em cultura contínua ou semicontínua para que estejam disponíveis para uso. Dependendo do tipo de vírus que está sendo estudado e da propriedade específica desse vírus de interesse, essa tarefa pode ser rotineira ou difícil.

Manutenção de células bacterianas

O estudo de vírus bacterianos forneceu o modelo para o estudo de todos os vírus, visto que era conveniente replicar esses vírus em culturas de células bacterianas de fácil crescimento. Algumas células bacterianas são extremamente difíceis de crescer em cultura e têm tempos de produção muito lentos. Contudo, as culturas laboratoriais padrão das células procarióticas mais comumente usadas, como *Escherichia coli*, podem ser cultivadas em meios simples e definidos, consistindo apenas em uma fonte de energia e carbono (geralmente glicose) e nitrogênio inorgânico, fósforo e fontes de sulfato, como NH_4Cl, $MgSO_4$ e tampões de fosfato. Essa capacidade de crescer em meios contendo apenas açúcar e moléculas inorgânicas é chamada **prototrofia**, que possibilita o pleno conhecimento de todas as fontes finais de reações biológicas. Um crescimento mais rápido é obtido com o meio extrato de levedura ou extrato de carne bovina, suplementado com os materiais inorgânicos necessários.

As células bacterianas podem ser cultivadas em meio de cultura líquido, em que densidades de 10^8 células/mℓ são alcançadas durante a fase exponencial (*i. e.*, mais rápida) de crescimento. As células bacterianas também podem ser cultivadas em meio sólido ou semissólido, possibilitando a formação de colônias ou **clones**, em que todas as células são descendentes de uma única célula. O material mais comumente usado para esse tipo de crescimento é o ágar, derramado como uma placa fina em placas de Petri de vidro ou plástico.

Essas placas são extensivamente utilizadas para *ensaios de placas* de vírus bacterianos. Os ensaios de placa se aproveitam do fato de que a replicação do vírus resulta em lise celular, de modo que um centro de infecção viral será desprovido de células. As técnicas de ensaios de placa são descritas com mais detalhes posteriormente neste capítulo.

Culturas de células vegetais

A maioria dos vírus vegetais pode ser convenientemente estudada pela infecção de seus hospedeiros intactos, que geralmente não são difíceis de cultivar e manter. Esse método possibilita a análise básica de muitas características dos vírus de plantas. Aliás, o estudo estrutural inicial de vírus de plantas estava em um nível totalmente equivalente aos estudos de vírus bacterianos.

Contudo, os estudos de biologia molecular estavam pouco desenvolvidos até recentemente, em decorrência da falta de sistemas confiáveis de cultura de células vegetais. As técnicas de cultura de células vegetais não se desenvolveram tão rapidamente quanto as de células animais, pois a arquitetura das células vegetais torna a manipulação de células em cultura (que é uma grande vantagem para o estudo de células animais e bacterianas) muito difícil e, muitas vezes, quase impossível. Esses problemas técnicos fizeram a cultura de células vegetais não ter grande impacto no desenvolvimento da virologia vegetal. Células vegetais sem suas paredes celulares podem ser cultivadas como protoplastos; isso deu um grande impulso ao estudo da biologia molecular das plantas. Contudo, até o momento, pouca virologia foi feita com esses sistemas.

Cultura de células animais e humanas

Manutenção de células em cultura

Para manter as células em cultura, deve-se utilizar um meio de cultura semelhante ao plasma sanguíneo. Esse meio contém sais semelhantes aos encontrados no plasma; a maioria dos aminoácidos (já que as células animais não podem sintetizar muitos deles); vitaminas; glicose como fonte de energia; tampões (em geral, dióxido de carbono/bicarbonato de sódio) para evitar que o ácido láctico (resultante da fermentação da glicose) torne o meio muito ácido; e, o mais importante, soro sanguíneo, que geralmente é obtido de bezerros ou cavalos. Esse soro contém muitos fatores de crescimento (p. ex., proteínas) de que a célula precisa para se desenvolver. Conforme observado, incluem-se também antibióticos a fim de evitar a contaminação microbiana.

Além das incertezas dos requisitos exatos de cultura, o mesmo tipo de célula (p. ex., um fibroblasto ou célula da pele) pode ter propriedades notavelmente diferentes dependendo da espécie de origem, da idade do animal doador, do estado da célula e da história da cultura específica. Assim, cada cultura de células tem sua própria linhagem e peculiaridades.

A Figura 10.1 mostra um método geral para obter células epiteliais mamárias de camundongo. Usam-se métodos semelhantes para produzir culturas de muitas células primárias e

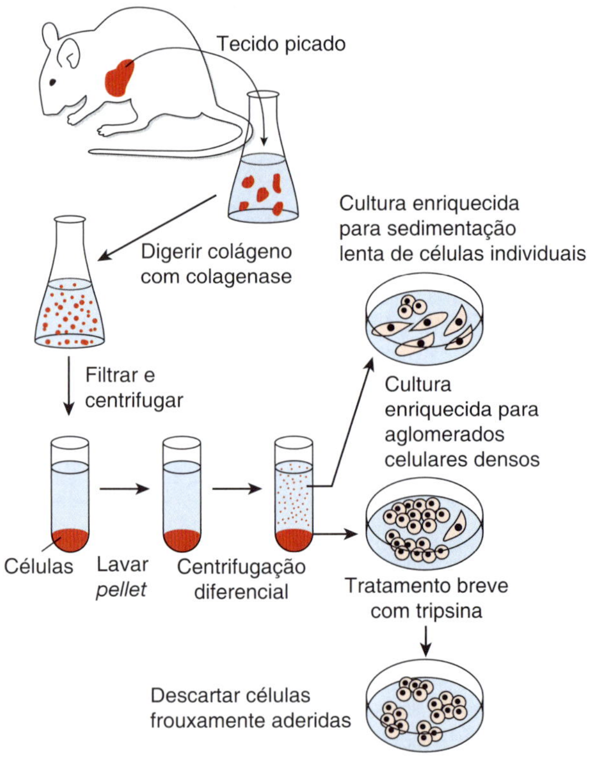

Figura 10.1 Produzindo uma cultura de células primárias. Remove-se cirurgicamente o tecido de um animal anestesiado, que, então, é picado e homogeneizado. A adição de colagenase quebra o colágeno extracelular, mas a enzima não ataca as células intactas. As células são separadas por filtração através de uma malha grossa para remover fragmentos grandes e, em seguida, concentradas por centrifugação suave em uma centrífuga de baixa velocidade. As células centrifugadas (*pellet*) são lavadas em vários meios tamponados contendo soro e, em seguida, submetidas à centrifugação diferencial de baixa velocidade para separar parcialmente os tipos de células de acordo com as velocidades de sedimentação (uma função do tamanho e da densidade das células). Várias frações são colocadas em placas de cultura na presença de um meio de cultura contendo aminoácidos essenciais, vitaminas, antibióticos e soro. As células crescem como aglomerados que podem ser dispersos com tratamento suave com tripsina, e pode-se cultivar os tipos de células individuais.

tumorais. As células geralmente são cultivadas em placas de cultura de tamanho padrão com áreas específicas. Os tamanhos populares variam de 25 a 150 cm^2, dependendo da quantidade de células necessárias.

Tipos de células

Por fim, todas as células animais são derivadas de tecidos vivos; no entanto, algumas – como as células HeLa – estão em cultura há tanto tempo (cerca de 70 anos) que perderam toda a semelhança com o tecido do qual foram isoladas. Essas linhagens **celulares contínuas** são muito úteis, uma vez que crescem rapidamente, fornecendo grandes quantidades de vírus para o estudo de alguns aspectos básicos da replicação viral. Contudo, elas não são boas para o estudo dos efeitos relativamente sutis da infecção pelo vírus no crescimento e no controle celular. Linhagens celulares contínuas também não são apropriadas para o estudo da função celular diferenciada.

As linhagens celulares contínuas geralmente apresentam as seguintes propriedades:

1 Têm cromossomos fragmentados e reduplicados; isto é, são **aneuploides**.
2 São capazes de crescer em suspensão e em concentrações relativamente baixas de soro e podem crescer em excesso; não exibem nenhuma resposta às células vizinhas.
3 São essencialmente imortais; se diluídas periodicamente e alimentadas com nutrientes apropriados, continuarão se replicando.
4 Em geral, não apresentam propriedades de células diferenciadas e não respondem a moduladores de crescimento ou função celular.
5 Se introduzidas em um animal (mesmo que seja da mesma espécie da qual foram originalmente isoladas), não crescerão e serão eliminadas pelo sistema imune do animal.

No extremo oposto do tipo de célula de laboratório estão as **células primárias**. As células primárias são mais convenientemente isoladas do tecido embrionário (fetal) ou de animais ou tecidos dos recém-nascidos. As células isoladas de animais mais velhos tendem a ser difíceis de cultivar e têm uma vida muito mais curta em cultura antes de deixarem de se dividir (**senescência**) ou morrerem.

Embora o ato de cultivar células leve a mudanças rápidas nas propriedades sutis das células vivas, os primeiros estágios de cultivo das células primárias são quase idênticos aos do tecido de onde derivam. Quase qualquer tipo de célula replicante pode ser cultivada se o tecido que a contém for adequadamente isolado, porém as células de crescimento e replicação mais rápidos, como os fibroblastos, superarão outras células em uma fonte de tecido misto. Por essa razão, o isolamento de células primárias de embriões inteiros geralmente produz culturas de fibroblastos.

A maioria das células primárias tem as seguintes propriedades:

1 Elas têm número e forma de cromossomos normais.
2 Requerem altas concentrações séricas contendo múltiplos fatores de crescimento.
3 Não são capazes de se dividir ou mesmo de sobreviver por muito tempo, a menos que sejam mantidas em contato com uma superfície sólida.
4 Estão sujeitas à **inibição por contato** do crescimento e do movimento celular. A inibição por contato significa que, quando elas tocam outras células em uma placa de cultura, elas param de crescer e de se mover. Assim, determinada área da placa de cultura possibilitará que as células cresçam até uma quantidade específica. Durante a inibição de contato, as células são saudáveis e metabolizam energia. Quando são diluídas (passagens) e colocadas em um novo prato de cultura, elas começam a crescer e a se dividir novamente.
5 Elas têm um tempo de vida finito, medido em divisões. Normalmente, os fibroblastos podem se dividir 20 a 30 vezes depois do isolamento e, em seguida, as células começam a entrar em senescência e morrer. Evidências experimentais recentes sugerem que esse tempo de vida finito se deve, em parte, à perda programada de regiões terminais do cromossomo (**telômeros**) em cada replicação celular. Quando DNA cromossômico suficiente é perdido, as células começam a morrer.
6 Apresentam todas as propriedades de células diferenciadas e respondem a moduladores de crescimento ou função celular.
7 Se introduzidas em um animal da mesma espécie da qual as células foram originalmente isoladas, elas podem sobreviver, mas não produzirão tumores.

Essa lista de propriedades das células primárias é, necessariamente, idealizada. Algumas das propriedades listadas podem não se aplicar a determinado tipo de célula isolada de um indivíduo. Por exemplo, linfócitos isolados da pequena quantidade de sangue encontrada no cordão umbilical de um recém-nascido sobreviverão, mas não se replicarão quando mantidos em suspensão. Em contrapartida, os linfócitos cultivados de muitos adolescentes e adultos que tiveram mononucleose infecciosa não apenas sobreviverão, mas também se dividirão por períodos relativamente longos. Embora esses linfócitos imortalizados sejam aparentemente normais, eles mantêm cópias do genoma do herpes-vírus Epstein-Barr; a expressão de certos genes virais contidos neles leva a essas propriedades incomuns. Esse tipo de linfócito transformado não é uma célula tumoral, mas demonstra claramente algumas propriedades semelhantes às de uma célula tumoral.

Perda de inibição por contato do crescimento e imortalização de células primárias

Os linfócitos B imortalizados são apenas um exemplo de células disponíveis em laboratório que apresentam propriedades intermediárias entre os dois extremos de linhas celulares contínuas e células primárias. Esses tipos de células passaram por transformação e apresentam pelo menos algumas das propriedades das células tumorais. Cultivar células primárias por longos períodos pode produzir células transformadas. Durante o tempo em cultura, há acúmulo aleatório de mutações que alteram uma quantidade crítica de genes de controle de crescimento codificados pela célula. Em um ponto crítico durante o cultivo (o ponto real dependerá do tipo de célula – em geral, são 12 a 15 gerações no caso dos fibroblastos), as células experimentam os efeitos cumulativos do envelhecimento (senescência), em que quase todas entram em um período de crise, experimentam apoptose e morrem.

A senescência é uma consequência da replicação defeituosa do DNA cromossômico, que é linear e (como discutido no Capítulo 13) não é capaz de se replicar completamente nas extremidades. Assim, cada rodada de replicação do DNA resulta na perda das sequências teloméricas críticas no final dos cromossomos. Normalmente, os telômeros se ligam a uma série de proteínas celulares específicas, que mascaram as extremidades cromossômicas que são estruturalmente equivalentes às quebras de fita dupla do DNA. Quando as extremidades são desmascaradas, são ativadas várias defesas celulares importantes que iniciam a via apoptótica.

Como será delineado na discussão sobre a carcinogênese, na Parte 5, um fator importante na carcinogênese é a revogação da resposta apoptótica normal às quebras de fita dupla do DNA. Essas quebras, se não reparadas adequadamente, podem ser mutagênicas e alterar a função de vários genes de controle de crescimento e desenvolvimento, levando ao crescimento celular descontrolado. Em células cultivadas que passam por crise, uma pequena quantidade delas pode ser capaz de proteger as extremidades de cromossomos críticos por uma combinação de eventos de recombinação inapropriados, com a ativação da enzima telomerase normalmente ativa no início do desenvolvimento, que regenera sequências teloméricas perdidas durante a replicação cromossômica. Assim, as células que sobrevivem à crise compartilham certas características com as células tumorais. Essas células *imortalizadas* tornam-se predominantes e crescem relativamente rápido na cultura. Por fim, podem ser usadas para produzir linhas contínuas.

Células com as propriedades de células transformadas também podem ser isoladas de tumores em um animal. Diferentes células tumorais em um animal exibem um ou vários dos mesmos níveis de transformação de células normais que podem ser observados com a cultura de células primárias. Essa é uma pista importante para a natureza dos eventos celulares que levam ao câncer. É importante estar ciente, no entanto, de que diferentes células tumorais podem apresentar desvios muito diferentes das propriedades de crescimento normal das células das quais derivam. Algumas células tumorais, especialmente aquelas isoladas no início do desenvolvimento do câncer, exibem muito poucas diferenças em relação às células normais – talvez apenas a perda da inibição do crescimento por contato. Outras, principalmente muito tempo depois que o câncer ocorreu, têm muitas mudanças adicionais.

A Figura 10.2 mostra de maneira esquemática o processo de mudança de células primárias para células de linha

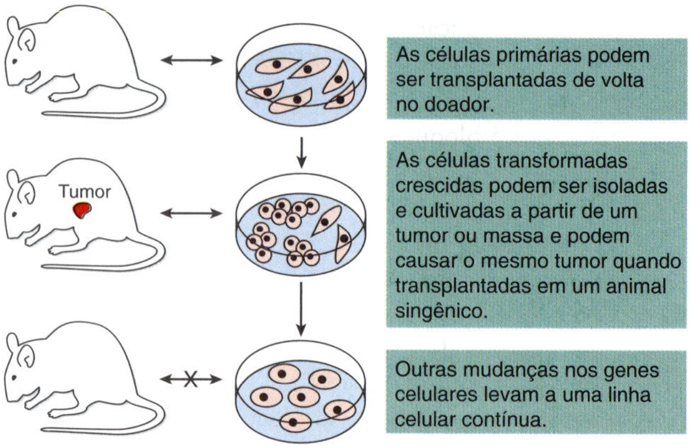

Figura 10.2 Transformação da cultura de células primárias para células de linhagens contínuas e sua relação com os tecidos no animal de origem.

contínua e a relação entre essas células e os tumores no animal de origem. Esse processo de mudança é uma demonstração experimental convincente de que as mudanças das células em um organismo de normais para cancerosas envolvem várias etapas. As mudanças se multiplicam à medida que mutações de genes específicos de controle de crescimento e regulatórios nas células alteram a função celular e a capacidade da célula de responder a sinais normais no animal, limitando o crescimento e a função celular.

Embora não seja incomum produzir uma linha celular imortalizada pela **passagem** prolongada ou por outros processos mutagênicos, é importante estar ciente de que muitas células tumorais e algumas células transformadas que perderam a inibição por contato do crescimento ainda têm tempo de vida finito. Os genes que controlam o tempo de vida e a resposta à inibição de contato não são idênticos e podem experimentar mutação juntos ou separadamente.

Um dos aspectos mais frutíferos do estudo de alguns vírus é que eles podem causar a transformação de células primárias normais em células cancerígenas ou tumorais. Essas células transformadas por vírus, quando reintroduzidas em animais, podem causar tumores. Uma vez que essa transformação requer uma interação específica entre genes virais e celulares ou produtos gênicos, o estudo do processo levou a uma compreensão muito atual da carcinogênese e da natureza das células cancerígenas.

DESFECHO DA INFECÇÃO POR VÍRUS NAS CÉLULAS

Destino do vírus

Quando um vírus infecta uma célula, seu genoma entra nessa célula. Independentemente de o capsídio do vírus permanecer na superfície do hospedeiro, como na infecção por bacteriófagos, ou ser internalizado, ele é modificado e depois interrompido. Se um vírus infectante é isolado depois da fixação e da penetração, o vírus não é mais estável e não pode iniciar uma nova infecção. Assim, seguindo os passos iniciais da interação vírus-célula, a única maneira de isolar o vírus infeccioso é bloquear sua entrada na célula ou aguardar a formação dos vírus da progênie.

Em alguns tipos de infecção (geralmente chamada **infecção não produtiva**), um novo vírus infeccioso não é produzido. Esse tipo de infecção também é chamado **infecção abortiva**, pois não prossegue até a conclusão do processo de replicação. Infecções abortivas podem resultar de o vírus infectar uma **célula não permissiva** (*i. e.*, uma que, por algum motivo, não apresenta a maquinaria adequada para a replicação do vírus). Uma infecção improdutiva também pode ser o resultado da infecção por um vírus que apresenta algum produto gênico defeituoso que interfere na replicação. Uma regra geral para diferenciar os tipos de infecção é a seguinte:

1 Infecção produtiva: mais vírus saindo do que entrando.
2 Infecção abortiva: nenhum vírus saindo; o vírus não é capaz de se replicar.

Quando ocorre uma infecção abortiva, o genoma viral pode ser destruído ou pode ser internalizado. Neste último caso, um ou vários genes virais podem ser expressos. Essa situação pode resultar na expressão da célula de antígenos virais em sua superfície ou em qualquer outro lugar da célula. Com os reagentes imunológicos adequados (descritos brevemente no Capítulo 12), esses antígenos podem ser detectados e estudados.

A partir dessa explicação, fica claro que uma infecção abortiva pode ter efeitos profundos na célula hospedeira e, talvez, no organismo. Por exemplo, a presença contínua do vírus do sarampo não infeccioso no tecido do encéfalo pode levar a complicações graves (ver Capítulo 4, Parte 1). Além disso, muitos vírus de DNA que causam transformação celular o fazem apenas sob condições de infecção abortiva. Compreender a razão pela qual uma infecção viral é abortiva pode ser muito importante para entender e descrever o curso de replicação do vírus e os efeitos da infecção viral no hospedeiro. Algumas questões importantes para caracterizar as infecções abortivas são as seguintes:

1 O genoma do vírus foi perdido?
2 Parte do genoma é mantida e expressa?
3 Se o genoma é mantido, ele é fisicamente integrado ao genoma do hospedeiro ou é mantido como um "minicromossomo" ou **epissomo** separado?

Outros tipos de infecção ficam entre os extremos de produtivo e abortivo. Por exemplo, as células podem ser hospedeiras ruins para a replicação de um vírus específico, mas não estritamente não permissivas para a replicação do vírus; muitas vezes, essa célula é chamada **semipermissiva**. Claramente, não há um ponto estrito real em que uma célula seja permissiva ou semipermissiva para a replicação do vírus; os termos são relativos.

Existem outros impedimentos de causa celular para a replicação dos vírus. Os vírus podem ter mutações que sejam letais apenas sob certas condições (mutações letais condicionais), como alta temperatura (mutações sensíveis à temperatura). Podem ocorrer situações dinâmicas nas quais o vírus é liberado lentamente ao longo do tempo em níveis baixos. Essa situação pode definir uma infecção persistente, inaparente ou crônica. Sob algumas condições, essa infecção em uma cultura de células ou em um animal pode levar a episódios de altos níveis de produção de vírus, com destruição ou doença celular óbvia. Essas ocorrências episódicas podem alternar com períodos em que o vírus é difícil de detectar, e o hospedeiro (ou cultura de células) parece relativamente saudável.

Sob certas condições de infecção, muitos vírus produzirão partículas virais incompletas; essas partículas podem infectar outras células. Elas são denominadas *partículas virais defeituosas* e podem ser produzidas por uma variedade de mecanismos – muitas vezes envolvendo etapas ineficientes na maturação do vírus que ocorrem muito tarde no ciclo de infecção, quando a célula hospedeira está se deteriorando rapidamente em decorrência de alterações induzidas pelo vírus. A produção de capsídios vazios de citomegalovírus, bem como de corpos densos envelopados constituídos por proteínas do tegumento, mostrados esquematicamente no Capítulo 6, é um bom exemplo dessa ocorrência.

Além da formação de partículas defeituosas em decorrência do empacotamento de capsídios vazios, os vírus podem produzir aleatoriamente genomas parciais durante sua replicação. Se esses genomas contiverem um sinal de empacotamento, eles podem ser encapsidados e formar uma classe específica de partículas defeituosas. A infecção de uma célula com uma dessas partículas será abortiva, pois o genoma não está completo.

De modo curioso, a infecção simultânea com essa partícula defeituosa e uma infecciosa pode levar à interferência, que é resultado de o genoma fragmentado menor ser capaz de reproduzir mais cópias em determinado tempo do que o genoma completo, que é puramente um efeito de massa. A molécula mais curta pode experimentar mais rodadas de iniciação e conclusão de replicação por unidade de tempo, mas o resultado é que o rendimento de partículas infecciosas será reduzido. Por essa razão, as partículas de vírus defeituosas desse tipo são classificadas como partículas de interferência defeituosas. Sua presença em um estoque de vírus pode ser uma dor de cabeça para um pesquisador que tenta obter um alto rendimento do vírus, mas partículas defeituosas podem ser usadas para entregar genes às células em certos casos. O uso de vírus para entregar genes é brevemente discutido na Parte 5, Capítulo 22.

Por fim, deve-se lembrar de que o herpes-vírus e o lentivírus, como o HIV-1 (assim como alguns outros vírus), podem permanecer como infecções latentes nas quais o genoma viral é mantido na célula ou em algumas células do hospedeiro, mas nenhum vírus infeccioso ou proteínas estruturais virais são detectáveis (ver Capítulos 17 e 20).

Destino da célula depois da infecção pelo vírus

Manutenção mediada por células dos meios intracelular e intercelular

Conforme discutido neste capítulo, longos períodos de passagem de células em cultura, bem como mutações na informação genética transportada pelas células, podem alterar suas propriedades de crescimento. Essas alterações podem ocorrer dentro do animal, levando à formação de um tumor, mas isso geralmente não acontece. Isso se dá porque o corpo dos vertebrados e as células que o compõem apresentam vários "*check points*" (pontos de verificação) que respondem a alterações genéticas de células individuais. Essa é uma função importante da apresentação de antígeno mediada pelo complexo principal de histocompatibilidade tipo I (MHC-I; do inglês *major histocompatibility complex type I*). Quando um epítopo anormal (de uma proteína geneticamente danificada que, em geral, não seria expressa) é apresentado na superfície da célula, ele desencadeia a destruição da célula por um linfócito T citotóxico (LTC). Essa interação leva à morte da célula pela via apoptótica. Conforme observado no Capítulo 8, Parte 2, a apoptose é uma consequência da ação de genes celulares específicos que levam ao desligamento gradual das funções celulares e à morte celular. O processo tem uma função protetora no organismo ao induzir a morte e a eliminação de células altamente diferenciadas que não são mais necessárias (como células efetoras do sistema imune), células envelhecidas, bem como células com mutações em genes que normalmente atuam limitando a divisão celular. É importante entender que a via apoptótica leva à morte celular *sem* liberação de conteúdo celular para o sistema imune e, consequentemente, inflamação e potencial patologia; em vez disso, é um processo altamente regulado, destinado apenas a eliminar as células que não têm mais valor no tecido em questão. A via apoptótica deve ser contrastada com a outra via principal de morte celular, a *necrose*, em que o inchaço e a ruptura da célula-alvo da morte levam à inflamação para estimular a resposta imune. Os dois processos são esquematicamente delineados e contrastados na Figura 10.3.

Obviamente, é de valor para um vírus que se replica em uma célula assegurar que a célula seja mantida por um período suficiente para garantir um rendimento apropriado do vírus, enquanto, ao mesmo tempo, limita as respostas imunes à infecção. Por outro lado, é benéfico para a célula e o organismo constituído por essas células montar uma resposta imune controlada o mais rápido possível e eliminar o tecido infectado. É a tensão entre esses dois processos que leva à mudança evolutiva tanto no vírus quanto no hospedeiro. As manifestações de ambos os processos levam a mudanças macroscópicas e microscópicas nas células infectadas pelo vírus que definem a citopatologia.

Citopatologia mediada por vírus: alterações na aparência física das células

Alguns tipos básicos de mudanças induzidas por vírus na célula hospedeira (citopatologia) resultam em alterações que são prontamente observáveis a olho nu ou com o auxílio de microscópio de baixa potência. Toda citopatologia requer alguma interação específica entre os produtos dos genes virais e a célula. Mesmo a lise celular induzida pela infecção por poliovírus ou bacteriófago, na qual a célula "explode", é resultado de modificações muito específicas na membrana plasmática e nos lisossomos das células induzidas por produtos gênicos específicos do poliovírus. Mudanças menos drásticas, mas ainda claramente observáveis na célula, incluem a formação de corpos de inclusão citoplasmáticos (que é

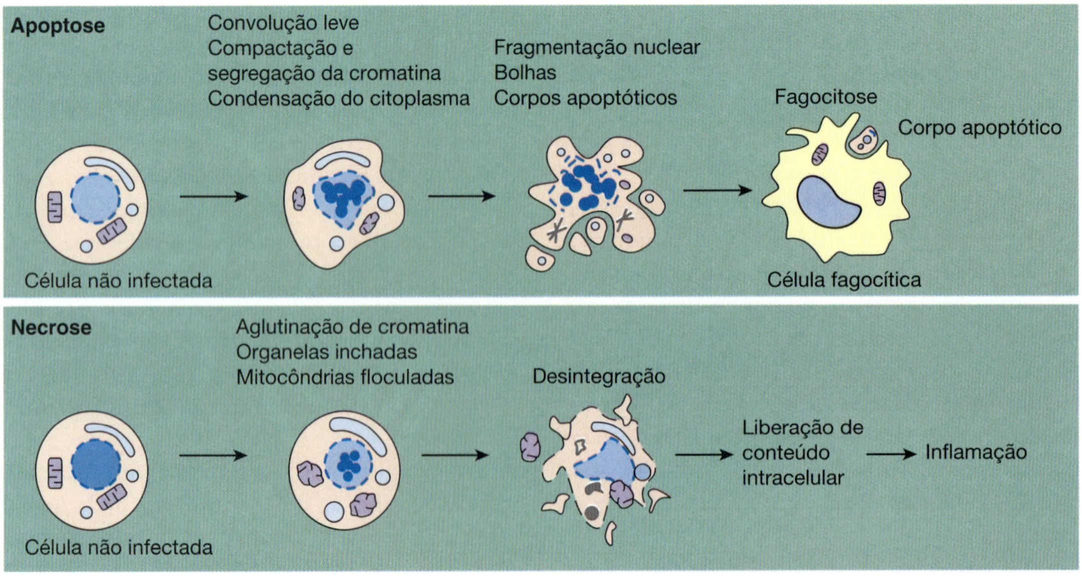

Figura 10.3 Morte celular por apoptose *versus* necrose.

diagnóstico para infecções por poxvírus), produção de corpos de inclusão nuclear observados nas infecções por herpes-vírus e alterações nos cromossomos.

A citopatologia não precisa envolver morte celular. Alterações induzidas por vírus na morfologia celular, crescimento e vida útil são todos tipos de citopatologia. Mesmo alterações muito sutis, como aquela induzida por vírus na expressão de uma proteína ou o aparecimento de uma nova macromolécula, são alterações citopáticas, desde que possam ser observadas com alguma técnica reprodutível.

Um tipo principal de citopatologia envolve alterações na superfície celular decorrentes da expressão de proteínas virais. Entre outras coisas, isso pode levar ao seguinte:

1 Antigenicidade alterada: a célula alterada estimulará o sistema imune a produzir anticorpos para reagir com proteínas virais ou proteínas celulares previamente mascaradas.

2 Hemaglutinação ou hemadsorção: certas proteínas virais grudam nos eritrócitos e fazem essas células se unirem.

3 Fusão celular: alterações na membrana celular podem possibilitar a formação de grandes massas de células fundidas ou sincícios. Produtos específicos dos genes virais são responsáveis por isso. Essa fusão induzida pelo vírus Sindbis (um togavírus) pode ser usada para produzir híbridos de células somáticas.

Outro tipo importante de citopatologia envolve mudanças na morfologia celular. Um exemplo é demonstrado na Figura 10.4; uma infecção pelo vírus herpes simples 1 (HSV-1) é mostrada interrompendo o citoesqueleto da célula hospedeira, alterando, assim, a forma da célula. Nesse exemplo, a infecção viral levou à dissociação das fibras de actina, mas não à degradação da actina. Essa mudança bioquímica muito específica nas subunidades de actina resulta em alterações profundas na morfologia da célula.

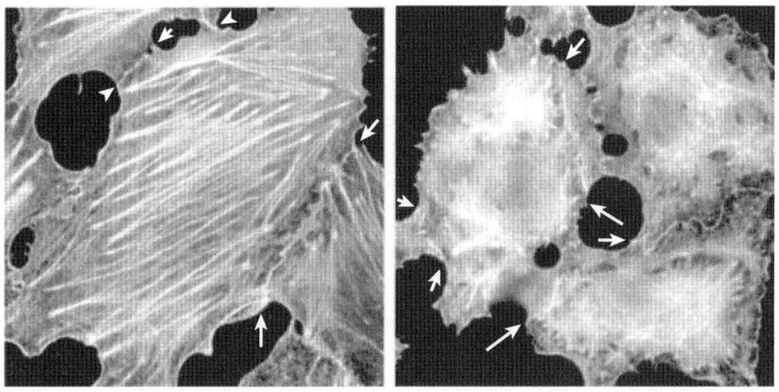

Células não infectadas Células infectadas por HSV

Figura 10.4 Alterações induzidas pelo HSV nas propriedades dos microfilamentos de actina de uma cultura de fibroblasto de macaco. A célula foi corada com corante fluorescente que reage com as fibras de actina para que estas possam ser visualizadas sob luz ultravioleta. Essa técnica é semelhante à microscopia de imunofluorescência, discutida no Capítulo 12. A imagem à esquerda mostra o arranjo paralelo das microfibrilas na célula não infectada, ao passo que a infecção por HSV (imagem da direita) resulta na dissociação das fibrilas e na difusão da actina por todo o citoplasma. Ao mesmo tempo, a célula perde sua morfologia fusiforme e torna-se arredondada. As flechas indicam junções entre células que também são ricas em fibrilas de actina e não foram interrompidas pela infecção por HSV até esse momento. Fonte: cortesia de Stephen Rice.

Citopatologia mediada por vírus: alterações nas propriedades bioquímicas das células

A infecção por vírus leva a alterações específicas nos processos bioquímicos da célula. Alguns vírus, como o HSV e o poliovírus, inibem especificamente a síntese de proteínas celulares. O mecanismo para essa inibição é complexo e difere entre os diferentes vírus. A infecção viral também pode levar à inibição específica da síntese de RNA mensageiro (mRNA) celular. A inibição do metabolismo macromolecular da célula levará à morte celular. No entanto, existem efeitos complexos e multifacetados da infecção viral na função celular resultantes de mudanças sutis nas funções celulares que não resultam em morte celular, mas favorecem a produção de vírus.

Um exemplo notável da capacidade de certos vírus tumorais de DNA de impedir a morte celular por tempo suficiente para possibilitar a replicação eficiente do vírus é encontrado na inibição viral da apoptose. Outra consequência muito importante da infecção é, como discutido previamente neste capítulo, a mudança nas propriedades de crescimento e na vida útil das células infectadas pelo vírus. A taxa de crescimento, a quantidade total e o tempo de vida das células diferenciadas são rigidamente controlados por meio dos auspícios de **genes supressores de tumor** especializados, assim denominados porque bloqueiam a formação de tumores. As interações entre genes virais e genes supressores de tumor geralmente são bem compreendidas na replicação do papovavírus e do adenovírus; elas são descritas no Capítulo 16, Parte 4. Para os propósitos desta discussão, basta observar que os vírus tumorais de DNA inibem os genes supressores de tumor como um método para "ativar" a célula para sua própria replicação. A indução de apoptose interferiria na capacidade da célula de suportar a replicação do vírus. O mecanismo de transformação varia entre os diferentes vírus tumorais, mas, em muitos casos, a inibição específica da apoptose induzida pelo vírus, bem como a inativação de genes celulares que inibem ativamente a divisão celular, são fatores importantes.

Outro efeito importante da infecção pelo vírus é a interação entre a célula infectada e o sistema imune do hospedeiro. Conforme descrito brevemente no Capítulo 8 e mais especificamente nos capítulos que descrevem vírus específicos (Parte 4), muitos vírus contêm genes que atuam inibindo especificamente a produção de interferona na célula infectada. Além disso, certos vírus, como o HSV, podem inibir especificamente a apresentação de antígenos mediada pelo MHC-I nos estágios iniciais da infecção. Embora eventualmente a célula expresse antígenos virais à medida que a infecção progride, essa inibição precoce do processamento de antígenos pode fornecer ao vírus um avanço vital em sua infecção.

A infecção de células por vírus pode levar a uma série de respostas celulares específicas que envolvem a expressão de novos genes celulares ou o aumento da expressão de alguns genes celulares. A resposta da interferona descrita no Capítulo 7 é um bom exemplo disso. Várias técnicas da biologia molecular moderna possibilitam a identificação muito precisa de genes celulares induzidos pela infecção viral.

Um método é denominado **análise de expressão diferencial** e requer o uso de grupos de *primers* oligonucleotídicos, transcriptase reversa de retrovírus e **reação em cadeia da polimerase** (**PCR**; do inglês *polymerase chain reaction*) para produzir e amplificar cópias de DNA complementares de transcritos celulares. Ao comparar os padrões de amplificação de produtos isolados de células não infectadas e infectadas, podem-se determinar aumentos ou diminuições dos níveis de transcrição de genes celulares específicos.

Outros métodos utilizados envolvem a tecnologia de *microchip*, na qual diversas (até 64.000) sondas oligonucleotídicas específicas para vários genes celulares são ligadas a um **microarranjo** muito pequeno e hibridizadas com amostras de DNA complementar amplificado por PCR (**cDNA**) feitas de mRNA isolado de células não infectadas e infectadas e marcadas com corante fluorescente de cores diferentes. A comparação dos padrões de emissão de luz quando o *microchip* é escaneado com um feixe de *laser* leva à identificação de alterações na transcrição celular. A metodologia geral para análise de *microchip* e PCR é discutida nos Capítulos 11 e 12.

MEDIÇÃO DA ATIVIDADE BIOLÓGICA DOS VÍRUS

Medida quantitativa de centros infecciosos

Ensaios de placa

Efeitos citopáticos na célula hospedeira pela maioria dos vírus causam danos ou alterações observáveis nas células em que estão se replicando. Ainda que as células não sejam mortas ou lisadas, a alteração delas em uma área focal em decorrência de uma infecção viral localizada pode ser prontamente observada como uma placa ou **foco de infecção**. Com diluições e condições adequadas, essa infecção localizada pode ser o resultado da infecção por um único vírus biologicamente ativo. Uma partícula viral capaz de iniciar uma infecção produtiva é denominada **unidade formadora de placa** (**UFP**).

O processo de formação da placa é fácil de visualizar. A primeira célula infectada libera muitos vírus. Se os vírus (grandes em comparação com as moléculas mais complexas no meio de crescimento) forem mantidos em ampla difusão, eles permanecerão na proximidade das células infectadas originais e infectarão as células vizinhas. Esse processo é repetido várias vezes. Enquanto a interação vírus-célula for mantida localizada (muitas vezes tornando o meio de cultura celular no qual o vírus é liberado bastante viscoso), a área de citopatologia resultante de uma única infecção de uma única UFP permanecerá localizada na área ao redor da célula inicialmente infectada. A placa resultante pode ser facilmente observada e contada alguns dias depois da infecção. A Figura 10.5 mostra alguns exemplos de placas em células cultivadas.

As culturas de células não são a única maneira de se obter centros infecciosos. A infecção pelo vírus vegetal de uma folha de uma planta suscetível, com algum tipo de abrasão mecânica para iniciar a infecção (como ao esfregar a folha com pó de *carborundum*), resulta na formação de centros visíveis de infecção. Exemplos também são mostrados na Figura 10.5.

A **membrana corioalantoica** de embriões de galinha ou pato em desenvolvimento pode ser usada (e, aliás, deve ser usada) para ensaios de certos vírus. Nesse ensaio, os ovos

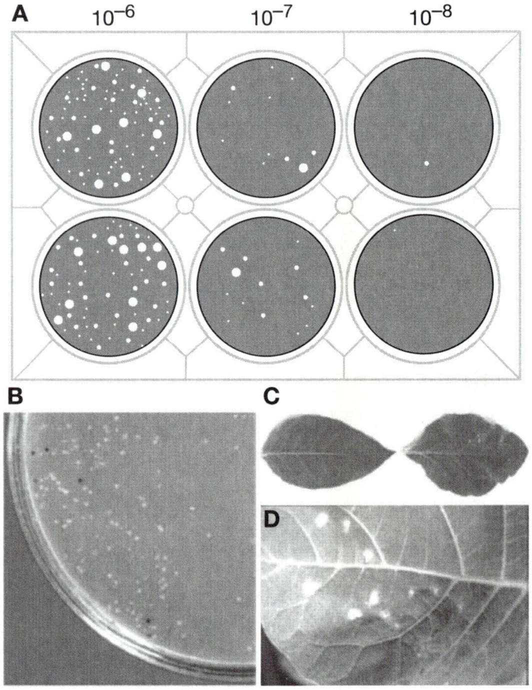

Figura 10.5 Visualização de placas de vírus. Sob condições apropriadas, pode-se localizar a infecção pelo vírus na vizinhança das células originalmente infectadas. Se uma quantidade limitada de unidades infecciosas de vírus for incubada em uma placa de cultura ou em um tecido no qual o vírus possa causar um efeito citopático, pode-se visualizar as placas de vírus. **A.** Uma linhagem contínua de células de macaco (células Vero) foi cultivada em uma placa de cultura de seis poços. Quando as células alcançaram a confluência, elas foram infectadas em duplicata com uma série de diluições de 10 vezes de um estoque de HSV-1. Depois de 48 horas, as células foram parcialmente desidratadas (fixadas) com etanol e coradas. As áreas de morte celular aparecem como placas brancas, cada uma representando um evento infeccioso único com a solução de vírus de entrada. Fonte: cortesia de J. Langland. **B.** Porção da superfície de uma placa de Petri contendo ágar com meio nutriente bacteriano. Cultivou-se um "tapete" de *E. coli* na superfície da placa. Essa camada de células foi infectada com uma solução contendo uma versão geneticamente modificada do bacteriófago λ que pode ser usada para clonar genes inseridos (ver Parte 5, Capítulo 22, para alguns detalhes gerais). Os bacteriófagos que contêm um gene inserido formam placas claras em decorrência da inativação de um gene indicador (β-galactosidase), e vírus sem a inserção formam placas de coloração escura. **C.** Ensaio do vírus do mosaico do tabaco (TMV). A imagem mostra folhas de uma planta resistente (à esquerda) e uma suscetível (à direita) que foram infectadas com pequenas quantidades de vírus. **D.** A imagem mostra uma ampliação maior do desenvolvimento da placa.

fertilizados são incubados por 2 semanas e, em seguida, cuidadosamente abertos, de modo a expor a membrana (o embrião está abaixo disso dentro do ovo). A suspensão do vírus é então colocada na membrana, o ovo é novamente selado e as bolsas ou placas do vírus podem se desenvolver (Figura 10.6).

Produção de focos celulares transformados

Podem-se usar os mesmos princípios de titulação para medir outros efeitos biológicos da infecção viral. Sob certas condições, alguns vírus de DNA podem transformar as células, de modo que o controle normal do crescimento seja alterado. Conforme descrito previamente neste capítulo, as células transformadas têm morfologia diferente e tendem a crescer demais, formando aglomerados de células em proliferação. Cada evento infeccioso, mesmo que abortivo e que não produza novos vírus, resultará na formação de aglomerados de células transformadas, denominados *focos de transformação*. A Figura 10.7 mostra um exemplo de foco de células transformadas. As mudanças na morfologia celular que formam um foco (um tipo de efeito citopático de transformação) são claramente evidentes. Pode-se contar a quantidade de unidades formadoras de foco da mesma maneira que com as UFP, mas, aqui, conta-se a disseminação de células transformadas, e não a disseminação de vírus.

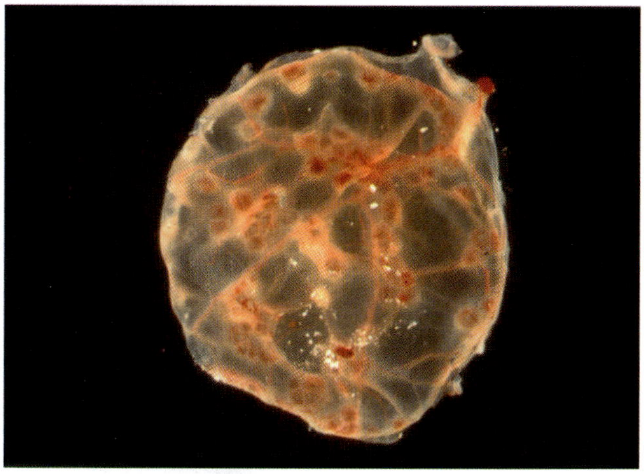

Figura 10.6 O vírus rabbitpox forma pústulas na membrana corioalantoide (CAM) de um ovo de galinha embrionado. A quantidade de vírions infecciosos presentes em estoques de alguns vírus foi historicamente determinada por ensaios para produção de pústulas na CAM de ovos de galinha embrionados. Isso é semelhante aos ensaios de placa em monocamadas de células. Mostram-se as pústulas hemorrágicas vermelhas clássicas do poxvírus de coelho na CAM de ovos embrionados que foram inoculados com poxvírus de coelho depois de 11 dias de incubação. A imagem mostra as pústulas 72 horas depois da inoculação. Fonte: fotografia cortesia de D. Bloom.

Uso de títulos virais para controlar quantitativamente as condições de infecção

Existem duas definições importantes relacionadas com as partículas virais infecciosas ou UFP. A **proporção partícula-UFP** mede exatamente isto: a proporção entre a quantidade total de partículas virais e de partículas infecciosas de vírus. Para se obter essa proporção, deve-se contar o total de partículas virais e fazer um ensaio para determinar as biologicamente funcionais (discutido com mais detalhes no Capítulo 9).

Alguns tipos de vírus (p. ex., bacteriófagos e, em circunstâncias muito especiais, poliovírus) têm proporções partículas-UFP próximas de 1. Preparações de vírus como adenovírus e HSV geralmente têm proporções de 10 a 100, mas as melhores proporções para vírus *influenza* A são da ordem de 10^3. Essa alta proporção partículas-UFP é incomum, mas é inerente à maneira como os vírions do vírus *influenza* são formados. As proporções partículas-UFP podem variar dependendo das especificidades da infecção e do vírus em particular. Cada tipo de vírus tem um valor ótimo característico que informa algo sobre a eficiência da encapsidação e da liberação do vírus infeccioso pelas células infectadas.

Uma segunda medida quantitativa das condições de infecção por vírus é a **multiplicidade da infecção** (**MOI**), que é simplesmente a quantidade média de UFP por célula utilizada na infecção original. Uma MOI de 1 significa 1 UFP por célula; portanto, se 10^6 células fossem infectadas em uma MOI de 1, seria necessário adicionar 10^6 UFP de vírus. É importante observar que uma MOI pode variar de zero a um número muito alto, dependendo da concentração do vírus no estoque original, do tipo de problema experimental que está sendo estudado, e assim por diante. Uma MOI mede um

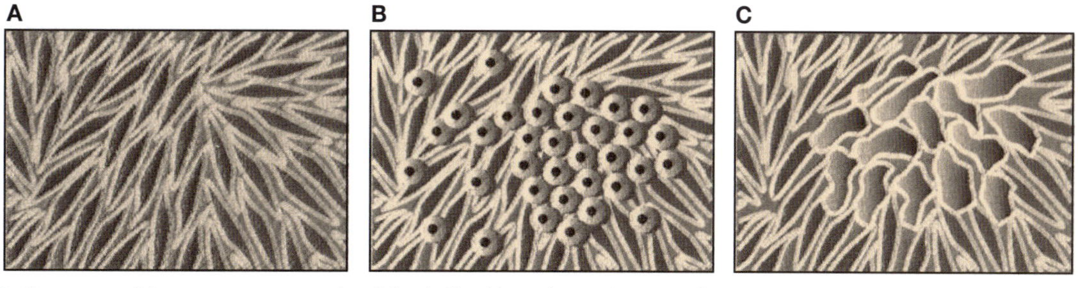

Figura 10.7 Algumas morfologias representativas de células de fibroblasto de rato (F-111) infectadas com diferentes vírus de transformação. **A.** A imagem mostra células normais com sua orientação paralela característica. **B.** A imagem mostra um foco de células transformadas produzidas pela infecção pelo vírus do sarcoma de Rous (um oncornavírus). Observe a morfologia arredondada e a densidade dessas células. **C.** A imagem mostra a sutil diferença na morfologia quando as células F-111 normais são infectadas com o vírus SV40, para o qual não são permissivas. Fonte: baseada em partes de uma fotografia de Benjamin, J. e Vogt, P.K. (1991). Cell transformation in viruses. In: *Fundamental Virology* (eds. B.N. Fields and D.M. Knipe), 2e. New York: Raven Press, Chapter 13.

valor médio; a análise estatística que demonstra a quantidade de UFP interagindo com uma célula individual pode variar em uma faixa ampla quando uma cultura é infectada em MOI maiores que 0,1 ou mais.

Exemplos de ensaios de placa

Nos ensaios de placa mostrados na Figura 10.5A, as placas de cultura de células continham 10^6 células. Assim, a MOI usada para produzir a média de 40 placas observadas na diluição 10^7 mostrada foi calculada da seguinte maneira: UFP/célula = $40/10^6 = 4 \times 10^{-5}$. Deve-se ser capaz de ver que, onde as placas podem ser facilmente contadas, a MOI deve ser bastante baixa, e qualquer célula que inicie um foco de infecção ou placa deve ter sido infectada com apenas 1 UFP. Essa é uma demonstração simples do fato de que, com vírus animais normais (tipo selvagem [*wt*]), apenas um genoma viral entregue no lugar certo na célula é suficiente para realizar toda a infecção. Aliás, uma MOI muito alta pode inibir o processo de replicação, pois as proporções partículas-UFP podem aumentar rapidamente com uma MOI alta. Uma maneira de isso acontecer é pela produção de partículas interferentes defeituosas, conforme descrito previamente neste capítulo.

Para fazer um ensaio de placa (ou foco), fazem-se diluições em série de um estoque de vírus e adicionam-se alíquotas de cada diluição a um prato de cultura. É necessário deixar as placas se desenvolverem para, então, contá-las. A aritmética simples produz o número original de UFP na solução.

A Figura 10.5A mostrou um exemplo de placas de HSV desenvolvidas em células Vero. Adicionaram-se diluições seriadas de 10 vezes a placas separadas em duplicata. Depois da adsorção, as células foram lavadas e cobertas com um meio de sobreposição especial que inibe a disseminação do vírus para além das células vizinhas. Depois da incubação por 48 horas a 34°C, as células foram lavadas, fixadas e coradas. As áreas claras são placas. A quantidade média de 40 placas na diluição 10^7 significa que aproximadamente esse número de UFP foi adicionado a cada placa nessa diluição de vírus.

Outro exemplo é mostrado na Figura 10.8. Aqui, um estoque de 100 mℓ de HSV foi diluído, e as unidades infecciosas foram medidas por ensaio de placa, conforme mostrado na Tabela 10.1. Pode-se calcular prontamente que o estoque original era de cerca de 6×10^7 UFP/mℓ ou 6×10^9 unidades totais de vírus infecciosos (UFP). A seguinte fórmula é útil para fazer o cálculo:

$$V_f = V_o / D$$

em que V_f é a concentração final de UFP (unidades/mℓ); V_o é a concentração original; e D é o fator de diluição.

Observe também nesse exemplo que a quantidade de placas contadas em duas placas infectadas com a mesma quantidade de estoque diluído varia bastante. Parte dessa variação se deve ao erro experimental, mas também há uma variação estatística inerente, pois não se pode ter certeza de que a mesma quantidade de partículas de vírus estará em um pequeno volume em um determinado momento. Esse tipo de variação é inerente ao se trabalhar com amostras que contêm uma pequena quantidade de partículas.

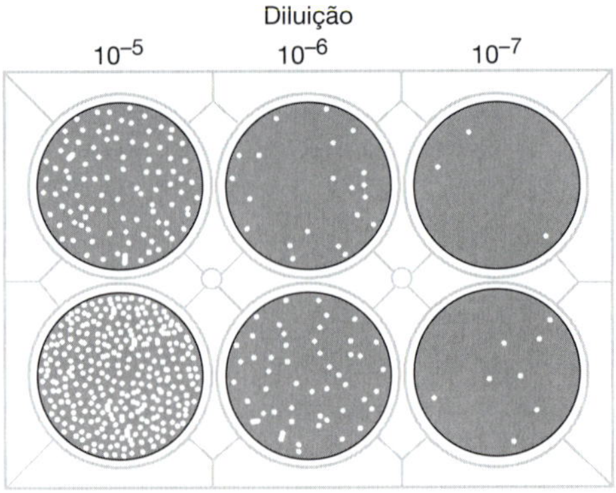

Figura 10.8 Diluições em série de 10 vezes do HSV para determinar o título do vírus em uma solução estoque. Os detalhes da infecção estão descritos na legenda da Figura 10.5A; o cálculo do título é mostrado na Tabela 10.1.

Tabela 10.1 Exemplo de um conjunto de diluições para um ensaio de placa.

Operação	Diluição do estoque	Placas por prato
0,01 mℓ de estoque diluído em 10 mℓ de tampão	10^3	Muitas para contar
1 mℓ do acima diluído em 10 mℓ de tampão	10^4	Muitas para contar
1 mℓ do acima diluído em 10 mℓ de tampão	10^5	500 a 1.000 (estimado)
1 mℓ do acima diluído em 10 mℓ de tampão	10^6	(20 + 100)/2 = 60
1 mℓ do acima diluído em 10 mℓ de tampão	10^7	(3 + 8)/2 = 5,5
1 mℓ do acima diluído em 10 mℓ de tampão	10^8	0
1 mℓ do acima diluído em 10 mℓ de tampão	10^9	0

Análise estatística da infecção

As estatísticas do acaso indicam que, em valores de MOI baixos e moderados, a quantidade real de UFP infectando qualquer célula varia amplamente. Por exemplo, em uma MOI de 2, uma quantidade significativa de células não *verá* qualquer *vírus*, e uma quantidade maior de MOI *obterá* 1 UFP. Algumas células receberão 3 UFP e outras (uma quantidade menor) receberão 4,5 ou mais UFP. Pode-se calcular a proporção (ou probabilidade) de qualquer célula ser infectada com qualquer quantidade específica de UFP usando um método estatístico originalmente desenvolvido para analisar resultados de jogos de azar. Trata-se da **análise de Poisson**, que descreve a distribuição de resultados positivos em uma quantidade baixa de tentativas, como

$$P_i = \left(m^i e^{-m}\right) / i!$$

em que P_i é a probabilidade de uma célula ser infectada com exatamente i número de vírus; e m é a MOI (quantidade média de UFP adicionadas por célula). Usando essa equação, pode-se sempre calcular a probabilidade de uma célula não estar infectada e, portanto, a quantidade de células não infectadas (se você souber a quantidade de células na amostra). Como $m^0 = 1$ e $0! \equiv 1$:

$$P_0 = e^{-m}$$

Para a MOI de 2 mencionada previamente, a proporção (probabilidade) de células obtendo i número de UFP é

$$P_0 = e^{-2} = 0{,}135$$

$$P_1 = 2e^{-2} = 0{,}27$$

$$P_2 = 2^2 e^{-2} / 2 = 0{,}27$$

$$P_3 = 2^3 e^{-2} / 6 = 0{,}18$$

$$P_{4\text{ ou mais}} = 1{,}0 - (P_{0-3}) = 0{,}14$$

Obtém-se o último número ($P_{4\text{ ou mais}}$) do fato de que a probabilidade total de uma célula ser infectada sem UFP ou qualquer número de UFP deve ser de 1,0.

Esse fato pode ser usado de outra maneira. Por exemplo, qual MOI é necessária para garantir que pelo menos 99% das células em uma cultura estejam infectadas?

$$P_0 = 1 - 0{,}99 = 0{,}01 = e^{-m}$$

Assim,

$$\ln(0{,}01) = -m \text{ ou } 2{,}3 \log(0{,}01) = -m$$

Então m (MOI) deve ser de pelo menos 4,6 UFP/célula.

Métodos de parâmetros de diluição

Se um estoque de vírus for diluído o suficiente e, em seguida, for coletada uma pequena amostra medida (uma **alíquota**), é provável que não haja vírus infeccioso presente. O vírus não foi destruído, apenas diluído tanto que sua concentração está bem abaixo de, digamos, 1 UFP/mℓ, de modo que em qualquer 1 mℓ não há vírus.

Como os estoques de vírus podem ser tão diluídos a ponto de qualquer alíquota geralmente não ter qualquer UFP, pode-se medir a infecção pela diluição, em vez de pela titulação. Esse tipo de método de diluição de ponto final é frequentemente chamado **ensaio quântico**, visto que é uma análise estatística, não quantitativa. Nesse tipo de ensaio, uma determinada quantidade de indivíduos (animais, poços de cultura de células etc.) deve ser infectada com diluições crescentes de vírus e, em seguida, marcada para doença, morte ou citopatia.

Em um ensaio quântico, a localização de placas não é necessária. Ao plotar o log da diluição *versus* a porcentagem de indivíduos infectados, pode-se estimar uma diluição de vírus que resulta em metade das alíquotas naquela diluição contendo vírus e metade não. Em um ensaio de uma doença em animais, esse parâmetro é chamado ID_{50} (**dose infecciosa mediana**) ou LD_{50} (**dose letal mediana**). Na medição da citopatologia macroscópica em poços de cultura de tecidos, o parâmetro pode ser chamado $TCID_{50}$ (**dose infecciosa mediana de cultura de tecidos**). O ensaio ED_{50} descrito para medir a atividade da interferona no Capítulo 7 é outro exemplo de ensaio quântico.

Relação entre o ponto final de diluição e as unidades infecciosas do vírus

Pontos finais quânticos são simplesmente uma medida da diluição do vírus infeccioso, mas estão relacionados com a quantidade média de UFP na alíquota. Um exemplo de ensaio quântico é mostrado na Figura 10.9. Um estoque de HSV foi diluído como mostrado, e alíquotas iguais foram adicionadas a poços individuais de placas de cultura de 48 poços. A evidência de infecção por vírus (efeito citopático [CPE]) é mostrada pelos poços pretos. Para a titulação, pode-se construir uma tabela como a Tabela 10.2, e a partir dos dados tabulados, pode-se elaborar o gráfico mostrado na Figura 10.10.

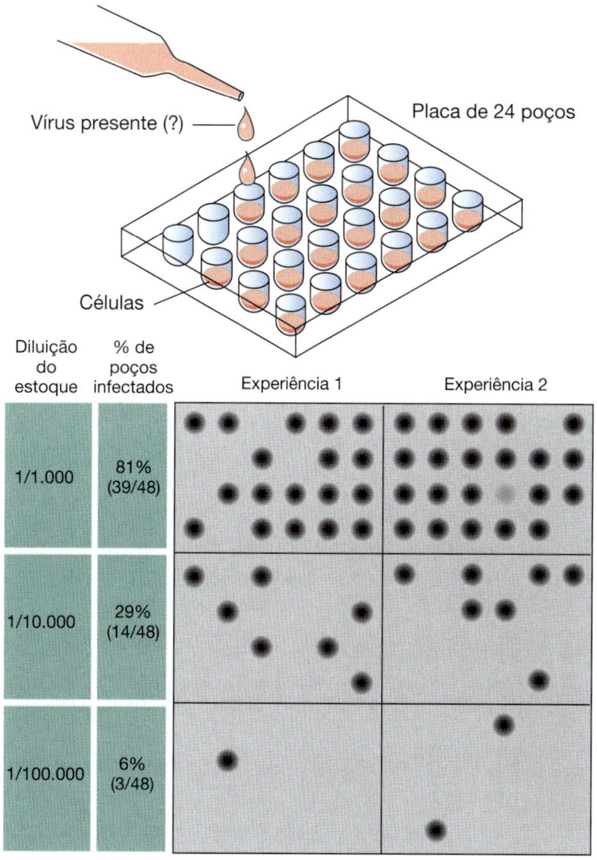

Figura 10.9 Ensaio quântico (diluição de ponto final) de HSV em poços de cultura de tecidos. As culturas replicadas de fibroblastos de pele de coelho foram cultivadas a uma densidade de cerca de 5×10^4 células por poço de uma placa de cultura de tecidos de 24 poços. Pipetaram-se alíquotas das diluições de estoque de vírus indicadas nas culturas; a placa foi incubada por 48 horas e depois desenvolvida com uma coloração que tingia de preto as células infectadas por vírus. Qualquer poço que recebeu pelo menos 1 UFP de vírus se corou em preto (são mostradas duas experiências separadas). Mostra-se a porcentagem de poços positivos (infectados) em cada diluição.

Tabela 10.2 Exemplo de um ensaio quântico para determinar a infecciosidade do vírus.

Diluição da amostra	Log diluição	Nº de poços infectados	Nº total de poços	% infectados
Nenhuma	0	100	100	100
1/1.000	3	39	48	81
1/10.000	4	14	48	29
1/100.000	5	3	48	6
1/1.000.000	6	1	100	0

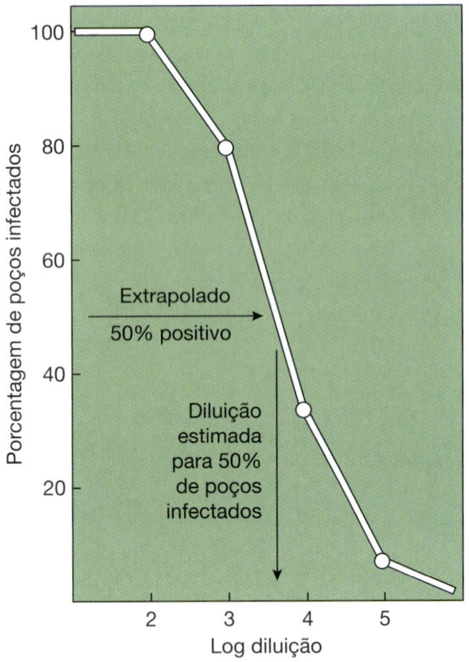

Figura 10.10 Análise gráfica dos dados da Figura 10.8. Mostra-se a porcentagem de poços infectados em função da diluição em um gráfico semilogarítmico. Pode-se estimar a diluição na qual 50% dos poços seriam infectados ($TCID_{50}$) pela interpolação gráfica.

No gráfico da Figura 10.10, pode-se estimar que a diluição na qual 50% dos poços estariam infectados é de cerca de 4×10^3; portanto, o $TCID_{50}$ foi de 4×10^3 na amostra original. Pode-se obter medidas mais precisas da ID_{50} de um estoque de vírus usando métodos estatísticos, como o método de Reed e Muench, que é descrito em diversos livros de estatística básicos.

Embora a ID_{50} seja uma medida de diluição, uma *unidade de ID_{50}* está diretamente relacionada com a UFP; 1 unidade de ID_{50} mede a diluição necessária para garantir que 50% das alíquotas nessa diluição contenham vírus infecciosos. Isso só ocorrerá se houver 0,7 UFP (média) por alíquota, ou 7 UFP em 10 mℓ no exemplo anterior.

Esse achado decorre de certas considerações aritméticas grosseiras: se certa quantidade X de UFP por mililitro na concentração original foi diluída por um fator D de modo que cada animal ou poço de cultura de tecidos tenha 50% de probabilidade de estar infectado com uma UFP, então a concentração final de vírus define um tipo de MOI (chame-a m) em que a probabilidade de uma infecção positiva é de 50%. Esse valor (m) deve ter as dimensões de unidades de infectividade em um volume padrão (aqui, 1 mℓ). Então:

$$P_0 = 0{,}5 = e^{-m} = 0{,}7 \text{ UFP/m}\ell.$$

QUESTÕES DO CAPÍTULO 10

1 Você diluiu uma amostra de 1 mℓ de estoque de vírus retirando 100 μℓ da solução de estoque e adicionando 0,9 mℓ de tampão. Você, então, pegou 10 μℓ dessa diluição e diluiu em 1 mℓ. Em seguida, infectou duas placas que contêm 10^5 células cada uma com 100 μℓ. Uma placa tinha 25 placas, ao passo que a outra tinha 29 placas. Qual era o título no estoque original?

2 Um mililitro de cultura bacteriana a 5×10^8 células/mℓ é infectado com 10^9 bacteriófagos. Depois de tempo suficiente para mais de 99% de adsorção, adiciona-se antissoro do bacteriófago para inativar todos os bacteriófagos não adsorvidos. As células dessa cultura são misturadas com células indicadoras em ágar mole, e as placas podem se formar. Se 200 células da cultura forem colocadas em uma placa de Petri, quantas placas você esperaria encontrar?

3 Você tem uma série de pratos de cultura que contêm "gramados" de células HeLa (células humanas). Você planeja infectar essas células com poliovírus tipo 1 sob várias condições. Para isso, você medirá a capacidade do vírus de formar placas nessas células. Na tabela a seguir, prediga qual das condições resultará na formação de placas por poliovírus tipo 1 em células HeLa. Indique sua resposta com um "Sim" ou um "Não" na tabela.

Experimento	Vírus adicionado	Tratamento das células	Placas?
Controle negativo	Nenhum	–	Não
Controle positivo	Poliovírus tipo 1	–	Sim
A	Poliovírus tipo 1	Células tratadas com interferona	
B	Poliovírus tipo 1	Anticorpo contra rinovírus adicionado	
C	Poliovírus tipo 1	Anticorpo contra o poliovírus tipo 2 adicionado	
D	Poliovírus tipo 1	Anticorpo contra o poliovírus tipo 1 adicionado	

4 Você realizou um ensaio de placa em um estoque de bacteriófago T4. Seus resultados mostram uma média de 400 placas quando você analisa 0,1 mℓ de uma diluição preparada misturando 1 parte da solução original do vírus com 999.999 partes de tampão.

(a) Qual é o título do estoque original de bacteriófago?

(b) Qual volume desse estoque você teria de usar para infectar uma cultura de 10 mℓ de *E. coli* contendo 4×10^6 células/mℓ, de modo que a multiplicidade da infecção seja de 10?

5 Mede-se um estoque de poliovírus por ensaio de placa em um "gramado" de células HeLa. Quando 0,1 mℓ de uma diluição de 10^5 desse estoque é plaqueado, observa-se uma média de 200 placas.

(a) Qual é o título desse estoque?

(b) Se 0,1 mℓ desse estoque for usado para infectar 10,0 mℓ de células HeLa contendo 10^5 células/mℓ, qual seria o MOI nesse caso?

6 Usando a distribuição de Poisson, calcule a proporção (probabilidade) de células infectadas com a quantidade indicada de UFP, dada a MOI mostrada na tabela a seguir.

	Proporção (probabilidade) de células infectadas com		
MOI	**0 UFP**	**1 UFP**	**≥ 2 UFP**
0,01			
0,1			
1			
10			

7 Partículas virais são cuidadosamente isoladas de um estoque de células infectadas. Você usa esse material para infectar uma cultura de 10^6 células com uma MOI de 7 UFP/célula. Qual é a porcentagem máxima de células que *podem* ser infectadas produtivamente?

8 Você aplica uma solução de estoque de vírus contendo 3×10^6 partículas de vírus em 3×10^5 células. Qual é a MOI para essa infecção?

Manipulação Física e Química de Componentes Estruturais dos Vírus

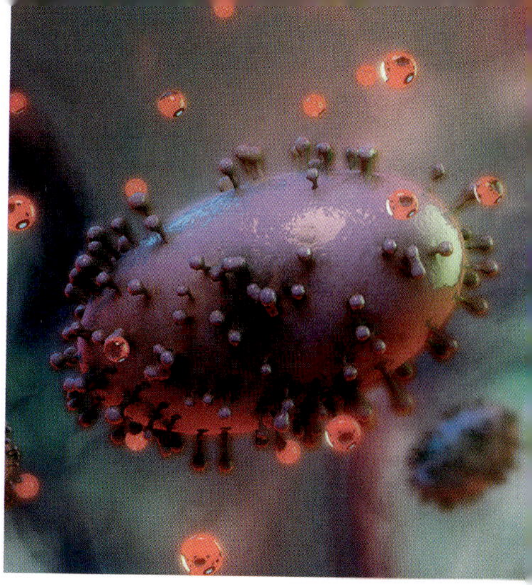

CAPÍTULO

11

PROTEÍNAS ESTRUTURAIS DOS VÍRUS

Embora os vírus sejam genomas de ácido nucleico envoltos por um capsídio (e, às vezes, por proteínas virais associadas à membrana), diversos outros ácidos nucleicos e proteínas codificadas por vírus são expressos durante a infecção da célula hospedeira e a eventual formação de novas partículas virais. Se esses ácidos nucleicos e proteínas *não* terminam na estrutura do próprio vírus, eles são denominados **não estruturais**. Assim, as proteínas envolvidas, por exemplo, na replicação do DNA do herpes-vírus durante sua infecção são proteínas não estruturais. Aliás, durante a replicação de um vírus de DNA, todos os RNAs mensageiros virais (mRNA) expressos e codificadores de proteínas virais serão componentes não estruturais, uma vez que o mRNA permanece na célula hospedeira quando novas partículas virais se formam e deixam a célula.

É conceitualmente simples diferenciar proteínas estruturais de não estruturais. Qualquer proteína encontrada em vírions purificados (partículas virais completas, isto é, genomas, proteínas do capsídio e qualquer envelope e proteínas associados à membrana *no* vírion) é estrutural. Se uma proteína é codificada por vírus, mas não é encontrada no vírion, ela é não estrutural. Na prática, essa diferenciação pode ser um pouco difícil em decorrência de problemas com o isolamento de vírus absolutamente puros. Alguns vírus envelopados são quase impossíveis de isolar completamente de detritos celulares infectados ou proteínas extracelulares. Muitos vírus têm a indesejável capacidade de incluir pequenas quantidades de material celular e viral em sua maturação, o que não é necessário para a viabilidade ou a replicação do vírus.

A capacidade de isolar componentes estruturais e não estruturais virais puros (ou quase puros) é muito importante em pesquisas e na medicina. Algumas das utilizações desse material incluem:

1 Fontes de antígeno para preparação de reagentes imunológicos puros, como anticorpos monoclonais ou policlonais monoespecíficos, bem como vacinas profiláticas.

2 Enzimas que podem ser estudadas para desenvolver fármacos antivirais específicos, que têm como alvo características particulares do mecanismo de ação de uma enzima.

3 "Genes" puros que codificam proteínas específicas que podem ser modificadas seletivamente para determinar (i) como as modificações nas sequências de DNA (ou RNA) que controlam a expressão de um mRNA específico afetam essa expressão, ou (ii) como as modificações em códons de aminoácidos específicos dentro do gene afetam a atividade da proteína codificada.

4 Proteínas que podem ser modificadas e adaptadas para uso em biotecnologia e engenharia genética.

5 Proteínas para estudos estruturais e de montagem.

6 Proteínas reguladoras com efeitos definidos na célula hospedeira, de modo que o mecanismo de interação entre as proteínas virais e vias reguladoras da célula hospedeira possa ser estudado.

7 "Sondas" de ácidos nucleicos que podem ser utilizadas para identificar genes celulares que apresentam sequências de ácidos nucleicos semelhantes, de modo que se pode inferir que apresentem funções semelhantes. Pode-se usá-las também para monitorar a carga viral em pacientes pós-quimioterapia.

Isolamento de proteínas estruturais do vírus

Há diversas técnicas para o fracionamento de moléculas biológicas e partículas subcelulares de acordo com seu tamanho, densidade ou carga. As diferenças de **densidade flutuante** são úteis no fracionamento de vírus envelopados. Cada partícula subcelular tem diferentes densidades flutuantes em solução aquosa. Aqueles com componentes de membrana grandes são "mais leves" do que aqueles compostos apenas de proteínas e ácidos nucleicos.

As partículas virais também podem ser separadas de componentes celulares de densidade diferente. Isso é realizado ao se produzir um gradiente de densidade de equilíbrio de sacarose ou outro material em um campo ultracentrífugo. As partículas virais irão "formar bandas" ou "flutuar" em um local específico dentro do gradiente correspondente a sua densidade flutuante de equilíbrio (1,18 g/cm^3 no exemplo mostrado na Figura 11.1).

Essa posição representa um equilíbrio de forças na partícula: a força de empuxo tentando fazer a partícula flutuar e a força centrífuga trabalhando para fazer a partícula sedimentar mais abaixo no gradiente.

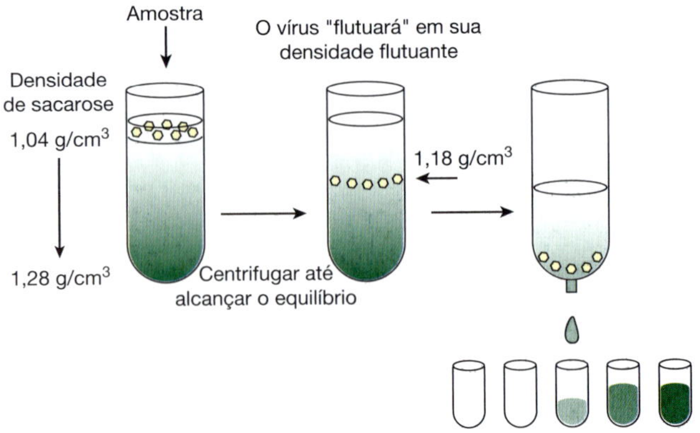

Figura 11.1 Centrifugação em gradiente de densidade de equilíbrio de componentes de células infectadas por vírus para isolar partículas virais. Coloca-se um gradiente de densidade de sacarose pré-formado em camadas com uma solução de material celular infectado e submetido à centrifugação em alta força *g* a 4°C por vários dias. As partículas virais sedimentam-se até alcançarem uma camada com densidade equivalente à sua. Nessa densidade, as partículas do vírus "flutuam", e o manuseio cuidadoso do gradiente em um tubo de plástico transparente revelará uma faixa turva de vírions que pode ser removida. Nesta figura, o vírus foi coletado por cuidadoso fracionamento gota a gota do gradiente através de um orifício no fundo do tubo em pequenos tubos. Pode-se confirmar a presença de vírus nas frações apropriadas por ensaio de placa.

O fracionamento por tamanho é amplamente utilizado, especialmente para vírus não envelopados. Para partículas subcelulares, organelas e vírions, a sedimentação diferencial sob um campo centrífugo (**centrifugação zonal de taxa**) possibilita o fracionamento e a purificação rápidos. Em essência, aproveita-se a diferença de tamanho desses componentes no campo centrífugo em que os componentes maiores (os de maior coeficiente de sedimentação) sedimentarão mais rapidamente ou com menor força. Os aspectos práticos dessa centrifugação diferencial podem ser complexos. A abordagem básica é facilmente observada na Figura 11.2.

Uma vez que a maioria dos vírus é menor que as mitocôndrias e maior que os ribossomos, pode-se obter fracionamento adicional tomando os 100.000 g de material sobrenadante e realizando centrifugação diferencial adicional ou fracionamento por tamanho mais cuidadoso.

Fracionamento por tamanho de proteínas estruturais virais

Quando o vírus puro é obtido, a ruptura delicada dos vírions com detergentes suaves ou tratamentos com sal apropriados pode levar à ruptura da partícula e à solubilização dos componentes. Proteínas e ácidos nucleicos podem ser separados uns dos outros por uma variedade de regimes de extração ou degradação diferencial. Por exemplo, podem-se usar pequenas quantidades de nuclease para digerir o ácido nucleico em nucleotídios, ou proteases para digerir proteínas. Esses componentes macromoleculares podem, então, ser separados de acordo com o tamanho ou a carga, ou uma combinação de ambos.

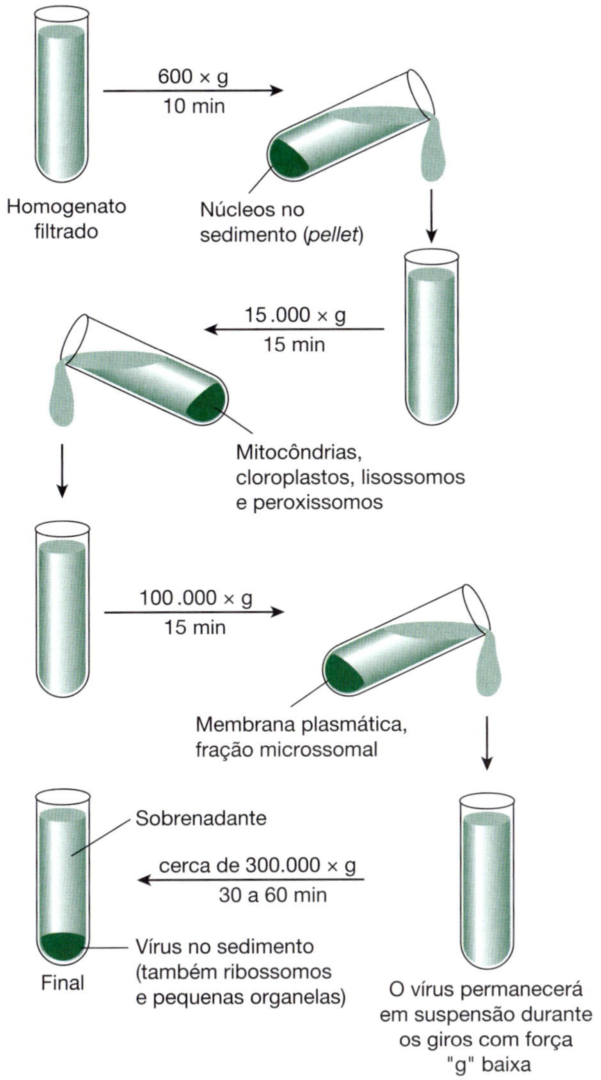

Figura 11.2 Centrifugação diferencial para purificar vírions. As células infectadas são homogeneizadas e depois submetidas a várias etapas de centrifugação com forças *g* crescentes. Em baixas velocidades, grandes componentes celulares se aglomeram e podem ser removidos. Na velocidade adequada, as partículas virais sedimentam no fundo do tubo.

Pode-se demonstrar, por meio de análises físico-químicas, que a velocidade de sedimentação de uma macromolécula depende de seu tamanho molecular e de seu volume hidrodinâmico. Assim, uma macromolécula globular (como a maioria das proteínas) migrará a uma velocidade diferente de uma macromolécula estendida (linear) do mesmo tamanho. Além disso, os mesmos parâmetros aplicam-se à velocidade de migração de uma macromolécula com carga semelhante de maneira equivalente quando submetida a um campo elétrico, desde que as moléculas estejam suspensas em um meio de alta viscosidade que desencoraje a difusão, como um gel de acrilamida. Esse é o princípio da eletroforese em gel.

Na eletroforese, a velocidade de migração é *inversamente proporcional* à velocidade de sedimentação (**valor s**). Duas macromoléculas de forma hidrodinâmica e carga unitária equivalentes migrarão, de modo que a molécula com o maior tamanho molecular migrará mais lentamente do que a molécula menor.

Incorporam-se esses princípios a uma técnica muito potente para o fracionamento por tamanho de proteínas. A técnica envolve uma leve desnaturação (ruptura) da estrutura da proteína com o detergente dodecil sulfato de sódio (SDS; do inglês *sodium dodecyl sulfate*), que se associa à proteína desnaturada para lhe dar uma carga negativa líquida uniforme. Essas proteínas podem, então, ser fracionadas por eletroforese em géis de acrilamida, em que as proteínas *maiores* se movem mais lentamente ao longo da rede de gel, e as menores migram mais rapidamente. Se o procedimento for feito corretamente, esse gel proporciona bom fracionamento das proteínas estruturais virais de acordo com o tamanho.

Podem-se corar esses géis com reagentes de cores que fornecem uma medida quantitativa da quantidade de proteína de cada tamanho, pois a reação de coloração é baseada em reações com aminoácidos nas proteínas. Uma proteína pequena tem menos aminoácidos do que uma grande; portanto, uma amostra de, digamos, mil pequenas moléculas de proteína se corará menos intensamente do que uma amostra de proteína maior, com mais de mil moléculas.

A Figura 11.3 mostra um exemplo hipotético do fracionamento por tamanho das proteínas e um método de estimativa de razões molares, em que se representa o fracionamento de misturas de proteínas em um gel contendo SDS desnaturante. Nesse experimento, uma solução de mistura equimolar de quatro proteínas de tamanhos significativamente diferentes (*i. e.*, número distinto de aminoácidos na cadeia peptídica) foi fracionada na faixa 2. Outra amostra de três proteínas de tamanhos diferentes em quantidades variáveis (com a menor proteína estando presente em maior concentração molar que a de tamanho médio, e ambas presentes em maior concentração que a maior) foi fracionada na faixa 1. O padrão de coloração do gel é mostrado nas faixas 3 e 4, em que a intensidade da coloração é representada pela espessura da banda.

O padrão de intensidade de coloração mostrado na faixa 3 deixa claro que as proteínas não estão presentes em quantidades equimolares. Uma vez que a intensidade de coloração da banda de migração mais rápida é maior do que a das bandas de tamanhos médio e grande, deve haver mais aminoácidos na banda de proteína pequena. Isso só pode acontecer se houver mais *cópias* das cadeias de proteínas pequenas. O padrão de coloração da faixa 4 mostra uma intensidade de coloração decrescente com o tamanho. Embora seja necessária uma medida precisa, a intensidade da banda parece ser (aproximadamente, pelo menos) *proporcional ao tamanho da proteína*. Esse é o resultado esperado para uma mistura equimolar de proteínas de tamanhos diferentes, pois uma cadeia polipeptídica de proteína pequena terá menos aminoácidos do que uma cadeia peptídica única de uma proteína maior.

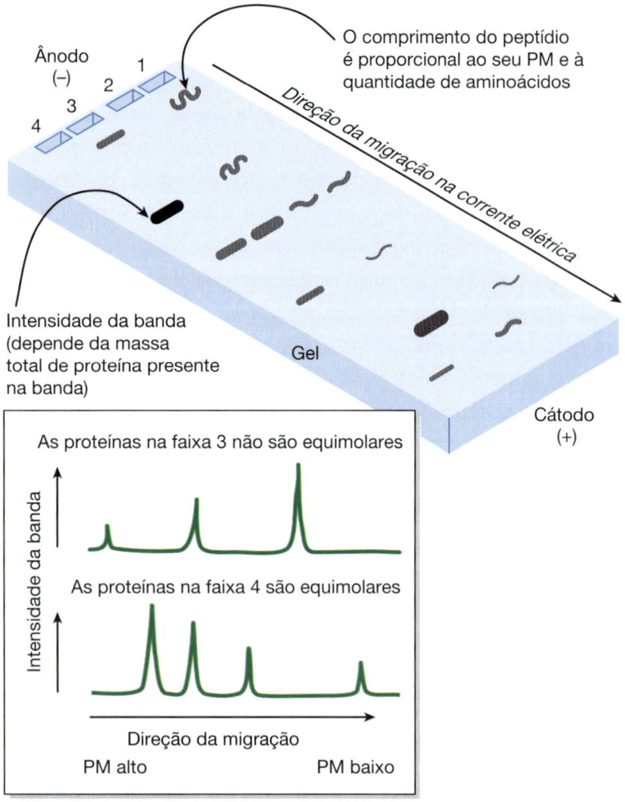

Figura 11.3 Eletroforese em gel desnaturante de proteínas. Se as proteínas forem delicadamente desnaturadas em uma solução detergente, como SDS, elas assumirão formas globulares e uma carga l negativa em decorrência da interação com as moléculas do detergente. As proteínas podem, então, ser fracionadas por tamanho em géis de acrilamida. As proteínas migram em bandas específicas; pode-se determinar a quantidade de massa em cada banda por uma reação de coloração que mede a massa da proteína. A intensidade do bandeamento depende da quantidade *total* de aminoácidos (uma correlação direta com a massa total) na banda, *não* da quantidade de moléculas de proteína em si. *PM*, peso molecular.

Determinação da estequiometria das proteínas do capsídio

Pode-se determinar a razão molar de diferentes proteínas estruturais para um determinado vírion ou seus componentes (como o capsídio de um vírus envelopado). Isso ocorre porque é possível medir a quantidade relativa de cada proteína pela intensidade da coloração ou por outros meios, e porque cada capsídio produzirá apenas a quantidade de cópias de capsômero presentes nele quando isolado. A análise estequiométrica completa da composição proteica do capsídio também requer o conhecimento de quantos capsídios estão sendo analisados. Embora a proporção de proteínas do capsídio seja constante para diferentes preparações, a quantidade absoluta de proteína deve ser relacionada com a quantidade de capsídios para determinar quantas cópias de cada proteína estão presentes em cada capsídio.

Há ressalvas importantes para a aplicação dessa análise. O mais importante é que a preparação de vírions ou capsídios deve ser homogênea. Se uma preparação for composta de capsídios parciais, ou capsídios helicoidais truncados, a análise não será válida. Em segundo lugar, com exceção de alguns pequenos vírus envelopados, como togavírus e flavivírus, a quantidade de glicoproteínas no envelope não é estequiométrica. Um vírion pode ser envelopado com uma membrana celular modificada por vírus que apresenta significativamente mais ou menos de uma glicoproteína do que de outra.

Capsídio do poliovírus: um vírion com proteínas de capsídio equimolares

É relativamente fácil determinar que o capsídio do poliovírus é composto de apenas quatro proteínas, e que essas quatro proteínas (VP1, VP2, VP3 e VP4) estão presentes em quantidades equimolares no capsídio. Grupos de cinco cópias de cada proteína estão dispostos em cada um dos 12 vértices do capsídio icosaédrico (ver Capítulos 5 e 15). Se as proteínas forem marcadas uniformemente com aminoácidos radioativos, haverá mais radioatividade em cada cadeia polipeptídica grande do que em cada cadeia pequena. A Figura 11.4 mostra

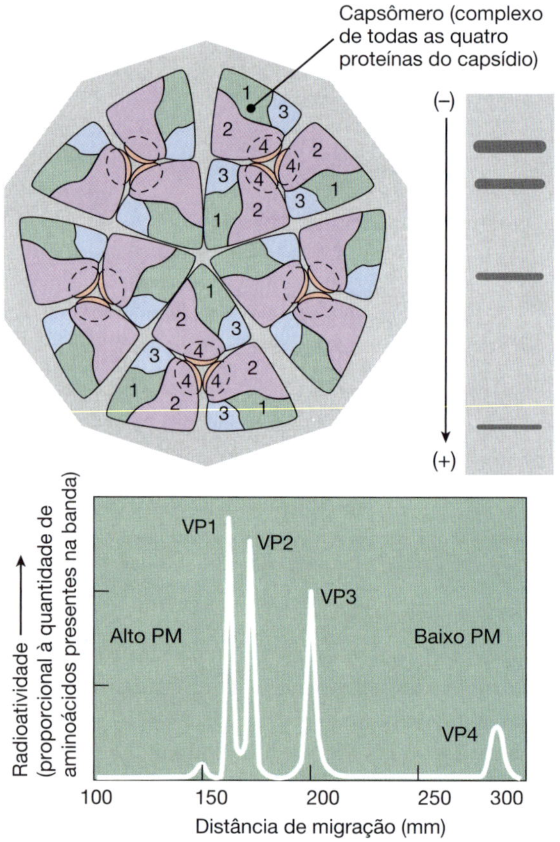

Figura 11.4 Fracionamento eletroforético das proteínas do capsídio isoladas de vírions de poliovírus purificados. O capsídio icosaédrico é composto de 60 capsômeros, cada um contendo uma cópia de cada uma das quatro proteínas virais. Mostra-se esquematicamente a disposição. Proteínas de vírions purificados foram solubilizadas em tampão e carregadas em gel de acrilamida contendo SDS desnaturante. De acordo com seu tamanho, as proteínas virais migram na eletroforese em gel desnaturante, e pode-se medir a quantidade de massa total em cada banda. A razão de intensidade da banda mostra que as quatro proteínas estão presentes em quantidades equimolares. *PM*, peso molecular.

o fracionamento em gel das proteínas radiomarcadas extraídas de capsídios purificados de poliovírus.

Há muito menos radioatividade na banda pequena de VP4 do que nas bandas de proteína maiores. No entanto, a comparação do peso molecular (PM) das bandas com a quantidade de radioatividade em cada uma delas revela a mesma quantidade de moléculas de proteína. A Tabela 11.1 mostra uma análise quantitativa dos resultados de um fracionamento em gel semelhante. Observe que a proporção de tamanhos de VP1 para VP4, por exemplo, é de 4,5, ao passo que a proporção de radioatividade entre elas também é de 4,5.

Análise de capsídios virais que não contêm quantidades equimolares de proteínas

A maioria dos vírus que codificam mais do que algumas proteínas em seus genomas (p. ex., adenovírus e herpes-vírus) têm capsídios que contêm proteínas em quantidades molares muito diferentes. A Figura 11.5 mostra o capsídio do adenovírus.

Diversas proteínas dentro do capsídio não são visíveis na figura; estas incluem proteínas do núcleo e proteínas associadas ao hexâmero. A Figura 11.5 também mostra um exemplo de fracionamento em gel SDS para adenovírus. A proteína de base pentâmera, encontrada apenas nos 12 vértices do capsídio icosaédrico, está presente em quantidades molares *menores* (*i. e., menos cópias por capsídio*) do que a proteína hexâmera. Em contrapartida, a proteína central de 24.000 Da está presente em muito mais cópias por capsídio do que a proteína hexâmera. Essa conclusão vem do fato de que a proteína central é consideravelmente menor do que a proteína hexâmera, mas cora-se com uma densidade equivalente, ao passo que a proteína de base pentâmera grande se cora apenas fracamente. Da mesma maneira, o capsídio dos herpes-vírus contém proteínas em quantidades molares variáveis. A quantidade de cópias das seis proteínas do capsídio do herpes-vírus simples (HSV) está tabulada na Tabela 11.2.

CARACTERIZAÇÃO DOS GENOMAS VIRAIS

O isolamento de vírions purificados fornece uma fonte primária de genomas virais. Isolar genomas virais de vírions purificados é relativamente simples. Tudo o que é necessário é uma leve ruptura das proteínas do capsídio, então o ácido nucleico pode ser isolado por extração de fenol. A Figura 11.6 mostra uma famosa micrografia eletrônica de um capsídio parcialmente rompido do bacteriófago T4 com seu genoma de DNA extrudado.

Tabela 11.1 Fracionamento em gel das quatro proteínas do capsídio do poliovírus.

Proteína	Peso molecular	Radioatividade (cpm)
VP1	33.521	563.153
VP2	29.985	515.742
VP3	26.410	437.743
VP4	7.385	124.806

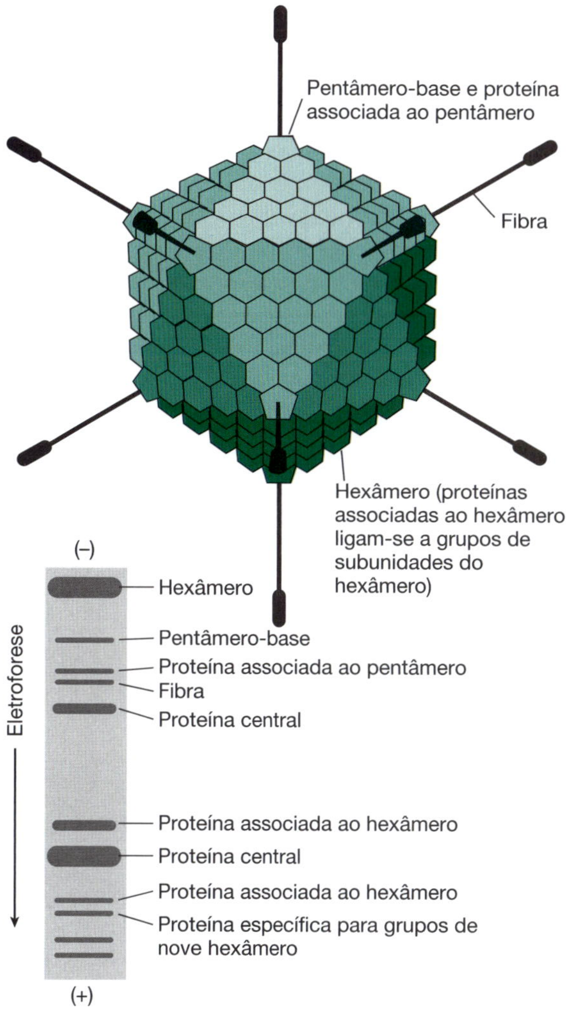

Figura 11.5 Fracionamento eletroforético de proteínas do capsídio isoladas de vírions de adenovírus purificados. Esse vírion complexo contém muitas proteínas estruturais diferentes que podem ser fracionadas por eletroforese em gel desnaturante. As diferentes intensidades de banda não se correlacionam com o tamanho da proteína. Esse resultado demonstra que as proteínas estruturais não estão presentes em quantidades equimolares.

Tabela 11.2 Composição proteica do capsídio do HSV-1.

Gene	Peso molecular	Cópias por capsídio	Localização no capsídio
UL19	149.075	960	Capsômeros
UL38	50.260	375	Triplexes
UL26	45.000	87	Dentro do capsídio
UL18	34 268	572	Triplexes
UL26.5	26.618	47	Dentro do capsídio
UL35	12.095	952	Pontas do capsômero

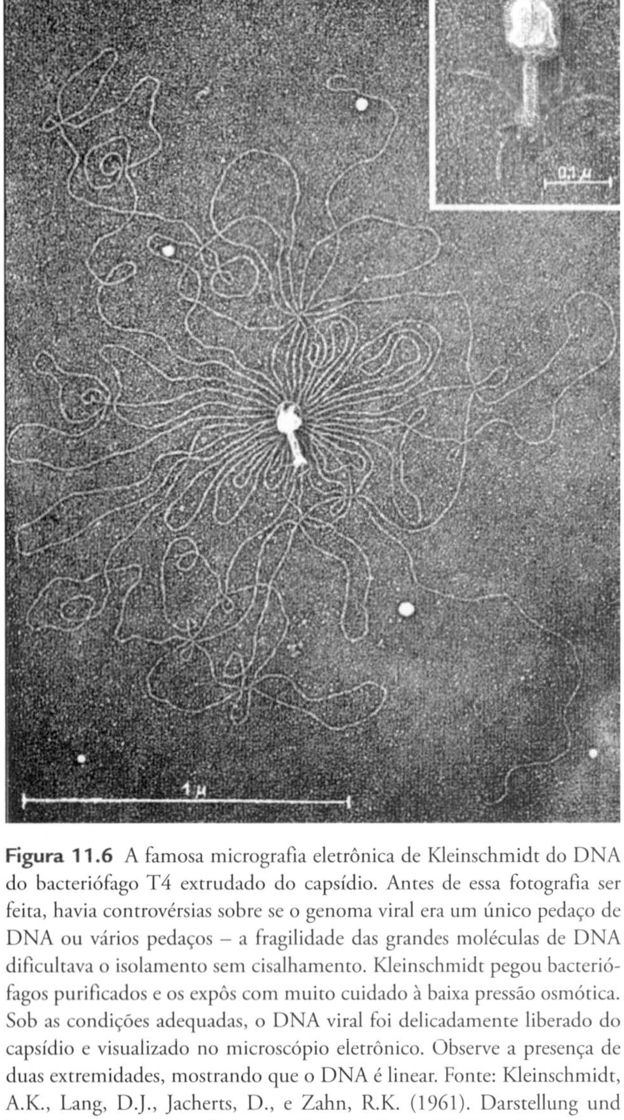

Figura 11.6 A famosa micrografia eletrônica de Kleinschmidt do DNA do bacteriófago T4 extrudado do capsídio. Antes de essa fotografia ser feita, havia controvérsias sobre se o genoma viral era um único pedaço de DNA ou vários pedaços – a fragilidade das grandes moléculas de DNA dificultava o isolamento sem cisalhamento. Kleinschmidt pegou bacteriófagos purificados e os expôs com muito cuidado à baixa pressão osmótica. Sob as condições adequadas, o DNA viral foi delicadamente liberado do capsídio e visualizado no microscópio eletrônico. Observe a presença de duas extremidades, mostrando que o DNA é linear. Fonte: Kleinschmidt, A.K., Lang, D.J., Jacherts, D., e Zahn, R.K. (1961). Darstellung und Längenmessungen des Gesamten Des oxyribonucleinsäure-1 haltes von T2-Bakteriophagen. *Biochimica et Biophysica Acta* 61: 857–864. Reprinted with permission from Elsevier.

Uma das primeiras coisas a serem feitas ao se trabalhar com um vírus recém-isolado é a determinação precisa da natureza do genoma viral e do tamanho molecular. Essas informações são importantes para estabelecer uma ideia básica da complexidade genética do vírus. Essas informações, bem como as características gerais do vírion (*i. e.*, se envelopado ou não; forma icosaédrica, helicoidal ou complexa), podem ser usadas para fazer uma atribuição preliminar da relação entre o novo vírus e as famílias de vírus conhecidas usando os critérios descritos na Parte 2, Capítulo 5. Por fim, é claro, uma determinação completa da sequência de nucleotídios do genoma viral fornecerá informações sobre o número e as sequências de aminoácidos específicas das proteínas que ele codifica, bem como uma medida precisa de seu grau de parentesco com outros vírus.

Análise da sequência de genomas virais

A determinação de uma sequência de genoma de vírus de DNA fornece a descrição física final. Embora existam métodos para sequenciar moléculas de RNA, eles não são aplicáveis para determinar a sequência de moléculas extremamente grandes, como aquelas que são os genomas de vírus de RNA. No entanto, esse problema é prontamente superado no estudo de genomas de vírus de RNA, uma vez que o RNA pode ser convenientemente convertido em DNA usando iniciadores de oligodesoxirribonucleotídios apropriados e transcriptase reversa de retrovírus. Detalhes enzimáticos da conversão de RNA em DNA complementar (DNAc) e, em seguida, em DNA de fita dupla (dsDNA) são descritos no Capítulo 19, Parte 4.

Os métodos químicos para clivar o DNA em bases específicas foram originalmente descritos por bioquímicos russos e aperfeiçoados para uso na análise de sequências de DNA por Alan Maxam e Walter Gilbert. Esse método foi amplamente substituído por métodos enzimáticos. A análise da sequência de DNA requer apenas algumas coisas: (i) DNA; (ii) um método para iniciar e estender o DNA e incorporar o(os) nucleotídio(s) marcado(s); (iii) um método para detectar os nucleotídios terminados/marcados; e (iv) um método para separar os fragmentos marcados por tamanho para identificar o nucleotídio que foi marcado ou para identificar a adição de nucleotídios marcados conforme eles são estendidos.

Todos os requisitos necessários são prontamente atendidos com o repertório de técnicas à disposição dos biólogos moleculares. Pode-se facilmente realizar a marcação dos fragmentos utilizando um de vários métodos enzimáticos para incorporar um nucleotídio marcado com um derivado de nucleotídio marcado com fluorescência. A separação de desoxirribonucleotídios pela técnica de **eletroforese capilar** utilizando um polímero proporcionou uma resolução suficientemente alta para possibilitar a separação de fragmentos que variam de cerca de 10 a mais de 1.000 bases.

Sequenciamento de Sanger

Se uma pequena quantidade de um didesoxinucleosídio trifosfasto (que causa a terminação da cadeia em decorrência da falta de um grupo 3'-OH) é adicionada à reação de síntese com *primer* (em que os trifosfatos dos desoxinucleosídios estão em excesso), a síntese da nova fita de DNA terminará onde quer que o didesoxinucleotídio seja incorporado. O fato de a síntese de fita só poder ocorrer a partir do *primer* fornece um método conveniente para produzir conjuntos sobrepostos e aninhados de oligonucleotídios complementares a qualquer sequência de DNA 5' do *primer* em questão.

O método enzimático foi originalmente aperfeiçoado por Sanger *et al.* e foi modificado de várias maneiras. Por exemplo, conforme descrito um pouco mais adiante, o método foi automatizado para que a análise possa ser realizada e inserida diretamente em bancos de dados computadorizados com pouca interface humana. O rápido progresso do Projeto Genoma Humano, bem como a publicação cada vez mais frequente de sequências de genomas inteiros de organismos de vida livre, deve-se à facilidade e à rapidez dos métodos enzimáticos. Aliás, embora tenha levado vários anos para se determinar a sequência completa do HSV-1 (152.000 pares de bases) há mais de duas décadas, o mesmo problema agora pode ser resolvido em dias. A análise completa da sequência de qualquer vírus de interesse pode essencialmente ser realizada assim que o vírus é isolado, e o genoma, purificado.

Para produzir oligonucleotídios sobrepostos com a mesma extremidade 5′, tudo o que é necessário é uma sequência de *primer* que irá hibridar a uma região localizada a 3′ da sequência de interesse. Essa é muitas vezes uma região no vetor usada para clonar o DNA em primeiro lugar. A hibridização do *primer*, que pode ser marcado com um marcador radioativo ou fluorescente, ou não marcado, é seguida pela síntese enzimática da fita complementar do molde de DNA na presença de uma base ou de bases marcadas. Depois de possibilitar que a síntese prossiga por um curto período para garantir a formação de material altamente marcado, divide-se a reação em quatro alíquotas e adiciona-se uma pequena quantidade de um único di-desoxi-base-trifosfato para produzir oligonucleotídios com paradas aleatórias em uma determinada base.

Isso é mostrado na Figura 11.7A e a seguir para T (lembre-se, nucleotídios em letras minúsculas significam a base complementar na fita antiparalela e DNAY é a região do DNA à qual o *primer* marcado, dnay*, se liga):

5′-DNAX-ATACCGATCGTG -DNAY-3′
tagcac-dnay*-5′
5′-DNAX-ATACCGATCGTG-DNAY-3′
tggctagcac-dnay*-5′
5′-DNAX-ATACCGATCGTG-DNAY-3′
tatggctagcac-dnay*-5′
e assim por diante.

A Figura 11.7B mostra a aplicação dessa análise de sequência para comparar a sequência de um vírus do tipo selvagem e mutante.

O sequenciamento automatizado aproveita o fato de que a luz do *laser* de determinado comprimento de onda é capaz de excitar moléculas de corante particulares para fluorescência em frequências específicas. Diferentes moléculas de corantes fluorescentes em distintos comprimentos de onda podem ser quimicamente ligadas a cada um dos quatro di-desoxi-base-trifosfatos nas misturas de reação descritas previamente. Eles podem ser usados todos juntos na reação da polimerase para produzir produtos encaixados que terminam em cada base na sequência. Essa mistura é então carregada em um aparelho de eletroforese capilar e submetida a uma alta voltagem. Os fragmentos mais curtos, é claro, migrarão mais rapidamente ao longo do capilar e passarão por um detector ativado por *laser*, em que a presença do fragmento final contendo corante emitirá fluorescência em um comprimento de onda característico do desoxinucleotídio final. Usa-se um computador para registrar a ordem de aparecimento dos vários picos de sinal coloridos. Um exemplo dessa metodologia é mostrado na Figura 11.7C.

Sequenciamento de alto rendimento

Avanços recentes na tecnologia de sequenciamento estão substituindo rapidamente o sequenciamento de Sanger, exceto o trabalho de diagnóstico e a verificação no laboratório, por métodos de análise de sequência altamente automatizados e de alto rendimento que muitas vezes são chamados coletivamente **sequenciamento de alto rendimento** (**HTS**; do inglês *high-throughput sequencing*) ou, previamente, de sequenciamento de próxima geração (NGS; do inglês *next-generation sequencing*). Essas técnicas são semelhantes à abordagem de Sanger, pois utilizam *primers* e incorporam nucleotídios fluorescentes à medida que o DNA está sendo estendido. As diferenças são: (i) o sítio de ligação do *primer* está, na verdade, em um adaptador, ou um pequeno ligante de dsDNA que é ligado às extremidades de todas as moléculas a serem sequenciadas para criar uma **biblioteca de sequenciamento**; (ii) os *primers* são estendidos em um *chip* de vidro com ranhuras ou pistas chamadas célula de fluxo; e (iii) usando um sistema microfluídico e um sofisticado sistema de detecção fluorescente, as bases da sequência são lidas em tempo real depois de cada rodada de adição de nucleotídios. Essa tecnologia possibilita que centenas de milhões de moléculas de DNA sejam lidas em uma única pista, motivo pelo qual requer sofisticadas análises de bioinformática para interpretar os resultados da sequência. O processo de HTS é diagramado na Figura 11.8. Essa técnica possibilitou o rápido sequenciamento de milhares de vírus nos últimos anos.

Reação em cadeia da polimerase: detecção e caracterização de quantidades extremamente pequenas de genomas virais ou transcritos

A capacidade de caracterizar, trabalhar com e controlar muitos vírus é limitada pelo fato de que eles estão presentes em quantidades muito pequenas em determinada célula, tecido ou hospedeiro. O uso de um corante fluorescente, como o brometo de etídio, possibilita a detecção imediata de 100 ng ou menos de dsDNA. Para um genoma viral de, por exemplo, 30.000 pares de bases (pb), isso equivale a aproximadamente 5×10^{11} moléculas. A marcação radioativa pode aumentar muito a sensibilidade da detecção, mas nem sempre é possível marcar especificamente o fragmento de DNA de interesse no tecido que está sendo estudado.

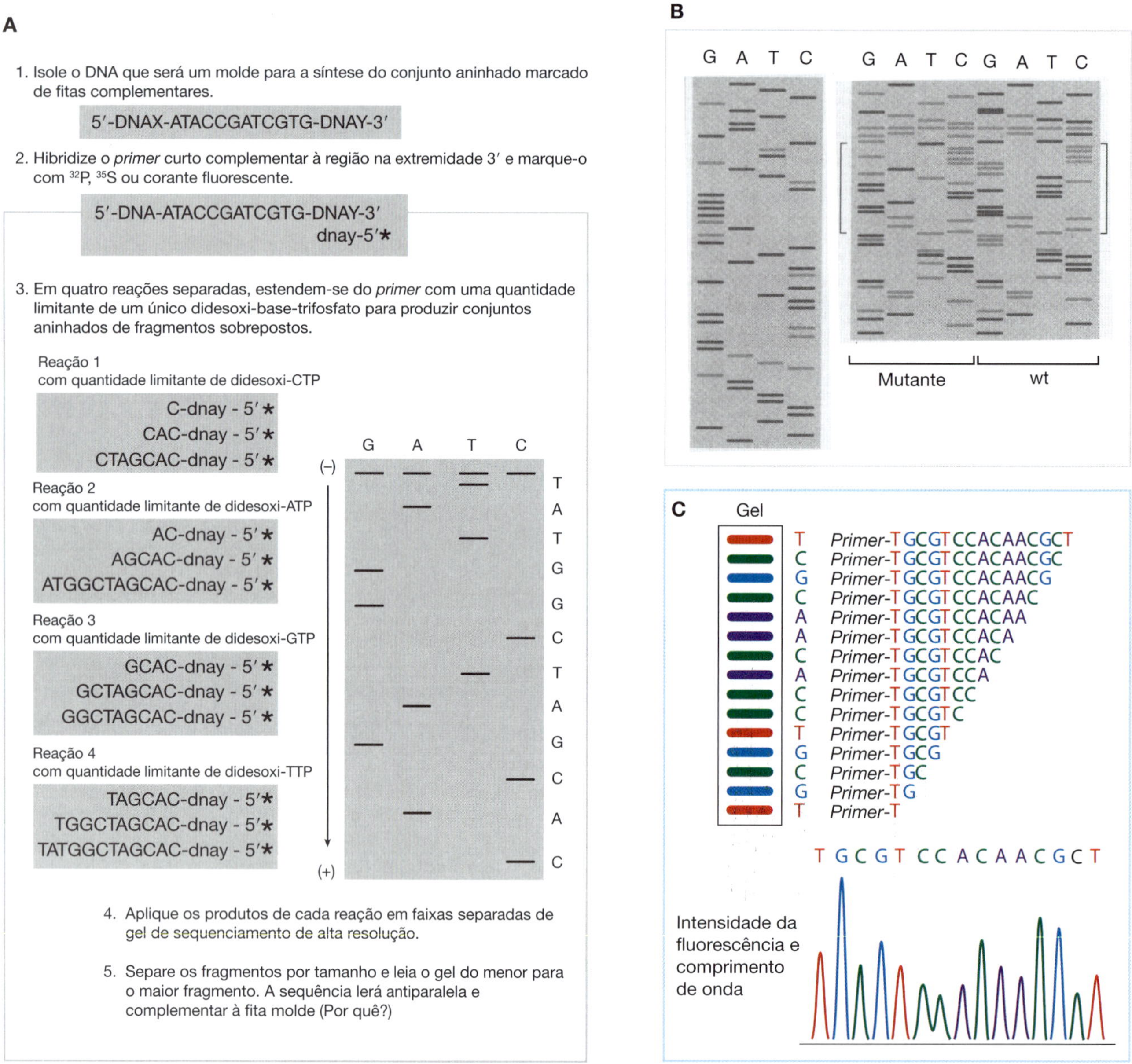

Figura 11.7 Sequenciamento enzimático de DNA. A produção de conjuntos de oligonucleotídios sobrepostos complementares a uma fita molde de DNA para análise de sequência foi desenvolvida por Sanger *et al.* e está descrita no texto. **A.** Esboço do método básico. Uma vantagem do método é que ele pode ser utilizado para produzir sequências muito longas com reações usando um único sítio de *primer*. **B.** Por exemplo, o gel à esquerda mostra a sequência de um fragmento de DNA do HSV-1 clonado e o plasmídio que é clonado em cerca de 100 bases 3′ do sítio do *primer*. A sequência pode ser lida da seguinte maneira:

5′-$ACGTC_2T_2A_2GCTAG_2C_2G_2C_2TCGC_2ATCG_2AG_5C_2TAGT_2CGA_2TAGCTA$-3′

O gel à direita mostra uma análise comparativa da sequência de uma região promotora de tipo selvagem e mutante para um mRNA da proteína do capsídio do HSV-1. Essa região está cerca de 300 bases 3′ da localização do *primer* de sequenciamento e mostra que uma alta resolução ainda é facilmente obtida desde que os produtos da reação sejam fracionados em condições adequadas, que, nesse caso, são longos tempos de fracionamento em condições de desnaturação. As regiões das duas sequências que são diferentes são indicadas; as sequências são as seguintes:

Tipo selvagem: 5′-TCACAGGGTTGTCTGGGCCCCTGC-3′

Mutante: 5′-TCACAGGACCGGCTGACCGCCTGC-3′

Logo acima (*i. e.*, 3′ dela) dessa região está um exemplo de um artefato experimental típico desse tipo de sequenciamento: um ponto em que há terminação em todas as reações em decorrência de uma característica estrutural da sequência em questão. Observe que a sequência novamente pode ser lida com precisão além desse ponto. **C.** Sequenciamento de DNA automatizado. Em uma reação de sequenciamento típica, cada um dos didesoxinucleotídios é marcado com um corante específico que fluoresce para emitir determinado comprimento de onda de luz. Os sensores medem o comprimento de onda à medida que os fragmentos de DNA sobrepostos na mistura de reação são separados por eletroforese e passam pelo local de detecção. Os resultados são registrados e armazenados em um banco de dados para posterior interpretação da sequência.

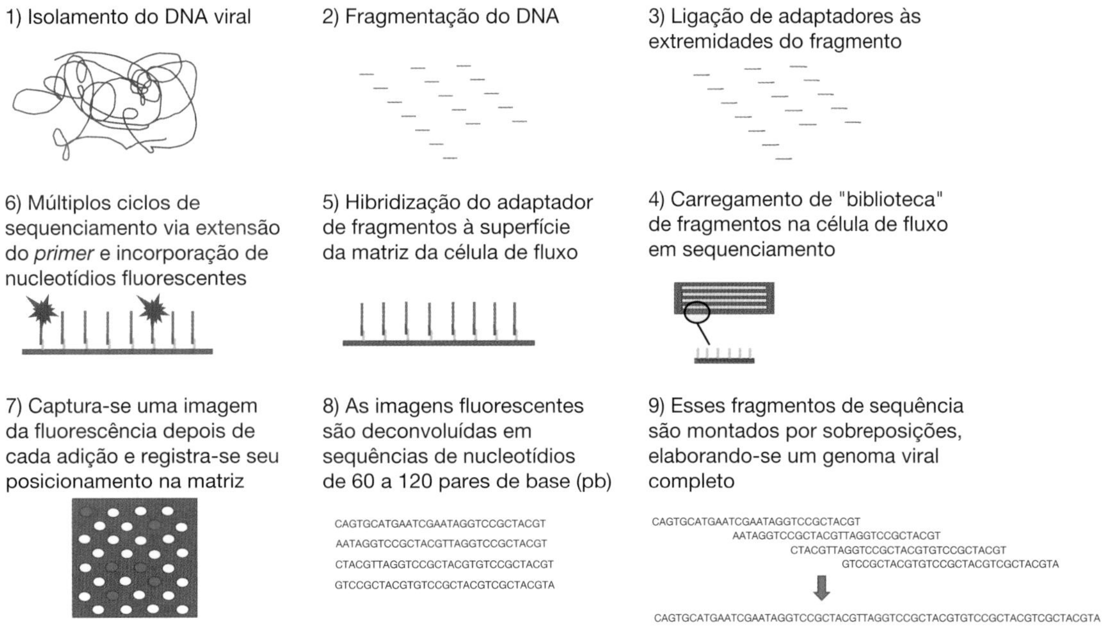

1) Isolamento do DNA viral
2) Fragmentação do DNA
3) Ligação de adaptadores às extremidades do fragmento
6) Múltiplos ciclos de sequenciamento via extensão do *primer* e incorporação de nucleotídios fluorescentes
5) Hibridização do adaptador de fragmentos à superfície da matriz da célula de fluxo
4) Carregamento de "biblioteca" de fragmentos na célula de fluxo em sequenciamento
7) Captura-se uma imagem da fluorescência depois de cada adição e registra-se seu posicionamento na matriz
8) As imagens fluorescentes são deconvoluídas em sequências de nucleotídios de 60 a 120 pares de base (pb)
CAGTGCATGAATCGAATAGGTCCGCTACGT
AATAGGTCCGCTACGTTAGGTCCGCTACGT
CTACGTTAGGTCCGCTACGTGTCCGCTACGT
GTCCGCTACGTGTCCGCTACGTCGCTACGTA
9) Esses fragmentos de sequência são montados por sobreposições, elaborando-se um genoma viral completo
CAGTGCATGAATCGAATAGGTCCGCTACGT
AATAGGTCCGCTACGTTAGGTCCGCTACGT
CTACGTTAGGTCCGCTACGTGTCCGCTACGT
GTCCGCTACGTGTCCGCTACGTCGCTACGTA
CAGTGCATGAATCGAATAGGTCCGCTACGTTAGGTCCGCTACGTGTCCGCTACGTCGCTACGTA

Figura 11.8 Sequenciamento de alto rendimento (HTS) de DNA. Vários processos químicos ou plataformas diferentes de HTS estão atualmente em uso. O ilustrado aqui é a plataforma Illuminia. Embora os processos químicos sejam semelhantes ao sequenciamento de Sanger, pois usam uma polimerase para estender um *primer* e incorporar nucleotídios fluorescentes, o HTS envolve muito mais etapas e um aparelho de sequenciamento complexo (e caro). As etapas envolvidas incluem a produção de uma "biblioteca" de DNA fragmentado (geralmente preparado por sonicação) com adaptadores ligados às extremidades. Esses adaptadores têm uma região que hibridizará em um oligonucleotídio complementar na célula de fluxo de sequenciamento. Além disso, os adaptadores apresentam "códigos" de nucleotídios exclusivos que possibilitam ao sequenciador saber se os produtos de sequenciamento são dos mesmos fragmentos. A célula de fluxo é um *chip* microfluídico que apresenta várias "pistas", que são canais nos quais a biblioteca é carregada. A parte inferior (matriz da célula de fluxo) da célula de fluxo é onde os fragmentos da biblioteca serão hibridizados. Depois que a biblioteca é hibridizada à superfície da matriz da célula de fluxo, a célula é colocada no sequenciador, e os ciclos de nucleotídios e polimerase fluorescentes são enxaguados ao longo da célula de fluxo. Depois de cada ciclo, o sequenciador produz uma imagem da fluorescência para "mapear" quais posições na matriz tiveram uma base adicionada (correspondendo a se G, A, C ou T foi adicionado naquele ciclo). Depois de vários ciclos, as milhares de imagens que foram produzidas são processadas pelo aparelho para converter os padrões de fluorescência em sequência de nucleotídios. Nesse ponto, os muitos milhões de sequências individuais ou "leituras" são analisadas e montadas em uma sequência completa do genoma.

O problema de visualizar e manipular quantidades extremamente pequenas de DNA foi superado em grande parte pelo desenvolvimento da *reação em cadeia da polimerase* (PCR; do inglês *polymerase chain reaction*), introduzida e comercializada por cientistas da Cetus Corporation em meados da década de 1980.

O princípio, ilustrado na Figura 11.9A, é bastante simples. Considere um fragmento de dsDNA presente como uma única cópia em uma célula ou animal. Se esse DNA for desnaturado e for possível descobrir que *primers* oligonucleotídicos curtos se hibridizam às fitas opostas em posições não muito distantes umas das outras (p. ex., dentro de mil bases ou mais), pode-se sintetizar uma fita de DNAc usando DNA polimerase. O novo produto será de fita dupla na presença do DNA desnaturado sem *primer*.

Agora, se o dsDNA recém-sintetizado for desnaturado e a etapa de iniciação e síntese de DNA for repetida, esse pequeno trecho de DNA será amplificado em comparação com as fitas de DNA que não se ligaram ao *primer*. Esse processo pode ser repetido muitas vezes em uma reação em cadeia para amplificar a fita de DNA desejada em quantidades úteis.

Para funcionar adequadamente, os *primers* de oligonucleotídios devem ser longos o suficiente para serem altamente específicos, mas curtos o suficiente para possibilitar a iniciação frequente. O comprimento apropriado é de cerca de 20 a 30 bases. A tecnologia para a síntese de oligodesoxinucleotídios de 20 a 30 bases está bem estabelecida e pode ser realizada quimicamente de maneira relativamente barata. Aliás, várias grandes e pequenas empresas de biotecnologia fabricam oligonucleotídios comercialmente.

Também importante é a capacidade de fazer a reação, a desnaturação e a re-hibridização em um único tubo muitas vezes. Isso é realizado usando as polimerases de DNA termoestáveis isoladas de organismos como *Thermophilis aquaticus* (*Taq*), que vivem em fontes termais, e o uso de termocicladores controlados por computador que podem repetir as etapas de hibridização, síntese e desnaturação de maneira rápida e eficiente e repetidamente ao longo de 1 a 4 horas.

Na prática, pode-se usar o método para detectar a presença de quantidades extremamente pequenas (menos de uma única cópia/célula) de um genoma viral conhecido por seleção de pares de *primers* apropriados com base no conhecimento da sequência do genoma. A Figura 11.9B ilustra um exemplo do uso da PCR para detectar genomas de HSV.

A PCR também pode ser usada para procurar genes relacionados com um gene conhecido. Essa detecção é baseada na suposição de que regiões de uma sequência de DNA que codificam um gene relacionado com o que se tem em mãos conterão alguns trechos de sequências idênticas ou altamente homólogas em seus genomas. Pode-se realizar a detecção amplificando o DNA em questão com uma série de conjuntos de *primers* potenciais. Se um ou vários destes produzirem produtos de tamanho dentro do intervalo daqueles observados com o gene conhecido, esses produtos podem ser isolados e sequenciados. Se necessário, isso pode ser feito depois de o fragmento ou fragmentos amplificados de interesse serem clonados usando os métodos descritos no Capítulo 22 (Parte 5).

PCR em tempo real para medidas quantitativas precisas de DNA viral

Além de seu valor na detecção de pequenas quantidades de genomas virais, a PCR também pode ser usada para fazer medidas quantitativas extremamente precisas da quantidade de genomas virais ou transcritos presentes em diferentes tecidos, ou em distintas condições de infecção. A quantidade de produto formado na reação de PCR depende de vários fatores, mas o mais crítico é a quantidade de sequência-alvo disponível para iniciar a reação em primeiro lugar. Isso decorre

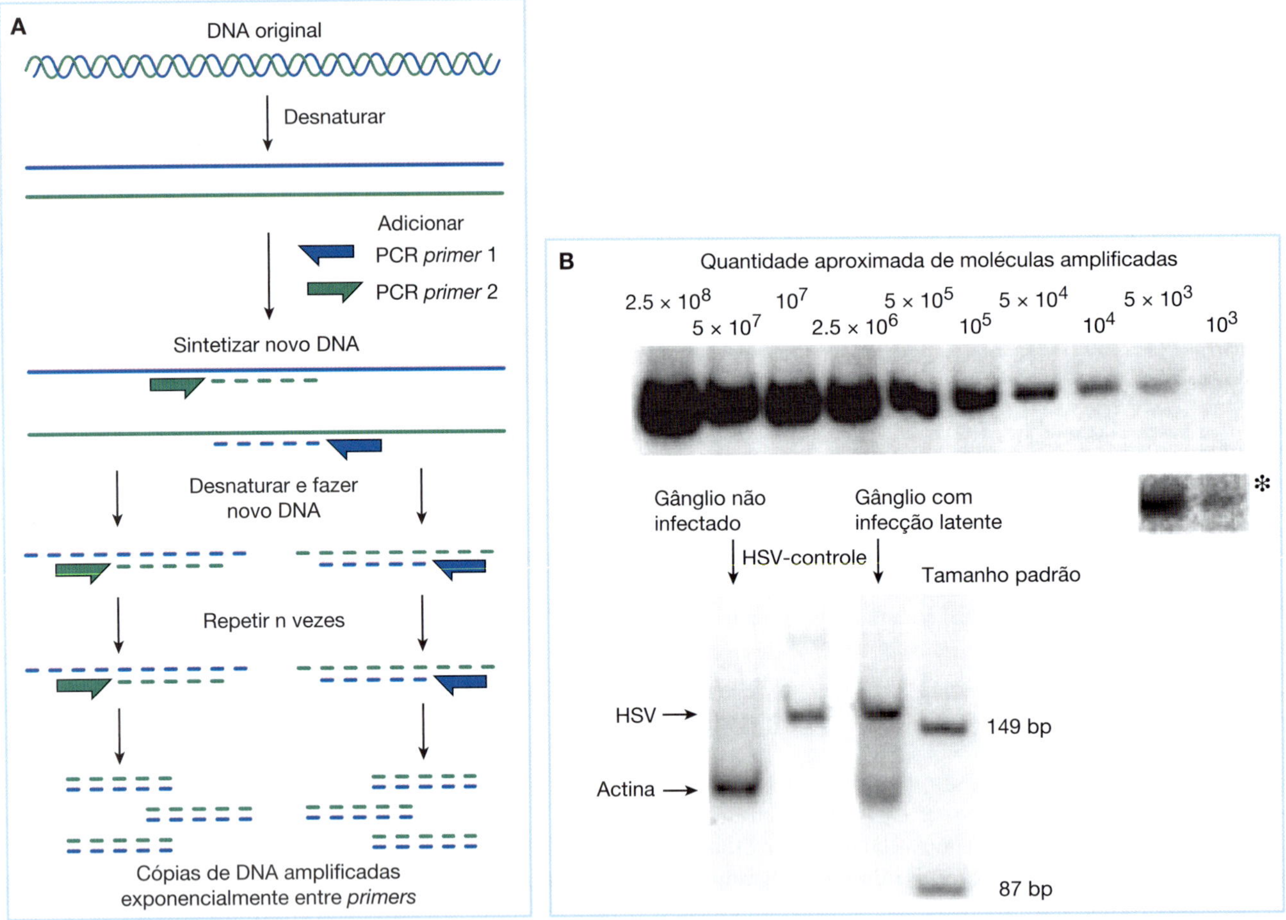

Figura 11.9 Amplificação do DNA pela reação em cadeia da polimerase (PCR). **A.** O método básico requer conjuntos de *primers* específicos que podem hibridizar fitas opostas do DNA de interesse em locais relativamente próximos uns dos outros. Depois da desnaturação, os *primers* são hibridizados, e o DNA é então sintetizado a partir deles. Todos os outros DNAs na amostra não servirão como modelo. Depois da síntese, os produtos da reação são desnaturados, e mais *primer* é hibridizado, e o processo é repetido por vários ciclos. O uso de polimerase de DNA estável ao calor possibilita que a reação seja ciclada muitas vezes no mesmo tubo. Uma única cópia de um segmento de DNA de interesse pode ser amplificada para 10^9 cópias em 30 ciclos de amplificação. Você pode demonstrar isso matematicamente? **B.** Produtos de DNA amplificados de um segmento de DNA de HSV. Um total de 1 μg de DNA não específico foi adicionado a cada um de uma série de tubos, e adicionou-se o DNA viral correspondente à quantidade de cópias mostrada. Em seguida, foram adicionados *primers*, DNA polimerase termoestável e nucleosídios trifosfatos; realizaram-se, então, 30 ciclos de amplificação em um aparelho automatizado. Os produtos da reação foram fracionados em gel desnaturante e visualizados por autorradiografia. O gel inferior mostra os resultados da amplificação em condições idênticas de DNA isolado de dois gânglios trigeminais de coelho. Um foi retirado de um coelho-controle, ao passo que o outro foi retirado de um coelho que havia sido infectado no olho com HSV, seguido pelo estabelecimento de uma infecção latente. O DNA amplificado de cada amostra foi fracionado nas faixas mostradas; além dos produtos de amplificação, uma amostra com DNA de HSV amplificado por PCR como um padrão e alguns marcadores de tamanho foram fracionados.

da dinâmica da taxa de formação do produto, pois haverá um período limitado em que há uma taxa exponencial de acúmulo do produto. A quantidade de ciclos aumenta até que a quantidade de *primers* disponíveis caia para um nível mais baixo, em que a taxa de formação de produto se torna linear e, por fim, alcança um platô. Como nos métodos de PCR padrão, realiza-se a reação por uma quantidade definida de ciclos; a quantidade de produto formado refletirá a quantidade de alvo originalmente presente apenas se a síntese do produto de PCR ainda estiver na faixa linear no momento do último ciclo de PCR. Uma vez que a formação total do produto é o ponto final, sequências muito raras só podem ser amplificadas a um nível baixo, sequências moderadamente abundantes são amplificadas a um nível mais ou menos proporcional às suas concentrações iniciais, e sequências mais abundantes terão alcançado um platô na formação do produto relativamente cedo durante a amplificação. Assim, pode ser difícil determinar estimativas quantitativas da quantidade de material presente na amostra original.

Uma maneira de superar esses problemas de reciprocidade é usar uma série de diluições da amostra original para a amplificação, bem como com padrões apropriados. Conforme mostrado na Figura 11.9B, uma série de diluições de um fragmento de DNA de HSV correspondente à quantidade de cópias mostrada foi realizada e submetida à amplificação por PCR. Usou-se o gel mostrado para fracionar os produtos de reação que se tornaram radioativos pela adição de uma pequena quantidade de trifosfato de nucleosídio radiomarcado à mistura de reação. Um sinal amplificado de 1.000 cópias do genoma forneceu um sinal detectável com uma curta exposição do gel ao filme de raios X.

A técnica de **PCR em tempo real** fornece um método muito mais confiável e preciso de medir quantitativamente os produtos das reações de PCR. Isso é conseguido ao medir a formação dos produtos de PCR continuamente ao longo de todos os ciclos de hibridização e alongamento da cadeia. Isso é feito usando *primers* que contêm um marcador fluorescente que só é detectável depois da formação do produto amplificado. Esses *primers* geralmente têm uma sonda fluorescente (fluoróforo) que é extinto pela estrutura secundária do *primer* ou por um segundo ligante (o *quench*) ligado ao *primer*. Quando o *primer* não é hibridizado com um produto de DNA, a iluminação da mistura de reação com um *laser* ou outra fonte de luz adequada não produzirá fluorescência, mas quando o *primer* é hibridizado com o alvo ou a fita amplificada de DNA, ele é capaz de produzir um sinal que pode ser medido quantitativamente mediante iluminação. Diferentes fluoróforos – cada um fluorescente em um comprimento de onda específico – podem ser incorporados em *primers* distintos, de modo que a taxa de formação de vários produtos possa ser medida simultaneamente na mesma mistura de reação. A Figura 11.10 mostra uma análise quantitativa do gene da globina humana no DNA de macrófagos do sangue periférico.

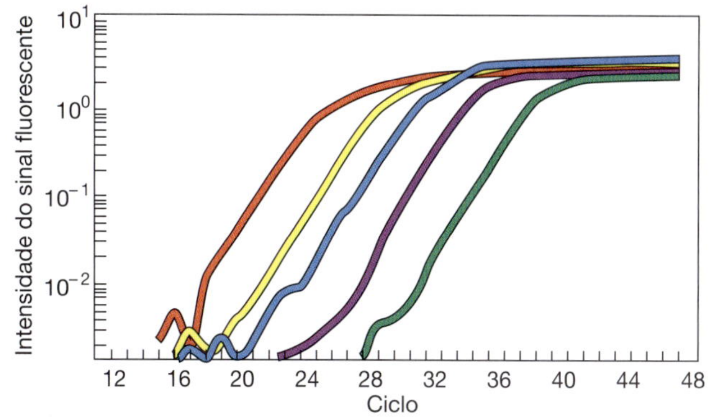

Figura 11.10 Amplificação por PCR em tempo real do DNA da globina em macrófagos sanguíneos. Diluições de cinco vezes do DNA dessas células foram submetidas a múltiplos ciclos de amplificação por PCR sob condições em que o DNA amplificado pode ser medido por dosagem da fluorescência. À medida que as diluições aumentam, cresce a faixa de ciclos em que o sinal amplificado é logarítmico e, assim, a medida quantitativa do número de genes presentes.

O ácido nucleico de uma única célula pode ser submetido à PCR. A medida quantitativa dos genomas virais em função do estado de doença ou estado de infecção é vital para a compreensão da replicação do HIV, e sua patogênese que leva à síndrome da imunodeficiência adquirida (AIDS). Em laboratório, a PCR também tem sido muito útil no estudo da fase latente da infecção por herpes-vírus. Dependendo dos detalhes da infecção e da cepa exata do vírus usado, determinou-se que um neurônio típico com infecção latente em um coelho infectado experimentalmente pode abrigar entre 10 e 100 genomas virais.

Detecção de RNA por PCR

A PCR também pode ser usada para detectar RNA viral (tanto genomas quanto transcritos) presente em quantidades muito baixas. A detecção é realizada produzindo-se uma cópia de DNAc do RNA pelo uso de transcriptase reversa de retrovírus, seguida de amplificação por PCR usando um conjunto de *primers* conhecido. Se a oligodesoxitimidina for usada como *primer*, ela hibridizará com as caudas poliA do mRNA para a produção de DNAc. Se os *primers* corretos forem usados, a PCR é capaz de detectar uma quantidade muito pequena de transcritos. A Figura 17.10 mostra um exemplo desse uso na análise da expressão do gene HSV durante a reativação.

A sensibilidade muito alta da PCR, aliada à capacidade de sequenciar os produtos amplificados da PCR, também pode ser aplicada para determinar os padrões de *splicing* do RNA expresso nas células. A aplicação à análise da transcrição viral é resumida no Capítulo 13 e ilustrada na Figura 13.7B.

PCR como uma ferramenta epidemiológica

Por fim, a PCR é inestimável para epidemiologia e análise forense. Por exemplo, ela foi utilizada para amplificar vestígios de genomas de vírus *influenza* ainda presentes em cadáveres congelados de vítimas da pandemia de *influenza* de

1918-1920. O estudo da sequência desse material possibilitou aos cientistas estabelecer algumas relações entre esse vírus e cepas modernas. Seu uso na análise forense está um pouco fora do escopo deste texto, mas deve ficar claro que a capacidade de amplificar traços de DNA com a metodologia de sequenciamento rápido possibilita a identificação de qualquer genoma presente em mais do que algumas poucas cópias, de DNA viral a humano.

QUESTÕES DO CAPÍTULO 11

1 Você encontrou um vírus, chamado hotvírus, com três proteínas de capsídio, E, K e W. Depois do fracionamento em gel de um estoque purificado de capsídios virais puros que foram uniformemente radiomarcados com aminoácidos radioativos, você obteve os seguintes resultados:

Proteína	Peso molecular	Radioatividade (cpm)
E	5.280	29.348
K	18.795	101.185
W	10.776	122.674

Quais são os melhores valores para as proporções entre as proteínas E, K e W?

2 Seu laboratório isolou vários possíveis vírus entéricos de amostras de água contaminada. Você cultivou esses vírus em culturas de células apropriadas e marcou as proteínas com ^{35}S-metionina. Além disso, purificou as partículas virais dessas culturas e separou as proteínas do capsídio por eletroforese em gel de poliacrilamida SDS. A seguir, está um autorradiograma desse experimento com poliovírus tipo 1 (PV1) incluído como controle:

(a) Qual desses isolados é potencialmente um vírus idêntico ou muito próximo ao PV1?

(b) Qual desses isolados pode ser outro membro da mesma família do PV1?

(c) De qual família de vírus pode vir o isolado B? (Nota: você provavelmente terá de pesquisar as propriedades dos vírus entéricos no Capítulo 14 para responder a essa pergunta.)

3 Como a eletroforese em gel de poliacrilamida SDS é usada para a análise de proteínas? Qual é a base dessa técnica?

4 Além da proporção molar das proteínas, o que você precisaria saber para determinar a quantidade de proteínas específicas por capsídio em determinado vírus?

5 Ao analisar as proteínas estruturais de um estoque puro de adenovírus por eletroforese em gel de poliacrilamida SDS (SDS-PAGE; do inglês *sodium dodecyl sulfate-polyacrylamide gel electrophoresis*), você encontrou, entre outras, duas bandas de igual intensidade que migram em 30.000 e 60.000 Da, respectivamente. Que conclusão você pode tirar dessa observação?

Caracterização de Produtos Virais Expressos na Célula Infectada

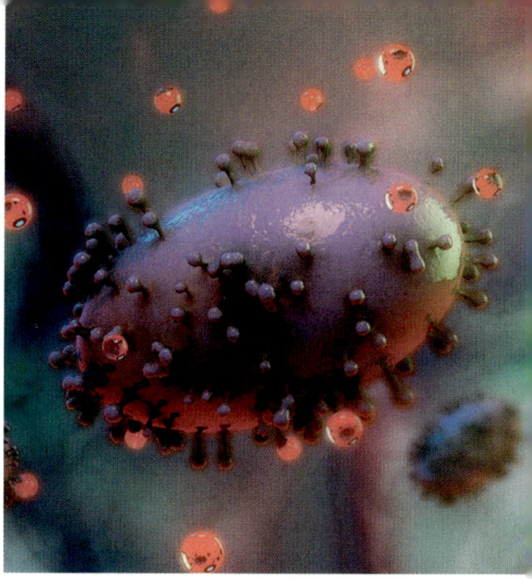

CAPÍTULO

12

CARACTERIZAÇÃO DE PROTEÍNAS VIRAIS NA CÉLULA INFECTADA

Todas as proteínas virais são sintetizadas na célula infectada; no entanto, a quantidade e a natureza dessas proteínas e os mRNA que as codificam mudam com o tempo depois da infecção. A síntese de proteínas não estruturais geralmente ocorre antes da síntese de proteínas estruturais virais. Isso acontece porque as proteínas não estruturais incluem enzimas virais que atuam modificando a célula para a replicação do vírus, enzimas de replicação do genoma viral e proteínas reguladoras virais; todas elas precisam ser expressas e funcionar antes para a montagem de vírions descendentes. Assim, essas proteínas têm muitas funções relevantes, e é importante que sejam estudadas. Por exemplo, as enzimas envolvidas na replicação do DNA do HSV durante a infecção são bons alvos para fármacos quimioterápicos, uma vez que podem ser inibidas especificamente com pouco efeito sobre as enzimas de replicação do DNA celular (ver Capítulo 8).

Marcação de pulso de proteínas virais em diferentes momentos depois da infecção

O estudo do tempo de síntese e da natureza das proteínas virais na célula infectada requer a capacidade de distinguir proteínas codificadas por vírus das proteínas celulares e de fracionar essas proteínas virais dos componentes celulares da célula infectada. Dada a grande quantidade de massa das macromoléculas biológicas contidas na célula, o processo de purificação das proteínas virais ou dos ácidos nucleicos pode ser difícil e requer engenhosidade técnica.

Embora a detecção de proteínas virais dentro do material celular seja difícil, a tarefa torna-se um pouco mais fácil em muitas infecções virais, pois a infecção leva a um desligamento parcial ou total do mRNA ou da síntese de proteínas da célula hospedeira, enquanto as proteínas virais e o mRNA são sintetizados em altas taxas. Isso indica que, se forem adicionados aminoácidos radioativos às células infectadas para servir como precursores da síntese de proteínas, eles serão preferencialmente incorporados aos produtos virais. Nessa situação, a adição de precursores radioativos por um curto período em um momento específico depois da infecção (um **pulso** de precursores radioativos), seguida pelo isolamento do material celular total, produzirá uma mistura de material viral e celular, mas apenas o material viral terá incorporado quantidades significativas de radioatividade. Assim, o fracionamento por tamanho das proteínas na célula infectada fornece um "instantâneo" bioquímico de quaisquer proteínas que estejam sendo sintetizadas no momento da marcação.

É muito importante lembrar que a infecção pelo vírus geralmente leva ao aumento da expressão de algumas proteínas da célula hospedeira como parte de suas defesas (ver Capítulo 10). Portanto, o perfil de proteínas sintetizadas em uma célula infectada, mesmo por um vírus extremamente eficiente em inibir as funções do hospedeiro, não necessariamente conterá apenas produtos virais. Além disso, infecções por alguns vírus muito importantes não resultam em desligamento eficiente da síntese de proteínas do hospedeiro – nesse caso, as proteínas marcadas em um pulso serão uma mistura de proteínas celulares e virais.

A Figura 12.1 mostra exemplos de experimentos de marcação de pulso depois de infecções por alguns vírus que interrompem a síntese de proteínas do hospedeiro. Na imagem à esquerda, aminoácidos radiomarcados foram adicionados às células infectadas por poliovírus no momento depois da infecção, mostrado em horas, e, em seguida, proteínas foram fracionadas. Muitas das bandas de radioatividade observadas pela exposição do gel ao filme de raios X são o resultado da expressão de proteínas virais. Algumas das mais notáveis são indicadas, assim como algumas proteínas celulares.

Várias características desse padrão de marcação de pulso são prontamente evidentes. Primeiro, a quantidade de proteína do capsídio VP2 não parece equimolar com a de VP1 e VP3, como foi visto no fracionamento das proteínas encontradas no capsídio maduro mostrado na Figura 11.4. A razão para isso é que VP2 é derivado do processamento de VP0, portanto parte da radioatividade que estaria no pico de VP2 está, na verdade, na banda VP0.

Outra característica é que as proteínas virais indicadas estão nas mesmas proporções relativas em todos os momentos

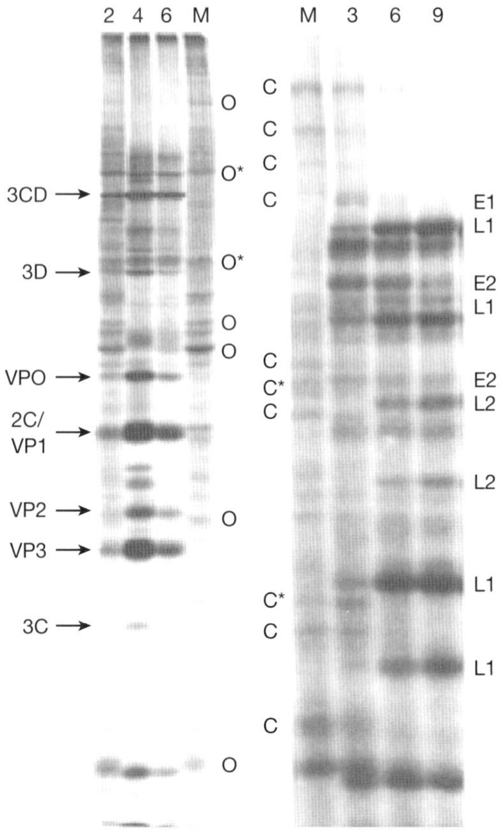

Figura 12.1 Mudanças nas proteínas sintetizadas em células infectadas por vírus com o tempo depois da infecção. A imagem à esquerda mostra um experimento no qual células HeLa foram infectadas com a cepa Sabin (vacina) de poliovírus e marcadas com metionina marcada com ^{35}S por pulsos de duas horas nos horários (horas pós-infecção) mostrados na parte superior do gel. A proteína foi isolada e, então, fracionada em gel desnaturante; localizaram-se as proteínas radioativas por autorradiografia (exposição ao filme de raios X). As proteínas do capsídio (VP0-VP3) estão indicadas, assim como várias proteínas codificadas por poliovírus não estruturais (2C, 3C, 3D e 3CD). Algumas proteínas celulares cuja síntese é interrompida depois da infecção são mostradas com a letra "O", enquanto outras cuja síntese continua são indicadas por "O*". Fonte: fotografia cortesia de S. Stewart e B. Semler. A imagem à direita mostra um experimento semelhante realizado marcando células Vero infectadas por HSV-1 por períodos de 30 minutos nos tempos mostrados depois da infecção. Algumas proteínas celulares que são rapidamente desligadas são indicadas com "C". As proteínas indicadas com "C*" não parecem ser desativadas ou sua síntese aumenta por um período depois da infecção. As proteínas virais sintetizadas logo após a infecção são indicadas por "E". Observe que existem pelo menos dois subconjuntos, E1 e E2, que diferem no tempo em que sua síntese continua. Da mesma maneira, existem pelo menos dois subconjuntos de proteínas tardias ("L"); algumas são claramente sintetizadas nos primeiros tempos, enquanto outras só são sintetizadas mais tarde. Fonte: fotografia cortesia de S. Silverstein. Em ambas as imagens, células simuladamente infectadas (M) mostram os padrões de proteínas sintetizadas em células não infectadas.

medidos. Conforme descrito no Capítulo 14, a infecção por poliovírus é caracterizada pela expressão de apenas uma molécula de mRNA, e todas as proteínas são derivadas de um grande precursor que não pode ser visto nesse gel. No entanto, porções de proteínas precursoras, como 3CD, são claramente vistas.

Pode-se observar uma terceira característica do gel no exame das proteínas celulares marcadas depois da infecção. Embora a síntese de algumas esteja claramente desativada, a síntese de outras persiste. Isso explica por que alguns genes celulares continuam sendo expressos (ou podem ser induzidos) depois da infecção.

A imagem à direita da Figura 12.1 mostra o efeito de uma infecção por HSV-1 na síntese proteica total em células infectadas. É evidente que o padrão de proteínas virais marcadas muda acentuadamente com o tempo. Algumas proteínas virais sintetizadas 3 horas depois da infecção não são mais sintetizadas posteriormente. Por outro lado, algumas proteínas são marcadas apenas mais tarde após a infecção.

Conforme descrito no Capítulo 17, existem várias razões pelas quais a síntese de algumas proteínas virais facilmente detectáveis em um momento depois da infecção não é observada em outros momentos. A razão básica para a mudança temporal nos padrões das proteínas HSV expressas é que certos mRNA virais são expressos apenas durante uma determinada janela de tempo durante a infecção; se os mRNA são expressos nos primeiros tempos, sua síntese diminui em tempos posteriores. A alta taxa constante de degradação do mRNA na célula (*turnover do mRNA*) garante que, uma vez que o mRNA que codifica uma determinada proteína não seja mais sintetizado, a síntese dessa proteína diminua rapidamente. Isso fornece um meio pronto para o vírus controlar o tempo e a quantidade de proteína sintetizada em um dado momento.

Uma maneira mais moderna de analisar as proteínas virais e celulares expressas durante a infecção viral é por cromatografia líquida de alta pressão (HPLC; do inglês *high performance liquid cromatography*), seguida de espectrometria de massa, às vezes chamada proteômica. Nessa técnica, todas as proteínas de uma célula infectada por vírus são digeridas por uma enzima proteolítica, separadas por HPLC e analisadas por espectrometria de massa. Pode-se comparar os resultados a uma análise proteômica idêntica de células não infectadas para identificar o padrão de expressão de proteínas virais e celulares durante a infecção viral.

Uso de imunorreagentes para o estudo de proteínas virais

A resposta imune à infecção viral em um hospedeiro vertebrado é um processo complexo, brevemente descrito no Capítulo 7, Parte 2. Uma das partes principais dessa resposta é a produção de moléculas de anticorpos. Anticorpos são glicoproteínas secretadas com a capacidade de reconhecer e se combinar com porções específicas de proteínas virais ou outras proteínas estranhas ao hospedeiro. O alto grau de especificidade das moléculas de anticorpos, bem como a relativa facilidade de obtê-los a partir do soro de animais imunes, os tornam importantes reagentes na biologia molecular. As moléculas de anticorpos isoladas do soro sanguíneo de animais após a estimulação antigênica são constituídas por diferentes moléculas com distintos níveis de afinidade para diferentes epítopos no antígeno. Uma mistura de vários anticorpos contra um determinado antígeno isolado de um animal muitas vezes é chamada **antissoro** contra essa proteína, organismo ou vírus em questão. Embora os antissoros possam reagir com muitas proteínas, se houver cuidado na purificação do antígeno utilizado para produzi-lo no animal, o soro imune será específico para o antígeno apresentado. Esse soro é **policlonal**, pois é derivado de muitos clones individuais de células secretoras de anticorpos.

Trabalhando com anticorpos

Estrutura das moléculas de anticorpos. As moléculas de anticorpos têm uma estrutura muito específica que é frequentemente descrita como tendo uma forma de "copo de vinho" ou "Y". São compostas por duas cadeias leves e duas pesadas; os dois sítios de combinação de antígenos (compostos por cadeias pesada e leve) estão no topo da taça de vinho ou Y (a região Fab). Moléculas de anticorpos direcionadas contra diferentes antígenos têm sequências de aminoácidos distintas nessas regiões variáveis, que formam os sítios de combinação de antígenos.

A haste da taça de vinho ou Y (a região Fc) é composta por uma sequência constante de aminoácidos para todas as moléculas de anticorpos de determinada classe, independentemente do antígeno com o qual elas reagem. Essa região serve como um sinal para a célula de que uma molécula de anticorpo está lá. Ela é importante para a reação imune e pode ser usada tanto para fins diagnósticos quanto em laboratório. A Figura 12.2 mostra esquematicamente uma molécula de anticorpo.

Anticorpos monoclonais. A resposta imune é o resultado da proliferação de muitos tipos diferentes de linfócitos B e T que respondem a vários determinantes antigênicos apresentados pelo patógeno ou pelo antígeno. Assim, cada linfócito B imaturo estimulado por um epítopo específico foi estimulado a se dividir em muitas células-filhas, todas com genomas idênticos e secretando moléculas de anticorpos idênticas. Esse clone de célula tem vida curta no corpo, mas pode-se fazer manipulações específicas para imortalizar um único linfócito B, de modo que uma cultura de linfócitos B derivados clonalmente, todos secretando moléculas de anticorpos com sequência idêntica, possa ser isolada. Os anticorpos expressos por essa linha celular são anticorpos monoclonais e têm muitos usos importantes em diagnósticos, tratamentos e pesquisas.

O método original para a produção de anticorpos monoclonais envolve várias etapas, descritas na Figura 12.3. Essas etapas incluem a imunização do animal que será a fonte dos linfócitos B (em geral, um camundongo), o isolamento de linfócitos do baço do animal, a transformação de células para imortalizá-las, a triagem de populações específicas e a seleção de células imortais que produzem anticorpos. Pode-se clonar linfócitos B

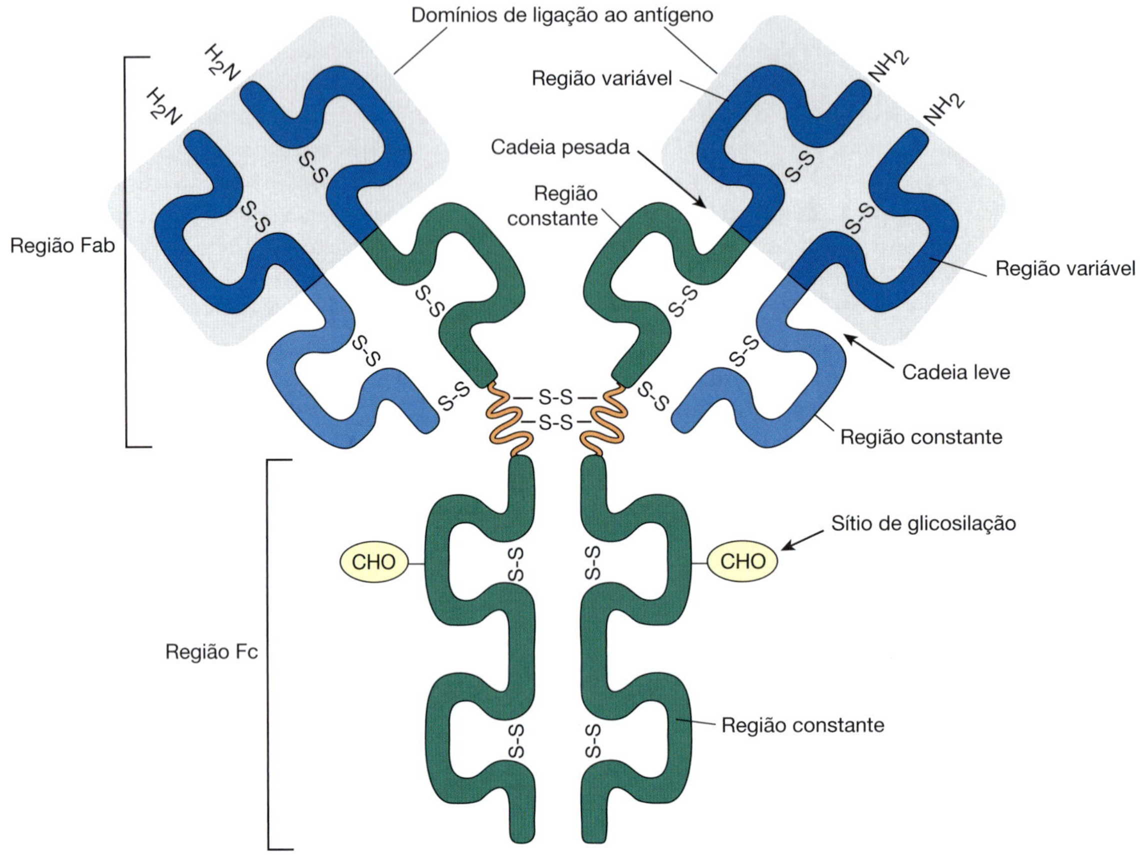

Figura 12.2 Estrutura de uma molécula de anticorpo, IgG. Essa molécula é composta por quatro cadeias: duas pesadas e duas leves. Os domínios de combinação de antígenos estão no terminal N das quatro cadeias e são compostos por sequências de aminoácidos variáveis: uma sequência exclusiva para cada molécula de anticorpo específica. A região C-terminal tem uma sequência de aminoácidos constante, independentemente da especificidade do anticorpo. Essa é a região Fc.

individuais que secretam exclusivamente uma molécula de anticorpo reativa com apenas um determinante por meio da fusão de uma população de linfócitos B maduros (cada um secretando um anticorpo específico – e diferente) com células de mieloma imortais (células tumorais derivadas de linfócitos que não produzem qualquer molécula de anticorpo).

Se as células de mieloma e os linfócitos B forem induzidos a se fundirem com um detergente muito suave, a cultura de células conterá linfócitos B parentais de vida curta que morrerão, células de mieloma imortais e células fundidas. A chave para o valor do método é que essas células fundidas (células de hibridoma) também são imortais. O trabalho agora é livrar-se das células não fundidas e, em seguida, rastrear as células do hibridoma quanto à sua capacidade de produzir o anticorpo desejado.

Livrar-se de linfócitos B não fundidos não é difícil, pois eles têm vida muito curta em cultura e morrerão em poucos dias. As células de mieloma, no entanto, oferecem um problema diferente, visto que são imortais e continuarão se replicando, mas podem ser eliminadas usando uma linhagem de células de mieloma mutante, que pode ser selecionada em conformidade. Um método conveniente usa uma linha de mieloma que passou por mutação para não expressar a hipoxantina-guanina fosforribosiltransferase (HGPRT negativo), uma enzima essencial na biossíntese de nucleotídios. A vantagem dessa mutante é que, como as células parentais do mieloma não podem sintetizar nucleotídios, elas precisam obter os nucleotídios do meio usando uma via de resgate. Essa via pode ser bloqueada com o fármaco aminopterina, que bloqueia a capacidade da célula do mieloma de captar nucleosídios do meio externo.

Para entender isso, lembre-se de que as células do hibridoma não são apenas derivadas do mieloma; elas também têm a base genética dos linfócitos B, e os linfócitos B são HGPRT positivos. Isso significa que a adição de aminopterina à mistura de células de hibridoma e mieloma resultará na morte apenas das células do mieloma. As células de hibridoma fundidas crescerão. O hibridoma misto pode, então, ser rastreado tomando células individuais, cultivando clones delas e testando o anticorpo produzido quanto à sua capacidade de reagir com o antígeno de interesse.

Os anticorpos monoclonais são muito úteis para o diagnóstico preciso de infecções virais específicas, pois mesmo vírus intimamente relacionados codificarão algumas proteínas com diferentes determinantes antigênicos. Cada determinante diferente reagirá apenas com um anticorpo monoclonal específico

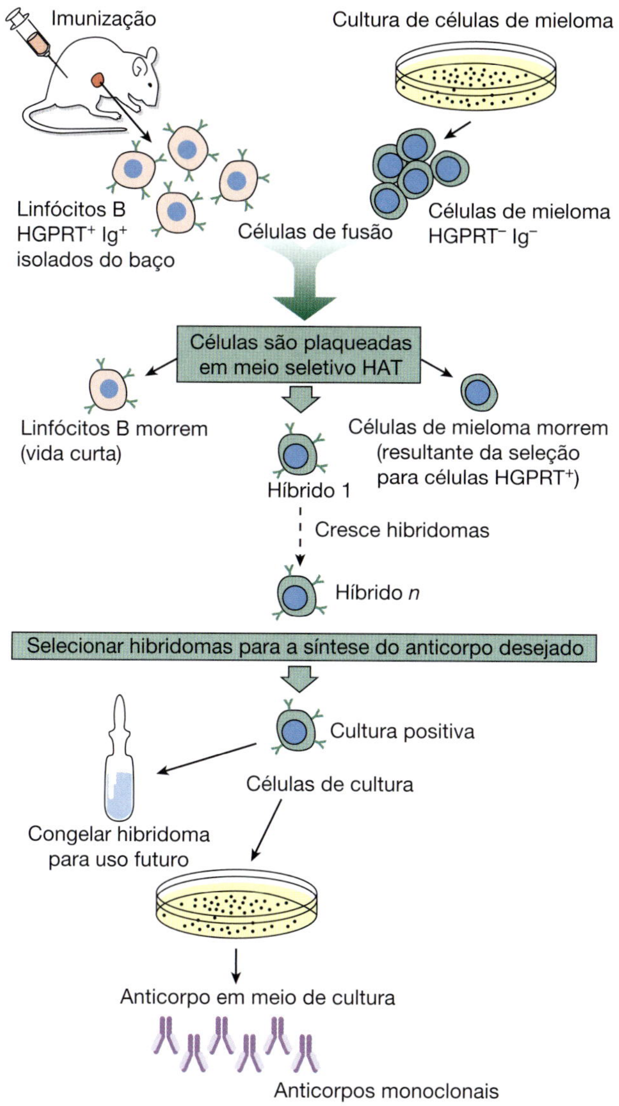

Figura 12.3 Produção de anticorpos monoclonais perfazendo células de hibridoma por fusão de linfócitos B imunes de camundongo e células de mieloma que não são capazes de crescer em meio seletivo (HAT). Os clones secretores de anticorpos são rastreados por testes com um antígeno. Uma vez que a linha de células de hibridoma é feita, ela pode ser armazenada congelada e, depois, cultivada em cultura para produzir o anticorpo monoclonal puro. *HAT*, hipoxantina, aminopterina e timidina; *HGPRT*, hipoxantina-guanina fosforribosiltransferase.

produzido contra ele. Os anticorpos monoclonais também são ferramentas valiosas para localizar proteínas virais dentro da célula ou do animal infectado e como reagentes para isolar e analisar proteínas virais específicas para estudo.

Os anticorpos monoclonais também podem ser produzidos por uma técnica genética molecular mais moderna. As regiões variáveis dos genes de imunoglobulina de um animal imunizado ou de uma pessoa infectada por vírus podem ser isoladas de seus linfócitos B, usadas para reconstruir genes completos de imunoglobulina e, em seguida, transferidas para células de mieloma para criar células produtoras de anticorpos monoclonais imortais.

Detecção de proteínas virais usando imunofluorescência

Muitos métodos que medem as reações de anticorpos envolvem o uso da região Fc da molécula de anticorpo como uma "alça". A Figura 12.4 mostra alguns exemplos usando um corante fluorescente ligado diretamente ao anticorpo (direto) ou ligado a um segundo anticorpo que reage contra a região Fc do primeiro (indireto). Os métodos que usam **imunofluorescência** são muito importantes para localizar antígenos virais dentro de células infectadas e produzir reações imunes facilmente mensuráveis.

Neste livro, existem várias micrografias de células infectadas e não infectadas nas quais os antígenos de interesse foram localizados com anticorpos fluorescentes. Uma série notável é mostrada na Figura 3.5, em que foi rastreada a passagem do vírus da raiva por um animal infectado. A imunofluorescência também pode ser usada com dois (e até três) anticorpos se cada um estiver marcado com um cromóforo diferente. A imunofluorescência de duas e três cores pode fornecer enorme quantidade de informações sobre a localização de proteínas e outros antígenos de interesse. *Lasers* e prismas (ou espelhos) que podem possibilitar diferencialmente a passagem de um comprimento de onda de luz enquanto excluem outros são utilizados na **microscopia confocal** para a medição precisa da distribuição celular de antígenos virais e outros antígenos.

Embora existam muitas variações no método, a microscopia confocal depende da capacidade de uma fonte de luz *laser* de ser focada em um único plano focal dentro de uma célula. Isso, bem como o uso de prismas ou filtros apropriados e corantes fluorescentes, possibilita visualizar apenas a fluorescência que emana de um único plano dentro da célula. Como a radiação fluorescente, por necessidade física, precisa ser emitida em um comprimento de onda maior que a radiação incidente, pode-se usar o caminho da luz em um microscópio tanto para iluminação quanto para visualização.

A Figura 12.5A mostra esquematicamente a técnica. A Figura 12.5B mostra um exemplo do tipo de dados que podem ser obtidos. Para os estudos mostrados na Figura 12.5B, as células foram infectadas com citomegalovírus humano (CMV), um herpes-vírus com período de replicação muito longo. Então, examinou-se a expressão de duas proteínas que se localizam em diferentes partes da célula. A primeira proteína, IE72, foi detectada com um anticorpo marcado com o corante vermelho Texas, que emite fluorescência vermelha sob iluminação com o feixe de *laser* apropriado. Essa proteína é sintetizada no citoplasma, mas migra rapidamente para o núcleo, onde permanece e atua como proteína reguladora que controla a expressão de outros genes do CMV. A segunda proteína, que emite fluorescência verde em decorrência do marcador isotiocianato de fluoresceína (FITC), é a pp65. Essa proteína atua no citoplasma e é expressa depois da IE72. A separação das duas proteínas é claramente vista na imagem aproximada.

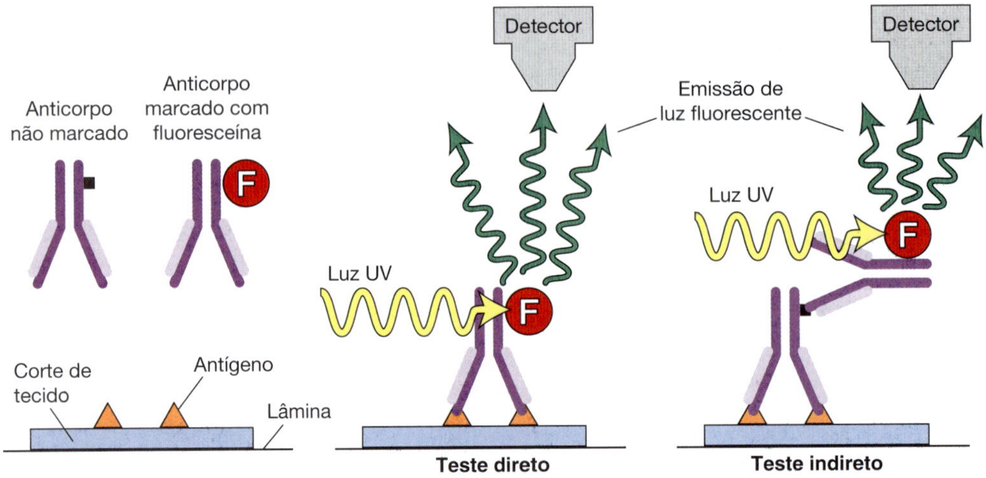

Figura 12.4 Esboço da imunofluorescência como meio para detectar e localizar um complexo antígeno-anticorpo. O anticorpo específico contra o antígeno pode reagir. Se houver marcador fluorescente em sua região Fc, esta pode ser vista diretamente quando iluminada com luz ultravioleta, pois o marcador emite luz visível. Para microscopia de imunofluorescência indireta, utiliza-se um segundo anticorpo que reage com a região Fc do primeiro, que apresenta o marcador fluorescente. Esse método possibilita que a mesma preparação de anticorpos marcados seja usada com vários anticorpos distintos de diferentes especificidades.

As fotografias da parte inferior da Figura 12.5B mostram que outra glicoproteína do herpes-vírus, a glicoproteína E (gE) do vírus varicela-zóster (VZV), localiza-se na mesma região da célula que o receptor de transferrina. Esta última proteína é internalizada em vesículas endocitóticas de células que são induzidas a absorver o ferro transportado pela proteína celular transportadora transferrina. O fato de a proteína gE do VZV, que é expressa em células transfectadas, estar no mesmo local que o receptor celular sugere que o VZV também pode ser internalizado por endocitose. A glicoproteína específica para o vírus (gE) foi identificada com o anticorpo fluorescente verde marcado com FITC, enquanto o receptor de transferrina foi mostrado com o anticorpo fluorescente marcado com corante vermelho Texas. É evidente que, quando ambos os anticorpos são observados, eles estão precisamente na mesma localização na superfície da célula, conforme indicado pela cor amarela, que é uma mistura das duas cores, da luz fluorescente na imagem à direita. A colocalização da gE do VZV e da transferrina dentro da célula é mostrada de maneira semelhante pela cor amarela fluorescente na imagem inferior direita.

Outro método imunofluorescente amplamente utilizado é a citometria de fluxo, que pode analisar milhares de células por segundo. Nessa técnica, os anticorpos marcados com fluorescência são ligados às células em um tubo de ensaio e, em seguida, passam por um citômetro de fluxo, que emite luz *laser* nas células que fluem e coleta a fluorescência associada a cada célula individual. Dessa maneira, misturas complexas de células, como leucócitos humanos, podem ser caracterizadas usando várias moléculas fluorescentes de cores diferentes. Um exemplo disso é mostrado na Figura 12.6, na qual timócitos humanos foram caracterizados com anticorpos monoclonais marcados com fluorescência reativos com as glicoproteínas de superfície celular CD4 e CD8 depois da infecção com dois clones de HIV-1. É evidente que tanto o HIV-1 CCR5 trópico (R5 HIV-1 P1) quanto o CXCR4 trópico (X4 HIV-1) têm depleção nos timócitos CD4-positivos, embora o X4 HIV-1 o tenha de maneira mais acentuada. Ver Capítulo 20 para uma descrição mais completa do tropismo do HIV.

Métodos relacionados para detectar anticorpos ligados a antígenos

Outros marcadores, como enzimas, também podem ser ligados à região Fc de uma molécula de anticorpo. Os ensaios de imunoabsorção enzimática (ELISA) foram discutidos no Capítulo 7, Parte 2. Um método um tanto complicado é o uso da enzima peroxidase como um "marcador" ou enzima indicadora. A peroxidase oxidará um reagente solúvel contendo um metal pesado que, então, leva à precipitação desse metal próximo ao sítio do complexo antígeno-anticorpo. O metal precipitado pode ser observado no microscópio (ou microscópio eletrônico) para localizar o sítio da reação imune. Moléculas de anticorpos individuais ligadas ao antígeno também podem ser localizadas no microscópio eletrônico usando partículas de ouro coloidal ligadas à região Fc. Essas partículas são tão pequenas que têm pouco efeito na solubilidade do anticorpo. A Figura 6.3 mostra um exemplo dessa técnica.

Uso de proteínas bacterianas de estafilococos A e estreptococos G para detectar e isolar complexos antígeno-anticorpo. Estafilococos e estreptococos patogênicos expressam proteínas de ligação a Fc em sua superfície para ligar e inativar moléculas de anticorpos, forçando-as a se afastarem da célula bacteriana. Essa reação é bastante útil em laboratório, e a proteína A do *Staphylococcus aureus* e a proteína G de estreptococos do grupo C estão comercialmente disponíveis para uso como reagentes específicos para detectar a presença das

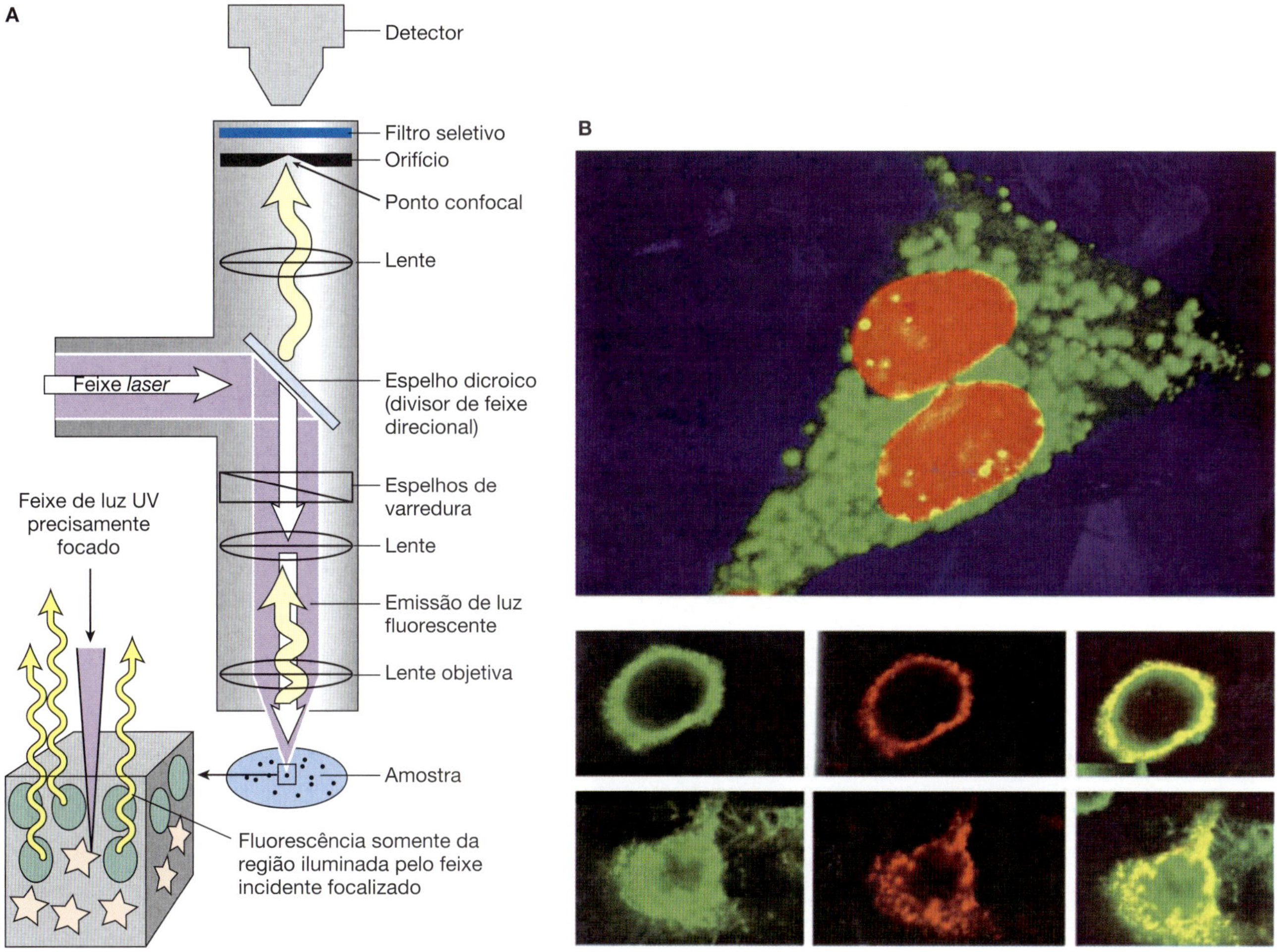

Figura 12.5 Microscopia confocal para detectar a colocalização de antígenos. **A.** Uso de um feixe de *laser* e de filtro específico para separar a luz do *laser* incidente da fluorescência que tem o mesmo caminho de luz. A capacidade de focar com precisão o feixe de *laser* em um único plano no campo microscópico possibilita observar a fluorescência das proteínas apenas nesse plano. **B.** Imagem superior: visualização microscópica confocal de duas proteínas do citomegalovírus humano (HCMV), IE72 (vermelho) e pp65 (verde). As células endoteliais aórticas primárias foram infectadas com uma cepa de HCMV isolada de um paciente humano. Essa visão de alta ampliação de uma célula mostra a coloração nuclear e citoplasmática das duas proteínas HCMV 8 dias depois da infecção. Fonte: fotografia cortesia de K. Fish e J. Nelson. Imagens do centro: uma série de três fotografias do campo idêntico visualizado com três filtros diferentes para localizar duas proteínas específicas na mesma região. A imagem à esquerda mostra a associação da glicoproteína E (gE) do vírus varicela-zóster (VZV), marcada com um anticorpo fluorescente verde, com a superfície de uma célula infectada. Essa glicoproteína foi expressa em células transfectadas. A imagem do centro mostra a localização da fluorescência vermelha decorrente do receptor de transferrina na mesma célula; e a imagem à direita mostra que ambos os sinais fluorescentes estão localizados nos mesmos locais na célula, indicados pela cor amarela, vista quando é utilizado um filtro que possibilita que ambas as cores passem. Imagens inferiores: iguais às imagens do centro, exceto que é visualizado o interior da célula. Fonte: fotografias cortesia de C. Grose.

regiões Fc em moléculas de imunoglobulina G (IgG) de seres humanos, coelhos e camundongos. A Figura 12.7A mostra um exemplo.

Na Figura 12.7A, todas as proteínas de uma célula infectada por vírus foram fracionadas e transferidas (imobilizadas) para uma membrana ou papel de filtro ao qual se aderem firmemente. Esse tipo de transferência (***transfer blot***) de proteína é chamado ***Western blot*** – por uma razão bastante divertida. No final da década 1960 e início da década de 1970, um cientista chamado Edward Southern desenvolveu um método quantitativo para transferir géis de fragmentos de DNA produzidos por digestão com endonucleases de restrição para o papel de filtro de nitrocelulose. Desde então, essas transferências de DNA têm sido chamadas ***Southern blots***. De modo subsequente, a tecnologia de transferência de RNA foi desenvolvida, e essas manchas (*blots*) foram denominadas ***Northern blots*** – tanto para distingui-las das manchas de DNA quanto para estabelecer a similaridade do processo. As manchas de proteína foram então denominadas *Western blots*, por motivos comparáveis.

No exemplo mostrado, a membrana e as proteínas transferidas foram incubadas com anticorpos contra proteínas virais. Essa versão da técnica é, portanto, também chamada *immunoblot*. Esses anticorpos aderem apenas às proteínas que eles "reconhecem". A mancha foi lavada e incubada com proteínas de estafilococos A ou de estreptococos G marcadas

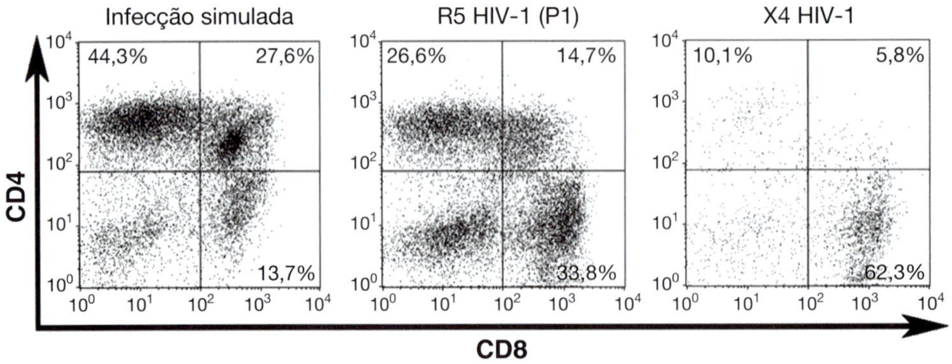

Figura 12.6 Timócitos humanos em cultura de órgãos foram infectados simuladamente ou infectados com um isolado de paciente CCR5-trópico de HIV-1 ou clone molecular infeccioso de HIV-1 CXCR4-trópico, o NL4-3. Doze dias depois, as células foram coletadas e incubadas com anticorpos monoclonais direcionados aos principais marcadores de superfície do subconjunto de linfócitos T, CD4 e CD8, usando duas moléculas fluorescentes de cores diferentes. Os dados foram coletados por citometria de fluxo.

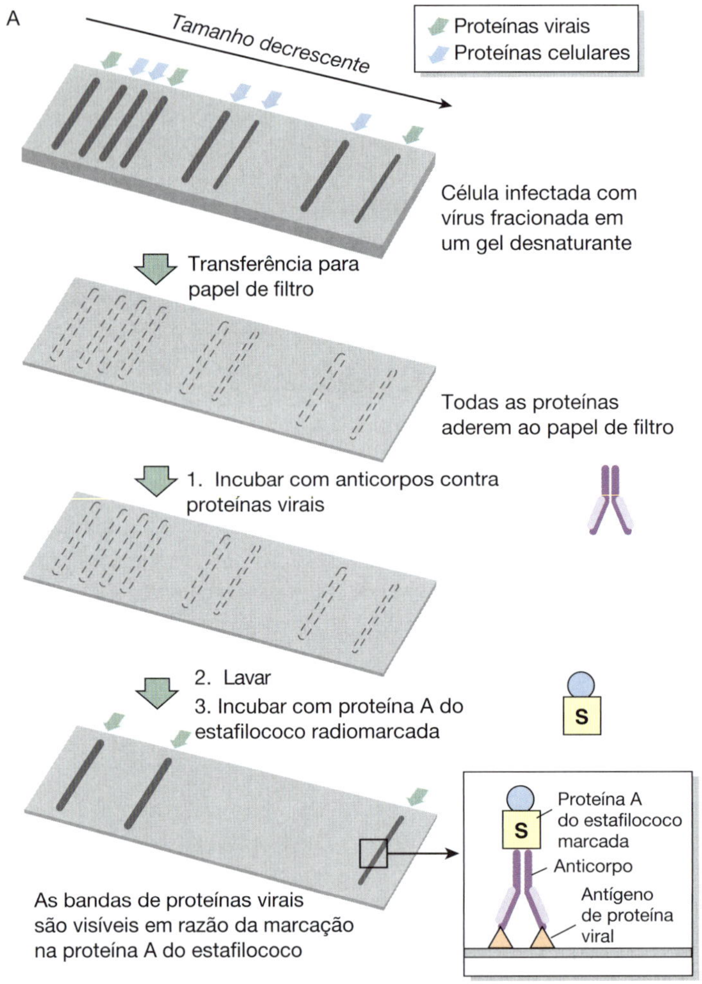

Figura 12.7 Detecção e isolamento de proteínas reativas a um anticorpo específico por cromatografia de imunoafinidade. **A.** *Western blot*. Uma mistura de proteínas virais e celulares de um extrato de célula infectada foi fracionada em um gel de dodecil sulfato de sódio, e as proteínas foram transferidas para uma membrana ou papel de filtro. O filtro reage com um anticorpo específico e é lavado. O anticorpo é visualizado usando a proteína A de estafilococos radiomarcada. **B.** A mistura de anticorpo e antígeno é incubada para que ocorra uma interação específica. Isso é seguido pela passagem de toda a mistura ao longo de uma coluna com a proteína A de estafilococos ligada à matriz da coluna (Sepharose). Todas as moléculas de anticorpos se ligam por meio de suas regiões Fc; qualquer antígeno ligado a elas pode ser eluído com um delicada lavagem que não cause a interrupção da ligação entre a proteína A de estafilococos e a porção Fc. **C.** Abordagem semelhante, em que o anticorpo é primeiro ligado à matriz da coluna e as proteínas são eluídas da coluna após sua ligação. Ambos os métodos fornecem resultados essencialmente equivalentes. (*continua*)

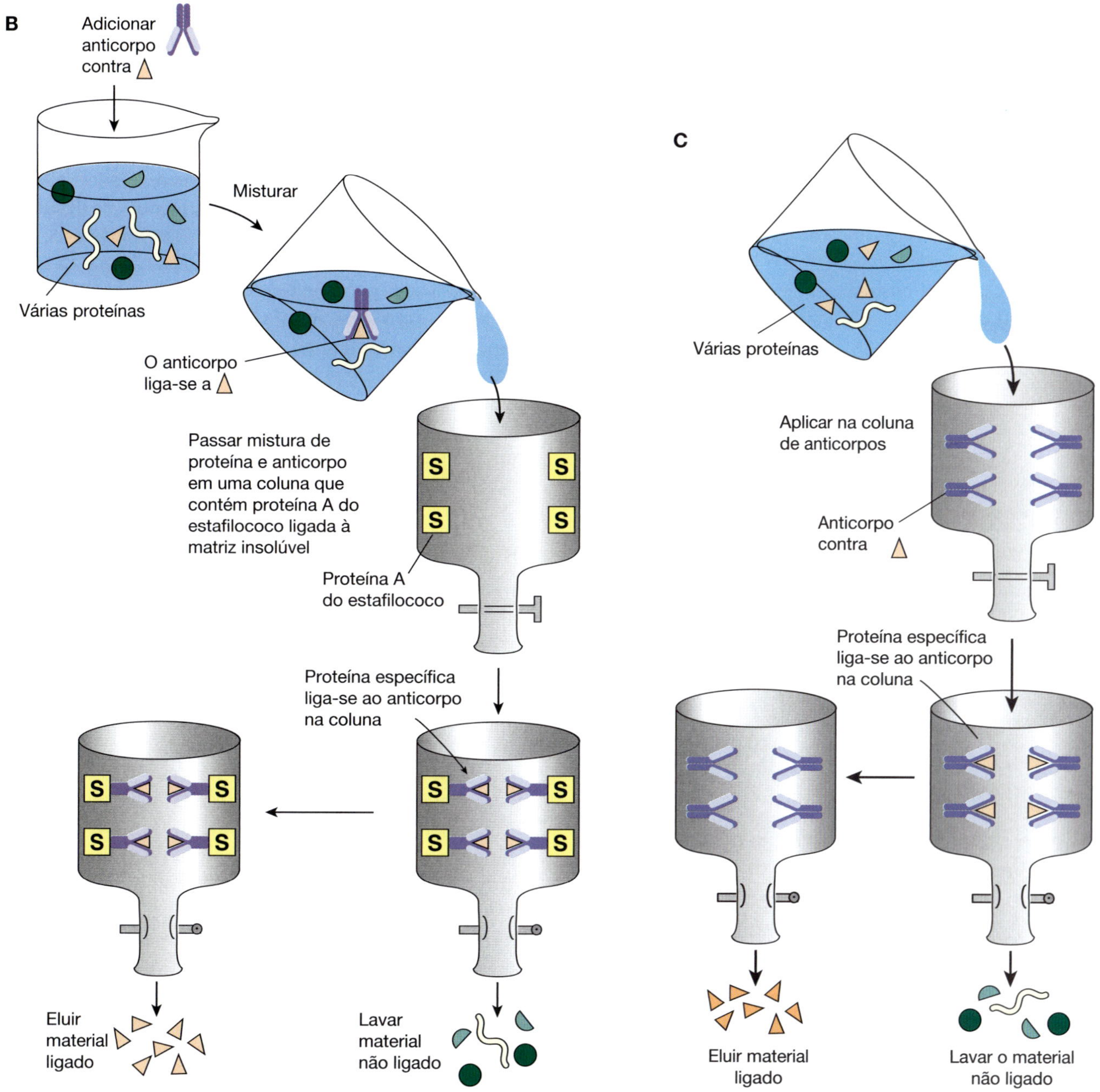

Figura 12.7 *Continuação.*

com ^{35}S-metionina. Essa proteína reage com a região Fc do anticorpo, e a área do complexo imune é revelada.

Cromatografia de imunoafinidade. Duas variações de métodos que utilizam a ligação de regiões Fc a moléculas de anticorpo são frequentemente usadas para isolar proteínas específicas. As Figuras 12.7B e 12.7C mostram alguns métodos usando a afinidade da proteína A do estafilococo. Na Figura 12.7B, um anticorpo contra uma proteína em uma mistura complexa é incubado com a mistura de proteínas e, em seguida, passado por uma coluna de Sepharose (um polissacarídio de alto peso molecular) à qual a proteína de ligação a Fc estava quimicamente ligada. Todas as moléculas de anticorpo se ligam à coluna, e quaisquer proteínas que estejam ligadas às moléculas de anticorpo também aderem. Todas as outras proteínas são lavadas da coluna e descartadas. Por fim, a proteína é eluída do anticorpo, que está ligado à coluna por meio da região de ligação a Fc, usando condições que não perturbam a ligação do anticorpo à coluna, e a proteína pode ser recuperada na modalidade pura. Na Figura 12.7C, o anticorpo é primeiro ligado à coluna. Então, é permitido reagir com o antígeno à medida que a mistura de proteínas flui lentamente ao longo da coluna. Ele pode ser eluído mais tarde, depois que as proteínas indesejadas forem completamente enxaguadas.

A Figura 12.8 mostra um exemplo de uso desse método para caracterizar um mutante de HSV que não expressa uma glicoproteína específica (glicoproteína C). Nessa figura, um anticorpo policlonal contra proteínas do envelope viral foi preparado por imunização de coelhos. Ele se liga a proteínas de membrana marcadas com ^{35}S sintetizadas depois da infecção com um mutante de tipo selvagem e um mutante gC^- de HSV. A mistura de proteínas totais e as proteínas de envelope purificadas que se ligaram à preparação de anticorpos e foram retidas na coluna de proteína A de estafilococos, como mostrado na Figura 12.7B, foram então fracionadas em um gel e expostas a um filme de raios X. A ausência da proteína no vírus mutante é bastante evidente.

Pode-se usar esses mesmos métodos com anticorpos contra a região Fc de anticorpos de um animal diferente. O uso desses métodos de ligação a anticorpos fornece outro grau de especificidade (assim como seu uso em imunofluorescência) e possibilita a purificação de até mesmo quantidades muito pequenas de proteína em uma mistura.

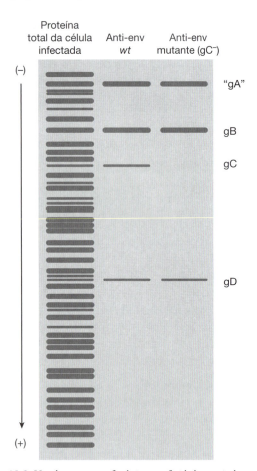

Figura 12.8 Uso da cromatografia de imunoafinidade para isolar proteínas do envelope do HSV de células infectadas. A proteína total da célula infectada foi marcada por incubação com aminoácidos radioativos. A proteína foi, então, misturada com um anticorpo policlonal específico contra proteínas do envelope viral. As proteínas reativas foram isoladas conforme descrito na Figura 12.7B e fracionadas em um gel desnaturante. A terceira coluna mostra os resultados de uma experiência semelhante em que foi utilizado um vírus incapaz de expressar a glicoproteína C. *wt*, tipo selvagem; *env*, envelope.

Outro método de detecção e caracterização de respostas de anticorpos à infecção viral ou à vacinação viral é com microarranjos de proteínas virais. Ao reproduzir uma pequena quantidade de cada proteína viral, fragmento de proteína ou epítopo em uma lâmina revestida de membrana, os pesquisadores podem descobrir quais proteínas virais são alvo da resposta do anticorpo. Isso pode variar com a gravidade da infecção ou o resultado da doença e pode ser útil no desenvolvimento de vacinas contra vírus ou para diagnósticos.

A Figura 12.9 mostra a reatividade dos anticorpos na saliva de pessoas recentemente infectadas com HIV em comparação com pessoas com infecção pelo HIV de longo prazo e indivíduos HIV-negativos em um microarranjo de proteínas contendo mais de 180 proteínas, fragmentos de proteínas e epítopos de 10 tipos ou subtipos de HIV. O mapa de calor (do inglês *heat map*) indica a força da reatividade do anticorpo; o verde indica nenhuma reação; o preto indica ligação ao anticorpo; e o vermelho refere-se a uma ligação mais forte.

DETECÇÃO E CARACTERIZAÇÃO DE ÁCIDOS NUCLEICOS VIRAIS EM CÉLULAS INFECTADAS

Detecção da síntese de genomas virais

A detecção de DNA viral sintetizado em uma célula infectada requer algum método para separar o material viral do DNA celular. O DNA viral pode ser detectado especificamente usando-se a reação em cadeia da polimerase (PCR; do inglês *polymerase chain reaction*) com *primers* oligonucleotídicos curtos (*i. e.*, 20 bases) que hibridizam especificamente com o DNA viral, conforme descrito no Capítulo 11 e mostrado na Figura 11.9. Além disso, a detecção de DNA viral por PCR pode ser feita quantitativamente pelo uso de um aparelho que é capaz de detectar DNA viral recém-sintetizado em cada etapa da PCR. Isso às vezes é chamado PCR "em tempo real", pois o produto é detectado à medida que é formado. Portanto, pode-se detectar a síntese de DNA viral pelo aumento quantitativo de DNA viral ao longo do tempo pós-infecção.

Da mesma maneira, pode-se realizar a detecção da replicação do genoma do vírus de RNA primeiro criando uma cópia de DNA complementar (DNAc) do genoma de RNA viral com a transcriptase reversa e, em seguida, quantificando a aparência de genomas de RNA viral com a PCR quantitativa.

Se for desejado detectar todos os genomas do vírus que se replicam em uma amostra complexa de células, como células sanguíneas ou biopsia de tecido de um paciente, pode-se usar o sequenciamento de DNA "profundo" de alto rendimento. A análise dos dados de sequência obtidos por comparação com todas as sequências virais conhecidas produzirá uma lista de vírus que se replicam na amostra. Pode-se inferir uma quantificação pela quantidade de sequências de DNA viral

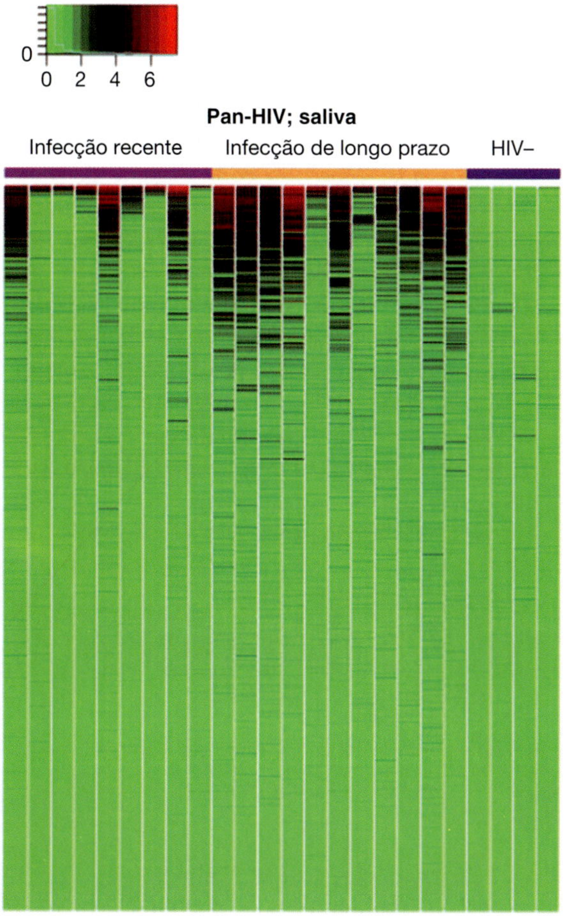

Figura 12.9 A saliva de pessoas recentemente infectadas pelo HIV, indivíduos com infecção pelo HIV de longo prazo e aqueles sem infecção pelo HIV foi incubada com um microarranjo de proteína Pan-HIV contendo mais de 180 proteínas HIV imunorreativas, fragmentos de proteínas ou epítopos de 10 tipos ou subtipos de HIV. Mapa de calor (*heat map*) indicando a força da reatividade do anticorpo pela cor, do verde, que indica a menor reatividade, ao vermelho, que indica a maior reatividade. As 180 proteínas do HIV são classificadas no eixo vertical de maior reatividade, na parte superior, para menor reatividade, na parte inferior. Figura cortesia de *Antigen Discovery* Inc., Irvine, CA, EUA.

obtidas por mil ou por milhão de sequências de DNA celular obtidas. O genoma humano diploide é de aproximadamente 6 bilhões de pares de bases, ao passo que os genomas virais variam de alguns milhares de bases ou pares de bases a algumas centenas de milhares de pares de bases e, portanto, são 1 milhão a 10 mil vezes menores.

Caracterização do mRNA viral expresso durante a infecção

O mRNA viral expresso durante a infecção também pode ser analisado e caracterizado usando eletroforese em gel para fracionamento por tamanho, seguido de hibridização de ácido nucleico. Sem a hibridização, a detecção de mRNA viral contra a base de RNA celular é difícil, pois as moléculas de mRNA individuais não estão presentes em alta abundância.

A hibridização requer uma sonda de DNA ou RNA que seja complementar às sequências de mRNA a serem detectadas. Essas sondas podem ser facilmente preparadas com o uso de clonagem molecular de fragmentos de DNA viral em bactérias e um de vários métodos para produzir sondas radioativas. O uso da tecnologia de DNA recombinante fornece uma fonte conveniente e barata de material puro em grandes quantidades. A Parte 5 descreve brevemente alguns métodos básicos para clonar fragmentos de DNA viral. Uma das coisas mais importantes a ser lembrada acerca da hibridização ou anelamento de ácidos nucleicos é que, *sob condições adequadas, a presença de grandes (mesmo extraordinárias) quantidades de RNA ou DNA com sequências diferentes daquelas do DNA ou RNA de teste não tem efeito sobre a taxa ou a quantidade de híbridos formados*. Isso torna a hibridização de ácido nucleico um método extremamente sensível para detectar RNA e DNA; muito do entendimento que se tem dos processos regulatórios envolvidos na expressão gênica viral e celular tem como base a capacidade de medir com precisão essa expressão em qualquer momento durante o ciclo de replicação viral.

A Figura 12.10 descreve um experimento mostrando os diferentes mRNA expressos de duas regiões do genoma do HSV. Nesse experimento, isolou-se o mRNA de células infectadas por HSV 6 horas depois da infecção. As alíquotas foram então fracionadas por eletroforese em gel e transferidas para um filtro de membrana. As manchas replicadas foram hibridizadas com uma sonda de DNA viral total radioativa, ou com uma sonda feita de fragmentos de DNA clonados de regiões específicas do genoma viral (como mostrado).

Em outro experimento, também mostrado na Figura 12.10, o mRNA do HSV foi isolado em dois momentos diferentes (3 e 8 horas) depois da infecção. Em 3 horas, a replicação do DNA viral ainda não começou. Seis horas depois da infecção, ela está ocorrendo em alta taxa. As duas amostras de RNA foram fracionadas por eletroforese em gel, submetidas a *Northern blotting* e, em seguida, hibridizadas com um fragmento de DNA radioativo de uma região específica do genoma do HSV. Pode-se ver que a quantidade de RNA presente no ponto de 3 horas (*i. e.*, mRNA inicial) é muito reduzida em 6 horas, e o novo RNA – mRNA tardio – está presente nesse momento posterior.

Uma vez caracterizadas as moléculas de mRNA produzidas por qualquer vírus, elas também podem ser detectadas primeiro criando DNAc e, em seguida, usando a PCR quantitativa ou o sequenciamento de alto rendimento, conforme descrito na seção "Detecção da síntese de genomas virais" para genomas virais. Esses métodos mais modernos são agora amplamente utilizados.

Hibridização in situ

Pode-se realizar a hibridização de um fragmento clonado de DNA viral para RNA (ou DNA) viral na célula infectada. Em linhas gerais, o processo é semelhante ao da realização

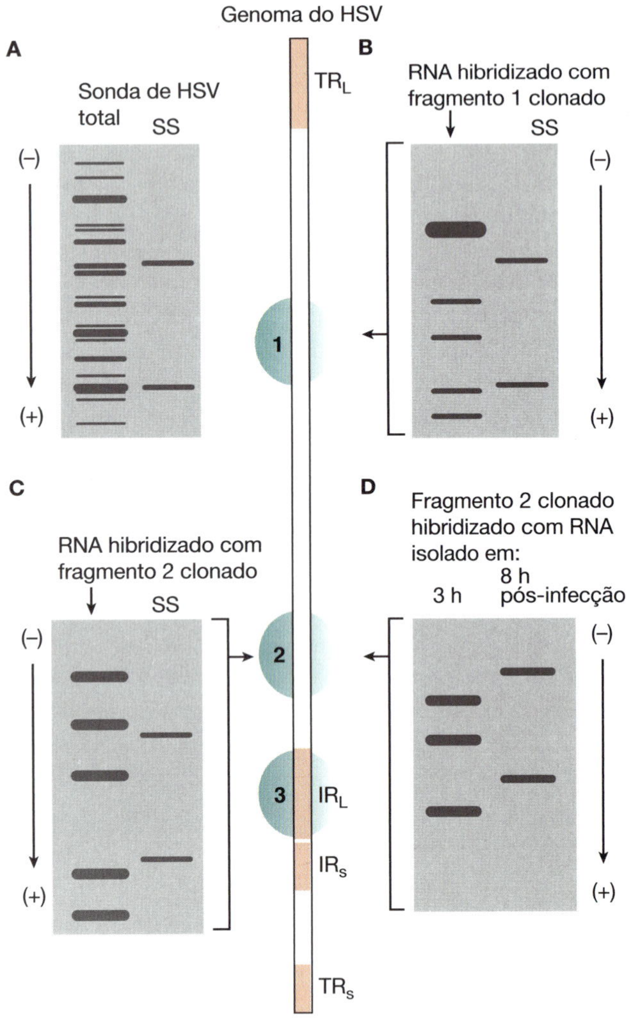

Figura 12.10 Diferentes moléculas de mRNA viral são codificadas por regiões distintas de um genoma viral. O diagrama mostra o genoma do HSV de 150 mil pares de bases e a localização de três fragmentos de DNA clonados que podem ser utilizados para hibridizar com o RNA total da célula infectada. Informações mais detalhadas sobre o genoma do HSV e genes específicos podem ser encontradas no Capítulo 17, Parte 4. A figura mostra diversos géis de fracionamento. **A.** Espécies de mRNA viral total expressas 5 horas depois da infecção. O RNA foi isolado e fracionado, e fez-se um *Northern blot* do RNA. Ele foi hibridizado com DNA viral radioativo para localizar as espécies de mRNA viral. **B.** Espécies de RNA expressas na região 1 por hibridização com DNA radioativo somente dessa região. **C.** Diferentes RNA vistos com uma sonda para a região 2. **D.** O RNA expresso da região 2 muda entre 3 e 8 horas depois da infecção (no tempo intermediário mostrado em [**C**], todas as espécies estão sendo expressas). As faixas marcadas com "SS" contêm RNA ribossômico radioativo incluído como padrão de tamanho.

de análise imunofluorescente de antígenos em uma célula. Nesse tipo de hibridização, chamada *hibridização in situ*, as células de interesse são delicadamente fixadas e desidratadas em uma lâmina de microscópio. A sonda de DNA desnaturado marcada com nucleosídios marcados com ^3H ou ^{35}S é incubada com as células na lâmina. Em seguida, a lâmina é revestida com uma emulsão fotográfica líquida que detectará a radioatividade ligada ao RNA ou DNA de interesse. Prefere-se o uso de sondas marcadas com ^3H ou ^{35}S, pois suas decomposições são de energia relativamente baixa, e a partícula emitida é facilmente capturada pela emulsão de raios X próximo do local de sua decomposição. De modo alternativo, pode-se incorporar um reagente não radioativo ao DNA da sonda, detectado com reagente de uma cor secundária ou fluorescente (FISH). Quando a micrografia é revelada e observada, áreas de RNA ou DNA que hibridizam com a sonda específica são visíveis.

A Figura 12.11 mostra um exemplo de hibridização *in situ*. Para esse estudo, o tecido do encéfalo humano de um indivíduo com infecção latente por HSV foi retirado em necropsia, preservado em formalina, embebido em parafina e cortado em seções finas. Um conjunto de secções foi incubado com uma sonda de DNA viral radioativo de uma

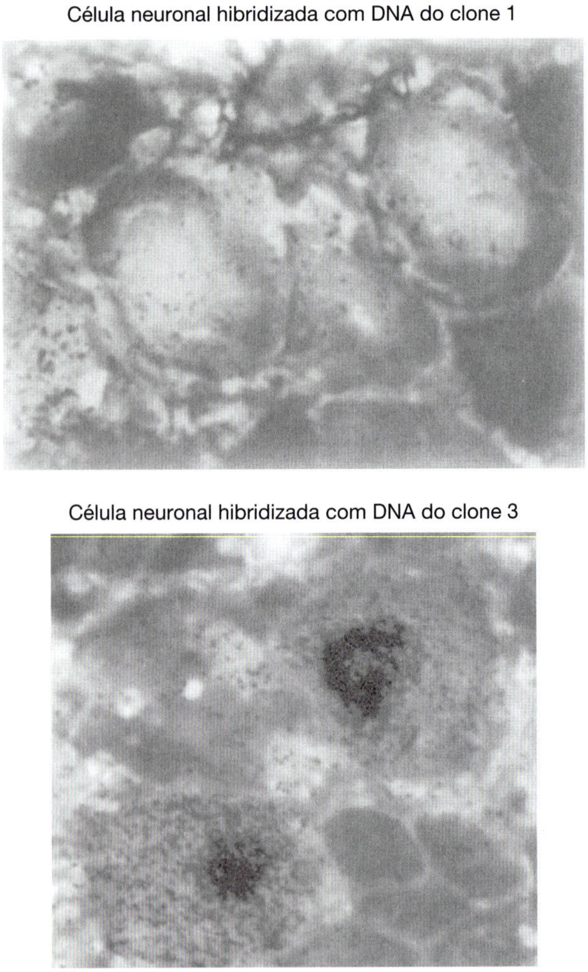

Figura 12.11 Hibridização *in situ* de neurônios humanos com infecção latente por HSV. Coletou-se o gânglio do nervo trigêmeo na necropsia de um homem de meia-idade morto em um acidente automobilístico. O tecido foi seccionado e fatias individuais foram incubadas com uma sonda de DNA marcada a partir da região 1 ou da região 3 do genoma do HSV, mostrado na Figura 12.10, sob condições de hibridização. A imagem acima não mostra hibridização; a mancha escura no núcleo neuronal é o nucléolo, o local da síntese de RNA ribossômico. A imagem abaixo mostra hibridização positiva em decorrência da expressão e da localização nuclear do transcrito associada à latência do HSV.

região do genoma não expressa durante a infecção latente; outro conjunto foi incubado com uma sonda cobrindo uma região do genoma viral que é transcrita em **transcritos associados à latência** durante uma infecção latente. A natureza dessas transcrições da fase latente é descrita com mais detalhes no Capítulo 17, Parte 4. Contudo, aqui, é necessário salientar que o sinal de hibridização positivo só é visto com sondas complementares a ele.

Assim como os métodos imuno-histoquímicos, a hibridização *in situ* pode ser aplicada em escalas maiores. Uma secção histológica de um tecido ou órgão pode ser feita, fixada, congelada e/ou embutida e então hibridizada com uma sonda apropriada para localizar áreas em que um transcrito viral específico ou genomas virais estão sendo replicados. Aliás, o método pode ser aplicado a animais inteiros se eles forem pequenos o bastante para possibilitar o seccionamento. Usando esse método, LP Villarreal *et al.* determinaram o efeito do local da infecção no envolvimento de órgãos nos quais o poliomavírus de camundongo se replicará em um camundongo lactente. A Figura 12.12 mostra um exemplo.

Para esse estudo, camundongos lactentes foram infectados com poliomavírus por injeção nasal ou intraperitoneal. Depois de 6 dias de replicação, os camundongos foram mortos e

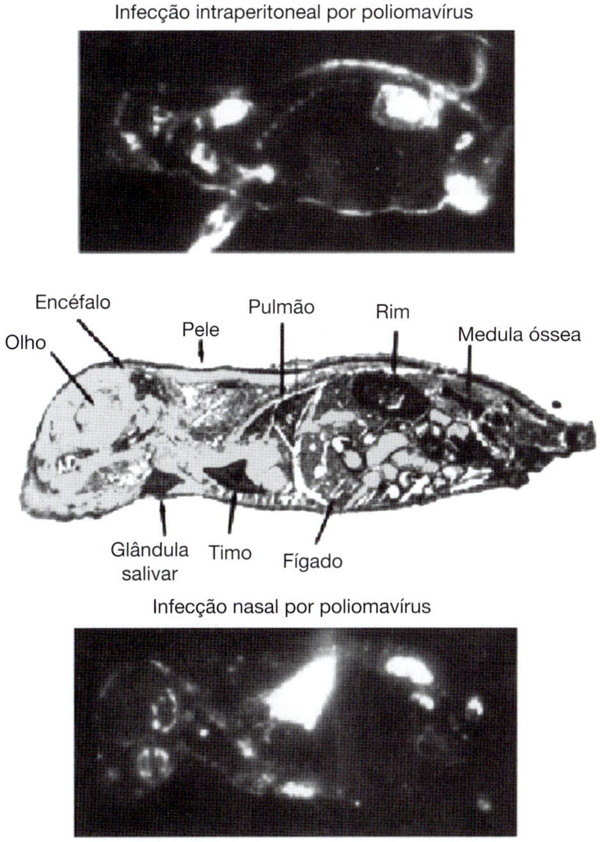

Figura 12.12 Hibridização *in situ* de cortes de camundongos lactentes infectados com poliomavírus. No centro, observa-se uma secção corada mostrando a localização dos principais órgãos do camundongo. Acima e abaixo dessa secção, estão fluororradiografias de secções mostrando tecidos em que o vírus está se replicando. Fonte: fotografias cortesia de L.P. Villarreal.

cuidadosamente seccionados após o congelamento usando um *micrótomo*, que é essencialmente uma faca muito afiada projetada para cortar secções finas de tecido congelado ou embebido em parafina. As fatias foram, então, colocadas em um filtro de membrana, coradas e hibridizadas com uma sonda radioativa específica para polioma. Mediu-se a radioatividade usando uma técnica chamada *fluorografia*, uma maneira de visualizar a radiação de baixa energia.

Na Figura 12.12, fica muito claro que o vírus inoculado no nariz se replica principalmente no pulmão, no rim e no timo. Em contrapartida, o vírus que infecta o peritônio do animal se replica eficientemente no rim, no encéfalo e na medula óssea.

Caracterização adicional de moléculas específicas de mRNA viral

Diferentes moléculas de mRNA viral codificam proteínas distintas. Isso é demonstrado pela técnica de IVT. Para esse experimento, o mRNA total da célula infectada ou uma fração purificada desse RNA é combinado com aminoácidos radioativos e misturado com um extrato isolado de reticulócitos de coelho, que contém ribossomos e todos os outros requisitos para a síntese de proteínas. Quaisquer proteínas sintetizadas podem ser fracionadas por tamanho em géis desnaturantes, ou pode-se isolar e, em seguida, fracionar os produtos proteicos que reagem com um anticorpo ou anticorpos específicos usando uma das técnicas descritas na Figura 12.7.

Um exemplo mostrado na Figura 12.13 demonstra que o mRNA de 6 kb detectado com a sonda de DNA clonado do HSV (fragmento 1, mostrado na Figura 12.10) codifica a proteína do capsídio do HSV de 155.000 Da. Nesse experimento, as duas espécies de mRNA que hibridizam com a região específica (6 e 1,5 kb) foram submetidas à IVT na mesma amostra. Os produtos de translação foram então testados quanto à reatividade com um anticorpo policlonal monoespecífico para essa proteína do capsídio para produzir os resultados mostrados. Pode-se concluir que a proteína do capsídio grande deve ser codificada pelo mRNA grande, visto que o mRNA menor codificado nessa região não é grande o suficiente.

USO DA TECNOLOGIA DE MICROARRANJO PARA OBTER IMAGEM COMPLETA DOS EVENTOS QUE OCORREM NA CÉLULA INFECTADA

Os primeiros virologistas chamaram o período entre o momento em que o vírus infeccioso entrou na célula hospedeira até a progênie do vírus ser produzida de **período de eclipse** da infecção. Isso porque eles não podiam determinar prontamente o que estava acontecendo usando as técnicas que tinham em mãos. As técnicas experimentais descritas neste capítulo possibilitaram aos virologistas modernos

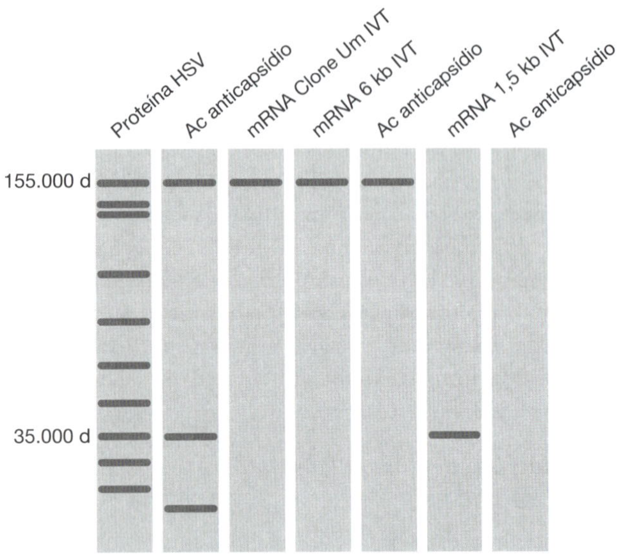

Figura 12.13 Caracterização do mRNA viral isolado por tradução *in vitro* (IVT; do inglês *in vitro translation*). A proteína total marcada em um pulso de 1 hora foi isolada 6 horas depois da infecção das células infectadas pelo HSV e fracionada em um gel desnaturante. O anticorpo (Ac) anticapsídio usado nesse experimento reagiu especificamente apenas com a proteína principal do capsídio de 155.000-Da. A terceira faixa mostra o fracionamento da proteína sintetizada *in vitro* usando um sistema de reticulócitos de coelho e mRNA que hibridiza com o DNA da região 1 do genoma do HSV mostrado na Figura 12.9. Observam-se duas proteínas: uma migrando a 155.000 Da e outra migrando a 35.000 Da. A demonstração de que a proteína grande é, de fato, a proteína principal do capsídio é feita pelo uso do anticorpo, como mostrado nas outras faixas.

visualizar o período do eclipse com a iluminação dos conhecimentos cada vez mais detalhados. Embora a análise experimental da infecção por vírus exija tempo e dinheiro, a aplicação de técnicas de microrrobótica de última produção, a detecção guiada por *laser* de macromoléculas-alvo interagindo com substratos e a medição quantitativa aprimorada por computador dessas interações, coletivamente denominada *análise de microarranjos*, fornecem meios de obter medidas em tempo real do ambiente intracelular conforme a infecção prossegue.

A ideia básica por trás da análise de microarranjos é bastante simples; a Figura 12.14 ilustra um exemplo.

Nas versões mais comuns, uma quantidade grande de amostras muito pequenas de moléculas-alvo individuais (tanto sequências de nucleotídios complementares a genes celulares e virais quanto peptídios conhecidos ou que se acredita que interajam com proteínas do hospedeiro modificadas por vírus) são ligadas a um substrato inerte, como vidro ou uma membrana de náilon – quanto menores forem as dimensões dos pontos (do inglês *spot*), mais amostras poderão ser visualizadas na matriz. Atualmente, é possível visualizar tamanhos tão pequenos quanto 80 μ, o que significa que uma lâmina de microscópio pode acomodar 10 mil ou mais amostras diferentes que estão em uso. Essa matriz contendo o material de teste, com cada variante localizada em um local conhecido, é conhecida como microarranjo ou *microchip*.

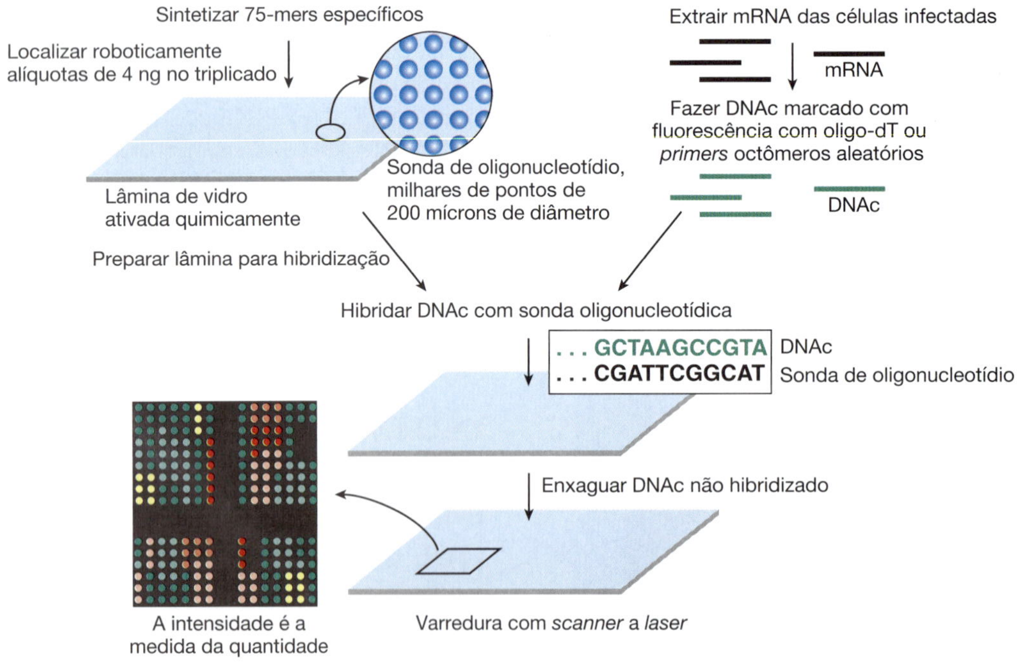

Figura 12.14 Aplicação de microarranjos ou estudo de produtos virais produzidos em uma célula infectada por HSV. Microarranjo de DNA para análise de mRNA em células infectadas por HSV. Oligonucleotídios complementares a cada transcrito viral são vinculados a uma lâmina de vidro com oligonucleotídios complementares a vários transcritos celulares de diagnóstico. Amostras de mRNA são isoladas de células sob diferentes condições de infecção e fazem-se cópias de DNAc usando uma base desoxi substituída por corante; utiliza-se um corante fluorescente diferente para cada condição. Em seguida, o DNAc é hibridizado com o *chip*, o material não hibridizado é lavado e o material ligado é localizado por varredura com um *laser* de comprimento de onda que excita apenas um ou outro dos dois corantes. A coloração e a intensidade do sinal em cada ponto podem ser diretamente relacionadas com a quantidade de mRNA presente na amostra original.

O *microchip* é incubado com uma pequena amostra de uma solução contendo misturas de macromoléculas conhecidas ou suspeitas de interagir com os substratos do *chip*. Isso pode ser mRNA ou DNAc sintetizado a partir do mRNA, se o *chip* contiver fragmentos de DNA, ou pode ser uma mistura de proteínas de células infectadas, se o *chip* contiver anticorpos ou peptídios conhecidos por se ligarem a um subconjunto da mistura experimental. O volume da solução experimental é mantido muito pequeno, fazendo a incubação em uma câmara muito pequena. Por exemplo, se as sondas estivessem ligadas a uma lâmina de vidro, a camada de uma lamínula de vidro sobre toda a matriz poderia formar a câmara de incubação. Obviamente, quanto mais restrito for o padrão de pontos na matriz, menor será o volume total necessário. De modo ideal, uma solução de materiais de algumas ou mesmo de uma única célula infectada individual poderia ser a fonte.

Após a incubação e a lavagem, as interações entre as moléculas ligadas ao *chip* e a mistura experimental adicionada podem ser analisadas por varredura a *laser*. Se um *chip* de DNA estivesse sendo usado, as moléculas de DNAc marcadas por fluorescência feitas a partir do mRNA presente na mistura de células infectadas só se ligariam a sequências complementares no *chip* depois da hibridização, e estas poderiam ser detectadas por fluorescência sob iluminação a *laser* no comprimento de onda apropriado. Se as interações DNA-proteína estivessem sob investigação, a potência do *laser* poderia ser ajustada, de modo a atomizar parcialmente algumas das proteínas ligadas a cada ponto, e sua natureza poderia ser determinada por espectroscopia de massa.

QUESTÕES DO CAPÍTULO 12

1 Anticorpos contra glicoproteínas do HSV-1 são marcados com um metal pesado na região Fc. Permite-se que o vírus infecte uma célula e, imediatamente depois disso, adiciona-se o anticorpo. Em seguida, secciona-se a célula e faz-se uma micrografia eletrônica dela. Onde você esperaria ver o metal pesado?

2 Qual dos seguintes métodos pode ser aplicado diretamente para investigar as propriedades e características de uma proteína viral?

(a) Eletroforese em gel de poliacrilamida com dodecil sulfato de sódio.
(b) Análise de *Western blot* com anticorpos específicos.
(c) Hibridização *in situ* com um anticorpo específico.
(d) Imuno-histoquímica com um fragmento de DNA clonado.
(e) Determinação da sequência do gene viral que o codifica.
(f) Hibridização de ácido nucleico.

3 Como a marcação radioativa com aminoácidos é utilizada para examinar os padrões de síntese de proteínas virais nas células infectadas? Dê um exemplo específico.

4 Quais são as maneiras pelas quais um anticorpo monoclonal pode ser usado na análise de uma proteína viral específica?

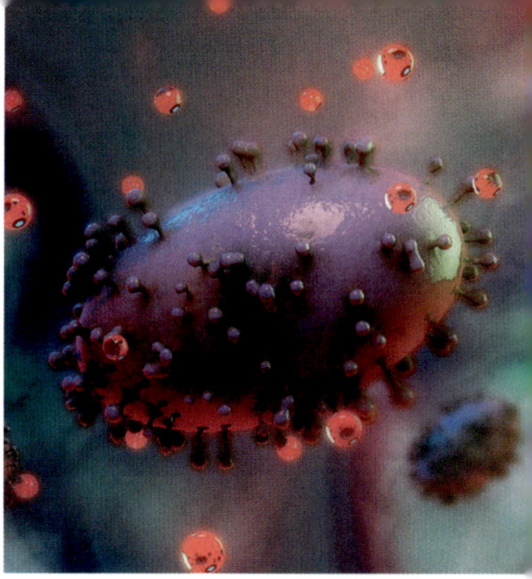

Vírus Usam Processos Celulares para Expressar suas Informações Genéticas

CAPÍTULO

13

Como os vírus precisam usar a célula para replicação, é necessário entender o que está acontecendo na célula e como um vírus pode utilizar esses processos. Um vírus precisa usar fontes de energia e aparatos de síntese proteica da célula. Além disso, muitos vírus usam todo ou parte do maquinário da célula para extrair informações mantidas no genoma viral e convertê-las em RNA mensageiro (mRNA) – o processo de **transcrição**. Enquanto os mecanismos celulares de expressão gênica predominam, a infecção viral pode levar a algumas variações importantes. Os vírus de RNA enfrentam problemas especiais que diferem de acordo com o vírus. Além disso, muitos vírus *modificam* ou *inibem* processos celulares de maneiras específicas para que a expressão de proteínas codificadas pelo vírus seja favorecida.

Para compreender como os vírus parasitam os processos celulares, esses processos precisam ser entendidos. Aliás, o estudo da expressão gênica do vírus serviu de base para o estudo e a compreensão dos processos na célula. Toda expressão gênica requer um mecanismo para a replicação exata do material genético e das informações contidas nele, bem como um mecanismo para "decodificar" essa informação genética nas proteínas que atuam realizando os processos metabólicos da célula.

Seja procariótica ou eucariótica, a informação genética da célula é de dois tipos fundamentais: sinais ou **elementos genéticos de ação *cis*** e genes ou **elementos genéticos de ação *trans***. Os elementos genéticos que atuam em *cis* o fazem apenas no contexto do genoma em que estão presentes. Eles incluem o seguinte:

1 Informações para a síntese de novo material genético usando o genoma parental como modelo.

2 Sinais para expressão das informações contidas nesse material como RNA.

Os elementos de ação *trans* são apenas isso, informações expressas para agir, mais ou menos livremente, em vários locais dentro da célula. Essas informações incluem as sequências do genoma que são transcritas em mRNA e, por fim, *traduzidas* em proteínas, bem como as sequências que são transcritas em RNA com função específica no processo de tradução: RNA ribossômico (RNAr) e RNA de transferência (RNAt). Algumas outras moléculas de RNA reguladoras, como microRNA e siRNA, também podem ser incluídas nessa categoria.

Enquanto as células procarióticas e eucarióticas utilizam o DNA como seu material genético, uma importante diferença entre essas células está na maneira como o genoma do DNA de fita dupla (dsDNA) é organizado e mantido nelas. A maioria dos cromossomos bacterianos é circular e, embora tenham inúmeras proteínas associadas a eles em locais específicos, o DNA genômico bacteriano pode ser considerado DNA "livre" (*i. e.*, não associado a nenhuma proteína cromossômica).

Em contrapartida, o DNA eucariótico é fortemente envolto em proteínas, principalmente histonas. Assim, o genoma eucariótico é o complexo proteína-ácido nucleico, a cromatina. A estrutura única dessa cromatina e sua forma condensada de cromossomos, bem como a capacidade destes de se distribuir igualmente nas células-filhas durante a divisão celular, são manifestações das propriedades químicas e físicas do complexo **desoxirribonucleoproteico**.

Há também diferenças na maneira como a informação genética é armazenada em cromossomos bacterianos e eucarióticos. Nos cromossomos bacterianos, os genes são densamente empacotados, e apenas cerca de 10 a 15% do DNA genômico total é composto de sequências que não codificam proteínas. As sequências não codificadoras de proteínas incluem principalmente segmentos curtos que direcionam a transcrição de mRNA específicos, segmentos curtos envolvidos na iniciação de rodadas de replicação de DNA e as moléculas de RNAt e RNAr codificadoras de informação.

Por outro lado, em alguns genomas eucarióticos, incluindo humanos, 98% ou mais do DNA não codifica nenhum produto estável. Parte desse DNA tem outras funções (como as sequências de DNA no centro e nas extremidades dos cromossomos), mas algumas dessas sequências de DNA não codificadoras de proteínas se acumularam ao longo do tempo evolutivo, e sua função atual (se houver) é o assunto de pesquisas experimentais contínuas e de debate vigoroso. Embora a função dessas sequências possa não ser clara, a origem de muitas delas é muito mais bem compreendida. A análise detalhada da sequência do genoma humano demonstrou que cerca de 8% são compostos de repetições de sequência simples e duplicações de segmentos, outros 8% compreendem elementos de DNA complementar (DNAc) retroviral que não podem mais se replicar e 30% ou mais são elementos transponíveis claramente relacionados com os retrovírus. Assim, uma quantidade aproximadamente 20 vezes maior de DNA no cromossomo humano está mais relacionada com retrovírus do que está envolvida na codificação de informações por proteínas. Essa é uma demonstração impressionante da importância dos vírus na biosfera e de sua coevolução com seus hospedeiros.

A REPLICAÇÃO DO DNA PROCARIÓTICO É UM MODELO ENZIMÁTICO PRECISO PARA O PROCESSO EM GERAL

Apesar das diferenças na natureza dos genomas bacterianos e eucarióticos, o processo básico de replicação do DNA genômico é bastante semelhante. As duas fitas de DNA celular são *complementares*, pois a sequência de bases nucleotídicas em uma determina a sequência de bases na outra. Isso decorre das regras de pareamento de bases de Watson-Crick. No processo de replicação do DNA, é útil ter em mente as seguintes regras:

1 A pareia com T (ou U no RNA); G pareia com C.

2 A fita recém-sintetizada é antiparalela ao seu molde.

3 Novas fitas de DNA "crescem" da direção 5′ para 3′.

A replicação de uma molécula de DNA usando as regras básicas de Watson-Crick é descrita na Figura 13.1, em que se observam as proteínas envolvidas nas replicações procariótica e eucariótica. O duplex de DNA parental "desenrola-se" no ponto de crescimento (a **forquilha de replicação**), e duas moléculas-filhas de DNA são formadas. Cada nova filha contém uma fita parental e uma nova fita, mostradas em cores diferentes na Figura 13.1. Cada base na nova fita e sua **polaridade** são determinadas pelas três regras recém-apresentadas.

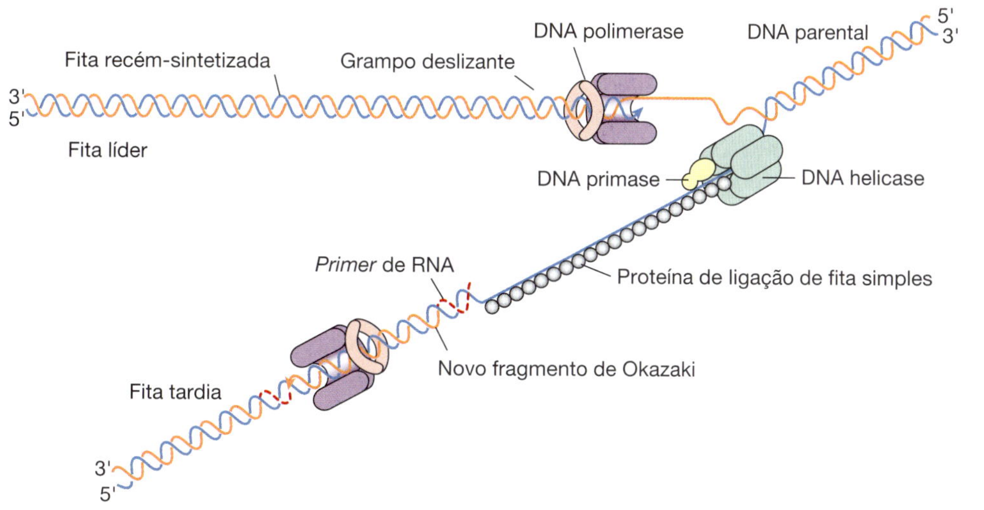

Figura 13.1 Enzimas e outras proteínas associadas ao DNA em torno de uma forquilha de replicação em crescimento. O processo está descrito no texto. Cada nova cadeia de DNA deve iniciar com um *primer* de RNA que se forma na vizinhança do DNA duplex em desenrolamento. O desenrolamento é mediado por enzimas denominadas *helicases*, que são complexadas com primases. Uma fita de DNA cresce continuamente; essa é a "fita líder". A replicação na outra fita ("fita tardia") é descontínua, em decorrência da necessidade de que a síntese de DNA prossiga de 5′ para 3′ de maneira antiparalela à fita molde. Esses fragmentos descontínuos também são chamados **fragmentos de Okazaki**, em homenagem ao cientista que os caracterizou pela primeira vez. Os *primers* são então removidos, as lacunas, preenchidas, e os fragmentos de DNA, ligados.

A replicação do DNA pode ser dividida em duas fases: *iniciação* de uma rodada de replicação do DNA, que leva à produção de uma fita-filha completa, e o *alongamento* dessa fita depois da iniciação. Cada rodada de replicação do DNA é iniciada com um pequeno pedaço de RNA, que atua como um *primer* para iniciar a cadeia de DNA. A primeira reação de iniciação ocorre em uma região específica (ou sítio) no DNA, chamada **origem de replicação** (**ori**). A origem de replicação compreende uma sequência específica de bases em que uma **proteína de ligação de origem** interage e causa desnaturação local para possibilitar o início do processo de replicação.

Depois da desnaturação do duplex de DNA na origem da replicação mediada pela proteína de ligação a ori, um **primossoma** composto pelas enzimas helicase e primase sintetiza um *primer* de RNA curto na direção antiparalela de 5′ para 3′ ao molde de DNA, e uma enzima de fusão de DNA (**helicase**) se associa com a forquilha de replicação em crescimento, levando ao desenrolamento do molde duplex. O processo difere nas duas fitas molde depois do início da replicação. Uma fita (a **fita líder**) é antiparalela à cadeia de DNA em crescimento, e a **DNA polimerase** e as proteínas de grampo deslizante associadas permanecem combinadas a esse molde, levando à síntese de uma fita contínua de novo DNA. A outra fita, no entanto, está na direção errada para servir como molde e permanece uma fita simples, em virtude de ser estabilizada por proteínas de ligação ao DNA de fita simples (ssDNA) até que um trecho suficiente de DNA se forme. Nessa conjuntura, o primossoma associa-se ao ssDNA próximo à forquilha de replicação, e um novo *primer* é sintetizado, levando à associação da DNA polimerase e proteínas grampo associadas e à síntese da segunda fita de DNA da progênie (a **fita tardia**). À medida que a replicação prossegue, as enzimas e proteínas necessárias para desenrolar o DNA duplex e mantê-lo como material de fita simples interagem com a "bolha" desnaturada para manter aberta a forquilha em crescimento. Assim, no ponto de crescimento do DNA, a síntese de DNA é contínua em uma direção, mas descontínua na outra. A síntese da fita tardia é necessária, pois, para manter a polaridade adequada, um novo *primer* deve ser colocado antes (*upstream*) do ponto de crescimento. Em outras palavras, a iniciação deve "saltar" à frente no molde para continuar a síntese da nova fita de DNA, uma vez que a DNA polimerase só pode produzir o produto recém-sintetizado na direção 5′ para 3′ (lendo a fita molde de 3′ para 5′). À medida que a síntese da fita tardia prossegue, o *primer* de RNA precisa ser removido, as lacunas, reparadas, e os fragmentos descontínuos, ligados entre si para formar a fita completa. Essas etapas finais requerem a ação de uma **exonuclease** para remover o *primer* de RNA e da **DNA ligase** para unir os fragmentos de DNA em crescimento nas fitas tardias.

Replicação do DNA eucariótico

Embora os processos enzimáticos básicos descritos na seção "A replicação do DNA procariótico é um modelo enzimático preciso para o processo em geral" sejam os mesmos na replicação dos DNAs procariótico e eucariótico, alguns detalhes diferem significativamente. Existem várias enzimas DNA polimerase em eucariotos, cada uma delas codificada por genes que foram produzidos pela duplicação de genes durante a evolução das células eucarióticas (ver Figura 1.2, que contém um exemplo). Uma delas (Pol alfa) faz parte do primossoma eucariótico, ao passo que outra (Pol delta) está envolvida no alongamento da cadeia. O tempo de replicação do DNA eucariótico é rigidamente controlado e restrito à fase S do ciclo celular, durante a qual proteínas grampo, denominadas **PCNA** (**antígeno nuclear de célula em proliferação**; do inglês *proliferating cell nuclear antigen*), são expressas. Conforme descrito na Parte 2, Capítulo 10, e com mais detalhes na Parte 5, a célula tem vários controles para garantir que a replicação cromossômica e celular ocorra apenas em momentos apropriados durante a vida do organismo; o aparecimento não programado de PCNA é um marcador importante que indica proliferação celular inoportuna.

A natureza do genoma eucariótico também impõe restrições ao processo de replicação não encontrado em células procarióticas. A cromatina – uma desoxirribonucleoproteína composta de DNA cromossômico fortemente associado a proteínas histonas e não histonas – deve ser dissociada em DNA genômico e proteínas associadas antes da replicação e reassociada depois da passagem da forquilha em crescimento. Isso geralmente requer modificações químicas reversíveis de histonas, como a acetilação. Além disso, como observado na Parte 2, Capítulo 10, as extremidades teloméricas dos cromossomos eucarióticos são lineares, com os próprios telômeros sendo compostos de sequências ricas em GC. As extremidades lineares do DNA não podem ser totalmente replicadas pela DNA polimerase, pois, no final, não há como um *primer* hibridar com o DNA antes dele (*upstream*) para iniciar o processo. Os telômeros são replicados pela ação do complexo ribonucleoproteico da telomerase, que contém um *primer* de RNA integral. Conforme observado na Parte 1, Capítulo 1, a sequência da proteína telomerase está relacionada com a da transcriptase reversa retroviral.

Replicação do DNA viral

A replicação do DNA viral geralmente segue as mesmas regras básicas do DNA celular; a replicação de pequenos vírus contendo DNA – como os parvovírus, poliomavírus e papilomavírus – usa enzimas de replicação do DNA celular, embora, no caso dos dois últimos, o vírus codifique uma proteína específica de ligação a ori. Herpes-vírus, como o herpes-vírus simples, (HSV), codificam várias proteínas necessárias à replicação do DNA, sendo o processo praticamente idêntico aos padrões celulares descritos aqui, conforme mostrado na Figura 13.2. O mesmo acontece com os poxvírus. Essas proteínas de replicação de DNA têm relações genéticas claras com enzimas celulares com a mesma função. Os adenovírus também codificam sua própria DNA polimerase, mas, conforme descrito na Parte 4, Capítulo 16, eles usam um *primer* de proteína para iniciar a replicação e realizam apenas a síntese da fita líder.

Aqueles vírus que têm genomas de DNA circulares não enfrentam o problema de replicar as extremidades lineares das moléculas de DNA, mas adenovírus, herpes-vírus, poxvírus, muitos bacteriófagos e outros grandes vírus de DNA têm genomas lineares. Cada um deles resolve o **problema das extremidades do DNA** com um mecanismo único descrito nos capítulos apropriados deste livro.

Efeito da infecção viral na replicação do DNA do hospedeiro

A infecção viral pode levar à degradação do DNA celular, com reciclagem concomitante de nucleotídios no agregado biossintético viral geral. Isso é facilmente observado em infecções produtivas por muitos bacteriófagos. Em infecções por diversos vírus eucarióticos, a degradação do DNA do hospedeiro não é completa – principalmente em infecções que levam à apoptose. A replicação do DNA celular é fortemente regulada em células eucarióticas diferenciadas; infecções por diversos vírus tumorais levam ao bloqueio dos circuitos reguladores e à replicação não programada do DNA e à proliferação celular. No caso de infecções por retrovírus, o genoma viral torna-se integrado ao cromossomo hospedeiro depois de sua conversão de RNA em DNA pela transcriptase reversa. O DNA viral integrado (o **provírus**) é então expresso como um gene celular – muitas vezes, sob estrita regulação. Esse também é o caso em infecções **lisogênicas** com bacteriófagos, como o bacteriófago λ. Essas infecções são descritas nos capítulos apropriados da Parte 4.

EXPRESSÃO DE MRNA

A expressão de mRNA a partir do DNA envolve a transcrição de uma fita de DNA. Depois do início da transcrição, o RNA é polimerizado com uma RNA polimerase dependente de DNA usando as regras de pareamento de bases de Watson-Crick (exceto que, no RNA, U aparece no lugar de T). Embora semelhantes em linhas gerais, muitos detalhes do processo diferem entre procariotos e eucariotos. Uma grande diferença é que a enzima bacteriana pode se associar diretamente ao DNA bacteriano, e a própria enzima pode formar um complexo de pré-iniciação e iniciar a transcrição. Em eucariotos, são necessárias múltiplas proteínas auxiliares reunidas próximo do local de início da transcrição para a iniciação desta, e a RNA polimerase só é capaz de se associar ao molde depois de essas proteínas se associarem. O processo de terminação da transcrição também difere significativamente entre os dois tipos de organismo.

TRANSCRIÇÃO PROCARIÓTICA

As regiões do DNA procariótico a serem expressas como mRNA são frequentemente organizadas de maneira que uma mensagem é transcrita, a partir da qual duas ou mais proteínas podem ser traduzidas. A capacidade da RNA polimerase bacteriana de transcrever esse mRNA muitas vezes é controlada pela presença ou ausência de uma proteína de ligação ao DNA,

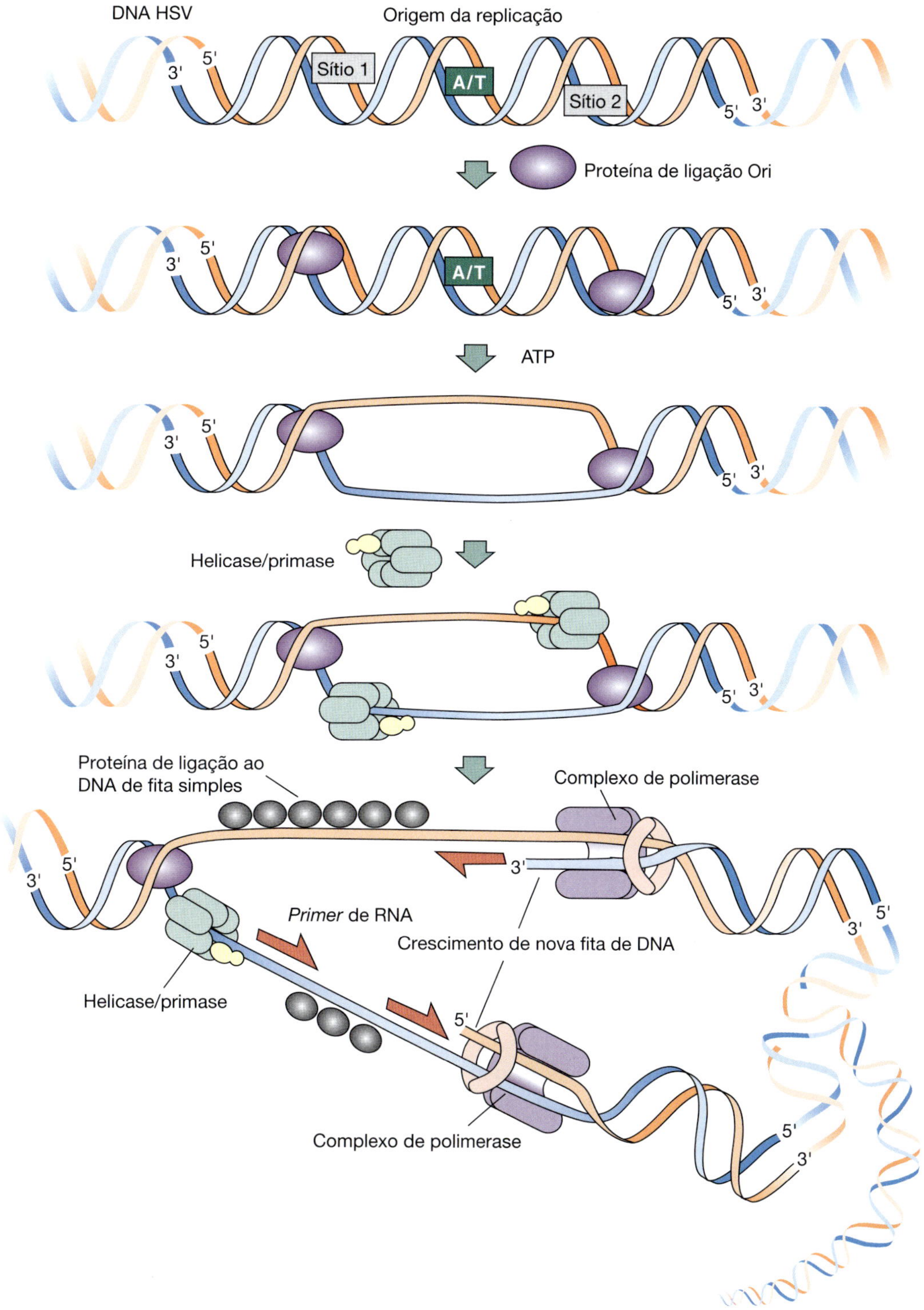

Figura 13.2 Iniciação da replicação do DNA do HSV. Esse processo é praticamente idêntico ao que ocorre na célula, exceto que há envolvimento de enzimas e proteínas codificadas pelo vírus. O passo inicial é a desnaturação do DNA na origem de replicação com a proteína de ligação ori. Em seguida, o complexo helicase-primase e as proteínas de ligação do ssDNA se associam para possibilitar que a DNA polimerase inicie a síntese de DNA. *Ori*, origem da replicação; *A/T*, sequência rica em AT.

chamada repressor. A sequência de DNA à qual o repressor pode se ligar é chamada operador, e os genes expressos como um único transcrito regulado são chamados de óperons. Isso é mostrado esquematicamente na Figura 13.3. O modelo de óperon para transcrição bacteriana foi proposto pela primeira vez no início da década de 1960 por Jacob, Monod e Wollman, a partir de suas análises genéticas de mutantes de *Escherichia coli* incapazes de crescer no dissacarídio lactose. Desde então, esse modelo de óperon tem se mostrado válido para diversas unidades transcricionais procarióticas.

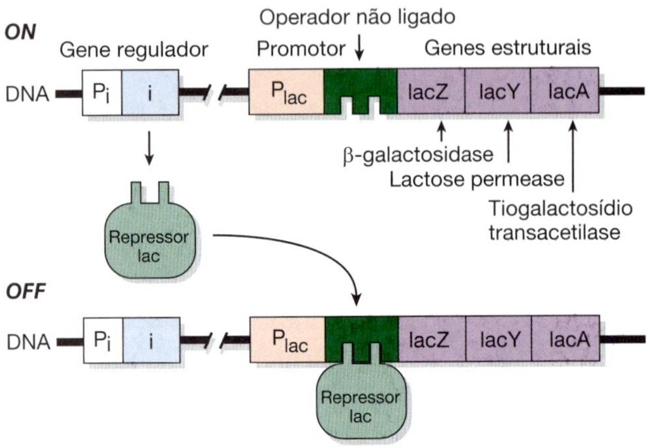

Figura 13.3 Óperon lac de *E. coli*. O promotor está sempre "ligado", mas o repressor lac (produto do gene *lac I*) normalmente está vinculado ao operador que bloqueia a transcrição. O repressor pode ser inativado pela adição de lactose. O operador também é sensível aos níveis de 3′,5′-monofosfato de adenosina cíclico (cAMP), conforme explicado no texto. Todos os genes controlados por esse óperon são expressos como um único mRNA, que pode ser traduzido em três proteínas separadas em decorrência da iniciação interna do ribossomo.

Além da organização em óperons, a expressão do gene procariótico difere da dos eucariotos, como resultado de uma diferença estrutural fundamental entre as células: a ausência de um núcleo definido nos procariotos. Nas células procarióticas, a transcrição ocorre no mesmo local e ao mesmo tempo que a tradução. Esse acoplamento dos dois eventos sugere que a regulação mais eficiente da expressão gênica nessas células será no nível de iniciação da transcrição. O modelo óperon também leva isso em consideração.

RNA polimerase procariótica

A RNA polimerase dependente de DNA das células procarióticas, especialmente a da *E. coli*, é bem estudada. A enzima mostrada na Figura 13.4 contém cinco subunidades de polipeptídio: duas cópias de α, uma de β, uma de β', uma de σ e uma de ω. As funções de todas as subunidades, exceto da ω, são conhecidas com bastante precisão. A enzima central, que pode realizar transcrição inespecífica *in vitro*, consiste na subunidade β' para ligação ao DNA e nas duas subunidades α e na subunidade β para iniciação da transcrição e para interação com proteínas reguladoras. A adição da subunidade σ cria a *holoenzima* que transcreve o DNA com grande especificidade, pois essa subunidade é responsável pelo correto reconhecimento do promotor. É a holoenzima que é ativa *in vivo* para a iniciação da transcrição.

Promotor procariótico e iniciação da transcrição

O DNA ao qual a holoenzima RNA polimerase se liga para iniciar a transcrição se parece muito com sua contraparte eucariótica. As sequências de consenso estão presentes em

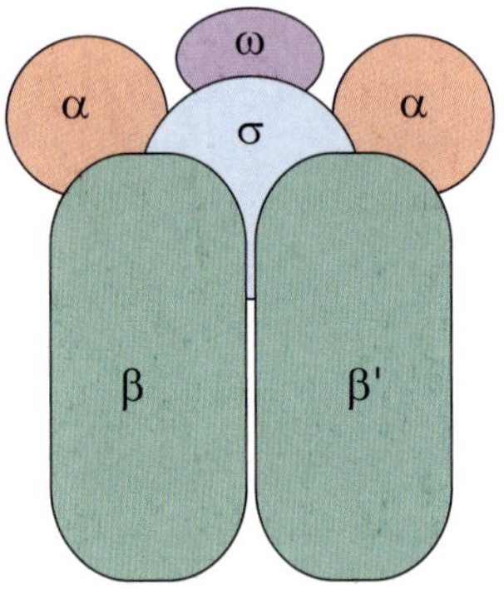

Subunidade	Tamanho	#/molécula	Função
α	36,5 kd	2	Iniciação da cadeia e interação com proteínas reguladoras
β	151 kd	1	Iniciação e alongamento da cadeia
β'	155 kd	1	Ligação ao DNA
σ	70 kd	1	Reconhecimento do promotor
ω	11 kd	1	Ajuda a montar e estabilizar o complexo

Figura 13.4 Molécula de RNA polimerase bacteriana. A enzima é composta de seis subunidades com diferentes funções. A enzima completa é chamada de *holoenzima*.

locais específicos antes (*upstream*) do local de início da transcrição. Encontra-se uma sequência com o consenso TATAAT na posição –10 e uma sequência TTGACA na posição –35. A primeira sequência é frequentemente chamada de caixa de Pribnow, em homenagem ao seu descobridor, e é semelhante em função à TATA *box* de eucariotos. A holoenzima RNA polimerase liga-se ao promotor, causando a formação de uma bolha de transcrição no DNA. Assim como nos eucariotos, a transcrição começa com um trifosfato de purina, e o alongamento da cadeia prossegue na direção de 5′ para 3′, lendo o molde de DNA da fita antissenso na direção 3′ para 5′. A polimerase catalisa a incorporação de cerca de 10 nucleotídios ao mRNA em crescimento antes que a subunidade σ se dissocie do complexo. Assim, σ é necessário apenas para a correta iniciação e transcrição da primeira porção da cadeia de RNA.

Controle da iniciação procariótica da transcrição

Como mencionado, a holoenzima RNA polimerase bacteriana formará um complexo de transcrição e começará a copiar o DNA na presença de uma sequência promotora correta. Como a estratégia de regulação procariótica determina que a expressão gênica seja regulada no nível dessa iniciação, muitos genes induzíveis (genes cuja expressão aumenta ou diminui sob determinadas condições celulares) têm a estrutura geral do óperon diagramada na Figura 13.3. A ligação da proteína repressora à sequência operadora de DNA, posicionada no local ou imediatamente depois (*downstream*) do local de iniciação, fornece efetivamente um bloqueio físico ao progresso da RNA polimerase. A combinação repressor-operador atua, aliás, como um interruptor "*on-off*" para a expressão gênica, embora deva ser entendido que essa ligação não é irreversível e que existe alguma chance finita de a transcrição ocorrer mesmo no estado "*off*".

A presença da molécula indutora apropriada, como o metabólito da lactose responsável pela indução do *lac*, causará uma mudança estrutural no repressor, de maneira que ele não poderá mais se ligar ao operador. Em casos como o óperon triptofano, a proteína repressora assume a conformação de ligação correta apenas na presença do correpressor (p. ex., triptofano). A situação geral é que a expressão gênica procariótica regulada ocorre a menos que a ligação de uma proteína que bloqueie o movimento da RNA polimerase a impeça.

Observa-se também a potencialização da transcrição procariótica. Usando o exemplo dos óperons necessários para os genes utilizarem açúcares incomuns, como a lactose, pode-se observar a regulação positiva da expressão gênica. Nesse caso, a resposta envolve um sistema que é capaz de "sentir" a quantidade de glicose apresentada à célula e, portanto, o estado nutricional geral dessa célula. Como as enzimas que metabolizam a glicose (a via glicolítica) são expressas constitutivamente (não reguladas) na maioria das células, a disponibilidade desse açúcar é um bom sinal para a célula utilizar na regulação da expressão de enzimas para o metabolismo de outros açúcares. O nível de glicose disponível para a célula é inversamente proporcional à quantidade de 3′,5′-monofosfato de adenosina cíclico (**cAMP**) dentro da célula. Esse nucleotídio pode interagir com uma proteína chamada proteína receptora de AMP cíclico (CRP; do inglês *cyclic AMP receptor protein*), também conhecida como proteína ativadora de catabólitos (CAP). Um complexo cAMP-CRP liga-se a uma região do DNA logo antes (*upstream*) do promotor, mas apenas em genes que são sensíveis a esse efeito. Quando o complexo se liga, o DNA é alterado de modo que a taxa de transcrição aumenta em muitas vezes. Se a proteína repressora é a chave "*on-off*" desse gene, então o complexo cAMP-CRP é o "controle de volume" de ajuste fino da transcrição à medida que surge a necessidade metabólica. Essa regulação da taxa de transcrição pelo nível de glicose é chamada de **repressão catabólica**.

Terminação da transcrição procariótica

A RNA polimerase bacteriana termina a transcrição por um de dois meios: de maneira ρ-dependente ou ρ-independente. A diferença entre esses dois envolve a resposta do sistema ao **fator de terminação** (**fator ρ**) e as características estruturais próximas ao terminal 3′ do RNA.

No caso da terminação ρ-dependente, o mRNA que está sendo transcrito contém, próximo à extremidade 3′ pretendida, uma sequência à qual o fator ρ se liga. A proteína ρ é funcional como um hexâmero e atua como uma helicase dependente de adenosina trifosfato (ATP) para desenrolar o RNA produto de seu molde e terminar a polimerização.

Para a terminação ρ-independente, a sequência próxima ao terminal 3′ pretendido do transcrito contém dois tipos de motivos de sequência. Primeiro, o transcrito de RNA contém uma região rica em GC que pode formar uma estrutura de alça de haste pareada com a base. Imediatamente depois (*downstream*) desse recurso, está uma região rica em U. A presença da sequência rica em GC retarda o progresso da polimerase. A alça de haste que se forma interage com as subunidades da polimerase para interromper ainda mais seu progresso. Por fim, as sequências ricas em AU derretem e possibilitam que a transcrição e o molde se separem, encerrando a transcrição.

TRANSCRIÇÃO EUCARIÓTICA

Promotor e iniciação da transcrição

Nos eucariotos, toda a transcrição ocorre no núcleo, exceto a que ocorre nas organelas. A RNA polimerase II (pol II) é "recrutada" para o complexo de pré-iniciação formado pela associação de fatores associados à transcrição acessória reunidos no local em que a transcrição deve começar; a Figura 13.5 descreve o processo. A transcrição inicia-se em um promotor eucariótico "típico" em uma sequência de 6 a 10 bases composta de resíduos A e T (a TATA *box*), que ocorre cerca de 25 bases antes (*upstream*) (5′) de onde o mRNA começa (sítio de ligação Cap). As proteínas que compõem o complexo de pré-iniciação formam um complexo grande o suficiente para ir dessa região até o local do *cap*, como mostrado na Figura 13.5. A formação do complexo de pré-iniciação ao redor da TATA *box* pode ser modulada e facilitada pela associação de um dos muitos fatores de transcrição que se ligam a sequências específicas, geralmente antes (*upstream*) – mas próximas – do *cap*.

Esses elementos de transcrição antes (*upstream*) do *cap* podem interagir e estabilizar o complexo de pré-iniciação, pois o dsDNA é flexível e pode "dobrar-se" para possibilitar que os fatores de transcrição se aproximem do complexo proteico de ligação a TATA; essa dobra está esquematizada na Figura 13.6. Toda a região do promotor (contendo o sítio de ligação Cap, TATA *box* e sítios de ligação ao fator de transcrição proximal) geralmente ocupa os 60 a 120 pares de bases imediatamente antes (*upstream*) (5′) do local de início da transcrição.

Outras regiões de controle ou **estimuladoras** podem ocorrer a distâncias significativas da região promotora. Esses estimuladores também interagem com proteínas específicas e, por fim, agem possibilitando que os fatores de transcrição se associem ao DNA relativamente próximo ao promotor; o processo também é mostrado na Figura 13.6. Os estimuladores parecem ajudar a deslocar as histonas do modelo de transcrição e, portanto, facilitar a velocidade de iniciação da transcrição de determinado promotor. No entanto, ao contrário do elemento promotor central em si, os estimuladores servem apenas para

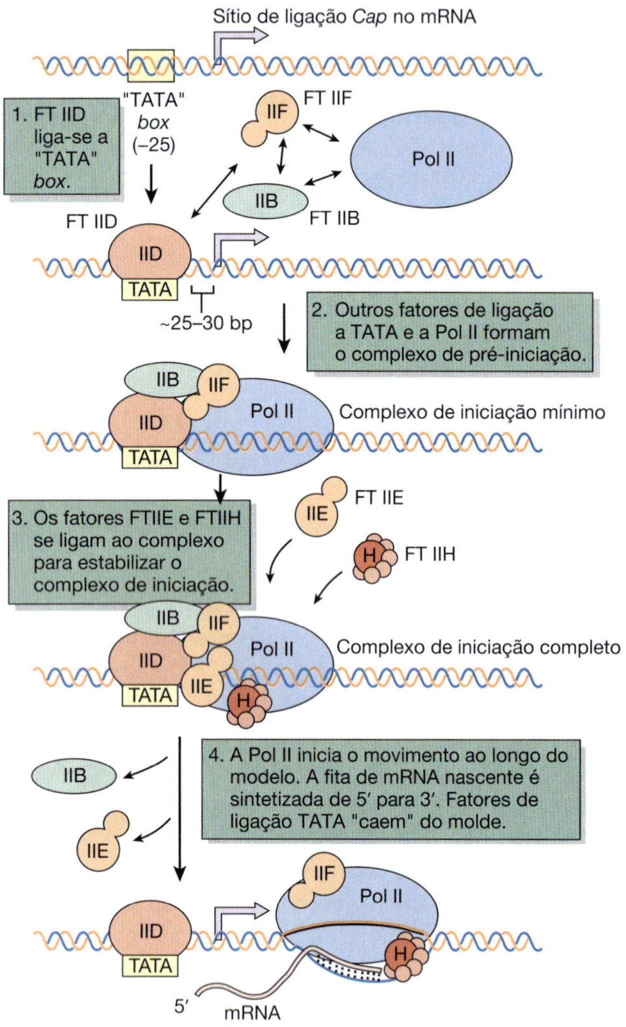

Figura 13.5 Etapas de iniciação da transcrição em um promotor eucariótico. Com a maioria dos promotores, o processo começa como mostrado na parte superior, com a montagem do complexo de iniciação na TATA *box*. Depois de sua montagem completa, o molde de DNA é desnaturado e a síntese de RNA antiparalela à fita molde (fita antissenso) é iniciada. Os tamanhos relativos das proteínas envolvidas mostram como a localização do complexo de pré-iniciação na TATA *box* é espaçada de modo a possibilitar que a RNA polimerase inicie a síntese de RNA cerca de 25 a 30 bases depois (*downstream*) dele. *FT*, fator de transcrição; *Pol II*, RNA polimerase II.

regular e aumentar a transcrição, e o promotor em que atuam pode mediar a transcrição mensurável na sua ausência. Os próprios estimuladores podem estar sujeitos à modulação da atividade por fatores que estimulam a célula à atividade metabólica, como citocinas e hormônios esteroides.

Controle da iniciação da transcrição eucariótica

Assim como nos procariotos, controlar o acesso da RNA polimerase e de enzimas associadas com o gene a ser transcrito em grande medida controla a transcrição eucariótica. O processo é complicado pela natureza do molde de

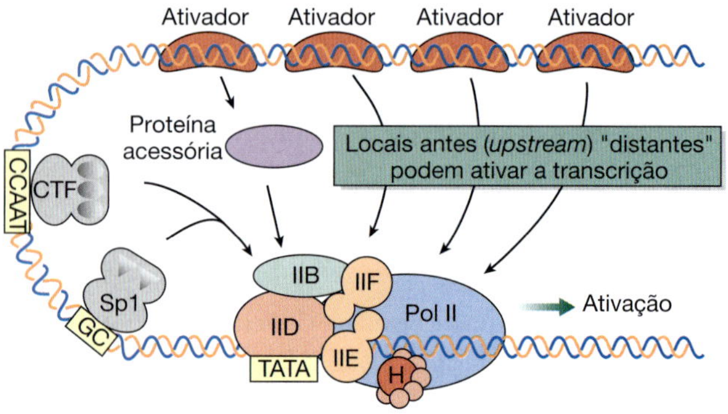

Figura 13.6 A flexibilidade do DNA possibilita que os fatores de transcrição se liguem em locais antes (*upstream*) da TATA *box* para estabilizar a formação do complexo de pré-iniciação. Elementos estimuladores, que podem facilitar e modular adicionalmente o processo, também podem se ligar a proteínas ativadoras antes (*upstream*) (ou, em alguns casos, depois [*downstream*]) ainda dos locais usados pelos fatores de transcrição.

transcrição (cromatina), pela quantidade de proteínas reguladoras cujo acesso precisa ser controlado e pela necessidade de transmitir sinais do exterior da célula ao longo do citoplasma até o núcleo onde ocorre a transcrição. O nível mais amplo de controle da transcrição, aquele que medeia a regulação da transcrição durante o desenvolvimento, está no nível da estrutura da cromatina. A expressão de grandes porções de cromossomos celulares pode ser, em essência, permanentemente reprimida pela metilação do DNA, seguida por sua associação com proteínas específicas de ligação ao DNA e histonas não acetiladas na heterocromatina condensada (Figura 13.7A). Embora essas regiões do cromossomo possam ser desreprimidas sob certas condições, como a liberação anormal do controle da replicação associada ao crescimento tumoral, esse normalmente é um processo irreversível.

Dispersa, a eucromatina contém os genes que normalmente são transcritos na célula. Conforme descrito neste capítulo, a ligação de fatores de transcrição, a RNA polimerase e a acetilação das histonas associadas (possibilitando uma estrutura aberta e acessível) é regulada pela presença de proteínas reguladoras que se ligam ao DNA e controlam a expressão do gene em questão.

Muitas proteínas reguladoras são sequestradas no citoplasma em sua forma inativa até que um sinal extracelular interaja com seu receptor celular, levando a uma **cascata de transdução de sinal**, que envolve a modificação covalente de proteínas-alvo seguida de sua migração para o núcleo e da ativação dos genes-alvo. Embora haja uma grande quantidade de sinais extracelulares, uma célula só é capaz de reconhecer aqueles para os quais apresenta receptores específicos. Esses receptores e as cascatas que eles induzem podem ser divididos em uma quantidade relativamente pequena de vias que levam à modificação reversível de proteínas-alvo (geralmente por fosforilação). A ativação da resposta da interferona tipo I, descrita na Parte 2, Capítulo 7, é mostrada na Figura 13.7B. Como mostrado, a presença da interferona leva à formação de um heterodímero na superfície da célula. Cada uma das subunidades tem uma

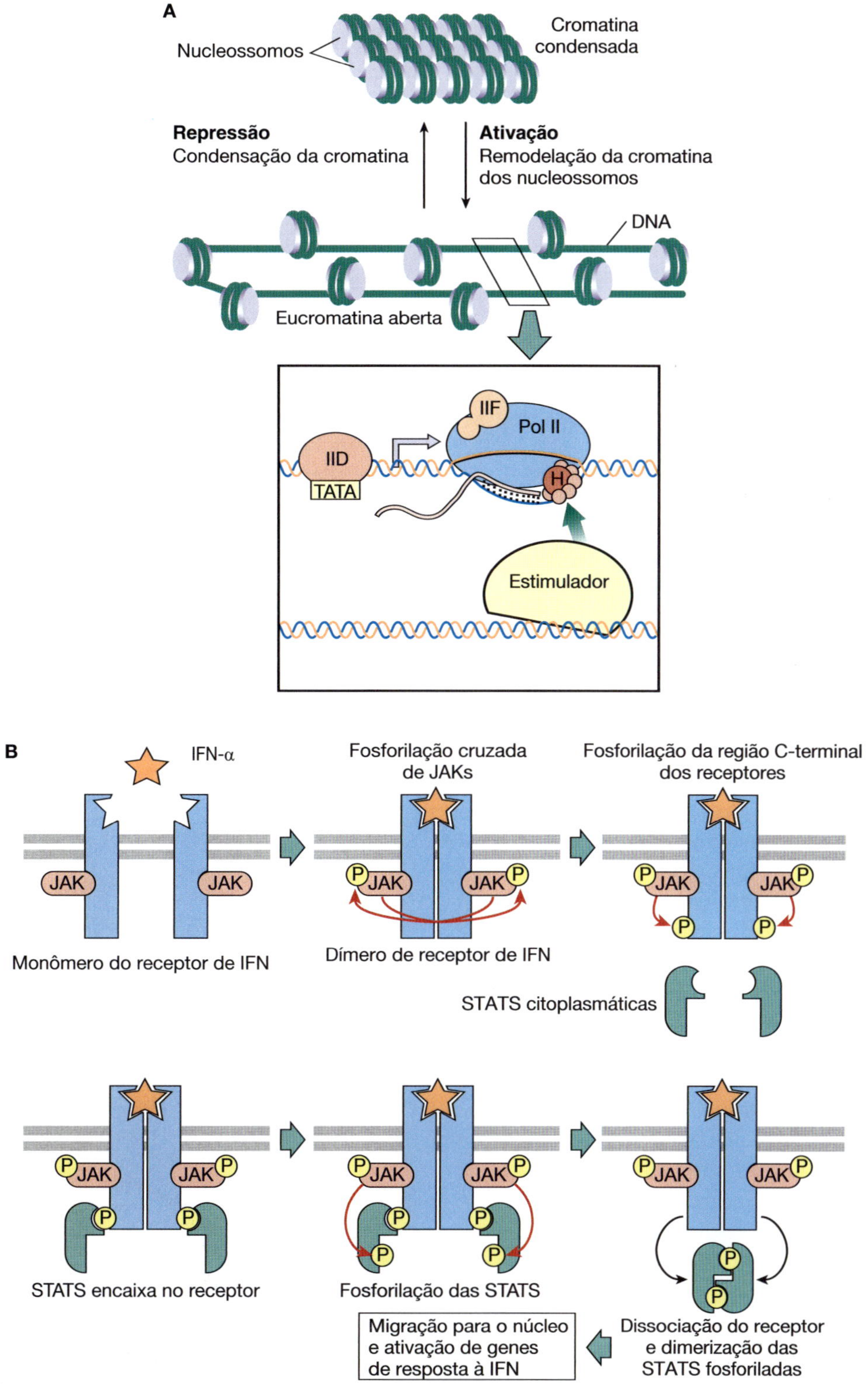

Figura 13.7 Controle da transcrição eucariótica. **A.** A disponibilidade do modelo de transcrição é controlada pela estrutura da cromatina. Esse é geralmente um processo de desenvolvimento, e a condensação da cromatina em heterocromatina é muitas vezes essencialmente irreversível em uma célula diferenciada. A cromatina condensada é transcricionalmente silenciosa e contém histonas não acetiladas e DNA metilado. A eucromatina é mais frouxamente organizada com histonas acetiladas; nessas regiões, os genes estão essencialmente desligados, mas alguma transcrição pode ocorrer em intervalos irregulares ou durante a replicação cromossômica. A ativação de genes na eucromatina, como resultado da ligação de ativadores transcricionais a sequências reguladoras, como estimuladores, leva a altos níveis de transcrição. **B.** A via de sinalização Jak-Stat (ou cascata de sinalização) é induzida pela interferona alfa (α), resultando na ativação transcricional de genes induzidos pela interferona. Conforme discutido no texto, a presença de interferona α leva à dimerização de receptores específicos na superfície celular, levando primeiro à fosforilação de Jak e Tyk ligados aos domínios citoplasmáticos C-terminais desses receptores, seguida pela fosforilação dos próprios peptídios receptores. Isso resulta na fosforilação de proteínas STAT citoplasmáticas, que dimerizam e migram para o núcleo, onde ativam a transcrição apropriada.

proteinoquinase associada a ela (Jak1, proteína tirosinoquinase humana, ou Tyk2, tirosina-proteinoquinase não receptora). A dimerização possibilita que essas proteínas fosforilem umas às outras – as proteínas quinase fosforiladas fosforilam os receptores nas regiões C-terminais dos próprios receptores de interferona α. Estes, por sua vez, servem como sítios para a associação de proteínas STAT (do inglês *signal transducer and activator of transcription*) com o complexo, e as quinases os fosforilam, levando à sua dissociação do complexo, dimerização e migração para o núcleo, onde se ligam a sequências reguladoras de transcritos induzíveis por interferona α, como aqueles que codificam a 2',5-oligoA sintetase, a PKR (do inglês *protein kinase R*), e assim por diante. Assim, um único sinal fora da célula pode levar a múltiplas respostas (uma cascata) direcionadas a esse sinal.

Processamento do precursor de mRNA

Depois da iniciação da transcrição, o alongamento do transcrito prossegue. O RNA também é modificado depois da iniciação pela adição de um *cap* na extremidade 5′.[1] A formação do Cap (capeamento) ocorre pela adição de um nucleotídio 7-metilguanina em uma ligação fosfodiéster 5′-5′ à primeira base do transcrito, conferindo à molécula proteção contra quebra e estabilidade. Esse *cap* tem papel importante na iniciação da síntese de proteínas. A transcrição prossegue até que o complexo de transcrição pol II-nascente encontre uma região de DNA contendo sequências que **fornecem sinais de terminação da transcrição/poliadenilação** que ocorrem em 25 a 100 pares de bases. Uma característica importante dessa região é a presença de um ou mais **sinais de poliadenilação**, AATAAA na fita de mRNA de senso positivo.

Outros sinais de ação *cis* curtos também estão presentes na região de poliadenilação. Uma enzima específica (transferase terminal) adiciona uma grande quantidade de nucleotídios de adenina na extremidade 3′ do RNA logo depois (*downstream*) (3′) do sinal de poliadenilação à medida que ele é clivado e liberado do molde de DNA. Curiosamente, a própria polimerase pode continuar no molde por uma curta ou longa distância antes de finalmente se dissociar e cair.

Além do capeamento e da poliadenilação, a maioria dos mRNA eucarióticos passa por *splicing*. No ***splicing***, as sequências internas (**íntrons**) são removidas, e as porções restantes do mRNA (**éxons**) são ligadas para formar o mRNA maduro. O *splicing* ocorre por meio da ação do pequeno RNA nuclear (**snRNA**) em complexos de RNA e proteína (ribonucleoproteína), chamados **spliceossomos**. O processo é complexo, mas o resultado é que a maioria dos mRNA eucarióticos maduros é um pouco ou muito menor que o precursor do pré-mRNA ou o transcrito primário.

[1]N.R.T.: *Cap* também é uma metil guanina modificada e protege o transcrito de ser quebrado. Ocorre na extremidade 5′ e dá maior estabilidade à molécula.

A Figura 13.8 mostra esquematicamente a produção de mRNA maduro no núcleo. Embora o *splicing* ocorra depois da clivagem/poliadenilação nesse esquema, o processo real pode ocorrer enquanto a cadeia de RNA nascente cresce. A Figura 13.9 mostra a maturação do RNA e o *splicing* em uma imagem de resolução um pouco mais alta. Todas as modificações ocorrem no próprio RNA: primeiro o capeamento, depois a clivagem/poliadenilação da cadeia de RNA em crescimento e então o *splicing* (se houver). Assim, quase todos os mRNA eucarióticos são capeados, poliadenilados e submetidos a *splicing*. Como o *splicing* pode ocorrer dentro ou entre sequências de peptídios que codificam o mRNA, isso pode resultar na produção de "famílias" complexas de mRNA que codificam proteínas relacionadas ou totalmente não relacionadas. A Figura 13.10A mostra alguns padrões gerais de *splicing* conhecidos por serem importantes na replicação viral.

Localização de *splicing* em transcrições eucarióticas

A caracterização de um transcrito submetido a *splicing* e sua relação com o DNA que o codifica pode ser feita por análise comparativa da sequência do gene e do DNAc produzido a

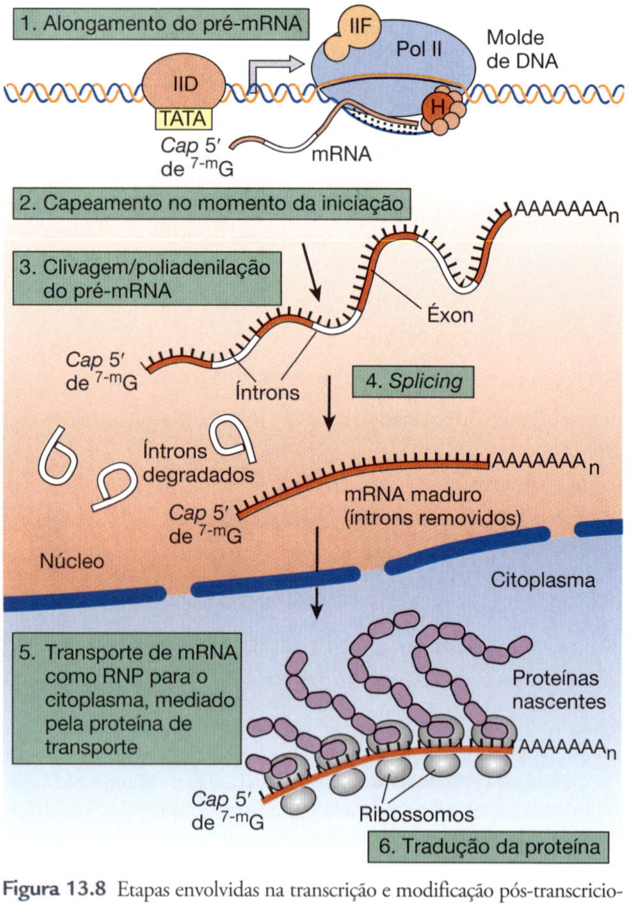

Figura 13.8 Etapas envolvidas na transcrição e modificação pós-transcricional e na maturação do mRNA eucariótico. A sequência de eventos é indicada pelos números de 1 a 6. *7-mG*, 7-metilguanina; *RNP*, ribonucleoproteína.

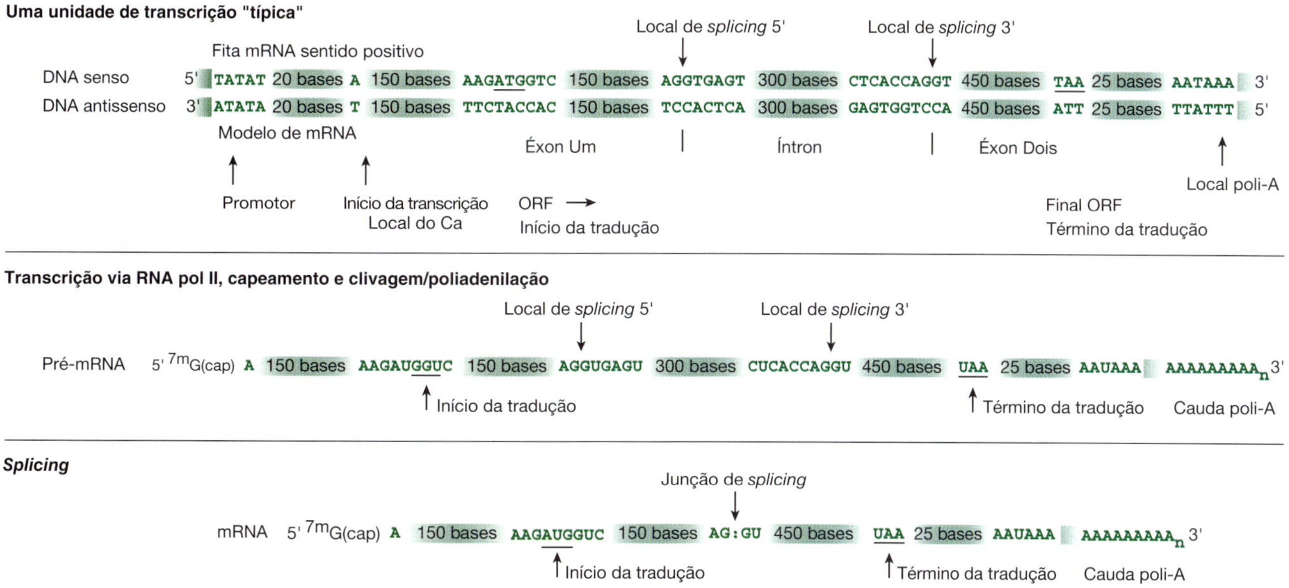

Figura 13.9 Exemplo do processamento de mRNA em "alta resolução". Mostra-se a sequência de um pré-mRNA transcrito hipotético. O transcrito é capeado e poliadenilado, e o *splicing* remove uma sequência específica de bases (o íntron). Isso resulta na formação de uma fase de leitura da tradução, como mostrado. *ORF*, fase de leitura aberta (do inglês *open reading frame*).

partir do transcrito. O DNAc pode ser detectado pela amplificação da reação em cadeia da polimerase (PCR; do inglês *polymerase chain reaction*), mesmo de transcritos extremamente raros; portanto, uma imagem detalhada dos padrões de *splicing* de mRNA de abundância muito baixa é tecnicamente bastante viável. A Figura 13.10B mostra um exemplo da produção de um DNAc amplificado por PCR a partir de um transcrito de HSV associado à baixa latência. A transcrição em fase latente pelo herpes-vírus é discutida mais detalhadamente no Capítulo 17, Parte 4.

Regulação pós-transcricional da função do mRNA eucariótico

A Figura 13.11 descreve as muitas etapas da biogênese do mRNA eucariótico; cada uma delas está sujeita a controle. Assim, a estrutura da cromatina controla a disponibilidade do modelo de transcrição, ao passo que a interação entre as sequências reguladoras dentro da unidade global de transcrição e as proteínas reguladoras ativa a transcrição. O processamento e o transporte de mRNA no núcleo também estão sujeitos a controle, assim como a capacidade do mRNA de se associar aos ribossomos no citoplasma. Por fim, conforme observado brevemente na Parte 2, Capítulo 8, pequenos RNA celulares (microRNA) com regiões de fita dupla e RNA de fita dupla expressos por transcrição aberrante de fontes exógenas, como vírus, são clivados por um complexo enzimático celular denominado **dicer** em pequenas sequências de 20 a 30 bases. Essas sequências podem interagir com sequências complementares de mRNA, levando ao bloqueio da síntese de proteínas e à degradação do mRNA.

Alterações induzidas por vírus na transcrição e no processamento pós-transcricional

Muitos vírus contendo RNA desativam completamente a transcrição do hospedeiro. Os Capítulos 14 e 15 descrevem detalhes específicos. A capacidade dos vírus de DNA de transcrever predominantemente transcritos virais é geralmente um processo de várias etapas, com os primeiros transcritos codificando genes que desempenham funções reguladoras, fazendo a expressão de genes virais ser favorecida. O mecanismo de desativação da transcrição varia entre os vírus. Nos vírus de DNA de replicação nuclear, o processo geralmente envolve a expressão das primeiras transcrições a partir de um promotor viral que apresenta um poderoso estimulador, possibilitando a transcrição ativa sem extensa modificação da célula. Isso é seguido por mudanças na estrutura da cromatina celular e aumentos nos genomas virais, de modo que os modelos de transcrição virais começam a predominar de maneira relativamente rápida. Um fator importante na usurpação da capacidade de transcrição da célula por esses vírus é o fato de que, em geral, a célula não infectada tem uma capacidade transcricional muito maior do que está usando no momento da infecção. Em consequência, aumentos da disponibilidade de moldes virais, bem como alterações na estrutura da cromatina do hospedeiro, resultam na predominância da transcrição específica do vírus.

Alguns vírus de replicação nuclear também codificam proteínas reguladoras que afetam o *splicing* pós-transcricional e o transporte de transcritos do núcleo para o citoplasma. Essas alterações no *splicing* não afetam seu mecanismo básico, mas podem inibir especificamente a produção e o transporte do mRNA submetido a *splicing* em momentos específicos depois da infecção. Essa inibição envolve a

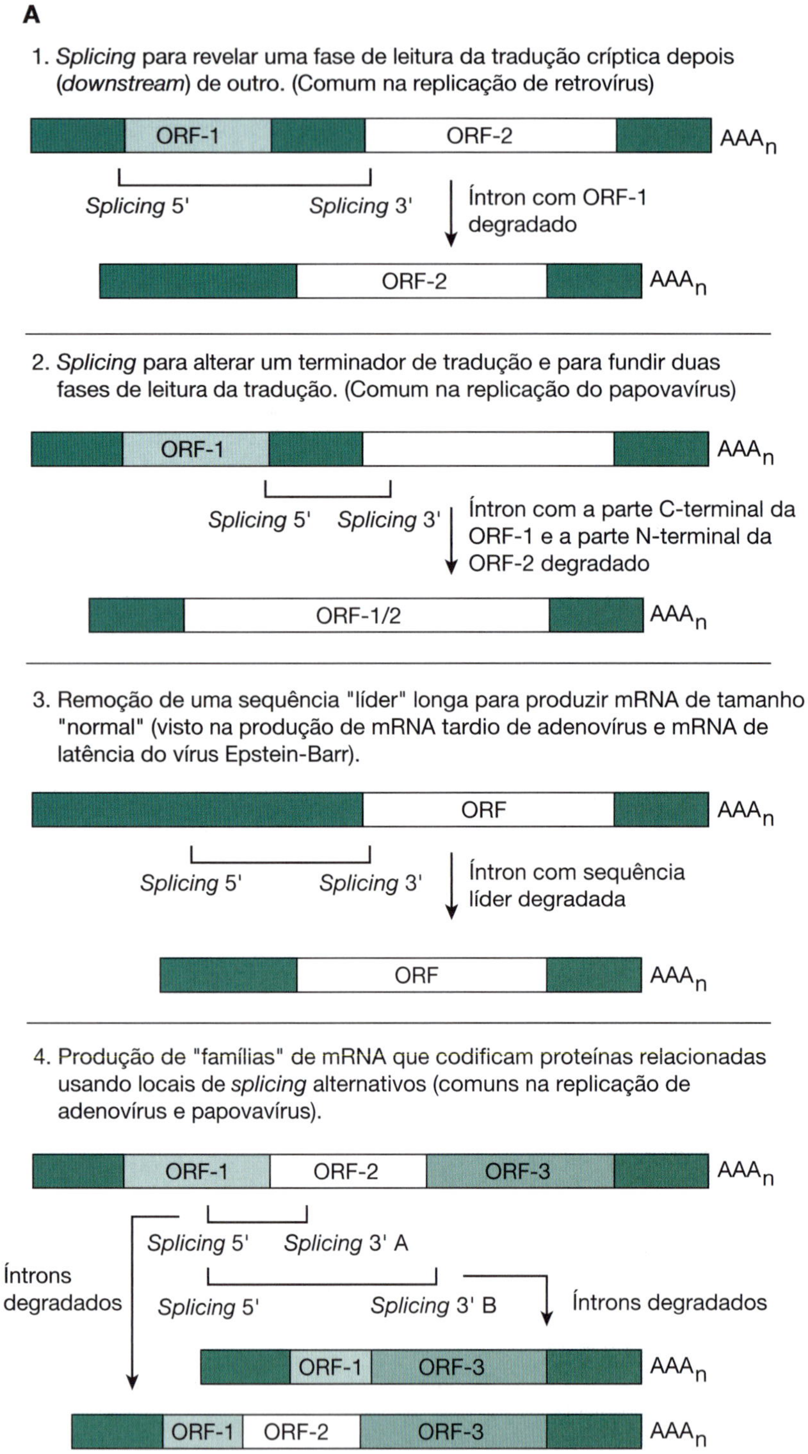
A
1. *Splicing* para revelar uma fase de leitura da tradução críptica depois (*downstream*) de outro. (Comum na replicação de retrovírus)
ORF-1
ORF-2
AAA$_n$
Splicing 5'
Splicing 3'
Íntron com ORF-1 degradado
ORF-2
AAA$_n$
2. *Splicing* para alterar um terminador de tradução e para fundir duas fases de leitura da tradução. (Comum na replicação do papovavírus)
ORF-1
AAA$_n$
Splicing 5'
Splicing 3'
Íntron com a parte C-terminal da ORF-1 e a parte N-terminal da ORF-2 degradado
ORF-1/2
AAA$_n$
3. Remoção de uma sequência "líder" longa para produzir mRNA de tamanho "normal" (visto na produção de mRNA tardio de adenovírus e mRNA de latência do vírus Epstein-Barr).
ORF
AAA$_n$
Splicing 5'
Splicing 3'
Íntron com sequência líder degradada
ORF
AAA$_n$
4. Produção de "famílias" de mRNA que codificam proteínas relacionadas usando locais de *splicing* alternativos (comuns na replicação de adenovírus e papovavírus).
ORF-1
ORF-2
ORF-3
AAA$_n$
Splicing 5'
Splicing 3' A
Íntrons degradados
Splicing 5'
Splicing 3' B
Íntrons degradados
ORF-1
ORF-3
AAA$_n$
ORF-1
ORF-2
ORF-3
AAA$_n$

Figura 13.10 Alguns padrões de *splicing* observados na produção de mRNA viral eucariótico. **A.** Representação esquemática de diferentes padrões de *splicing* que foram caracterizados. **B.** Produção de um produto de reação em cadeia da polimerase (PCR) a partir do RNA associado à latência (LAT) do HSV usando *primers* que hibridizam com as regiões 5' e 3' de um íntron. O gene que codifica o transcrito LAT do HSV tem cerca de 9 kbp de comprimento e há um íntron de 2 kb que está localizado a cerca de 600 pares de bases de 3' do local de início da transcrição (ver Capítulo 17 e Figura 17.2). A amplificação por PCR do DNA do HSV usando o primeiro conjunto de *primers* [P1:P(–1)] mostrado produz um produto com cerca de 150 nucleotídios (nt) de comprimento. A amplificação usando o segundo par de *primers* [P2 e P(–2)] produzirá um fragmento com mais de 2 mil nucleotídios e que não pode ser visto. Em seguida, usa-se o RNA LAT de células com infecção latente como molde para a síntese de DNA complementar (DNAc) a ele (ver Capítulo 19). Quando o primeiro par de *primers* é usado para amplificação por PCR do DNAc LAT, é formado um produto do mesmo tamanho que o formado usando DNA genômico como molde. Em contrapartida, quando o conjunto 2 de *primers* é usado, o produto do DNAc tem apenas cerca de 160 pares de bases, já que o íntron de 2 mil bases foi removido. Se o produto do conjunto 2 de *primers* da PCR fosse submetido à análise de sequência e comparado com a sequência do DNA viral, seria revelada uma descontinuidade nos locais de *splicing*. (*continua*)

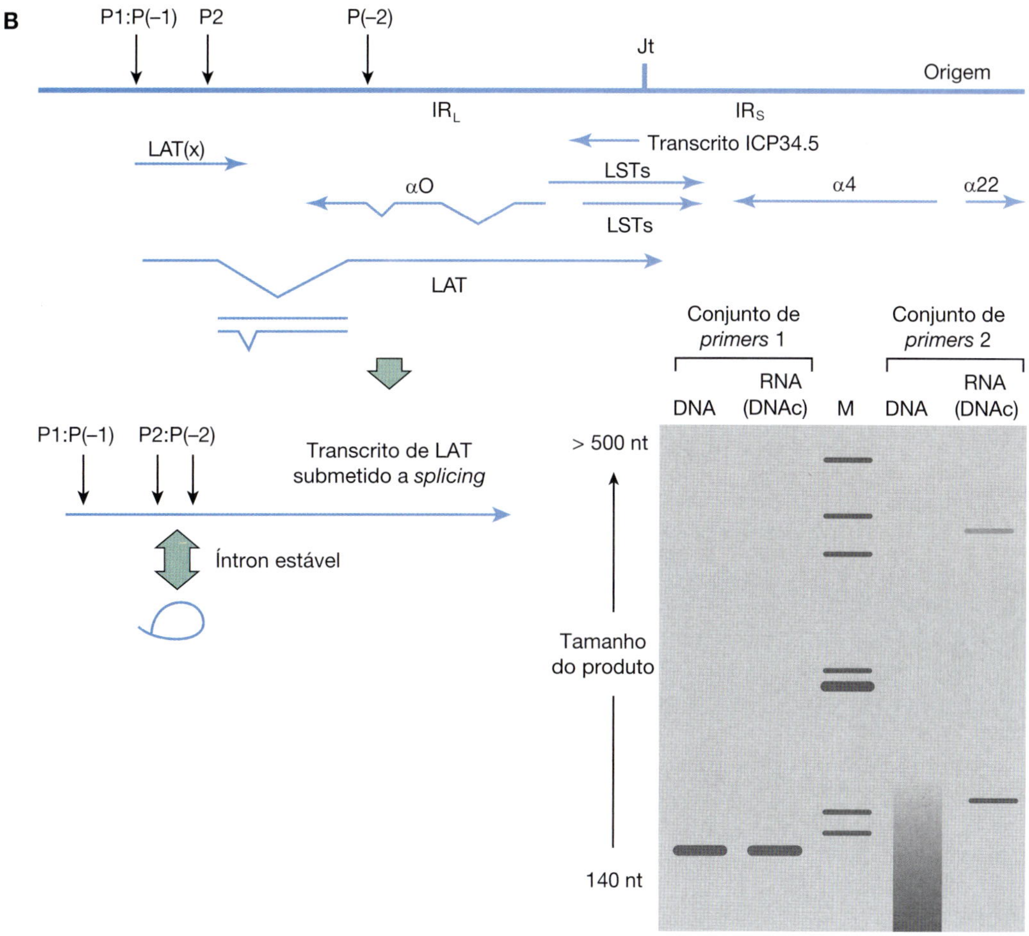

Figura 13.10 *Continuação.*

capacidade das proteínas virais de reconhecer e modificar a atividade dos spliceossomos. A alteração no *splicing* e no transporte de mRNA tem papéis especialmente importantes em aspectos do controle da expressão gênica do herpes-vírus e na regulação da expressão gênica e na produção do genoma viral em infecções por lentivírus (retrovírus). As especificidades são descritas nos Capítulos 17 e 20.

Embora nenhum vírus de DNA de replicação nuclear de vertebrados que tenha sido caracterizado codifique a RNA polimerase específica do vírus, pelo menos um – o baculovírus, que se replica em insetos – o faz. Além disso, essa é uma característica muito comum em bacteriófagos contendo DNA. Aliás, conforme descrito no Capítulo 18, as mudanças na população de polimerase das bactérias infectadas são o principal mecanismo para garantir a síntese de RNA específico do vírus e a mudança nos tipos de mRNA viral expressos em diferentes momentos depois da infecção. Isso também é observado na replicação dos poxvírus eucarióticos, que se replicam no citoplasma da célula hospedeira infectada e, portanto, não têm acesso à maquinaria de transcrição celular (ver Capítulo 18).

Outra modificação pós-transcricional, a **edição de RNA**, foi observada na replicação de alguns vírus. A edição de RNA é um processo enzimático que é comumente visto na biogênese de mRNA mitocondriais. Uma forma de edição é encontrada na replicação do vírus da hepatite delta (ver Capítulo 15, Parte 4). Essa reação de edição resulta na desaminação de uma base de adenosina no mRNA viral e na sua conversão em uma guanosina, o que leva à alteração de um sinal de tradução e à expressão de uma proteína maior do que a expressa a partir do transcrito não modificado. Uma segunda modalidade de edição de RNA que ocorre à medida que o RNA é expresso é a adição de bases extras a regiões do RNA. Isso é visto na replicação de alguns paramixovírus e no vírus Ebola.

MECANISMO DE SÍNTESE PROTEICA

Como a transcrição, o processo de síntese de proteínas é semelhante em linhas gerais em procariotos e eucariotos; no entanto, existem diferenças significativas nos detalhes. Algumas dessas diferenças têm implicações importantes nas estratégias que os vírus precisam usar para regular a expressão gênica. Os vírus usam a maquinaria da célula para a tradução de proteínas e, até o momento, não foi caracterizado nenhum vírus que codifique proteínas ribossômicas ou RNAr. No entanto, alguns vírus modificam os fatores de tradução associados aos ribossomos para garantir a expressão de suas próprias proteínas. Um exemplo notável dessa modificação é encontrado no ciclo de replicação do poliovírus, descrito no Capítulo 14.

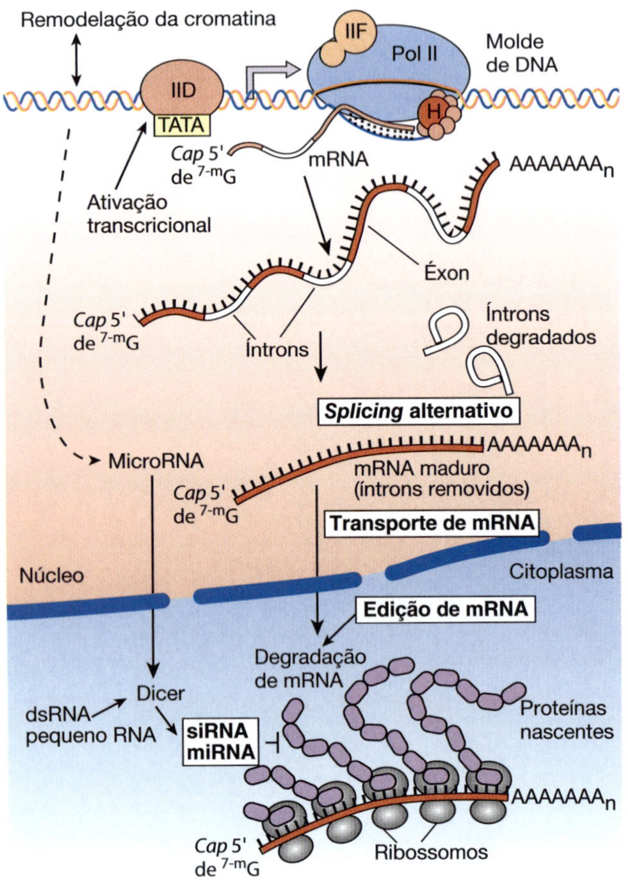

Figura 13.11 Regulação pós-transcricional do mRNA eucariótico. Uma vez transcrito, o mRNA eucariótico precisa ser processado por *splicing* e transportado para o núcleo. Ambos os processos podem ser regulados. Além da modulação da natureza precisa da sequência de mRNA sendo expressa a partir de uma unidade de transcrição e da taxa na qual ela é liberada para o núcleo, os pequenos RNA de fita dupla são expressos na célula ou introduzidos por outro processo, já que a replicação viral pode ser processada em sequências de RNA muito pequenas, chamadas microRNA (miRNA), que se ligam a sequências de mRNA complementares, levando à inibição da síntese proteica e à degradação do mRNA. O mRNA transcrito também pode ser editado no citoplasma, levando a alterações na sequência.

Tradução eucariótica

Em uma célula nucleada, o mRNA processado precisa ser transportado do núcleo. O mRNA não existe como uma molécula de RNA livre, mas está vagamente ou intimamente associado a uma ou a várias proteínas de ligação ao RNA que realizam o processo de transporte e podem facilitar a associação inicial com o ribossomo eucariótico. Isso fornece mais um ponto no fluxo de informações do gene para a proteína, que está sujeito à modulação ou ao controle e, portanto, está potencialmente disponível para mediação codificada por vírus.

As características da iniciação da tradução nas células eucarióticas refletem a natureza dos mRNA eucarióticos. Eles têm *Cap* 5'-metilados e são traduzidos como espécies monocistrônicas (único gene), e os ribossomos geralmente não se ligam às mensagens em locais internos. A iniciação envolve a montagem das subunidades grandes (60S) e pequenas (40S) do ribossomo, com o iniciador do RNAt (RNAt-met na maioria dos casos) no códon AUG correto. Essas etapas requerem a ação de vários fatores proteicos, bem como a energia fornecida pela hidrólise do ATP e do trifosfato de guanosina (GTP). A Figura 13.12 mostra esse processo.

A primeira fase desse processo envolve a associação da subunidade 40S com o met-RNAt e é realizada por três **fatores de iniciação da tradução eucariótica** (eIF-2, eIF-3 e eIF-4C), com o GTP. Esse complexo então se liga ao cap 5'-metilado do mRNA por meio da ação de eIF-4A, eIF-4B, eIF-4F e **CBP1** (**proteína de ligação ao Cap**), com a energia da hidrólise do ATP.

O complexo 40S-RNAt então se move na direção 5' para 3' ao longo do mRNA, varrendo a sequência para o AUG apropriado, que é encontrado dentro de um contexto de sequência de consenso (a **sequência de Kozak**). O movimento do complexo requer energia na forma de ATP. Por fim, a subunidade 60S se junta à montagem por meio da atividade do eIF-5 e do eIF-6, o GTP é hidrolisado, todos os fatores de iniciação são liberados e o complexo ribossomo-mRNA (agora chamado de complexo de iniciação 80S) está pronto para o alongamento.

O novo peptídio "cresce" do N-terminal para o C-terminal e lê o mRNA de 5' para 3'. A tradução prossegue para o aminoácido C-terminal da cadeia peptídica nascente, cujo códon é seguido por um códon de terminação da tradução (UAA, UGA ou UAG). A sequência de bases, começando com o códon de iniciação, contendo todos os códons de aminoácidos, e terminando com o códon de terminação de três bases, define uma **fase de leitura aberta** (**ORF**) **da tradução**. No mRNA maduro, qualquer ORF terá um número de bases uniformemente divisíveis por três, mas uma ORF pode ser interrompida por íntrons no gene que codifica o mRNA.

Várias ORFs podem ocorrer ou se sobrepor na mesma região do mRNA, especialmente em genomas virais. As ORFs sobrepostas podem ser produzidas por *splicing* ou por códons de iniciação AUG, separados por um número de bases não divisíveis por três. Um exemplo pode ser o seguinte (em que as bases minúsculas representam aquelas que não formam códons):

5'-... AUGAAAUGGCCAUUUUAACGA...- 3'
Traduzida na "fase 1", a sequência seria lida como:
AUG AAA UGG CCA UUU UAA
Mas na "fase 3", seria lida como:
augaa AUG GCC AUU UUA A

Nesse mRNA, os ribossomos podem começar em uma ou outra fase de leitura da tradução, *mas determinado ribossomo só pode iniciar a tradução em uma única ORF*. Assim, se o ribossomo inicia a tradução da, digamos, segunda ORF, é porque perdeu o início da primeira; e se ele começou na primeira, ele não é capaz de ler nenhuma outra no mRNA. Em outras palavras, quando um ribossomo eucariótico inicia a

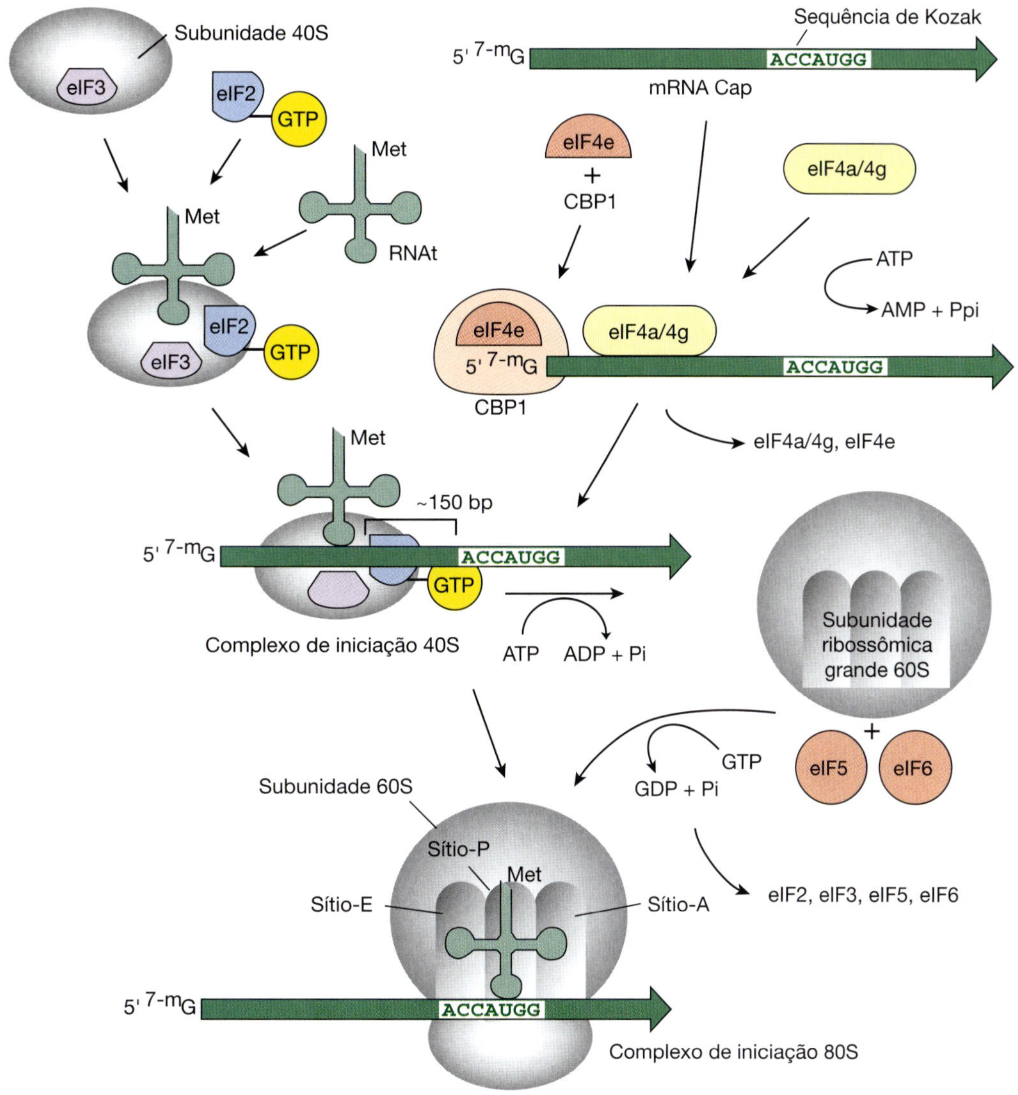

Figura 13.12 Iniciação da tradução eucariótica. Observe que o complexo de iniciação contém a subunidade ribossômica 40S e precisa interagir com a extremidade 5′ da molécula de mRNA por meio da estrutura do *cap* ou equivalente. A subunidade 60S só se associa ao complexo na sequência de Kozak (ou equivalente). O ribossomo dissocia-se novamente nas duas subunidades no final da tradução. Isso indica que a iniciação interna, especialmente se uma fase de leitura aberta antes do local (*upstream*) tiver sido traduzido, é impossível, ou pelo menos extremamente rara. *Pi*, fosfato inorgânico; *PPi*, pirofosfato: *IF*, fator de iniciação de tradução.

tradução em uma ORF, ele continua até que um sinal de terminação seja encontrado. A terminação da tradução resulta na queda do ribossomo da fita de mRNA; quaisquer outras fases de leitura de tradução potenciais depois (*downstream*) da fase terminada são essencialmente ilegíveis pelo ribossomo.

Em resumo, isso significa que uma molécula de mRNA eucariótica contendo várias fases de leitura de tradução em sequência não será capaz de expressar nenhuma além da primeira fase traduzida (ou, possivelmente, duas, se o ribossomo tiver uma "escolha") a partir da extremidade 5′ do transcrito. Quaisquer ORF depois (*downstream*) dessas são considerados **ORF** ocultas ou **crípticas**. Essa propriedade da tradução eucariótica tem importantes implicações, tanto no efeito do *splicing* em relevar fases de leitura da tradução "crípticas" ou ocultas quanto na produção de alguns mRNA virais eucarióticos.

Tradução procariótica

As mensagens procarióticas têm três características estruturais que as diferem das versões eucarióticas. Primeiro, o mRNA não é capeado e metilado na extremidade 5′. Em segundo lugar, o mRNA pode ser traduzido em mais de uma proteína a partir de diferentes sequências de codificação e é, portanto, **mRNA policistrônico** (**multigênico**). Por fim, a ligação do ribossomo ao mRNA em procariotos ocorre em sítios internos, e não na extremidade 5′. Além disso, os mRNA procarióticos são transcritos e traduzidos ao mesmo tempo e no mesmo local da célula (**transcrição/tradução acoplada**).

As características da tradução procariótica refletem essas diferenças estruturais e funcionais. A iniciação, mostrada na Figura 13.13, começa com a associação do **RNAt iniciador**

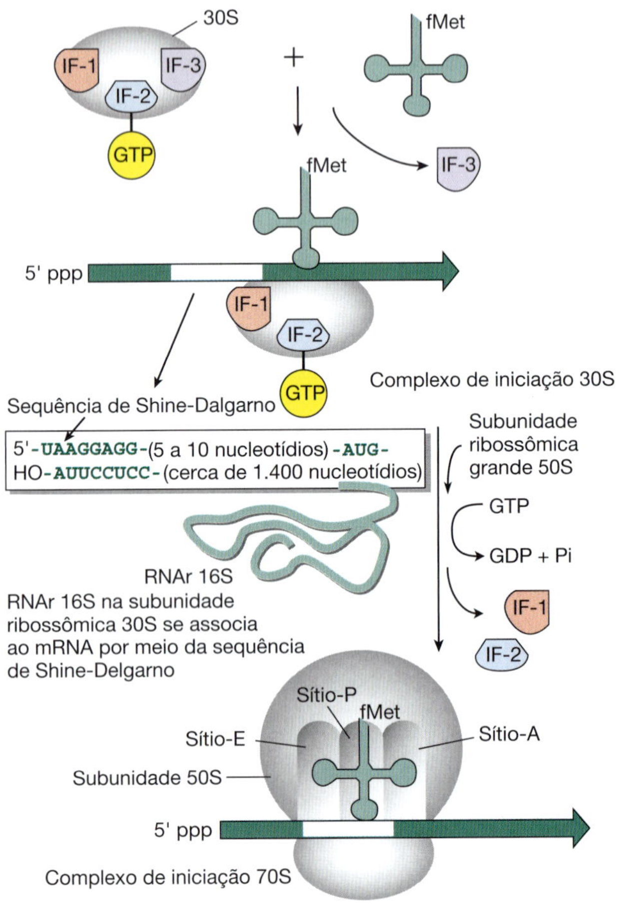

Figura 13.13 Iniciação da tradução de um mRNA procariótico. Isso pode ocorrer em qualquer lugar em que haja uma sequência de Shine-Dalgarno no mRNA, uma vez que o ribossomo 30S se associa ao mRNA naquele local em virtude da presença de uma sequência complementar na extremidade 3′ do RNA ribossômico. *fMet*, formilmetionina; *IF*, fator de iniciação de tradução.

(*N*-formil-metionina-RNAt, ou F-met-RNAt) com a subunidade ribossômica pequena (30S), bem como com o mRNA, por meio da ação de três fatores (fatores de iniciação 1 [IF-1], IF-2 e IF-3), com o GTP. O complexo que se forma envolve a ligação direta da subunidade 30S com seu RNAt-fMet (formilmetionina) ao AUG que inicia a tradução da ORF.

Esse AUG é definido pela presença de uma série de bases (chamada de **sequência Shine-Dalgarno**) no mRNA antes (*upstream*) do códon de início, que é complementar à extremidade 3′ do RNAr 16S na subunidade ribossômica 30S. A subunidade ribossômica grande (50S) agora se liga, acompanhada por hidrólise do GTP e liberação de fatores, formando o complexo de iniciação 70S. A partir desse ponto, o alongamento e a terminação ocorrem da mesma maneira que o observado nas células eucarióticas.

Alterações na tradução induzidas por vírus

Muitos vírus alteram ou inibem especificamente a síntese proteica da célula hospedeira. As maneiras como o fazem variam muito e são descritas na Parte 4, que aborda em detalhes o ciclo de replicação de vírus específicos. Alguns vírus, notadamente o retrovírus e alguns vírus de RNA, também são capazes de *suprimir* a terminação da tradução em um códon de parada específico. O mecanismo para essa supressão pode envolver o ribossomo efetivamente pulando ou saltando uma base no sinal de terminação. Quando isso acontece, a fase de leitura da tradução que está sendo traduzida é deslocada em uma ou duas bases. Outros modos de supressão não são tão bem caracterizados, mas todos envolvem o mRNA no local da supressão tendo uma estrutura única que a facilita. Essa supressão não é absoluta, mas ocorre com alta ou baixa frequência, resultando em um único mRNA capaz de codificar várias proteínas relacionadas.

QUESTÕES DO CAPÍTULO 13

1 Dada molécula de mRNA tem a estrutura a seguir. Qual é a quantidade máxima de aminoácidos que o produto proteico final pode conter?

Cap - 300 bases - AUG - 2.097 bases - UAA - 20 bases - AAAA

2 Suponha que a seguinte sequência de bases ocorra em uma fase de leitura aberta (ORF) cuja fase de leitura é indicada pelo agrupamento de três bases maiúsculas por vez:

...AUG... 300 bases...CGC AAU ACA UGC CCU ACC AUG AAU AAU ACC UAA gguaaaaug...

Qual efeito a deleção do quarto A na fita de mRNA descrita pode ter no tamanho de uma proteína codificada por essa ORF?

3 Tanto as células procarióticas quanto as eucarióticas transcrevem o mRNA a partir do DNA e traduzem esses mRNA em proteínas. No entanto, existem diferenças entre os dois tipos de células na maneira como os mRNA são produzidos e utilizados para programar a tradução. Na tabela a seguir, indique qual das características se aplica a qual tipo de mRNA. Escreva "Sim" se a característica for verdadeira para esse tipo de mRNA ou "Não" se não for verdadeira.

Característica	**mRNA eucariótico**	**mRNA procariótico**
A pequena subunidade ribossômica é orientada corretamente para iniciar a tradução por associação com a sequência de Shine-Dalgarno		
As fases de leitura aberta geralmente começam com um códon AUG		
A extremidade 5′ do mRNA tem uma estrutura de Cap metilado covalentemente ligada depois da transcrição		
Durante a síntese de proteínas, uma fase de leitura aberta pode ser traduzida por mais de um ribossomo, formando um polirribossomo		
A terminação da transcrição pode ocorrer em um local caracterizado pela formação de uma estrutura de alça de haste rica em GC imediatamente antes (*upstream*) de uma sequência rica em U		

4 Qual(is) das seguintes afirmações é(são) verdadeira(s) em relação ao *primer* para a maior parte da replicação do DNA?

(a) É degradado por uma exonuclease.
(b) É composto de ácido ribonucleico.
(c) É sintetizado por uma primase.

5 Todos os itens a seguir são características do mRNA *eucariótico*, exceto:

(a) Um *Cap* 5′ de guanina metilada.
(b) Tradução policistrônica.
(c) Uma cauda 3′ poliadenilada.
(d) *Splicing* nuclear da maioria dos mRNA.
(e) O uso de AUG em vez de ATG.

6 Em que localização celular encontraríamos as glicoproteínas virais sendo traduzidas?

7 Qual é o *tamanho mínimo* de um mRNA viral que codifica uma proteína estrutural de 1.100 aminoácidos?

Problemas

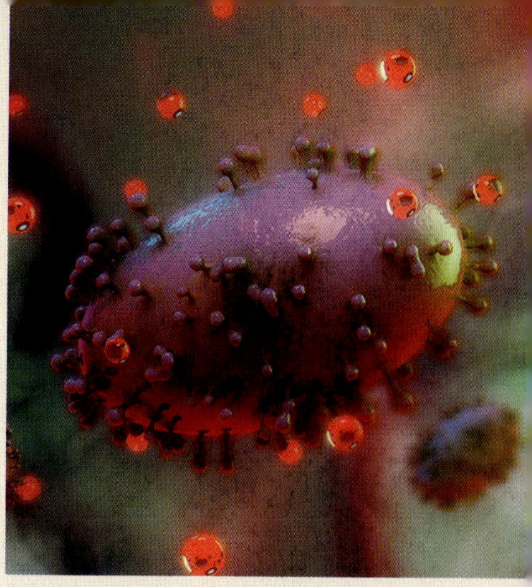

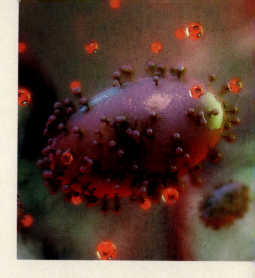

PARTE 3

1 O fármaco acicloguanosina, disponível comercialmente como aciclovir, tem sido um dos compostos antivirais produzidos com maior sucesso. O aciclovir é usado no tratamento de infecções por herpes-vírus simples. Esses vírus replicam seus genomas de DNA de fita dupla usando uma DNA polimerase específica do vírus. A estrutura do aciclovir é mostrada aqui:

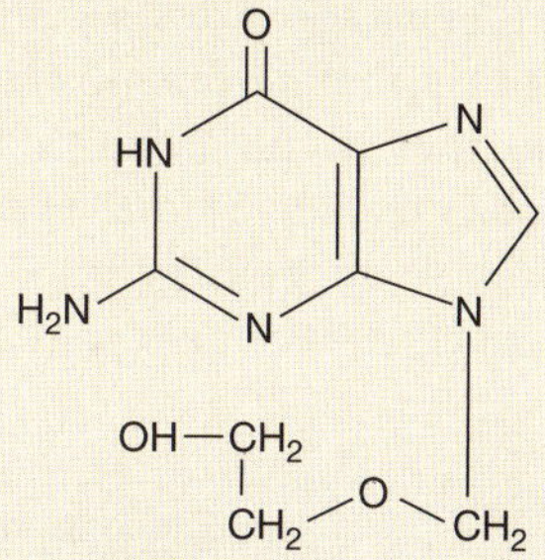

(a) Dada a estrutura desse fármaco, qual é o efeito específico desse análogo de nucleosídio na replicação do DNA do herpes-vírus? Sua resposta deve se referir a uma característica estrutural específica do fármaco.

(b) O aciclovir é administrado a pacientes da maneira mostrada. O que deve acontecer com esse fármaco dentro da célula antes que ele possa inibir a replicação do DNA viral? Novamente, sua resposta deve se referir a uma característica estrutural específica do fármaco.

2 Você preparou duas suspensões de poliovírus altamente purificadas, cada uma delas cultivada em uma célula hospedeira diferente. O primeiro (estoque A) foi cultivado em células HeLa (uma linha de células humanas). O segundo (estoque B) foi cultivado em células AGMK (uma linha de células de rim de macaco). Cada suspensão tem um volume total de 10 mℓ. Os estoques de vírus foram titulados, diluindo os estoques e realizando ensaios de placa. As diluições foram feitas tomando uma parte do estoque de vírus e misturando-a com 9.999 partes de tampão (diluição 1). Fez-se uma diluição adicional de 1 a 10^4, usando esse mesmo procedimento. A suspensão resultante (diluição 2) foi testada em duplicata em placa em um gramado de células suscetíveis. Além disso, você mediu a densidade óptica dos estoques virais originais em um comprimento de onda de 260 nm. Você sabe que uma densidade óptica (OD_{260}) de 1,0 é igual a 10^{13} partículas de poliovírus/mℓ. Os dados que você obteve são mostrados na tabela a seguir.

Estoque de vírus	**Células hospedeiras**	**Placas em 1 mℓ da diluição 2 (placas de réplica)**	**OD_{260} do estoque viral**
A	HeLa	190 e 210	0,1
B	AGMK	48 e 52	0,5

(a) Quais são as razões unidade formadora de placa (UFP): partícula para os dois estoques virais?

Estoque A: ________

Estoque B: ________

(b) Qual linha celular hospedeira produziu a maior *quantidade de partículas virais totais?*

(c) Qual linha celular hospedeira produziu a maior *quantidade total de vírus infeccioso?*

3 A equação de Svedberg, que descreve o movimento de uma molécula ao longo de uma solução sob a influência de um campo centrífugo, é:

$$S = \frac{v}{\omega^2 r} = \frac{M\left(1-\bar{n}r_{sol}\right)}{N_{av}f}$$

em que S, o coeficiente de Svedberg, depende do peso molecular (M) e do coeficiente de atrito (f). As constantes na equação são o número de Avogadro (N_{av}), o volume específico parcial da molécula (v) e a densidade da solução (ρ_{sol}).

A tabela a seguir fornece alguns dados relevantes para várias moléculas de DNA:

DNA	Peso molecular	Configuração[a]
pBR322 DNA	$2{,}84 \times 10^6$	DS, circular[b]
pBR322 DNA digerido com *Eco*RI[c]	$2{,}84 \times 10^6$	DS, linear
Bacteriófago T4 DNA	$1{,}12 \times 10^8$	DS, linear
Bacteriófago T7 DNA	$2{,}5 \times 10^7$	DS, linear
Bacteriófago ΦX174 RF DNA	$3{,}76 \times 10^6$	DS, circular

DS, fita dupla; *RF*, forma replicativa.
[a] Suponha que $f_{ds,linear} >> f_{ds,circular}$.
[b] Assuma o mesmo grau de superenrolamento para todas as moléculas circulares.
[c] pBR322 tem apenas um sítio de reconhecimento de EcoRI.

Prediga o comportamento de sedimentação (velocidade de sedimentação) dos seguintes pares de moléculas. Em cada caso, indique se a molécula indicada do par se moverá "mais rápido" ou "mais devagar" em relação ao outro membro do par. (Nota: você não precisa calcular uma velocidade de sedimentação, mas sim determinar o comportamento relativo do par de moléculas em cada caso.)

Moléculas		**Velocidade de sedimentação relativa**	
1	**2**	**1**	**2**
Bacteriófago T4 DNA	Bacteriófago T7 DNA		
pBR322 DNA	Bacteriófago ΦX174 RF DNA		
pBR322 DNA	pBR322 DNA digerido com *Eco*RI		
Bacteriófago T7 DNA	pBR322 DNA digerido com *Eco*RI		

RF, forma replicativa.

Leitura Adicional para a Parte 3

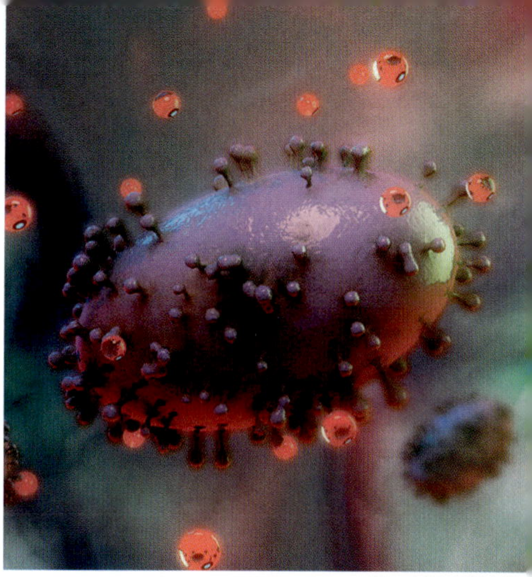

Ausubel, F.M., Brent, R., and Kingston, R.E. (eds.) (1994–1999). Current Protocols in Molecular Biology. New York: Wiley.

Celis, A. and Celis, J.E. (1998). General procedures for tissue culture. In: Cell Biology: A Laboratory Handbook, 2e, vol. 1 (ed. J. Celis), 5–15. San Diego, CA: Academic Press.

Celis, A., Dejgaard, K., and Celis, J.E. (1998). Production of mouse monoclonal antibodies. In: Cell Biology: A Laboratory Handbook, 2e, vol. 2 (ed. J. Celis), 392–397. San Diego, CA: Academic Press.

Celis, J.E. and Olsen, E. (1998). One-dimensional sodium dodecyl sulfate–polyacrylamide gel electrophoresis. In: Cell Biology: A Laboratory Handbook, 2e, vol. 4 (ed. J. Celis), 361–370. San Diego, CA: Academic Press.

Cristofalo, V.J., Charpentier, R., and Philips, P.D. (1998). Serial propagation of human fibroblasts for the study of aging at the cellular level. In: Cell Biology: A Laboratory Handbook, 2e, vol. 1 (ed. J. Celis), 321–326. San Diego, CA: Academic Press.

Janeway, C., Travers, P., Hunt, S., and Walport, M. (1997). Immunobiology, 3e, chap. 2. New York: Garland.

Kroes, A. and Kox, L. (1999). Detection of viral antigens, nucleic acids and specific antibodies. In: Encyclopedia of Virology, 2e (eds. R.G. Webster and A. Granoff), 388–395. New York: Academic Press.

Landry, M.L. and Hsiung, G. D. (1999). Isolation and identification by culture and microscopy. In: Encyclopedia of Virology, 2e (eds. R.G. Webster and A. Granoff), 395–403. New York: Academic Press.

Leland, D.S. (1996). Concepts of immunoserological and molecular techniques. In: Clinical Virology, 21–50. Philadelphia: W.B. Saunders.

Leland, D.S. (1996). Virus isolation in traditional cell cultures. In: Clinical Virology, 51–78. Philadelphia: W.B. Saunders.

Maunsbach, A.B. (1998). Fixation of cells and tissues for transmission electron microscopy. In: Cell Biology: A Laboratory Handbook, 2e, vol. 2 (ed. J. Celis), 249–259. San Diego, CA: Academic Press.

Osborn, M. (1998). Immunofluorescence microscopy of cultured cells. In: Cell Biology: A Laboratory Handbook, 2e, vol. 2 (ed. J. Celis), 462–468. San Diego, CA: Academic Press.

Pawley, J.B. and Centonze, V.E. (1998). Practical laser-scanning confocal light microscopy: obtaining optimal performance from your instrument. In: Cell Biology: A Laboratory Handbook, 2e, vol. 3 (ed. J. Celis), 149–169. San Diego, CA: Academic Press.

Whitaker-Dowling, P. and Youngner, J.S. (1994). Virus-host cell interactions. In: Encyclopedia of Virology (eds. R.G. Webster and A. Granoff), 1587–1591. New York: Academic Press.

VOLUME 1

Section 1. *Escherichia coli*, plasmids, and bacteriophages: Part II. Vectors derived from plasmids.

Section 2. Preparation and analysis of DNA: Part IV. Analysis of DNA sequences by blotting and hybridization.

Section 3. Enzymatic manipulation of DNA and RNA:

Part I. Restriction endonucleases.

Part II. Enzymatic manipulation of DNA and RNA: restriction mapping.

Section 4. Preparation and analysis of RNA: Part 4. Analysis of RNA structure and synthesis.

Section 7. DNA sequencing: Part I. DNA sequencing strategies.

Section 9. Introduction of DNA into mammalian cells: Part I. Transfection of DNA into eukaryotic cells.

VOLUME 2

Section 10. Analysis of proteins: Part III. Detection of proteins:

Subsection 10.7. Detection of proteins on blot transfer membranes.

Subsection 10.8. Immunoblotting and immunodetection.

Section 11. Immunology: Part I. Immunoassays:

Subsection 11.2. Enzyme-linked immunosorbent assay (ELISA).

Section 14. *In situ* hybridization and immunohistochemistry:

Subsection 14.3. *In situ* hybridization to cellular RNA.

Section 15. The polymerase chain reaction:

Subsection 15.1. Enzymatic amplification of DNA by the polymerase chain reaction: standard procedures and optimization.

Alberts, B., Johnson, A., and Lewis, J. (2002). Molecular Biology of the Cell, 4e. New York: Garland. The following chapters and pages: Chapter 5: 238–266. Basic genetic mechanisms: DNA replication. Chapter 6: 300–372. Basic genetic mechanisms: RNA and protein synthesis. Chapter 8: 491–513. Recombinant DNA technology: the fragmentation, separation, and sequencing of DNA molecules. Chapter 8: 495–500. Recombinant DNA technology: nucleic acid hybridization.

Lodish, H., Baltimore, D., Berk, A. et al. (1995). Transcription termination, RNA processing, and post-transcriptional control: mRNA processing in higher eucaryotes. In: Molecular Cell Biology, 3e, chap. 12. New York: Scientific American.

Lewin, B. (1997). Genes VI. New York: Oxford Press. The following chapters and pages: Chapter 6: 117–134. Isolating the gene: a restriction map is constructed by cleaving DNA into specific fragments. Restriction sites can be used as genetic markers. Obtaining the sequence of DNA. Chapter 7: 153–178. Messenger RNA. Chapter 8: 179–212. Protein synthesis.

Hartl, D.L. and Jones, E.W. (1999). Mutation, DNA repair, and recombination. In: Essential Genetics, 2e, 234–263. Boston: Jones and Bartlett.

Davis, R.H. and Weller, S.G. (1997). The mutational process. In: The Gist of Genetics, 133–142. Boston: Jones and Bartlett.

Coen, D.M. and Ramig, R.F. (1995). Viral genetics. In: Virology, 3e (eds. B.N. Fields and D.M. Knipe), chap. 5. New York: Raven Press.

Padrões de Replicação de Vírus Específicos

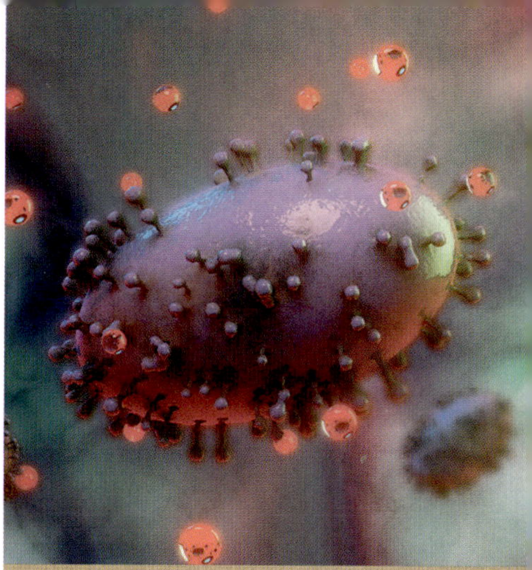

PARTE

4

Replicação de Vírus de RNA de Sentido Positivo

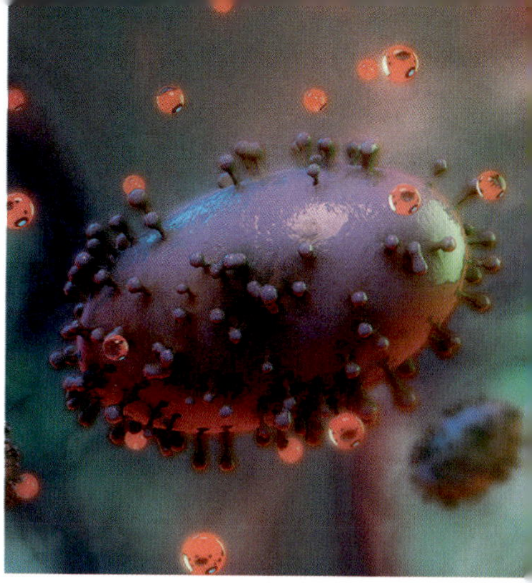

CAPÍTULO

14

VÍRUS DE RNA: CONSIDERAÇÕES GERAIS

Por definição, os vírus de RNA usam o RNA como material genético e, portanto, se valem de algumas estratégias relativamente sutis para se replicar em uma célula, pois a célula usa DNA. Por fim, para expressar sua informação genética, todo vírus deve ser capaz de apresentar a informação genética à célula como RNA mensageiro (RNAm) traduzível, mas a maneira como isso acontece com os vírus de RNA dependerá do tipo de vírus e da natureza do RNA encapsidado.

De acordo com as regras de pareamento de bases de Watson-Crick, uma vez conhecida a sequência de uma fita de RNA ou DNA, pode-se inferir a sequência de sua fita complementar. A fita complementar serve como molde para a síntese da fita de RNA ou DNA em questão. Embora a sequência de uma fita de RNA seja, de certa maneira, equivalente ao seu complemento, o "sentido" real da informação codificada no RNA do vírion é importante para entender como o vírus se replica. Conforme observado no Capítulo 1, o RNAm viral é o primeiro passo obrigatório para a produção da proteína viral; portanto, um vírus de RNA deve ser capaz de produzir algo que se pareça com RNAm para a célula antes que seu genoma possa ser replicado.

As maneiras pelas quais os vírus, especialmente os vírus de RNA, expressam seus genomas como RNAm são limitadas pela necessidade e formam uma importante base de classificação. O emprego desse critério na classificação dos vírus de Baltimore foi descrito no Capítulo 5, Parte 2. A base fundamental dessa classificação para os vírus de RNA é se o genoma viral pode ser utilizado diretamente como RNAm ou se primeiro precisa ser transcrito em RNAm. Essa classificação divide os vírus de RNA que não utilizam um intermediário de DNA (uma exceção importante) em dois grupos básicos: os vírus que contêm RNAm como genoma e aqueles que não o fazem. Este segundo grupo, que compreende os vírus que encapsulam um genoma de RNA que é complementar (antissenso) ao RNAm e os vírus que encapsulam um genoma de RNA de fita dupla (dsRNA), requer a ação de uma transcriptase específica codificada pelo vírus. Essas transcriptases virais estão contidas no vírion como uma proteína estrutural e utilizam o RNA genômico do vírion como molde para a transcrição.

A Figura 14.1A descreve a estratégia básica para o início da infecção por esses dois grupos de vírus, cujos membros são descritos com algum detalhe neste capítulo e no Capítulo 15. Essa classificação ignora uma complicação muito significativa: ela não acomoda o fato de um grupo muito importante de vírus com genomas que podem servir como RNAm usar o DNA como intermediário em sua replicação: os retrovírus. Esses vírus e seus parentes usam um padrão muito complexo de funções celulares e codificadas pelo vírus em sua replicação; eles são descritos no Capítulo 19 somente depois da apresentação de um levantamento completo dos vírus de RNA e DNA "mais simples".

Quadro geral da replicação de RNA direcionada pelo RNA

Com exceção dos retrovírus e de alguns vírus incomuns relacionados com viroides, a replicação do genoma do vírus de RNA de fita simples (ssRNA) requer dois estágios; estes são mostrados na Figura 14.1B. Primeiro, a fita de entrada deve ser transcrita (usando as regras de pareamento de bases de Watson-Crick) em uma fita de sequência complementar e

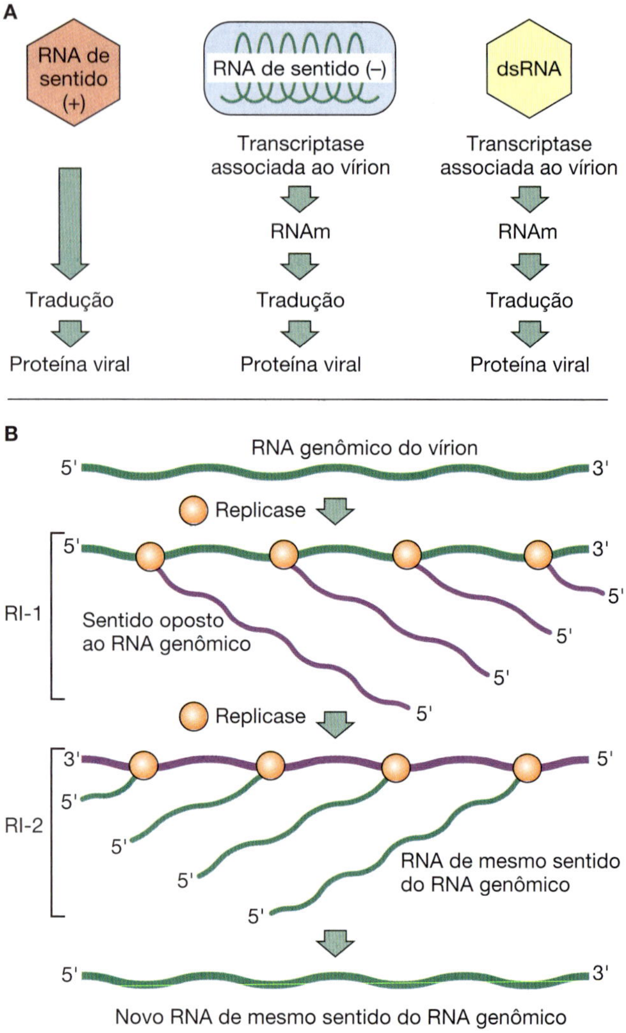

Figura 14.1 Algumas características gerais de vírus contendo genomas de RNA que usam a transcrição de RNA dirigida pelo RNA em sua replicação. **A.** Relação geral entre vírus contendo um genoma que pode ser traduzido como o primeiro passo na expressão de genes virais *versus* aqueles que primeiro precisam realizar a transcrição de seu genoma em RNAm utilizando uma transcriptase associada a vírion. **B.** Regras básicas para a replicação de RNA dirigida pelo RNA. Assim como na síntese de RNA e DNA dirigida pelo DNA, a nova fita (nascente) é sintetizada no sentido 5' para 3', antiparalela ao molde, e as regras de pareamento de bases de Watson-Crick são as mesmas, com U substituindo T. Contudo, a estabilidade térmica muito alta do RNA de fita dupla (dsRNA) leva a complicações. A principal complicação é que o RNA recém-sintetizado precisa ser desnaturado e removido da fita molde para evitar seu "colapso" em uma forma de fita dupla. A formação desse dsRNA é um indutor eficaz de interferona (ver Capítulo 8, Parte 2) e parece ser refratária a servir como molde quando livre no citoplasma. Uma segunda complicação é que, para produzir uma molécula de RNA de fita simples (ssRNA) com o mesmo sentido de codificação que o genoma do vírion, *dois* intermediários replicativos (RI) precisam ser produzidos. Esses intermediários são estruturas dinâmicas de ribonucleoproteínas que contêm uma fita molde de comprimento total e um número de moléculas de RNA produto recém-sintetizadas que crescem a partir da replicase codificada pelo vírion que está percorrendo a fita molde. O RI-1 produz RNA complementar ao RNA genômico do vírion. Isso serve como molde para o novo RNA do genoma do vírion em RI-2.

polaridade oposta. A replicação ocorre como uma estrutura "indistinta", multirramificada. Essa estrutura complexa e dinâmica contém moléculas de transcriptase viral (replicase), vários produtos de fitas de RNA parcialmente sintetizadas (fitas "nascentes") e a fita molde de sentido genômico. O complexo **ribonucleoproteico** inteiro (RNP) é denominado **intermediário replicativo** tipo 1 ou **RI-1**. Os produtos de fita simples produzidos a partir de RI-1 são de sentido negativo (antissenso) ao RNA genômico.

Essa fita complementar de RNA serve como molde para a formação de mais fitas de RNA de sentido genômico. Esse segundo intermediário replicativo (**RI-2**) é essencialmente a mesma estrutura que RI-1, exceto que a fita molde é de sentido oposto ao RNA genômico e as moléculas de RNA do produto nascente são de sentido genômico.
Lembre-se:

O RNA do vírion é o molde em RI-1.
O RI-1 produz RNA molde de sentido oposto ao RNA do vírion.
O RNA que é complementar ao RNA do vírion é o molde em RI-2.
O RI-2 é o intermediário para a expressão de RNA do mesmo sentido que o RNA do vírion.

Outra característica geral da replicação dos vírus de RNA é digna de nota. A **frequência de erro** (*i. e.*, a frequência de incorporação de uma base incorreta) da replicação de RNA dirigida pelo RNA é bastante alta em comparação com a replicação de dsDNA. Assim, a replicação de DNA normalmente dirigida pelo DNA leva à incorporação de uma base incompatível a cada 10^7 a 10^9 pares de bases, ao passo que a síntese de RNA dirigida pelo RNA normalmente resulta em um erro a cada 10^5 bases. Aliás, a taxa de erro na replicação de alguns genomas de RNA pode ser tão alta quanto um erro a cada 10^4 nucleotídios.

Parte da razão para essa taxa de erro para o RNA é que não existe um intermediário verdadeiramente de fita dupla; portanto, não há molde para correção de erros ou "revisão" da fita recém-sintetizada, como ocorre na replicação do DNA. Uma segunda razão é que as RNA polimerases que usam moldes de RNA parecem ter uma frequência de erro inerentemente maior do que aquelas que utilizam DNA como molde.

Por essas razões, a infecção das células por diversos vírus de RNA é caracterizada pela produção de uma grande quantidade de vírions descendentes com poucas ou muitas diferenças genéticas de seus progenitores. Essa alta taxa de mutação pode ter um papel significativo na patogênese e na evolução viral. Além disso, ela fornece a base mecanicista para a produção de partículas virais defeituosas, descritas no Capítulo 21. Aliás, muitos vírus de RNA apresentam tanta plasticidade genética que o termo **multidão de quase-espécies** (do inglês *quasi-species*, representando genomas não idênticos, mas intimamente relacionados) é aplicado a estoques de vírus produzidos a partir de um único evento infeccioso, como qualquer isolado em particular será, pelo menos potencialmente, significativamente diferente do ponto de vista genético do vírus parental. O conceito de uma *quase-espécie*, aplicado a populações de vírus, tem sido importante para a aplicação de modelos evolutivos a essas populações. Como resultado, a análise de mudanças mutacionais ao longo do tempo pode empregar os modelos que são usados na genética de populações.

REPLICAÇÃO DE VÍRUS DE RNA DE SENTIDO POSITIVO CUJOS GENOMAS SÃO TRADUZIDOS COMO O PRIMEIRO PASSO NA EXPRESSÃO GENÉTICA

O primeiro passo no ciclo infeccioso desse grupo de vírus de RNA de sentido positivo (também chamados **vírus de fita [+] positiva**) que leva à expressão de proteínas virais é a *tradução da proteína viral*. Se o RNA do vírion (genômico) for incubado com ribossomos, RNA de transferência (RNAt), aminoácidos, adenosina trifosfato (ATP), guanosina trifosfato (GTP) e os outros componentes de um sistema de síntese proteica *in vitro*, a proteína será sintetizada.

Além disso, se o RNA do vírion for transfectado na célula na ausência de qualquer outra proteína viral, a infecção prosseguirá, e novos vírus serão produzidos. Isso pode ocorrer no laboratório, desde que existam precauções adequadas para proteger o RNA viral, que é quimicamente lábil.

Os vírus de RNA de sentido positivo (exceto retrovírus) não requerem uma etapa de transcrição antes da expressão da proteína viral. Isso indica que o núcleo de uma célula eucariótica é um tanto ou completamente supérfluo para o processo de infecção. Todas as etapas de replicação podem ocorrer de maneira mais ou menos eficiente em uma célula da qual o núcleo foi removido.

Por exemplo, pode-se remover o núcleo em infecções por poliovírus com um fármaco, a **citocalasina B**. Esse agente quebra o filamento actina do citoesqueleto que ancora o núcleo no interior da célula. As células tratadas com esse fármaco podem ser submetidas a uma leve força centrífuga, fazendo o núcleo "saltar" para fora da célula. Essas células enucleadas podem ser infectadas por poliovírus, e novos vírus podem ser sintetizados em níveis equivalentes aos produzidos em células nucleadas normais.

Uma quantidade muito grande de vírus de RNA de sentido positivo pode infectar bactérias, animais e, especialmente, plantas; os padrões de sua replicação apresentam fortes semelhanças. Os padrões de replicação do RNA de sentido positivo importantes para a saúde humana podem ser delineados considerando-se apenas alguns, se a replicação do retrovírus for considerada separadamente.

Uma distinção básica entre grupos de vírus de RNA de sentido positivo envolve se o genoma viral contém uma única fase de leitura aberta (ORF; do inglês *open reading frame*) da tradução, conforme definido no Capítulo 13, Parte 3, ou várias. Essa diferença se correlaciona com a complexidade das espécies de RNAm expressas durante a infecção.

VÍRUS DE RNA DE SENTIDO POSITIVO QUE CODIFICAM UMA ÚNICA GRANDE FASE DE LEITURA ABERTA

Replicação do picornavírus

Os picornavírus são geneticamente simples e têm sido objeto de extensa investigação experimental em decorrência da quantidade de doenças que causam. Seu nome é inspirado em um uso pseudoclássico do latim misturado com a terminologia moderna: *pico* ("pequeno")-RNA-vírus.

A replicação do poliovírus (o picornavírus mais bem caracterizado e, talvez, o vírus animal mais bem caracterizado) fornece um modelo básico para a replicação do vírus de RNA. Os estudos sobre o poliovírus foram iniciados em decorrência do esforço de se desenvolver uma vacina útil contra a poliomielite paralítica. Esses estudos tiverem sucesso no final da década de 1950 e início da década de 1960. Os protocolos desenvolvidos para replicar o vírus em células cultivadas formaram a base para o desenvolvimento e a produção bem-sucedida de vacinas. Ao mesmo tempo, a relativa facilidade de manter o vírus e replicá-lo em cultura levou à sua exploração precoce para estudos de biologia molecular. Ainda é um modelo preferido.

Outros picornavírus intimamente relacionados incluem o rinovírus e o vírus da hepatite A. Eles se replicam de maneira geralmente semelhante, assim como vários vírus de bactérias e plantas contendo RNA de sentido positivo. Aliás, relações genéticas próximas entre muitos desses vírus estão bem estabelecidas.

Mapa genético do poliovírus e expressão de suas proteínas

A Figura 14.2 mostra um esquema do vírion icosaédrico do poliovírus. De acordo com sua classificação como um vírus de RNA de sentido positivo, o RNA genômico do poliovírus isolado de vírions purificados é RNAm de sentido positivo e atua como um RNAm viral depois da infecção. A caracterização completa e a análise de sequência estabeleceram que o genoma tem 7.741 bases de comprimento, com uma sequência líder muito longa (743 bases) entre a extremidade 5' do RNAm e o (nono) AUG, que inicia o começo de uma ORF que se estende até um sinal de terminação da tradução próximo da extremidade 3'. Há um *trailer* curto não traduzido seguindo a ORF de 7.000 bases, que é seguido por um trato poli-A. A cauda do poli-A do RNAm do poliovírus é, na verdade, parte do genoma viral; portanto, ele não é adicionado depois da transcrição, como no RNAm celular (ver Capítulo 13). A Figura 14.2A mostra um mapa genético simples do genoma viral.

Todo o genoma do poliovírus foi montado a partir de oligodesoxinucleotídios como uma molécula de DNA complementar de fita dupla (DNAc) e, posteriormente, transcrito pela RNA polimerase em RNA infeccioso. O experimento, descrito em 2002, levantou algumas questões de segurança em relação às possíveis implicações bioterroristas desse trabalho. Aliás, a síntese do vírus *influenza* infeccioso, usando material de tecido preservado da cepa extremamente virulenta de 1918, levou a uma reação ainda mais forte. Essas questões destacam a natureza cada vez mais sensível de alguns aspectos da pesquisa virológica moderna.

Embora o RNA do poliovírus *seja* RNA e possa ser traduzido em proteína em um sistema de tradução *in vitro*, ele tem duas propriedades bem diferentes do RNAm celular. Primeiro, o RNA do vírion do poliovírus tem uma proteína VPg em sua extremidade 5′, em vez da estrutura de *cap* metilado encontrada no RNAm celular. A proteína VPg é codificada pelo vírus. O RNAm viral também apresenta uma sequência líder muito longa, que pode assumir uma estrutura complexa em virtude do pareamento de bases intramoleculares na solução. A estrutura dessa sequência, especialmente próximo do início da fase de leitura da tradução (o **sítio interno de entrada do ribossomo** [IRES]), medeia a associação do genoma viral com os ribossomos. A estrutura do IRES e seu papel na iniciação da tradução compreendem uma maneira alternativa pela qual os ribossomos eucarióticos podem iniciar a síntese de proteínas sem se ligar à extremidade 5′ e transitar para um códon AUG. De modo subsequente à caracterização do seu papel na replicação do picornavírus, verificou-se também que atua na tradução de vários transcritos celulares. No RNA do poliovírus, as regras normais de Kozak para a seleção do códon AUG para iniciar a tradução em um RNAm (ver Capítulo 13, Parte 3) não se aplicam. Aliás, o tripleto AUG que inicia a grande ORF do poliovírus é precedido por oito outros tripletos AUG dentro da sequência líder que não são utilizados para iniciar a tradução. A estrutura dessa região do genoma de RNA do poliovírus está esquematizada na Figura 14.2B. A estrutura do IRES é agora usada rotineiramente na construção de plasmídios em que é necessária uma iniciação interna do ribossomo.

Depois da iniciação bem-sucedida da infecção, o RNAm genômico viral é traduzido em uma proteína grande única que é a precursora de todas as proteínas virais. Essa proteína precursora também é mostrada na Figura 14.2A; ela contém todas as proteínas do poliovírus que são expressas durante a infecção. Assim, todas as proteínas virais, como as mostradas na Figura 12.1, são derivadas dela.

As proteínas menores são clivadas da poliproteína precursora por meio de duas proteases (2A e 3C) que compõem parte dessa grande proteína viral. Conforme descrito brevemente no Capítulo 6, Parte 2, muitos vírus utilizam a clivagem proteolítica de grandes proteínas precursoras por meio de proteases codificadas pelo vírus durante o processo de replicação; essas proteases são importantes como potenciais

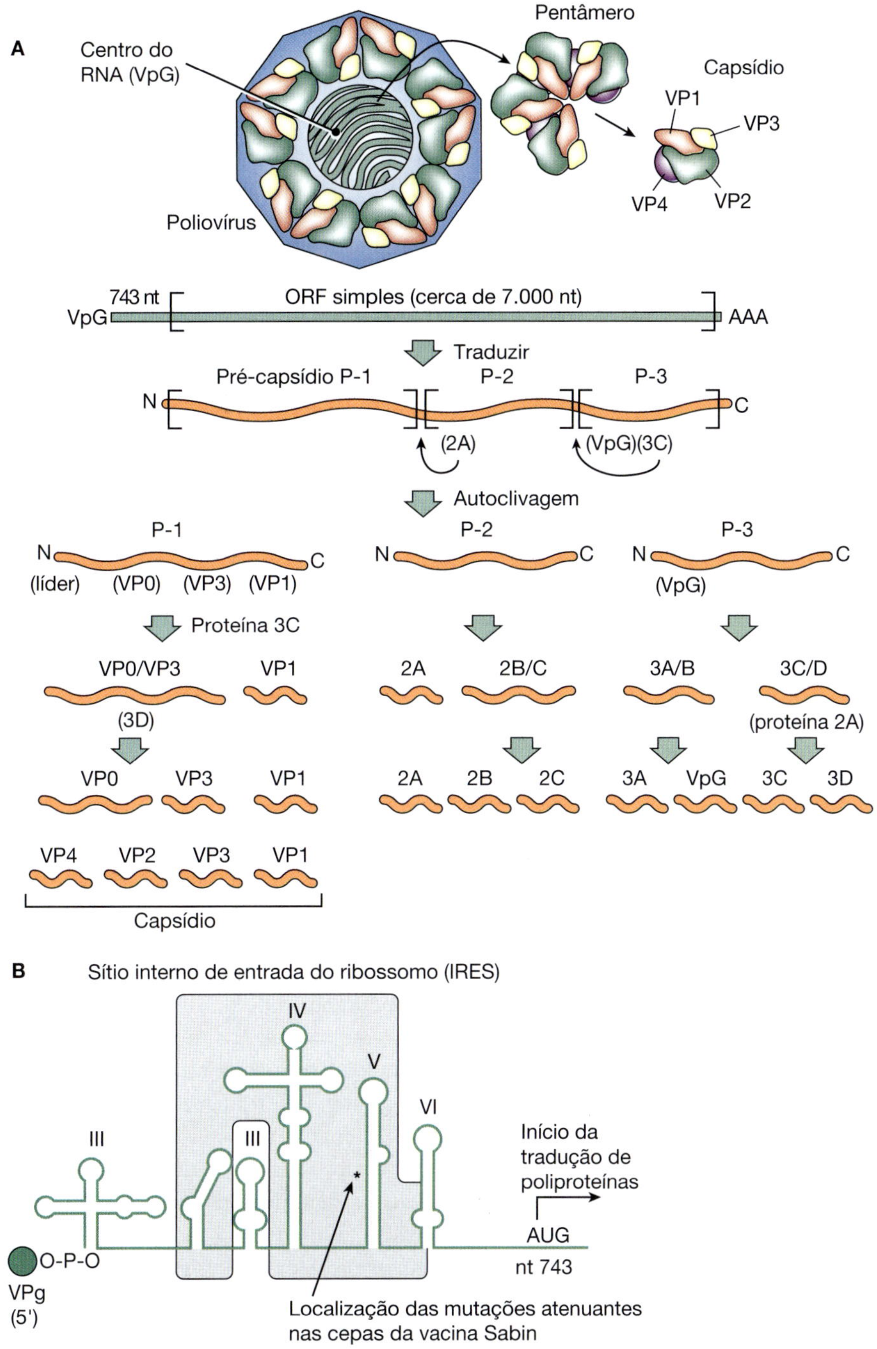

Figura 14.2 **A.** Poliovírus, um picornavírus típico. O capsídio icosaédrico de 30 nm de diâmetro compreende 60 subunidades idênticas – cada uma delas um pentâmero de subunidades (muitas vezes chamadas protômeros) que contém uma única cópia de VP1, VP2, VP3 e VP4. Mostra-se também o mapa do genoma de RNA de fita simples de aproximadamente 7.700 nucleotídios (nt) que serve como RNAm nos estágios iniciais da replicação. Ao contrário do RNAm celular, o RNA genômico do poliovírus tem uma proteína viral (VPg) em sua extremidade 5′ em vez de uma estrutura *Cap* de nucleotídio metilado. O RNA tem uma sequência de cerca de 740 nt na extremidade 5′ que não codifica nenhuma proteína, mas assume uma estrutura secundária complexa que auxilia a entrada do ribossomo e a iniciação da ORF. A única proteína precursora sintetizada a partir do RNA do vírion é inicialmente clivada por proteases internas (2A e 3C) em três proteínas precursoras, P1, P2 e P3. A proteína P1 é então clivada proteoliticamente em várias etapas nas proteínas que montam o pré-capsídio, VP0, VP1 e VP3. As proteínas P2 e P3 são transformadas em replicase, VPg (do inglês *viral genome-linked proteins*) e várias proteínas que modificam a célula hospedeira, levando à lise celular. Com três exceções, todas as etapas proteolíticas são realizadas pela protease 3C, sozinha ou em associação com a proteína 3D. A protease 2A realiza a primeira clivagem da proteína precursora em P1 e P2 em um evento intramolecular. Ela também medeia a clivagem do precursor da protease 3CD em protease 3C e proteína 3D. Não se sabe como ocorre a terceira clivagem, que não utiliza a protease 3C. A maturação dos capsômeros ocorre pela clivagem de VP0 em VP2 e VP4. A proteína VP4 é modificada pela adição de um grupo miristil no terminal amino (mir = miristil). **B.** Estrutura do sítio interno de entrada do ribossomo (IRES) do poliovírus. O diagrama é um esquema da estrutura secundária prevista na região 5′ proximal do genoma do poliovírus. A região sombreada mostra a estrutura secundária do IRES. Observe que uma das mutações associadas à atenuação das cepas da vacina Sabin está localizada nessa região. Indica-se, ainda, o local do AUG em que ocorre a iniciação da poliproteína grande.

alvos para a quimioterapia antiviral (ver Capítulo 8). Aliás, o desenvolvimento de inibidores de proteases teve um efeito muito encorajador nas tentativas de tratamento para a síndrome da imunodeficiência adquirida (AIDS).

As etapas no processamento são complexas e ainda precisam ser integralmente trabalhadas em detalhes completos. Ambas as proteases virais utilizam um resíduo de cisteína como parte de seus sítios ativos; assim, são denominadas **C-proteases**. Elas exibem uma especificidade muito alta e, embora ambas clivem o peptídio precursor em um local entre aminoácidos específicos (Tyr-Gly para a protease 2A e Gln-Gly para a protease 3C), nenhuma delas cliva todos os locais disponíveis, e a protease 2A não cliva peptídios não virais, independentemente da eficiência. Claramente, a estrutura secundária e outras características da proteína substrato são importantes na determinação dos locais de clivagem.

As duas primeiras clivagens são intramoleculares, ou seja, ocorrem dentro da proteína na qual as proteases estão ligadas covalentemente. Essas clivagens resultam na formação de três grandes proteínas precursoras, P1, P2 e P3. A proteína P1 contém as proteínas do capsídio VP1, VP3 e VP0, bem como uma proteína líder (L) curta. Embora não estabelecida para o poliovírus, a proteína L de outros picornavírus tem sido associada em ambos os vírus tanto à montagem do vírus quanto às vias de tráfego celular. Além disso, a proteína P1 é **miristoilada** na extremidade N-terminal, envolvendo a adição covalente do ácido graxo de 14 carbonos, o ácido mirístico. Como resultado, o terminal N de VP0 terá essa modificação, que é conhecida por possibilitar que essas proteínas modificadas se associem eficientemente às estruturas da membrana. As proteínas P2 e P3 são precursoras de várias proteínas não estruturais, incluindo a enzima replicase viral e proteínas e enzimas que alteram a estrutura da célula infectada. A proteína P3 também contém a proteína VPg. As etapas gerais na derivação de proteínas virais maduras a partir da proteína precursora são mostradas no mapa genético da Figura 14.2A.

Os estágios posteriores no processamento das proteínas precursoras envolvem principalmente a protease 3C, embora a protease 2A clive o precursor 3CD da protease e da replicase em variantes então denominadas 3C' e 3D'. Ainda não se sabe se essas variantes têm algum papel na replicação, uma vez que não são observadas em infecções por todas as cepas do vírus. Embora a proteína 3D não seja uma protease (é uma proteína replicase), ela auxilia na clivagem do precursor VP0-VP3 em VP0 e VP3. O próprio precursor 3CD, no entanto, também pode atuar como uma protease e pode ter um papel específico em alguns dos eventos iniciais de clivagem.

Como a ORF do poliovírus é traduzida como uma proteína única e muito grande, o poliovírus tecnicamente tem apenas um "gene". Isso não é estritamente verdade, no entanto, uma vez que diferentes porções da ORF contêm informações para distintos tipos de proteínas ou atividades enzimáticas. Além disso, diferentes etapas no processamento das proteínas precursoras são favorecidas em momentos distintos do ciclo de replicação; portanto, o padrão das proteínas do poliovírus observado varia com o tempo depois da infecção, conforme mostrado previamente na Figura 12.1.

A demonstração das relações precursor-produto entre as proteínas virais pode ser complicada e experimentalmente difícil, mas a teoria do procedimento é simples e baseada na análise de proteínas codificadas pelo vírus, na consideração da capacidade genética do vírus de codificar proteínas e no entendimento geral do próprio processo de tradução. A separação e a enumeração das proteínas virais com base em suas taxas de migração em géis desnaturantes, que dependem do tamanho da proteína, são descritas no Capítulo 12, Parte 3.

Para o poliovírus, muitos anos de análise podem ser resumidos da seguinte maneira: o tamanho molecular total das proteínas codificadas pelo vírus não pode exceder aproximadamente 2.300 aminoácidos (7.000/3). Apesar disso, o tamanho total das proteínas virais estimadas pela adição de aminoácidos radioativos a uma célula infectada, seguida pelo fracionamento por tamanho no material radiomarcado resultante, é significativamente maior. Além disso, sabe-se que o poliovírus inibe eficientemente a síntese de proteínas celulares, de modo que a maioria das proteínas detectadas pela adição de precursores de aminoácidos radioativos às células infectadas (também denominado *pulso* de material radioativo) é, de fato, viral.

Pode-se resolver esse enigma usando uma técnica chamada **experimento de pulso-perseguição** (do inglês *pulse-chase experiment*) e usando *análogos de aminoácidos,* que inibem o processamento de proteases das proteínas precursoras. Nos experimentos de pulso-perseguição, adicionam-se aminoácidos radioativos por um curto período; esse é o "pulso". Em seguida, adiciona-se um excesso de aminoácidos não radioativos para diluir o marcador; essa é a "perseguição".

Apenas as maiores proteínas virais isoladas de uma célula infectada com poliovírus expostas ao pulso radioativo por curtos períodos (seguido pelo isolamento da célula infectada) apresentaram radioatividade. Esse achado sugere que essas proteínas são os primeiros produtos virais sintetizados. Se o período de pulso for seguido por períodos de perseguição de vários comprimentos, a radioatividade é eventualmente vista nas proteínas virais menores. Esse resultado é totalmente consistente com uma relação cinética precursor-produto entre proteínas grandes (precursoras) e proteínas virais menores (produtos) maduras.

A relação entre precursor e produto foi confirmada pela adição de inibidores da tradução em momentos específicos depois de um pulso de aminoácidos radioativos. Essa etapa resultou na perda do marcador incorporado às proteínas grandes, mas não afetou o aparecimento do marcador nas proteínas menores derivadas das proteínas precursoras já marcadas durante o pulso. Por fim, a adição de análogos de aminoácidos que inibiram a proteólise da proteína precursora contribuiu para uma confirmação adicional do processo.

Ciclo de replicação do poliovírus

Conforme mostrado na Figura 14.3, tudo tende a "acontecer de uma vez" durante o ciclo de replicação do poliovírus. A entrada do vírus envolve a fixação dos vírions por associação com o receptor celular. Para o poliovírus, o receptor, Pvr, é uma molécula específica do tipo CAM (CAM = molécula de adesão celular), chamada CD155. A ligação dos vírions do poliovírus ao receptor foi examinada por cristalografia de raios X e parece envolver a inserção de uma parte do receptor em cavidades "canyon" na superfície da partícula do vírus.

Uma vez que o poliovírus é capaz de infectar eficientemente células que estão mutadas na proteína dinamina, necessária para a função das depressões revestidas de clatrina, acredita-se agora que o poliovírus não entra nas células hospedeiras por meio de endocitose mediada por receptor, como diagramado na Figura 6.2, embora alguns outros picornavírus possam depender dessa via para entrada. O modelo atual para fixação e entrada do poliovírus na célula é o seguinte (ver Figura 14.3):

1 As partículas virais se ligam ao Pvr, o receptor do poliovírus na superfície da célula.

2 A ligação ao receptor induz um rearranjo da partícula viral que resulta na inserção de regiões helicoidais de VP1 na membrana celular, junto à extremidade aminoterminal miristoilada de VP4, criando, assim, um canal até o citoplasma.

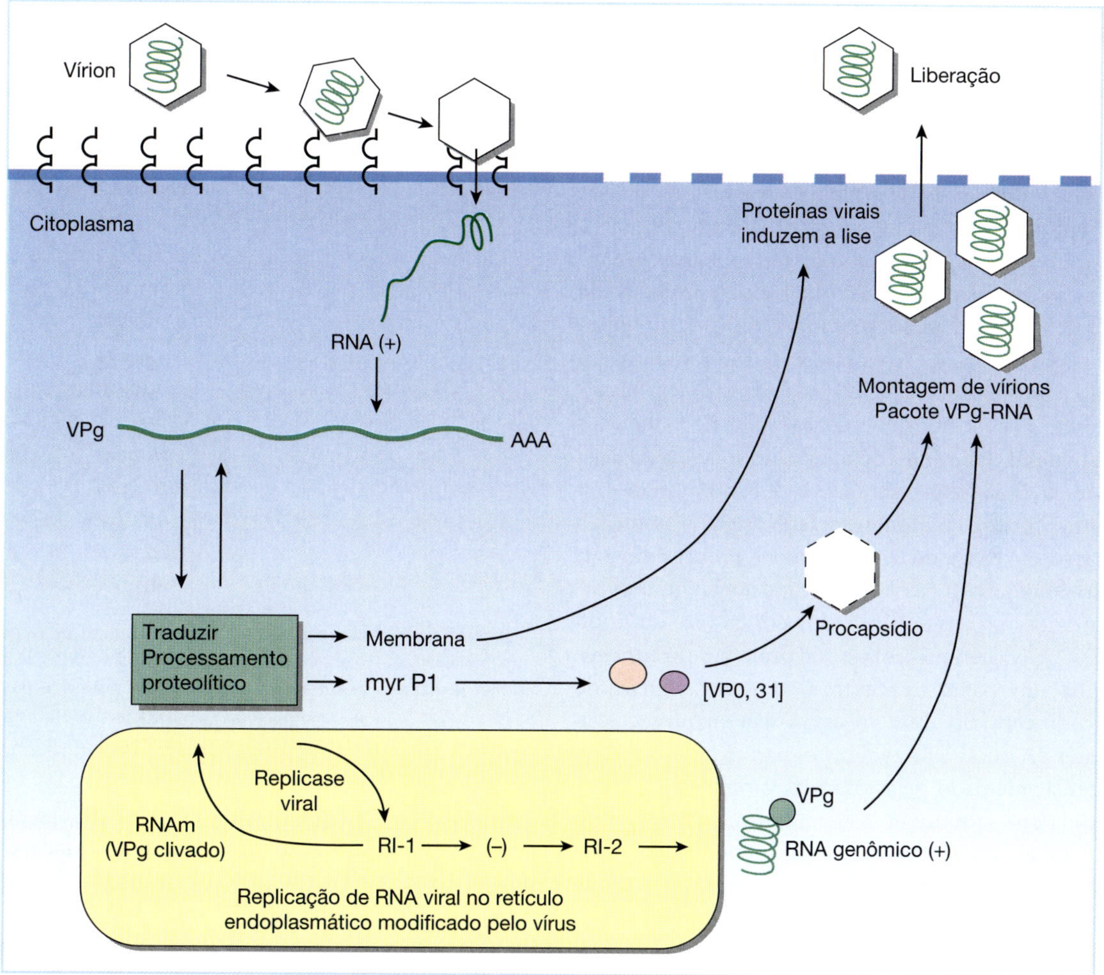

Figura 14.3 Ciclo de replicação do poliovírus. A representação esquemática é dividida em etapas distintas. A entrada viral ocorre por rearranjo mediado por receptores das proteínas do vírion, de modo a formar um poro transmembrana, liberando o genoma de RNA de sentido positivo no citoplasma da célula. A entrada viral envolve a ligação a um receptor de superfície celular, seguida de rearranjo do capsídio com inserção do terminal VP4 miristoilado na membrana celular, liberando o genoma de RNA de sentido positivo no citoplasma da célula. Esse RNA é traduzido em uma grande poliproteína. A replicase viral liberada da proteína precursora então medeia a produção de RI-1 e RI-2 para produzir mais RNAm, que, ao contrário do RNA genômico original, tem a proteína VPg clivada. À medida que a infecção prossegue, os complexos de replicação tornam-se associados às estruturas da membrana celular em compartimentos de replicação. O RNA de sentido positivo recém-sintetizado também é traduzido; o processo repete-se muitas vezes até que seja formada uma quantidade de precursores proteicos do capsídio suficiente para possibilitar a montagem do procapsídio. Os procapsídios associam-se com o RNA de sentido positivo recém-sintetizado ainda contendo VPg em sua extremidade 5′, e a entrada de genomas virais resulta em maturação do capsídio. À medida que o processo continua, os vírions se acumulam no citoplasma até que as proteínas virais induzam a lise celular e ocorra a liberação do vírus. Todo o processo pode ocorrer na ausência de um núcleo.

3 O RNA viral é liberado no citoplasma da célula depois de novos rearranjos de partículas, talvez desencadeados por alterações iônicas.

O RNA viral é traduzido em proteínas, cujas porções estão envolvidas na replicação do genoma viral pela produção das estruturas de replicação RI-1 e RI-2. A proteína VPg é um *primer* para essa replicação, em virtude de ter um resíduo de uracila adicionado a ela, um processo chamado uridilação. A iniciação da replicação requer uma característica de estrutura secundária de RNA, chamada elemento de replicação de ação em *cis* (CRE), localizado na região de codificação no genoma para a proteína 2C. A replicase do poliovírus, a proteína $3D^{pol}$, catalisa a produção de produtos de sentidos negativo e positivo. Recentemente, demonstrou-se que elementos de replicação de ação em *cis* que controlam a replicação estão presentes no genoma do poliovírus. As características da estrutura secundária na extremidade 5′, bem como dentro das regiões de codificação, parecem ser necessárias para a replicação eficiente do RNA. Outras proteínas do poliovírus também estão envolvidas, assim como uma ou mais proteínas do hospedeiro, uma vez que grande parte da replicação do genoma viral ocorre em compartimentos associados à membrana produzidos por essas proteínas dentro do citoplasma da célula infectada. A produção de novas fitas de RNAm de sentido positivo do RNA do poliovírus leva a mais tradução, replicação e, por fim, montagem de capsídio e lise celular.

Os detalhes da morfogênese do capsídio do poliovírus foram elaborados há várias décadas. Embora ainda haja alguma controvérsia sobre o momento de ocorrência de certas etapas do processo de montagem (sobretudo o momento da associação do RNA do vírion com os procapsídios), a montagem do poliovírus serve como modelo para esses processos em todos os vírus de RNA icosaédrico (ver Capítulo 6, Parte 2). A clivagem proteolítica de proteínas precursoras desempenha um papel importante nas etapas finais de maturação do capsídio. Essa clivagem não envolve a ação das proteases 2A ou 3C. Em vez disso, parece ser um evento intramolecular mediado pelas próprias proteínas do capsídio à medida que se montam e assumem sua conformação madura. A Tabela 11.1 fornece os tamanhos moleculares das proteínas do capsídio do poliovírus.

A Figura 14.4 mostra o esquema mais comumente aceito. Na morfogênese viral, a proteína P1 miristoilada é clivada da proteína precursora pelo segmento protease 2A. Cinco cópias dessa proteína se agregam, e a proteína é posteriormente clivada pela protease 3C em VP0, VP1 e VP3 miristoilados, que forma um dos 60 *protômeros*. Cinco desses protômeros se reúnem para formar o pentâmero 14s. Por fim, 12 desses pentâmeros 14s se reúnem para formar um capsídio vazio (**procapsídio**).

Esse procapsídio é menos denso que o vírion maduro, de modo que suas proteínas podem ser facilmente separadas por centrifugação. A análise das proteínas do procapsídio

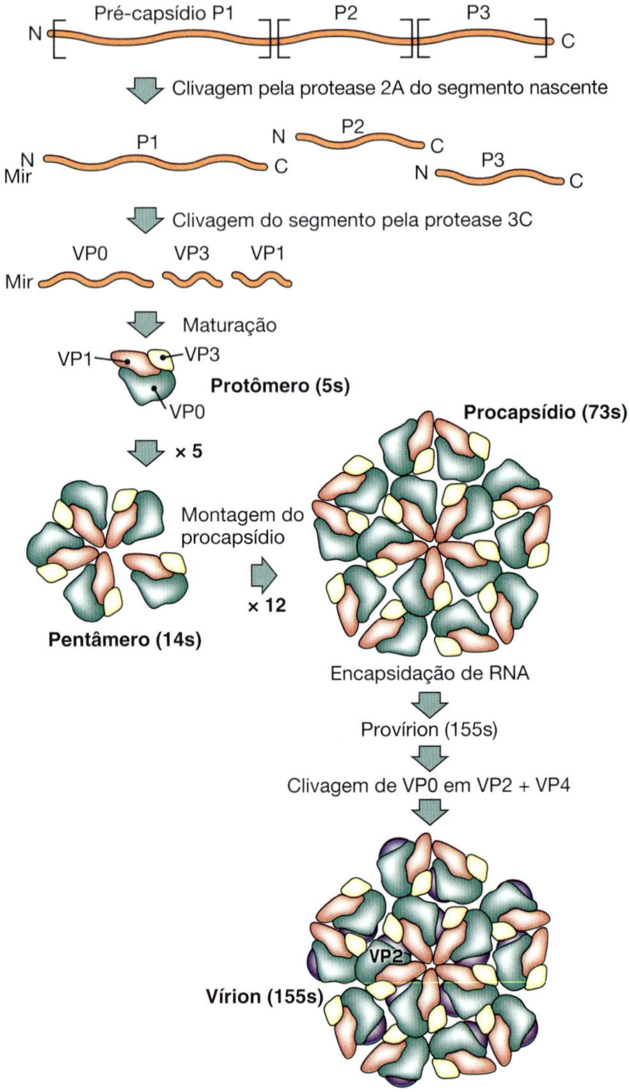

Figura 14.4 Etapas da montagem do vírion do poliovírus. As proteínas precursoras associam-se para formar protômeros 5s, que, então, se reúnem para formar pentâmeros. Doze destes se reúnem para formar o procapsídio no qual o RNA do vírion é incorporado. A clivagem final de VP0 em VP2 e VP4 ocorre para formar o capsídio maduro, que tem um diâmetro de 28 a 30 nm.

demonstra quantidades equimolares de miristoilado-VP0, VP1 e VP3. Depois da formação do procapsídio, o RNA viral associa-se à partícula, e ocorre uma clivagem final de VP0 em VP2 e VP4 miristoilada para produzir o vírion maduro. Depois da montagem dos vírions, a célula sofre lise, e o vírus é liberado.

Citopatologia e doença do picornavírus

A citopatologia mais óbvia da replicação do poliovírus é a lise celular. Contudo, antes disso, o vírus inibe especificamente a síntese proteica da célula hospedeira. A inibição da síntese proteica da célula hospedeira envolve a digestão proteolítica do fator de iniciação da tradução eIF-4 G, de modo que os ribossomos não são mais capazes de reconhecer o RNAm com *cap* (ver Capítulo 13, Parte 3). Essa modificação leva à tradução apenas de RNAm de poliovírus sem *cap*, pois seu IRES possibilita que ele monte o complexo de tradução com os ribossomos modificados pelo vírus. Observe que esse método bastante elegante de desligamento não funcionará com a maioria dos tipos de vírus, visto que eles expressam e utilizam RNAm com *cap*.

Existem três tipos relacionados, ou sorotipos, de poliovírus. Eles diferem nas propriedades antigênicas específicas das proteínas estruturais virais. A maioria das infecções por poliovírus em populações humanas desprotegidas resulta em nenhum sintoma ou apenas sintomas leves, mas um sorotipo (tipo 3) está fortemente associado à modalidade paralítica da doença. A infecção por esse sorotipo não leva invariavelmente a um episódio paralítico, mas a probabilidade desse episódio é muito maior do que com os outros sorotipos. Todos os sorotipos estão distribuídos nas regiões em que o poliovírus é endêmico em uma população, embora alguns predominem em certos locais.

O poliovírus se dissemina por contaminação fecal de alimentos ou suprimentos de água. Os receptores para o vírus são encontrados no epitélio do intestino; a infecção resulta na destruição local de alguns tecidos do intestino, o que pode resultar em diarreia. Infelizmente, os neurônios motores também têm receptores para o poliovírus, e se o vírus entrar na corrente sanguínea, ele pode se replicar e destruir esses neurônios, levando à paralisia. Esse resultado não é interessante para o vírus, uma vez que o vírus que inicia a infecção neuronal não é capaz de se disseminar para outros indivíduos e é, eventualmente, eliminado; assim, a fase paralítica da doença é um "beco sem saída" para o vírus. O vírus estimula uma resposta imune e o indivíduo se recupera e fica resistente ou imune a infecções posteriores.

A vacinação contra infecções por poliovírus é realizada de maneira eficaz com vacinas de vírus vivo inativado e atenuado, conforme descrito no Capítulo 8, Parte 2. Uma vez que o único reservatório do poliovírus são os seres humanos, a imunidade por meio da vacinação contra o vírus é uma maneira eficaz de prevenir a doença. Atualmente, um grande esforço está em andamento para erradicar completamente a doença do ambiente (ver Capítulo 25).

Vários outros picornavírus causam doenças; muitos são disseminados por contaminação fecal e incluem o vírus da hepatite A, o vírus ECHO e o vírus Coxsackie. Como o poliovírus, esses vírus ocasionalmente invadem o tecido nervoso. O vírus Coxsackie geralmente causa infecções assintomáticas ou lesões leves nas mucosas oral e intestinal, mas pode causar encefalite. Os vírus ECHO também estão associados a infecções entéricas, mas certos sorotipos de vírus ECHO causam meningite não bacteriana infantil; foram relatados alguns surtos epidêmicos com altas taxas de mortalidade em lactentes.

Outro grupo difundido de picornavírus são os rinovírus, um dos dois principais grupos de vírus que causam resfriados comuns. Ao contrário dos outros picornavírus detalhados aqui, os rinovírus são transmitidos como aerossóis. Em decorrência da grande quantidade (cerca de 100) de sorotipos distintos de rinovírus, é improvável que uma infecção leve à imunidade que previna resfriados subsequentes. Não há complicações neurológicas conhecidas decorrentes de infecções por rinovírus.

Replicação dos flavivírus

O sucesso e a ampla distribuição de picornavírus e seus parentes demonstram que a estratégia de replicação encontrada na tradução de uma única ORF grande é muito eficaz. Se mais evidências fossem necessárias nesse sentido, a abundância de flavivírus transmitidos por mosquitos deveria concluir a questão completamente.

Os flavivírus são vírus de RNA de sentido positivo envelopados, icosaédricos. Eles parecem estar relacionados com os picornavírus, mas claramente apresentam características distintas, notadamente um envelope. Como os mosquitos e a maioria dos outros artrópodes são sensíveis aos extremos climáticos, não é de se surpreender que as doenças arbovirais ocorram durante todo o ano nos trópicos e subtrópicos, mas apenas esporadicamente e no verão nas zonas temperadas.

Muitos flavivírus demonstram tropismo pelo tecido neural; os flavivírus são os agentes causadores da febre amarela, da dengue e de muitos tipos de encefalite. Nos EUA, o vírus da encefalite de St. Louis, transmitido por mosquitos, leva a epidemias periódicas no verão, especialmente durante verões marcados por fortes chuvas e inundações, como o verão de 1997 nos estados do nordeste.

O vírus do Nilo Ocidental foi isolado pela primeira vez no Oriente Médio, como sugere seu nome. No entanto, agora invadiu o hemisfério ocidental e está firmemente estabelecido em todo os EUA. O cenário começou no final do verão de 1999, quando pelo menos 1.900 pessoas no Queens, Nova York, foram infectadas com o vírus do Nilo Ocidental. A análise do vírus sugeriu que ele se originou de uma cepa presente em Israel. Ninguém sabe como esse vírus chegou a Nova York. No entanto, logo se espalhou para a população de aves selvagens e começou sua marcha pelo país. No final de 2005, o vírus estava presente em todos os estados contíguos, com a maioria relatando casos em seres humanos e animais. Agora, pode-se dizer que o vírus do Nilo Ocidental se estabeleceu como endêmico na América do Norte.

Um vírus de interesse recente é o Zika vírus (ZIKV), um membro da família dos flavivírus que chegou da África Central, passando pelo Sudeste Asiático e pela América do Sul. O vírus é transmitido pelo *Aedes aegypti*. Normalmente uma espécie tropical e subtropical, esses mosquitos se mudaram para o norte da Flórida em decorrência do efeito das mudanças climáticas em hábitats potenciais. A febre do ZIKV, embora normalmente seja uma doença febril leve e autolimitada, tem sido associada a casos de microcefalia como resultado da infecção de mulheres gestantes. Além disso, casos da doença neurológica síndrome de Guillain-Barré foram associados a essas infecções. Haverá mais a dizer sobre isso em capítulos posteriores, quando serão discutidas doenças virais emergentes.

Pode-se inferir um esboço abreviado do ciclo de replicação dos flavivírus a partir do mapa genético e estrutural mostrado na Figura 14.5 e retirado do trabalho com o vírus da febre amarela. O genoma do flavivírus tem mais de 10 mil bases de comprimento e, ao contrário do poliovírus, é (i) capeado na extremidade 5′ e (ii) não poliadenilado na extremidade 3′. Assim como o poliovírus, a ORF grande é traduzida em uma única proteína precursora, que é clivada por proteases integrais em proteínas individuais. Algumas dessas etapas de clivagem são mostradas na Figura 14.5. O precursor da proteína estrutural inclui uma proteína de membrana integral (M) e uma glicoproteína de envelope. Essas proteínas associadas à membrana são traduzidas por polirribossomos ligados à membrana; o processo de inserção na membrana da célula segue o esquema básico descrito para os togavírus mais adiante neste capítulo. A proteína M contém uma sequência "sinal" em seu N-terminal que facilita a inserção da cadeia peptídica nascente no retículo endoplasmático. Esse sinal é clivado da proteína PreM dentro do lúmen do retículo endoplasmático – provavelmente pela ação de enzimas celulares. As proteínas NS (não estruturais) codificam as enzimas replicases e não fazem parte do vírion. Apesar disso, é interessante que anticorpos direcionados contra o precursor, NS1, protejam os animais contra a infecção.

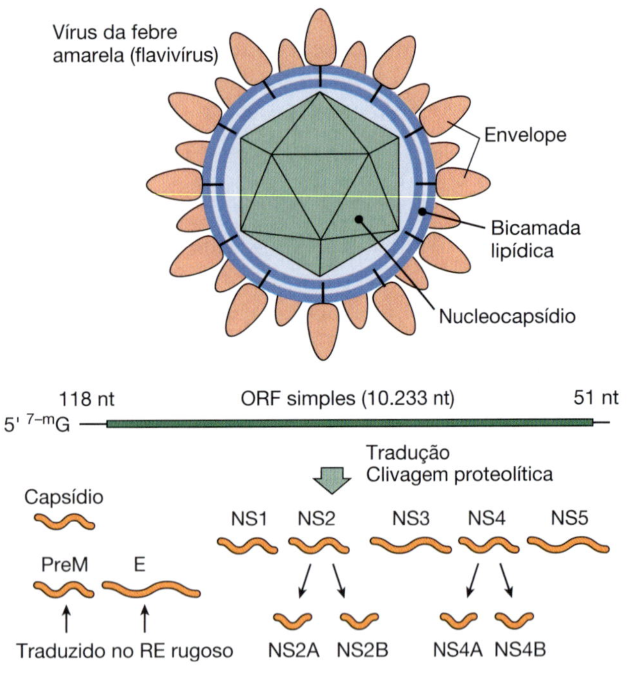

Figura 14.5 Vírus da febre amarela (um flavivírus) e seu genoma. Em linhas gerais, esse flavivírus tem um ciclo de replicação muito semelhante ao detalhado para o poliovírus. Ao contrário dos poliovírus, os flavivírus codificam uma única glicoproteína de envelope. Além disso, o genoma do vírus da febre amarela de aproximadamente 10 mil nucleotídios (nt) é capeado, embora seja não poliadenilado. Também em contraste com o poliovírus, a poliproteína precursora do vírus da febre amarela é clivada em uma grande quantidade de produtos enquanto está sendo traduzida, de modo que as proteínas precursoras muito grandes da replicação do poliovírus não são vistas. O capsídio envelopado é maior que o do poliovírus, com diâmetro de 40 a 50 nm. *RE*, retículo endoplasmático.

VÍRUS DE RNA DE SENTIDO POSITIVO QUE CODIFICAM MAIS DE UMA FASE DE LEITURA DA TRADUÇÃO

Um vírus de RNA de sentido positivo que precisa regular a expressão gênica enquanto infecta um hospedeiro eucariótico enfrenta um problema fundamental: o ribossomo eucariótico não é capaz de iniciar a tradução de uma ORF depois da tradução de uma ORF antes dele. Embora um genoma de vírus de RNA de sentido positivo possa (e alguns o façam) conter mais de uma ORF, essas ORFs não podem ser traduzidas independentemente em velocidades diferentes durante a infecção sem alguns meios para superar essa limitação mecanicista fundamental.

Uma maneira de contornar o problema é um vírus encapsidar mais de um RNAm (em outras palavras, o vírus conter um genoma segmentado). Essa abordagem é utilizada por vários vírus de RNA de sentido positivo que infectam plantas, mas não foi descrita em vírus animais. Essa descoberta é um tanto surpreendente, uma vez que existem diversos vírus de RNA de sentido negativo com genomas segmentados que são patógenos animais e humanos bem-sucedidos. A lista contém vírus *influenza*, hantavírus e arenavírus.

Apesar da não inclinação de vírus de RNA de sentido positivo que infectam células animais de encapsular genomas segmentados, outra estratégia para regular a expressão de RNAm é utilizada com sucesso. Essa estratégia envolve a codificação de uma ORF críptica (oculta) no RNA genômico, que pode ser traduzida a partir de um RNAm viral produzido por uma etapa de transcrição durante o ciclo de replicação. Com essa estratégia, a expressão do gene viral a partir do RNAm de sentido positivo completo contido no vírion resulta na tradução de uma ORF 5′, e essa proteína (uma enzima) está envolvida na produção de um segundo RNAm menor por transcrição.

O segundo RNAm (que não é encontrado no vírion), por sua vez, é traduzido em uma proteína viral distinta. Esse esquema possibilita que as proteínas não estruturais codificadas pelo vírus – as enzimas necessárias para a replicação – sejam expressas em quantidades menores ou em momentos diferentes do ciclo de infecção do que as proteínas que terminam no vírion maduro. Essa abordagem é claramente eficaz, como testemunhado pela quantidade de patógenos importantes que a utilizam.

Dois RNAm virais são produzidos em quantidades diferentes durante infecções por togavírus

Os togavírus são vírus de RNA envelopados que exibem um padrão complexo de expressão gênica durante a replicação. O vírus Sindbis é um exemplo bem estudado. Esse vírus, transmitido por artrópodes, causa apenas doença muito leve (raramente) em seres humanos, mas seu tamanho e relativa facilidade de manipulação o tornam um útil modelo de laboratório para o grupo como um todo.

O vírus Sindbis tem uma estrutura de capsídio semelhante aos picornavírus e flavivírus, e, como nos flavivírus, o capsídio é envelopado. O genoma viral contém duas ORFs de tradução. Inicialmente, apenas a primeira fase é traduzida em enzimas de replicação viral. Essas enzimas replicam o RNA do vírion *e* produzem um segundo RNAm que codifica proteínas estruturais virais.

Genoma viral

A Figura 14.6 mostra o vírus Sindbis e seu genoma de 11.700 bases. O RNA genômico do vírion (denominado RNA 49s por sua velocidade de sedimentação na taxa de centrifugação zonal – ver Capítulo 11, Parte 3) tem uma extremidade 5' com *cap* e uma extremidade 3' poliadenilada. Tanto o capeamento quanto a poliadenilação parecem ser realizados por enzimas de replicação viral, possivelmente de maneira um tanto análoga à observada para o vírus da estomatite vesicular de sentido negativo (VSV), que é discutido no Capítulo 16.

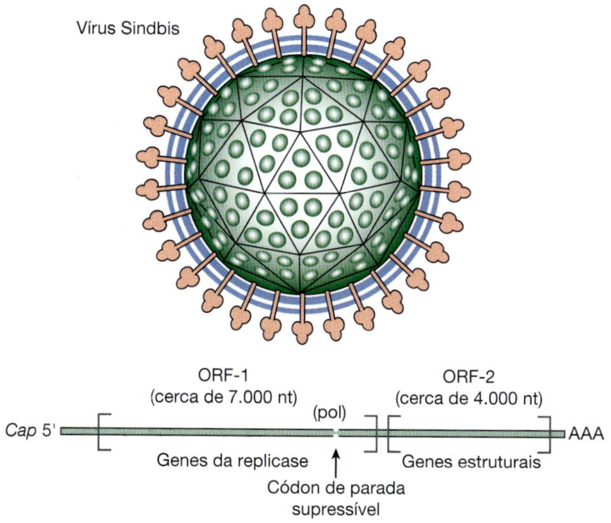

Figura 14.6 Vírus Sindbis – um togavírus típico. Mostram-se o vírion (60 a 70 nm de diâmetro) e o mapa genético. O genoma Sindbis contém duas fases de leitura da tradução; apenas a primeira (*upstream*) (5') pode ser traduzida a partir do RNA genômico associado ao vírion de aproximadamente 11 mil nucleotídios (nt) 49s capeados e poliadenilados (positivo). Essa fase de tradução primária (*upstream*) codifica proteínas não estruturais por meio da expressão de duas proteínas precursoras. A maior, que contém a precursora da polimerase, é traduzida pela supressão de um códon de parada interno na fase de leitura.

O genoma do vírus Sindbis contém duas ORFs. A ORF 5' codifica um precursor de proteína de replicação, que é processado por proteases para produzir quatro polipeptídios replicases diferentes. A ORF 3' codifica a proteína do capsídio e as glicoproteínas do envelope.

Ciclo de replicação do vírus

Entrada do vírus. A entrada do vírus é a via endocitose mediada por receptor, conforme mostrado na Figura 14.7A. Todo o vírion, incluindo o envelope, é captado na vesícula endocítica. A acidificação dessa vesícula leva à modificação da glicoproteína da membrana viral. Isso possibilita que a membrana viral se funda com a vesícula e faz o capsídio se romper para que o RNAm genômico viral seja liberado no citoplasma.

Expressão gênica inicial. Conforme mostrado na Figura 14.7B, apenas a ORF 5' pode ser traduzida do RNAm viral intacto, pois o ribossomo eucariótico cai do RNAm viral quando encontra o primeiro sinal de parada da tradução (UAA, UAG ou UGA – ver Capítulo 13). Com o vírus Sindbis, essa situação é complicada pelo fato de que a primeira ORF no RNA genômico contém um sinal de parada cerca de três quartos do caminho depois (*downstream*) do códon de início. Esse códon de parada pode ser reconhecido por produzir um precursor mais curto para as proteínas não estruturais, mas também pode ser *suprimido*. (Em genética, o termo **supressão** refere-se à célula que ignora periodicamente um sinal de parada da tradução em decorrência de um RNAt alterado ou de uma resposta ribossômica à estrutura secundária no RNAm que o codifica.) Na infecção pelo vírus Sindbis, a supressão é ribossômica e resulta em cerca de 25% da proteína precursora não estrutural contendo as informações restantes mostradas na ORF-1 no mapa genético. Conforme discutido no Capítulo 19, a supressão de um códon de parada interno também atua na produção da proteína de retrovírus.

Na infecção pelo vírus Sindbis, a tradução do RNA viral infeccioso produz enzimas de replicação que são derivadas da clivagem autoproteolítica (*i. e.*, autoclivagem) da proteína precursora da replicase. Isso pode ser considerado uma fase "inicial" da expressão gênica; no entanto, as coisas acontecem rápido na célula infectada, e isso pode durar apenas alguns minutos.

Replicação do genoma viral e produção de RNAm 26s. A Figura 14.8A mostra as enzimas de replicação expressas a partir do RNAm genômico 49s de sentido positivo associado ao RNA genômico para produzir RNA de sentido negativo 49s por meio de RI-1. O próximo passo no processo é essencial para a expressão regulada das duas proteínas precursoras codificadas pelo vírus. No caso do Sindbis, o RNA de sentido negativo complementar ao RNA genômico de sentido positivo é o molde para *dois* RNAm de sentido positivo diferentes. Ambos são capeados e poliadenilados. O primeiro é o vírion de RNA de sentido positivo 49s. O segundo é o RNA de sentido positivo 26s. O RNAm mais curto de 26s é

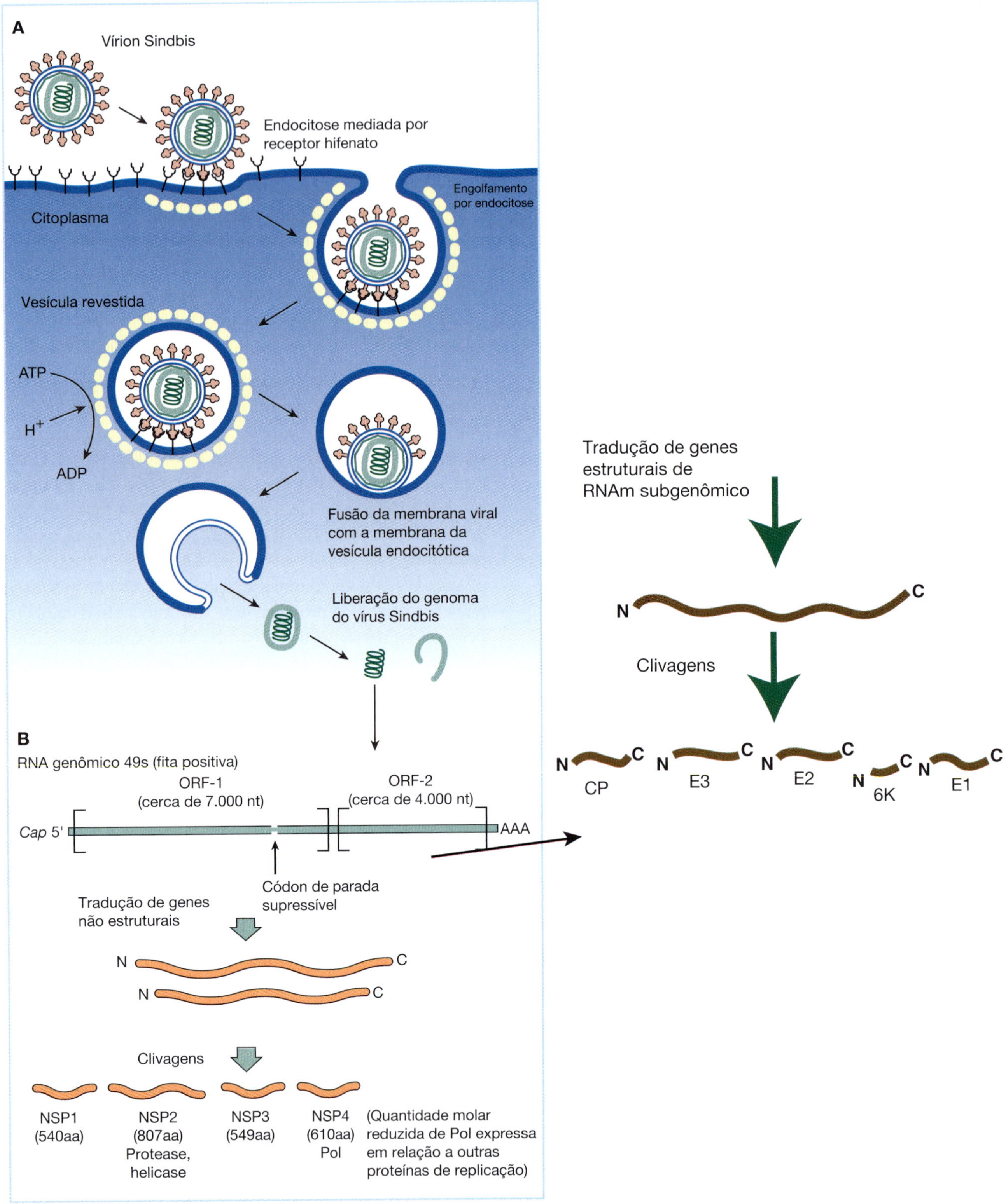

Figura 14.7 Estágios iniciais da infecção pelo vírus Sindbis. **A.** O primeiro passo é a endocitose mediada por receptor, levando à fusão da membrana viral com a da vesícula endocitótica, que leva à liberação do genoma do vírus Sindbis (RNAm) no citoplasma da célula infectada. Conforme descrito no Capítulo 6, Parte 2, a internalização do vírion envelopado dentro de uma vesícula endocitótica é seguida por acidificação e alterações covalentes nas proteínas da membrana. Isso resulta na fusão da membrana viral com a da vesícula endocítica e na liberação do genoma viral. **B.** A tradução do RNA do vírion resulta na expressão dos precursores da replicase não estrutural e de outras proteínas virais codificadas na fase de leitura de tradução 5′. Essas proteínas medeiam as funções de replicase, capeamento e protease. As proteínas estruturais virais são traduzidas da ORF-2, usando o RNAm subgenômico 26s (ver Figura 14.8).

produzido pela replicase, iniciando a transcrição do RNA de sentido negativo no meio e produzindo um RNAm "truncado" ou subgenômico. A região na fita de sentido negativo em que a transcriptase se liga é aproximadamente análoga a um promotor, mas sua sequência não exibe as características de promotores encontrados em genomas de DNA.

Produção de proteínas estruturais

O RNAm 26s curto contém apenas a segunda ORF contida no RNA genômico completo. Essa ORF estava oculta ou inacessível à tradução do RNAm do vírion de comprimento total. No caso do RNAm 26s, no entanto, os ribossomos celulares podem traduzir a ORF em precursores do capsídio e proteínas do envelope. A expressão de proteínas estruturais, portanto, requer pelo menos uma replicação parcial do genoma e é geralmente denominada expressão gênica *tardia*, embora ocorra bem no início após a infecção. A tradução da região 5′ do RNAm tardio 26s produz a proteína do capsídio que é clivada da cadeia peptídica em crescimento por clivagem proteolítica. Essa clivagem produz uma nova região N-terminal do peptídio. Essa nova região contém um trecho de aminoácidos alifáticos. A natureza hidrofóbica dessa sequência "sinal" resulta no crescimento da cadeia peptídica, que se insere no retículo endoplasmático de maneira análoga à síntese de qualquer proteína da membrana celular. Esse processo é mostrado na Figura 14.8B.

Depois da inserção inicial do precursor das proteínas de membrana, as várias proteínas maduras são formadas pela clivagem da cadeia crescente dentro do lúmen do retículo endoplasmático. Essa clivagem maturacional é realizada por proteínas celulares.

O processamento pós-tradução, como a glicosilação de componentes associados à membrana da proteína estrutural tardia, ocorre no complexo de Golgi, e a proteína do envelope viral migra para a superfície da célula. Enquanto isso, a formação do capsídio ocorre no citoplasma, os genomas são adicionados, e o vírion é formado por brotamento ao longo da superfície celular, conforme descrito no Capítulo 6, Parte 2.

Citopatologia e doença do togavírus

O processo de replicação dos togavírus é um passo mais complexo do que o observado com os picornavírus; a célula precisa manter sua estrutura para possibilitar o brotamento contínuo de novos vírus. Em consequência, há um desligamento menos profundo da função da célula hospedeira até muito tempo depois da infecção.

Uma alteração citopática importante é a alteração da superfície celular. Isso pode levar à fusão com células vizinhas para que o vírus possa se disseminar sem nunca deixar as primeiras células infectadas. Essa alteração da superfície celular também envolve uma alteração antigênica da célula. Esses tipos de citopatologia são encontrados em muitos vírus de RNA envelopados, sejam eles de sentido positivo ou negativo.

De acordo com a quantidade de vírus identificados como pertencentes ao grupo, os togavírus são um grupo de vírus extremamente bem-sucedido e, como os flavivírus, muitos são transmitidos por artrópodes. Conforme observado no Capítulo 5, Parte 2, é por essa razão que esses dois grupos de vírus de RNA de sentido positivo são denominados arbovírus (vírus transmitidos por artrópodes). Embora essa terminologia seja conveniente para alguns propósitos, ela não reconhece diferenças significativas nas estratégias de replicação desses dois grupos de vírus. Além disso, vários outros tipos de vírus que são disseminados por vetores artrópodes, e alguns togavírus e flavivírus, *não* são transmitidos por esses vetores. Um exemplo notável é o vírus da rubéola (sarampo alemão).

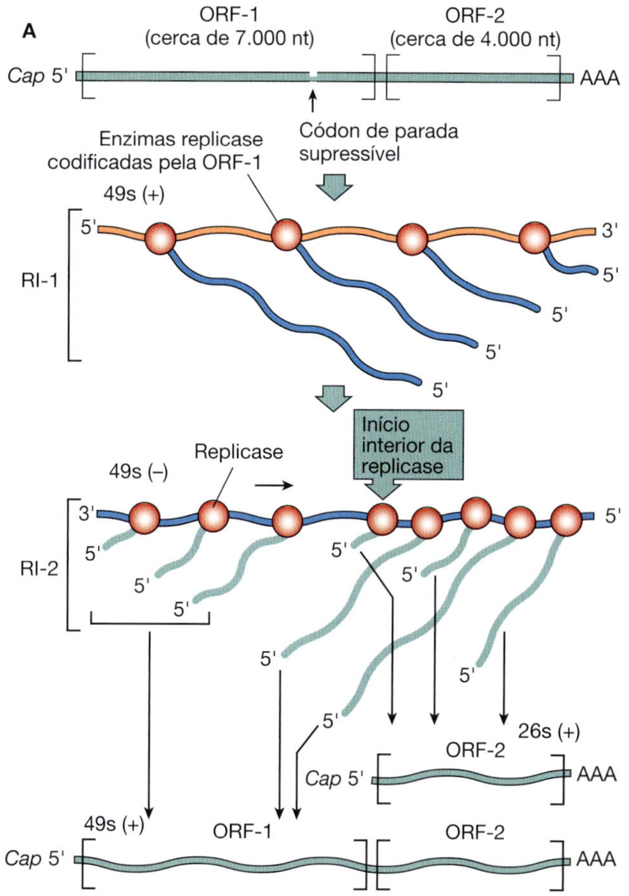

Figura 14.8 **A.** Replicação do genoma do vírus Sindbis e produção do RNAm subgenômico 26s. Esse RNAm é expresso por um sítio de iniciação interno para a replicase viral e é traduzido em proteínas estruturais, uma vez que codifica apenas a fase de leitura aberta (ORF) que era críptica no RNA do vírion de sentido positivo 49s. **B.** Síntese de proteínas estruturais do vírus Sindbis. As proteínas estruturais são traduzidas como um único precursor. Quando a proteína do capsídio N-terminal é clivada do precursor, uma sequência sinal consistindo em um trecho de aminoácidos alifáticos se associa ao retículo endoplasmático. Essa associação possibilita que a porção proteica de membrana do precursor se insira no lúmen do retículo endoplasmático. À medida que a proteína continua sendo inserida no lúmen, ela é clivada em proteínas produto menores por enzimas celulares. As enzimas celulares também realizam glicosilação. (*continua*)

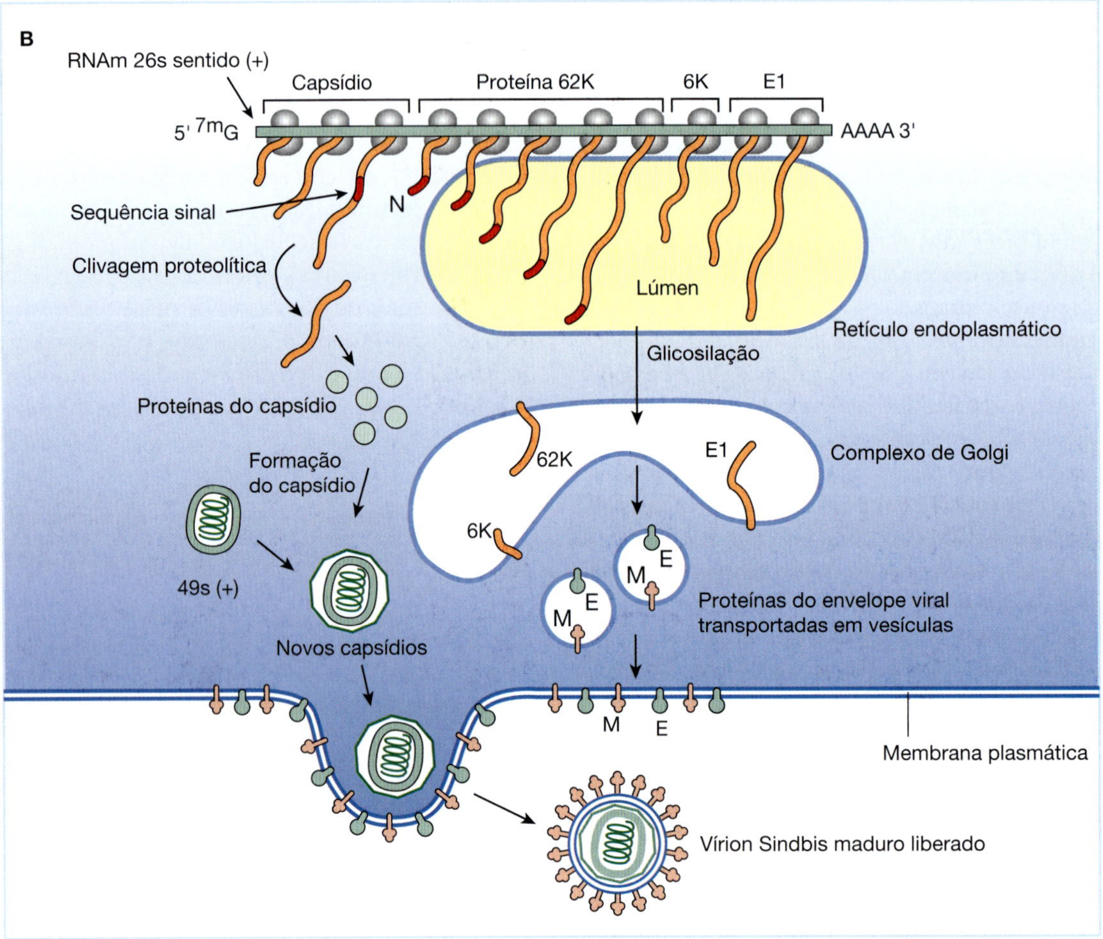

Figura 14.8 *Continuação.*

Muitos togavírus causam surtos esporádicos de encefalite transmitida por mosquitos porque têm propensão à replicação nas células que compõem o revestimento protetor do encéfalo. Embora essa doença possa ser grave, muitos tipos têm prognóstico favorável com atendimento de saúde adequado, pois os neurônios não são os principais alvos da infecção.

O único hospedeiro conhecido do vírus da rubéola são os seres humanos. O vírus causa doença geralmente leve e, muitas vezes, assintomática em crianças e adultos, embora uma erupção cutânea leve possa ser evidente. Apesar do curso geralmente benigno da infecção, é notável que a rubéola esteja associada a um grupo diversificado de doenças clínicas, incluindo artrite por rubéola e complicações neurológicas.

Epidemias locais periódicas são características das infecções pelo vírus da rubéola. Embora o vírus induza uma resposta imune eficaz, a natureza endêmica do vírus garante que, uma vez que surja um grupo grande o suficiente de indivíduos suscetíveis, ocorram epidemias regionais esporádicas. O grande problema com essas ocorrências periódicas é o fato de que a doença muitas vezes é tão leve que é assintomática em adultos em idade fértil. Embora os sintomas sejam muito leves em adultos e crianças, não é o que ocorre em infecções fetais. A infecção da mãe no primeiro trimestre de gestação muitas vezes leva a aborto espontâneo; o feto que sobrevive quase inevitavelmente apresenta grave prejuízo no desenvolvimento. A infecção da mãe mais tarde na gestação tem um desfecho mais benigno.

A tragédia das infecções por rubéola é que, embora existam vacinas eficazes, a doença geralmente é tão leve que um indivíduo pode ser infectado e disseminar o vírus sem saber. Por essa razão, as mulheres em idade fértil que estão em contato com crianças pequenas ou outros adultos em risco de infecção devem ser vacinadas.

Um cenário um pouco mais complexo de várias fases de leitura da tradução e expressão subgenômica do RNAm: replicação do coronavírus

Existem cenários ainda mais complexos para a expressão e a regulação da função gênica em infecções por vírus de RNA de sentido positivo. A estratégia de replicação dos coronavírus é um bom exemplo dessa complexidade. Os coronavírus e os torovírus são membros da família Coronaviridae e, com as famílias Arteriviridae e Roniviridae, compõem o agrupamento maior, denominado ordem Nidovirales (nido = aninhado). A estrutura dos coronavírus é mostrada na Figura 14.9 – o nucleocapsídio helicoidal é incomum para um vírus de RNA de sentido positivo.

O nucleocapsídio é helicoidal dentro de um envelope de membrana aproximadamente esférico, e as glicoproteínas se projetam como "picos" distintos desse envelope. Esses picos de glicoproteína da bicamada lipídica aparecem como uma estrutura distinta em forma de coroa no microscópio eletrônico, daí o nome de *corona* (coroa).

O genoma do coronavírus de 30 kb codifica oito fases de leitura de tradução separadas e é o modelo para a síntese de pelo menos sete RNAm subgenômicos. Cada RNAm subgenômico contém um segmento líder curto e idêntico na extremidade 5′ que é codificado na extremidade 5′ do RNA genômico. Todos os RNAm subgenômicos têm a mesma extremidade 3′ e, portanto, são um conjunto aninhado de transcrições, dando o nome à ordem Nidovirales. Apenas a fase de leitura da tradução 5′ é reconhecida em cada uma, pois as outras são crípticas. Essas características também são mostradas na Figura 14.9.

Replicação do coronavírus

A replicação do coronavírus envolve a produção e a tradução de RNAm virais genômicos e subgenômicos, conforme mostrado na Figura 14.10. A entrada do vírus ocorre por fusão mediada por receptor do vírion com a membrana plasmática, seguida pela liberação de RNA genômico. Muito trabalho sobre a replicação viral foi estimulado pela identificação de um coronavírus como agente das emergentes síndrome respiratória aguda grave (SARS; do inglês *severe acute respiratory syndrome*) e síndrome respiratória do Oriente Médio (MERS; do inglês *Middle East respiratory syndrome*) (discutidas em mais detalhes aqui e no Capítulo 25), bem como a mais recente doença do coronavírus 2019 (Covid-19).

A entrada do vírus ocorre por fusão mediada por receptor do vírion com a membrana plasmática, seguida pela liberação de RNA genômico. O receptor para o coronavírus SARS é a enzima conversora da angiotensina 2 (ECA2). A importância dessa interação vírus-receptor será discutida neste capítulo com relação à patogênese do coronavírus SARS (SARS-CoV) e do coronavírus MERS (MERS-CoV).

Esse RNA (um dos maiores RNAm caracterizados) é traduzido em uma proteína de replicação que, curiosamente, é codificada em uma ORF que abrange 70% da capacidade de codificação do vírus. A razão pela qual as proteínas de replicação do coronavírus são codificadas por um gene tão grande ainda não é conhecida.

As proteínas de replicação maduras derivadas do primeiro produto de tradução são usadas para produzir todas as espécies de RNAm subsequentes. Existem dois modelos concorrentes que foram apresentados para a transcrição do coronavírus (Figura 14.10): transcrição iniciada por líder e transcrição descontínua durante a síntese de fita negativa.

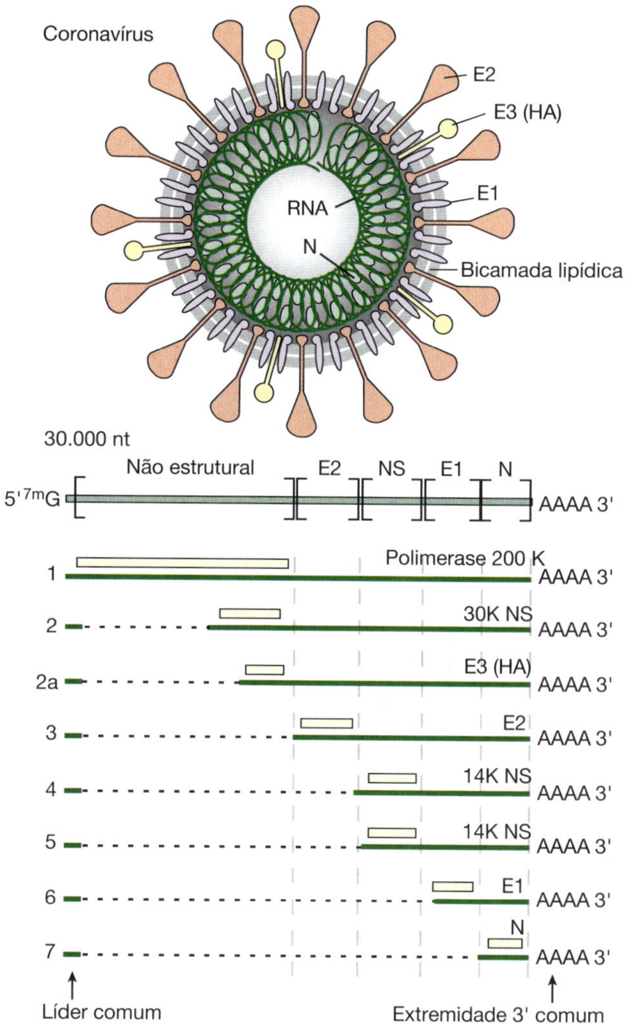

Figura 14.9 Representação esquemática do vírion coronavírus. Esse é o único grupo conhecido de vírus de RNA de sentido positivo com um nucleocapsídio helicoidal. O nome do vírus é derivado da aparência das glicoproteínas que se projetam do envelope, que dá ao vírus forma de coroa. O diâmetro do vírion envelopado esférico varia entre 80 e 120 nm, dependendo das condições experimentais na visualização. O genoma de 30 mil nucleotídios (nt) capeado e poliadenilado de sentido positivo codifica oito fases de leitura de tradução que são expressas por meio da tradução do RNA genômico e sete RNAm subgenômicos de sentido positivo. Cada RNAm subgenômico capeado e poliadenilado tem um segmento líder 5′ curto e compartilha sequências 3′ aninhadas. Embora existam dois modelos para a produção desse conjunto aninhado, o mais provável, nesse momento, parece ser que eles sejam derivados da transcrição de modelos subgenômicos de sentido negativo, produzidos pela cópia descontínua do RNA genômico viral.

A transcrição iniciada por líder propõe que as proteínas de replicação primeiro produzam uma cópia de fita negativa de comprimento total do genoma, usando uma estrutura RI-1 padrão. A partir desse molde, são transcritas várias cópias do extremo da extremidade 3′, chamado região líder. Essas transcrições líderes, então, atuam iniciando a síntese de RNAm subgenômicos, iniciados em regiões homólogas entre cada um dos genes (sequências intergênicas).

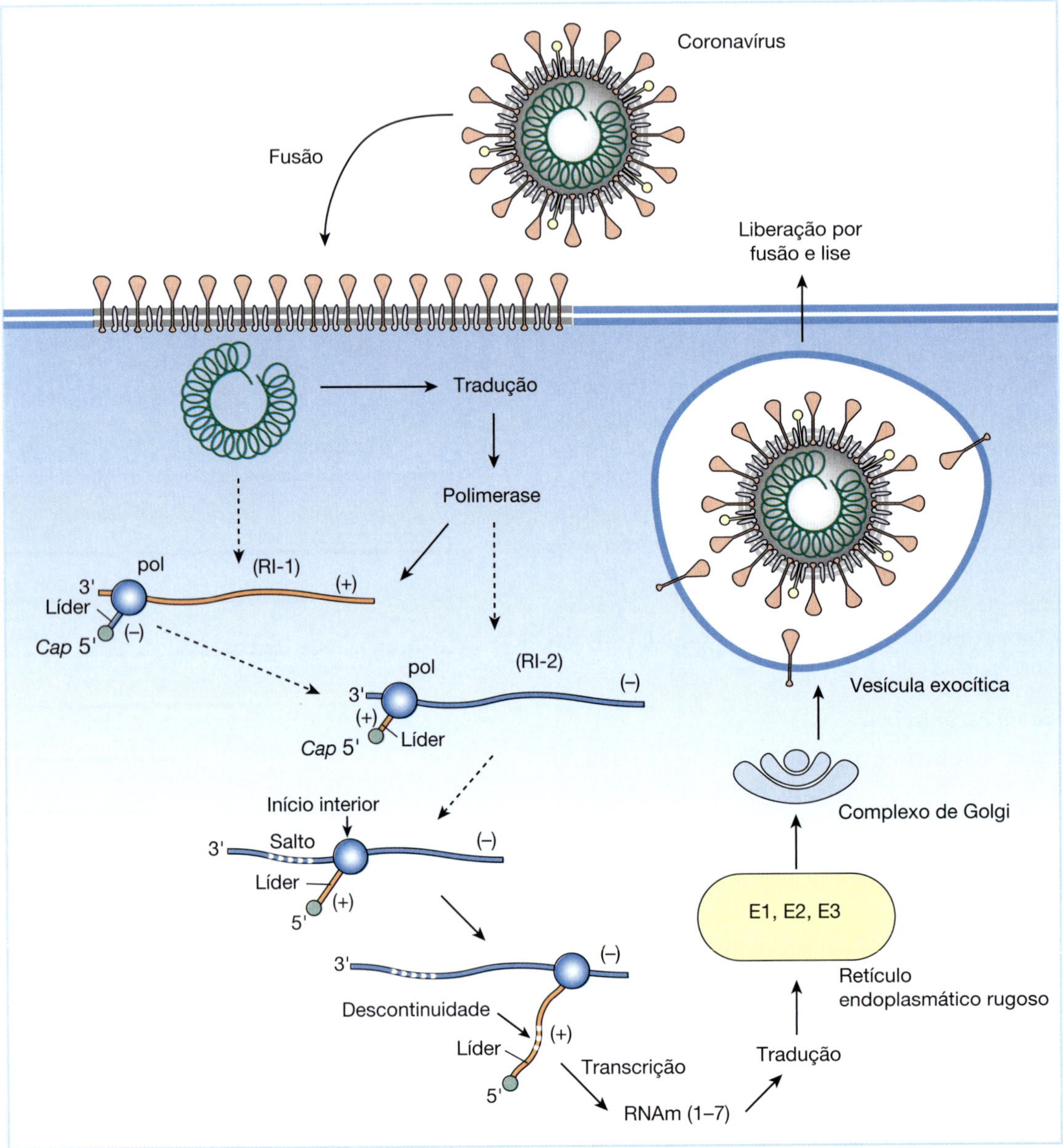

Figura 14.10 Ciclo de replicação de um coronavírus. A replicação é inteiramente citoplasmática. A infecção é iniciada pela fusão da membrana mediada pelo receptor para liberar o RNAm genômico. Esse RNA é traduzido na muito grande (> 200 kd) enzima polimerase/de capeamento. A interação entre o RNA de sentido positivo do vírion de comprimento total e a replicase produz os modelos para os RNAm. Dois modelos são propostos para a síntese de RNAm subgenômico: síntese iniciada por líder e síntese de fita negativa descontínua. A figura mostra o segundo desses dois modelos. O resultado de ambos os modelos é a síntese de um conjunto aninhado de RNAm que contém a mesma sequência líder 5′ e extremidades 3′ sobrepostas. A tradução dos vários RNAm subgenômicos leva à síntese das várias proteínas estruturais e não estruturais codificadas por fases de leitura da tradução interiores. Os vírions maduros se reúnem e são envelopados por brotamento em vesículas intracitoplasmáticas; essas vesículas exocitóticas migram para a superfície da célula, onde o vírus é liberado. Em um momento posterior, ocorre a lise celular.

A transcrição descontínua durante a síntese de fita negativa propõe que as proteínas de replicação transcrevem cópias de fita negativa do genoma, usando estruturas RI-1. Alguns desses produtos são subgenômicos. Essas espécies subgenômicas são produzidas quando o complexo de replicase no RI-1 faz uma pausa nas regiões intergênicas e, depois, salta para o final do genoma, copiando a sequência líder. O resultado dessa etapa é uma fita negativa de RNA subgenômico que é o complemento do RNAm. A subsequente transcrição desse molde produz o próprio RNAm, usando estruturas RI-2 que também são subgenômicas.

Evidências podem ser obtidas em apoio a ambos os modelos; ambos resultam em RNAm que apresentam sequências 5′ comuns (a líder) e regiões 3′ comuns. Esse conjunto aninhado de RNAm é observado durante as infecções por coronavírus. Tanto intermediários replicativos completos quanto subgenômicos podem ser encontrados nas células em vários momentos depois da infecção. Muitas das evidências obtidas com o coronavírus SARS e com outros vírus relacionados tendem a apoiar o segundo desses modelos, ou seja, a transcrição descontínua durante a síntese de fita negativa.

Propõe-se que o mecanismo específico do salto da transcriptase em cada modelo envolva sequências reguladoras da transcrição que contêm elementos centrais reconhecidos nas interações proteína-RNA. O resultado líquido, no entanto, é que cada RNAm tem a mesma sequência líder 5′ e, portanto, tem apenas uma sequência de RNA que precisa ser capeada. A adição de tratos poli-A nos RNAm individuais também requer apenas o reconhecimento de uma sequência no molde de sentido positivo pela replicase viral, uma vez que todos os RNAm têm a mesma extremidade 3′. Uma possibilidade alternativa é que o poli-A seja derivado do molde, proveniente da transcrição de uma sequência poliU comum presente na extremidade 5′ das fitas subgenômicas negativas.

Citopatologia e doença causada pelos coronavírus

Certos coronavírus, com os rinovírus, podem causar infecções leves e localizadas do trato respiratório (resfriados). A suavidade dos resfriados resulta de vários fatores virais e celulares. Primeiro, os vírus causadores do resfriado comum têm um tropismo tecidual muito definido pelo epitélio da nasofaringe. A disseminação do vírus é limitada por fatores imunes localizados mal definidos do hospedeiro. A capacidade de uma infecção pelo vírus *influenza* permanecer instalada no local da infecção inicial é uma grande vantagem para o vírus. A irritação local leva a espirros, tosse e coriza – todos importantes para a disseminação viral. A suavidade e a localização da infecção tendem a limitar a resposta imune, que é outra vantagem distinta. Uma infecção leve resulta em imunidade de curta duração, e isso, aliado ao fato de que há diversos sorotipos como resultado da alta frequência de erros no processo de replicação do genoma, faz os resfriados serem uma aflição comum e constante.

No final do inverno e na primavera de 2003, uma nova doença eclodiu, chamada SARS, concentrada na China e em Cingapura. A SARS provou ser mais do que um resfriado comum, com uma taxa de mortalidade de 10 a 20%. O agente etiológico da SARS é o SARS-CoV. Embora a transmissão original para seres humanos tenha sido aparentemente do mamífero civeta, um relatório recente sugere que o hospedeiro reservatório natural do SARS-CoV é uma das várias espécies de morcegos.

O SARS-CoV demonstrou utilizar a proteína celular ECA2 como receptor para iniciar a entrada do vírus no citoplasma da célula infectada. Um modelo proposto para a alta mortalidade induzida por esse vírus envolve o papel da angiotensina na lesão pulmonar aguda. A ECA2 converte a angiotensina de um tipo que induz dano tecidual e edema pulmonar em um tipo de proteína que é mais benigno. A infecção por SARS-CoV parece causar a infrarregulação dessa enzima, um evento que se acredita ser significativo na patogênese desse vírus.

Os coronavírus voltaram a ser notícia em 2012, quando ocorreu um surto de SARS no Oriente Médio. Nesse caso, o vírus em questão era diferente e, depois do isolamento, foi denominado coronavírus da síndrome respiratória do Oriente Médio (MERS-CoV). Esse vírus, transmitido aos seres humanos a partir de camelos, é bastante semelhante ao SARS-CoV e apresenta as mesmas características moleculares de replicação e transcrição.

Em 31 de dezembro de 2019, pesquisadores em Wuhan, na China, relataram à Organização Mundial da Saúde (OMS) um conjunto de doenças respiratórias, que se determinou serem causadas por um novo coronavírus. Ficou claro desde o início que esse vírus era mais parecido com o SARS e o MERS em sua patogenicidade do que com os outros quatro coronavírus humanos, todos agentes do resfriado comum.

No mês seguinte, o vírus fecharia Wuhan e grande parte da região circundante, eventualmente chegando a outras partes do mundo, até se tornar uma pandemia declarada. A OMS chamou esse vírus de SARS-CoV-2, reconhecendo sua estreita relação com o que agora é conhecido como SARS-CoV-1, o agente do surto de 2002-2004. A síndrome da doença foi denominada doença do coronavírus 2019 (Covid-19), um nome que logo se tornou sinônimo de uma crise internacional de saúde pública. Em 30 de janeiro de 2020, a OMS declarou a Covid-19 uma emergência de saúde pública de interesse internacional. O surto foi declarado uma pandemia pela OMS em 11 de março de 2020.

A velocidade das pesquisas sobre o SARS-CoV-2 foi uma homenagem à ciência molecular moderna e à rápida comunicação das pesquisas. Até o final de janeiro de 2020, havia sido determinada a sequência do genoma viral e realizaram-se análises estruturais detalhadas das partículas usando microscopia crioeletrônica de alta resolução. Em abril de 2020, foi iniciado o primeiro ensaio clínico de fase I de uma vacina candidata; em julho de 2020, mais de 100 vacinas entraram em ensaios clínicos em todo o mundo, incluindo dois ensaios de fase III. Isso representou uma velocidade sem precedentes da comunidade científica, dos legisladores, dos governos e da indústria se mobilizando contra esse novo patógeno.

Evidências de sequenciamento genômico comparativo indicaram que esse vírus se originou em morcegos e, depois de provavelmente passar por um hospedeiro intermediário, tornou-se infeccioso para seres humanos. Essa via de emergência também foi demonstrada para o SARS-CoV-1 (do morcego para a civeta para seres humanos) e o MERS (do morcego para o camelo para seres humanos).

Como o SARS-CoV-1, esse novo coronavírus usa o ECA2 como um recurso da superfície celular ao qual a proteína *spike* viral se liga para entrar. Ao contrário do vírus anterior, no entanto, o domínio de ligação ao receptor da *spike* do SARS-CoV-2 é oculto até a ativação proteolítica por enzimas da célula hospedeira, como a furina ou a serina protease TMPRSS2. O vírus, então, entra na célula por fusão com a membrana do hospedeiro.

De modo similar ao SARS e ao MERS, a síndrome Covid-19 é caracterizada por febre alta e tosse durante os estágios iniciais da infecção. Embora os três vírus possam progredir para uma doença respiratória aguda (DRA) das bases pulmonares, que pode ser fatal, a Covid-19 não tem a taxa de mortalidade do SARS ou do MERS, que matam cerca de 25% dos pacientes hospitalizados, em comparação com 1 a 2% na Covid-19. No entanto, como o SARS-CoV-2 pode ser mais eficiente na disseminação de ser humano para ser humano, ele resultou em muito mais pessoas em todo o mundo morrendo de Covid-19 do que de SARS ou MERS.

Como todos os coronavírus humanos, são produzidas respostas imunes humorais e celulares robustas em resposta à infecção natural, mas a imunidade protetora pode ser relativamente curta. Aliás, os níveis séricos de anticorpos neutralizantes caem para níveis indetectáveis alguns meses depois da infecção em muitas de pessoas. Como resultado, podem ocorrer reinfecções, embora haja evidências de que elas sejam menos graves e menos propensas a serem letais.

REPLICAÇÃO DE VÍRUS DE PLANTAS COM GENOMAS DE RNA

Diversos vírus de plantas contêm genomas de RNA; muitas das primeiras descobertas em virologia foram realizadas com vírus de plantas. A descoberta dos vírus como partículas infecciosas específicas no final do século XIX concentrou-se no trabalho para elucidar a causa da doença do mosaico do tabaco, culminando na primeira descrição do vírus do mosaico do tabaco (TMV). Esse vírus ocupou o centro do palco para uma série de importantes eventos iniciais na virologia bioquímica, incluindo a primeira cristalização de uma partícula de vírus por WM Stanley na University of California, Berkeley, a demonstração da natureza infecciosa de um genoma de RNA de sentido positivo por Gierer e Schramm e a montagem *in vitro* de proteína isolada e RNA de uma partícula infecciosa por H. Fraenkel-Conrat.

A maioria dos vírus de RNA de plantas são não envelopados e apresentam genomas de fita simples. As exceções são dois grupos de vírus de plantas com genomas de sentido negativo (os rabdovírus de plantas e os *Tospovirus* da família dos buniavírus) e um grupo com genomas de dsRNA (p. ex., o vírus do tumor de ferida).

Todos os vírus de RNA vegetal de sentido positivo têm genomas que podem ser traduzidos total ou parcialmente imediatamente depois da infecção. A estrutura do RNA do genoma é variada (Tabela 14.1). A extremidade 5′ pode ser capeada ou pode ter uma proteína genômica ligada covalentemente semelhante ao picornavírus VPg. A extremidade 3′ pode ser poliadenilada ou não, ou pode ser dobrada em uma estrutura semelhante ao RNAt, que pode efetivamente ser carregada com um aminoácido específico. Parece não haver nenhum papel na tradução do vírus para esse RNAt, mas o fato de que o citoplasma das células eucarióticas tem uma enzima que atua regenerando o CCA na extremidade 3′ das moléculas de RNAt sugere que a estrutura do RNAt pode fornecer ao genoma viral um meio de evitar a degradação exonucleolítica da extremidade 3′.

Embora a expressão dos genomas de RNA de sentido positivo de vírus de plantas siga as mesmas regras gerais descritas para a replicação dos vírus animais correspondentes, há uma complicação adicional. Vários genomas de RNA de

Tabela 14.1 Estrutura genômica de alguns vírus de RNA de sentido positivo que infectam eucariotos.

Vírus	Número de segmentos do genoma	Extremidade 5′	Extremidade 3′
Poliovírus	1	VPg	Poli-A (genoma codificado)
Vírus da febre amarela	1	*Cap* metilado	Não poli-A
Sindbis	1 (expressa RNAm subgenômico)	*Cap* metilado	Poli-A (A)
Coronavírus	1 (expressa RNAm subgenômico aninhado)	Líder comum com *cap* metilado	Poli-A (A)
Vírus do mosaico do tabaco	1	*Cap* metilado	RNAthis
Vírus Y da batata (*Potato virus Y*)	1	VPg	Poli-A
Vírus do emanjericado do tomateiro (*tomato bushy stunt virus*)	1	*Cap* metilado	Não poli-A
Anã amarela de cevada (*barley yellow dwarf virus*)	1	VPg	Não poli-A
Vírus do chocalho do tabaco (*tobacco rattle virus*)	2	*Cap* metilado	Não poli-A
Vírus do mosaico do feijão-caupi (*cowpea mosaic virus*)	2	VPg	Poli-A
Vírus do mosaico do capim-bromo (*brome grass mosaic vírus*)	3	*Cap* metilado	RNAttyr

vírus de plantas são segmentados. Essa segmentação indica que fragmentos genômicos individuais do tamanho de RNAm podem ser (teoricamente, pelo menos) replicados e traduzidos independentemente. A replicação e a tradução independentes possibilitam que o vírus mantenha um ciclo de replicação no qual genes virais individuais podem ser expressos em níveis significativamente diferentes.

O uso dessa estratégia na replicação viral adiciona a complicação de que o processo de empacotamento é potencialmente muito ineficiente. Isso certamente é verdade para o empacotamento do vírus *influenza*, descrito no Capítulo 15. De modo alternativo, o processo de empacotamento pode ser controlado de alguma maneira para garantir que cada partícula viral receba a quantidade necessária de fragmentos genômicos. Apesar dessa complicação, genomas segmentados são uma estratégia viável para a replicação de vírus de RNA, e não está claro por que isso não é usado na replicação de nenhum vírus animal de sentido positivo conhecido.

No caso dos vírus de plantas vascularizadas, as limitações no tamanho dos objetos que podem passar pela parede celular levaram a outra adaptação. Os vírus de plantas com genomas de RNA de sentido positivo segmentados empacotam cada segmento *separadamente*. Embora esse empacotamento separado indique que cada célula precisa ser infectada com vários vírions, os vírus de plantas parecem prosperar usando essa abordagem, provavelmente pelo seguinte motivo: os vírus de plantas são frequentemente transmitidos mecanicamente e, depois, se espalham de uma célula para outra por meio da circulação da planta sem envolvimento de uma defesa imune específica; portanto, altas concentrações de vírus na superfície da célula podem ser mantidas.

Vírus com um segmento genômico

O TMV tem um capsídio helicoidal que encerra um único segmento de genoma de RNA de 6,4 kb. A tradução primária do genoma produz o complexo de replicase, que consiste nas proteínas de replicação de 126 e 183 kd. Dois RNAm subgenômicos são transcritos a partir do RNA de sentido negativo produzido a partir de RI-1. A tradução dessas duas espécies produz a proteína capsidial de 17,5 kd e uma proteína de 30 kd envolvida no movimento do vírus dentro da planta infectada.

O vírus do emanjericado do tomateiro (do inglês *tomato bushy stunt virus*) tem um genoma de RNA único de 4,8 kb empacotado em um capsídio icosaédrico. A tradução do genoma capeado resulta na produção da replicase viral de 125 kd. Dois RNAm subgenômicos são transcritos da fita de sentido negativo de comprimento total produzida a partir de RI-1. A tradução dessas duas espécies leva à síntese da proteína do capsídio de 41 kd e de duas outras proteínas que se acredita serem necessárias para o movimento do vírus de uma célula para outra.

Vírus com dois segmentos genômicos

O genoma do vírus do mosaico do feijão-fradinho (do inglês *cowpea mosaic virus*) consiste em duas fitas separadas de RNA empacotadas em partículas icosaédricas *separadas*. Uma vez que ambas as fitas são necessárias para a infecção, uma célula precisa ser infectada em conjunto por ambas as partículas. O maior dos dois RNAs (5,9 kb) é traduzido em uma poliproteína que é clivada em uma protease de 24 kd, a VPg de 4 kd, uma replicase de 110 kd e uma proteína de processamento de 32 kd. O RNA menor (3,5 kb) codifica uma poliproteína que é clivada em proteínas de revestimento de 42 kd e 24 kd e em um conjunto de proteínas necessárias para o movimento do vírus de uma célula para outra.

Vírus com três segmentos genômicos

O vírus do mosaico do capim-bromo apresenta três fitas genômicas de RNA separadas (3,2 kb, 2,8 kb e 2,1 kb) contidas em *três partículas icosaédricas separadas*. Novamente, uma vez que os três segmentos do genoma são necessários para a infecção, as células precisam receber as três partículas. Cada um dos segmentos do genoma capeado é traduzido em uma proteína. Esses produtos incluem a replicase viral de 94 kd, uma enzima de capeamento de 109 kd e uma proteína de movimento de uma célula para outra de 32 kd. Além disso, um dos RNA é transcrito em um RNAm subgenômico que codifica a proteína da capa viral de 20 kd.

REPLICAÇÃO DE BACTERIÓFAGOS COM GENOMAS DE RNA

A maioria dos bacteriófagos de RNA bem caracterizados tem genomas lineares, de fita simples, de sentido positivo, encerrados em pequenos capsídios icosaédricos. Esses bacteriófagos (agrupados como **Leviviridae**) incluem os bacteriófagos específicos das bactérias masculinas Qβ, MS2 e R17, que se ligam aos *pili* F da bactéria.

Em linhas gerais, o processo de replicação desses bacteriófagos contendo RNA segue o descrito para vírus eucarióticos. A infecção começa com uma etapa de tradução, e a replicação do genoma viral ocorre por meio da produção dos intermediários RI-1 e RI-2, descritos previamente neste capítulo.

Tradução regulada do RNAm do bacteriófago

Há uma grande diferença na maneira como a síntese de proteínas ocorre nos ribossomos bacterianos em comparação com os ribossomos eucarióticos. Isso leva a uma diferença significativa na maneira como a expressão da proteína codificada pelo vírus é controlada. Conforme discutido no Capítulo 13, os ribossomos bacterianos podem iniciar a tradução em sítios de iniciação no interior do RNAm bacteriano. Isso significa que uma molécula de RNAm bacteriano com várias ORFs pode ser traduzida independentemente em uma ou em todas as proteínas. Em uma infecção por bacteriófago de RNA, a síntese de proteínas programada pelo genoma de entrada é caracterizada pela síntese de replicase de RNA apenas viral. Posteriormente, na infecção, depois do início da replicação do genoma, inicia-se a transição para a síntese do capsídio e de outras proteínas.

Essa regulação temporal é controlada pela estrutura secundária do genoma. A iniciação da síntese proteica é codificada por ORFs interiores por mecanismos ribossômicos. Isso pode ser visto no bacteriófago Qβ, que é diagramado na Figura 14.11. Esse vírus codifica três fases de leitura da tradução distintas que codificam genes para a proteína A (maturacional), a proteína de revestimento e a replicase. A fase de leitura da tradução da proteína de revestimento tem um terminador de tradução que é mal-interpretado (suprimido) como um resíduo de triptofano em cerca de 1% das vezes; quando isso acontece, é produzida uma proteína de capsídio maior, com aminoácidos adicionais. A supressão da terminação é absolutamente necessária para a replicação do bacteriófago.

A Figura 14.12 mostra uma parte do ciclo de replicação do Qβ. Os ribossomos podem se associar ao RNA genômico, mas esse genoma de sentido positivo é dobrado de maneira que o único códon de início disponível para interação com um ribossomo é aquele que inicia a tradução da replicase do RNA do bacteriófago. Todos os outros códons de início estão envolvidos em interações de pareamento de bases como parte da estrutura secundária. Por essa razão, a replicase é a única proteína do bacteriófago expressa no início da infecção.

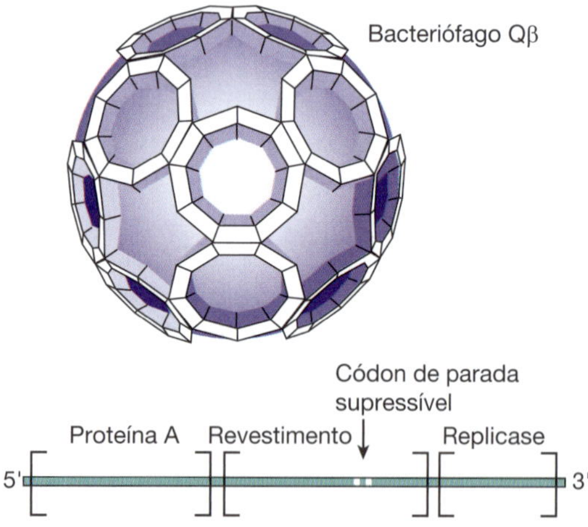

Figura 14.11 Capsídio icosaédrico de aproximadamente 25 nm de diâmetro do bacteriófago Qβ de RNA de sentido positivo. O genoma de RNA de sentido positivo contém três fases de leitura aberta (ORF) separadas. Essas ORFs podem ser traduzidas independentemente do RNA do vírion de comprimento total, pois, ao contrário da situação em vírus eucarióticos, os ribossomos bacterianos podem iniciar a tradução em sinais de início internos, desde que o ribossomo possa interagir com eles. Nesse bacteriófago, a ligação e a tradução do ribossomo requerem transcrição ativa para possibilitar que o RNA de sentido positivo nascente seja desdobrado para que o início da tradução seja acessível.

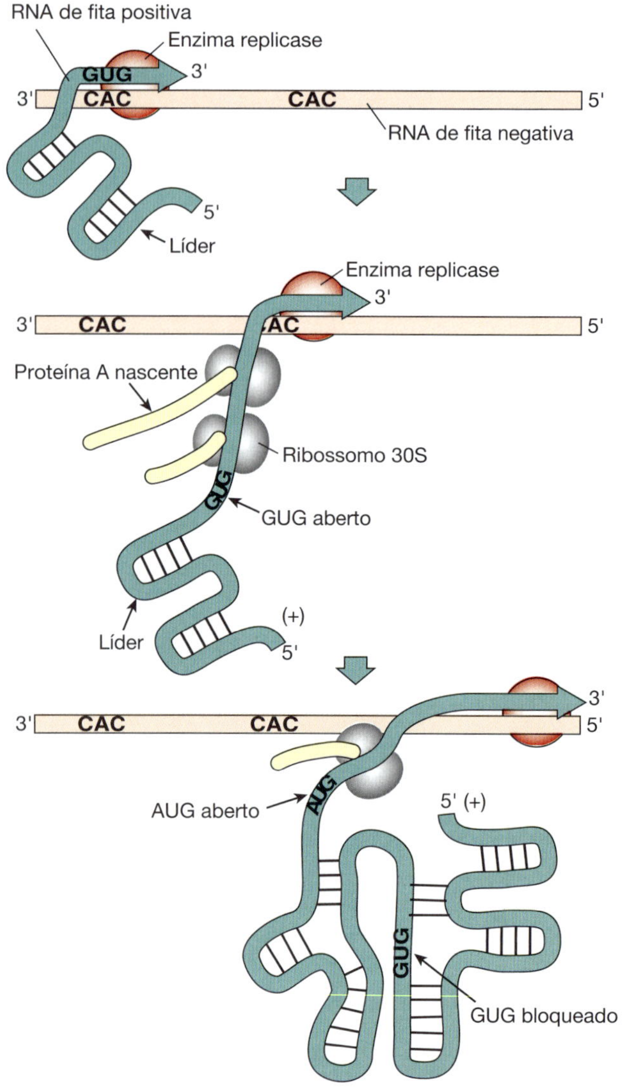

Figura 14.12 A transcrição-tradução acoplada do RNA do bacteriófago Qβ resulta na abertura do local de iniciação da tradução bloqueado para as proteínas A (maturacionais) e de revestimento. À medida que a enzima replicase passa pela região que contém o sítio de iniciação da tradução no molde de sentido negativo (que é um GUG para a proteína A), o RNAm de sentido positivo nascente pode interagir com um ribossomo antes que ele tenha a chance de se dobrar em uma estrutura em que esse códon de início é estericamente bloqueado. A entrada de múltiplos ribossomos resulta na tradução de uma grande quantidade de cópias das proteínas maturacionais e de revestimento que estão sendo sintetizadas. Altos níveis de proteína de revestimento inibem especificamente a tradução da replicase do RNA genômico completo, de modo que a replicase é sintetizada apenas nos primeiros momentos do ciclo de replicação. Por essa razão, é muitas vezes denominado produto de proteína ou gene "inicial".

A síntese de novos genomas de sentido positivo ocorre por meio da formação de RI-1 e RI-2. À medida que o novo RNA genômico de sentido positivo se dissocia do molde de sentido negativo próximo à réplica, a estrutura secundária ainda não se formou. Isso resulta no códon de início, para que as proteínas A e de revestimento estejam disponíveis para iniciar a tradução. A proteína A usa um códon de início GUG, em vez de um AUG. Da mesma maneira, as fitas de sentido positivo recém-replicadas interagem imediatamente com os ribossomos, produzindo as proteínas do capsídio necessárias para a formação de novas partículas virais.

Esse mecanismo simples garante que a proteína mais precoce expressa será a replicase. Além disso, uma vez que uma quantidade relativamente grande de RI-2 precisará estar presente, a síntese de proteínas A e capsídio só ocorrerá quando houver uma grande quantidade de genomas esperando para serem encapsidados. A entrada múltipla de ribossomos no RNAm viral nascente garante que uma grande quantidade de proteína estrutural estará disponível quando necessário.

Por fim, o bacteriófago controla a quantidade de replicase sintetizada na infecção para que a fita de sentido positivo da progênie não acabe reciclando por muito tempo. Esse controle é realizado pela proteína do capsídio que efetivamente inibe a síntese de replicase do RNA maduro de sentido positivo. Portanto, depois de cerca de 20 minutos, níveis crescentes de proteínas do capsídio interrompem a síntese da replicase.

Caso 1: Enterovírus

Manifestações clínicas/história do caso. Paciente do sexo feminino, 18 anos, que apresentou história de 2 a 3 semanas de sintomas do trato respiratório superior e mialgias (músculos doloridos) que se resolveram espontaneamente, seguida pelo desenvolvimento de cefaleia intensa, náuseas e vômitos 2 dias antes da admissão. Ela deu entrada no pronto-socorro, quando exames de sangue revelaram uma contagem de leucócitos elevada de 38.000/μℓ (o normal é de 4.000 a 12.000/μℓ). O histórico do caso revelou que toda a sua família também havia experimentado sintomas semelhantes. O pai dela também desenvolveu uma forte cefaleia, acompanhada de *delirium*, que se resolveu espontaneamente. Seus irmãos gêmeos também desenvolveram sintomas semelhantes, acompanhados de erupções cutâneas.

Diagnóstico. A paciente foi admitida para diagnóstico presuntivo de meningite, cuidados de suporte e antibióticos intravenosos (IV). A ressonância magnética (RM) do encéfalo mostrou edema parenquimatoso difuso e simétrico da substância cinzenta cortical e do tronco encefálico, consistentes com meningoencefalite. A fim de diferenciar entre meningite bacteriana e meningite viral, realizou-se uma punção lombar. A análise do líquido cerebrospinal (LCS) revelou ausência de evidência de antígenos bacterianos, níveis normais de glicose e presença de neutrófilos, o que é consistente com uma meningoencefalite viral. A análise viral (reação em cadeia da polimerase [PCR] e PCR por transcrição reversa [RT-PCR]) do LCS revelou vírus Coxsackie.

Tratamento. Não há tratamento para infecções por vírus Coxsackie, e apenas cuidados de suporte podem ser oferecidos. Práticas adequadas de desinfecção e lavagem das mãos são importantes para prevenir a transmissão de enterovírus a indivíduos suscetíveis.

Notas sobre a doença. Os enterovírus são transmitidos pela via oral-fecal e são altamente infecciosos. Em geral, causam sintomas gastrintestinais leves ou subclínicos ou clinicamente benignos. No entanto, vários membros de *Enterovirus* estão associados a uma variedade de sintomas mais graves, incluindo infecções do encéfalo (meningite e encefalite), infecções do coração (miocardite e pericardite), dores musculares que podem se assemelhar a um infarto agudo do miocárdio e doença mão-pé-boca, que consiste em uma erupção vesicular associada a febre que é comum entre crianças pequenas, particularmente em creches.

Caso 2: Síndrome de Guillain-Barré induzida por ZIKV

Manifestações clínicas/história do caso. Em dezembro de 2015, um colombiano de 69 anos de idade, sem histórico de saúde, apresentou febre, erupções cutâneas, cefaleia, dores articulares e musculares, conjuntivite e fadiga por 1 semana. No sétimo dia da doença, ele desenvolveu paralisia flácida bilateral dos membros inferiores, que ascendeu no dia seguinte para os membros superiores, o tronco e o pescoço. Nesse momento, o paciente foi internado na unidade de terapia intensiva e constatou-se ausência de reflexos neurológicos, perda da sensibilidade e insuficiência respiratória, com necessidade de intubação e ventilação mecânica por 10 dias. A eletromiografia, que mede a atividade elétrica dos músculos, mostrou atividade reduzida consistente com desmielinização dos nervos sensitivo e motor. O paciente recebeu imunoglobulina intravenosa durante esse período e começou a melhorar. Um mês depois de sua internação e após realizar fisioterapia, o paciente teve uma recuperação completa e recebeu alta.

Diagnóstico. O paciente foi diagnosticado com síndrome de Guillain-Barré depois de infecção viral durante a epidemia de ZIKV na Colômbia. O diagnóstico da síndrome de Guillain-Barré foi baseado nos sintomas clínicos de paralisia flácida bilateral dos membros, na perda dos reflexos tendinosos profundos, no tempo de evolução dos sintomas neurológicos e em estudos de condução nervosa consistentes com a síndrome de Guillain-Barré.

A síndrome de Guillain-Barré pode ser observada depois da infecção por vários vírus que apresentam sintomas semelhantes, incluindo vírus da dengue, vírus chikungunya, vírus *influenza* e ZIKV. Os sintomas clínicos dessas infecções virais são praticamente indistinguíveis, destacando a importância dos diagnósticos virológicos e sorológicos para diferenciar as infecções. O RNA do ZIKV pode ser detectado no sangue por transcrição reversa, seguida de reação em cadeia da polimerase durante os primeiros 7 a 10 dias de infecção, e na urina por aproximadamente 10 a 20 dias. Em decorrência da reatividade cruzada entre os anticorpos contra o vírus da dengue e o ZIKV, atualmente, não existe um teste diagnóstico específico baseado em anticorpos para o ZIKV. A infecção pelo ZIKV geralmente é diagnosticada clinicamente com base nos sintomas e na evidência de casos confirmados virologicamente na mesma área durante o mesmo período.

Tratamento. O tratamento da infecção pelo ZIKV envolve cuidados de suporte, com tratamento da febre e da dor com paracetamol. Já o tratamento da síndrome de Guillain-Barré padrão é baseado na remoção ou na diluição de anticorpos de reação cruzada que causam desmielinização do nervo por, respectivamente, plasmaférese ou administração de imunoglobulina intravenosa. No entanto, atualmente, não se sabe se a síndrome de Guillain-Barré induzida pelo ZIKV atua por meio de mecanismos mediados por anticorpos e não está claro se esses tratamentos são benéficos para a síndrome de Guillain-Barré induzida por ZIKV.

Notas sobre a doença. Em 2015 e 2016, houve uma epidemia de febre Zika nas Américas do Sul e Central, que começou no Brasil e se espalhou por mais de 40 países. Esse surto incluiu mais de 1,3 milhão de casos suspeitos no Brasil e mais de 50 mil casos suspeitos na Colômbia. Os sintomas iniciais da infecção pelo ZIKV observados nesse paciente eram típicos da febre Zika, que é semelhante aos sintomas da dengue. O desenvolvimento da síndrome de Guillain-Barré, no entanto, é muito menos comum; ocorre em cerca de um em cada mil casos de doença por ZIKV. A infecção pelo ZIKV é particularmente prejudicial para o feto em desenvolvimento, pois pode infectar e matar neurônios em desenvolvimento, levando a defeitos neurológicos, incluindo microcefalia. O ZIKV é transmitido principalmente pelo *Aedes aegypti*, mas também pode ser transmitido pelo *Aedes albopictus*. Além disso, ele pode ser transmitido sexualmente e por outras trocas de líquidos corporais.

QUESTÕES DO CAPÍTULO 14

1 Quais são as etapas da ligação e entrada do poliovírus em uma célula hospedeira suscetível?

2 Os Picornaviridae (p. ex., poliovírus) têm como genoma uma molécula de RNA de fita simples. Esse RNA genômico atua na célula como um RNAm monocistrônico. No entanto, as células infectadas por picornavírus contêm 10 ou mais proteínas virais.

(a) Que mecanismo esses vírus evoluíram para que esse RNAm monocistrônico produza essa grande quantidade de produtos da tradução?

(b) O RNAm do poliovírus não apresenta o *cap* 5′ metilado que está presente no RNAm da célula hospedeira. Como os ribossomos da célula hospedeira iniciam a tradução dessa mensagem?

3 O vírus da febre aftosa (FMDV) é um membro da família Picornaviridae. Com base em seu conhecimento das propriedades dos membros dessa família, preencha a tabela a seguir com relação ao FMDV e a cada uma das características listadas. Indique se a característica está presente ou ausente.

4 O genoma do poliovírus é um RNA de fita simples com cerca de 7.500 nucleotídios, com uma proteína terminal covalentemente ligada, VPg, na extremidade 5′ e uma sequência poli-A na extremidade 3′. A cauda poli-A não é adicionada depois da replicação, mas é derivada do molde durante a replicação. A VPg é importante para a replicação desse RNA viral, bem como a polimerase do poliovírus e certas enzimas do hospedeiro.

Existem dois modelos para a ação do VPg:

Modelo 1. A VPg pode atuar como *primer* para a síntese de RNA, sendo utilizada como VPg-pU_{OH}.

Modelo 2. A VPg pode atuar como uma endonuclease, ligando-se à extremidade 5′ de uma nova cadeia de RNA. Nesse modelo, a síntese de RNA é iniciada depois da adição de resíduos U ao 3′ A no final do genoma por uma enzima hospedeira, seguido por um mecanismo de *loop-back* e *autopriming*.

Dados esses dois modelos, imagine que você tenha um sistema *in vitro* para testar as propriedades de replicação do genoma do poliovírus. Seu sistema contém RNA genômico viral como molde e todas as proteínas necessárias, exceto conforme indicado a seguir:

Característica	Presente ou ausente para o FMDV
Cap metilado 5′	
RNA subgenômicos	
Poliadenilação 3′	
Genoma de fita simples e sentido positivo	
Expressão do genoma como uma poliproteína	

(a) Suponha que o modelo 1 seja verdadeiro. O que você esperaria ver como o produto da reação se a VPg fosse deixada de fora da mistura?
(b) Suponha que o modelo 2 seja verdadeiro. O que você esperaria ver como produto da reação se a atividade endonucleolítica da VPg fosse inibida?

5 Desenhe a estrutura dos poliovírus RI-1 e RI-2. Quais são as semelhanças e diferenças entre essas duas estruturas?

6 Qual(is) das seguintes afirmações é(são) verdadeira(s) em relação ao genoma do poliovírus?
(a) Falta adição pós-transcrição de adeninas repetidas.
(b) Tem aproximadamente 1.400 bases de comprimento.
(c) Contém uma proteína VPg que é clivada antes do empacotamento.
(d) Apresenta uma proteína precursora única que é clivada por nucleases citoplasmáticas celulares.

7 Como são produzidas as proteínas estruturais do vírus Sindbis durante o ciclo infeccioso?

Estratégias de Replicação de Vírus de RNA que Requerem Transcrição de RNAm Direcionada por RNA como o Primeiro Passo na Expressão Gênica Viral

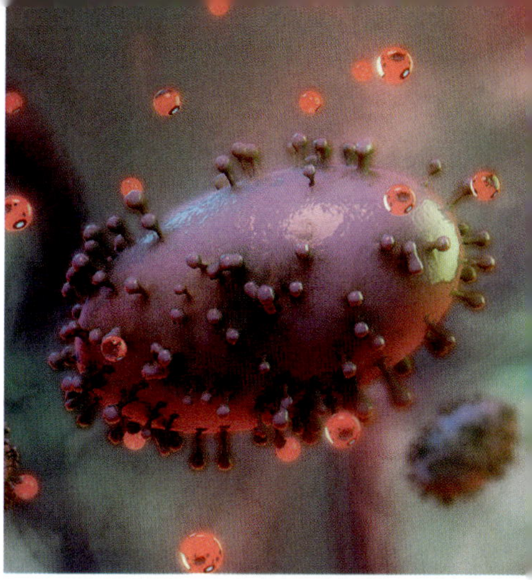

CAPÍTULO

15

Uma quantidade significativa de vírus de RNA de fita simples (ssRNA) contém um genoma que tem sentido *oposto* ao RNA mensageiro (RNAm) (*i. e.*, o genoma viral é *RNA de sentido negativo*). Até o momento, não foi encontrada infecção de bactérias por esses vírus, e apenas um tipo infecta plantas. Contudo, muitos dos patógenos humanos mais importantes e temidos, incluindo os agentes causadores da gripe, da caxumba, da raiva e de várias febres hemorrágicas, são vírus de RNA de sentido negativo.

Em geral, os vírus de RNA de sentido negativo podem ser classificados de acordo com a quantidade de segmentos que seus genomas contêm. Vírus com genomas **monopartidos** contêm um único pedaço de vírion de RNA de sentido negativo, situação equivalente àquela descrita para os vírus de RNA de sentido positivo (ver Capítulo 14). Vários grupos de vírus de RNA de sentido negativo têm genomas **multipartidos** (*segmentados*). Os genes virais são codificados em fragmentos de RNA separados, variando de dois, para os arenavírus, a oito, para os ortomixovírus (vírus *influenza*). Desde que todos os fragmentos de RNA entrem na célula no mesmo vírion, não há problemas especiais para a replicação, embora o processo de empacotamento durante o qual segmentos individuais devem caber em um único vírion infeccioso possa ser ineficiente.

É importante lembrar que há uma diferença fundamental na estratégia de replicação de um vírus de RNA de sentido negativo em comparação com um vírus de RNA de sentido positivo. Como o vírus deve fazer com que a célula infectada traduza sua informação genética em proteínas, ele deve ser capaz de expressar RNAm na célula infectada. Nos vírus de RNA de sentido negativo, isso exigirá uma *transcrição*: a informação genética do genoma viral precisa ser transcrita em RNAm. Isso representa um grande obstáculo, pois a célula não tem mecanismo para a transcrição de RNAm a partir de um molde de RNA.

Os vírus de RNA de sentido negativo superaram esse problema desenvolvendo um meio de transportar uma enzima especial codificada pelo vírus – **uma transcriptase dependente de RNA** – no vírion. Assim, as proteínas estruturais virais incluem algumas moléculas de uma enzima, bem como as proteínas importantes para a integridade estrutural do vírion e para a mediação de sua entrada em uma célula hospedeira adequada. Claramente, o genoma isolado de vírus de RNA de sentido negativo não é capaz de iniciar uma infecção, em contraste com os vírus de RNA de sentido positivo, discutidos no Capítulo 14. Outros grupos de vírus (principalmente retrovírus, discutidos no Capítulo 19) incluem enzimas importantes para a expressão de RNAm em suas estruturas de vírion, mas o foco nas estratégias de replicação dos vírus de RNA de sentido negativo fornece considerações gerais úteis.

Uma das questões gerais mais interessantes acerca desses vírus é: como eles se originaram? Análises de sequência de enzimas replicantes codificadas por diferentes vírus muitas vezes demonstram semelhanças com enzimas celulares, implicando uma função comum e sugerindo uma origem comum. Embora a origem celular da maioria das enzimas virais possa ser estabelecida por sofisticadas análises de sequências, isso ainda precisa ser realizado com RNAs transcriptases direcionadas pelo RNA. Inicialmente, concluiu-se que a via RNA-para-RNA estava limitada ao mundo dos vírus. No entanto, foram encontrados vários exemplos de enzimas celulares que realizam reações iguais ou semelhantes. Entre esses exemplos, estão o complexo de enzimas envolvidas na interferência do RNA. Até o momento, ainda não foi identificado um bom candidato para uma enzima progenitora comum. Quando isso for feito, será possível fazer declarações mais definitivas acerca das origens desses vírus.

O fato de nenhum vírus bacteriano com essa estratégia de replicação ter sido identificado é pelo menos consistente com a possibilidade de que os vírus de RNA de sentido negativo sejam de origem recente. Uma origem recente implicaria que todos os vírus de RNA de sentido negativo estariam intimamente relacionados entre si; há algumas evidências de que isso é o que ocorre.

REPLICAÇÃO DE VÍRUS DE RNA DE SENTIDO NEGATIVO COM UM GENOMA MONOPARTIDO

Existem oito "famílias" de vírus de RNA de sentido negativo que empacotam seus genomas como um único pedaço de RNA: Bornaviridae, Mymonaviridae, Filoviridae, Nyamiviridae, Paramyxoviridae, Pneumoviridae, Rhabdoviridae e Sunviridae. Todas elas compartilham algumas semelhanças na ordem dos genes e parecem pertencer a uma "superfamília" ou ordem comum: Mononegavirales.

Curiosamente, apesar da relação genética desses vírus, eles não compartilham uma forma comum, embora todos sejam envelopados. Além disso, a família Rhabdoviridae contém vários membros que infectam plantas. Esse é um desvio "recente" para um novo conjunto de hospedeiros? Qualquer que seja a resposta a essa pergunta, não há dúvida de que os vírus Mononegavirales são um grupo de sucesso, com implicações patológicas significativas para seres humanos e outros vertebrados.

As doenças humanas causadas por vírus dessa ordem incluem doença respiratória semelhante à gripe (*parainfluenza*) relativamente leve, causada por um paramyxovirus. Doenças mais graves incluem caxumba, sarampo, febres hemorrágicas com altas taxas de mortalidade causadas pelos vírus Marburg e Ebola (filovírus) e doenças neurológicas que variam de relativamente leves, causadas pelo bornavírus, à encefalite invariavelmente fatal, causada pelo vírus da raiva (um rabdovírus). As doenças caracterizadas por altas taxas de mortalidade não são mantidas em reservatórios humanos, pois são zoonoses – doenças de outros vertebrados transmissíveis ao ser humano (ver Capítulo 3, Parte 2).

Replicação do vírus da estomatite vesicular: um modelo para os Mononegavirales

A infecção de seres humanos com cepas naturais do vírus da raiva leva a doenças fatais. Esse e outros fatores tornam esse vírus difícil e perigoso de se trabalhar – aliás, grande parte do trabalho é realizado em alguns laboratórios muito isolados nos EUA, incluindo Plum Island, em Long Island Sound. Em contrapartida, o intimamente relacionado vírus da estomatite vesicular (VSV), um rabdovírus, é um dos vírus existentes mais cuidadosamente estudados. Sua estratégia de replicação constitui um modelo válido para a replicação de todos os vírus Mononegavirales e fornece informações importantes para o estudo da replicação de outros vírus com genomas de RNA de sentido negativo. Lembre-se que os vírus de sentido negativo precisam ter alguma maneira de transformar o genoma viral (RNA do vírion) em RNAm antes que a infecção possa prosseguir.

Vírion e genoma do vírus da estomatite vesicular

A Figura 15.1 mostra o vírion e o mapa genético do VSV. Como a maioria dos rabdovírus, o VSV tem uma estrutura distinta em forma de bala. O genoma do VSV codifica cinco proteínas, todas presentes no vírion em diferentes quantidades. O genoma viral tem cerca de 11 mil bases de comprimento. Como os RNAm individuais são produzidos a partir do RNA de sentido negativo do vírion, os genes virais no genoma têm uma ordem oposta à ordem em que os RNAm aparecem na célula. O mapa genético da Figura 15.1 mostra as localizações dos genes virais. As proteínas L e P atuam em conjunto capeando o RNAm, produzindo RNAm, poliadenilando o RNAm viral de sentido positivo *e* replicando o genoma viral. (Lembre-se: o vírus precisa trazer suas próprias enzimas de replicação para a célula, uma vez que ela não é capaz de lidar com o ssRNA, que não é como o RNAm.)

Produção, capeamento e poliadenilação do RNAm

A Figura 15.2 descreve a primeira parte do ciclo de replicação do VSV. A fixação e a internalização do vírus ocorrem por endocitose mediada por receptor. O vírion não se desmonta totalmente na célula infectada. O nucleocapsídio intacto da ribonucleoproteína (RNP) contém o molde genômico de sentido negativo e enzimas de transcrição/replicação. A transcrição associada ao vírion/enzima de replicação de RNA inicia e encerra cada um dos cinco RNAm discretos de sentido positivo dentro desse complexo de transcrição. Assim como os vírus de RNA de sentido positivo que expressam RNAm capeado, esse capeamento ocorre no citoplasma.

Curiosamente, enquanto a estrutura do *cap* é idêntica àquela encontrada no RNAm celular, a ligação fosfodiéster específica clivada no nucleosídio trifosfato do *cap* é diferente daquela clivada no núcleo pelas enzimas celulares.

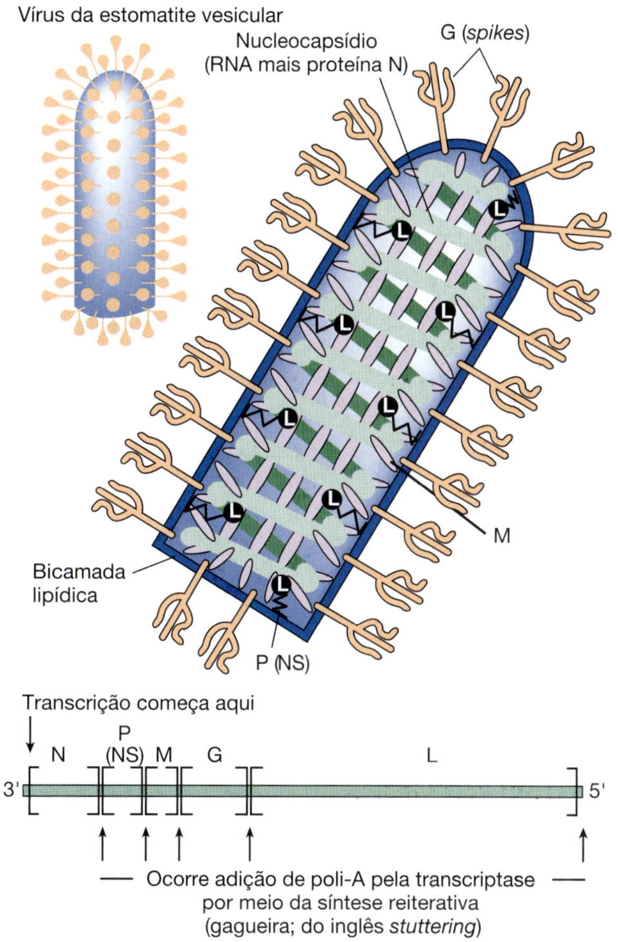

Figura 15.1 Vírion do vírus da estomatite vesicular (VSV). Todos os rabdovírus têm essa forma de bala característica que parece ser decorrente das proteínas P (formalmente chamadas NS) e L interagindo com o envelope de maneira específica. O vírion do VSV de 70 × 180 nm contém enzimas para transcrição de RNA que podem ser ativadas por tratamento com detergente suave e incubação com nucleosídios trifosfato *in vitro*. Mostra-se também o mapa genético do VSV. O vírion de 11 mil nucleotídios (nt) de fita de RNA de sentido negativo codifica cinco RNAm individuais; cada um é capeado e poliadenilado por enzimas do vírion. *Nota*: uma vez que o RNA genômico serve como molde para a síntese de RNAm, ele é mostrado na orientação de 3′ para 5′, em vez de na orientação convencional de 5′ para 3′. *N*, nucleocapsídio; *M*, matriz; *G*, glicoproteína de envelope; *L*, parte da enzima de replicação; *P (ou NS)*, também parte da enzima de replicação.

Essa diferença sugere que essa atividade enzimática provavelmente não foi simplesmente "emprestada" pelo vírus de uma enzima de capeamento celular existente, mas sim derivada de alguma outra atividade enzimática da célula.

As caudas poli-A das espécies de mRNA são produzidas em locais específicos no genoma de sentido negativo por um mecanismo de "balanço" no qual o complexo enzimático reitera ou repete ("gagueja"; do inglês *stutter*), produz uma longa cauda poli-A e libera RNAm. A enzima pode, então, liberar, recomeçar ou continuar. A Figura 15.3 descreve o processo; essa "decisão" bioquímica resultou em uma polaridade de abundância de RNAm viral e proteínas

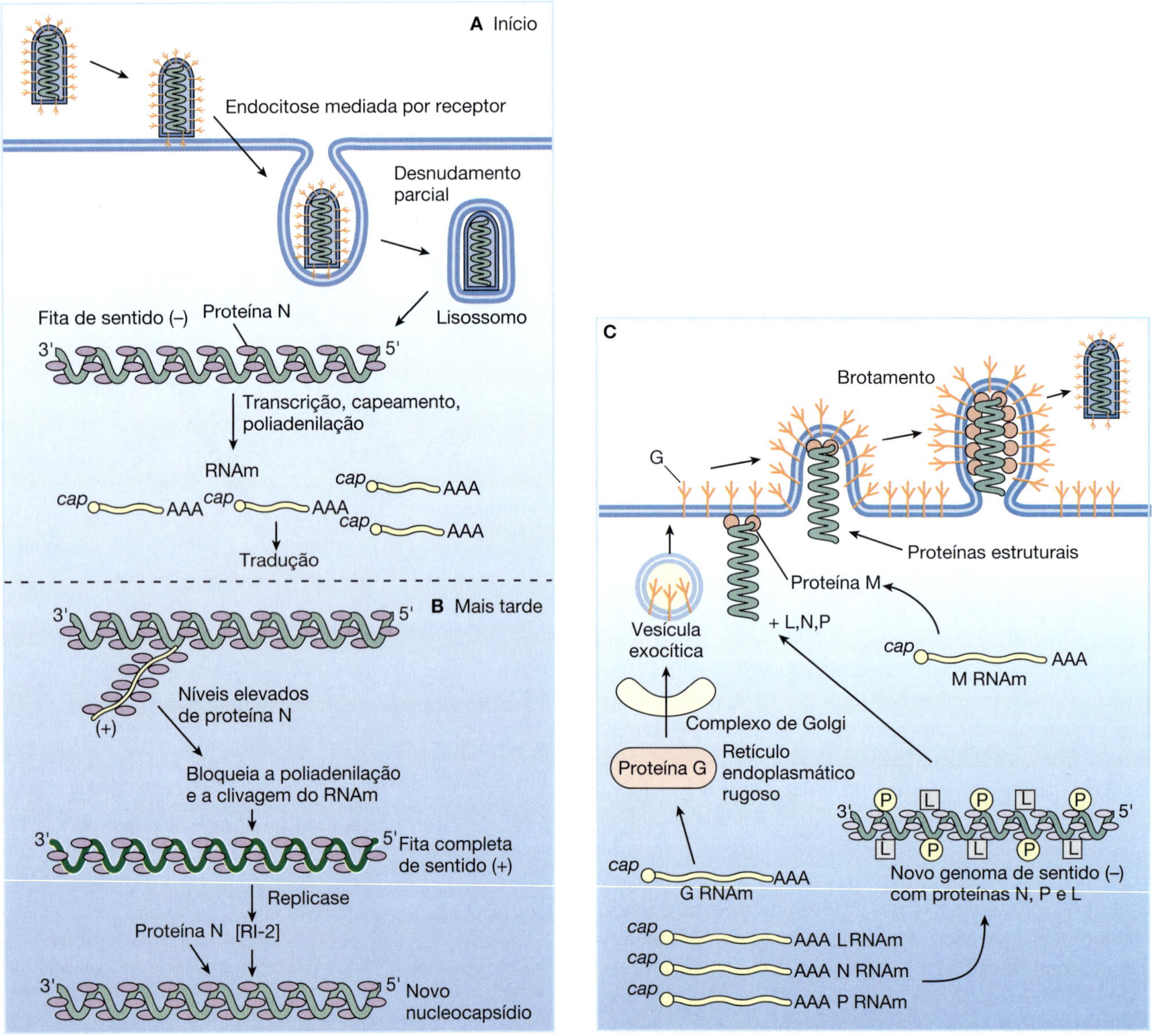

Figura 15.2 Ciclo de replicação do VSV. **A.** Os eventos iniciais na infecção começam com a ligação do vírus ao receptor, seguida de endocitose mediada pelo receptor e desnudamento parcial da ribonucleoproteína (RNP) do vírion. Isso é transcrito em RNAm, que são traduzidos no citoplasma. **B.** Mais tarde, à medida que a síntese proteica prossegue, os níveis de proteína N (nucleocapsídio) aumentam e um pouco da fita de sentido positivo nascente de RI-1 se associa a ela. Essa associação com a proteína N bloqueia a poliadenilação e a clivagem de RNAm individuais; a fita de sentido positivo crescente torna-se um complemento da fita de sentido positivo de comprimento total para o genoma viral que serve como molde para a síntese de RNA de sentido negativo via RI-2. **C.** Em momentos ainda mais tardios do ciclo de replicação, as proteínas virais se associam aos nucleocapsídios compostos de RNA genômico de sentido negativo recém-sintetizado e proteína N. Eles migram para a superfície da membrana celular infectada, que foi modificada pela inserção da proteína G viral traduzida em polirribossomos ligados à membrana. A proteína M auxilia a associação do nucleocapsídio com o envelope de superfície, e os vírions se formam por brotamento da superfície da célula infectada.

codificadas: proteína do nucleocapsídio (N) > proteína P (NS) > proteína da matriz (M) > glicoproteína do envelope (G) > proteína L.

Produção de um novo RNA do vírion de sentido negativo

O RNA do vírion de sentido negativo só pode ser produzido a partir de um molde de sentido positivo de comprimento total em um complexo RI-2. Contudo, o vírion parcialmente interrompido produz pedaços de fita de sentido positivo do tamanho do RNAm. Conforme mostrado na Figura 15.3, a fita de sentido negativo completa só é produzida quando os níveis de proteína N se tornam altos o suficiente na célula para que o RNA de sentido positivo recém-sintetizado possa se associar a ela. Essa associação impede o processo de balanço-poliadenilação-clivagem-reiniciação usado na produção de RNAm e possibilita a formação de um molde completo. Esse molde de sentido positivo de comprimento genômico serve

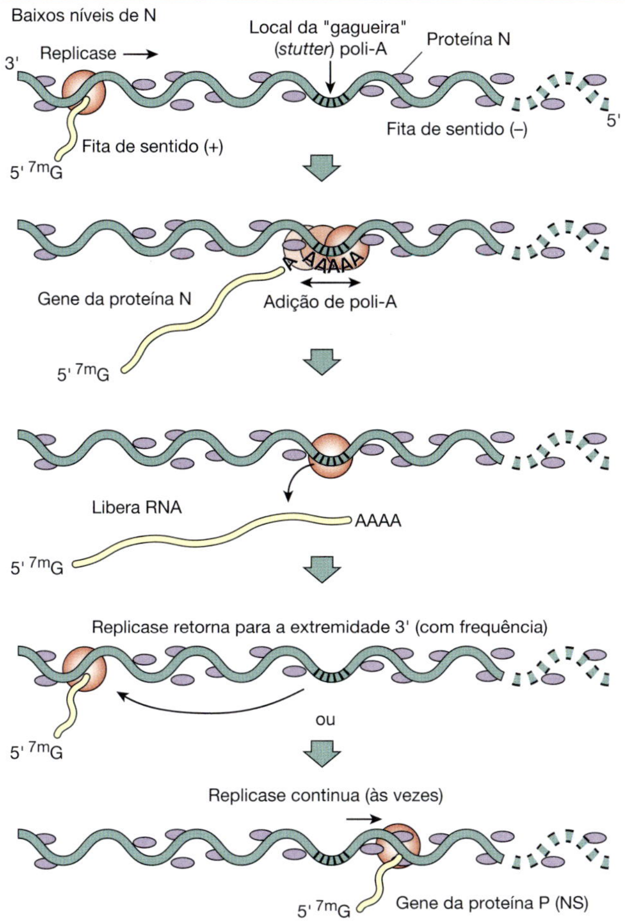

Figura 15.3 Esquema de alta resolução da produção de RNAm de fita de sentido positivo a partir do molde de RNA genômico de fita de sentido negativo na ausência de proteína N. A polimerase se associa com o molde na extremidade 3′ e forma "túneis" ou "tocas" sob a proteína N. A transcrição começa com o capeamento do RNAm nascente e prossegue ao longo do primeiro gene no gene molde (a proteína N). No final desse gene, a transcriptase encontra uma "pausa" intergênica ou local de repetição ou "gagueira" (*stutter*). A enzima faz uma pausa aqui e adiciona vários resíduos A ao RNAm nascente, que, então, é liberado. A transcriptase então se dissocia do molde e inicia novamente o processo no extremo 3′, ou continua sintetizando um transcrito que codifica o próximo gene no molde genômico. No final desse gene, ocorre o mesmo processo. Como a transcriptase tem maior probabilidade de retornar ao extremo 3′ do molde, os RNAm são sintetizados em quantidades decrescentes, com aqueles que codificam a proteína N > proteína P (NS) > proteína M > proteína G > proteína L.

como molde para a nova fita de sentido negativo do vírion, que também se associa à proteína N e a outras proteínas estruturais codificadas pelo vírus.

Embora o processo e a "escolha" bioquímica entre a produção de RNAm e de RNA molde de sentido positivo completo sejam mais bem caracterizados na replicação do VSV, parece que existem mecanismos muito semelhantes para outros vírus da ordem Mononegavirales. Além disso, outros vírus de sentido negativo que apresentam genomas multipartidos provavelmente utilizam mecanismos equivalentes, uma vez que (quando caracterizados) seus modelos de genoma de sentido positivo são maiores do que o RNAm de sentido positivo expresso durante a infecção.

Os detalhes da infecção e da morfogênese do VSV são, em geral, semelhantes àqueles discutidos para vírus com envelope de sentido positivo, descritos com algum detalhe no Capítulo 14. O processo de síntese de mRNA, síntese de molde e formação de novo genoma de sentido negativo continua por um período prolongado até que sejam alcançados níveis suficientes de proteínas estruturais virais para formar as RNPs do vírion. A RNP do vírion, então, brota através da membrana plasmática e é liberada. A Figura 15.3 descreve esses eventos tardios.

Mecanismo de desligamento do hospedeiro pelo vírus da estomatite vesicular

Como observado, muitas infecções virais são caracterizadas pela inibição mediada pelo vírus do RNAm e da síntese proteica do hospedeiro. O mecanismo desse desligamento varia de acordo com o vírus em questão. Por exemplo, o poliovírus, que não utiliza RNAm capeado, na verdade inibe a capacidade do RNAm capeado de ser traduzido pela modificação de um fator de iniciação da tradução depois da infecção. Obviamente, esse mecanismo não é capaz de funcionar em vírus que expressam RNAm capeado.

Como o VSV não utiliza o núcleo da célula durante sua replicação, ele essencialmente "enucleia" a célula hospedeira depois da infecção, bloqueando a transcrição do hospedeiro. Essa enucleação é outra função desempenhada pela proteína M viral. Nesse papel, a proteína interfere especificamente na exportação de RNAm do núcleo ao inibir as proteínas de transporte nuclear da célula (ver Capítulo 13). Como alguns vírus de RNA de sentido negativo (p. ex., os bornavírus e os vírus *influenza*) utilizam o núcleo para replicação, esse mecanismo não pode ser universal para vírus de RNA de sentido negativo.

Citopatologia e doenças causadas pelos rabdovírus

A doença causada pelo VSV envolve a formação de lesões características na boca de muitos vertebrados (daí o nome "estomatite vesicular"). Embora os seres humanos possam ser infectados pelo VSV, esse vírus é majoritariamente uma doença de bovinos, cavalos e porcos. Essa ampla gama de hospedeiros parece ser uma característica comum das infecções por rabdovírus. A doença induzida pelo VSV pode ser grave em animais, já que eles não são capazes de comer durante a fase aguda da infecção. O curso geralmente é autolimitado, e as taxas de mortalidade não são significativas, desde que o animal afetado receba cuidados adequados. Isso obviamente não é possível com o gado de vida livre; os surtos de VSV podem ter graves consequências econômicas se não forem adequadamente gerenciados.

A doença causada pelo vírus da raiva relacionado demonstra uma estratégia completamente diferente de patogênese e disseminação do vírus. A taxa de mortalidade essencialmente de 100% da raiva contrasta claramente com as taxas de mortalidade da maioria das doenças virais. A patogênese da raiva é brevemente descrita no Capítulo 4, Parte 1. Deve-se lembrar que, como a raiva é transmitida por mordidas de animais, as mudanças comportamentais induzidas pelo vírus são importantes para sua disseminação. Exceto sob o estresse do acasalamento ou em disputas territoriais, os vertebrados (especialmente os carnívoros, o hospedeiro geral da raiva) não atacam e mordem aleatoriamente outros membros de sua própria espécie. A alta replicação do vírus da raiva nas glândulas salivares do hospedeiro raivoso, bem como a excitabilidade e outras mudanças de comportamento induzidas, tornam o animal infectado uma "bomba-relógio" ambulante. Esse é um excelente exemplo de como um vírus de proporções submicroscópicas e que codifica apenas alguns genes pode direcionar os bilhões de células de seu animal hospedeiro para um único propósito: a disseminação do vírus.

Paramixovírus

Os paramixovírus têm genomas grandes (aproximadamente 15 mil bases) e seu ciclo de replicação é reminiscente daquele descrito para os rabdovírus. Uma exceção notável é que vários (incluindo caxumba) produzem RNAm que foram editados pela adição de nucleotídios G extras à medida que os RNA para genes específicos (notavelmente, o RNAm para a fosfoproteína P) são expressos. A adição desses nucleotídios é aparentemente realizada por uma etapa de gagueira (*stutter*) semelhante àquela envolvida na adição de resíduos poli-A na extremidade dos transcritos. Essa edição resulta na expressão de vários RNAm variantes a partir de um único gene viral.

Os paramixovírus podem ser subdivididos em paramixovírus propriamente ditos, vírus da *parainfluenza*, vírus da caxumba (*Rubulavirus*), vírus do sarampo (*Morbillivirus*) e pneumovírus, como o vírus sincicial respiratório. A Figura 15.4 mostra a estrutura do vírus Sendai, um paramixovírus típico que causa doenças respiratórias em camundongos, e seu mapa genético.

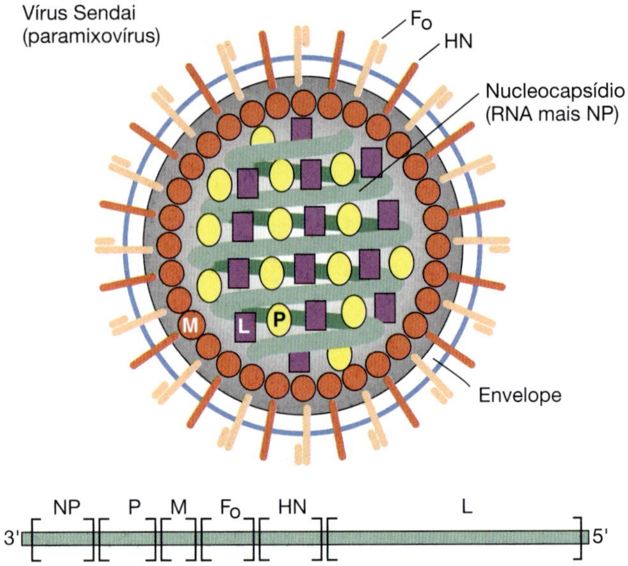

Figura 15.4 Mapa genético e estrutura do vírus Sendai, um paramixovírus típico. O vírion Sendai é um nucleocapsídio helicoidal flexível que contém o genoma de 15 mil nucleotídios (nt) e tem cerca de 18 nm de diâmetro e 1.000 nm de comprimento. O vírion envelopado aproximadamente esférico tem cerca de 150 a 200 nm de diâmetro. O marcador genético "HN" é uma proteína de membrana que contém atividade tanto da neuraminidase quanto de hemaglutinação. A estratégia de replicação é semelhante à descrita para o VSV. Também como o VSV, o RNA genômico de fita de sentido negativo é mostrado de 3′ para 5′, em vez de na orientação convencional de 5′ para 3′.

Patogênese dos paramixovírus

Caxumba, sarampo, cinomose e peste bovina são causados por paramixovírus. A caxumba é classificada como uma doença da "infância" relativamente benigna; a infecção geralmente ocorre em crianças quando elas começam a socializar na pré-escola ou na creche. O vírus se dissemina rapidamente, costuma causar inflamação leve do tecido glandular na cabeça e no pescoço e leva à imunidade ao longo da vida. Como os sintomas geralmente são esquecidos e não levam a consequências fisiológicas notáveis, a doença é considerada leve.

A infecção de jovens pós-púberes ou adultos, no entanto, pode ser uma história significativamente diferente. Nesses pacientes, o vírus pode infectar o tecido gonadal e causar grande desconforto e, ocasionalmente, danos permanentes à reprodução.

A patologia do vírus sincicial respiratório também é bastante diferente para lactentes e adultos. Esse vírus estabelece infecção leve e semelhante a um resfriado na nasofaringe do adulto. Depois da recuperação, o vírus pode persistir na garganta como membro relativamente normal da população de micróbios que coexiste nesse ambiente úmido e quente. Por ser não invasiva, a infecção persistente geralmente é assintomática, a menos que haja um fator ambiental complicador. Esse fator pode ser o ar muito seco em edifícios aquecidos durante o inverno em zonas temperadas em todo o mundo. O ar seco pode levar a irritação respiratória crônica e infecções leves por vírus sincicial respiratório, além de outros patógenos. Infelizmente, o vírus pode se disseminar dos adultos para crianças e lactentes. Nos hospitais, uma infecção ativa em profissionais de saúde de berçários pode levar a epidemias fatais em recém-nascidos, cujo sistema imune não desenvolvido não é capaz de lidar com a infecção.

O sarampo, conforme descrito no Capítulo 4, Parte 1, embora muitas vezes considerado doença infantil, pode causar grandes danos neurológicos em crianças infectadas; sua introdução em populações desprotegidas resultou em alta mortalidade. O sarampo e os vírus intimamente relacionados da cinomose e da peste bovina causam doenças graves e muitas vezes fatais em todas as idades. As infecções por cinomose causam alta mortalidade em animais domésticos e selvagens; a ampla gama de hospedeiros e a fácil transmissão da cinomose canina o levaram a se tornar importante agente infeccioso em mamíferos marinhos. Outro vírus relacionado, a peste bovina, é uma doença grave do gado doméstico que se espalhou para ungulados selvagens na África Subsaariana. Aliás, foi considerado ameaça maior do que a invasão do hábitat humano para a sobrevivência de grande parte da vida selvagem africana, tanto por sua patologia quanto pelos esforços humanos para impedir a migração sazonal natural e necessária de ungulados selvagens que abrigam o vírus para evitar a reinfecção de gados domésticos. Felizmente, levantaram-se esforços internacionais para erradicar esse vírus no final do século XX, liderados pela Organização das Nações Unidas para Agricultura e Alimentação (FAO). Isso culminou no anúncio da FAO, em 28 de junho de 2011, de que o vírus da peste bovina havia sido eliminado globalmente, juntando-se ao poxvírus como os únicos dois vírus com esse desfecho. No entanto, o efeito da peste bovina sobre as populações selvagens permanece um exemplo excelente de perturbação do hábitat humano que leva a problemas ecológicos. Essa interrupção pode ser um fator importante na evolução da doença viral, conforme discutido nos Capítulos 1 e 22.

Filovírus e sua patogênese

Em 1967, alguns médicos pesquisadores que trabalhavam com macacos verdes africanos de Uganda (um importante animal experimental e fonte de células de cultura) em Marburg, Alemanha, e na Iugoslávia contraíram uma febre hemorrágica grave que era altamente infecciosa para o corpo clínico por contaminação do sangue. Um total de 7 de 25 desses trabalhadores morreu posteriormente em decorrência dessa infecção. Desde a sua primeira aparição, o agente infeccioso, denominado vírus Marburg, causou vários surtos de febre hemorrágica com taxas de mortalidade semelhantes na África Subsaariana, principalmente no Zimbábue, na África do Sul e no Quênia.

Em 1976, um surto de uma doença semelhante, com taxa de mortalidade significativamente mais alta (50 a 90%), ocorreu no Zaire e no Sudão. Por fim, mais de 500 indivíduos foram infectados. Um vírus relacionado com o vírus Marburg, denominado vírus Ebola, provou ser o agente infeccioso pela identificação de anticorpos específicos no sangue de vítimas e sobreviventes. Vários surtos esporádicos dessa doença foram relatados na África desde então; os dois mais recentes foram a epidemia de 2014-2016 nos países da África Ocidental Guiné, Libéria e Serra Leoa, bem como a epidemia de 2019 na República Democrática do Congo.

A alta taxa de mortalidade da infecção pelo vírus Ebola e sua propensão a se disseminar para funcionários de hospitais por meio de sangue contaminado, aerossóis respiratórios e contaminação de líquidos corporais o tornaram o assunto favorito para pessimistas e sensacionalistas da mídia. Hollywood entrou em cena com o filme *Epidemia* (*Outbreak*), que, em geral, era impreciso e enganoso. Ainda assim, as propriedades da doença e sua facilidade de disseminação serviram como alerta para os profissionais de saúde pública e epidemiologistas de que a doença infecciosa aguda é uma ameaça contínua à sociedade humana. Essa ameaça é genericamente discutida no Capítulo 1. Uma grande fonte de preocupação na avaliação do risco representado pelos filovírus é que o reservatório natural desses vírus ainda não foi identificado; pesquisas de títulos de anticorpos em várias populações de macacos selvagens argumentam contra esses animais serem um reservatório. Além disso, investigaram-se morcegos; embora esses animais possam ser infectados com o vírus em ambientes de laboratório, nenhum vírus foi recuperado de morcegos nas áreas endêmicas. No momento da redação deste capítulo, estudos ecológicos estão em andamento em áreas endêmicas da África na tentativa de identificar o reservatório natural. Neste momento, os resultados não são conclusivos, mas as evidências começam a apontar para os morcegos como os prováveis hospedeiros de reservatório.

O vírus Marburg e as cinco cepas do vírus Ebola (incluindo o vírus Reston, que só causa doenças em primatas não humanos) são membros de um grupo de vírus de RNA de sentido negativo não segmentados denominados filovírus. Eles são caracterizados por um vírion muito flexível que assume formas características de vírgula e são semicirculares à microscopia eletrônica. O genoma viral tem cerca de 19 kb de comprimento e codifica uma polimerase (Pol), uma glicoproteína (G), uma nucleoproteína (NP) e quatro outras proteínas estruturais (VP40, VP35, VP30 e VP24) na seguinte ordem: 5′-Pol-VP24-VP30-G-VP40-VP35-NP-3′.

Essa ordem gênica e a estrutura geral do genoma são bastante reminiscentes daquelas observadas em outros vírus da superfamília Mononegavirales. Embora haja pouco conhecimento sobre os detalhes do ciclo de replicação, pode-se supor que seja semelhante aos ciclos descritos para o rabdovírus e o paramixovírus. Aliás, pesquisadores na Alemanha mostraram recentemente que o RNAm de uma variante da glicoproteína viral é modificado por uma reação de edição semelhante à descrita para o vírus da caxumba. A glicoproteína do vírus Ebola tem sido implicada como requisito necessário, mas não suficiente, para a expressão completa da virulência durante uma infecção produtiva.

Bornavírus

Os bornavírus são o quarto membro da superfamília Mononegavirales. Apenas recentemente eles foram submetidos a um cuidadoso estudo biológico molecular, mas os fatos a seguir são conhecidos. Os bornavírus causam uma variedade de sintomas neurológicos em todos os vertebrados de sangue quente infectados por eles. A infecção também pode levar a modificações comportamentais que variam de pequenas a graves, embora o frenesi agressivo observado nos estágios finais da raiva não seja observado.

O genoma do bornavírus tem aproximadamente 9 kb de comprimento e codifica seis genes, incluindo proteínas do envelope, outras proteínas estruturais e uma polimerase viral. Os RNAm dos bornavírus são capeados e poliadenilados; são os únicos vírus de RNA de sentido negativo não segmentados que usam o núcleo da célula infectada como local de replicação. O grupo mais bem caracterizado de vírus de RNA de sentido negativo que fazem isso são os ortomixovírus, descritos mais adiante neste capítulo – eles têm genomas segmentados. Como a expressão de RNAm por esses vírus, alguns RNAs de sentido positivo de bornavírus produzidos a partir da fita genômica de sentido negativo são submetidos a *splicing* no núcleo; mas, em contraste, o RNAm dos bornavírus é capeado pela polimerase codificada pelo vírus, em vez de utilizar um *cap* celular.

O interesse na caracterização adicional desses vírus foi aumentado pela descoberta de que eles podem infectar seres humanos. Como cavalos, ovelhas e bovinos são reservatórios frequentes, isso coloca trabalhadores agrícolas em risco. Entre 2011 e 2013, foram relatados três casos fatais de encefalite humana na Alemanha. A análise molecular revelou que o agente infeccioso era um bornavírus previamente desconhecido transmitido a partir de esquilos variados.

Outras famílias Mononegavirales

Membros de três das outras quatro famílias (Nymaviridae, Pneumoviridae e Sunviridae) são todos vírus envelopados e esféricos com organização genômica muito semelhante, diferindo em seus organismos hospedeiros. O mais conhecido deles é o vírus sincicial respiratório humano, que é o agente causador de infecções do trato respiratório inferior durante a infância e a primeira infância. A quarta família (Mymonaviridae) é um vírus filamentoso que infecta fungos.

VÍRUS DE RNA DE SENTIDO NEGATIVO COM UM GENOMA MULTIPARTIDO

Os vírus de RNA de sentido negativo com genomas monopartidos compartilham semelhanças suficientes para possibilitar seu agrupamento em uma superfamília, os Mononegavirales. Em contrapartida, existem duas ordens de vírus de RNA de sentido negativo com genomas segmentados: Articulovirales, que inclui os Orthomyxoviridae (os vírus *influenza*), e Bunyavirales, que inclui 10 famílias de vírus diferentes. Apesar disso, os vírus de RNA de sentido negativo com genomas multipartidos compartilham algumas características nas estratégias de replicação e na sequência genômica.

Em decorrência da disseminação periódica e frequente pela população humana, as infecções pelo vírus *influenza* (gripe) são quase tão familiares à população humana quanto os resfriados. O vírus *influenza* é o protótipo do grupo ortomixovírus. Existem três tipos distintos de vírus *influenza*: A, B e C. O tipo A geralmente é o responsável pelas epidemias periódicas de gripe que se espalham pelo mundo, embora o tipo B também possa ser um agente. Os tipos de *influenza* A e B têm oito segmentos genômicos, e o tipo C tem sete.

O sufixo *-mixovírus* ("myxo" vem da palavra grega para muco) foi originalmente cunhado para agrupar esses vírus com os paramixovírus, uma vez que ambos estavam associados a infecções respiratórias e são envelopados e, portanto, prontamente inativados com solventes lipídicos. Embora esses dois grupos compartilhem algumas características gerais de organização estrutural e proteínas de sequência relacionada, eles não estão intimamente relacionados. A Tabela 15.1 mostra as semelhanças e diferenças entre esses dois grupos de vírus.

O vírion do vírus *influenza* A (vírus da gripe), que é mostrado com os genes codificados em seus oito segmentos genômicos de RNA de sentido negativo na Figura 15.5, parece um pouco com uma versão pequena de um vírion de paramixovírus. Conforme observado na Tabela 15.1, várias das proteínas do envelope de membrana nesses dois grupos de vírus estão claramente relacionadas. Apesar disso, os detalhes de replicação são bem diferentes. O RNAm do vírus *influenza* é produzido a partir da transcrição das RNPs do *influenza*, separadas e individualizadas no núcleo da célula infectada.

Envolvimento do núcleo na replicação do vírus *influenza*

Apesar de algumas semelhanças gerais com o VSV na transcrição das fitas genômicas de sentido negativo do vírus *influenza* para produzir RNAm, existem diferenças importantes no processo geral de replicação. Uma importante diferença é que a síntese do RNAm do vírus *influenza* e a replicação do genoma requerem um núcleo na célula. Há duas razões evidentes para isso. Primeiro, a replicase do *influenza* não é capaz de capear o RNAm; portanto, cada RNAm do vírus *influenza* produzido precisa usar um *cap*

Tabela 15.1 Semelhanças e diferenças de ortomixovírus e paramixovírus.

Semelhanças	Diferenças
• O genoma de RNA é de fita simples, sentido negativo • Ambos têm um nucleocapsídio helicoidal • Ambos têm uma transcriptase associada ao vírion • Vírions brotam da superfície da célula • Ambos têm duas glicoproteínas relacionadas: a neuraminidase e a hemaglutinina	• O RNAm dos ortomixovírus pode ser submetido a *splicing* • Os ortomixovírus têm um genoma segmentado • Os ortomixovírus requerem um núcleo para replicação • O RNAm dos ortomixovírus requer um *cap* celular na extremidade 5′ (*cap-snatching*)

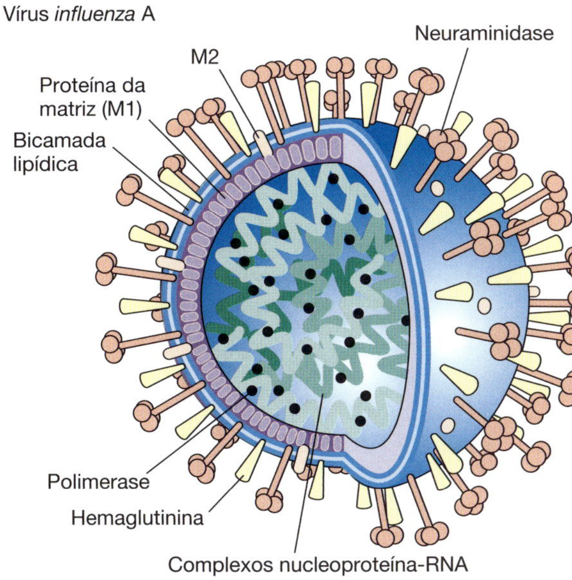

Figura 15.5 Estrutura do vírus *influenza* A. O vírion tem cerca de 120 nm de diâmetro e seu genoma é composto por oito segmentos de nucleocapsídios helicoidais que totalizam cerca de 13.600 nucleotídios de RNA de fita de sentido negativo. O vírus requer um núcleo para replicação. Embora esses vírions também exibam neuraminidase e hemaglutinina, as glicoproteínas responsáveis são separadas.

de RNAm celular como um "*primer*". A síntese de cada RNAm do vírus *influenza* começa com um pequeno trecho de RNAm celular com seu *cap* metilado na extremidade 5′. Esse "***cap-snatching***" é uma forma de *splicing* intermolecular e é realizado pelo complexo de replicação-transcrição do vírus *influenza*, uma vez que se associa ao RNAm celular transcrito ativamente. Assim, o vírus inibe o transporte de RNAm celular e a síntese de proteínas, mas não o início da transcrição.

Em segundo lugar, o vírus *influenza* A utiliza a maquinaria de *splicing* intramolecular do núcleo da célula hospedeira. Duas das RNPs do vírus *influenza* expressam precursores de RNAm que são submetidos a *splicing* no núcleo. Cada um desses segmentos de genes é capaz de codificar duas proteínas relacionadas. Esse *splicing* ocorre por meio de spliceossomos celulares de maneira idêntica à descrita no Capítulo 13. O resultado dos *splicing*s é que dois segmentos do genoma viral na verdade produzem quatro RNAm distintos. Assim, no *influenza* A, os oito segmentos genômicos de sentido negativo do vírus *influenza* codificam 10 RNAm específicos, que são traduzidos em proteínas virais distintas.

Produção de novos nucleocapsídios do *influenza* e maturação do vírus

A Figura 15.6 mostra um esquema abreviado do ciclo de replicação do vírus *influenza* A em uma célula suscetível. A infecção é iniciada pela ligação do vírus a receptores celulares, seguida de **endocitose mediada por receptores**. As RNPs separadas com seus segmentos de genoma de sentido negativo são transportadas para o núcleo, onde começa a síntese de RNAm viral.

A síntese de RNAm viral requer a atividade de pelo menos duas subunidades da polimerase do vírus *influenza*: PB1 e PB2. O PB1 tem sítios ativos que se ligam às sequências conservadas nas extremidades 3′ e 5′ do RNA viral, bem como a atividade da endonuclease necessária para clivar a sequência do *cap* do hospedeiro. Além disso, PB1 tem a atividade de polimerização do complexo. Já o PB2 tem atividade de ligação ao *cap*, e é a essa subunidade que o pré-RNAm do hospedeiro se liga. A clivagem da pequena estrutura do *cap* (1 a 13 nucleotídios) do hospedeiro inicia o processo de síntese de RNAm, durante o qual uma cópia subgenômica capeada do RNA viral é produzida. A síntese para cerca de 15 a 22 nucleotídios antes da extremidade 5′ do RNA viral, onde uma pequena região U (4 a 7 nucleotídios) serve para causar "gagueira" ou síntese reiterativa, produzindo uma cauda poli-A. Trata-se de um mecanismo semelhante ao que foi visto previamente para os rabdovírus.

Em algum momento, a síntese de RNA viral deve mudar da produção de RNAm para a produção de RNA molde completo e, em seguida, para novos RNAs virais. Essa troca requer a presença de múltiplas cópias da NP da proteína viral, bem como da subunidade da polimerase PA. Um molde completo dessa mudança para a síntese total ainda não foi completamente elaborado. No entanto, a síntese exigiria a formação de intermediários RI-1 e RI-2. Evidências recentes sugerem o envolvimento de uma segunda cópia da polimerase do *influenza* nos eventos replicativos.

Uma vez que toda a síntese de RNA viral ocorre no núcleo, é necessário que os genomas recém-replicados sejam transportados para o citoplasma para a maturação de novas partículas virais. Esse transporte ocorre quando novas moléculas de RNA viral se complexam com duas proteínas virais: M1 e NS2. A proteína NS2 contém um sinal de exportação nuclear que interage com uma proteína de exportação nuclear celular (uma exportina) e, provavelmente, substitui os sinais de localização nuclear presentes nas proteínas NP e polimerase. Os nucleocapsídios do *influenza* que foram montados no núcleo e transportados para o citoplasma migram para a superfície da célula, onde os vírions brotam. Embora a proporção partícula:UFP do *influenza* A seja sempre alta em comparação com, digamos, o poliovírus, ou mesmo com o *influenza* B, o empacotamento não é aleatório e envolve sinais de empacotamento específicos.

Epidemias de *influenza* A

A gripe é, em geral, considerada uma doença leve, mas o *influenza* pode ser a principal causa de morte de idosos e imunocomprometidos. Mesmo que o corpo elabore uma reação imune forte e eficaz às infecções por *influenza* e o indivíduo seja imune à reinfecção depois da recuperação, o

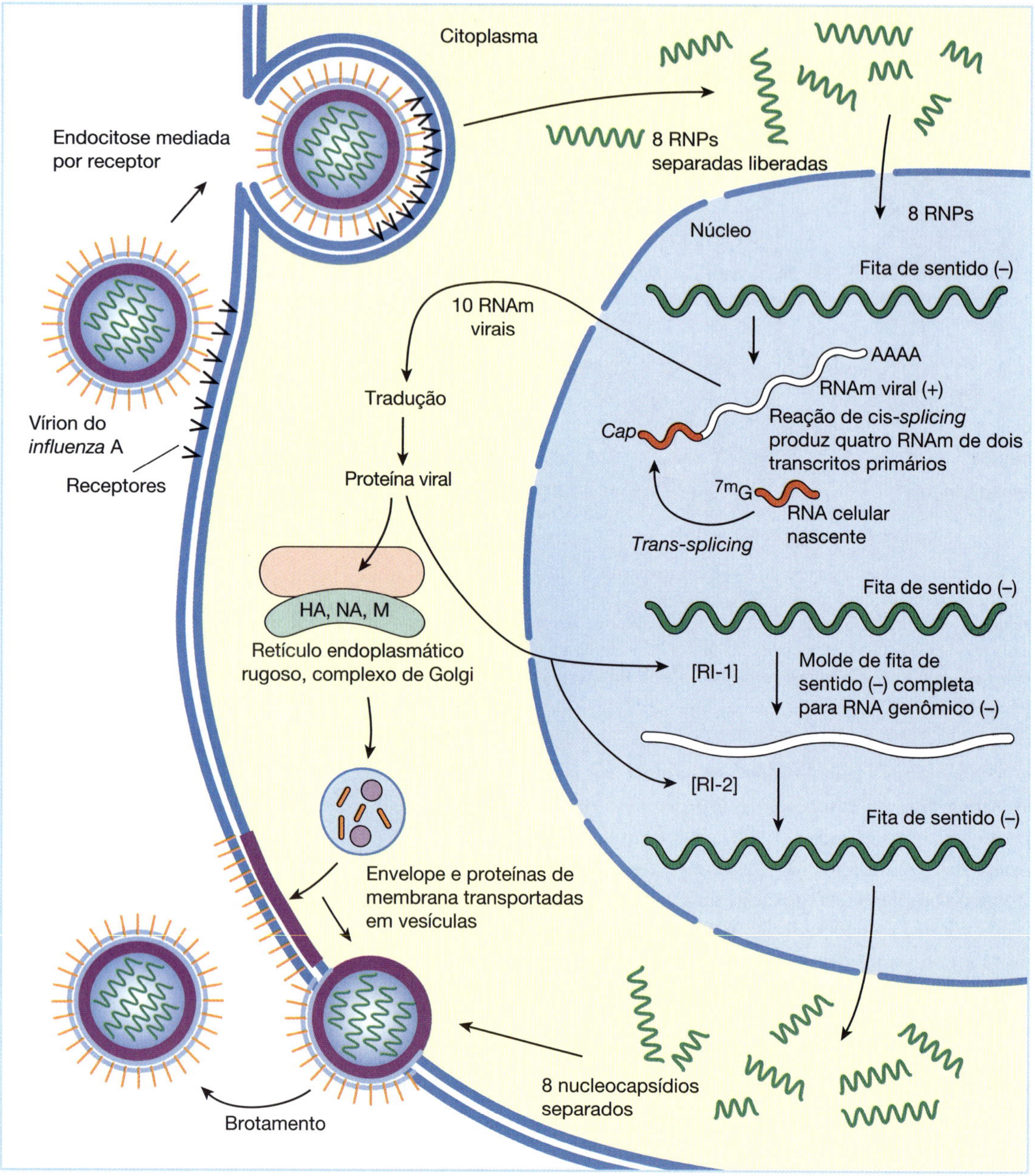

Figura 15.6 Esboço do ciclo de replicação do *influenza*. Depois da ligação do vírus ao(s) seu(s) receptor(es) celular(es) e da endocitose, o envelope se funde com a membrana vesicular. Os segmentos de ribonucleoproteína (RNP) do capsídio liberados, cada um deles contendo um segmento genômico de sentido negativo específico, migram para o núcleo, onde ocorre a transcrição do RNA de sentido positivo usando a transcriptase associada ao vírion. A transcrição e a formação de RNA requerem o "arrebatamento" (*snatching*) ou "roubo" das tampas do RNAm celular nascente por um mecanismo *trans-splicing*. Dois dos pré-RNAs produzidos dessa maneira são submetidos a uma das duas reações *cis-splicing* usando a maquinaria celular, de modo que cada um produza dois RNAm separados. A tradução das proteínas virais leva a proteínas que modificam a célula e sua membrana plasmática. As proteínas virais associadas às RNPs do nucleocapsídio migram para o núcleo, onde medeiam a síntese do molde de sentido positivo completo e a síntese de RNA genômico de fita de sentido negativo. As proteínas virais associadas à membrana são traduzidas no retículo endoplasmático rugoso e processadas no complexo de Golgi. Novos vírions se formam pela associação entre os nucleocapsídios e a membrana modificada pelo vírus e pelo brotamento. O vírus *influenza* A não controla esse aspecto do empacotamento; portanto, a mistura fenotípica é frequente depois de uma infecção mista. *NA*, neuraminidase; *HA*, hemaglutinina; *M*, proteína da matriz.

vírus é capaz de instalar epidemias periódicas nas quais a imunidade prévia a cepas relacionadas não é protetora. A solução para esse aparente enigma é encontrada na ampla gama de hospedeiros do *influenza* A e na capacidade única dos segmentos genômicos do *influenza* A (mas não de B ou C) de serem empacotados independentemente em partículas de vírions individuais durante a infecção. Essa situação leva a um processo de empacotamento muito ineficiente, mas possibilita a rápida disseminação de uma mutação favorável. Se houver uma infecção mista por duas cepas diferentes de vírus *influenza* A na mesma célula, podem surgir mudanças genéticas significativas e proporcionar uma vantagem evolutiva importante para a progênie.

Uma vez que a maior parte da proteção imune contra uma infecção viral é direcionada contra componentes de superfície de qualquer vírus (as glicoproteínas de membrana no caso do vírus *influenza*), pode-se prever que as propriedades antigênicas dessas proteínas de superfície mudarão ou "derivarão" ao longo do tempo. Essa derivação se deve ao acúmulo aleatório de alterações de aminoácidos (mutações), bem como à ligeira vantagem seletiva de um vírus que apresenta uma proteína de superfície não tão eficientemente reconhecida pelo sistema imune quanto as do vírus que induziu a imunidade em primeiro lugar. Essa derivação é encontrada em muitos vírus e outros patógenos.

No caso da *influenza* A, no entanto, o empacotamento independente das RNPs individuais na célula infectada fornece um meio mais rápido de variação antigênica. Há sempre a possibilidade de um indivíduo ser infectado ao mesmo tempo por dois vírus *influenza* A diferentes. Isso não acontecerá com muita frequência, mas, se acontecer, um resultado da infecção mista será a produção de um novo vírus híbrido, que pode ter, digamos, uma glicoproteína de envelope como a hemaglutinina de um dos pais e todos os outros componentes do vírus humano. Somando-se a isso, as cepas do vírus *influenza* suíno reconhecem alguns dos receptores de células humanas utilizados por suas contrapartes do vírus *influenza* A humano. Isso significa que, em uma fazenda em que porcos são cultivados intensivamente, uma infecção múltipla pode envolver um vírus suíno e um vírus humano. Essa mudança abrupta na natureza antigênica da proteína de membrana é denominada **mudança antigênica**.

O problema com a mudança antigênica é complicado pelo fato de que os porcos (mas não os seres humanos) têm receptores eficientes para o vírus *influenza* aviário. Portanto, uma infecção múltipla em suínos com diferentes cepas aviárias ou cepas aviárias e suínas pode levar a um rearranjo muito significativo de diferentes marcadores. Isso pode acontecer com alguma frequência em áreas em que há agricultura muito intensiva e pecuária em espaços relativamente limitados, o que é típico em muitas pequenas fazendas no leste da Ásia, onde porcos, patos, galinhas e outros animais são criados juntos.

Depois da mudança antigênica, o vírus bem-sucedido resultante é essencialmente um vírus "novo", que é relativamente não afetado pela defesa imune elaborada contra formas prévias do vírus. Assim, o novo vírus pode se disseminar por toda a população apesar do alto nível de imunidade a formas anteriores de *influenza* A. O momento da ocorrência desses novos vírus não pode ser previsto, mas pode ser prontamente quantificado pela medição da reatividade antigênica dos componentes virais a vários reagentes imunes padrão produzidos contra formas anteriores do vírus. Quando um novo vírus é encontrado, pode-se prever que haverá uma epidemia.

A variação imune de várias proteínas do vírus *influenza* a partir do vírus isolado durante um período de tempo considerável é mostrada na Figura 15.7. As cepas de *influenza* são designadas por indicação dos tipos de hemaglutinina (H) e neuraminidase (N). Foram identificados pelo menos 15 subtipos H e 9 N. No entanto, neste momento, apenas três subtipos H (H1, H2 e H3) e dois N (N1 e N2) estão circulando na população humana. Quando os componentes hemaglutinina e neuraminidase mudam juntos (como na produção do vírus *influenza* A2, em 1957), pode ocorrer uma grande epidemia mundial (pandemia). Aliás, isso aconteceu em abril de 2009, quando uma nova versão da *influenza* A, chamada H1N1/09, foi identificada em um surto no México. Em junho daquele ano, a Organização Mundial da Saúde (OMS) havia declarado uma pandemia. Nesse caso, encontrou-se que o vírus era um rearranjo contendo segmentos de RNA de vírus *influenza* A humano (PB1), aviário (PB2 e PA) e suíno (HA, NA, NP, M e NS). A mortalidade global estimada por essa pandemia, usando modelos probabilísticos, foi de 284.500 pessoas, das quais 80% tinham idade inferior a 64 anos.

Observe que a RNP interior é antigenicamente estável. Uma razão para essa estabilidade é que há pouca reação imune humoral a esses componentes do vírus, uma vez que eles não são eficientemente apresentados na superfície da célula infectada pelo complexo principal de histocompatibilidade (MHC;

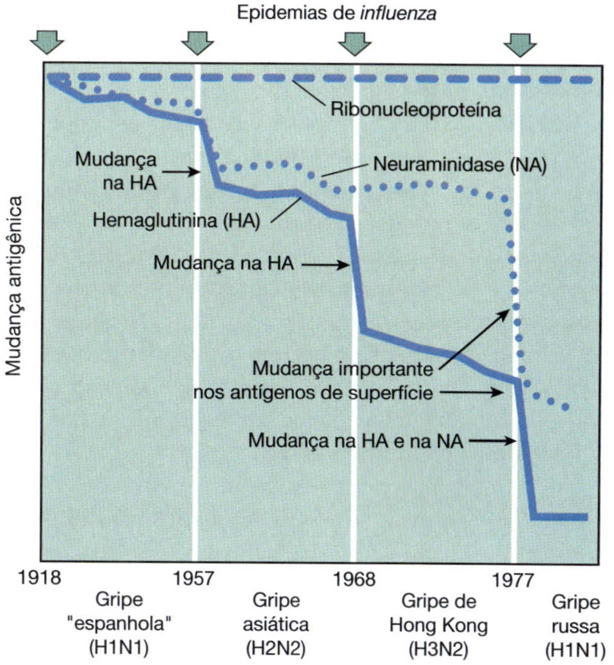

Figura 15.7 Mudanças antigênicas nas glicoproteínas de superfície do vírus *influenza* A entre 1933 e 1968. Mudanças abruptas nesses antígenos (mudanças antigênicas) são o resultado de infecções mistas e da distribuição aleatória de nucleocapsídios produzindo novos genótipos. Essas mudanças, que ocorrem com frequência aleatória, levam a epidemias em todo o mundo. As designações das cepas na parte inferior da figura indicam os genótipos da hemaglutinina (H) e da neuraminidase (N).

do inglês *major histocompatibility complex*) tipo I; portanto, há pouca ou nenhuma pressão para que mudem. Aliás, é a estabilidade antigênica da RNP que define os principais tipos de *influenza*. Outro fator que contribui para a estabilidade da sequência das proteínas do capsídio que formam a RNP é que a maioria das alterações nessas proteínas internas interferiria em sua função e, assim, levaria a um vírus com capacidade de replicação prejudicada.

Em 1997, uma cepa de *influenza* aviária foi diagnosticada em seres humanos em Hong Kong. O vírus, designado H5N1, foi transmitido diretamente de aves para seres humanos, um evento raro e ineficiente. Aliás, essa cepa do vírus não foi transmitida de ser humano para ser humano. Nesse primeiro incidente com essa cepa, 18 pessoas foram infectadas, e seis delas morreram. Apesar da passagem ineficiente entre seres humanos, a alta concentração de pessoas em Hong Kong, bem como sua propensão à compra de aves vivas para abate caseiro, levou a um preocupante surto da doença. As medidas draconianas de abate por atacado de todas as aves vivas dentro dos limites da ex-colônia britânica foram inicialmente consideradas eficazes em interromper esse surto. No entanto, em realidade não foi o que ocorreu. Em 2003, o H5N1 reapareceu em Hong Kong, tanto em infecções em aves quanto em seres humanos; logo depois, foi relatado em vários outros países do Sudeste Asiático. Em 2004, o vírus foi identificado em aves na China, na Coreia, no Japão e na Mongólia. Em 2005, o vírus foi relatado em aves na Turquia e na Romênia. Dado que esse vírus aviário é transportado por aves migratórias, há poucas dúvidas de que ele chegará a praticamente todas as áreas do planeta.

Há relatos de casos humanos na Tailândia, na Indonésia, no Vietnã, na China e no Camboja. Em maio de 2006, foram diagnosticados 216 casos humanos, com 122 mortes, indicando uma taxa de letalidade superior a 56%. Uma vez que esse vírus não parece estar infectando suínos até agora, sugeriu-se que, para o desenvolvimento de uma cepa que possa ser transmitida de um ser humano para outro, teria que ocorrer a mistura e o rearranjo durante um caso de infecção humana com H5N1 e um vírus humano circulante. Até o momento, nenhuma transmissão de ser humano para ser humano foi comprovada.

Um exemplo mais recente de uma cepa aviária é o H7N9, relatado pela primeira vez em 2013, na China. Esse vírus produziu uma série de seis epidemias, a mais recente das quais ocorreu no início de 2019. Assim como o H5N1, a transmissão parece ocorrer de aves para seres humanos por contato direto durante a criação ou a comercialização de aves infectadas. Uma vez transmitido a seres humanos, o vírus tem uma alta taxa de letalidade. As seis epidemias resultaram em (até fevereiro de 2019) um total de 1.565 infecções humanas por contato com aves infectadas, com uma taxa de mortalidade de 39%. Nesses dados, não há evidências de transmissão de ser humano para ser humano.

OUTROS VÍRUS DE RNA DE SENTIDO NEGATIVO COM GENOMAS MULTIPARTIDOS

Bunyavirales

A classificação taxonômica mais recente agrupa todos os outros vírus de RNA de sentido negativo de genoma segmentado em uma ordem, os Bunyavirales. Isso inclui vírus previamente chamados buniavírus, bem como aqueles previamente chamados arenavírus. Em termos de número de membros, essa ordem é uma das maiores conhecidas, com 330 vírus sorologicamente distintos. A ordem em si consiste em cinco famílias separadas. Muitos membros dessa ordem diversa são arbovírus, que são transmitidos por mosquitos, carrapatos, flebotomíneos, cigarrinhas ou tripes. Outros membros são vetorizados por roedores. Exemplos de alguns desses agentes estão listados na Tabela 15.2.

Estrutura e replicação do vírus

A ordem Bunyavirales é composta de vírus segmentados, ssRNA, de sentido negativo. Destes, os membros da família Peribunyaviridae foram os mais extensivamente estudados. O ortobuniavírus da encefalite da Califórnia é um exemplo. Todos os ortobuniavírus têm genomas de RNA tripartido de sentido negativo. Conforme descrito na Figura 15.8, os vírions envelopados têm cerca de 90 a 110 nm de diâmetro. A membrana contém duas glicoproteínas virais: G1 e G2. Dentro da partícula, estão três classes de tamanho de nucleocapsídios circulares, cada uma delas consistindo em um dos RNAs genômicos em um complexo helicoidalmente simétrico com a proteína do nucleocapsídio (N) e a polimerase viral (L).

Uma vez que são vírus de sentido negativo, o primeiro evento depois da infecção é a transcrição. Para o vírus da encefalite da Califórnia, um ortobuniavírus típico, os RNAm virais são produzidos a partir de cada segmento do genoma, como mostrado na Figura 15.8. As mensagens virais têm terminais 5′ capeados e extremidades 3′ sem poli-A. As estruturas do *cap* são derivadas do RNAm do hospedeiro citoplasmático por clivagem endonucleolítica. Essa reação de *cap-snatching*, embora semelhante à descrita para o vírus *influenza*, ocorre *fora* do núcleo.

Os RNAm virais são subgenômicos, como na gripe *influenza*. A replicação do RNA genômico (e antigenômico) do ortobuniavírus ocorre no citoplasma. Esses RNAs têm sequências complementares invertidas nas extremidades 3′ e 5′ de cerca de 10 a 14 nucleotídios que podem atuar no evento de replicação. Os próprios nucleocapsídios têm uma forma circular que pode refletir o pareamento de bases dessas sequências.

Os três segmentos do genoma demonstram uma variedade de estratégias de expressão; alguns deles também são mostrados na Figura 15.8. O maior segmento expressa uma única proteína, a polimerase viral (L). O segmento de tamanho médio

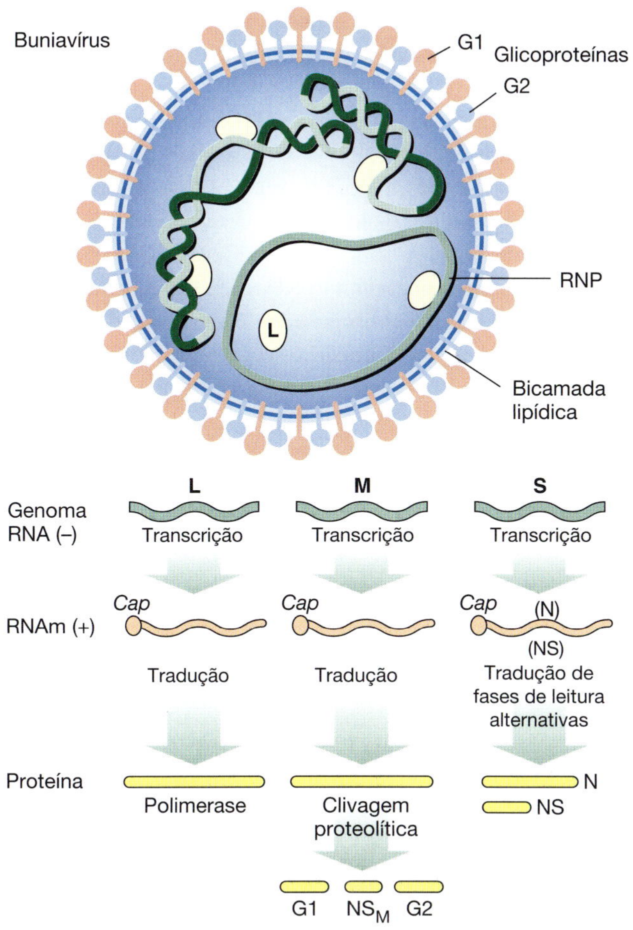

Figura 15.8 Vírion do buniavírus. Os três segmentos de ribonucleoproteína (RNP), cada um associado às proteínas L e N, estão contidos em um envelope bem definido composto por duas glicoproteínas. O diâmetro do vírion varia de 80 a 120 nm. O tamanho das RNPs é determinado por suas velocidades de sedimentação (ver Capítulo 11). Mostra-se, também, o esquema geral de expressão gênica e replicação do genoma do vírus da Califórnia. A expressão e a replicação ocorrem no citoplasma, mas têm muitas semelhanças com o processo descrito para o vírus *influenza*. O RNAm de fita de sentido positivo expresso a partir do segmento genômico S contém duas fases de leitura da tradução parcialmente sobrepostas que estão fora de fase uma com a outra. O reconhecimento alternativo de um ou outro códon de início da tradução pelos ribossomos celulares leva à expressão de duas proteínas com uma sequência de aminoácidos completamente diferente.

codifica duas ou três proteínas, dependendo do vírus específico em questão. As proteínas expressas são as duas glicoproteínas G1 e G2, bem como – quando presente – uma proteína não estrutural NS_M. Essas proteínas são traduzidas como uma poliproteína precursora que é clivada pós-tradução.

O menor segmento do genoma de RNA codifica uma ou duas proteínas virais. Para os nairovírus e hantavírus, esse segmento expressa RNAm para a proteína N. No *Orthobunyavirus*, o RNA subgenômico desse segmento pode ser traduzido na proteína N ou, usando uma fase de leitura alternada separada, em outra proteína não estrutural, NS. Aparentemente, a "decisão" sobre qual fase de leitura é utilizada nesse pequeno RNAm é totalmente aleatória. Às vezes, o ribossomo começa em um AUG; outras vez, em outro.

Os pequenos segmentos genômicos dos *Phlebovirus* e dos *Tospovirus* (membros da família Phenuiviridae) são **genomas ambissenso**: eles contêm genes de sentido positivo e negativo. O termo "ambissenso" refere-se ao fato de que as fases de leitura aberta que definem as duas proteínas estão orientadas em direções opostas no RNA do genoma, e sua expressão requer uma estratégia que lembra vagamente aquela utilizada na expressão do RNA subgenômico do vírus Sindbis. Isso é mostrado na Figura 15.9. A pequena (S) RNP genômica do vírion é transcrita em um RNAm de sentido positivo, que é traduzido como a proteína N codificada dentro da porção de sentido negativo do segmento genômico do vírion ambissenso. O RNA ambissenso genômico também serve como molde para a transcrição de um RNA antigenômico ambissenso separado, que atua como molde para a transcrição de RNAm capeado que codifica a proteína NS_S (S não estrutural). Esse RNA tem o mesmo sentido que o RNA do vírion; assim, embora os phlebovírus e os tospovírus sejam vírus de RNA de fita negativa, uma porção de seu genoma tem sentido de RNAm (*i. e.*, positivo).

Patogênese

Membros da ordem Bunyavirales que infectam vertebrados causam quatro tipos de doença em seres humanos e outros animais: encefalite, febre hemorrágica, febre hemorrágica com envolvimento renal e febre hemorrágica com envolvimento pulmonar. O ortobuniavírus da encefalite da Califórnia é transmitido por mosquitos e é uma das

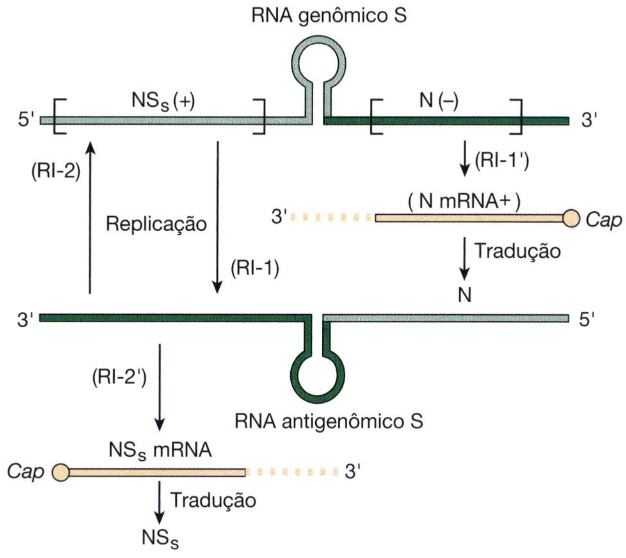

Figura 15.9 Estratégia ambissenso de expressão gênica exibida por alguns buniavírus e pelo arenavírus. Mostra-se a expressão do pequeno segmento genômico de um tospovírus e um phlebovírus. Nesses vírus, a expressão gênica completa requer a produção de RNA subgenômico do mesmo sentido que o RNA genômico. Assim, embora o RNA genômico seja nominalmente de sentido negativo, ele contém regiões de informação de sentido positivo. Essa estratégia é chamada *ambissenso*, pois ambos os sentidos estão presentes no genoma.

principais causas de encefalite viral durante a primavera e o verão na parte norte do centro-oeste dos EUA. O phlebovírus da febre do Vale do Rift, transmitido pelo flebotomíneo, causa zoonoses recorrentes e epidemias de febre hemorrágica na África Subsaariana. O vírus Hantaan, transmitido por ratos, é o protótipo do *Hantavirus* e causa a febre hemorrágica coreana, doença complicada pela insuficiência renal.

O vírus Sin Nombre, outro membro do gênero *Hantavirus*, foi identificado como o agente causador de surtos de uma febre hemorrágica relativamente fatal com envolvimento pulmonar, originalmente denominada *síndrome do desconforto respiratório do adulto por hantavírus* (HARDS; do inglês *hantavirus adult respiratory distress syndrome*) no início da década de 1990 e agora chamada síndrome pulmonar por hantavírus (SPH; do inglês *hantavirus pulmonary syndrome*). Esse e outros vírus relacionados, transmitidos por aerossóis de agregados fecais de pequenos roedores, como o camundongo-veado, são encontrados distribuídos por todo os EUA, embora epidemias localizadas de HPS tenham ocorrido em áreas como o sudoeste. Investigações epidemiológicas desses surtos sugerem que o aumento da população de roedores vetores (auxiliados por invernos úmidos esporádicos que aumentaram a forragem para os roedores) resulta em aumento da probabilidade de transmissão para seres humanos. No início de 2017, o Centers for Disease Control and Prevention (CDC) informou que houve 728 casos confirmados de HPS desde a identificação da síndrome, com uma taxa de letalidade de 36%.

Arenavírus

Membros da família Arenaviridae da ordem Bunyavirales têm genomas de RNA bipartido, fita simples e sentido negativo contidos como nucleocapsídios helicoidais dentro de uma partícula envelopada de 90 a 100 nm de diâmetro. Os vírions também contêm vários ribossomos de células hospedeiras acidentalmente empacotados nas partículas sintetizadas. Esses ribossomos não desempenham nenhum papel no ciclo infeccioso do vírus. A presença desses ribossomos dá às partículas do vírus uma aparência "arenosa" nas micrografias eletrônicas, que leva ao nome da família (*arena* é a palavra latina para "areia").

Expressão do gene viral

O maior segmento do genoma (7,2 kb) codifica duas proteínas: a polimerase viral, L, e uma proteína reguladora menor, Z. O pequeno segmento do genoma codifica o precursor da glicoproteína, por fim clivado nas duas proteínas de membrana, GP1 e GP2, bem como na proteína do nucleocapsídio, NP. Em cada caso, as duas fases de leitura abertas contidas no segmento do genoma são dispostas de maneira ambissenso. Em cada caso, há um trecho de RNA entre os dois genes que consiste em uma estrutura de alça em grampo de cabelo que pode atuar na regulação da terminação da transcrição do RNAm.

A transcrição primária do genoma produz RNAm subgenômicos para as proteínas L e NP. Isso é seguido pela transcrição dos RNA do antigenoma para produzir os RNAm subgenômicos para a proteína Z e o precursor da glicoproteína. Os RNAm do vírus têm *cap* metilado na extremidade 5′ que podem ser derivados de mensagens do hospedeiro. As extremidades 3′ dos RNAm virais não são poliadeniladas. A replicação de genomas virais pode envolver sequências complementares terminais invertidas, conforme descrito para os buniavírus.

Patogênese

O vírus da coriomeningite linfocítica (LCMV; do inglês *lymphocytic choriomeningitis virus*) causa doença leve semelhante à *influenza* em camundongos e seres humanos, embora tenha sido observada encefalomielite rara e grave. No outro extremo do espectro estão doenças graves e muitas vezes fatais causadas por agentes como o vírus da febre Lassa na África Ocidental e agentes das febres hemorrágicas da América do Sul: vírus Junin (Argentina), vírus Machupo (Bolívia) e vírus Guanarito (Venezuela).

Um aspecto muito interessante da patogênese desses vírus (conforme descrito no Capítulo 7, Parte 2) é que a infecção de filhotes de animais (cujo sistema imune ainda está em desenvolvimento) geralmente leva a infecções persistentes. Se, no entanto, o vírus infectar um animal adulto com sistema imune em pleno funcionamento, a morte ocorre rapidamente. Populações selvagens que abrigam o vírus podem secretar grandes quantidades de vírus que podem ser letais para seres humanos ou outros animais que interagem com eles. Essa é uma das razões pelas quais a destruição do hábitat na África, com a consequente interrupção de populações de roedores nativos que são portadores crônicos do vírus, levou a surtos periódicos de doenças fatais induzidas pelos arenavírus.

VÍRUS COM GENOMAS DE RNA DE CADEIA DUPLA

A família Reoviridae contém 15 gêneros distintos com agentes infecciosos específicos para vertebrados (reovírus e rotavírus), invertebrados (vírus da poliedrose citoplasmática) e plantas (vírus do tumor da ferida). Os membros dessa família têm genomas que consistem em 10, 11 ou 12 segmentos de RNA de fita dupla (dsRNA). Existe um grupo de vírus bacterianos, muitos infectando *Bacillus subtilis*, que também contém genomas segmentados de fita dupla. A estratégia de replicação empregada por esses vírus deve levar em consideração que o genoma é o dsRNA, que é extremamente estável e, consequentemente, difícil de dissociar em uma forma que exponha um molde de fita simples para a transcrição de RNAm dirigida pelo RNA.

Estrutura do orthoreovírus

Os orthoreovírus contêm 10 segmentos de dsRNA. A Figura 15.10 mostra um esquema do vírion e a estratégia de codificação de proteínas dos segmentos genômicos. Esses segmentos do genoma dos reovírus são empacotados em um capsídio icosaédrico que consiste em duas – ou, em alguns membros, três – conchas concêntricas, cada uma delas com simetria icosaédrica. O capsídio é composto por três proteínas estruturais principais, bem como por várias proteínas estruturais de baixa abundância; essas proteínas incluem a transcriptase associada a vírions, pois os vírions contêm toda a maquinaria enzimática necessária para a produção de RNAm viral, incluindo atividades envolvidas no capeamento e na metilação. Os segmentos do genoma variam em tamanho de

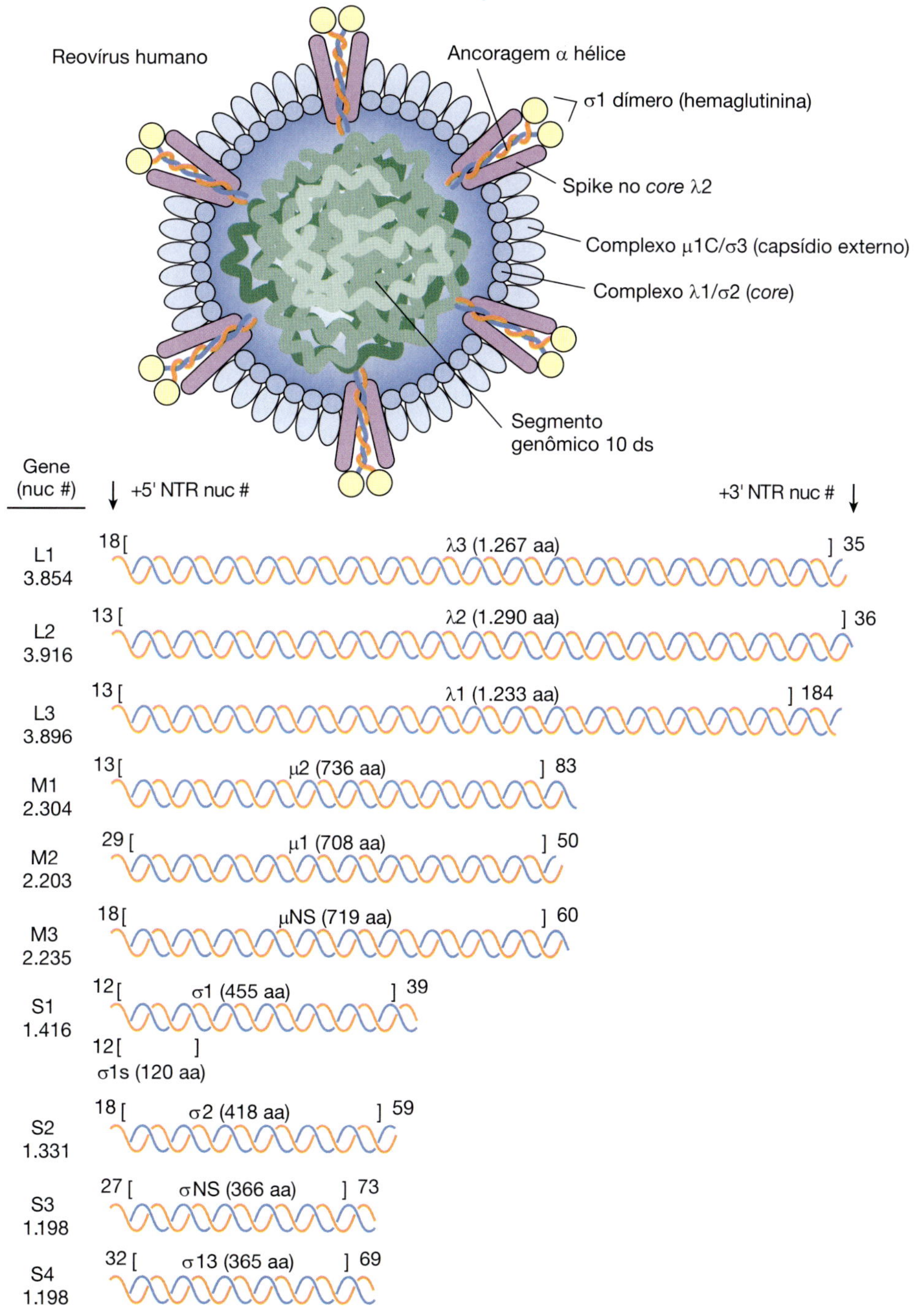

Figura 15.10 Reovírus humano de 60 nm de diâmetro com sua concha dupla. Mostram-se os 10 segmentos do genoma do reovírus e as proteínas codificadas. Observe que o segmento S1 codifica duas fases de tradução sobrepostas. Como ocorre com o RNAm do vírus da encefalite da Califórnia codificado pelo fragmento genômico S, essas proteínas são expressas por sítios de iniciação alternativos para tradução. Assim, o vírus codifica 11 proteínas. O tamanho total do genoma é de 23.549 pares de bases.

aproximadamente 4 kb até cerca de 1 kb. Os RNA genômicos têm *cap* metilado na extremidade 5′ na fita de sentido positivo do duplex e um trifosfato na extremidade 5′ na fita de sentido negativo. Nenhuma das fitas é poliadenilada.

Ciclo de replicação do orthoreovírus

A Figura 15.11 mostra algumas características da replicação do orthoreovírus na célula infectada. Depois da fixação e da entrada no citoplasma da célula hospedeira via endocitose mediada por receptor, as partículas de reovírus são parcialmente não revestidas, abandonando uma partícula subviral de *core* interno. Essa partícula contém os 10 segmentos do genoma e enzimas transcricionais. A produção de RNAm ocorre pela cópia de uma fita de cada genoma duplex em uma fita de comprimento total. Os RNAm são capeados e metilados por enzimas virais, mas não apresentam terminais 3′ poliadenilados. Esses eventos transcricionais requerem seis enzimas virais: uma polimerase, uma helicase, uma

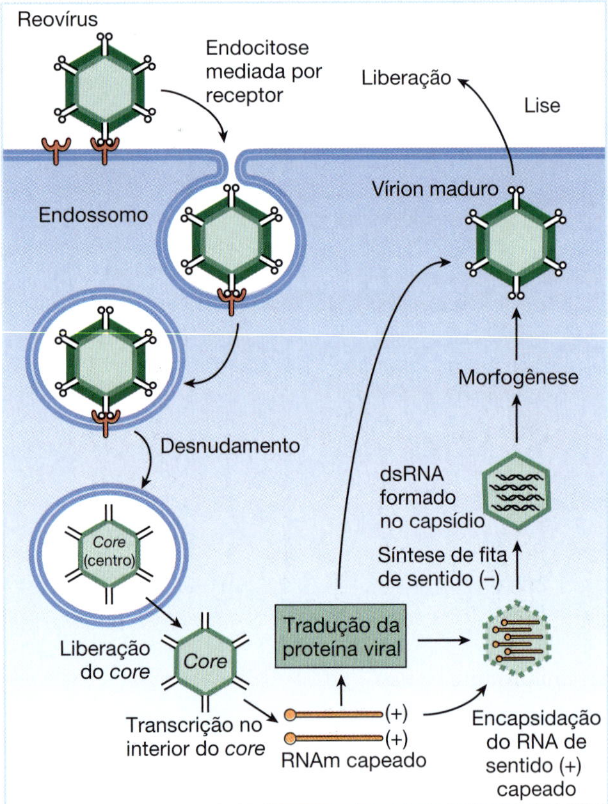

Figura 15.11 Ciclo de replicação do reovírus. A fixação do vírus é seguida por endocitose mediada por receptor. As partículas do *core* ("centro") do vírion são formadas pela degradação da casca externa no endossomo; essa partícula central expressa o RNAm capeado usando uma transcriptase do vírion. Várias proteínas virais são traduzidas, e as proteínas estruturais se montam em torno do RNAm viral recém-sintetizado. Esse processo é aparentemente aleatório, uma vez que a distribuição aleatória de marcadores genéticos depois da infecção mista é prontamente observada (ver Capítulo 3, Parte 2). A fita complementar dos RNA genômicos de fita dupla é sintetizada no capsídio imaturo enquanto a morfogênese prossegue. A liberação do vírus ocorre por lise celular.

RNA trifosfatase, uma guaniltransferase e duas metiltransferases distintas. As últimas três enzimas estão envolvidas na reação de capeamento.

Cada um dos segmentos do genoma codifica um único transcrito, que é traduzido em uma única proteína, exceto por um dos segmentos menores (S1) do *Orthoreovirus*. Esse segmento codifica duas proteínas codificadas em duas fases de leitura da tradução não sobrepostas. Ambas as proteínas são codificadas pelo mesmo RNAm em virtude do reconhecimento aleatório de qualquer um dos dois códons de início da tradução pelos ribossomos celulares. A maioria dos produtos gênicos é estrutural, formando um dos múltiplos capsídios ou compreendendo o complexo de transcrição de enzimas encontradas no interior do *core*.

A replicação dos genomas de fita dupla e a montagem final dos vírions da progênie não são completamente compreendidas. Acredita-se que 10 RNAm únicos se associam, formando um vírion central descendente, associando-se às proteínas do capsídio apropriadas. Esses RNAs de sentido positivo servem, então, como moldes para a síntese da fita de sentido negativo, levando à produção de genomas de fita dupla descendentes dentro da partícula nascente.

Esse meio bastante complicado de produzir o genoma de fita dupla é uma consequência do fato de que o dsRNA não servirá prontamente como molde para sua própria síntese em decorrência de sua grande estabilidade. Aparentemente, o ambiente dentro do capsídio é relativamente não aquoso, e nesse espaço não polar, o dsRNA é mais facilmente desnaturado em decorrência da repulsão de carga entre os esqueletos de fosfato das duas fitas de RNA. Assim, o genoma de fita dupla é capaz de se desnaturar parcialmente para servir como molde, a fim de produzir grandes quantidades de RNAm de sentido positivo, que é extrudado a partir do *core* interno.

A replicação do RNA do orthoreovírus, então, não envolve intermediários RI-1 ou RI-2. Além disso, de maneira ideal, nenhum dsRNA livre é formado dentro do citoplasma da célula infectada, impedindo a indução de interferona. Na prática, no entanto, essa situação não é percebida; muitas células infectadas por reovírus produzem quantidade considerável de interferona. Embora a produção de vírus seja bastante sensível ao estado antiviral mediado pela interferona nas células, aparentemente a principal indução ocorre mais tarde no ciclo de replicação, quando a organização celular está se deteriorando. Assim, o vírus é capaz de se manter à frente da resposta por um período suficiente para uma replicação eficiente no hospedeiro.

Patogênese

Os vírus protótipos dessa família (agora agrupados no gênero *Orthoreovirus*), embora originalmente isolados de fontes humanas, não são conhecidos por causar doença clínica em seres humanos. O nome *reovírus* significa "vírus-órfão entérico respiratório"; um vírus-órfão é aquele para o qual nenhuma doença é conhecida.

Em contrapartida, os membros do *Rotavirus* são talvez a causa mais comum de gastroenterite acompanhada de diarreia em lactentes, e permanecem entre as principais causas de morte na primeira infância em todo o mundo. Outros patógenos importantes de seres humanos e animais domésticos encontrados nessa família incluem o vírus da febre do carrapato do Colorado (*Coltivirus*) e o vírus da língua azul de ovelhas.

PATÓGENOS SUBVIRAIS

Conforme mencionado no Capítulo 1, os vírus, por mais eficientes e compactos que sejam, não são de fato os agentes infecciosos mais simples. Várias outras entidades que são menores que os vírus podem causar doenças em animais e plantas. Esses agentes podem ser coletivamente considerados patógenos subvirais. Eles podem conter informações genéticas para a expressão de uma proteína, ou podem não expressar nenhum produto gênico. Vários deles podem nem estar contidos em um capsídio, e um grupo, os príons, embora capazes de se replicar, não parecem conter ácido nucleico.

Os patógenos subvirais são parasitas de processos celulares, mas se os vírus parasitam a capacidade de uma célula de expressar proteínas a partir de informações contidas em ácidos nucleicos, os patógenos subvirais podem ser considerados parasitas de outros processos macromoleculares na célula, incluindo a transcrição, a montagem e o dobramento de proteínas.

Uma grande quantidade de patógenos subvirais sem capsídios são parasitas de plantas; muitos podem causar patologias vegetais sem expressar proteínas. Esses agentes podem ser diferenciados por uma caracterização detalhada de seus modos de replicação, mas apenas os viroides são considerados nesse texto em decorrência da relação desse grupo com o patógeno humano vírus da hepatite delta (HDV; do inglês *human pathogen hepatitis delta virus*).

Viroides

Os viroides vegetais são agentes infecciosos que não apresentam capsídio e têm um genoma de RNA que não codifica nenhum produto gênico; eles não requerem um auxiliar para infectividade. Os viroides são classificados em duas famílias, Pospiviroidae e Avsunviroidae, e estão incluídos na taxonomia de agentes subvirais. O viroide do fuso da batata é o protótipo dessa classe de agentes. Os viroides têm ssRNA circulares, covalentemente fechados, com 246 a 375 nucleotídios de comprimento, cuja sequência é tal que o pareamento de bases ocorre ao longo do círculo, como mostrado na Figura 15.12. Como resultado, esses agentes têm a forma de um bastão de dsRNA com regiões de alças não pareadas. Sua replicação é realizada pela RNA polimerase vegetal e provavelmente prossegue ao longo de um antigenoma. Pode-se observar grandes estruturas multiméricas nos núcleos de plantas infectadas; a autoclivagem desses multímeros em moléculas de RNA de comprimento unitário está envolvida na "maturação" da forma infecciosa.

Os viroides se espalham de uma planta para outra através de danos mecânicos causados por insetos ou pelo cultivo. Também são espalhados pela disseminação de estacas de plantas infectadas. Eles podem, ainda, estar presentes nas sementes. Muitas vezes, os viroides são transmitidos durante a manipulação das plantas cultivadas para a colheita, como é o caso do viroide cadang-cadang do coco, transmitido de uma árvore para outra nas espículas metálicas que os colhedores usam nos sapatos para subir no tronco.

Foram descritos mais de 30 viroides que infectam uma grande variedade de espécies de plantas. Muitos deles têm grande importância agrícola e são conhecidos por destruir campos de culturas economicamente importantes. O mecanismo real de sua patogênese é obscuro, mas claramente envolve sequências específicas dentro do RNA viroide, pois há exemplos em que um RNA viroide com sequência muito semelhante a um patogênico não é patogênico e pode fornecer alguma proteção à planta hospedeira. Evidências mais recentes sugerem que a patogênese do viroide é decorrente da síntese de RNA de interferência (RNAi), levando ao silenciamento do gene na célula da planta hospedeira.

Príons

Como observado previamente, o HDV utiliza um envelope emprestado de um vírus auxiliar, e ele próprio codifica apenas um produto gênico. Viroides vegetais patogênicos e não

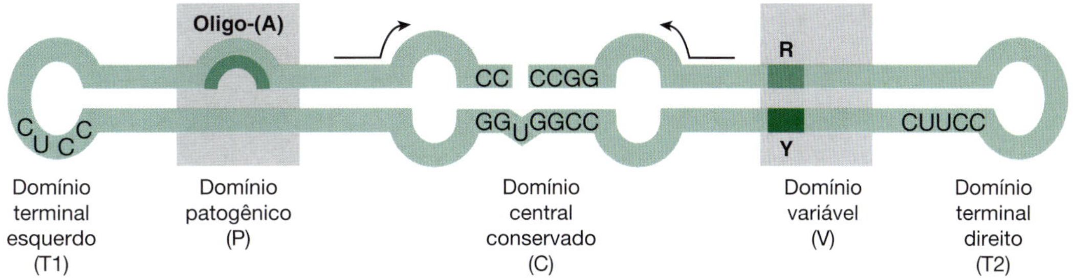

Figura 15.12 Genoma do viroide do tubérculo do fuso da batata. Várias cepas patogênicas variam de 250 a 360 nucleotídios de comprimento. Esse RNA circular não codifica uma proteína, mas as sequências indicadas como patogênicas são necessárias para causar a doença. A modificação dessas sequências leva a um viroide que não é patogênico e pode proteger a planta da patogênese pelo viroide original. O RNA viroide é replicado com a RNA polimerase celular, formando grandes estruturas multiméricas de sentidos positivo e negativo. O RNA viroide individual é liberado pela autoclivagem do RNA.

patogênicos são capazes de disseminar seus genomas sem codificar o capsídio ou qualquer outra proteína. Os príons formam um limite lógico para quão simples a estrutura de um patógeno pode ser. São agentes infecciosos que não parecem ter genomas de ácidos nucleicos. Também estão incluídos na taxonomia de agentes subvirais.

Infelizmente, essa simplicidade não significa que a investigação do problema da patogenicidade do príon seja simples. As doenças priônicas têm um tempo de incubação muito longo, e o ensaio biológico é lento e caro. Além disso, o fato de a doença priônica ser mediada por proteínas indica que o agente infeccioso é extremamente difícil de inativar. A maioria dos métodos de esterilização de agentes infecciosos é ineficaz contra príons.

O nome *príon* foi cunhado por Stanley Prusiner (que ganhou o Prêmio Nobel de Medicina em 1997 por seus estudos) como acrônimo para *partícula infecciosa proteica*. Os príons são os agentes causadores de uma série de encefalopatias espongiformes, incluindo a doença scrapie de ovelhas, as doenças de Kuru e Creutzfeld-Jakob (CJD) em seres humanos e a encefalopatia espongiforme bovina (BSE; do inglês *bovine spongiform encephalopathy*), popularmente conhecida como "doença da vaca louca".

É justo argumentar que esses agentes infecciosos não são vírus em nenhum sentido real da palavra. Ainda assim, permanece o fato de que muitas técnicas para o estudo de sua estrutura, disseminação e patogênese são baseadas no estudo de vírus; os príons, talvez arbitrariamente, são incluídos na maioria dos compêndios que descrevem a replicação de vírus e doenças induzidas por vírus.

Os príons são caracterizados mais consistentemente simplesmente como cópias de uma única proteína hospedeira que pode assumir mais de uma estrutura (ou **isoforma**) depois do dobramento que se segue à tradução. Assim, a sequência de DNA que originalmente codifica o príon faz parte do próprio genoma do hospedeiro. Uma isoforma é benigna, enquanto a outra induz a citopatologia.

A scrapie, a doença de ovelhas causada por príons, foi investigada mais detalhadamente, mas supõe-se que os agentes de todas as outras doenças sejam semelhantes, se não idênticos. A proteína em questão, chamada PrP, é um produto gênico normal encontrado no encéfalo, onde é sintetizada e degradada de maneira semelhante a muitas outras proteínas caracterizadas pela renovação dinâmica na célula. Quando a PrP é alterada para o tipo infeccioso, chamado PrP_{SC} (no caso da scrapie) ou PrP_{CJD} (no caso da síndrome de Creutzfeldt-Jakob), a proteína é convertida na sua isoforma patogênica (Figura 15.13).

Enquanto a PrP é normalmente estável em sua configuração benigna, certas alterações em um único aminoácido causadas por uma mutação hereditária podem levar a uma proteína instável. Essa proteína instável pode se converter espontaneamente para a forma patogênica com alguma frequência baixa. As propriedades da proteína convertida diferem em muitos aspectos daquelas da forma normal (p. ex., em solubilidade e resistência à protease). Acredita-se que o acúmulo dessa forma anormal no encéfalo leve à morte celular e aos sintomas neurológicos característicos da doença priônica.

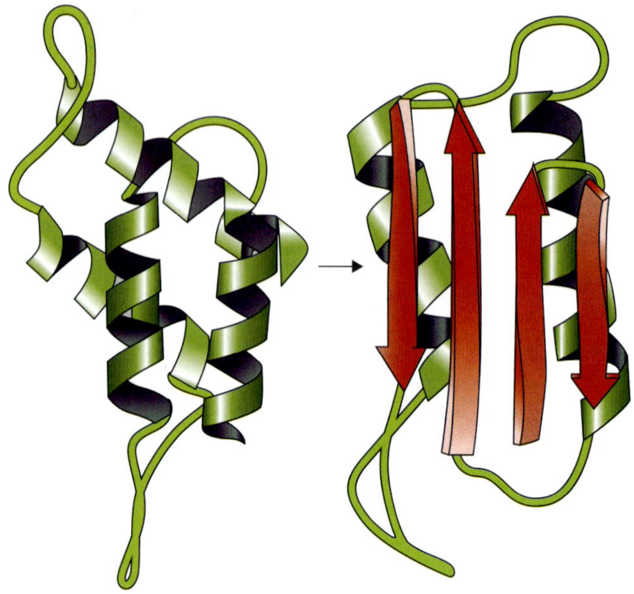

Figura 15.13 Proteína específica do príon.

O que é mais importante para a disseminação da doença é que a proteína PrP_{SC} anormal é capaz de catalisar a conversão da PrP normal na isoforma da doença. Embora essa conversão seja mais eficiente no animal original, a proteína também pode induzir a conversão quando introduzida em outro animal, especialmente se ela também contiver o aminoácido crítico.

Embora o mecanismo exato dessa conversão não seja claramente entendido, modelos para explicar o fenômeno sugerem que a interação entre as formas normal e na doença das proteínas pode resultar na replicação da forma anormal por meio de um intermediário que normalmente pode fazer parte da via de degradação dessa proteína.

Demonstrou-se claramente a transmissão desses agentes infecciosos. Por exemplo, em fazendas de visons, os animais que recebem ração que contém resíduos do abate de ovelhas podem contrair uma doença priônica chamada *encefalopatia transmissível*. Da mesma maneira, a síndrome de Creutzfeldt-Jakob é transmissível de um paciente para outro por via iatrogênica, em decorrência de instrumentos contaminados.

Como previsto a partir desse modelo, a suscetibilidade a doenças priônicas em seres humanos e animais é uma característica genética. Ainda assim, dado um inóculo suficientemente alto, a conversão da PrP benigna para a forma patogênica pode ocorrer mesmo quando o substrato original da proteína não contém o aminoácido crítico. A transmissão por contaminação de sondas neurológicas que foram esterilizadas normalmente foi bem documentada e ocorre com frequência suficiente para suscitar uma preocupação real.

A partir de 1986, a Grã-Bretanha experimentou um surto de BSE (doença da vaca louca) resultante da alimentação de vacas leiteiras e de corte com suplementos dietéticos sintetizados a partir de miudezas e carcaças de ovelhas infectadas com scrapie. A prática de usar restos de matadouros como suplemento alimentar tem sido difundida na pecuária e, como o scrapie é uma doença relativamente comum em alguns rebanhos de ovelhas na Grã-Bretanha, o uso de carcaças contaminadas foi bem estabelecido. O problema surgiu em decorrência da maneira como esse material foi renderizado. No passado, as miudezas eram processadas por tratamento térmico extensivo, que aparentemente era suficiente para destruir o PrP_{SC}. Na década de 1980, no entanto, o alto custo do combustível fóssil levou os fornecedores ingleses a usar um método químico de renderização das carcaças que era ineficaz em inativar o material priônico. O longo período de incubação da BSE induzida por príons resultou em um longo atraso antes que os sintomas aparecessem nos rebanhos britânicos.

Por mais prejudicial que isso tenha sido para a indústria pecuária inglesa, existe uma possibilidade ainda mais séria. Há boa documentação de que a doença pode ser transmitida a gatos domésticos e de zoológico, e vários jovens na Grã-Bretanha desenvolveram a síndrome de Creutzfeldt-Jakob. Isso nunca foi relatado em adultos jovens na Inglaterra previamente; sugeriu-se que a doença do gado é transmissível aos seres humanos. Essa possibilidade tem sido difícil de fundamentar, pois, embora a incidência normal da síndrome de Creutzfeldt-Jakob espontânea seja muito baixa, a quantidade de novos casos não representa um aumento estatisticamente significativo. De modo perturbador, no entanto, a doença antes era restrita aos idosos, e a ocorrência da doença em jovens é preocupante. Essa preocupação é reforçada pelo fato de que a forma de príon isolada de pacientes jovens tem um padrão de glicosilação semelhante ao PrP_{BSE} encontrado em bovinos e é significativamente diferente do padrão de glicosilação do PrP_{CJD} isolado de vítimas da doença de mais idade. Esse tipo é agora denominado *síndrome de Creutzfeldt-Jakob variante* (SCJv).

Por essa razão, a indústria britânica de processamento de carne bovina tem sido duramente testada. Novas políticas nacionais de alimentação de vacas foram implementadas, e atualmente é ilegal comprar na Inglaterra certos cortes de carne bovina considerados potenciais portadores da doença, incluindo cortes com grande quantidade de medula óssea e tecido nervoso. Outros países proibiram a importação de carne bovina britânica.

A taxa de ocorrência de SCJv associada a jovens não aumentou desde que as autoridades de saúde pública tomaram conhecimento do problema. A partir de 2015, houve 229 casos em todo o mundo. Uma análise da genética desses pacientes indica que aqueles mais suscetíveis à SCJv apresentam um polimorfismo específico da proteína humana normal que possibilita a conversão para o tipo patogênico.

Outra doença priônica de importância que está presente nos EUA é a doença debilitante crônica (CWD; do inglês *chronic wasting disease*), que afeta veados, renas e alces. A CWD foi identificada pela primeira vez, em 1960, em veados em cativeiro, e em 1981, em veados ou renas de vida livre. Às vezes chamada "doença zumbi" na imprensa popular, a CWD produz sintomas muito parecidos com a scrapie em ovelhas, como perda de peso, marcha tropeçante e sialorreia. A doença é fatal. Em janeiro de 2019, o CDC relatou a presença de CWD em veados, renas ou alces em 24 dos EUA continentais e em duas províncias canadenses. Embora não haja evidências de transmissão para seres humanos e doenças resultantes, o príon CWD foi transmitido com sucesso para macacos-esquilo com subsequente manifestação da doença. Como resultado, o CDC aconselha cautela aos caçadores ao manusear ou consumir carne de animais afetados.

Caso 3: Vírus sincicial respiratório (VSR)

Manifestações clínicas/história do caso. Uma criança de 3 meses foi levada ao pronto-socorro com sintomas respiratórios graves, respiração difícil, batimento de asa de nariz e fraqueza. A história revelou que, alguns dias antes, ela havia desenvolvido sintomas de resfriado que pioraram gradualmente. Ela apresentava febre de 38,9°C, frequência cardíaca aumentada, pressão arterial normal e cianose (coloração azulada da pele em decorrência da insuficiência de oxigênio no sangue). O exame do tórax com estetoscópio revelou estertores e crepitações ao respirar, uma indicação da presença de muco nas vias respiratórias profundas. Solicitou-se tomografia computadorizada (TC) dos pulmões para determinar a extensão da patologia; enviaram-se *swabs* nasais e amostras de sangue para triagem na tentativa de identificar o patógeno.

Diagnóstico. Em virtude do sistema imune imaturo do lactente, doenças respiratórias avançadas como essa são uma preocupação séria. Se a infecção não puder ser controlada rapidamente e a condição do paciente não for estabilizada, pode ocorrer morte. A TC revelou grandes áreas opacas (densas) nos pulmões, indicando inflamação. As análises virais e bacterianas são uma importante ferramenta para diferenciar etiologias bacterianas, como *Bordetella pertussis* (agente causador da coqueluche), de etiologias virais, como *influenza* ou vírus sincicial respiratório (VSR). Nesse caso, um teste rápido baseado em ensaio imunoenzimático (ELISA) identificou rapidamente os antígenos do RSV, fornecendo diagnóstico definitivo.

Tratamento. Introduziu-se imediatamente ribavirina à paciente, um pró-fármaco que é convertido em nucleotídio 5′ trifosfato que atua como antiviral, interferindo no metabolismo do RNA. Por essa razão, ele é eficaz contra vários vírus de RNA. Para infecções por RSV em lactentes, o fármaco é administrado na forma de aerossol para que altas doses possam ser liberadas no trato respiratório sem causar toxicidade sistêmica. A criança respondeu à ribavirina, bem como aos cuidados de suporte, que incluíam oxigênio e líquidos intravenosos.

Notas sobre a doença. O RSV, um paramixovírus, é a principal causa de bronquiolite e pneumonia em crianças. Quase todas as crianças soroconvertem aos 3 anos e têm proteção vitalícia. O vírus é altamente contagioso por transmissão de aerossol, e é comum que as infecções se espalhem rapidamente entre irmãos e em creches. A maioria das infecções por VSR se assemelha a um resfriado forte, mas ocasionalmente evoluem rapidamente para doença respiratória grave. Crianças imunocompetentes entre 2 e 6 meses e crianças imunodeprimidas menores de 3 anos têm maior risco de doença grave; as infecções dos imunodeprimidos têm alta incidência de mortalidade.

QUESTÕES DO CAPÍTULO 15

1 Quais características do ciclo de replicação viral são compartilhadas pelo vírus do sarampo, vírus da estomatite vesicular e vírus *influenza*?

2 Quando os *genomas* de vírus de RNA de sentido negativo são *purificados* e introduzidos em células que são permissivas ao vírus intacto original, o que acontece?

3 Os Rhabdoviridae são vírus típicos de RNA de sentido negativo e devem realizar dois tipos de síntese de RNA durante a infecção: transcrição e replicação. Descreva brevemente cada um desses modos de síntese de RNA viral.

4 O vírus Sin Nombre é o agente causador do surto de doença associada ao hantavírus. Ele foi identificado pela primeira vez em um conjunto de casos originários da área de Four Corners, no sudoeste dos EUA.

(a) A qual família de vírus pertence esse vírus?

(b) Qual animal é o vetor de transmissão desse vírus para seres humanos?

(c) Que característica da doença causada por esse vírus o diferencia de outros membros de seu gênero?

5 A expressão do gene do buniavírus inclui três soluções diferentes para o problema de apresentar à célula hospedeira um RNAm "monocistrônico". Para cada um dos segmentos do genoma (L, M e S), descreva em um desenho simples ou em uma frase como esse problema é resolvido.

6 Seu laboratório agora se tornou o líder mundial em pesquisas sobre o vírus da febre da primavera (SpFV), sobretudo a variante debilitante SpFV-4, que causa seniorite. A sua equipe determinou que esses vírus são membros da família Orthomyxoviridae, mas uma comissão internacional de nomenclatura de vírus sugeriu que eles sejam atribuídos a um subgênero dos vírus *influenza*. Embora concorde com a designação da família, você está convencido de que eles pertencem a um novo gênero, que você chamou provisoriamente de *Procrastinovirus*.

A tabela a seguir lista as propriedades das cepas de SpFV que seu laboratório investigou.

Função viral	Resultados para o SpFV	
A	Glicoproteínas da membrana do vírion	Duas proteínas principais, uma com atividade de hemaglutinina e outra com atividade de neuraminidase
B	Proteínas da matriz do vírion	Uma proteína de matriz
C	Segmentos do genoma	Oito moléculas de RNA de fita simples
D	RNAm viral	Localização nuclear, com *cap-scavenging* de precursores do RNAm do hospedeiro e *splicing* de RNA para produzir algumas espécies de RNAm viral
E	Proteínas não estruturais (NS) em células infectadas	Três proteínas NS, duas codificadas pelo segmento 8 do RNA e uma codificada pelo segmento 6 do RNA
F	Local da infecção	Localizações neuromusculares generalizadas, visando a funções neurais superiores associadas à memória e à motivação

(a) Quais dessas características justificam a inclusão do SpFV na família Orthomyxoviridae?

(b) Quais dessas características justificam sua proposição de que o SpFV seja considerado um novo gênero dessa família?

Você acabou de receber um isolado de SpFV-4 obtido de um grave surto de seniorite em uma grande universidade da Costa Leste dos EUA. A epidemia começou entre um grupo de estudantes que acabava de voltar de um semestre no exterior em Paris.

(c) Como um virologista especialista, quais proteínas virais você prediz terem maior probabilidade de distinguir esse isolado de SpFV-4 daqueles que você investigou em seu laboratório?

(d) Que fenômeno poderia explicar essas diferenças?

7 Quais são as duas diferenças entre os membros do gênero *Hantavirus* e os membros dos outros gêneros da família Bunyaviridae?

8 O vírus influenza *não* cresce em uma célula da qual o núcleo foi removido. Embora o vírus *influenza* não tenha um intermediário de DNA em seu ciclo de vida, ainda há um requisito para as funções nucleares.

(a) Liste dois eventos moleculares durante o ciclo de vida do vírus *influenza* que requerem algo fornecido pelo núcleo da célula hospedeira.

(b) Para qual desses eventos a *presença física* do núcleo na célula é absolutamente necessária? Por quê?

9 Obtiveram-se os dados mostrados na figura a seguir para três isolados diferentes do vírus *influenza* tipo A. Os três vírus (designados 1, 2 e 3) foram cultivados em cultura de células na presença de precursores de RNA radioativos. Os segmentos do genoma de RNA radiomarcados foram então separados por eletroforese ao longo de um gel de poliacrilamida. O desenho a seguir mostra a migração relativa nesse gel de cada um dos segmentos do genoma. Além disso, são mostrados o número do segmento e o produto do gene viral ou produtos produzidos por esse segmento.

(a) Em isolados de vírus *influenza*, H e N referem-se aos genótipos da hemaglutinina e da neuraminidase, respectivamente. Suponha que o vírus 1 seja o H1N1 e o vírus 2 seja o H2N3. Qual seria a designação para o vírus 3?

(b) O fármaco antiviral amantidina é usado para interromper ou retardar uma infecção pelo vírus *influenza*. O vírus 1 é sensível à amantidina, enquanto o vírus 2 é resistente a esse agente antiviral. Seu mentor prevê que você descobrirá que o vírus 3 é sensível à amantidina. Que evidência nesse eletroferograma levou seu mentor a sugerir isso?

(c) Por qual mecanismo genético (típico para os Orthomyxoviridae) surgiu o vírus 3?

10 O reovírus é um membro protótipo da família Reoviridae. Descreva as características desse vírus que o tornam diferente de outros vírus de genoma de RNA.

11 Os viroides são agentes infecciosos de plantas e são moléculas de RNA de fita simples circulares. Descreva as características da infecção de uma planta por esse tipo de agente.

12 Em que sentido um príon pode ser descrito como uma "entidade autorreplicante"?

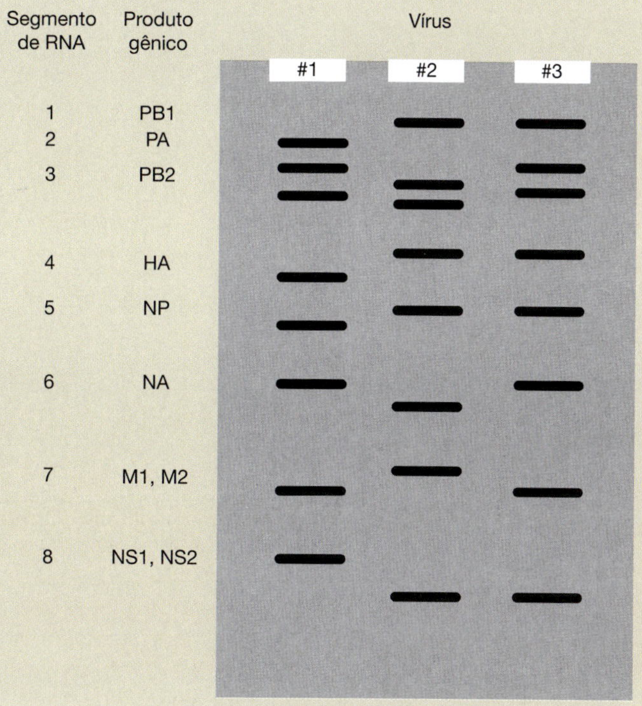

Estratégias de Replicação de Vírus de DNA de Tamanhos Pequeno e Médio

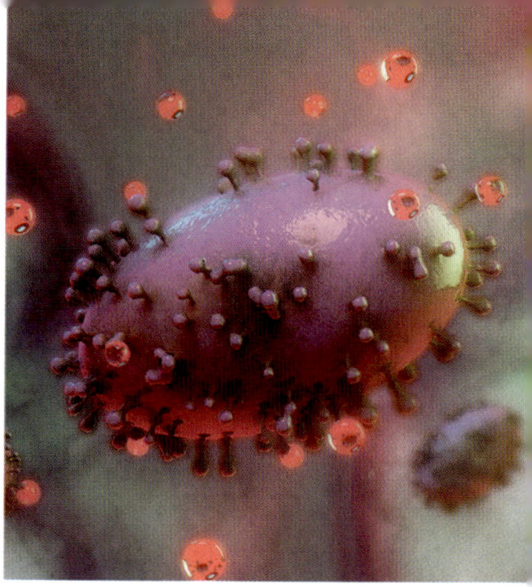

CAPÍTULO

16

VÍRUS DE DNA EXPRESSAM INFORMAÇÕES GENÉTICAS E REPLICAM SEUS GENOMAS DE MANEIRA SEMELHANTE, MAS DISTINTA

Dado que o DNA é o material genético universal das células, não é particularmente surpreendente que os vírus que utilizam DNA como seu genoma compreendam uma proporção significativa da quantidade total de vírus conhecidos. Também não é particularmente surpreendente que esses vírus muitas vezes usem uma proporção significativa da maquinaria celular envolvida na decodificação e na replicação de informações genéticas codificadas no DNA de fita dupla (dsDNA), que é, afinal, o material do genoma celular.

Embora se possa esperar que todos os vírus com genomas de DNA sigam um padrão de replicação ordinariamente semelhante, esse não é o caso. Aliás, os vírus com genomas de DNA utilizam tantas variações em uma estratégia geral de replicação quanto os vírus de RNA. Existem vírus contendo DNA envelopado ou não, e vários vírus de DNA encapsulam apenas uma única fita de DNA. Um grupo de vírus animais que utiliza DNA como material genético se replica no citoplasma das células eucarióticas, e alguns vírus de DNA que infectam plantas contêm genomas multipartidos. Um grupo grande e extremamente importante converte RNA em

DNA, enquanto um grupo relacionado converte RNA empacotado no vírion em DNA à medida que o vírus amadurece.

Embora se possam fazer generalizações úteis sobre a replicação dos vírus de DNA (na verdade, é necessário fazê-lo se o material precisar ser facilmente dominado), é sábio tratar essas generalidades apenas como guias básicos. Assim, vírus de células eucarióticas que se replicam usando o núcleo expressam seu RNA usando a maquinaria de transcrição celular, mas vírus de DNA bacteriano, bem como pelo menos um grupo de vírus de DNA de insetos (os baculovírus), codificam uma ou várias novas RNAs polimerases ou fatores de especificidade para garantir que apenas o RNA mensageiro (RNAm) viral seja expresso depois da infecção. Da mesma maneira, poxvírus contendo genoma de DNA replicante citoplasmático de eucariotos codificam muitas enzimas envolvidas na transcrição e na modificação do RNAm.

Muitos vírus de DNA usam enzimas e mecanismos de replicação de DNA que, em geral, estão relacionados com processos observados na célula não infectada; contudo, há uma grande complexidade quando se considera a replicação do DNA viral. O fato é que, embora toda a replicação do DNA viral exija um *primer*, alguns grupos não utilizam *primers* de RNA. Assim, um dos princípios básicos do processo descrito no Capítulo 13, Parte 3, é violado.

Vírus com genomas lineares enfrentam um grande problema que também afeta a replicação do DNA cromossômico celular. Esse "problema de extremidade" deriva do fato de que o *primer* para a replicação do DNA precisa ser capaz de reconhecer trechos curtos do genoma viral – seja por meio do pareamento de bases, seja por meio de interações específicas entre o DNA e a proteína. Considere o problema da síntese de fita descontínua de DNA, como mostrado na Figura 13.1, no Capítulo 13, Parte 3. Quando o *primer* se liga às sequências da extremidade 3′ do molde, a replicação do DNA pode prosseguir de 5′ para 3′ até o próximo fragmento. Contudo, como o *primer* é removido e substituído por DNA? Não há lugar para um novo *primer* hibridizar antes (*upstream*) dessa última lacuna a ser preenchida. Essa situação indica que o genoma viral teria que se tornar mais curto cada vez que se replicasse e desapareceria rapidamente.

Os eucariotos resolveram o problema de extremidade na replicação de seu DNA cromossômico linear usando a enzima telomerase para substituir sequências perdidas. Vírus de DNA com genomas lineares desenvolveram diferentes meios para superar esse problema de extremidade. Herpes-vírus e muitos vírus de DNA bacteriano têm genomas com sequências repetidas em seus terminais, de modo que o genoma viral possa se tornar circular por meio de um evento de recombinação depois da infecção. Assim, mesmo que o DNA do vírion seja linear, o DNA viral replicante na célula é circular ou unido de ponta a ponta em longos **concatâmeros**. Essas estruturas são, então, tornadas lineares quando o DNA viral é encapsidado.

O adenovírus, por outro lado, resolveu o problema usando um *primer* que se liga covalentemente a uma proteína viral que se liga à extremidade do DNA viral. Além disso, a replicação do DNA do adenovírus ocorre apenas continuamente; não há síntese de fita descontínua.

Pequenos vírus de DNA de fita simples (ssDNA), como os parvovírus, resolveram o problema codificando uma sequência de repetição complementar na extremidade, o que possibilita que o genoma forme uma "alça de grampo de cabelo" na extremidade; assim, a extremidade da molécula não é livre. Uma solução semelhante é vista na estrutura do genoma do poxvírus. Como o DNA cromossômico, esse genoma de DNA linear é covalentemente fechado em suas extremidades. Assim, na verdade, a replicação apenas prossegue "virando a esquina" até a fita complementar.

Outra importante estratégia geral encontrada na replicação de vírus eucarióticos de replicação nuclear e muitos bacteriófagos é o estabelecimento de infecções em que o genoma viral permanece em associação com seu hospedeiro ao longo da vida. Esse processo tem muitas vantagens evolutivas para qualquer patógeno, mas, novamente, as especificidades do processo em termos de mecanismo diferem muito entre os grupos.

Dadas essas variações, é importante descrever os processos básicos de replicação de vírus de DNA de maneira lógica; talvez isso seja mais bem feito considerando-se quanta função celular e maquinaria de transcrição celular são necessárias para uma replicação produtiva. Isso está aproximadamente correlacionado com o tamanho geral do genoma viral. A utilidade desse agrupamento é que os vírus em cada grupo compartilham certas semelhanças em suas estratégias de replicação. Igualmente importante, eles compartilham semelhanças na maneira como podem alterar as células durante o processo de replicação. Essas alterações podem ter efeitos profundos e de longo alcance na saúde do hospedeiro.

A discussão de três famílias não relacionadas de vírus que infectam células eucarióticas neste capítulo segue essa estratégia organizacional (reconhecidamente falha, mas conveniente). As características unificadoras desses vírus são que eles se replicam no núcleo da célula hospedeira, e cada um depende estritamente de uma ou outra função relacionada encontrada na replicação ativa de células animais para sua disseminação bem-sucedida. Incluem-se duas outras famílias de vírus, uma que infecta plantas e outra que infecta bactérias, para demonstrar algumas das estratégias que os vírus podem utilizar para garantir que seus genomas de DNA sejam tão compactos fisicamente quanto possível.

REPLICAÇÃO DO PAPOVAVÍRUS

O termo *papovavírus* significa vírus "*pa*piloma, *po*lioma, *va*cuolado". Na verdade, os membros desse grupo se dividem em duas famílias distintas: os papilomavírus e os poliomavírus. Esses dois grupos são semelhantes em relação aos capsídios icosaédricos, aos genomas circulares e à capacidade de permanecer associados ao hospedeiro por longos períodos, bem como à necessidade de alterar especificamente o crescimento celular na resposta da célula hospedeira às células vizinhas para replicação do vírus. Eles diferem no tamanho do genoma e em muitos detalhes da especificidade da célula hospedeira.

Uma característica estrutural incomum do capsídio do poliomavírus é que, embora seja um icosaedro, as subunidades do capsídio não formam arranjos de hexâmero e pentâmero como é normal para essa estrutura (ver Capítulo 5, Parte 2). Em vez disso, todas as 60 subunidades pentaméricas são equivalentes e podem se reunir de maneira assimétrica para formar o capsídio. Isso é mostrado na Figura 16.1A. Quaisquer restrições funcionais ou genéticas nos poliomavírus que possam exigir essa estrutura incomum não são claras.

Replicação do vírus SV40: o modelo do poliomavírus

Os poliomavírus apresentam genomas de aproximadamente 5.000 pares de bases. Os capsídios são compostos de três proteínas, geralmente chamadas VP1, VP2 e VP3. Os papilomavírus podem causar tumores em animais e podem transformar as propriedades de crescimento de células primárias em cultura, especialmente as células de animais diferentes do hospedeiro natural do vírus (ver Capítulo 10, Parte 3). Os papilomavírus também permanecem persistentemente associados ao hospedeiro, muitas vezes com pouca evidência de patologia ou doença extensa. Embora esses vírus matenham as células nas quais se replicam, esse processo é lento. De acordo com o requisito de função celular

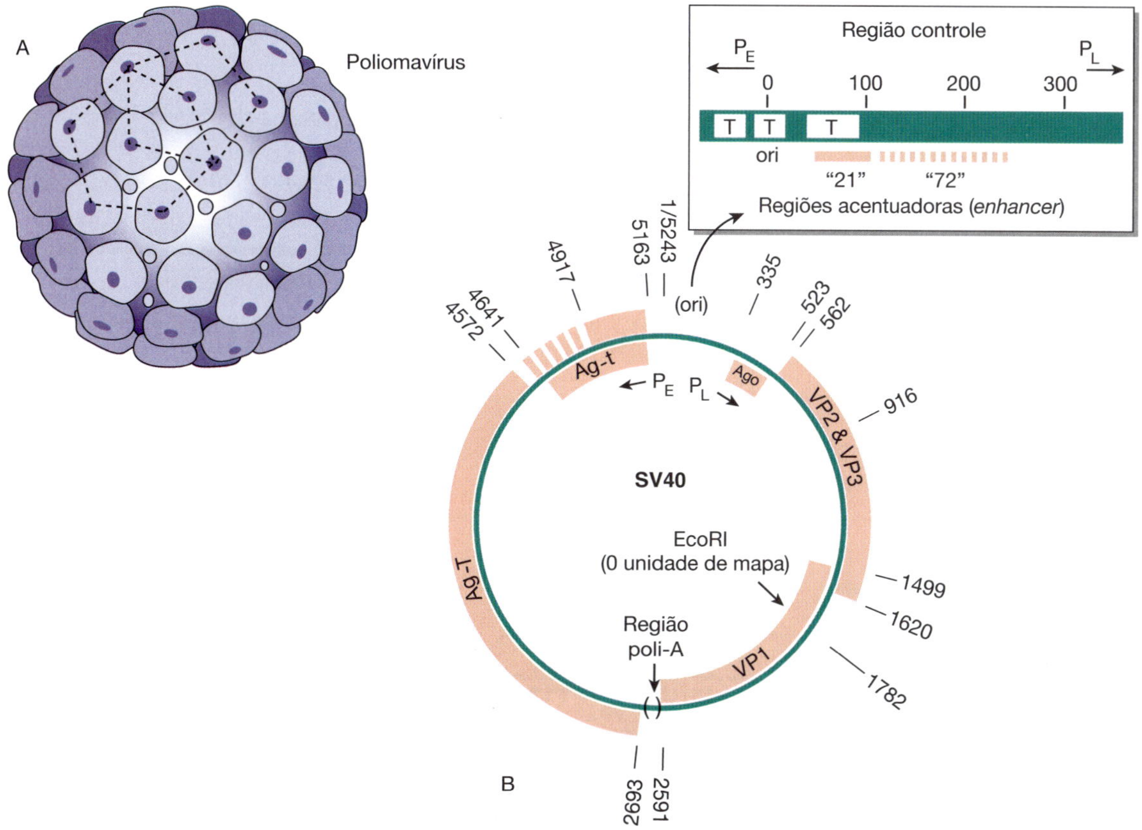

Figura 16.1 Poliomavírus e mapas genético e de transcritos do vírus SV40. **A.** As 60 subunidades pentaméricas das proteínas do capsídio estão dispostas de maneira incomum, de modo que o empacotamento de capsômeros individuais não é equivalente em todas as direções. O desenho é baseado em análise aprimorada por computador usando microscopia eletrônica e métodos de difração de raios X (ver Capítulo 5). O genoma de dsDNA de 5.243 pares de bases é condensado com histonas da célula hospedeira e empacotado no capsídio icosaédrico de 45 nm de diâmetro. *Fonte*: baseada em Salunke, D.M., Caspar, D.L. e Garcea, R.L. (1986). Self-assembly of purified polyomavirus capsid protein VP1. *Cell* 46: 895–904. **B.** São mostrados os promotores precoces e tardios, a origem de replicação e os sinais bidirecionais de clivagem/poliadenilação, bem como os íntrons e éxons dos transcritos precoces e tardios. Além disso, é fornecido um esquema de alta resolução da região de controle de aproximadamente 500 pares de bases com os promotores precoces e tardios. São mostrados dois facilitadores promotores precoces, um contendo as repetições de 21 pares de bases e o outro contendo as repetições de 72 pares de bases. A origem de replicação (ori) está situada entre os facilitadores e o promotor precoce; estão indicados os três sítios de ligação ao antígeno T grande (T). **C.** Esquema de alta resolução do processamento de RNAm virais precoces. Locais de *splicing*, fases de leitura da tradução e outras características são indicados pelo número de sequência. Os detalhes estão descritos no texto. Observe que a extremidade 3′ do pré-RNAm ocorre logo depois do local de poliadenilação precoce (2.590), que está situado na região 3′ transcrita do pré-RNAm tardio. **D.** Esquema de alta resolução do processamento de RNAm virais tardios. Locais de *splicing*, fases de leitura da tradução e outras características são indicados pelo número de sequência. Os detalhes estão descritos no texto. Observe que a extremidade 3′ do pré-RNAm ocorre logo depois do local de poliadenilação tardia (2.650) e está situada na região 3′ transcrita do pré-RNAm precoce. *Ag-T*, antígeno T grande; *Ag-t*, antígeno t pequeno. (*continua*)

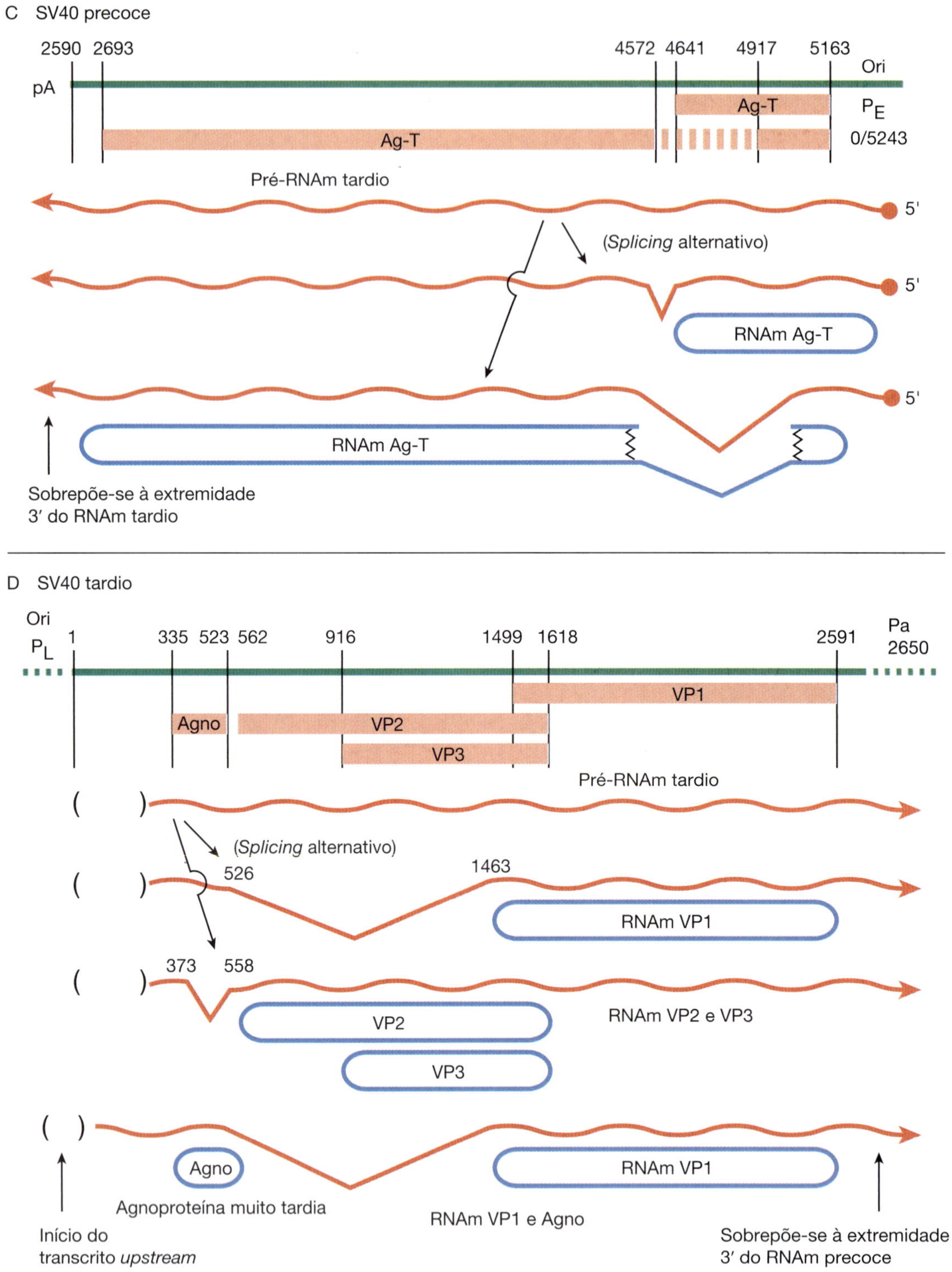

Figura 16.1 *Continuação.*

extensa durante a replicação, não há desligamento global da função do hospedeiro induzida pelo vírus.

Um poliomavírus amplamente estudado é o poliomavírus murino (MPyV), originalmente isolado de camundongos selvagens e assim nomeado por sua capacidade de causar muitos tipos de pequenos tumores em algumas linhagens de camundongos recém-nascidos. Outro poliomavírus amplamente estudado é o vírus SV40, originalmente denominado *agente vacuolante símio 40*. Não há evidências de que esse vírus cause tumores em seu hospedeiro natural, mas pode causar prontamente a transformação do crescimento de células em cultura. O vírus SV40 foi originalmente encontrado como um contaminante de células de rim de macaco verde africano (AGMK), nas quais o poliovírus estava sendo cultivado para fins de vacina.

Os primeiros receptores da vacina Salk contra a poliomielite receberam uma boa dose do vírus, mas nenhuma patologia foi atribuída a isso, pelo menos até o momento.

Enquanto o vírus do sarcoma de Rous (um retrovírus) era conhecido por causar tumores em galinhas desde o início do século XX, o fato de seu genoma ser RNA tornou a compreensão de seu mecanismo de oncogênese fora do alcance dos biólogos moleculares que trabalhavam nas décadas de 1950 e 1960. Aliás, um grande progresso aguardava a descoberta da transcriptase reversa por Howard Temin e David Baltimore, em 1970. Em contrapartida, o fato de que o SV40 contendo DNA e poliomavírus de camundongo causa transformação de crescimento e tumores em laboratório forneceu um modelo para o estudo do processo que poderia ser explorado com as técnicas disponíveis na época. O estudo desses vírus lançou essencialmente o estudo biológico molecular da carcinogênese e acabou levando à descoberta de genes supressores de tumor e seu importante papel na regulação do crescimento e divisão celular.

A importância do vírus SV40 na pesquisa fundamental em oncogênese, a facilidade de sua manipulação em laboratório e o tamanho conveniente do seu genoma contribuíram para seu *status* como, sem dúvida, o mais amplamente estudado de todos os vírus de DNA. Embora as replicações do MPyV e do SV40 difiram em algumas características importantes, a estratégia geral é a mesma. Atualmente, são conhecidos 13 poliomavírus humanos. Os vírus BKPyV e JCPyV foram os dois primeiros desses vírus associados à doença humana e estão intimamente relacionados com o SV40; eles são disseminados por líquidos corporais, como sangue e urina, ou saliva. A infecção primária ocorre em crianças com pouca patologia óbvia. Nos EUA, a maioria das crianças é infectada pelo vírus BKPyV por volta dos 5 a 6 anos; os únicos sinais de infecção podem ser uma doença respiratória leve. A infecção pelo vírus JCPyV ocorre um pouco mais tarde, com a maioria das crianças sendo infectadas entre os 10 e 14 anos.

A resolução da infecção é completa em crianças com imunidade celular funcionando normalmente. Apesar da resolução, o vírus persiste por toda a vida do indivíduo – um local primário de persistência é o rim, do qual o vírus BKPyV pode ser eliminado periodicamente. Além disso, o vírus JCPyV pode ser recuperado a partir de amostras de biopsia cerebral. Embora essa persistência não tenha manifestações clínicas conhecidas no indivíduo saudável e seja resultado de genomas virais que persistem em um estado inativo em células não divisíveis e diferenciadas terminalmente, a imunossupressão pela infecção pelo HIV ou antes do transplante de órgãos pode levar a consequências graves. Em indivíduos imunocomprometidos, o vírus JCPyV está associado a uma rara destruição progressiva do tecido neural no **sistema nervoso central (SNC)**, chamada leucoencefalopatia multifocal progressiva (LMP). Essa neuropatologia resulta do fato de que a transcrição dos RNAs do vírus JCPyV pode ocorrer em oligodendrócitos (mas não em outras células) no encéfalo adulto, mas não se sabe qual aspecto da imunossupressão (como aquela engendrada pela infecção pelo vírus da imunodeficiência humana [HIV], ou certas terapias com anticorpos monoclonais; ver **Estudo de caso: poliomavírus**) reativa esse vírus dormente. As infecções pelo vírus BKPyV podem levar a patologias renais em indivíduos imunocomprometidos, especialmente receptores de transplante de órgãos.

A sequência exata do vírus JCPyV humano isolado de indivíduos em várias partes do mundo varia o suficiente para possibilitar seu uso como marcador genético populacional. Extensos estudos sobre isolados naturais mostraram que variantes individuais estão fortemente associadas a grupos populacionais étnicos e raciais individuais; seus movimentos em todo o mundo podem ser rastreados pela ocorrência de variantes virais específicas. Isso significa que o vírus está associado à população humana há muito tempo e que variantes surgiram à medida que as populações divergiram.

O padrão de infecção de animais jovens, seguido de persistência e disseminação do vírus, é bastante característico da infecção de cepas laboratoriais de camundongos com MPyV. Infecções de camundongos lactentes podem levar à formação de tumores, daí o nome poliomavírus. Inicialmente, acreditava-se que a capacidade do MPyV de causar tumores era uma propriedade única dos poliomavírus de camundongos, mas foi descoberto recentemente que o poliomavírus de células de Merkel (MCPyV) é a causa do carcinoma de célula de Merkel (um tipo altamente agressivo de câncer de pele) em seres humanos. Dado que 11 dos 13 poliomavírus humanos só foram descobertos nos últimos 10 anos, resta saber se outros desses vírus estão ligados como cofatores em outros cânceres humanos.

Genoma e mapa genético do SV40

O genoma do vírus SV40 contém 5.243 pares de bases; a Figura 16.1B mostra seu mapa, exibindo as características essenciais. Seu genoma é organizado em quatro regiões funcionais, cada uma das quais é discutida separadamente nesta seção.

Região de controle. Essa região cobre cerca de 500 bases e é constituída de origem de replicação, promotor/facilitador precoce e promotor tardio. Os elementos de sequência nessa região se sobrepõem consideravelmente, mas as bases especificamente envolvidas com cada função podem ser localizadas precisamente no genoma. Isso foi feito ao se produzir mutações definidas na sequência e analisar seus efeitos na replicação do genoma viral e na expressão de genes precoces e tardios.

A região promotora precoce contém uma TATA *box* (caixa TATA) e regiões acentuadoras (observadas por repetições de 72 e 21 bases). De modo surpreendente, o promotor tardio não apresenta uma TATA *box*, e o RNAm tardio inicia em vários locais dentro de uma região de 60 a 80 bases. Os múltiplos locais de início para o RNAm tardio expressos a partir desse promotor "sem TATA" forneceram uma das primeiras pistas de que a TATA *box* atua montando complexos de transcrição em um local específico em relação à iniciação do RNAm. Não está claro exatamente o que substitui a TATA *box* no promotor tardio, mas se acredita que complexos de transcrição podem se formar com relativa facilidade em toda a região.

A origem de replicação (ori) tem cerca de 150 pares de bases de extensão e contém vários elementos com uma sequência criticamente ligada por "espaçadores" cujo comprimento, mas não a sequência específica, é importante em função da origem. Os elementos ori têm alguma simetria de díade; isto é, a sequência da região da extrema esquerda é repetida no sentido inverso na região da extrema direita. Acredita-se que essa simetria atue possibilitando que a hélice do DNA "derreta" na origem, facilitando a entrada de enzimas de replicação para iniciar as rodadas de replicação do DNA. O processo geral foi descrito no Capítulo 13, Parte 3.

Unidade de transcrição precoce. A Figura 16.1C mostra em alta resolução a região precoce do genoma do SV40. Ela é transcrita em um único precursor de RNAm, que se estende até a metade do genoma e contém duas fases de leitura da tradução abertas (ORF; do inglês *open reading frame*). O único transcrito precoce do pré- RNAm pode ser submetido a *splicing* em um de dois locais específicos (*i. e.*, o pré-RNAm está sujeito a *splicing* alternativo – ver Capítulo 13, especialmente a Figura 13.7). Se um íntron curto é removido, é produzido um RNAm que codifica uma proteína relativamente pequena (aproximadamente 20.000 Da) (**antígeno t pequeno [Ag-t]**), que atua possibilitando que o vírus se replique em certas células.

Um RNAm ligeiramente menor (e mais abundante) é produzido pelo *splicing* de um íntron maior no pré-RNAm. Isso remove um terminador de tradução que termina a ORF de um Ag-t. O RNAm menor (!) codifica o **antígeno T grande (Ag-T)** (aproximadamente 80.000 Da). O Ag-T tem várias funções, incluindo as seguintes:

1 Ativar a síntese de DNA e RNA celular por ligação aos produtos gênicos de controle de crescimento celular, denominados Rb e p53. Essa ligação impede que as proteínas de controle mantenham o contato celular inibido. Essa função faz a célula infectada iniciar uma rodada de replicação do DNA.
2 Bloquear a apoptose, que normalmente é induzida em células em que a p53 é inativada em momentos inapropriados do ciclo celular.
3 Ligar-se ao SV40 ori para iniciar a replicação do DNA viral.
4 Desligar a transcrição viral precoce ligando-se a regiões dentro e próximo do promotor precoce.
5 Ativar a transcrição tardia.
6 Atuar na montagem do vírion.

Unidade de transcrição tardia. O RNAm tardio é expresso a partir de uma região que se estende ao redor da outra metade do genoma do promotor tardio; isso é mostrado na Figura 16.1D. A região tardia contém duas ORFs grandes que codificam as *três* proteínas do capsídio. Parte da expressão das proteínas tardias, então, requer padrões de *splicing* alternativos, assim como é visto com a produção de RNAm precoce. O *splicing* de um íntron grande do transcrito primário tardio do pré-RNAm produz um RNAm que codifica a proteína do capsídio principal de 36.000 Da (VP1). Uma pequena quantidade de RNAm é produzida pelo *splicing* de um pequeno íntron próximo à extremidade 5′ do RNAm, possibilitando que a primeira ORF seja traduzida na proteína VP2 de 35.000 Da.

A terceira proteína do capsídio, VP3, também é expressa a partir do mesmo RNAm que codifica VP2 pela utilização de um sítio alternativo de iniciação da tradução. Às vezes, os ribossomos "perdem" o primeiro AUG da ORF da extremidade 5′ no RNAm que expressa VP2. Quando isso acontece, o ribossomo inicia a tradução em um AUG em fase com o primeiro, mas depois (*downstream*), produzindo a proteína VP3 de 23.000 Da. Assim, um RNAm codifica tanto VP2 quanto VP3, dependendo de onde o ribossomo inicia a tradução. Esse "salto" não viola a regra geral de que um ribossomo eucariótico só é capaz de iniciar uma proteína na ORF da extremidade 5′, pois o primeiro AUG não é visto e, portanto, está na sequência líder operacional do RNAm.

Há uma quarta proteína tardia expressa na região tardia, mas isso só é visto muito tardiamente na infecção. Essa proteína básica, a "agnoproteína", é codificada em uma ORF curta antes (*upstream*) daquela codificadora de VP2. Muito tardiamente na infecção, alguns RNAm são produzidos pela iniciação da transcrição muito antes (*upstream*) do que em momentos anteriores, e eles podem ser traduzidos nessa proteína. O papel desse produto não é totalmente compreendido, mas pode estar envolvido em possibilitar que o vírus se replique em certas células que normalmente não são permissivas à replicação viral.

Região de poliadenilação. Cerca de 180° ao redor do genoma circular do SV40 da região do ori/promotor encontra-se uma segunda região de controle de ação *cis*. Ela contém sinais de poliadenilação em ambas as fitas de DNA, de modo que os transcritos das regiões precoce e tardia terminam nessa região. É notável que os sinais de poliadenilação para os RNAm estejam situados de maneira que os transcritos precoces e tardios tenham uma região de sobreposição 3′. Isso pode levar à produção de dsRNA durante o ciclo de replicação, com concomitante indução de interferona nas células infectadas (ver Capítulo 7).

Infecção produtiva por SV40

A infecção produtiva por SV40 em seu hospedeiro normal pode ser facilmente estudada em cultura de células usando células de rim de macaco. O ciclo de replicação é bastante longo, geralmente levando 72 horas ou mais antes que ocorra a lise celular e a liberação de novos vírus. Uma razão para esse ritmo "lento" é que o vírus é bastante dependente da função celular contínua durante a maior parte de sua replicação. O vírus se replica eficientemente em células em cultura que estão se dividindo ativamente, porque ainda não alcançaram a confluência ou porque as células são transformadas pelo crescimento e não estão sujeitas à inibição por contato do crescimento. (As propriedades básicas do crescimento de células em cultura são discutidas no Capítulo 10, Parte 3.)

Enquanto o vírus se replica eficientemente em células em replicação, ele também é capaz de se replicar bem em células que estão com seu crescimento parado. Isso ocorre em virtude da expressão do antígeno T no início da infecção. As manifestações dessa capacidade fornecem muitos *insights* úteis acerca da natureza da capacidade da célula de controlar e regular sua própria replicação de DNA, e levaram à descoberta dos genes supressores de tumor p53 e Rb, discutidos mais adiante neste capítulo.

Ligação e entrada do vírus. A Figura 16.2 descreve o ciclo de replicação do SV40. Os vírions interagem com um receptor celular específico. Isso leva à endocitose mediada pelo receptor, e o vírion parcialmente não revestido é transportado na vesícula endocítica para o núcleo, onde o DNA viral é liberado.

A associação do DNA genômico viral com proteínas cromossômicas celulares é uma característica comum na replicação de vírus nucleares replicantes discutidos neste capítulo e no Capítulo 17. No caso do SV40 e de outros papovavírus, o DNA viral é associado a histonas e outras proteínas cromossômicas quando ele é empacotado no vírion. Ele permanece associado a proteínas cromossômicas depois da sua entrada no núcleo. Isso indica que, na verdade, o DNA viral é efetivamente apresentado à célula como um pequeno ou minicromossomo. Essencialmente, então, a maquinaria de transcrição da célula reconhece o cromossomo viral e seus promotores meramente como genes celulares aguardando a transcrição.

Expressão gênica precoce. A expressão gênica precoce resulta na formação de grandes quantidades de RNAm de Ag-T e menores quantidades de RNAm de Ag-t. As quantidades de proteína sintetizadas são aproximadamente proporcionais à quantidade de RNAm presente. O Ag-t contém os mesmos aminoácidos N-terminais que o Ag-T, em decorrência do modo como o pré-RNAm precoce é submetido a *splicing* nos dois RNAm precoces, como mostrado na Figura 16.1C. O RNAm gerador de *splicing* que codifica o antígeno T remove um sinal de parada da tradução. Em contrapartida, o *splicing* no RNAm do antígeno t está além da ORF e, portanto, não afeta a terminação da proteína. A produção de duas proteínas com diferenças maiores ou menores na função, mas com uma porção compartilhada da sequência de aminoácidos, é bastante comum em muitos vírus. Ela é muito importante na expressão de proteínas de adenovírus.

Papel do antígeno T na replicação do DNA viral e na troca de transcrição precoce/tardia. Conforme descrito neste capítulo, o antígeno T altera a célula hospedeira, possibilitando que ela replique o DNA viral. O antígeno T também se liga ao SV40 da ori, possibilitando o início da replicação do DNA *e* interrompendo a síntese do RNAm precoce. Cada rodada de replicação do DNA requer que o antígeno T se ligue à origem de replicação do DNA e inicie uma rodada de síntese de DNA. A replicação do DNA prossegue por meio da síntese das fitas líder e tardia usando enzimas e proteínas celulares, conforme descrito no Capítulo 13. Como o genoma do SV40 é circular, não há problema de extremidade; os dois círculos descendentes são separados pela clivagem e pela ligação do DNA no final de cada rodada de replicação. Essa resolução das moléculas de DNA superenroladas interligadas em genomas individuais é mediada por enzimas celulares, notadamente topoisomerases e resolvases. A Figura 16.3 ilustra esse processo. É importante notar que a associação dos genomas de DNA descendentes com histonas celulares não é mostrada na Figura 16.3, mas essa associação é necessária para que o vírus seja eficientemente encapsidado.

Enquanto a replicação do DNA prossegue, a taxa relativa de síntese de RNAm precoce diminui em decorrência do acúmulo de quantidades crescentes de Ag-T na célula, que reprime a síntese de seu próprio RNAm pela ligação ao ori e ao promotor precoce. Como a quantidade relativa de RNAm precoce diminui na célula nos momentos tardios, sua produção nunca cessa completamente, pois sempre há algum molde que ainda não se ligou ao Ag-T disponível para a expressão do RNAm precoce.

Ao mesmo tempo em que essa versátil proteína está modulando e suprimindo sua própria síntese, ela ativa a transcrição do pré-RNAm tardio a partir dos moldes de DNA em replicação. Os transcritos tardios têm extremidades 5′ heterogêneas. Como observado previamente, muito tardiamente na infecção, o início da transcrição do RNAm tardio muda para um ponto antes (*upstream*) daquele usado previamente, e a proteína **agnogene** (a agnoproteína) pode ser codificada e traduzida de um novo subconjunto de RNAm tardios.

Infecção abortiva de células não permissivas para a replicação do SV40

Relativamente cedo no estudo da replicação de poliomavírus, observou-se que a infecção de células derivadas de uma espécie diferente do hospedeiro natural do SV40 levava a uma infecção abortiva em que nenhum vírus era produzido. Apesar disso, a infecção pelo vírus demonstrou estimular a replicação do DNA celular e a divisão celular. O estudo desse fenômeno forneceu modelos importantes para o estudo da carcinogênese. Embora essas infecções abortivas possam ser puramente um fenômeno laboratorial, as informações derivadas delas forneceram uma base importante para a compreensão da patogênese dos papovavírus em seus hospedeiros naturais e da oncogênese viral.

Em células de roedores (e alguns outros não primatas), o vírus SV40 pode infectar e estimular a síntese de RNA e DNA celular expressando o Ag-T. Conforme observado,

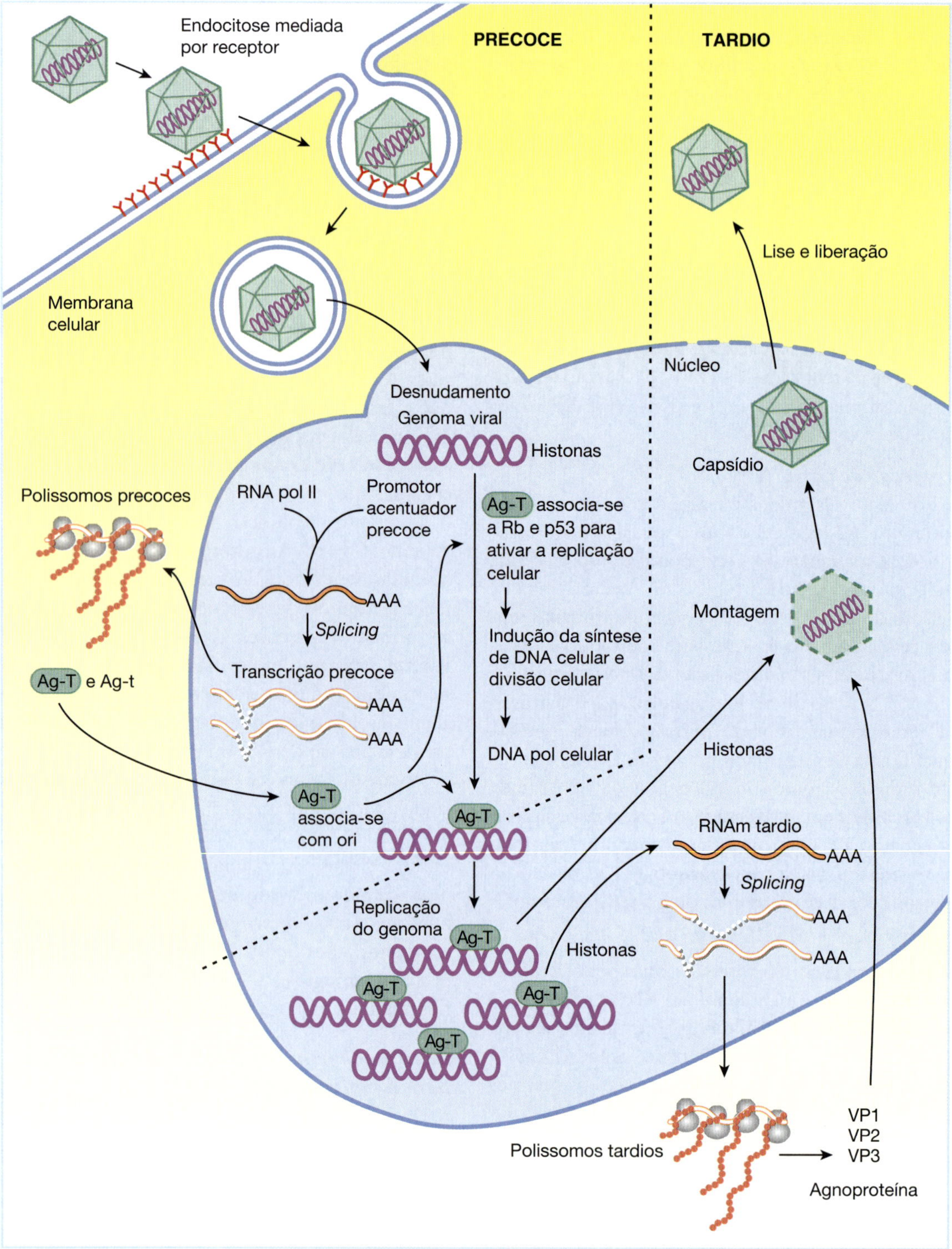

Figura 16.2 Ciclo de replicação do vírus SV40 em uma célula permissiva. A replicação é dividida em duas fases, precoce e tardia. Durante os estágios precoces da infecção, o vírus se liga e os genomas virais com histonas celulares são transportados para o núcleo via endocitose mediada por receptor. A RNA polimerase II (pol II) reconhece o promotor facilitador precoce, levando à transcrição do pré-RNAm precoce, que é processado em RNAm que codificam o antígeno t pequeno (Ag-t) e o antígeno T grande (Ag-T). Esses RNAm são traduzidos em suas proteínas correspondentes. O Ag-T migra para o núcleo, onde realiza várias funções, incluindo a inativação das proteínas de controle do crescimento celular p53 e Rb e a ligação da origem de replicação (ori) do DNA do SV40. A replicação do DNA viral ocorre pela ação das enzimas de replicação do DNA celular; cada rodada de replicação do DNA requer um Ag-T para se ligar à ori. À medida que os genomas são replicados, inicia-se o estágio final da infecção. Altos níveis de Ag-T suprimem a expressão de pré-RNAm precoce e estimulam a expressão de pré-RNAm tardio. Este é processado em dois RNAm tardios; o menor codifica VP2 e VP3, enquanto o maior codifica VP1. Em momentos muito tardios, alguns transcritos são expressos e podem ser traduzidos na pequena agnoproteína. As proteínas do capsídio viral migram para o núcleo, onde se reúnem em capsídios com o DNA viral recém-sintetizado. Por fim, o vírus da progênie é liberado por lise celular.

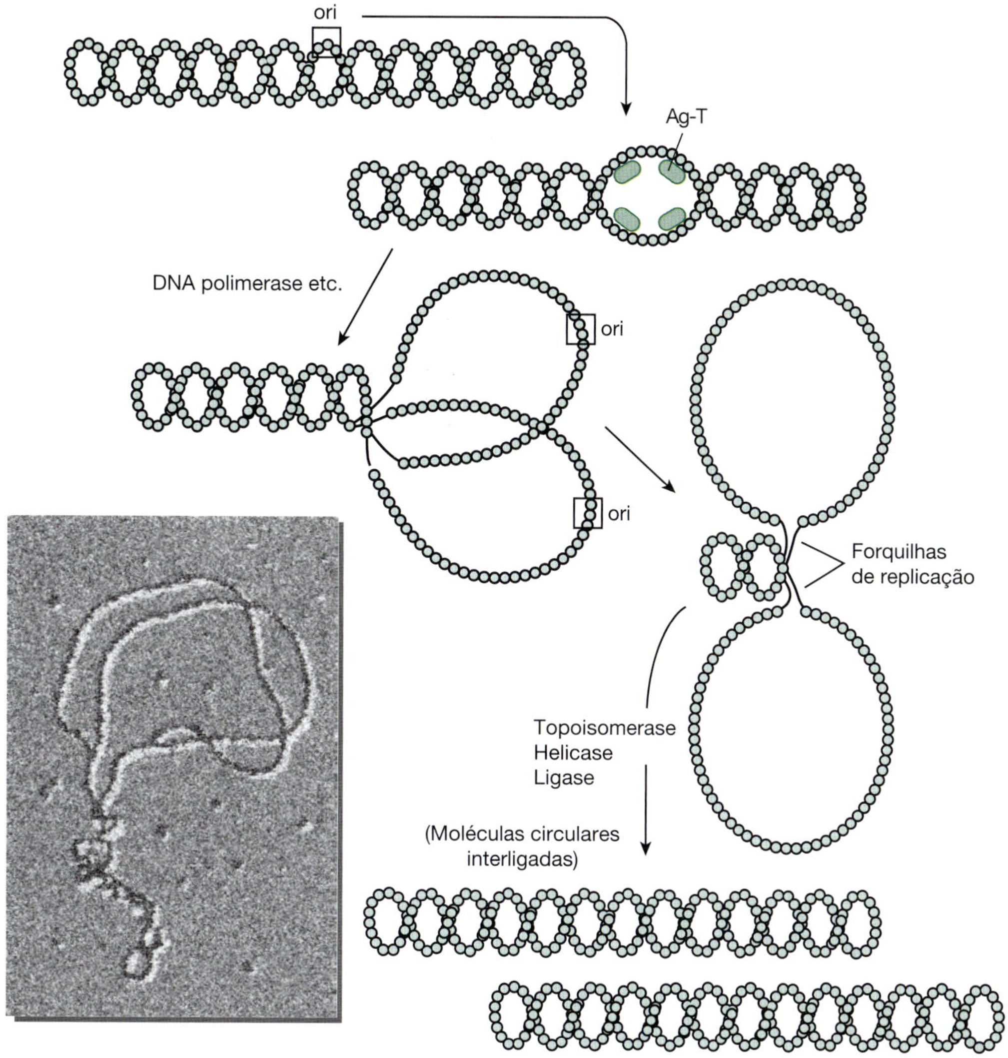

Figura 16.3 Replicação do DNA do SV40. O DNA circular fechado não tem problema de extremidade, ao contrário da replicação de DNAs lineares. As estruturas da forquilha de replicação e dos pontos de crescimento são essencialmente idênticas às do DNA celular replicante e usam enzimas e proteínas acessórias de replicação do DNA celular. A replicação resulta na formação de dois genomas descendentes covalentemente fechados e interligados, que são cortados e religados em genomas virais individuais pela ação da topoisomerase celular e de outras enzimas modificadoras de hélice. *Ag-T*, antígeno T grande; *ori*, origem de replicação.

essa proteína viral inativa pelo menos dois genes supressores de tumor ou de controle de crescimento (p53 e Rb) celular. O papel desses **oncogenes** no controle do crescimento celular é brevemente abordado no Capítulo 10, Parte 3, e discutido com mais detalhes no Capítulo 19.

As duas proteínas em questão (p53 e Rb) têm duas funções básicas. Primeiro, elas medeiam uma repressão ativa da divisão celular, ligando-se e, assim, inativando as proteínas celulares necessárias para iniciar essa divisão. Segundo, níveis de proteínas livres acima de um nível crítico induzem a apoptose (morte celular programada; ver Capítulo 10) nas células que escapam da repressão e começam a se dividir. Como na fase precoce da infecção produtiva, nos primeiros estágios da infecção de células não permissivas, o Ag-T desloca as proteínas de iniciação da replicação ativa ligadas à p53, ligando-se a essa proteína com maior avidez. As proteínas assim liberadas ficam livres para iniciar a replicação do DNA celular, mas como não há p53 livre, não há indução de apoptose.

Essas são as mesmas etapas que ocorrem nos estágios iniciais de uma infecção produtiva; entretanto, o DNA viral não pode ser replicado nas células não permissivas. Essa falha se deve à incapacidade do antígeno T de interagir efetivamente com um ou mais de seus outros alvos celulares importantes nas fases iniciais da infecção. Nessa infecção abortiva, as células nas quais o antígeno T é expresso não morrem, mas se replicam mesmo em contato com células vizinhas; esse processo é mostrado na Figura 16.4. A estimulação contínua da replicação do DNA celular pela expressão do antígeno T viral pode levar à replicação celular contínua (*i. e.*, transformação). A transformação estável exigirá que o genoma viral se associe de maneira estável ao DNA celular

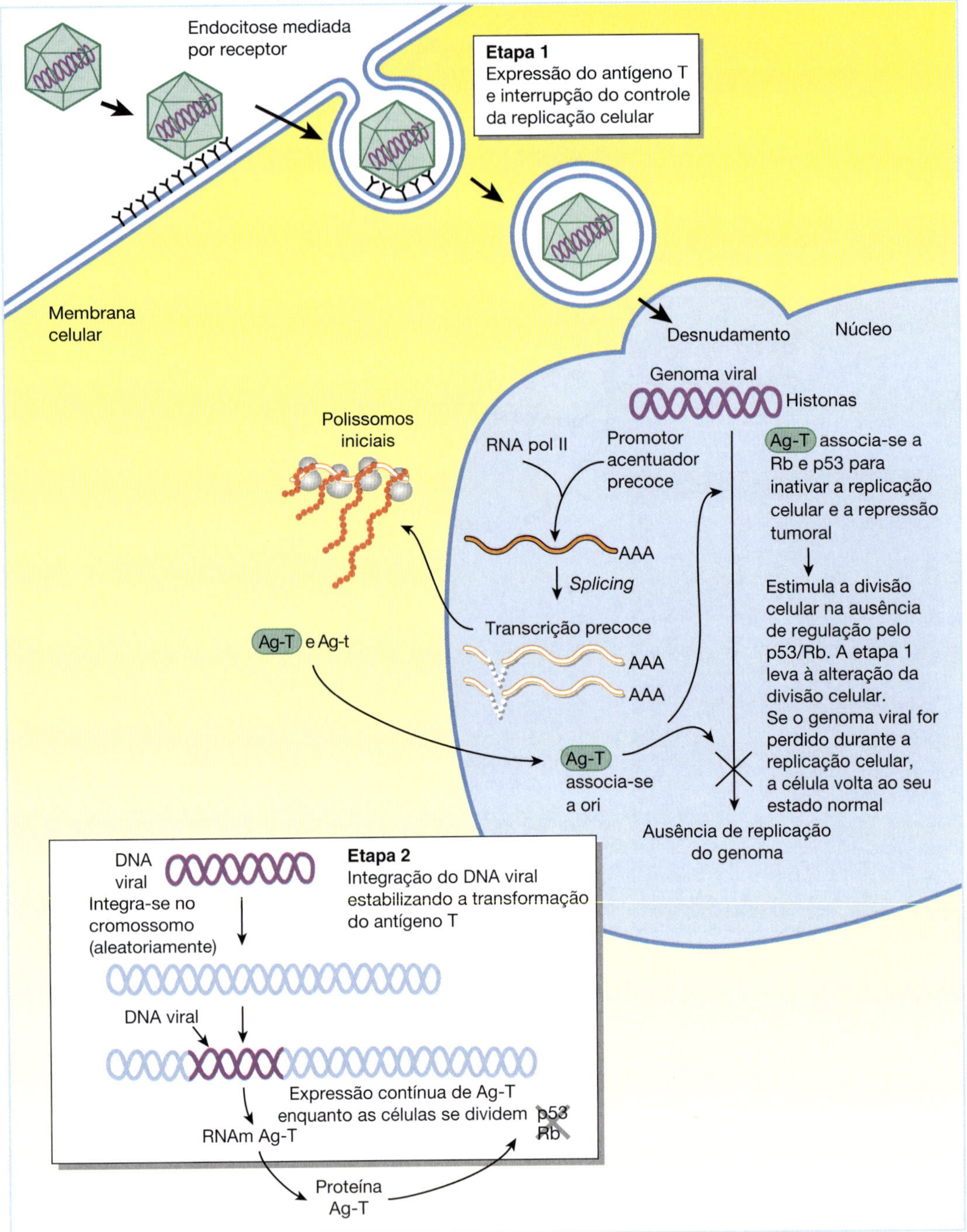

Figura 16.4 Representação dos dois passos na transformação de uma célula não permissiva por SV40. A infecção começa conforme descrito na Figura 16.2, e o RNAm precoce é expresso nas proteínas precoces. A infecção é abortiva, na medida em que a replicação do DNA e a expressão gênica tardia não são possíveis na célula não permissiva. Ainda, o antígeno T grande (Ag-T) é capaz de interferir nas proteínas de controle do crescimento celular (supressoras de tumor), levando à replicação celular. A transformação estável requer um segundo passo, a integração do DNA viral. Essa é uma ocorrência aleatória (estocástica) com o SV40, e a integração é aleatória em todo o genoma. Um caminho semelhante é seguido na transformação de células não permissivas por outros poliomavírus. *Ag-t*, antígeno t pequeno.

pela *integração* do DNA viral ao genoma celular. Esse DNA viral se replica toda vez que a célula se replica e, assim, mantém a célula transformada.

A integração do DNA viral em um cromossomo da célula hospedeira não é uma função do antígeno T ou de qualquer outro produto viral. Aliás, a maioria das células com uma infecção abortiva se dividirá por mais ou menos uma rodada, até que o DNA viral seja perdido e elas voltem às suas características normais de crescimento. Isso às vezes é chamado **transformação transitória** (**temporária ou abortiva**). A integração do DNA viral à célula hospedeira é o resultado de um evento de recombinação inteiramente aleatório e ocorre em locais em que algumas bases do DNA circular viral podem se ligar a algumas bases do DNA cromossômico. Isso deve ser seguido por quebra e religação do cromossomo com o DNA viral incorporado. Obviamente, isso não ocorre com muita frequência, mas se uma grande quantidade de células for abortada com o poliomavírus em questão e uma ou mais integrarem o cromossomo viral e continuarem a expressar o antígeno T, essas células formarão um foco de transformação. Esse foco é um aglomerado de células transformadas crescendo na superfície de uma placa de cultura de células inibidas por contato. Esses focos podem ser contados e estão sujeitos a análises estatísticas semelhantes às placas formadas por uma infecção produtiva. A Figura 10.5 mostra alguns focos típicos de transformação.

Replicação dos papilomavírus

A transformação celular pelo SV40 parece ser um fenômeno laboratorial. Muitos dos tumores causados pelos poliomavírus podem ser considerados artefatos sem saída da infecção viral. Nessas infecções, a persistência parece ser decorrente da estabilidade dos genomas virais associados a histonas em células não replicantes marcadas por episódios ocasionais de replicação viral de baixo nível como resultado de uma crise imune ou de outros eventos que levam a mudanças no ambiente de transcrição da célula hospedeira.

Em contrapartida, um grupo relacionado de vírus, os papilomavírus, segue um esquema de replicação natural em seu hospedeiro que requer a formação de tumores, embora geralmente benignos, em seu ciclo de replicação. Nessa estratégia de replicação viral, a persistência é consequência da replicação contínua de células portadoras de genomas virais.

A replicação do papilomavírus combina alguns aspectos dos esquemas abortivo e produtivo que acabaram de ser discutidos. Esses vírus causam verrugas ou papilomas, e existem muitos tipos diferentes, com a maioria não apresentando reatividade cruzada antigênica entre si. As infecções pela maioria dos tipos de papilomavírus são completamente benignas (embora irritantes ou, ocasionalmente, dolorosas), mas algumas podem ser transmitidas por relações sexuais, levando a infecções genitais persistentes, sobretudo em mulheres. Análises estatísticas comparando a incidência de carcinoma de colo do útero e os padrões de infecção persistente por alguns desses papilomavírus (incluindo os papilomavírus humanos 16 [HPV-16], HPV-18, HPV-31 e HPV-35) demonstram correlação altamente significativa, apesar do fato de que apenas uma pequena quantidade de indivíduos infectados efetivamente contrai a doença. Além disso, o HPV também está associado a quantidade significativa de cânceres de vulva, vagina, pênis, ânus, boca e garganta. Assim, esses vírus são claramente vírus de câncer humano.

Genoma do HPV-16

A Figura 16.5 mostra o genoma circular do HPV-16. Ele tem cerca de 7.900 pares de bases e é vagamente reminiscente do SV40, exceto que há muito mais ORFs iniciais. Observe que a região marcada como "LCR" corresponde à região promotora/de origem do SV40. Uma vez que a replicação do papilomavírus é difícil de estudar em células em cultura, uma caracterização completa dos padrões de *splicing* e transcritos expressos durante a infecção foi e continua sendo um esforço muito trabalhoso, pois requer análise de cópias de DNA feitas de RNA viral usando transcriptase reversa de retrovírus, seguida de clonagem das cópias de DNA complementar (DNAc). A amplificação do DNAc por reação em cadeia da polimerase (PCR; do inglês *polymerase chain reaction*) para análise de sequência direta também tem sido usada. Os métodos gerais para essa análise são abordados nos Capítulos 11 e 12.

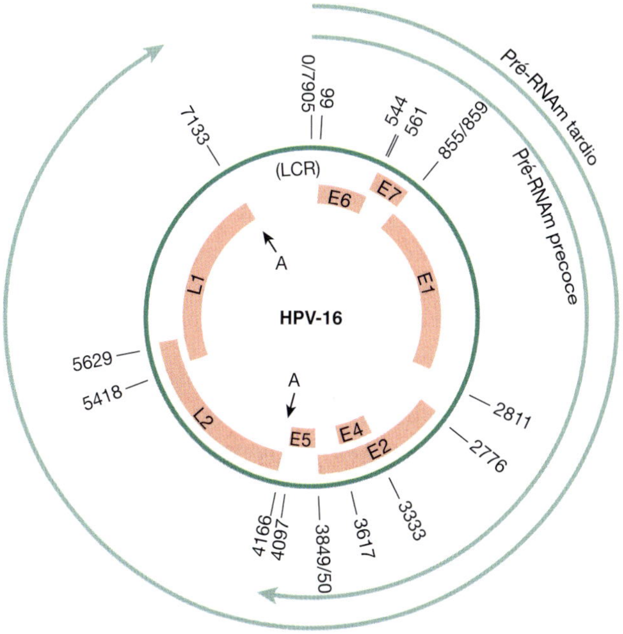

Figura 16.5 Genoma do papilomavírus humano 16 (HPV-16). O genoma circular de 7 kb contém várias fases de leitura de tradução que são expressas a partir dos RNAm processados. Ao contrário dos poliomavírus relacionados, os papilomavírus codificam todas as proteínas na mesma fita de DNA. Os detalhes reais da expressão de RNAm também parecem diferir entre os diferentes papilomavírus. Por exemplo, o HPV-16 tem apenas um promotor conhecido, que parece controlar a expressão de transcritos precoces e tardios. São mostradas as localizações dos sinais de clivagem/poliadenilação para transcrições precoces e tardias. Todos os RNAm parecem ser derivados do *splicing* de um ou dois pré-RNAm. A caracterização dos transcritos exigiu esforços heroicos para isolar pequenas quantidades de RNA do tecido infectado, produzindo clones de DNAc pelo uso de transcriptase reversa e reação em cadeia da polimerase e, então, de análise de sequência. Isso é necessário porque muitos estão presentes em quantidades muito pequenas no tecido e o vírus não se replica em células em cultura. Os transcritos mostrados são três dos nove que foram totalmente caracterizados, e pode-se esperar que outros também sejam expressos. A região marcada como "LCR" codifica tanto a origem de replicação constitutiva (plasmídio) quanto um facilitador. A localização da origem vegetativa de replicação não é conhecida. Detalhes específicos da replicação do papilomavírus são descritos no texto.

O uso de tecnologias de sequenciamento de alto rendimento (HTS; do inglês *high-throughput sequencing*), conforme descrito no Capítulo 11, provavelmente acelerará muito essas análises em um futuro próximo.

A análise da sequência do genoma do papilomavírus bovino e dos transcritos expressos indica que os transcritos precoces e tardios são expressos a partir de um único ou de uma quantidade limitada de promotores precoces e tardios como pré-RNAm. Enquanto o *splicing* extensivo de pré-RNAm é uma reminiscência de infecções por poliomavírus, os papilomavírus diferem no fato de que promotores precoces e tardios são encontrados em várias regiões do genoma.

Replicação e citopatologia do vírus

A Figura 16.6 descreve a formação de uma verruga pela infecção por papilomavírus, que envolve a entrada de vírus nas células basais do epitélio (a pele, no caso das verrugas). O vírus expressa genes precoces que induzem as células a replicar seu DNA com mais frequência do que uma célula epitelial não infectada. Assim, um conjunto de funções iniciais é análogo às do antígeno T do SV40. Contudo, em contraste marcante com a replicação do SV40 em células permissivas, em que a infecção leva à replicação vegetativa do genoma viral e à morte celular, o DNA do papilomavírus permanece no núcleo da célula infectada como um **epissomo** ou minicromossomo, onde pode se replicar quando o DNA da célula se replica, mas não se replica nas quantidades elevadas observadas na replicação do DNA viral de uma infecção produtiva.

Essa replicação ligada a células muitas vezes é denominada **replicação semelhante a plasmídio**. Ela envolve a interação das proteínas de replicação do DNA celular com a origem de replicação viral, que durante a infecção persistente atua como origem de replicação do DNA celular e está sujeita a controle semelhante. À medida que as células são estimuladas a se dividir, elas se diferenciam e, conforme isso acontece, mudam sua função e começam a produzir proteínas típicas da diferenciação epitelial terminal. Por exemplo, a síntese das queratinas K5 e K14, características das células basais, é terminada, e as queratinas K1 e K10, características das células suprabasais da pele, são expressas. Em algum ponto dessa diferenciação terminal, algumas dessas células se tornam totalmente permissivas a altos níveis de replicação de DNA viral e expressão gênica tardia para produzir proteínas do capsídio. Essas células produzem novos vírus enquanto morrem. Como esse fenômeno é altamente localizado e a infecção pelo vírus normalmente apenas acelera a diferenciação terminal normal das células epiteliais, forma-se uma verruga benigna.

No HPV-16 e no HPV-18 (e outros tipos de HPV de "alto risco" que estão associados a câncer), esse aumento do crescimento é conhecido por ser uma função das ações de proteínas codificadas pelos produtos dos genes E5, E6 e E7; estes se associam e inativam as funções normais das proteínas p53 e Rb de maneira análoga à atividade do Ag-T no SV40. Presumivelmente, a infecção crônica do epitélio do colo do útero por qualquer um desses vírus pode (raramente) produzir uma célula cancerosa verdadeira por mutações adicionais de outros circuitos de controle na célula. Essa transformação oncogênica coincide com a integração do DNA do papilomavírus ao DNA celular; especula-se que a oncogênese envolve processo semelhante à estabilização da transformação observada na infecção abortiva por SV40 da célula não permissiva apropriada.

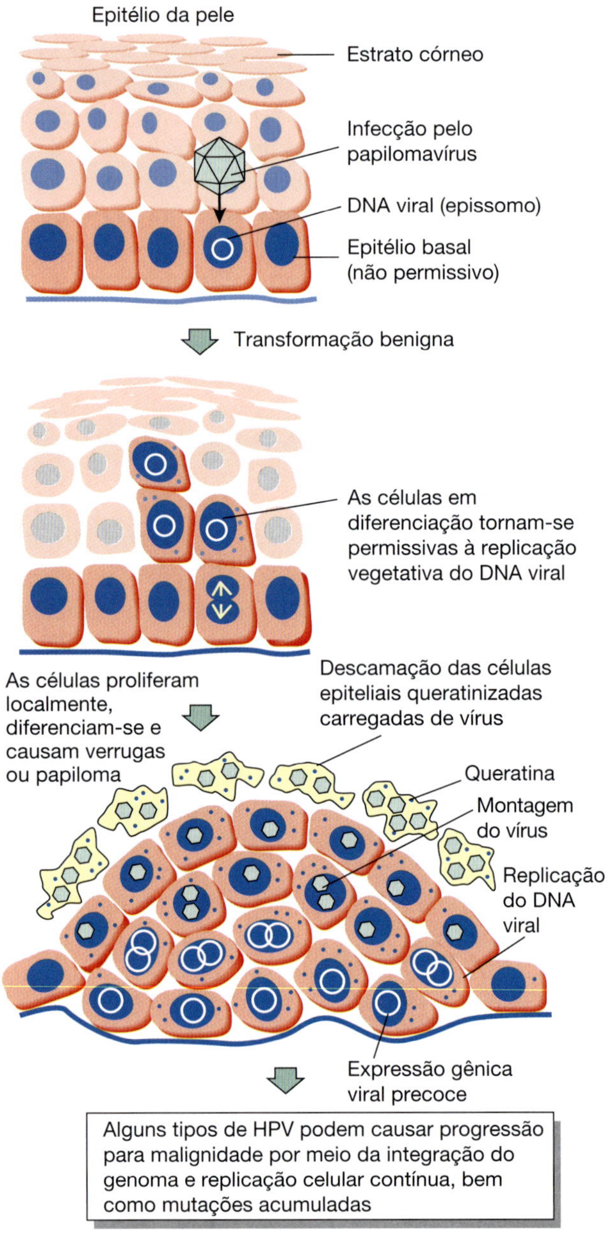

Figura 16.6 Formação de verruga por proliferação celular causada pela infecção de células epiteliais basais por papilomavírus humano (HPV). A expressão gênica precoce leva à estimulação da divisão celular e à diferenciação terminal. Isso resulta na expressão tardia do gene e na replicação do vírus em uma célula terminalmente diferenciada e moribunda, que produz grandes quantidades de queratina.

Nessa célula transformada, nenhum vírus é produzido, então a formação do câncer pode ser vista como acidente sem saída induzido pela estimulação contínua da divisão celular causada pela infecção viral persistente. À medida que essas células transformadas continuam se dividindo, elas acumulam mutações que, eventualmente, possibilitam que as células se espalhem e invadam outros tecidos e formem tumores disseminados (**metástase**). No caso de verrugas benignas na pele e em outros lugares, ou a inativação das proteínas p53 e Rb não é tão profunda, ou as células estimuladas estão tão próximas da morte em seu estado terminalmente diferenciado que não podem se tornar cancerosas.

Como mencionado, o HPV-16 e o HPV-18 podem ser sexualmente transmissíveis e têm alta correlação com o câncer de colo de útero em mulheres que são persistentemente infectadas por essas cepas. Outras cepas, principalmente o HPV-6 e o HPV-11, causam verrugas genitais dolorosas, mas geralmente não cancerosas. Como resultado, desenvolveu-se uma vacina quadrivalente para proteger o organismo humano contra essas quatro cepas. A vacina recombinante, de nome comercial Gardasil®, foi produzida pela Merck. A vacina usa a proteína L do capsídio principal de cada vírus, produzida por técnicas de DNA recombinante, para formar partículas semelhantes a vírus (VLP; do inglês *virus-like particles*) automontadas. O Gardasil® foi aprovado pela Food and Drug Administration (FDA) dos EUA para uso geral em junho de 2006; um produto similar, denominado Cervarix®, foi aprovado em 2009. O sucesso esmagador dessas vacinas levou a uma segunda geração (Gardasil 9), que protege contra os tipos de HPV 6, 11, 16, 18, 31, 33, 45, 52 e 58 e tem o potencial de prevenir mais de 90% dos cânceres de colo do útero, vulvares, vaginais e anais, além de uma quantidade significativa de cânceres de boca e garganta.

O potencial impacto dessas vacinas é bastante grande. Se utilizada profilaticamente e administrada a meninas e meninos antes de eles se tornarem sexualmente ativos, a vacina pode reduzir drasticamente a incidência mundial de cânceres associados ao HPV. Atualmente, essa doença tem prevalência anual de 16 em cada 1.000 mulheres, com taxa de mortalidade anual de 9 em cada 1.000, tornando-se a terceira principal causa de morte em mulheres, atrás apenas dos cânceres de mama e de pulmão. Nos EUA, as taxas de prevalência e mortalidade são menores, provavelmente em decorrência do uso generalizado do exame Papanicolaou para detecção precoce. Contudo, o uso dessa vacina não sugere que o exame de Papanicolaou possa ser abandonado, uma vez que pelo menos 10% dos cânceres do colo do útero não estão ligados à infecção por esses vírus.

REPLICAÇÃO DOS ADENOVÍRUS

Os adenovírus compreendem um grande grupo de complexos vírus icosaédricos não envelopados de seres humanos e outros mamíferos. Em seres humanos, geralmente estão associados a doenças respiratórias do tipo resfriado ou gripe leve, mas alguns sorotipos também estão associados a distúrbios gastrintestinais. Embora os adenovírus não estejam intimamente relacionados com os papovavírus, eles compartilham com eles um longo ciclo de replicação em decorrência da necessidade de estimular e utilizar muitas funções celulares para realizar a replicação do vírus. Também compartilham a capacidade de transformar células em laboratório por meio de infecções abortivas. Também como os papovavírus, a replicação dos adenovírus envolve o extenso *splicing* de uma quantidade limitada de pré-RNAm. O uso de sítios de *splicing* alternativos leva à expressão de uma quantidade quase desconcertante de RNAm parcialmente sobrepostos que codificam proteínas relacionadas.

Apesar dessas semelhanças com os papovavírus, existem diferenças marcantes nos detalhes de replicação e na organização e na replicação do genoma viral. O curso relativamente leve da infecção por adenovírus e algumas propriedades convenientes na manipulação do vírus o tornam um atraente candidato ao uso como agente terapêutico (ver Capítulo 22).

Propriedades físicas do adenovírus

Estrutura do capsídio

Os adenovírus apresentam complexos capsídios icosaédricos cujas proteínas não estão presentes em quantidades equimolares (ver Figura 11.5), com spikes ou *fibras* nos 12 vértices (pentâmeros). O genoma viral é encapsidado com uma proteína central que age um pouco como a histona para fornecer estrutura semelhante à cromatina, que é condensada no interior do nucleocapsídio.

Genoma do adenovírus

O genoma dos adenovírus é linear, com proteína viral específica (*proteína terminal*) nas extremidades 5′. O genoma tem cerca de 30 mil pares de bases, e a sequência na extremidade do genoma (100 a 150 pares de bases, dependendo do sorotipo do vírus) é repetida inversamente na outra extremidade; esse é a ori para o DNA viral.

A Figura 16.7 mostra o mapa do genoma, com a localização dos muitos transcritos expressos durante a infecção. O genoma é dividido em 100 unidades de mapa; portanto, cada unidade de mapa tem 300 pares de bases. A localização do transcrito é complicada por padrões de *splicing* complexos e pela presença de vários promotores. Existem quatro "unidades" de transcrição iniciais, denominadas E1 a E4; cada uma destas contém pelo menos um sinal promotor e de poliadenilação. Um único promotor tardio produz cinco "famílias" de RNAm tardios, e há também um RNA incomum, chamado "VA", que é transcrito pela ação da RNA polimerase III (pol III) da célula hospedeira.

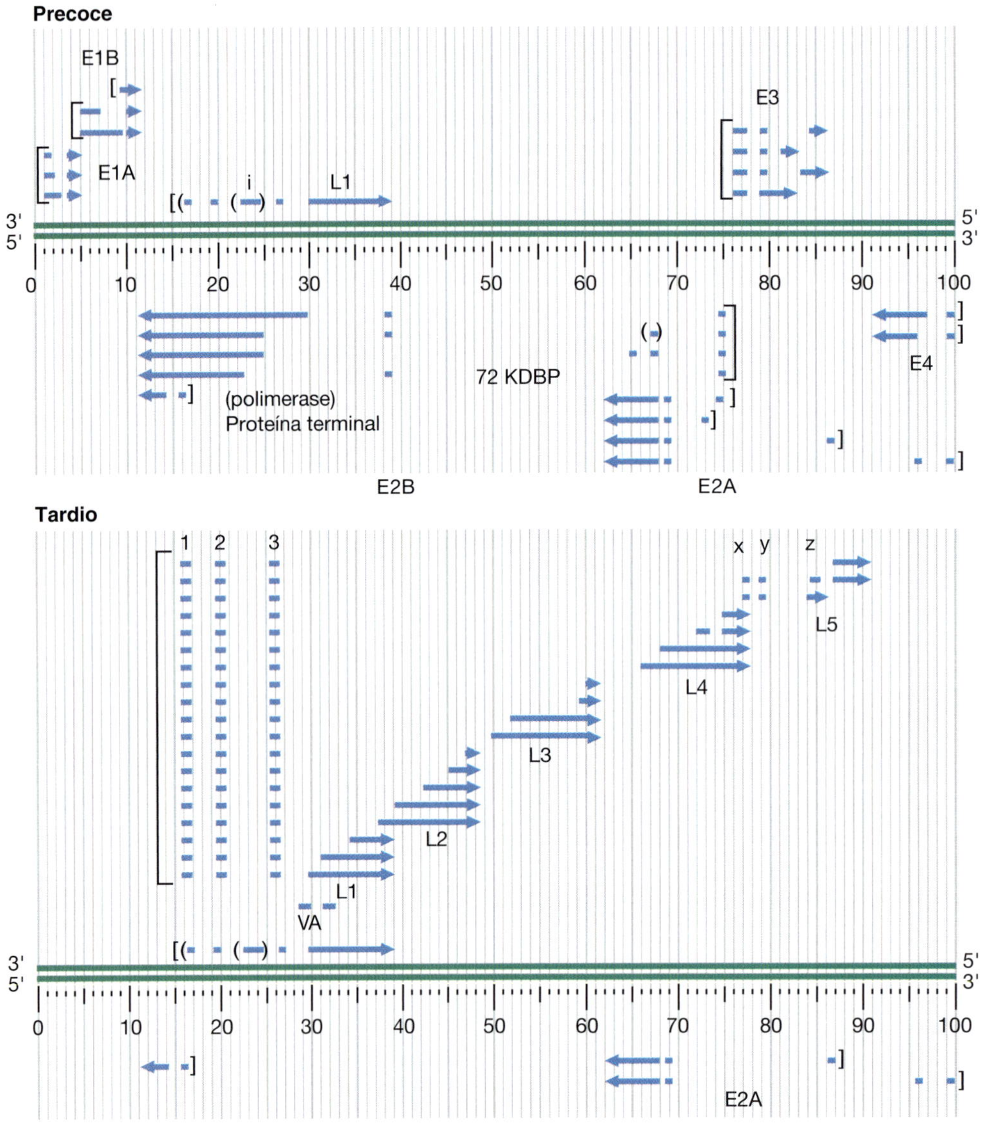

Figura 16.7 Mapa genético e de transcrição do genoma do adenovírus de 30 kb. Existem três classes cinéticas de transcritos. Os transcritos E1 são controlados por promotores facilitados e não requerem modificação da célula hospedeira, pois algumas funções de sua expressão são semelhantes às do antígeno T na replicação do vírus SV40. Essas funções incluem estimular a atividade de transcrição celular e a replicação celular. No início da infecção, apenas os transcritos iniciais são expressos. Estes incluem RNAm que codificam a DNA polimerase viral e proteínas terminais. Existem vários promotores iniciais e unidades de transcrição. A unidade de transcrição E2 também apresenta uma proteína de ligação ao DNA de 72 kd (72 KDBP) que desliga a transcrição precoce. Dois transcritos primários, E2A e E2B, são expressos a partir do mesmo promotor E2. O RNAm para o DBP continua sendo expresso tardiamente, pois existe um segundo promotor antes (*upstream*) do promotor E2 que não é desligado pelo DBP. O principal promotor tardio na posição 15 do mapa está sempre "ligado", mas os padrões de poliadenilação e *splicing* mudam acentuadamente à medida que a infecção prossegue. No final da infecção, a unidade de transcrição tardia se estende a um dos cinco sinais de poliadenilação, e o *splicing* diferencial resulta na produção de uma miríade de RNAm tardios que codificam proteínas estruturais, bem como proteínas envolvidas na modificação da célula hospedeira e na maturação do vírus.

Ciclo de replicação do adenovírus

Eventos precoces

O adenovírus entra na célula via endocitose mediada por receptor de maneira análoga à dos papilomavírus. Os receptores celulares interagem com as proteínas da fibra do vírion, iniciando a infecção. O DNA do adenovírus com uma proteína terminal específica ligada a cada extremidade 5′ é liberado no núcleo, onde se associa às histonas celulares. Para iniciar a expressão gênica, os adenovírus precisam estimular a célula infectada a transcrever e replicar seus genes. Isso é realizado pela expressão dos RNAm submetidos a *splicing* que codificam as "famílias" de proteínas E1A e E1B do gene imediato (ou "pré-precoce"). Os promotores para essas "famílias" são facilitados e podem atuar na célula na ausência de qualquer modificação viral (como o promotor precoce do SV40). Os produtos do gene E1A bloqueiam a capacidade dos genes supressores de crescimento p53 e Rb de suprimir a divisão celular, enquanto uma ou várias proteínas E1B inibem a apoptose na célula estimulada. Assim, essas duas proteínas atuam em conjunto de maneira semelhante à do Ag-T do poliomavírus.

A estimulação da maquinaria de transcrição da célula infectada leva à expressão dos quatro pré-RNAm iniciais que são processados de várias maneiras, de modo a produzir as proteínas iniciais, incluindo uma proteína DNA polimerase (pol de 140 kd), uma proteína terminal e uma proteína de ligação ao DNA (DBP) de 72 kd. Esta última desliga a maioria dos promotores iniciais, mas a região E2 não é desligada, pois um segundo promotor se torna ativo quando a DBP de 72 kd está em níveis altos. Curiosamente, o principal promotor tardio está "ligado" no início da infecção, mas apenas a região L1 é expressa como RNAm, uma vez que todos os transcritos terminam no sinal de poliadenilação em 40 unidades de mapa. Essa terminação é decorrente da inibição do *splicing* depois (*downstream*) da região L1 por meio da ligação de fatores de *splicing* celular. Além disso, os transcritos tardios depois (*downstream*) de L1 não são transportados a partir do núcleo.

Replicação do DNA do adenovírus

A replicação do genoma do adenovírus ocorre por meio de um mecanismo incomum que envolve a formação de ssDNA como intermediário; o processo é mostrado na Figura 16.8. A replicação do DNA do adenovírus começa em uma ou ambas as extremidades do DNA e usa como *primer* um precursor de 80.000 Da da proteína terminal ligada ao genoma viral de 50.000 Da. A grande proteína terminal de iniciação é proteoliticamente clivada na proteína terminal menor encontrada em genomas associados ao capsídio durante o empacotamento. Esse é o único caso conhecido em que a replicação do DNA inicia sem um *primer* de RNA curto. No entanto, a proteína terminal contém um resíduo de citosina ligado covalentemente a partir do qual a replicação do DNA prossegue. Observe que a replicação utiliza a DNA polimerase codificada pelo adenovírus e é contínua – não são vistos fragmentos curtos de Okazaki. O processo pode liberar a outra fita como ssDNA, que pode se tornar circular pela associação de sequências repetidas invertidas na extremidade, e a replicação prossegue. Assim, a replicação do DNA do adenovírus pode ocorrer por meio das duas rotas mostradas na Figura 16.8. Se a síntese de DNA se inicia em ambas as extremidades do genoma aproximadamente ao mesmo tempo, ocorre a replicação do tipo I. Se apenas uma extremidade do genoma for utilizada para iniciar uma rodada de síntese de DNA, ocorre a replicação do tipo II.

Expressão gênica tardia

Com o aumento nos níveis de DBP de 72 kd precoce, grande parte da expressão gênica precoce é interrompida. Ao mesmo tempo, a proteína E4 interfere na inibição do *splicing* abaixo da região L1; efetivamente, isso resulta em alterações no *uso do local de poliadenilação*, de modo que a transcrição do principal promotor tardio produz transcritos que cobrem até 24 mil bases. A poliadenilação diferencial e o *splicing* produzem as cinco famílias de RNAm tardios que são traduzidos nas proteínas estruturais que irão compor os capsídios. Outras proteínas tardias alteram aspectos da estrutura celular e do metabolismo para garantir a montagem e a liberação eficientes do vírus. Além de alterar os padrões de *splicing*, algumas espécies de proteína E4 medeiam ativamente o transporte de RNAm tardio do núcleo para o citoplasma.

Transcrição e citopatologia do VA

A complexa interação entre a infecção por adenovírus humano e a célula hospedeira requer que a célula permaneça funcional por um longo período depois da infecção. Isso impede o desligamento extensivo induzido pelo vírus na função da célula hospedeira; portanto, a citopatologia induzida pelo vírus é lenta, e a morte celular leva muito tempo. Durante esse período, a célula pode montar defesas contra a expressão gênica viral, como a indução de interferonas, produtos gênicos celulares que podem tornar as células vizinhas resistentes à infecção viral (ver Capítulo 7, Parte 2). O vírus humano contorna esse problema pela síntese de **RNA VA** (RNA associado ao vírus), uma molécula de RNA curta e altamente estruturada que interfere na capacidade da célula de produzir interferona e, muito provavelmente, outros mecanismos de defesa. Aliás, essa molécula de RNA tem muitas características de pequenos RNA interferentes (siRNA), que foram discutidos brevemente no Capítulo 8. O RNA VA é expresso via RNA pol III celular, a mesma polimerase usada para transcrever o RNA de transferência (RNAt) dos aminoácidos celulares. Curiosamente, enquanto o herpes-vírus humano Epstein-Barr expressa um transcrito análogo (ver Capítulo 17), sugerindo que essa é uma característica importante na evasão imune mediada por vírus, vários adenovírus de animais domesticados não expressam um homólogo ao RNA VA.

Um segundo aspecto da interação entre o adenovírus e o hospedeiro lembra a replicação do papilomavúrus. O adenovírus permanece associado ao hospedeiro por longos períodos no caso de infecção persistente, principalmente no epitélio do tecido da adenoide e nos pulmões. O vírus infecta as células basais, mas inicia a replicação do DNA e a montagem viral apenas em células terminalmente diferenciadas. O vírus na verdade induz uma aceleração da apoptose dessas células diferenciadas. Uma vantagem aparente de eliminar células infectadas moribundas é que mais espaço é disponibilizado para a diferenciação e o crescimento de células basais. Isso fornece uma fonte pronta e contínua de células nas quais o vírus pode iniciar novas rodadas de replicação. Essa estimulação da apoptose presumivelmente ocorre porque os níveis relativos de E1A e E1B são diferentes em células essenciais em comparação com células nas quais a apoptose é bloqueada pela última proteína viral.

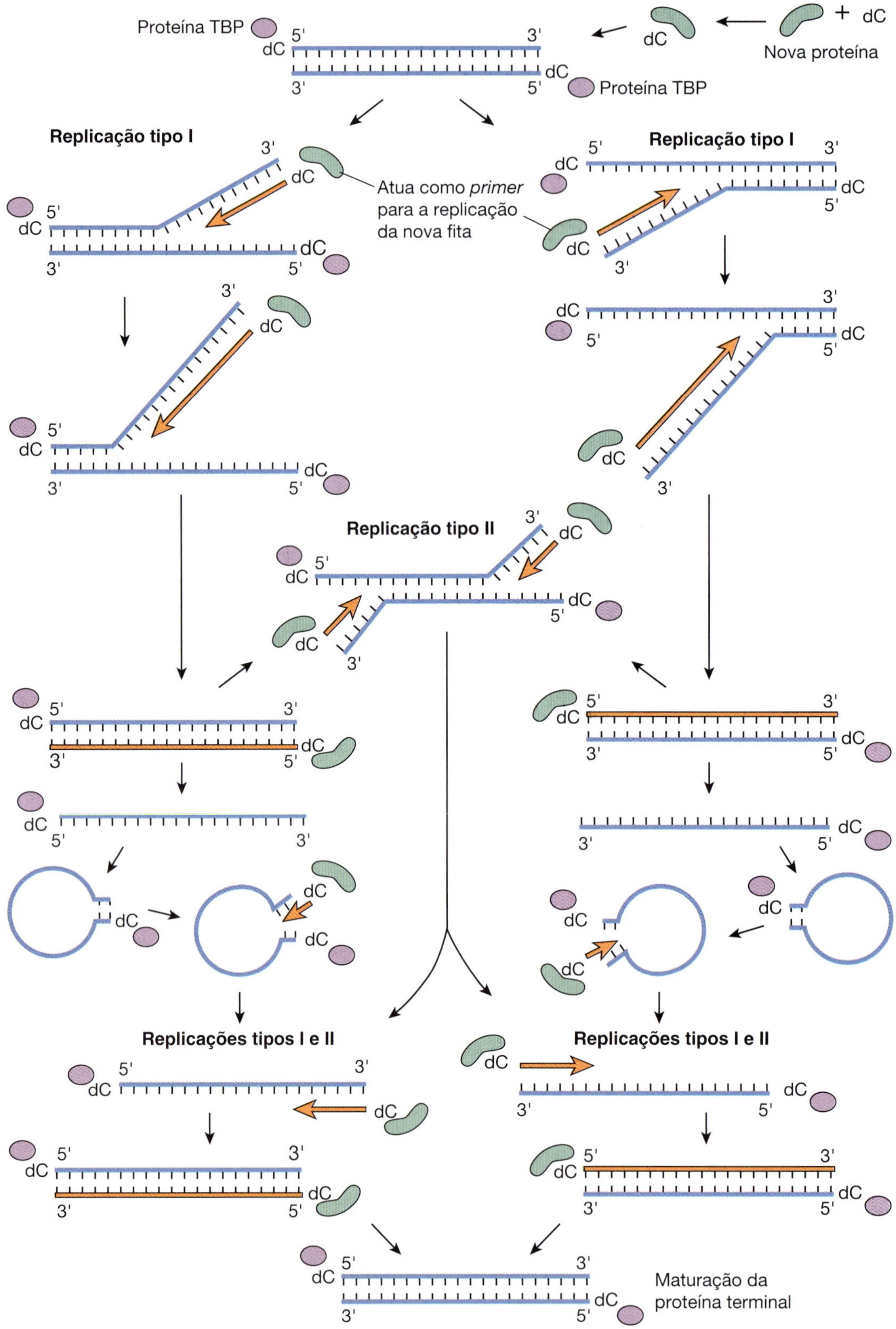

Figura 16.8 Replicação do DNA do adenovírus. As extremidades 5′ do genoma viral têm proteínas terminais de 50.000 Da ligadas a elas. O adenovírus não tem síntese de fita descontínua e exibe outras características que estão em desacordo com o esquema geral de replicação do DNA viral descrito no Capítulo 14. O fato de não haver síntese de fita descontínua é de grande interesse. O processo é marcado pelo acúmulo de uma grande quantidade de DNA de fita simples (incomum na replicação do DNA eucariótico). Além disso, o evento de iniciação inicial requer que o primeiro nucleotídio da nova fita de DNA seja ligado covalentemente ao precursor de 80.000 Da da proteína terminal de 50.000 Da. Depois da síntese completa da segunda fita, as proteínas terminais precursoras são clivadas proteoliticamente, formando as proteínas terminais maduras. *TBP*, precursora da proteína de ligação terminal.

Transformação de células não permissivas por adenovírus

Assim como no SV40, a infecção de células não permissivas por pelo menos alguns tipos de adenovírus pode levar à transformação celular e à formação de tumores. Embora atualmente não haja evidências de qualquer envolvimento da infecção por adenovírus em cânceres humanos, a transformação parece ser realizada por mecanismos muito semelhantes aos descritos para o papovavírus. Aliás, sob algumas condições, os produtos gênicos dos adenovírus podem substituir os produtos gênicos iniciais dos papovavírus em infecções mistas.

REPLICAÇÃO DE ALGUNS VÍRUS DE DNA DE CADEIA ÚNICA

Em muitos vírus de plantas e em alguns de animais e bactérias, um capsídio de tamanho relativamente pequeno oferece algumas vantagens. No caso de vírus vegetais, essa vantagem está ligada às limitações no tamanho do capsídio do vírus, que é capaz de "se encaixar" nos poros da parede celular da planta. As vantagens para vírus animais e bacterianos são menos claras, mas devem existir.

Replicação dos parvovírus

Os parvovírus são vírus icosaédricos muito pequenos, não envelopados. Dois dos três grupos conhecidos infectam animais de sangue quente, enquanto o terceiro grupo tem membros que infectam insetos. O diâmetro do capsídio do parvovírus é de 26 a 30 nm, significativamente menor do que os poliomavírus, embora o genoma viral tenha aproximadamente 5 kb de comprimento. O vírus é capaz de empacotar o genoma em um vírion tão pequeno porque o vírus codifica apenas uma única fita de DNA. Curiosamente, muitos parvovírus podem empacotar a fita de DNA de sentido oposto ao RNAm ou equivalente ao RNAm em quantidades iguais ou quase iguais. Isso significa que os sinais de empacotamento utilizados pelo vírus para encapsidar o genoma precisam ocorrer em ambas as fitas – isso provavelmente acontece por meio da interação entre as estruturas terminais únicas de ambas as fitas e as proteínas do capsídio.

O genoma do vírus adenoassociado (AAV; do inglês *adeno-associated virus*), um parvovírus típico, é mostrado na Figura 16.9. Ele codifica duas fases de leitura da tradução de proteínas que são expressas por uma variedade de transcritos. A primeira fase de leitura codifica a proteína não estrutural envolvida na replicação, e a segunda, a proteína do capsídio. As extremidades do genoma contêm 120 a 300 bases de sequências repetidas inversas, de modo que possam formar alças em forma de grampo de cabelo em solução e no núcleo da célula infectada. Os grampos de cabelo terminais servem como *primers* para o início da replicação do DNA e, como

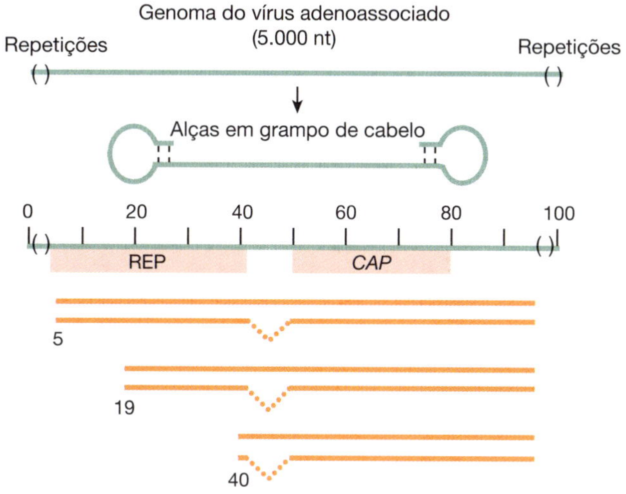

Figura 16.9 Genoma linear de 5.000 nucleotídios (nt) do vírus adenoassociado (AAV). Esse ssDNA tem sequências repetidas em ambas as extremidades que lhe possibilitam formar uma estrutura em "grampo de cabelo". Isso serve como molde para a conversão em dsDNA pelas enzimas celulares. As enzimas celulares também medeiam a replicação do genoma viral. Três famílias de RNAm coterminais são expressas a partir dos três promotores do AAV; o genoma codifica proteínas de replicação e uma proteína do capsídio, mas depende da replicação celular para sua capacidade de replicar seu genoma. A replicação celular é induzida por um vírus auxiliar, como o adenovírus no animal, mas o vírus pode se replicar em culturas de algumas células em replicação ativa. Outros grupos de parvovírus, como o vírus miúdo do camundongo (MVM), são capazes de se replicar em algumas células de replicação ativa de seu hospedeiro natural.

são repetidas nas extremidades das fitas de DNA com sentido positivo (+) e negativo (–), ambos podem servir como moldes para a replicação do DNA.

A replicação do parvovírus é absolutamente dependente da célula hospedeira que passa pela replicação do DNA. Assim, o vírus só é capaz de se replicar em células em replicação ativa. Apesar disso, e ao contrário dos papovavírus e dos adenovírus, o parvovírus não tem a capacidade de estimular a divisão celular por meio da ação de uma proteína codificada pelo vírus. Essa incapacidade resulta em uma restrição muito rígida da replicação do vírus nas células em divisão do hospedeiro, especialmente nas células do sistema imune. Isso pode ser devastador para animais jovens; a infecção por parvovírus em cães é um grande problema em canis. A infecção por parvovírus também pode ser muito destrutiva para células em crescimento ativo em animais adultos. Por exemplo, a **panleucopenia felina**, uma doença do parvovírus caracterizada pela destruição do sistema imune, é uma enfermidade importante de gatos domésticos.

Depois da infecção, o ssDNA é convertido em dsDNA completo por enzimas de reparo do DNA celular seguinte à sua entrada no núcleo. O molde de DNA viral de fita dupla é transcrito em vários transcritos 3′-coterminais de um dos três promotores virais imediatamente na direção 5′ do início do transcrito. Alguns desses transcritos são submetidos a *splicing*, de modo que cada fase de leitura da tradução é traduzida em várias proteínas de sequência relacionada. Como observado, a replicação do genoma viral só pode ocorrer em células nas quais há replicação ativa do DNA celular (*i. e.*, na fase S da divisão celular). A enzima de replicação viral está envolvida na clivagem do DNA viral replicante covalentemente fechado em DNA genômico de fita simples e não tem atividade da polimerase.

O DNA do dependoparvovírus se integra em um local específico no genoma da célula hospedeira

O AAV é representativo de um grupo principal de parvovírus, os **dependoparvovírus** (anteriormente denominados dependovírus). Em geral, são encontrados associados a infecções ativas por adenovírus e, ocasionalmente, por herpes-vírus. O parvovírus humano, AAV, é um exemplo bem caracterizado. Embora os dependoparvovírus possam ser cultivados em cultura em células fetais ou depois de estimulação química adequada de algumas células hospedeiras adultas, eles dependem dos auxiliares de adenovírus ou herpes-vírus para estimular a célula de maneira que possam se dividir. Assim como os viroides, esses vírus são parasitas de outros vírus.

Espera-se que a dependência de um vírus auxiliar seja um grande impedimento à replicação do vírus para AAV, mas isso é superado em parte por sua capacidade de se integrar ao cromossomo 19 do hospedeiro quando infecta uma célula na ausência do vírus auxiliar. O DNA viral integrado possibilita que o AAV permaneça latente no tecido do hospedeiro por longos períodos, mas "se reative" se e quando essa célula for infectada por um vírus que possa atuar como auxiliar.

A integração ocorre em pequenos trechos de sequências homólogas dentro de uma região de várias centenas de bases no cromossomo hospedeiro. Embora possibilite que o genoma viral permaneça associado ao hospedeiro por longos períodos, o DNA viral integrado serve como uma "bomba-relógio" biológica – pronta para se replicar e matar a célula quando ela for infectada com o auxiliar apropriado. Uma vez que a replicação do AAV interfere na eficiência da replicação do vírus auxiliar, pode ser que esse processo tenha o efeito final de limitar a infecção do vírus auxiliar, proporcionando, assim, algum benefício ao hospedeiro.

Aplicações terapêuticas potencialmente exploráveis do parvovírus

A exigência estrita de células ativamente replicantes e a competição entre AAV e infecções por adenovírus e herpes-vírus sugerem que esses vírus podem ser exploráveis como agentes antivirais ou anticancerígenos. Estudos de laboratório mostraram que isso é viável. Por exemplo, raças de camundongos de laboratório têm altas ocorrências de certos tumores. A infecção de camundongos jovens pelo vírus miúdo do camundongo (MVM), um parvovírus murino, resulta em aumento significativo na vida útil do animal e em menos ocorrências de tumores em idades jovens. Deve ficar claro, no entanto, que uma aplicação eficaz desse resultado para cânceres humanos não é uma tarefa simples.

Outro potencial uso para o AAV decorre da descoberta de que, se os dois genes que o AAV codifica (*rep* e *cap*) forem removidos, o vírus perderá sua capacidade de se integrar aos cromossomos e, em vez disso, possibilitará que o vírus seja mantido na célula como epissomos circulares ou plasmídios por longos períodos. Essa propriedade levou ao uso do AAV como um vetor de terapia gênica seguro e eficiente para entregar genes como tratamento para doenças. Um dos primeiros tratamentos da terapia gênica baseados em vetor viral a ser licenciado para uso em seres humanos é o alipogene tiparvovec (de nome comercial Glybera®), que está sendo usado para tratar uma deficiência da lipoproteína lipase.

Vírus de DNA que infectam plantas vasculares

Embora os vírus de DNA que infectam plantas vasculares (*i. e.*, "superiores") possam apresentar variabilidade genética equivalente àquela observada em vírus animais e bacterianos, eles não parecem apresentá-la. A razão para isso é que os vírus vegetais precisam atravessar uma parede celular relativamente espessa e densa para se aproximar e romper a membrana plasmática da célula vegetal. Embora pelo menos um vírus de algas possa inserir seu genoma como vírus bacterianos injetam genomas, aparentemente, as dimensões da parede celular das plantas vasculares impedem essa acomodação. Isso faz os vírus de plantas superiores terem uma limitação estrita no tamanho de seus genomas, e, embora esses vírus não sejam totalmente caracterizados, eles podem exigir uma quantidade significativa de funções celulares para sua replicação.

Geminivírus

Grupo de vírus que infecta plantas, tem genomas de DNA circulares de fita simples e covalentemente fechados e são empacotados em capsídios gêmeos incomuns. Essas estruturas de capsídio "gêmeo" dão ao grupo seu nome de gênero, *Geminivirus* (da palavra latina *geminae*, "gêmeos"). A quantidade de genes codificados e seu arranjo no genoma distinguem os três principais grupos desses vírus. Dois dos grupos encapsidam o mesmo genoma em ambos os capsídios gêmeos; assim, eles têm um genoma monopartido. Em contrapartida, o terceiro grupo contém um genoma bipartido, e os dois segmentos genômicos diferentes são empacotados separadamente em cada uma das metades do capsídio. De modo surpreendente, um geminivírus isolado de bananas contém capsídios com oito segmentos genômicos distintos. Não se sabe como o vírus realiza o notável feito de empacotar diferentes segmentos genômicos em subcapsídios distintos.

Representantes dos geminivírus incluem o vírus do listrado do milho (um genoma monopartido) e o vírus do mosaico dourado do tomate (um genoma bipartido). A organização do genoma (2,7 a 3,0 kb) dos geminivírus tem ORFs orientadas em ambas as direções ao redor do círculo, assim como os papovavírus. Uma vez que os geminivírus são de fita simples, a fita do genoma de entrada deve ser convertida em dsDNA depois da infecção, a fim de se obter o molde apropriado para a transcrição de RNAm cujas fases de leitura de tradução são antissenso (sentido oposto) ao DNA do vírion.

Os geminivírus são transmitidos de uma planta para outra por cigarrinhas ou moscas-brancas. O vírus pode permanecer no inseto por longos períodos; contudo, ao contrário dos arbovírus contendo RNA, os geminivírus não se replicam em seus insetos vetores. A replicação e a transcrição desses vírus ocorrem nos núcleos das plantas infectadas, usando um esquema de círculo rolante. A função exata dos produtos gênicos previstos a partir da análise de sequência não foi determinada. Portanto, ainda não é possível dizer quais das proteínas virais podem estar envolvidas especificamente nessa replicação do DNA.

O bacteriófago de DNA de fita simples ΦX174 empacota seus genes de maneira muito compacta

O empacotamento dos genes do bacteriófago ΦX174 sugere que a compressão do tamanho genômico também oferece vantagens distintas no mundo procariótico. Esse vírus icosaédrico tem estrutura muito semelhante à do adenovírus, porém com fibras mais curtas. Ele contém um genoma ssDNA circular de aproximadamente 3,4 kb de comprimento. Depois da infecção de uma célula bacteriana, o genoma do ssDNA é convertido em dsDNA. Isso tem sido denominado *forma intermediária* ou *replicativa* (*RF*), mas é bastante diferente do complicado complexo ribonucleoproteico com esse nome visto na replicação de vírus ssRNA.

A expressão de RNAm codificado por vírus, a síntese de proteínas e a replicação do genoma ocorrem seguindo padrões que, em geral, são exemplos simples dos programas de replicação mais complexos de bacteriófagos contendo DNA descritos no Capítulo 18. Uma demonstração impressionante da extensão a que esse vírus chegou para comprimir seu genoma vem do exame de seu mapa genético, mostrado na Figura 16.10. O vírus codifica nove genes distintos, mas onde se pode esperar que cerca de 200 a 300 bases da sequência de DNA contenham informações não proteicas, apenas 36 bases (< 1%) do genoma são liberados pelas fases de leitura da tradução. Esse arranjo indica que todas as sequências de controle da transcrição estão contidas nas fases de leitura da tradução.

Os sinais de início e parada para tradução de ORF vizinhas individuais geralmente se sobrepõem. Além disso, dois genes estão *completamente* contidos nas fases de leitura da tradução de outros genes maiores. Essa configuração ocorre ao se organizar as fases de tradução em diferentes fases (descritas no Capítulo 22, Parte 5). Embora esses genes sobrepostos sejam

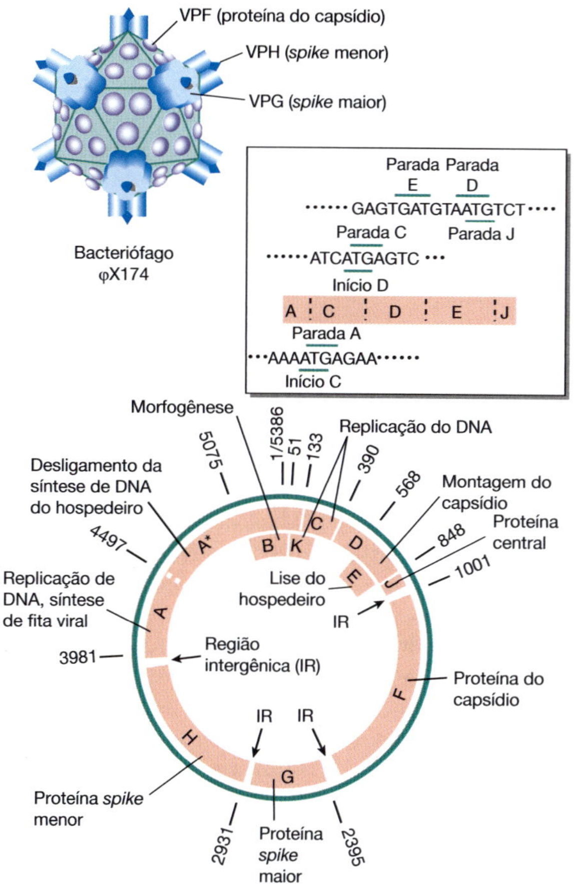

Figura 16.10 Estrutura do capsídio e genoma comprimido do bacteriófago ΦX174. O capsídio é composto de três proteínas: capsídio maior, spike maior e spike menor. Ao todo, 10 genes são compactados em 3,4 kb de ssDNA. Isso é realizado por regiões intergênicas muito curtas e por dois genes completamente sobrepostos. São listadas as funções das proteínas codificadas por esses genes.

encontrados em muitos vírus, incluindo os maiores, como os herpes-vírus e os poxvírus, o ΦX174 levou essa tendência ao extremo.

Essa compacidade fornece alguma vantagem útil para esse bacteriófago, mas, como em todos os sistemas dinâmicos, há um preço. Em um genoma viral com essas sobreposições, uma alteração de base em uma região de genes sobrepostos pode afetar *dois*, em vez de um gene. Por essa razão, espera-se que mais mutações sejam letais do que geralmente é visto em genomas virais. Esse é efetivamente o caso do ΦX174, cuja sequência é mais fortemente conservada durante a replicação do que no caso de outros vírus de DNA, e a produção de mutações nesse vírus para análise genética é uma tarefa trabalhosa.

A sobreposição de genes provavelmente faz o vírus ser menos adaptável ao hospedeiro e a outras mudanças em seu ambiente natural. Esse conservadorismo pode ter valor negativo de sobrevivência no mundo procariótico, mas a sobrevivência do vírus é uma evidência clara de que os efeitos deletérios são compensados pela eficiência do empacotamento do gene.

Caso 4: vírus JC (ver Capítulo 16)

Manifestações clínicas/história do caso. Uma mulher de 42 anos com esclerose múltipla (EM) é levada ao pronto-socorro por sua irmã em decorrência de preocupações com uma personalidade forte e mudanças de humor. Na admissão, a paciente apresentava incoerência e confusão mental. A história fornecida por sua irmã indicou que suas mudanças de estado mental começaram havia cerca de 1 semana. A paciente reclamou que seu rosto doía e demonstrou fraqueza no braço e na perna direitos e fala arrastada. Não apresentou cefaleia, rigidez de nuca nem febre. O médico assistente solicitou exames de sangue, bem como uma tomografia computadorizada (TC) (raios X).

Diagnóstico. O médico assistente estava preocupado com a evidência de déficits do sistema nervoso central (SNC) e suspeitou de encefalopatia. A TC da cabeça havia sido solicitada para procurar evidências de lesões no encéfalo. A TC mostrou um edema cerebral temporoparietal esquerdo (área de inflamação). Isso indicou uma zona de patologia. A sorologia não forneceu informações úteis para o diagnóstico. Como vários vírus (e fungos) podem causar lesões no encéfalo, solicitou-se punção lombar, e a análise por reação em cadeia da polimerase (PCR) do líquido cerebrospinal identificou o DNA do vírus JC. Isso sugeriu que a provável etiologia era a leucoencefalopatia multifocal progressiva (LMP), que é causada por uma reativação do vírus JC latente que está presente em alguns linfócitos B que podem atravessar a barreira hematencefálica. Lá, eles podem formar um foco de infecção ativa e resultar em déficits cognitivos, às vezes graves.

Tratamento. Não há tratamento específico para a infecção pelo vírus JC ou PML; no entanto, determinou-se a causa subjacente dessa infecção como decorrente do fármaco natalizumabe, que a paciente estava tomando para controlar sua EM. O natalizumabe é um anticorpo monoclonal que tem como alvo a molécula de adesão celular alfaintegrina. O uso desse fármaco reduz um aspecto específico da resposta imune que diminui a inflamação que exacerba a EM (e a doença de Crohn). Infelizmente, tomar esse medicamento aumenta o risco de "reativação" do vírus JC e as lesões cerebrais relativamente raras da PML em alguns pacientes. Essa complicação do tratamento com o natalizumabe lançou alguma luz sobre a especificidade e a complexidade da resposta imune, que são essenciais para controlar diferentes vírus.

Notas sobre a doença. O vírus JC é um poliomavírus que geralmente é adquirido como infecção subclínica na infância. O vírus inicialmente infecta as tonsilas e depois se dissemina pelo sangue, onde infecta os rins e fica latente no epitélio renal. O vírus JC também demonstrou estar latente no SNC, na medula óssea e nas células do sangue periférico. Mais de 80% dos adultos têm anticorpos contra o vírus JC; essa infecção normalmente não causa problemas clínicos, exceto em imunocomprometidos (e especialmente em pacientes com AIDS) e naqueles em uso de alguns anticorpos monoclonais imunossupressores, conforme descrito aqui.

QUESTÕES DO CAPÍTULO 16

1

(a) Os desenhos na tabela ao lado representam possíveis estruturas para a replicação de moléculas de DNA. Indique quais podem ser encontradas se você examinar o DNA de adenovírus replicante isolado de uma célula hospedeira infectada.

(b) A replicação do DNA do adenovírus ocorre em duas etapas. Suponha que você tenha um sistema *in vitro* que possibilite examinar as características dessa síntese. A mistura de reação tem todas as proteínas virais e hospedeiras necessárias. Preveja o efeito das seguintes modificações no processo de dois estágios. Use um sinal "+" se o estágio ocorrer normalmente e um sinal "–" se o estágio for bloqueado pelo tratamento (na tabela a seguir).

Estrutura	Possível para o adenovírus?
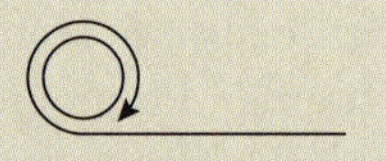	
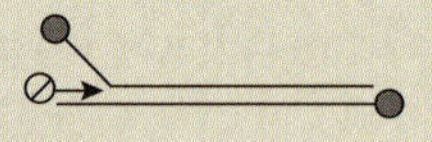	
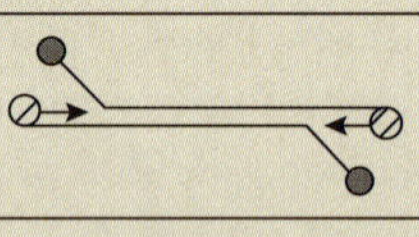	
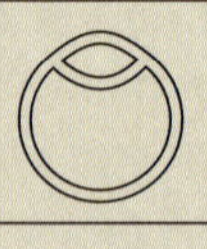	
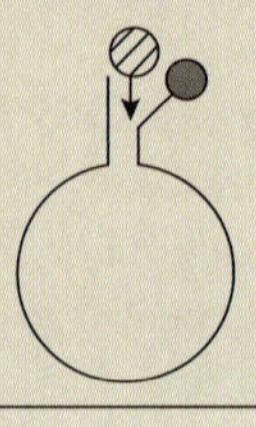	

Modificação	Primeira fase	Segunda fase
Controle (sem tratamento)	+	+
Remoção da proteína terminal de ambas as extremidades 5′ do genoma de DNA		
Remoção das sequências complementares terminais de uma extremidade do genoma de DNA		
Prevenção da maturação da proteína terminal da forma 80 kd para 55 kd		

2 Células que foram infectadas pelo adenovírus 2 (Ad2) são tratadas com os produtos químicos mostrados na tabela a seguir. Em cada caso, o tratamento inibe a produção da progênie do vírus Ad2 na célula. Dê brevemente uma razão pela qual o ciclo de vida do Ad2 é bloqueado em cada caso.

Produto químico	Efeito	Razão celular para inibição do Ad2
NH_4Cl	Bloqueia a acidificação de lisossomos e endossomos secundários	
Vimblastina	Rompe o citoesqueleto da célula microtubular	
Emetina	Inibe a síntese de proteínas	

3 Um papilomavírus entra em uma célula e não produz vírus de progênie; entretanto, o DNA epissomal é mantido dentro da célula e ocorre alguma expressão gênica. Esse é um exemplo de qual tipo de infecção?

4 Quais são as funções do antígeno T durante o ciclo infeccioso do SV40?

5 Qual das afirmações a seguir sobre o ciclo de vida do SV40 é falsa?

(a) Ele expressa três transcritos que codificam três proteínas do capsídio tardiamente.

(b) O genoma contém uma sequência específica de nucleotídios que atua como sinal de poliadenilação para transcritos usando qualquer fita de DNA como molde.

(c) Ele apresenta promotores específicos que controlam a expressão de transcritos precoces e tardios.

(d) Ele se replica no núcleo.

(e) Ele se replica usando majoritariamente enzimas celulares.

Replicação de Alguns Vírus de DNA Eucarióticos de Replicação Nuclear com Genomas Grandes

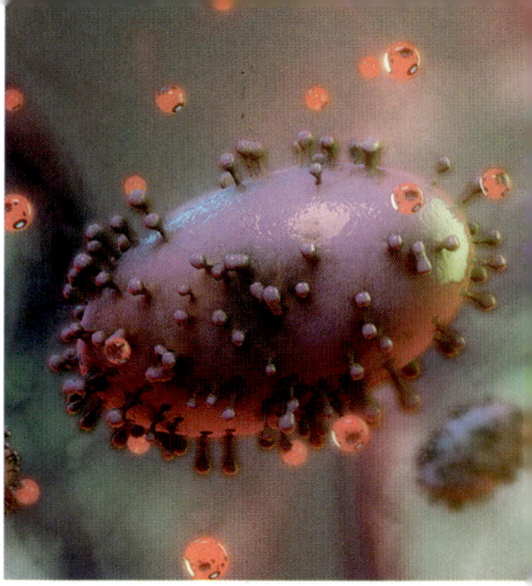

CAPÍTULO

17

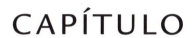

O termo *grande*, quando aplicado a genomas de vírus de DNA, precisa ser relativo. Os vírus de DNA de genoma grande codificam de 50 a mais de 1.000 genes distintos; no limite superior do tamanho, os genomas virais podem conter mais genes do que os organismos mais simples de "vida livre": os micoplasmas.

Grande parte da complexidade genética dos grandes vírus de DNA de replicação nuclear se deve a genes virais dedicados a fornecer ao vírus a capacidade de se replicar e amadurecer em células diferenciadas, bem como defesas virais ou acomodações a mecanismos de defesa do hospedeiro. Esses genes em geral não são necessários para a replicação do vírus em um ou outro tipo de células em cultura, pelo menos sob certas condições, e podem ser denominados "dispensáveis à replicação do vírus". Embora essa designação seja de uso relativamente comum, é enganosa, pois nenhum gene viral mantido em uma cepa selvagem que se replique eficientemente na população em geral é dispensável.

Despojado das funções genéticas "dispensáveis", um vírus de DNA de genoma grande precisa conter os mesmos componentes essenciais que um de genoma pequeno: genes dedicados a subverter a célula em uma fábrica de transcrição específica do vírus, enzimas para replicação do genoma viral e as proteínas e enzimas necessárias para formar o capsídio e montar e liberar novos víriones infecciosos. Dados esses requisitos, não é muito surpreendente que os fundamentos de replicação desses vírus de DNA de genoma grande e replicação nuclear sigam as mesmas estratégias básicas observadas em vírus de DNA menores.

Contudo, é importante ter em mente que existem muitas maneiras diferentes de um vírus modificar uma célula de modo a resultar em um local favorável à sua replicação – "o diabo esconde-se nos pormenores".

REPLICAÇÃO E LATÊNCIA DOS HERPES-VÍRUS

Herpes-vírus como um grupo

Os herpes-vírus são vírus de DNA envelopados extremamente bem-sucedidos. Eles foram identificados em todas as espécies de vertebrados estudadas e se estendem a outras classes do reino animal (p. ex., ostras). Sua estratégia de replicação envolve uma adaptação detalhada à defesa imune do hospedeiro; é possível que suas origens evolutivas como herpes-vírus estejam nas origens da memória imunológica. Na atualidade, conhecem-se oito herpes-vírus humanos distintos; cada um causa uma doença característica.

Muitos herpes-vírus são neurotrópicos (*i. e.*, infectam ativamente o tecido nervoso); esses vírus são coletivamente chamados *herpes-vírus alfa*. Três herpes-vírus humanos pertencem a esse grupo: os intimamente relacionados vírus herpes simples 1 e 2 (HSV-1 e HSV-2), que são os principais agentes de lesões herpéticas faciais e genitais recorrentes, respectivamente; e o vírus varicela-zóster (VZV), que é o agente causador da catapora e do herpes-zóster. O VZV está mais distante do HSV. O vírus pseudorraiva (PrV), um importante patógeno animal que tem muitas semelhanças com o HSV, também é um herpes-vírus alfa.

Cinco herpes-vírus humanos são linfotrópicos, o que significa que se replicam e estabelecem latência nos tecidos associados ao sistema linfático. Esses herpes-vírus foram subdivididos em grupos beta e gama, de acordo com as especificidades de sua estrutura e replicação genômica. Os vírus nesses dois grupos compartilham características que sugerem que estão mais intimamente relacionados entre si do que com os três herpes-vírus neurotrópicos.

As infecções por citomegalovírus humano (CMVH) (o protótipo dos herpes-vírus beta) estão ligadas tanto a um tipo de mononucleose infecciosa quanto a infecções congênitas do sistema nervoso. Esse vírus pode ser devastador em indivíduos com função imune prejudicada, como aqueles que têm HIV/AIDS ou são clinicamente imunossuprimidos por transplante de órgãos ou quimioterapia contra o câncer. Outros dois herpes-vírus linfotrópicos – os intimamente relacionados herpes-vírus humanos 6 e 7 (HHV-6 e HHV-7) – causam roséola, uma erupção cutânea onipresente e geralmente leve na primeira infância.

Infecções por herpes-vírus gama humano, vírus Epstein-Barr (EBV) e herpes-vírus do sarcoma de Kaposi ou herpes-vírus humano 8 (KSHV ou HHV-8) estão convincentemente ligados a cânceres humanos. Apesar da alta frequência de infecção por EBV na população em geral, a carcinogênese está ligada a fatores ambientais adicionais e, possivelmente, genéticos; na maioria dos seres humanos, a infecção é assintomática ou resulta em um tipo de mononucleose que é muito semelhante ao causado pelo CMVH.

Complexidade genética dos herpes-vírus

Normalmente, um genoma de herpes-vírus contém entre 60 e 200 genes. Ao contrário dos adenovírus, que compartilham uma estrutura genômica básica, bem como uma arquitetura geral, uma pesquisa comparativa das estruturas genômicas dos vários herpes-vírus exibe uma impressionante diversidade de variações individuais dentro de um tema geral. Ainda assim, dentro dessa variação, a ordem dos genes geralmente é mantida dentro de grandes blocos do genoma, e vários graus de homologia genética são claramente evidentes. As áreas mais marcantes de homologia são observadas entre os genes que fornecem funções básicas de replicação.

Uma característica geral do complexo arranjo do genoma do herpes-vírus é que os genomas do herpes contêm regiões importantes com sequências repetidas invertidas. O tamanho dos genomas do herpes-vírus varia de 80 a 240 kb. Dado que todos os vírus compartilham características básicas de infecção produtiva, essa faixa de tamanho indica que diferentes herpes-vírus diferem muito na quantidade de genes "dispensáveis" que codificam, dedicados a aspectos específicos da patogênese e à disseminação do vírus em questão. Exemplos dessas diferenças são descritos um pouco mais adiante neste capítulo.

Características comuns da replicação do herpes-vírus no hospedeiro

As estratégias de replicação de todos os herpes-vírus parecem compartilhar algumas características básicas. Os vírus estabelecem uma infecção primária durante a qual o vírus se replica em títulos moderados ou altos, mas com sintomas normalmente leves que são resolvidos rapidamente. Um resultado dessa infecção primária no hospedeiro é a imunidade eficiente e eficaz contra a reinfecção. Contudo, depois da infecção inicial, o vírus não é completamente eliminado do hospedeiro. Em vez disso, uma ou outra célula específica infectada pelo vírus é capaz de manter os genomas virais sem uma infecção viral produtiva. Essa manutenção é pelo menos parcialmente resultado de o vírus ser dependente de uma maquinaria de transcrição celular específica para replicação de alta eficiência. A presença de componentes essenciais dessa maquinaria é altamente dependente do estado de diferenciação e do ambiente intercelular das células nos tecidos em que o vírus se replica e estabelece a latência. Conforme ocorre com outros vírus de DNA que exibem um padrão semelhante de persistência sem infecção ativa aparente, isso é denominado *infecção latente*. Embora as definições de *latência* variem com o vírus em questão, a definição mais estrita (que pode ser prontamente aplicada à latência do herpes-vírus) exige que nenhum vírus infeccioso seja detectável na maioria das células hospedeiras durante a fase latente.

Com estresse apropriado às células que abrigam genomas virais, bem como estresse ao sistema imune do hospedeiro, a atividade de componentes essenciais da maquinaria de transcrição da célula é ativada e o vírus é capaz de se reativar a partir do tecido sob infecção latente. Desde que a imunidade do hospedeiro seja suficientemente suprimida, segue-se uma versão geralmente mais branda da infecção primária. Essa reativação resulta na disponibilidade do vírus para infecção de hospedeiros imunologicamente virgens e estabelece o indivíduo infectado como um reservatório de infecção por toda a vida. Notavelmente, a maioria desses eventos de reativação resulta na liberação de vírus no local primário de infecção, com pouco ou nenhum sintoma clínico. Isso atesta o equilíbrio estável entre o hospedeiro e o vírus que evoluiu.

Uma vez que os principais grupos de herpes-vírus evoluíram de modo a utilizar diferentes tipos de células terminalmente diferenciadas como um reservatório no qual a replicação do vírus deve ocorrer em algum nível baixo para iniciar a **recrudescência**, segue-se que os genes virais dedicados à capacidade do vírus de se replicar no sistema imune do anfitrião competente mostrarão muita divergência. Ao mesmo tempo, a semelhança básica do ciclo de replicação produtiva, uma vez ocorrida, sugere que – como é o caso – os genes virais envolvidos na replicação de alto título serão reconhecidamente semelhantes.

Replicação do protótipo do herpes-vírus alfa: HSV

Vírion do HSV

Todos os herpes-vírus apresentam envelopes icosaedrícos semelhantes. O envelope do HSV contém 10 ou mais glicoproteínas. A matriz (chamada *tegumento* por motivos desconhecidos) fica entre o envelope e o capsídio e contém pelo menos 15 a 20 proteínas. O capsídio em si é composto por seis proteínas; a principal, VP5, é a proteína do capsídio principal de 150.000 Da. O VP5 também é chamado UL19 pela posição de seu gene no mapa genético viral. A Figura 9.3 mostra um modelo aprimorado por computador da estrutura do capsídio do HSV. A Figura 17.1 mostra uma visão à microscopia eletrônica mais convencional. A razão molar das proteínas do capsídio do HSV está mostrada na Tabela 11.2 – várias proteínas do capsídio estão presentes em quantidades amplamente diferentes.

Genoma viral

Embora cada herpes-vírus seja diferente, várias características gerais podem ser ilustradas com o genoma do HSV-1. O genoma do HSV-1 é linear e tem aproximadamente 152 mil

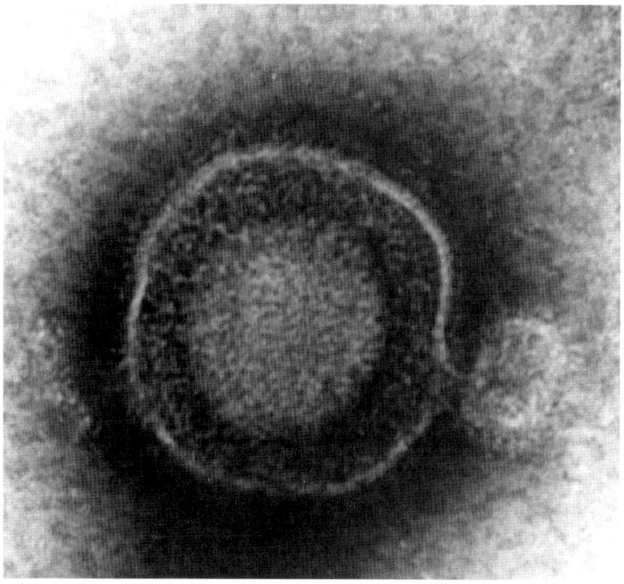

Figura 17.1 Micrografia eletrônica de um vírion HSV-1 envelopado revelando características específicas, especialmente espículas de glicoproteína que se projetam do envelope. O capsídio tem um diâmetro de cerca de 100 nm e encapsula o genoma viral de 152 mil pares de bases. O interior do capsídio não contém histonas celulares, em contraste com vírus de DNA menores. Em vez disso, ele contém níveis relativamente altos de poliaminas, como espermidina e putrescina, que possibilitam o dobramento compacto do DNA viral necessário no empacotamento. *Fonte*: cortesia de Jay Brown.

pares de bases (pb) de comprimento. No HSV, a extremidade esquerda do genoma é definida como 0 unidade de mapa, e a direita, 1,00 unidade de mapa; portanto, cada unidade de mapa de 0,1 corresponde a 15.200 pb. Embora o DNA do vírion seja linear, o genoma torna-se circular ao entrar em latência.

A Figura 17.2 mostra um mapa genético e de transcrição de alta resolução do genoma do HSV. Como o genoma do HSV passa a maior parte de sua vida no estado latente, o genoma torna-se circular e, portanto, o mapa é mostrado como um círculo; contudo, observe que as extremidades do genoma são indicadas no topo do círculo. Como o vírus codifica quase 100 transcrições e mais de 70 fases de leitura da tradução abertas (ORF; do inglês *open reading frame*), o mapa é complexo. Ainda assim, os métodos básicos de interpretação são os mesmos do mapa mais simples do vírus símio 40 (SV40). A interpretação do mapa genético e de transcrição do HSV é auxiliada pelo fato de que poucos transcritos virais são submetidos a *splicing*, e a maioria das ORFs são expressas por um único transcrito, cada um com um promotor contíguo.

O mapa genético do HSV-1 está resumido na Tabela 17.1, na qual estão listadas as proteínas virais e outros elementos genéticos. A quantidade de proteínas virais necessárias para a replicação do vírus em células em cultura é grande. Muitas dessas proteínas "dispensáveis" atuam em aspectos da patogênese do vírus. Em teoria, pode-se determinar a função exata

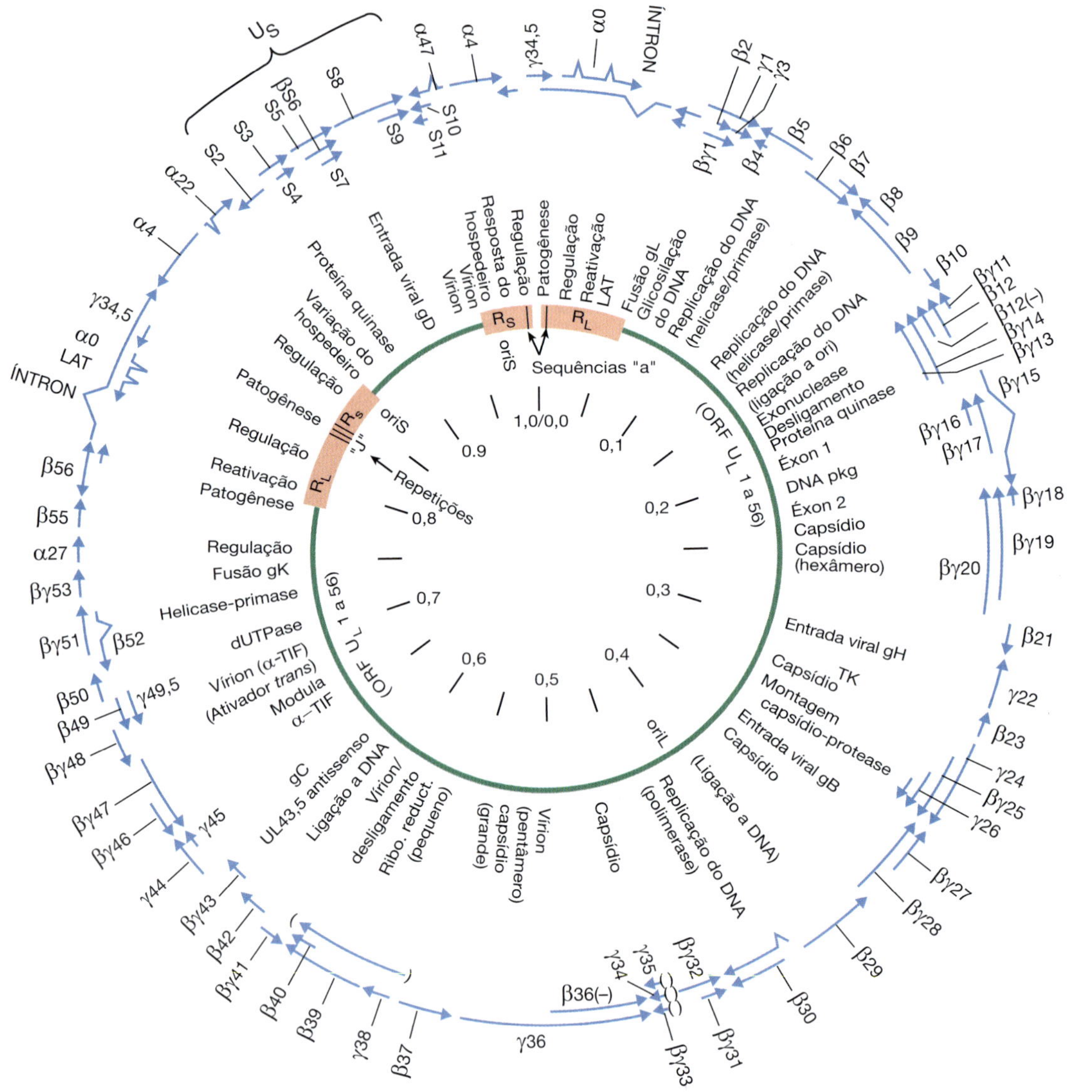

Figura 17.2 Mapa genético e de transcrição do HSV-1. Características específicas do genoma são discutidas no texto e citadas na Tabela 17.1. As transcrições individuais são controladas por seus próprios promotores específicos, e o *splicing* é incomum. Cada transcrito é encabeçado por seu próprio promotor, e a maioria termina com sinais individuais de clivagem/poliadenilação. O tempo de expressão dos vários transcritos é dividido aproximadamente em imediato-precoce (α), precoce (β), tardio (βγ) e estritamente tardio (γ). Por sua vez, isso é baseado em se os transcritos são expressos na ausência de síntese de proteína viral (α), antes da replicação do DNA viral e desligamento seguinte a isso (β), antes da replicação do DNA viral, mas alcançando níveis máximos depois disso (βγ), ou apenas depois da replicação do DNA viral (γ). O genoma tem cerca de 152 mil pares de bases e contém extensas regiões de sequências duplicadas.

dessas proteínas estudando-se o efeito da deleção dos genes que as codificam na maneira como o vírus se replica em seu hospedeiro natural. Como o hospedeiro natural do HSV é o ser humano, é preciso realizar essa análise em modelos animais. Esse estudo pode ser uma tarefa difícil, e as funções biológicas reais de muitas proteínas e enzimas codificadas pelo vírus ainda são desconhecidas.

O genoma pode ser dividido em seis regiões; cada uma delas codifica uma função específica, como segue:

1 Extremidades das moléculas lineares. As extremidades do genoma contêm sequências repetitivas de DNA compostas por quantidades variadas de repetições de três padrões ou agrupamentos básicos, denominados "a", "b" e "c". As sequências "a" também são encontradas na junção entre os segmentos longo e curto do genoma (discutidos mais adiante neste capítulo). Elas também contêm os sinais utilizados na montagem de vírions maduros para empacotamento do DNA viral.

2 Região de repetição longa (R_L). A repetição de 9.000 pb (R_L) codifica tanto uma importante proteína reguladora precoce-imediata (α0) quanto o promotor da maior parte do "gene" para o transcrito associado à latência (LAT). Esse transcrito atua facilitando tanto o estabelecimento eficiente quanto a reativação da latência por mecanismos ainda desconhecidos.

Tabela 17.1 Algumas funções genéticas codificadas pelo herpes-vírus simples tipo 1.

Localização (unidade do mapa) (ver Figura 18.2)	Necessário para replicação em cultura?	Nome do elemento ou proteína	Função
0,0	Sim	"a"	Clivagem do genoma *cis*, sinal de empacotamento
0,00 a 0,06	Sim	R_T	Ver a seguir
0,05	Não	ICP34.5	Neurovirulência
0,01 (R_L)	Sim	α0	Regulador da transcrição imediato-precoce (RNAm submetido a *splicing*) e inibidor da interferona
0,02 (R_L)	Não	LAT	Aproximadamente 600 bases na região 5′ facilitam o estabelecimento da latência e a reativação e bloqueiam a apoptose; nenhuma proteína envolvida
0,04 (R_L)	Não	LAT-íntron	Acúmulo estável no núcleo de alguns neurônios com infecção latente, função desconhecida
0,06	Sim	gL	Entrada viral, associada ao gH
0,07	Não	U_L2	Uracila DNA glicosilase, reparo de DNA
0,08	Não	U_L3	Proteína associada à membrana não viriônica
0,09	Não	U_L4	Proteína do tegumento, função desconhecida
0,1	Sim	Helicase-primase	Replicação do DNA
0,1	Sim	U_L6	Proteína do capsídio, maturação do capsídio, empacotamento do DNA
0,11	Não	U_L7	Desconhecida
0,12	Sim	Helicase-primase	Replicação do DNA
0,13	Sim	Proteína de ligação a ori	Replicação do DNA
0,14	Não	gM	Glicoproteína de função desconhecida
0,14	Sim	U_L11	Proteína do tegumento, egresso e envelopamento do capsídio
0,16	Sim	Exonuclease alcalina	Empacotamento do DNA, egresso do capsídio
0,15	Não	U_L12.5	Dois terços C-terminais de U_L12, expressos por RNAm separado; função específica desconhecida
0,17	Não	Proteína quinase	Associada ao tegumento
0,18	Não	U_L14	Desconhecida
0,16/0,18	Sim	U_L15	Empacotamento de DNA, clivagem de DNA replicante (RNAm submetido a *splicing*)
0,17	Não	U_L16	Desconhecida
0,2	Sim	U_L17	Clivagem e empacotamento de DNA
0,23	Sim	Capsídio	Triplex
0,25	Sim	Capsídio	Proteína do capsídio principal, hexâmero
0,27	Sim	U_L20	Associada à membrana, egresso do vírion
0,28	Não	U_L21	Tegumento
0,3	Sim	gH	Entrada viral, atua com gL
0,32	Não	U_L23	Timidina quinase
0,33	Não	U_L24	Desconhecida
0,33	Sim	U_L25	Proteína do tegumento, maturação do capsídio, empacotamento do DNA
0,34	Sim	U_L26	Protease maturacional
0,34	Sim	U_L26.5	Proteína andaime
0,36	Sim	gB	Glicoproteína necessária para a entrada do vírus
0,37	Sim	U_L28	Maturação do capsídio, empacotamento do DNA
0,4	Sim	U_L29	Proteína de ligação ao ssDNA, replicação do DNA
0,41	Não	OriT	Origem da replicação
0,42	Sim	DNA po1	Replicação do DNA
0,45	Não	U_L31	Fosfoproteína nuclear, brotamento nuclear
0,45	Sim	U_L32	Maturação do capsídio, empacotamento do DNA
0,46	Sim	U_L33	Maturação do capsídio, empacotamento do DNA
0,47	Não	U_L34	Fosfoproteína da membrana, brotamento nuclear

(*continua*)

Tabela 17.1 Algumas funções genéticas codificadas pelo herpes-vírus simples tipo 1 (*continuação*).

Localização (unidade do mapa) (ver Figura 18.2)	Necessário para replicação em cultura?	Nome do elemento ou proteína	Função
0,47	Sim	U_L35	Proteína do capsídio, pontas do capsômero
0,50	Não	U_L36	ICP 1/2, proteína do tegumento
0,55	Não	U_L37	Fosfoproteína do tegumento
0,57	Sim	U_L38	Proteína do capsídio, tríplex
0,58	Sim	U_L39	Ribonucleotídio redutase subunidade grande
0,59	Sim	U_L40	Ribonucleotídio redutase subunidade pequena
0,6	Não	U_L41	vhs (proteína de desligamento da síntese proteica do hospedeiro associada ao vírion) desestabiliza o RNAm, envelopamento
0,61	Sim	U_L42	Proteína acessória da polimerase, replicação do DNA
0,62	Não	U_L43	Desconhecida
0,62	Não	$U_L43.5$	Antissenso a U_L43
0,63	Não	gC	Estágios iniciais da associação vírus-célula
0,64	Não	U_L45	Associado à membrana
0,65	Não	U_L46	Associado ao tegumento, modula α-TIF
0,66	Não	U_L47	Associado ao tegumento, modula α-TIF
0,67	Sim	α-TIF	Ativador da transcrição associado ao vírion, facilita a transcrição do envelopamento imediato-precoce por meio da ligação ao Oct-1 e CTF celular nos locais TATGARAT
0,68	Não	U_L49	Proteína do tegumento
0,68	Não	$U_L49.5$	Desconhecida
0,69	Não	dUTPase	Metabolismo do agregado de nucleotídios
0,7	Não	U_L51	Desconhecida
0,71	Sim	Helicase-primase	Replicação do DNA
0,73	Não	gK	Egresso do vírion
0,74	Sim	α27	Proteína reguladora imediato-precoce, inibe o *splicing*
0,75	Não	U_L55	Desconhecida
0,76	Não	U_L56	Proteína do tegumento, afeta a patogênese
0,76 a 0,82	Sim	R_L	Ver R_L anteriormente
0,82	Sim	Junção R_L-R_S	Região de junção, contém sequências "a"
0,82 a 0,86	Sim	R_S	Ver a seguir
0,82 a 0,86 R_S)	Sim	α4	Ativador da transcrição imediato-precoce
0,86 (R_S)	Sim	Ori_S (ação *cis*)	Origem da replicação
0,86	Não	α22	Proteína imediato-precoce, afeta a capacidade do vírus de se replicar em certas células
0,87	Não	U_S2	Desconhecida
0,89	Não	U_S3	Proteína quinase associada ao tegumento, fosforila U_L34 e U_S9
0,9	Não	gG	Glicoproteína de função desconhecida
0,9	Não	gJ	Glicoproteína de função desconhecida
0,91	Sim	gD	Entrada do vírus, liga-se a HVEM
0,92	Não	gI	Glicoproteína que atua com gE, liga-se a IgG Fc e influencia a disseminação do vírus de uma célula para outra

(*continua*)

Tabela 17.1 Algumas funções genéticas codificadas pelo herpes-vírus simples tipo 1 (*continuação*).

Localização (unidade do mapa) (ver Figura 18.2)	Necessário para replicação em cultura?	Nome do elemento ou proteína	Função
0,93	Não	gE	Glicoproteína que atua em gI, liga-se a IgG-Fc e influencia a disseminação de uma célula para outra
0,94	Não	U_S9	Fosfoproteína associada ao tegumento
0,95	Não	U_S10	Proteína associada ao tegumento
0,95	Não	U_S11	Fosfoproteína associada ao tegumento, ligação ao RNA, regulação pós-transcrição
0,96	Não	α47	Proteína imediato-precoce que inibe a apresentação do antígeno ao MHC classe I em células humanas e primatas
0,96 a 1,00	Sim	R_S	Ver R_S anteriormente
1	Sim	"a"	Clivagem do *Cis* genoma, empacotamento de sinal

α-TIF, proteína do fator indutor alfa-*trans*; *HVEM*, mediador de entrada do herpes-vírus; *ICP*, proteína da célula infectada; *IgG*, imunoglobulina G; *LAT*, transcrito associado à latência; *MHC*, complexo principal de histocompatibilidade; *Oct1*, proteína 1 de ligação ao octâmero; *RL*, repetição longa; *RNAm*, RNA mensageiro; *RS*, repetição curta; *ssDNA*, DNA de fita simples; U_L, único longo; U_S, único curto; *vhs*, proteína de desligamento da síntese proteica do hospedeiro associada ao vírion.

3 Região longa única (U_L). A região longa única (U_L), que tem 108 mil pb de comprimento, codifica pelo menos 56 proteínas distintas (na verdade mais, pois algumas ORFs são submetidas a *splicing* e expressas de maneira redundante). Ela contém genes para as enzimas de replicação do DNA e as proteínas do capsídio, bem como muitas outras proteínas.

4 Regiões de repetição curta (R_S). As repetições curtas (R_S) de 6.600 pb codificam a muito importante proteína imediato-precoce α4. Trata-se de uma ativadora da transcrição muito potente. Ela atua com α0 e α27 (na região U_L) estimulando a célula infectada para toda a expressão do gene viral, que leva à replicação do DNA viral.

5 Origens de replicação (ori). O HSV contém três regiões curtas de DNA que atuam como ori. No laboratório, quaisquer duas podem ser deletadas e a replicação do vírus ocorrerá, mas as três ori são sempre encontradas em isolados clínicos. A ori_L está no meio da região U_L; a ori_S está na R_S e, portanto, está presente em duas cópias. Todos os conjuntos de ori operam durante uma infecção fornecendo uma rede muito complicada de DNA concatemérico e extremidades livres no complexo de replicação.

6 Região curta única (U_S). A U_S de 13 mil pb codifica 12 ORFs, algumas das quais são glicoproteínas importantes na gama do hospedeiro viral e na resposta à defesa do hospedeiro. Essa região também codifica duas outras proteínas, α22 e α47, que são expressas imediatamente depois da infecção. Esta última atua bloqueando a capacidade da célula infectada de apresentar antígenos virais em sua superfície.

Infecção produtiva por HSV

O HSV tem um genoma muito complexo. Os herpes-vírus são os primeiros descritos que apresentam cópias diploides de alguns de seus genes. Ainda assim, o padrão de infecção produtiva é aproximadamente semelhante ao observado para vírus de DNA menores. Em uma infecção por HSV, o vírus fornece a maioria dos componentes de que precisa para se replicar; cada gene HSV é codificado por um RNAm que apresenta seu próprio promotor e sinal de poliadenilação. A maioria (mas não todos) dos transcritos do HSV não passa por *splicing*, e a relação entre a estrutura do gene e o polipeptídio codificado é relativamente simples.

Durante o ciclo de replicação produtiva (**vegetativo**), a expressão gênica do HSV é caracterizada por uma *cascata* de complexidade crescente, em que os primeiros genes expressos são importantes para "preparar" a célula para a expressão gênica viral adicional, mobilizar a maquinaria de transcrição celular e bloquear as defesas do sistema imune em um nível celular. Essa fase é seguida pela expressão de vários genes que estão direta ou indiretamente envolvidos na replicação do genoma viral. Por fim, depois da replicação do genoma, as proteínas estruturais virais são expressas abundantemente. A Figura 17.2 mostra o tempo de expressão máxima de cada gene viral. A Figura 17.3 mostra esquematicamente a cascata de transcrição cada vez mais complexa. O tempo necessário para a conclusão de um ciclo replicativo de HSV e outros herpes-vírus alfa é rápido em comparação com herpes-vírus beta e gama, bem como vírus de DNA replicantes nucleares menores, como o adenovírus e o papovavírus. O HSV é capaz de se replicar em uma ampla seleção de animais, tecidos e células em cultura.

Etapas iniciais da infecção: entrada do vírus. O processo de infecção pelo HSV e transporte de DNA viral para o núcleo é mostrado em linhas gerais na Figura 17.4 A fixação e a entrada do vírus requerem interações sequenciais entre glicoproteínas específicas da membrana viral e receptores celulares. Um grupo de receptores relacionados é denominado *mediadores de entrada do herpes-vírus*, ou HVEM.

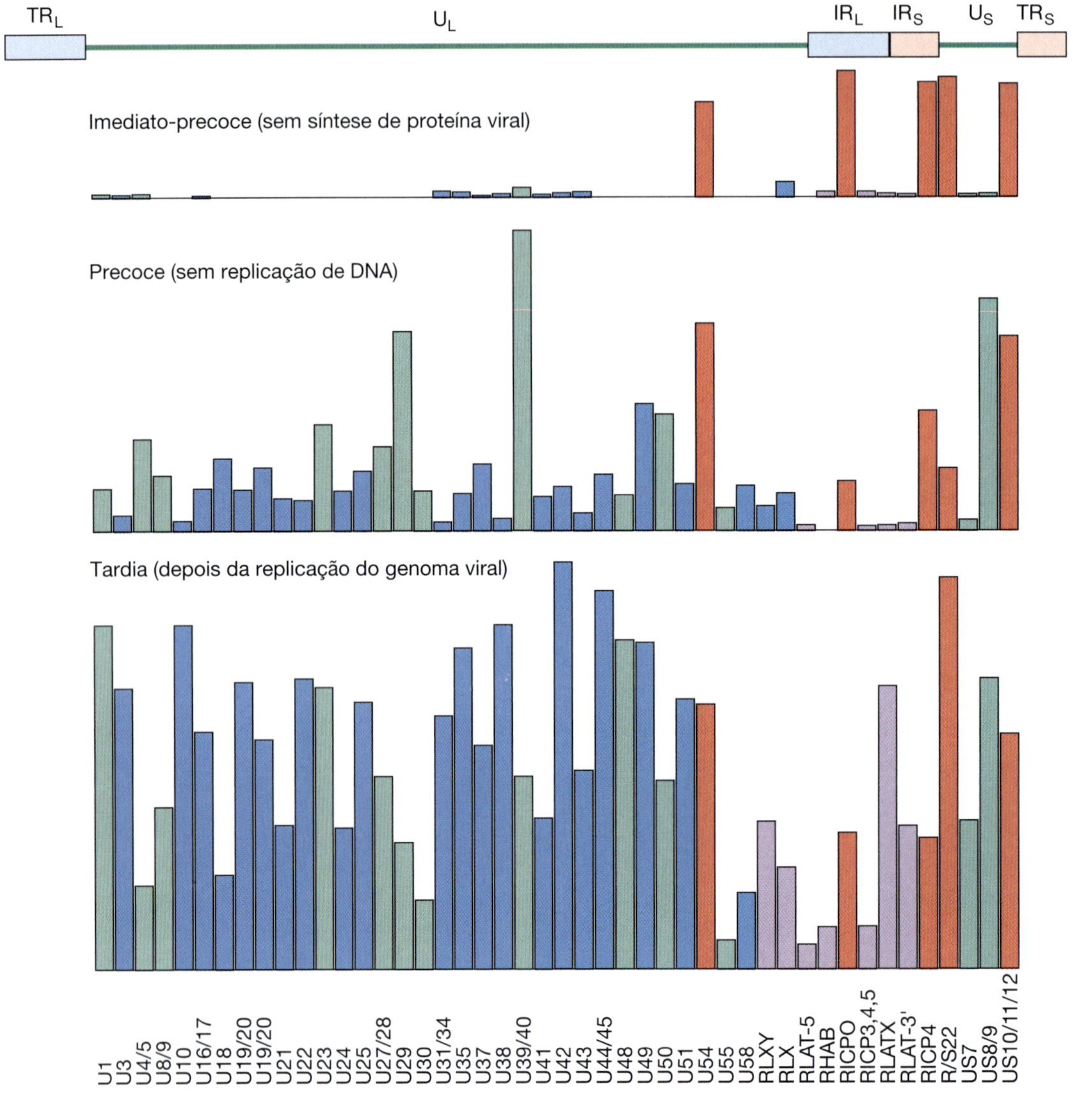

Figura 17.3 Cascata programada de transcrição do HSV em diferentes estágios do ciclo de infecção. Os detalhes dessa cascata são virtualmente idênticos para o HSV-1 e o HSV-2. O genoma viral linear, com suas regiões repetidas e únicas, é mostrado na parte superior; são mostrados os níveis de expressão gênica durante as três fases básicas da transcrição, conforme determinado pela análise de microarranjos de DNA (ver Capítulo 12). Observe que é mostrada a transcrição de apenas uma cópia de cada região de repetição para maior clareza. Imediatamente depois da infecção e antes da expressão de qualquer proteína viral, cinco transcritos são expressos como transcritos imediato-precoces (em vermelho). A expressão desses transcritos imediato-precoces é garantida em virtude da interação entre seus facilitadores, o α-TIF viral e a proteína de ligação ao octâmero celular. Eles atuam durante o período precoce e na ausência de qualquer replicação do genoma viral, possibilitando níveis relativamente altos de transcrição de vários genes precoces envolvidos na replicação do DNA viral, bem como certas respostas à defesa do hospedeiro (em verde). A replicação do genoma viral resulta em altos níveis de expressão dos transcritos tardios (em azul), que codificam proteínas estruturais e outras respostas às defesas do hospedeiro. O único agrupamento de genes na classe cinética é visto com os transcritos imediato-precoces, que estão concentrados nas regiões de repetição. Isso pode ser importante na reativação a partir da latência.

De acordo com a análise de sequência, essas proteínas, que ocorrem amplamente mas em proporções variadas nos diferentes tipos celulares, estão relacionadas com proteínas celulares que interagem com o fator de necrose tumoral (TNF; do inglês *tumor necrosis factor*) e o receptor do poliovírus. Sua função na célula não infectada é desconhecida.

A membrana do vírion se funde com a membrana e o capsídio da célula hospedeira, e algumas proteínas do tegumento são transportadas para o núcleo ao longo dos microtúbulos celulares. A Figura 6.3 mostra os estágios iniciais da infecção e o destino do envelope viral. A proteína de desligamento da síntese proteica do hospedeiro associada ao vírion (vhs, ou U$_L$41) parece permanecer no citoplasma, onde causa a desagregação de polirribossomos e a degradação do RNA celular e viral.

Ao contrário dos genomas de vírus eucarióticos de replicação nuclear menores, o genoma do HSV não é encapsulado com proteínas cromossômicas celulares e, embora se associe a essas proteínas depois da infecção, um empacotamento altamente regular de histonas no genoma viral durante a replicação produtiva não foi demonstrado. Ao entrar no citoplasma, o nucleocapsídio é transportado para

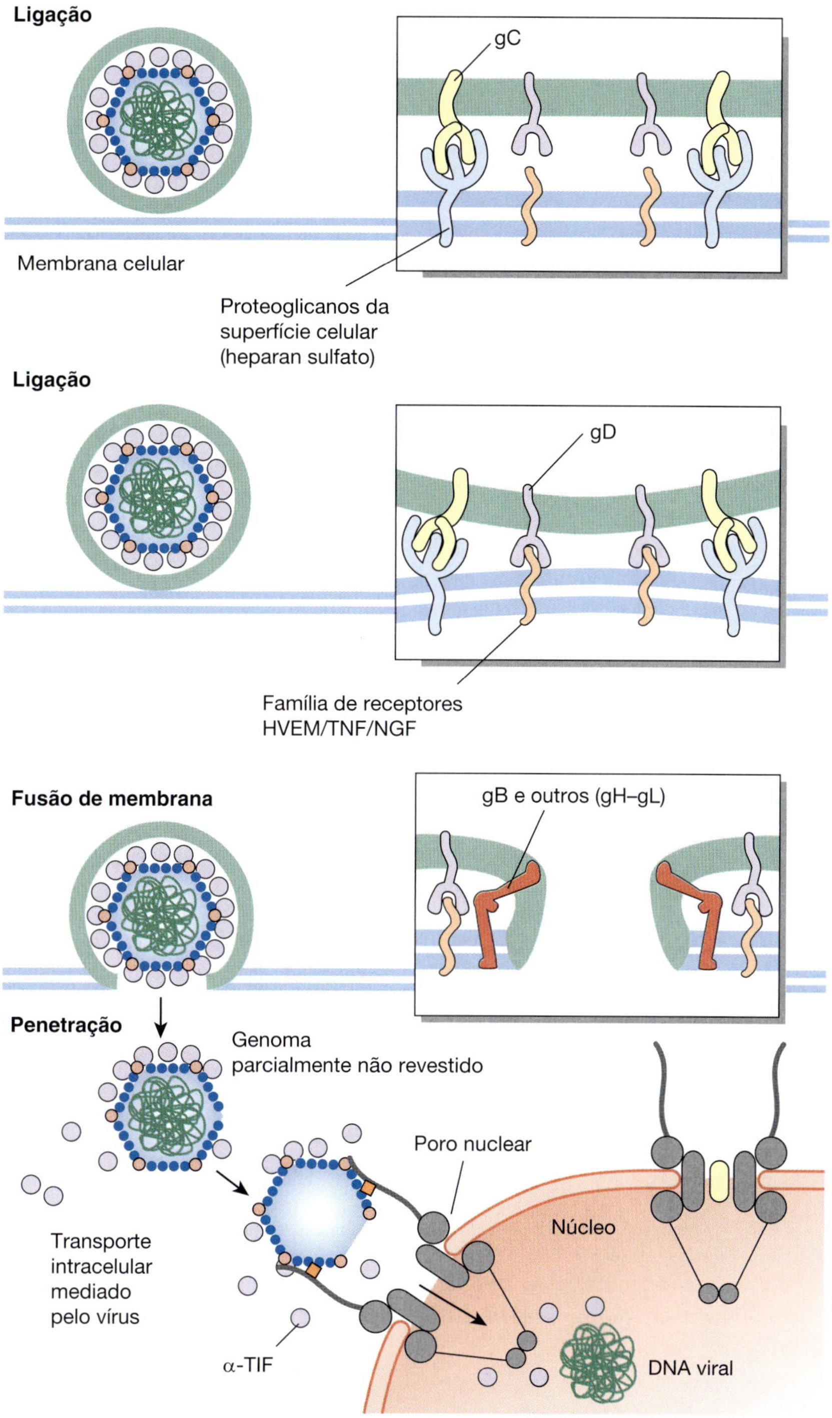

Figura 17.4 Entrada do HSV-1 em uma célula para o início da infecção. Esquema do processo. A associação inicial é entre proteoglicanos de superfície e a glicoproteína C (gC); isso é seguido por uma interação específica com um dos vários receptores celulares, chamados coletivamente de mediadores de entrada do herpes-vírus (HVEM). Eles estão relacionados com receptores para fatores de crescimento nervoso (NGF; do inglês *nerve growth factors*) e fator de necrose tumoral (TNF). A associação requer a interação específica com a glicoproteína D (gD). Segue-se a fusão com a membrana celular; isso requer a ação de várias glicoproteínas virais, incluindo gB, gH, gI e gL. A Figura 6.3 mostra um estudo eletromicrográfico da fusão do herpes-vírus com a célula infectada. O capsídio viral com algumas proteínas do tegumento migra para os poros nucleares utilizando a maquinaria de transporte celular. Acredita-se que esse "encaixe" resulte na injeção de DNA viral através do poro enquanto o capsídio permanece no citoplasma. Algumas proteínas do tegumento, como α-TIF, também entram no núcleo com o genoma viral. *Fonte:* reimpressa com permissão da American Society for Microbiology por Granzow, H., Weiland, F., Jons, A. *et al.* (1997). Ultrastructural analysis of the replication cycle of pseudorabies virus in cell culture: a reassessment. *Journal of Virology* 71: 2072–2082.

os poros nucleares, onde o DNA viral é liberado no núcleo. O genoma viral é acompanhado pela proteína **α-TIF** (proteína do fator de indução alfa-*trans*, também chamada VP16 ou U_L48), que atua facilitando a transcrição viral imediato-precoce. A proteína faz isso interagindo com proteínas celulares, como **Oct1** (proteína 1 de ligação ao octâmero) e **HCF-1** (fator 1 da célula hospedeira). Curiosamente, é a proteína celular que se liga ao facilitador específico do promotor imediato-precoce do gene HSV-1. A ligação é a um trecho de oito bases de nucleotídios que tem a sequência nominal TATGARAT, em que R representa qualquer purina. Será visto neste capítulo que essa articulação funcional entre as proteínas celulares de ligação ao DNA e o ativador de transcrição viral é importante para determinar se uma célula específica passará para infecção produtiva e morte ou infecção latente.

Expressão gênica imediato-precoce. O processo de expressão gênica viral durante uma infecção produtiva pode ser subdividido em vários estágios, mostrados esquematicamente na Figura 17.5. O processo começa com a expressão gênica imediato-precoce, também denominada fase "alfa" da expressão gênica, que é funcionalmente semelhante à fase imediata ou pré-precoce da expressão do gene E1A e E1B na infecção por adenovírus. Como visto na Figura 17.3, cinco genes do HSV (α4 – ICP4; α0 – ICP0; α27 – ICP27/U_L54; α22 – ICP22/U_S1; e α47 – ICP47/U_S12) localizados nas regiões de repetição ou próximo delas são expressos e atuam nesse estágio inicial do ciclo de infecção produtiva.

Na infecção por HSV, a transcrição imediato-precoce é mediada pela ação da proteína α-TIF do tegumento do vírion (matriz) por meio de sua interação com proteínas de ligação ao DNA celular em elementos facilitadores específicos associados a promotores de transcrição alfa individuais. A proteína α-TIF (também conhecida como VP16) é um ativador da transcrição extremamente potente, com especificidade muito ampla. Sua região C-terminal contém uma grande quantidade de aminoácidos ácidos que ativam a transcrição pela mobilização da RNA polimerase ligada ao complexo de pré-iniciação no promotor na vizinhança da região facilitadora. O ativador é ligado ao DNA nessa região pela interação entre proteínas celulares de ligação ao DNA e elementos dentro de seu domínio N-terminal. Esse tipo de ativador da transcrição é denominado **ativador "acid blob"**, e o α-TIF é o protótipo do grupo.

O resultado dessa interação entre fatores de transcrição virais e proteínas celulares de ligação ao DNA é que, mesmo em uma célula que não está ativa para a transcrição, como uma que não está se replicando ativamente, o vírus pode estimular a expressão de seus próprios genes. Esse é um contraexemplo alternativo e altamente regulado para a indução da síntese de DNA celular e a ativação metabólica associada realizada por papovavírus e adenovírus por meio da interação de seus produtos gênicos precoces (ou imediato-precoces) com reguladores do crescimento celular.

Três das proteínas codificadas pelos genes precoces do HSV – as proteínas α4, α0 e α27 – são reguladoras da transcrição e ativadoras de ampla especificidade. Elas atuam durante todo o ciclo de replicação. O mecanismo de ação dessas ativadoras da transcrição é complexo. A proteína α4 parece interagir com os complexos de transcrição basais formados nas TATA *boxes* dos promotores virais (e celulares), tornando o processo de iniciação da transcrição mais eficiente. A proteína α0 não se liga diretamente ao DNA; parte de sua função pode ser mobilizar a maquinaria de transcrição celular por indução de mudanças estruturais na organização do núcleo da célula hospedeira. A proteína α27 exibe uma série de funções, incluindo mediar o transporte de RNAm viral sem *splicing* do núcleo para o citoplasma, inibir o *splicing* celular, influenciar o uso do sítio de poliadenilação e ativar a transcrição por um mecanismo desconhecido.

As duas outras proteínas α, α22 e α47, são dispensáveis para a replicação do vírus em muitos tipos de células em cultura. Contudo, α22, que atua no processamento pós-transcrição de alguns transcritos, é necessária para a replicação do HSV em alguns tipos de células e pode atuar na manutenção da capacidade do vírus de se replicar em uma ampla gama de células no hospedeiro. Talvez α22 faça isso fornecendo alguns tipos de células com a capacidade de expressar um grupo de transcritos tardios. A proteína α47 parece atuar na modulação da resposta do hospedeiro à infecção ao interferir especificamente na apresentação de antígenos virais à superfície das células infectadas pelo complexo principal de histocompatibilidade (MHC) classe I (ver Capítulo 7, Parte 2).

Expressão gênica precoce. A ativação da maquinaria de transcrição da célula hospedeira pela ação de produtos do gene alfa resulta na expressão de genes precoces ou beta. Sete deles são necessários e suficientes para a replicação do genoma viral em todas as condições: DNA polimerase (U_L30), proteínas de ligação ao DNA (U_L42 e U_L29), proteína de ligação a ori (U_L9) e o complexo helicase-primase (U_L5, U_L8, e U_L52). Quando níveis suficientes dessas proteínas se acumulam no interior da célula infectada, ocorre a replicação do DNA viral.

Outras proteínas precoces estão envolvidas no aumento dos agrupamentos de desoxirribonucleotídios das células infectadas, enquanto outras ainda parecem atuar como enzimas de reparo para os genomas virais recém-sintetizados. Essas proteínas acessórias são "não essenciais" para a replicação do vírus, pois os produtos celulares podem substituir sua função em um ou outro tipo de célula ou na replicação de células previamente quiescentes. No entanto, as rupturas desses genes geralmente têm efeitos profundos na patogênese viral ou na capacidade do vírus de se replicar em células específicas.

Replicação do genoma e expressão gênica tardia. A replicação do DNA viral em altos níveis sob o controle de enzimas codificadas pelo vírus é denominada **replicação vegetativa**

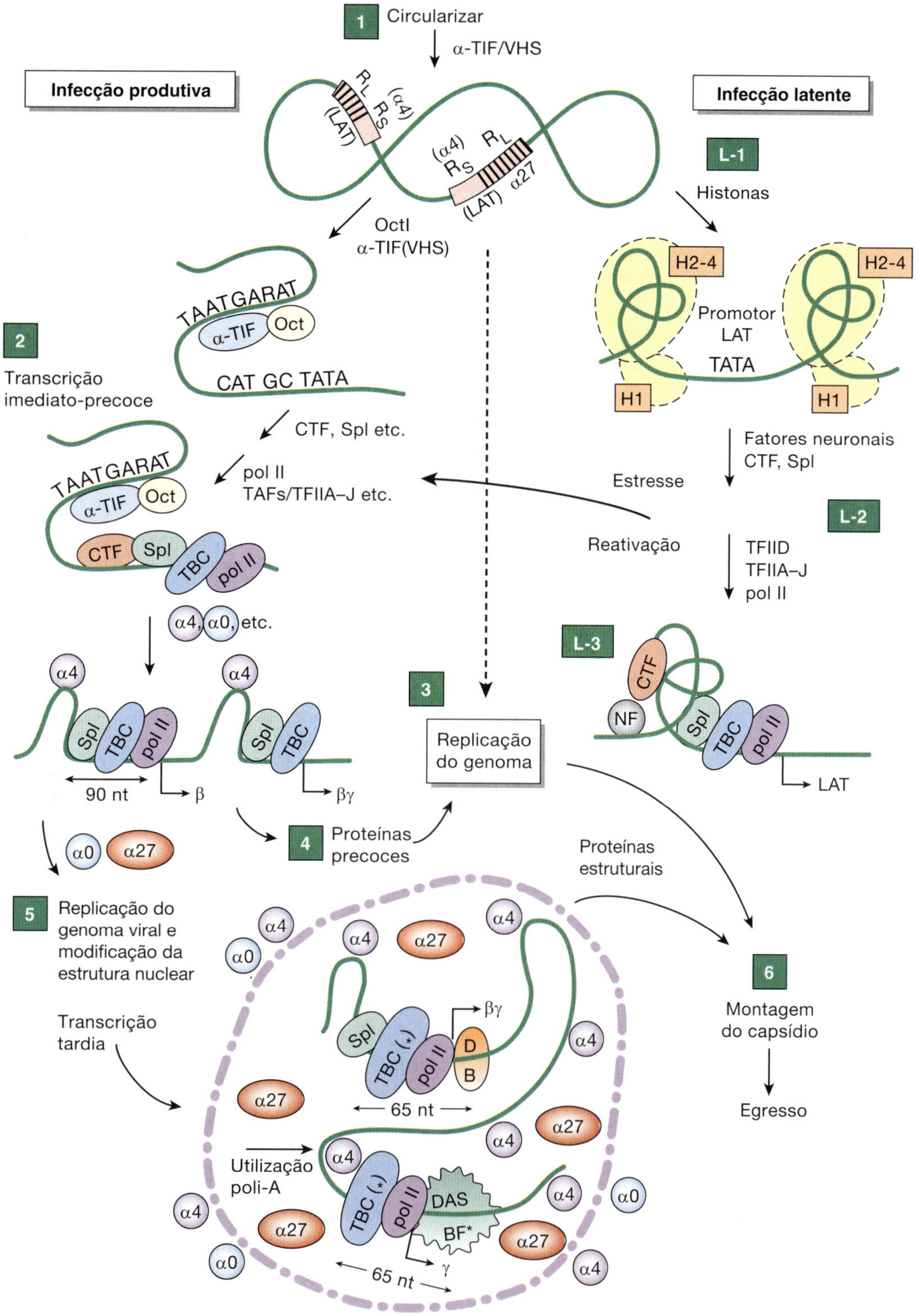

Figura 17.5 Ciclos produtivo e de infecção latente do HSV-1. Na infecção produtiva, o genoma viral torna-se circular, mas não se associa às proteínas da cromatina (1). Isso é seguido pela transcrição imediato-precoce, que requer a associação de fatores celulares (Oct-1) que se ligam ao elemento de sequência TATGARAT dentro dos facilitadores dos promotores imediato-precoces e a α-TIF para facilitar a transcrição de transcritos imediato-precoces (2), que são controlados com promotores que têm facilitadores específicos. Esse processo resulta em ativação da transcrição, que leva à transcrição precoce e, por fim, à replicação do genoma viral (3, 4). A replicação do genoma viral é acompanhada pelo rearranjo das estruturas nucleares e pela transcrição tardia (5), e isso é seguido pela montagem do capsídio (6). Na infecção latente, a transcrição mais precoce não ocorre, e o genoma viral se associa às histonas formando um minicromossomo (L-1). Isso essencialmente interrompe a transcrição produtiva, mas possibilita a expressão da transcrição associada à latência (LAT) (L-2). A LAT facilita a reativação do vírus induzida pelo estresse por um mecanismo desconhecido (L-3). A reativação reinicia a cascata produtiva. *vhs*, proteína de desligamento do hospedeiro associada ao vírion; *α-TIF*, proteína fator alfa-*trans*-indutor; *CTF, SpI, TAFs, TFIID, TFIIA-J e TBC*, todos componentes da maquinaria de transcrição eucariótica, conforme explicado no Capítulo 13.

do DNA. A replicação vegetativa do DNA do HSV ocorre em vários estágios, que tendem a ocorrer simultaneamente no núcleo da célula infectada. Em primeiro lugar, as proteínas de ligação a ori e de desnaturação de DNA codificadas pelo HSV ligam-se a um ou a todos os ori; produz-se então uma forquilha de replicação que realiza a síntese de DNA. Esse processo é mostrado na Figura 17.6.

Durante o processo de replicação, essa estrutura de replicação circular é "cortada" em uma forquilha de replicação e forma-se um "círculo rolante" intermediário. Conforme mostrado na Figura 17.6, esse círculo rolante (em teoria) produz uma fita concatemérica contínua de DNA viral recém-sintetizado que está disponível para encapsidação. Na realidade, à medida que o DNA está sendo replicado, uma nova síntese começa em qualquer um dos vários ori; formam-se redes de DNA altamente concatenadas e ligadas na célula infectada. Embora essas redes sejam difíceis de visualizar e pareçam uma "confusão emaranhada" à microscopia eletrônica, o processo de empacotamento do DNA viral possibilita que pedaços individuais de DNA viral do tamanho de um genoma sejam encapsulados. Deve-se observar que há evidências crescentes de que a maior parte da replicação do HSV-1 ocorre a partir dessas estruturas lineares e ramificadas e que a replicação inicial do círculo rolante pode ser limitada às primeiras rodadas de replicação e/ou durante a reativação.

O processo de encapsidação envolve a maturação viral e proteínas de encapsidação associadas às sequências "a" dos genomas recém-sintetizados, clivando-os simultaneamente do complexo de replicação crescente e empacotando-os em capsídios maduros. Esse processo também é mostrado na Figura 17.6.

A replicação do DNA viral representa um evento crítico e central no ciclo de replicação viral. Altos níveis de replicação de DNA comprometem irreversivelmente uma célula a produzir vírus, o que eventualmente resulta na destruição da célula. A replicação do DNA também tem uma grande influência na expressão do gene viral. A expressão precoce é significativamente reduzida ou desligada depois do início da replicação do DNA, enquanto os genes tardios começam a ser expressos em níveis elevados.

Estudos de imunofluorescência usando anticorpos contra proteínas virais específicas envolvidas na replicação e na transcrição do DNA, como mostrado na Figura 17.7, mostram que a replicação do DNA e a transcrição tardia ocorrem em locais distintos, ou "compartimentos de replicação", no núcleo. Antes da replicação do DNA, a proteína $\alpha 4$ e a proteína de ligação ao DNA de fita simples (ss) ICP8 (U_L29) estão difusamente distribuídas por todo o núcleo. Concomitantemente com a replicação do DNA viral, a distribuição dessas proteínas muda para um padrão pontual (em forma de ponto). No caso de $\alpha 4$, essa mudança envolve interação com $\alpha 0$ e $\alpha 27$.

Montagem e liberação do vírus. Mais de 30 produtos do gene HSV-1 são componentes estruturais do vírion, e todos são expressos com cinética tardia. Conforme descrito no Capítulo 6, Parte 2, os capsídios do HSV se reúnem em torno de proteínas andaime virais no núcleo e, em seguida, outras proteínas virais interagem com o DNA viral replicado a fim de possibilitar a encapsidação do DNA. O DNA encapsidado não está associado a histonas, mas poliaminas altamente básicas (talvez sintetizadas com enzimas virais) parecem facilitar o processo de encapsidação.

Os capsídios maduros brotam através da membrana nuclear interna, que contém as glicoproteínas virais (Figura 17.8). No processo de maturação inicial no núcleo, os capsídios parecem estar cercados pela proteína "primária" do tegumento, U_L31; isso direciona o brotamento através da membrana nuclear interna, na qual a proteína de membrana fosforilada U_L34 foi inserida. Esses capsídios "majoritariamente envelopados" então brotam através da membrana nuclear externa, onde o envelope primário é perdido. Os capsídios citoplasmáticos se associam às múltiplas proteínas do tegumento do vírion maduro, incluindo α-TIF e vhs, que parecem interagir funcionalmente para ajudar no envelopamento final. O envelopamento final ocorre quando os capsídios maduros e as proteínas do tegumento associadas se transformam em vesículas exocitóticas, cujas membranas contêm todas as glicoproteínas associadas aos vírions maduros. Os vírions infecciosos podem permanecer associados à célula dentro dessas vesículas e se disseminar para células não infectadas por meio de fusão induzida pelo vírus, ou podem ser liberados da célula em vesículas exocitóticas para reinfecção, como mostrado na Figura 6.9B. Obviamente, neste último caso, o próprio vírion está sujeito à vigilância imunológica e à liquidação pelo sistema imune do hospedeiro.

Latência do HSV e LAT

Todos os herpes-vírus são capazes de estabelecer infecções latentes em seu hospedeiro natural. Essa infecção é caracterizada por períodos de expressão gênica viral altamente restrita (ou nenhuma expressão) nas células que abrigam os genomas latentes, intercalados com períodos de replicação e infectividade do vírus (reativação ou *recrudescência*). Os diferentes tipos de herpes-vírus realizam processos de latência e reativação de maneira geralmente semelhante, mas os detalhes dependem do vírus em questão.

Herpes-vírus neurotrópicos, como o HSV, estabelecem infecção latente entrando em um axônio de um nervo sensorial próximo ao local da infecção. A partícula viral pode, então, migrar para o núcleo do neurônio no gânglio nervoso. O HSV-1 tende a favorecer as áreas labiais e faciais na infecção inicial; portanto, o nervo sensorial invadido é o gânglio trigeminal. Nas infecções da mucosa genital, o HSV-2 invade os gânglios do nervo isquiático (sacral). Se a expressão gênica do vírus transcorrer normalmente, ocorrerá a replicação do DNA viral e a morte celular; entretanto, na maioria dos neurônios infectados, os estágios iniciais da expressão gênica parecem estar bloqueados. Assim, esses neurônios são, em certo sentido, não permissivos à replicação. Isso provavelmente resulta do fato de que um ou vários fatores de transcrição celular necessários

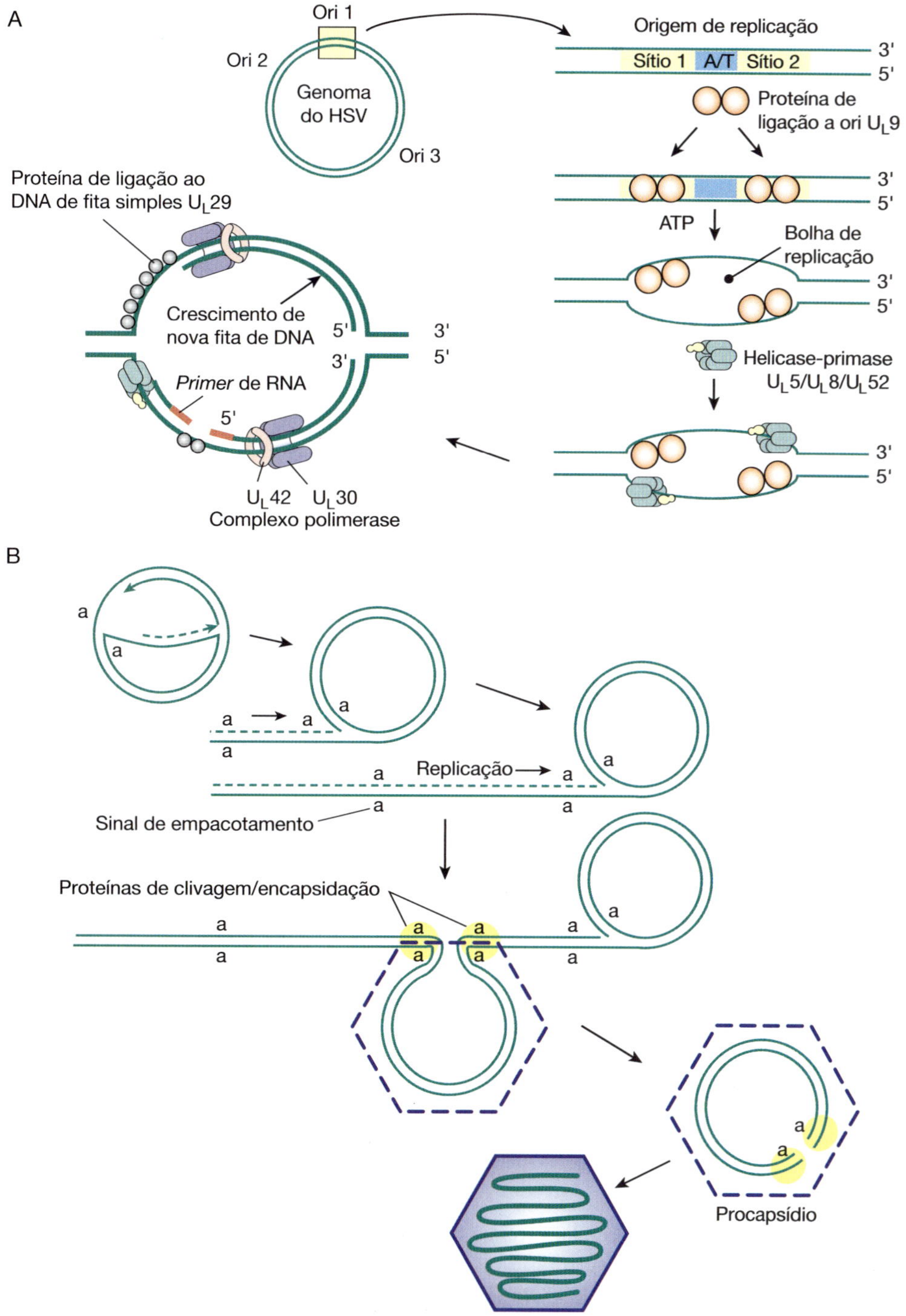

Figura 17.6 Replicação e encapsidação de genomas virais. **A.** O DNA do HSV inicia rodadas de replicação do DNA em uma das três origens de replicação (ori). **B.** O genoma é circular na célula durante a latência e, possivelmente, nas rodadas iniciais de replicação lítica, o que leva a uma estrutura que é cortada de modo a formar um círculo rolante. Longas fitas concateméricas de DNA de progênie são encapsidadas pela interação entre proteínas de clivagem/empacotamento e sinais de empacotamento específicos no final dos genomas virais (as sequências "a").

para expressar os genes precoces imediatos estão ausentes ou presentes em uma forma modificada que é diferente daquela encontrada em células epiteliais e outras células totalmente permissivas à replicação do HSV.

No núcleo neuronal sob infecção latente, o DNA do HSV fica em um minicromossomo ou epissomo envolto em histonas, que contrasta distintamente com o estado físico do genoma viral durante a infecção produtiva. Como o DNA viral está no núcleo neuronal e os neurônios totalmente diferenciados não se replicam, o DNA pode permanecer por longos períodos – provavelmente por toda a vida do hospedeiro. Estudos experimentais da expressão de genes virais em neurônios durante a reativação sugerem que, quando o hospedeiro é estressado com certos agentes, como HMBA

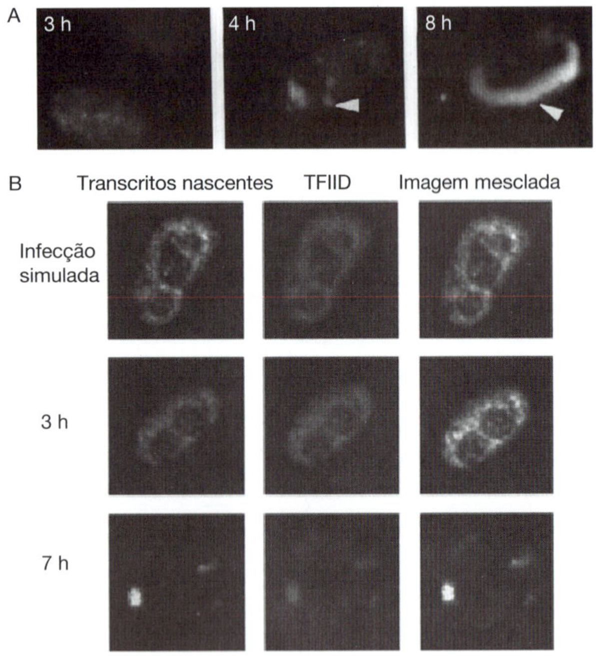

Figura 17.7 Análise por imunofluorescência do rearranjo de estruturas nucleares depois da infecção por HSV-1. **A.** Localização de um anticorpo contra a proteína de ligação ao DNA de fita simples inicial. O anticorpo encontra-se difusamente distribuído no núcleo das células infectadas três horas depois da infecção, mas ele (e as moléculas de DNA viral replicantes associadas) rapidamente se concentra nas "fábricas de replicação" depois disso. *Fonte*: cortesia de RM Sandri-Goldin. **B.** Microscopia confocal de núcleos de células infectadas. Nessa série de imagens, incubaram-se uma célula não infectada (infecção simulada) e células 3 e 7 horas depois da infecção com dois anticorpos ligados a diferentes cromóforos. O primeiro (em verde) é específico contra o RNA recém-sintetizado. Esse truque é realizado incubando-se as células infectadas em meio contendo um nucleotídio modificado que é incorporado ao RNA. A base (5-Br-uridina) é antigênica e existe um bom anticorpo comercial disponível contra ela. O segundo (em vermelho) é um anticorpo específico contra um componente do fator TFIID associado a TATA do complexo de pré-iniciação e reagirá com esse complexo à medida que se forma no local de início da transcrição. As cores mescladas (em amarelo) mostram que o RNA e o complexo de transcrição estão restritos a áreas localizadas no núcleo da célula infectada no momento tardio. A microscopia confocal é descrita no Capítulo 12.

(hexametileno bisacetamida), epinefrina (adrenalina) ou butirato de sódio, o ambiente de transcrição celular muda e transcritos virais imediato-precoces e outros transcritos virais são expressos em níveis detectáveis. Isso é suficiente para a replicação do vírus em pelo menos alguns neurônios, o que resulta no aparecimento transitório de uma pequena quantidade de vírus que percorre o axônio e infecta novamente a área infectada inicialmente pelo vírus.

A reativação frequentemente pode ocorrer sem dano aparente ao gânglio do nervo trigêmeo. Não se sabe se um ou alguns neurônios morrem a cada reativação, mas há uma quantidade tão grande de neurônios que a perda de alguns durante a reativação não tem efeito significativo na enervação do lábio. A Figura 17.9 descreve esquematicamente o processo de estabelecimento e reativação da infecção latente; a Figura 17.4 indica os interruptores da transcrição envolvidos.

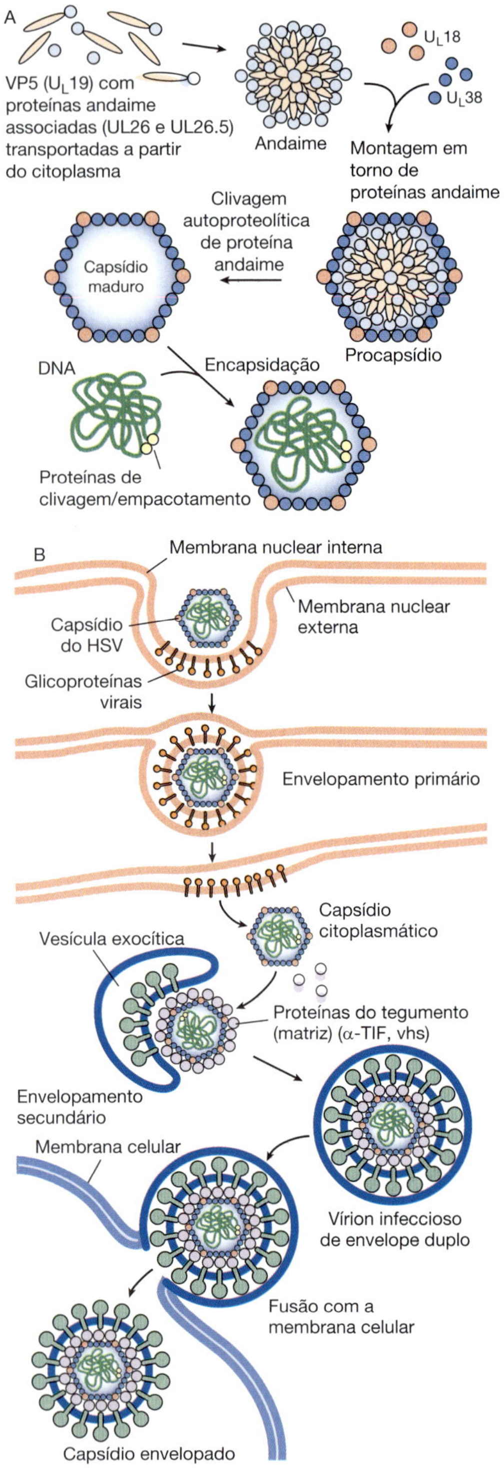

Figura 17.8 Maturação do capsídio do HSV e seu envelopamento pelo tegumento e pela membrana nuclear modificada pelo vírus. O procapsídio se monta em torno de proteínas andaime, que são então digeridas; o capsídio vazio incorpora DNA por meio da ação de proteínas de clivagem/empacotamento. O capsídio cheio migra através da membrana nuclear dupla, primeiro brotando no espaço intercisternal entre as membranas interna e externa e, em seguida, fundindo essa membrana inicial com o envelope nuclear externo, liberando os capsídios no citoplasma. O envelopamento final ocorre por brotamento através das paredes da vesícula exocitótica; a liberação final do vírion envelopado ocorre por meio de fusão dessa vesícula com a membrana citoplasmática, conforme mostrado na Figura 6.9.

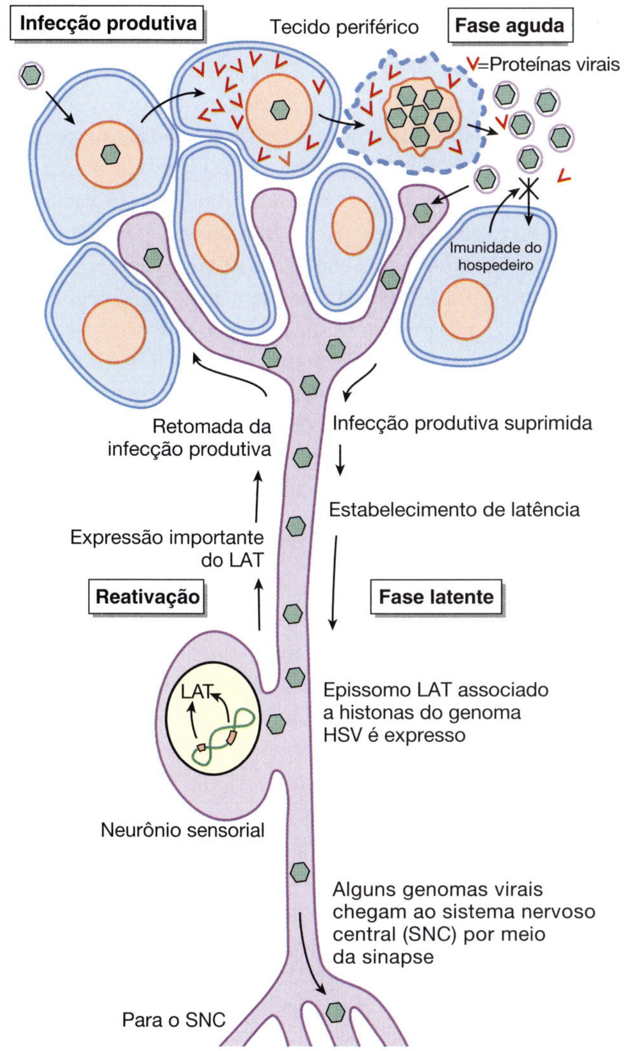

Figura 17.9 "Decisão" tomada pelo HSV acerca da infecção do tecido epidérmico enervado por neurônios sensitivos. Uma infecção produtiva segue a infecção do tecido periférico, mas a entrada do vírus nos neurônios leva à infecção latente em uma proporção significativa deles.

Transcrição do HSV durante a latência e a reativação

O genoma viral do HSV e muitos (mas não todos) outros herpes-vírus alfa não são totalmente desligados durante uma infecção latente. Uma família de transcritores, denominada LAT, é expressa a partir de um único promotor ativo de fase latente localizado em ambas as cópias do R_L (ver Figura 17.2). O LAT HSV é um grande transcrito fracamente expresso durante a infecção produtiva, mas, ao contrário de todos os outros transcritos conhecidos do ciclo produtivo, ele não "desliga" em células sob infecção latente. Esse transcrito é processado de modo a produzir um íntron incomum de 2 kb que – diferentemente da maioria dos íntrons – é estável e se acumula na célula infectada. Aliás, é esse íntron que é responsável pelo sinal de hibridização nuclear *in situ* visto em cerca de um terço dos neurônios sob infecção latente. A Figura 12.10 mostra um exemplo desse sinal. A complexidade de transcrição da região LAT não para por aqui. Existem oito microRNA (miRNA; ver Capítulo 7) codificados na região LAT, alguns dos quais demonstraram regular a expressão de produtos gênicos virais essenciais, como ICP0, ICP4 e ICP34.5, bem como genes celulares.

A indução com epinefrina por via ocular em coelhos com infecção latente por HSV leva a uma eliminação relativamente eficiente do vírus a partir do olho (ver Capítulo 3, Parte 1). Essa indução também resulta em uma expressão transitória de transcritos virais do ciclo produtivo. A expressão transitória pode ser prontamente detectada usando a amplificação de DNA complementar (DNAc) produzido a partir do RNA poliadenilado isolado de gânglios de coelho por reação em cadeia da polimerase (PCR; do inglês *polymerase chain reaction*). A Figura 17.10 mostra um exemplo desse experimento.

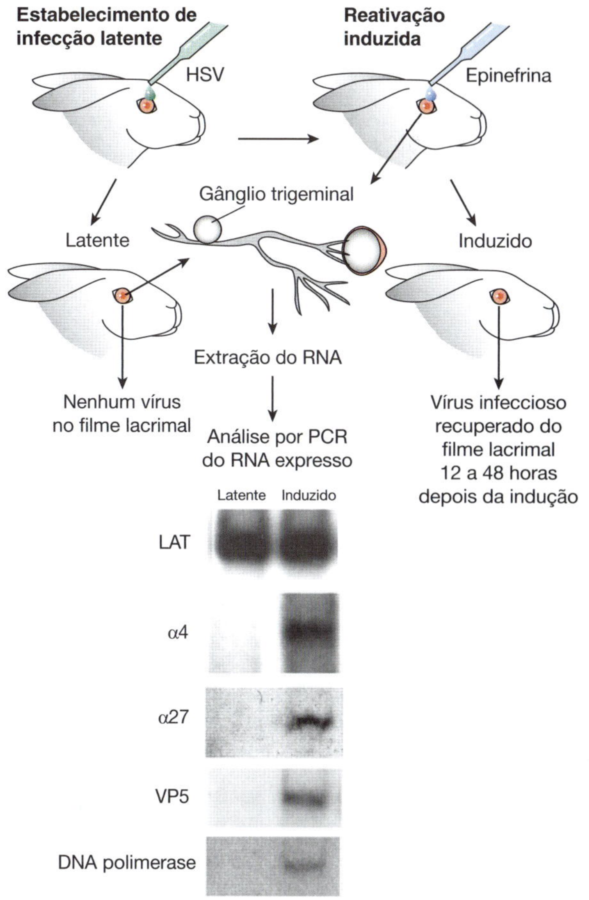

Figura 17.10 Expressão de transcritos de HSV durante a infecção latente e a reativação no coelho. Descreve-se uma abordagem, padrão para a investigação experimental, como foi brevemente descrito na seção "Modelos de coelho", do Capítulo 3, Parte 1. Se um coelho sob infecção latente for morto e o RNA no gânglio trigeminal for extraído e submetido à transcrição reversa-reação em cadeia da polimerase (TR-PCR; do inglês *reverse transcription-polymerase chain reaction*), usando *primers* específicos para o transcrito da fase latente (o transcrito associado à latência, ou LAT) ou vários transcritos do ciclo produtivo (α4, α27, DNA polimerase ou VP5), o único sinal visto será com o par de *primers* LAT. Isso indica que apenas a região LAT está sendo transcrita com alguma frequência. Depois da indução do coelho com epinefrina, no entanto, todos os transcritos são expressos, sugerindo que pelo menos alguns genomas virais são induzidos a entrar na replicação do ciclo produtivo.

Nesse experimento, isolaram-se os gânglios de coelho antes da indução ou 8 horas depois da indução. O RNA foi isolado, e o DNAc foi sintetizado com a transcriptase reversa do retrovírus a partir da extremidade 3′ do RNA usando um *primer* composto de oligodesoxitimidina, que hibridizará com a cauda poli-A do RNAm. Em seguida, amplificaram-se sequências específicas de DNAc viral correspondentes às encontradas em ICP4, ICP27, DNA polimerase e RNAm LAT com *primers* específicos. Os resultados mostram claramente a presença contínua de RNAm LAT em gânglios latentes e reativantes, mas os transcritos da fase produtiva são vistos apenas durante uma pequena "janela" no decorrer da reativação. A interpretação mais simples desse experimento é que a epinefrina altera o "programa" de transcrição de alguns neurônios sob infecção latente que podem, então, produzir uma pequena quantidade de vírus. Esse vírus migra pelo axônio do nervo e estabelece uma infecção de baixo nível na córnea do coelho, o que resulta na capacidade de isolar o vírus infeccioso.

Como os genes do LAT e outros genes específicos do HSV atuam a fim de comportar a reativação?

A reativação bem-sucedida não deve ser vista como meramente envolvendo a função de uma quantidade limitada de genes expressos durante a fase latente da infecção pelo HSV. Em vez disso, fica claro que o processo de reativação envolve uma interação altamente orquestrada entre vários genes virais especificamente direcionados a garantir a replicação eficiente de pequenas quantidades de vírus em um hospedeiro imune. Não se sabe (ainda) como todos eles funcionam, mas tornam o processo de reativação mais eficiente para que mais vírus sejam produzidos quando o animal está sob estresse.

Múltiplos estudos experimentais focaram no papel do LAT no processo de latência e sugeriram que ele desempenha vários papéis. O problema na compreensão da função do LAT é complicado por dois fatores. Primeiro, a deleção do promotor do LAT e de porções significativas do transcrito do LAT não influencia em absoluto a latência – os vírus LAT(–) ainda estabelecem latência de maneira razoavelmente eficaz em modelos animais, e a reativação, embora menos eficiente, ainda é facilmente mensurável. Em segundo lugar, as regiões do LAT do HSV que afetam a latência e a reativação não codificam proteínas. Assim, o próprio transcrito ou porções do DNA da região LAT devem mediar sua(s) ação(ões). Até o momento, vários laboratórios apresentaram evidências experimentais de que uma região ou outra do LAT atua na eficiência do estabelecimento da latência – possivelmente pela proteção do neurônio infectado via inibição da apoptose, reprimindo a transcrição do gene lítico, bem como afetando a eficiência da própria reativação por meio da modulação da apoptose.

Embora o papel real do LAT na reativação ainda não esteja claro, agora já está bem estabelecido que a expressão do LAT durante a latência é o resultado de sua posição única no genoma viral. Análises da cromatina mostraram que o *locus* LAT é limitado por elementos de sequência curta de DNA, que formam isoladores de cromatina e isolam a região LAT do restante do genoma. Isso sugere que a região LAT serve como facilitador da "inatividade" isolado e funcionando para manter uma configuração de cromatina permissiva à transcrição durante a latência. O estresse, no entanto, pode levar à alteração dos padrões de modificação das histonas por meio da remodelação da cromatina e, possivelmente, à reversão da atividade isolante, abrindo, assim, o restante do genoma viral à transcrição. Além disso, a expressão do LAT é temporariamente desligada depois do estresse, consistente com o modelo de que uma função do LAT é ajudar a manter a latência por meio da repressão do gene lítico.

Se o papel (ou papéis) preciso do LAT nessa passagem de infecção latente para produtiva ainda não foi estabelecido, alguns dos próximos eventos na reativação do HSV de um neurônio sob infecção latente podem ser considerados semelhantes aos eventos que podem ser vistos na expressão de genes virais em uma célula transfectada com DNA de HSV infeccioso. Como o DNA transfectado não contém α-TIF, a facilitação de genes imediato-precoces não ocorrerá, mas a expressão limitada de genes virais iniciais leva a alguma replicação do DNA viral e à produção de alguns vírions infecciosos que podem infectar células vizinhas. Embora o processo seja ineficiente, não há barreiras para sua ocorrência em células em cultura; assim, as placas se formarão, e a infecção viral se espalhará.

No entanto, um processo semelhante em um hospedeiro em reativação encontrará rapidamente alguns problemas profundos. Primeiro, a replicação ineficiente do vírus nas células periféricas pode induzir interferona, que bloqueará a replicação adicional do vírus. Em segundo lugar, a memória imune do hospedeiro comandará rapidamente todas as defesas imunes disponíveis a fim de suprimir e eliminar a replicação ativa do vírus.

O HSV codifica vários genes para combater essas defesas do hospedeiro. Em primeiro lugar, acredita-se que a inibição da apresentação do antígeno mediado pelo MHC classe I na superfície da célula infectada pela proteína α47 seja eficaz em retardar a capacidade do hospedeiro de detectar os estágios iniciais da replicação produtiva. Em segundo lugar, o HSV codifica uma proteína, ICP34.5, que bloqueia especificamente a inibição da tradução na célula infectada pela interferona ao inibir a fosforilação do fator de iniciação da tradução eIF-2. Isso tem como resultado assegurar a tradução eficiente das pequenas quantidades de transcritos virais expressos nessa infecção limitada. Em terceiro lugar, o vírus codifica uma proteína que inibe a tendência da célula infectada de experimentar apoptose, garantindo assim um maior rendimento do vírus infeccioso.

Identificaram-se também outras proteínas virais que potencialmente interferem nas defesas celulares e do hospedeiro que, se autorizadas a funcionar, seriam muito eficazes na inibição da replicação da pequena quantidade de vírus produzida pela própria etapa de reativação.

Infecção latente de linfócitos por EBV: um conjunto diferente de problemas e respostas

O EBV é um herpes-vírus linfotrópico que infecta principalmente linfócitos B, embora também infecte células epiteliais da nasofaringe. Apesar de ser difícil de estudar em cultura de células, é um importante patógeno humano que tem papel bem estabelecido em causar vários tipos importantes de cânceres humanos. Assim como com o herpes-vírus alfa humano, uma alta porcentagem de seres humanos adultos apresenta anticorpos contra o EBV, indicando infecção prévia, e o vírus é capaz de persistir em estado latente por toda a vida do hospedeiro. Como essa latência é mantida em uma célula de vida relativamente curta (o linfócito B), o vírus precisa expressar uma série de funções específicas para garantir que ele possa se manter eficientemente.

Conforme acontece com todos os herpes-vírus, o reservatório do vírus é um indivíduo previamente infectado que foi induzido a excretar vírus infecciosos que podem invadir um indivíduo imunologicamente virgem. Os sintomas da infecção primária em crianças e lactentes são leves e muitas vezes inaparentes, mas a infecção de adolescentes e adultos pode levar a uma mononucleose às vezes grave, resultado da proliferação independente de antígenos de linfócitos B infectados que tendem a expulsar os eritrócitos e causar anemia. A mononucleose induzida pelo EBV é temporária, mas vários linfócitos B infectados pelo EBV sobrevivem como reservatórios replicantes, essencialmente imortais, de genomas virais latentes.

É importante lembrar que os linfócitos B circulantes normais têm vida curta. Depois de um período, a apoptose é induzida, causando a morte da célula. Conforme discutido brevemente nos capítulos anteriores, o processo de apoptose ou morte celular programada é um estágio natural no ciclo de vida de muitos tipos de células diferenciadas. Um benefício desse processo é que as células produzidas para um propósito específico (como os linfócitos B) podem ser eliminadas à medida que elas já não são mais necessárias. Outro benefício é que as células que passaram por vários ciclos de replicação e podem ter acumulado mutações deletérias podem ser eliminadas. Tanto as infecções primárias quanto as latentes por EBV são caracterizadas pela expressão de um produto gênico viral que interfere na indução de apoptose em linfócitos B – isso serve para estabilizar o grupo de células portadoras de genomas virais.

O genoma do EBV, mostrado na Figura 17.11, tem 172 mil pb, dividido em cinco regiões únicas de DNA, delimitadas por regiões de repetição internas. As regiões únicas codificam genes semelhantes aos expressos durante a infecção produtiva por herpes-vírus alfa; sua estrutura e a regulação de sua expressão geralmente são semelhantes a uma infecção produtiva por HSV, embora a eficiência do processo seja menor e o tempo necessário para a replicação seja maior. A infecção primária de linfócitos B geralmente leva ao estabelecimento de uma infecção latente na qual o genoma viral é circularizado e associado a histonas, e a partir da qual apenas uma quantidade limitada de transcritos é expressa. A Figura 17.11 mostra o genoma latente e os transcritos expressos a partir dele.

Os estágios iniciais da latência nos linfócitos B são caracterizados pela expressão de vários transcritos. Um transcrito primário muito longo é expresso a partir de um de dois promotores justapostos; esse transcrito primário, que abrange cerca de metade do genoma viral, produz seis transcritos que codificam seis **antígenos nucleares de Epstein-Barr (EBNA)**: EBNA-1, 2, 3A, 3B, 3C e LP por *splicing* alternativo. Também são expressos dois outros transcritos que codificam a proteína de membrana latente 1 (LMP-1) e as proteínas LMP-2, assim como dois pequenos RNAs (**RNAs codificados por Epstein-Barr,** ou **EBER**) expressos a partir de promotores da RNA polimerase III.

Quando todas as proteínas latentes são expressas em linfócitos B, as células são estimuladas a se dividir, e a apoptose é bloqueada; com o tempo, alguns dos linfócitos B imortalizados encerram a transcrição latente do EBV e tornam-se dormentes, de modo semelhante aos linfócitos B de memória. Essas "células de memória do EBV" podem servir como reservatório secundário de genomas virais. Outros linfócitos sob infecção latente continuam se dividindo e, nessas células, o EBNA-1 se liga ao oriP viral, que atua de maneira análoga ao oriP dos papilomavírus, possibilitando que os genomas virais se repliquem em sincronia com os cromossomos da célula hospedeira. O EBNA-1 também se liga a outros locais no cromossomo viral, possibilitando que ele se ligue a proteínas celulares, levando à segregação eficiente do DNA viral recém-replicado em cada célula descendente.

O mecanismo pelo qual o EBV imortaliza os linfócitos B parece envolver a inativação dos genes supressores de tumor p53 e Rb, de maneira semelhante, *grosso modo*, à observada na infecção por papovavírus e por adenovírus. Outros processos induzidos por vírus específicos também estão envolvidos. Um resultado importante da imortalização pelo EBV é que os telômeros cromossômicos são estabilizados, talvez pela alteração da atividade da enzima telomerase nos linfócitos B. Essa enzima tem papel importante na mortalidade celular (ver Capítulo 10) e atua possibilitando a perda progressiva de DNA nas extremidades dos cromossomos até alcançar um ponto crítico, depois do qual ocorre a morte celular.

A reativação do EBV a partir da infecção latente requer estimulação específica do linfócito sob infecção latente. Esse evento de reativação enfrenta vários dos mesmos obstáculos descritos para a reativação do HSV. Em resposta, como o HSV, o EBV inibe as defesas celulares baseadas na interferona contra a infecção pelo vírus. Contudo, em contraste com o mecanismo utilizado pelo HSV e analogamente ao utilizado pelo adenovírus humano por meio da expressão de RNA associado a vírus (VA) (ver Capítulo 16), o EBV realiza isso expressando um conjunto de pequenos RNAs codificados por vírus, os EBERs.

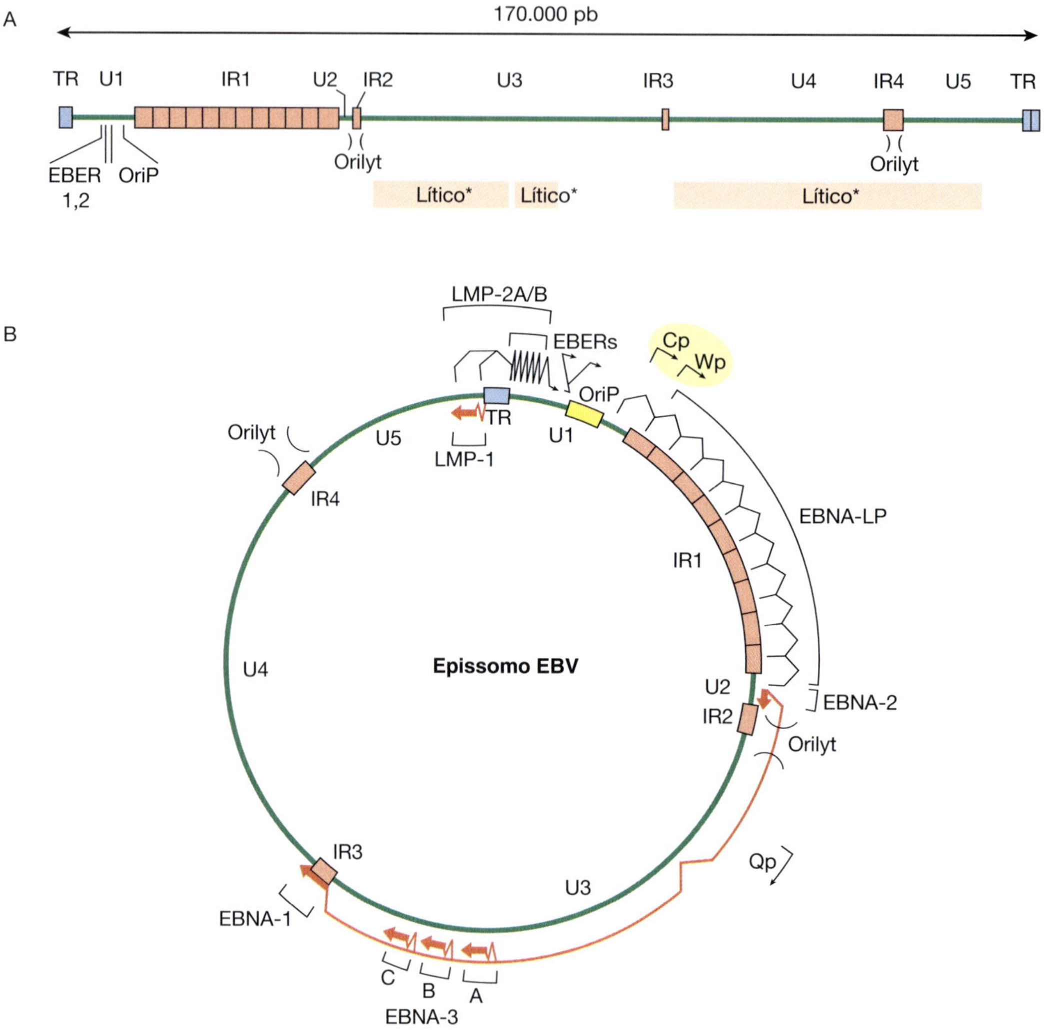

Figura 17.11 Genoma do vírus Epstein-Barr (EBV) e os transcritos de latência. **A.** O genoma do EBV de 170 mil pb contém cinco regiões de sequência única separadas por regiões de DNA contendo vários elementos de sequência repetida. A região IR1 contém várias cópias de um elemento básico de repetição. O vírus tem duas origens de replicação, OriP, que medeiam a replicação e a segregação do genoma latente com a replicação do cromossomo celular, e duas cópias de OriLyt, que atuam durante a infecção produtiva para a replicação vegetativa do DNA. Três regiões do genoma contêm genes homólogos aos expressos durante a replicação produtiva dos herpes-vírus alfa. A estrutura desses genes é semelhante nas duas classes de herpes-vírus, com cada gene sendo expresso sob o controle de seu próprio promotor cognato. **B.** Durante a fase latente da infecção, o genoma circulariza e se torna um minicromossomo associado a histonas. Vários transcritos latentes são expressos, e uma família, os antígenos nucleares de Epstein-Barr (EBNA), é derivada por *splicing* alternativo de um transcrito precursor muito grande que se estende de um dos dois promotores (Cp e Wp) até o final da região IR3. Os transcritos da proteína de membrana latente (LMP) são expressos a partir de seus próprios promotores cognatos, e LMP-2A e LMP-2B também são derivados por *splicing* alternativo de um pequeno precursor de RNA. Os EBERs são expressos a partir de promotores da RNA pol III.

Eles atuam inibindo a resposta da interferona e bloqueando outras respostas de defesa celular por mecanismos considerados semelhantes aos mediados por pequenos RNA interferentes (siRNA) (ver Capítulo 8).

Patologia das infecções por herpes-vírus

O HSV, o EBV e outras infecções latentes por herpes-vírus são condições relativamente benignas, e a latência não parece causar muitos problemas sérios. No entanto, se o sistema imune do hospedeiro não funcionar adequadamente em decorrência de uma doença ou imunossupressão clinicamente induzida por transplante de órgãos, pode haver problemas de saúde significativos, incluindo infecções por herpes-vírus disseminadas ao encéfalo ou a outros tecidos. Por exemplo, a ceratite por HSV, que pode resultar em cegueira, é uma das principais causas de complicações em transplantes de córnea. A reativação do herpes-vírus beta, CMVH, é um fator importante na mortalidade pós-transplante de órgãos, assim como a reativação do VZV.

A infecção primária por herpes-vírus em um recém-nascido (neonato) pode ser devastadora, pois o sistema imune da criança ainda não se desenvolveu completamente. Também se demonstrou que a inflamação da reativação crônica do HSV-2 atua no aumento da suscetibilidade à infecção pelo HIV, resultando no desenvolvimento da AIDS.

Herpes-vírus como cocancerígenos infecciosos

Em regiões do mundo em que há muitos casos de malária, a coinfecção por EBV com a infecção por malária pode levar a um tipo de câncer chamado *linfoma de Burkitt*. Esse câncer é encontrado em partes da África tropical. No Japão e na China, a ingestão de alguns hidrocarbonetos muito complexos encontrados em alimentos em conserva obtidos por fermentação fúngica podem interagir com células infectadas por EBV, levando ao *carcinoma nasofaríngeo*. Ambos os tipos de câncer estão associados à infecção pelo EBV, mas requerem um **cocancerígeno** para o desenvolvimento. Isso provavelmente é verdade para cânceres causados por papilomavírus e para carcinomas hepáticos associados ao vírus da hepatite B. O cocancerígeno atua de algum modo induzindo mutações nos produtos do gene EBV latente transformados pelo crescimento das células. Essas mutações eventualmente levam, como é o caso da carcinogênese do papilomavírus, à metástase de células cancerígenas.

Embora muitas linhagens de células transformadas contenham DNA de EBV integrado, como no caso dos papilomavírus, o genoma viral pode se integrar ao genoma celular durante o processo de transformação celular. No entanto, ao contrário da integração do papilomavírus, a integração do DNA do EBV tende a ocorrer em um local cromossômico específico. Contudo, existem linhas celulares transformadas, nas quais o EBV é mantido como um epissomo, e a maioria dos tumores primários não contém DNA integrado; portanto, a integração do genoma não é um requisito estrito para a transformação. Depois da transformação, não é necessária a expressão adicional de genes virais para a manutenção do genoma viral.

Um segundo herpes-vírus humano, o HHV-8, também está associado a um câncer humano chamado *sarcoma de Kaposi* (SK). Esse câncer foi descrito pela primeira vez na última parte do século XIX como uma doença rara de homens muito idosos. O SK é marcado por uma progressão lenta da formação de sarcomas compostos por células epiteliais altamente pigmentadas, não é particularmente invasivo, mas eventualmente leva à morte. Sabe-se que sua ocorrência na população em geral está associada à extensa perda da capacidade imune celular e a fatores geográficos e genéticos específicos.

Observou-se alta incidência de SK a partir do início da década de 1980 em homens homossexuais em várias comunidades gays, notadamente em São Francisco, Nova York e Los Angeles. Descobriu-se que as vítimas tinham imunodeficiência avançada; o estudo dessa epidemia crescente levou à descoberta do HIV como causa da AIDS.

Apesar da alta frequência de SK em algumas comunidades homossexuais nas quais a AIDS era comum, vários fatores demonstram que o declínio da imunidade nos estágios finais da doença induzida pelo HIV não é o único fator causal desse câncer. O mais óbvio é que muitos grupos de indivíduos HIV positivos continuam apresentando os sintomas da AIDS sem qualquer desenvolvimento de SK. A análise epidemiológica sugere fortemente a ação de um cocarcinógeno ou, possivelmente, de fatores genéticos que atuam em conjunto com o HIV no desenvolvimento da doença.

O HHV-8 está presente em 70 a 80% dos indivíduos em risco de desenvolver SK, e está presente em menos de 2% da população em geral. Além disso, o DNA do HHV-8 é facilmente encontrado em células endoteliais de pacientes com AIDS, embora seja difícil, se não impossível, encontrá-lo em outros tecidos do mesmo indivíduo.

Essa descoberta, aliada à conhecida capacidade do EBV de atuar como cocarcinógeno na formação do linfoma de Burkitt e dos carcinomas nasofaríngeos, sugere a forte possibilidade de que a infecção pelo HHV-8, bem como a perda da capacidade imune induzida pelo HIV, seja um fator que contribui para o desenvolvimento do SK. Consistente com essa possibilidade é o fato de que o HHV-8 codifica uma série de genes derivados de células conhecidos por atuar na transformação oncogênica de células específicas. Esses genes incluem o *bcl-2*, que inibe a apoptose; um receptor acoplado à proteína G, que é ativo e pode causar transformação de células em cultura; e um gene relacionado à K-ciclina celular, que pode induzir células inibidas por contato a entrar na fase S e iniciar o processo de divisão.

BACULOVÍRUS: UM VÍRUS DE INSETOS COM USOS PRÁTICOS IMPORTANTES NA BIOLOGIA MOLECULAR

Os artrópodes são infectados por uma grande variedade de vírus. Alguns deles, os arbovírus clássicos – como o vírus da febre amarela, o vírus da dengue e o vírus da encefalite da Califórnia –, replicam-se dentro das células de seus hospedeiros artrópodes, mas não causam citopatologia nem doença. Outros vírus infectam seus hospedeiros artrópodes e causam patologias e doenças graves. Entre eles, estão os baculovírus, agrupados em vírus da poliedrose nuclear (NPV; do inglês *nuclear polyhedrosis viruses*) e vírus da granulose (GV; do inglês *granulosis viruses*). Alguns baculovírus infectam insetos, como a lagarta-da-alfafa (*Autographa californica*), enquanto outros infectam artrópodes, como o camarão peneídeo. O vírus que infecta a lagarta-da-alfafa (*Autographa californica;* NPV ou AcNPV) tem sido extensivamente estudado em decorrência de sua importância na biotecnologia (discutido nas seções "Patogênese" e "Importância dos baculovírus na biotecnologia").

Estrutura do vírion

Os baculovírus são grandes e de estrutura complexa. O genoma é grande (80 a 230 kb), com DNA circular de fita dupla (ds) contido em um centro de nucleoproteína dentro de um capsídio. O capsídio em forma de bastão é composto por subunidades em forma de anel com 30 a 60 nm de diâmetro e empilhadas longitudinalmente, de modo a fornecer um comprimento total de 250 a 300 nm.

Os vírions podem ser encontrados em duas formas. Os vírus brotados (BV) adquiriram um envelope modificado pelo vírus para envolver o capsídio à medida que saem da célula infectada através da membrana plasmática. Essa forma do vírus está envolvida na infecção secundária a partir do local inicial de entrada no inseto.

Os vírus ocluídos (OV; do inglês *occluded viruses*) têm um envelope que parece ser derivado da membrana nuclear modificada pelo vírus. Essa forma do vírus é encontrada embutida dentro de uma matriz, que consiste em uma rede cristalina de uma única proteína, poliedrina para NPV e granulina para GV. Os NPVs frequentemente apresentam vários nucleocapsídios embutidos nessa matriz; no entanto, apenas um único capsídio é incorporado à matriz de OV, resultante de infecções por GV.

A forma OV é transmitida horizontalmente durante a alimentação dos insetos. A matriz muito estável serve para proteger os vírions do ambiente, mas se dissolve prontamente no intestino médio do inseto, com seu pH alto, pouco antes da infecção das células naquele local.

Expressão do gene viral e replicação do genoma

A expressão do gene viral e a replicação do genoma ocorrem no núcleo da célula. O tamanho do genoma desses vírus prevê uma grande capacidade de codificação; aliás, existem mais de 100 proteínas virais expressas.

O ciclo infeccioso é dividido em fases precoce e tardia, seguidas pela fase de oclusão. Durante a fase precoce, os RNAm virais são transcritos pela RNA polimerase II do hospedeiro. Modificações pós-transcrição normais ocorrem nos RNAm virais, embora apenas um transcrito seja submetido a *splicing* de RNA. Como seria de esperar, são necessárias algumas das proteínas codificadas por esses genes precoces para a replicação do DNA viral.

A expressão gênica tardia ocorre depois do início da replicação do DNA viral. Essa mudança na transcrição é mediada por uma RNA polimerase codificada pelo vírus que reconhece um conjunto único de sequências promotoras. A codificação de uma única RNA polimerase viral é incomum para vírus de DNA eucariótico, mas é vista na replicação de vírus de DNA citoplasmático e em muitos bacteriófagos contendo DNA, discutidos no Capítulo 19.

A proteína poliedrina é sintetizada muito tarde no ciclo de replicação, e é durante esse estágio que a forma ocluída do vírus começa a se acumular. A produção de poliedrina não é necessária para a replicação viral; o gene da proteína pode ser deletado sem afetar a produção do vírus da progênie. Essa propriedade tem sido explorada como ferramenta útil para aplicações em biotecnologia, conforme discutido na seção "Importância dos baculovírus na biotecnologia".

Patogênese

Alguns baculovírus infectam insetos considerados pragas, mas outros infectam insetos ecológica e economicamente importantes, incluindo bichos-da-seda. A infecção de um inseto suscetível por um vírus virulento, como o AcNPV, leva a uma citopatologia distinta e, finalmente, à morte. As larvas de cigarrinha infectadas com AcNPV eventualmente têm replicação viral realizada em praticamente todos os tecidos. Isso resulta na desintegração das larvas em um líquido que consiste principalmente de partículas virais dentro de suas matrizes de poliedros. Esse fenômeno é chamado *derretimento* e consiste essencialmente em uma lise macroscópica.

Importância dos baculovírus na biotecnologia

Em virtude de sua alta infectividade em insetos e por apresentarem faixas estreitas de hospedeiros, os baculovírus tornaram-se importantes ferramentas na batalha contra pragas que se alimentam de espécies importantes de plantas. Muitos pesquisadores esperam que os baculovírus possam substituir os pesticidas químicos como agente de controle biológico – por exemplo, para o controle da larva da maçã na Europa, do besouro do coco no Pacífico Sul e das pragas da soja no Brasil. Há esperança de que os baculovírus também possam ser eficazes no controle das larvas da mariposa nas florestas do noroeste do Pacífico.

Um segundo papel para esses agentes é no laboratório. Como a proteína poliedrina não é essencial para a replicação viral, o gene que a codifica pode ser deletado do DNA viral sem efeito na replicação do vírus. Além disso, o promotor que controla a expressão do gene da poliedrina é bastante ativo. Assim, a deleção da região codificadora do gene da poliedrina possibilita a inserção de genes estranhos de tamanho razoavelmente grande, cuja expressão está sob o controle do promotor do baculovírus. Desse modo, infectar células de insetos em cultura possibilita a expressão do gene clonado em uma célula de invertebrado que processa a proteína da mesma maneira que em uma célula de vertebrado. Esse sistema é útil para produzir grandes quantidades de produtos de genes eucarióticos corretamente modificados e dobrados.

Caso 5: Citomegalovírus (CMV) (para Parte 4, Capítulo 17)

Manifestações clínicas/história do caso. Um homem de 55 anos com histórico de colite ulcerativa (uma condição inflamatória intestinal imunomediada) foi admitido com uma história de 2 semanas de diarreia sanguinolenta e dor abdominal em cólicas, além de diminuição do apetite associada. As evacuações foram descritas como de consistência líquida, de cor vermelho-vivo, sem muco. O paciente não viajou recentemente, não teve contatos com animais e não fez uso de antibióticos. O paciente havia sido recém-tratado com 6-mercaptopurina (um imunossupressor que reduz os linfócitos) e esteroides anti-inflamatórios em altas doses para tratar um surto de colite ulcerativa. Um hemograma na admissão revelou contagem de leucócitos de 1.000/$\mu\ell$ (o intervalo de normalidade vai de 4.000 a 10.000/$\mu\ell$). Interrompeu-se a terapia imunossupressora e solicitaram-se exames laboratoriais de amostras de fezes para determinar a causa da diarreia.

Diagnóstico. O fato de o paciente estar em terapia imunossupressora tornou desafiador o diagnóstico diferencial dessa diarreia prolongada e grave, pois diversas infecções intestinais normalmente autorresolvidas também precisavam ser consideradas. Os testes para patógenos bacterianos (incluindo *Shigella*, *Salmonella* e *Camphylobacter*) foram negativos; no entanto, um teste de reação em cadeia da polimerase (PCR) para patógenos virais revelou uma grande quantidade de cópias (10.500/$m\ell$) de citomegalovírus (CMV).

Tratamento. Iniciou-se imediatamente tratamento com ganciclovir intravenoso (IV), o que reduziu a carga de CMV, e a diarreia acabou desaparecendo à medida que a inflamação do intestino diminuía.

Notas sobre a doença. O CMV é infecção persistente de linfócitos, comumente adquirida no início da vida. Mais de 50% da população dos EUA é soropositiva para CMV na idade adulta. Normalmente, o CMV é uma infecção clinicamente benigna e, com frequência, é subclínica quando adquirida na infância. Se a infecção primária ocorrer na adolescência ou na fase adulta, ela pode se manifestar como mononucleose, com sintomas clínicos de dor de garganta, letargia e linfadenopatia, que se assemelham muito à mononucleose do vírus Epstein-Barr (EBV). Uma vez infectado, o vírus permanece latente em uma subpopulação de linfócitos e é persistentemente eliminado por outros. O vírus infeccioso pode ser transmitido pelo contato com sangue ou saliva e está no leite materno. O CMV pode causar infecções clinicamente significativas em imunocomprometidos, nos quais pode causar infecções gastrintestinais, hepatite e infecções graves da retina. Na maioria dos casos, essas infecções podem ser controladas com ganciclovir ou foscarnete, fármacos que têm como alvo a atividade da polimerase viral. As infecções por CMV são uma preocupação particular para pacientes submetidos a transplante de órgãos, que podem experimentar imunossupressão ou risco de falha do transplante ou outras complicações graves em decorrência de um surto de CMV. Esses pacientes geralmente são tratados com antivirais antes e depois do transplante para prevenir essa complicação.

QUESTÕES DO CAPÍTULO 17

1 Qual característica do vírus herpes simples tipo 1 (HSV-1) possibilita que o vírus escape do sistema imune e estabeleça uma infecção latente?

2 O HSV não altera os produtos dos genes supressores de tumor. Considerando isso, como o HSV contorna o fato de a célula hospedeira não ser ativa na transcrição?

3 Você isolou o DNA viral de duas culturas de células separadas infectadas com vírus. Você sabe que uma infecção viral é decorrente do SV40, enquanto a outra é decorrente do HSV. Em cada caso, o DNA foi isolado em um momento em que apresentava citopatologia abundante. Além disso, o DNA que você isolou de uma das culturas quase não contém material de fita simples. Para determinar qual cultura foi infectada com qual vírus, você pode fazer um ou mais dos seguintes:

(a) Verificar a outra cultura. Ela deve ter muito DNA de fita simples e deve ser a infectada com HSV.

(b) Medir a densidade do DNA isolado das culturas. Se houver quantidade significativa com densidade indicativa de alto teor de G + C, essa é a cultura infectada pelo HSV.

(c) Pegar o DNA total das culturas infectadas e sedimentá-lo delicadamente. Tente isolar moléculas de DNA circulares relativamente pequenas, o que seria indicativo de infecção por SV40.

(d) Isolar o DNA das células infectadas, digerir com a enzima de restrição EcoRI e fazer um *Southern blot* no digerido. A cultura infectada com SV40 deve produzir um fragmento de cerca de 5.400 pares de bases, que hibridizará com a sonda de DNA do SV40.

Qual desses métodos não forneceria as informações de que você precisa?

4 O HSV é um membro da família Herpesviridae. O vírus entra na célula por fusão de membrana, e o genoma do dsDNA é transportado para o núcleo da célula, onde começa a expressão do gene viral.

(a) Com o genoma de DNA, foi entregue ao núcleo a proteína de ligação ao DNA viral α-TIF. Qual é a função dessa proteína?

(b) A proteína α-TIF na verdade é produzida tardiamente durante a replicação viral (é um dos genes da classe gama). Qual será o efeito na expressão do gene do herpes-vírus se uma célula for infectada com uma α-TIF mutante sensível à temperatura e as células forem colocadas a 39,5°C (temperatura não permissiva) no início da infecção (na primeira hora)? E tardiamente durante a infecção (depois de 16 horas)?

5 Explique brevemente por que a proteína α-TIF do herpes-vírus é o produto de um gene tardio (gama) cuja ação é necessária no início da infecção.

6 O fármaco aciclovir é um análogo da guanosina, que é um agente antiviral específico para certos membros da família Herpesviridae. Quando o HSV-1 é cultivado em cultura de células na presença desse fármaco, podem ser selecionados mutantes do HSV-1 resistentes ao aciclovir. Cite dois genes do HSV-1 que podem experimentar mutação para tornar o vírus resistente ao aciclovir e dê uma breve razão para a resistência em cada caso.

7 O HSV-1 é capaz de infectar células epiteliais e, em seguida, estabelecer uma infecção latente nos gânglios sensitivos. Na tabela a seguir, indique (com "Sim" ou "Não") qual característica viral será encontrada em cada tipo de célula. Suponha que as células dos gânglios sensitivos estejam em estado latente e ainda não tenham sido reativadas.

Característica do HSV-1	**Células epiteliais**	**Células dos gânglios sensitivos**
DNA viral no núcleo		
Expressão da classe alfa de transcritos virais		
Expressão de RNA LAT		
Produção de proteínas do capsídio viral		

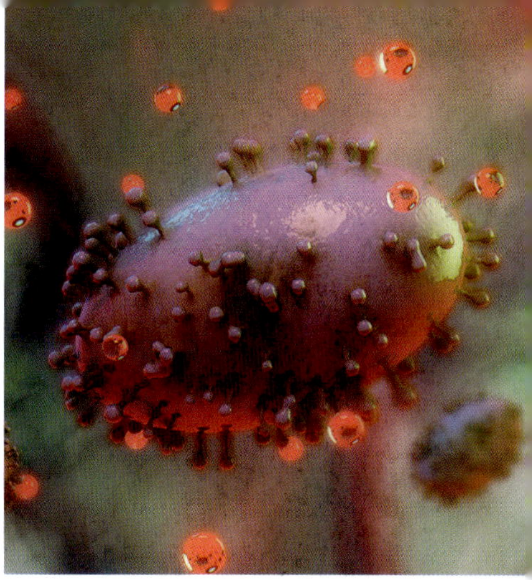

Replicação de Vírus de DNA Citoplasmático e Bacteriófagos "Grandes"

CAPÍTULO

18

Se a classificação dos vírus de DNA em grandes ou pequenos é arbitrária – nos termos deste livro, certamente é –, então o agrupamento de grandes vírus de DNA que se replicam no citoplasma de células eucarióticas com grandes bacteriófagos contendo DNA é ainda mais. Aliás, esse agrupamento só é defensável porque as bactérias não têm núcleo, de modo que *qualquer* vírus que as infecte necessariamente se replicará no citoplasma. Há evidências, baseadas na montagem do capsídio e em algumas homologias de sequências genéticas muito limitadas, de que os bacteriófagos discutidos neste capítulo têm relação distante com os herpes-vírus, discutidos no Capítulo 17. Além disso, com base em critérios organizacionais, justifica-se a inclusão desses vírus neste capítulo. Outra justificativa para essa inclusão se baseia no fato de que os bacteriófagos – como os poxvírus, e diferentemente dos herpes-vírus e de muitos outros vírus de DNA, que utilizam o núcleo como local para a replicação do genoma – codificam diversas enzimas da transcrição necessárias para a replicação.

POXVÍRUS: VÍRUS DE DNA QUE SE REPLICAM NO CITOPLASMA DE CÉLULAS EUCARIÓTICAS

Os poxvírus são um grupo muito bem-sucedido de vírus contendo DNA de fita dupla (dsDNA) que desenvolveram um modo altamente especializado de replicação e patogênese em hospedeiros animais: a capacidade de se replicar no citoplasma das células infectadas. O estudo da doença da varíola e as tentativas de controlá-la nos últimos três séculos são responsáveis por produzir grande parte da compreensão básica que se tem da imunidade induzida pelo vírus, da epidemiologia viral e da patogênese viral.

O vírion pox é complexo e contém enzimas de transcrição codificadas pelo vírus

Os poxvírus são fisicamente complexos, ovoides ou em forma de tijolo, com estrutura mal caracterizada, que contém um centro interno cercado por uma membrana dupla derivada do hospedeiro. A Figura 18.1 mostra um diagrama esquemático da estrutura. Os poxvírus compreendem os maiores vírus animais conhecidos e contêm blocos de genes homólogos a vírus de insetos e protistas muito grandes, como iridovírus, ascovírus e mimivírus (ver Capítulo 1). Os vírions de poxvírus têm dimensões de 250 a 300 nm por 250 por 200 nm. Esse tamanho é grande o bastante para ser observado sob luz ultravioleta; se a amostra for preparada com muito cuidado, pode-se observar os vírions dos poxvírus como pontos refráteis com um microscópio ultravioleta óptico de alta qualidade.

Uma consequência de a replicação do poxvírus ocorrer no citoplasma é que o vírus não tem acesso à transcrição celular e à maquinaria de replicação do DNA – pelo menos durante os primeiros momentos depois da infecção. Ele precisa, então, fornecer todas ou a maioria das funções nucleares que outros vírus de DNA de replicação nuclear se apropriam da célula; portanto, não é surpreendente que os poxvírus tenham genomas grandes. Os genomas dos vírus orthopox, que incluem o vírus da varíola e da vaccínia (a vacina Jenneriana contra a varíola – ver Capítulo 8), contêm os genes de replicação agrupados no centro de cerca de 50% do genoma. Isso é flanqueado em ambos os lados por genes característicos para o tipo e a cepa específicos do poxvírus. As sequências de replicação do centro são altamente conservadas, mas as sequências de flanqueamento divergem amplamente.

Os vírions complexos contêm todas as enzimas necessárias para a transcrição, a poliadenilação e o capeamento de uma classe específica de RNA mensageiros (RNAm) virais – aqueles que codificam as enzimas necessárias para iniciar o processo de replicação na célula. Nesta, a estratégia de replicação é vagamente reminiscente de alguns vírus de RNA de sentido negativo. Uma lista parcial das enzimas encontradas no vírion inclui:

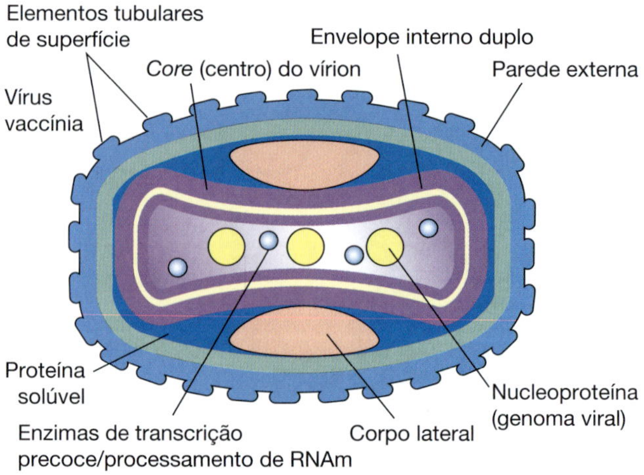

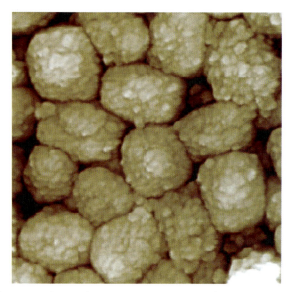

Figura 18.1 Vírion do vírus vaccínia. A estrutura dos poxvírus é a mais complexa conhecida entre os vírus animais e rivaliza com a de algumas bactérias. As partículas estão na ordem de 400 nm em sua dimensão mais longa. O vírion contém inúmeras enzimas envolvidas na expressão de RNA do genoma viral concentrado como um complexo de nucleoproteínas no centro. Os corpos laterais não têm função conhecida. O detalhe mostra uma micrografia de força atômica de vírions de vaccínia maduros em que os corpos laterais são observáveis como "protuberâncias" na superfície do vírion. *Fonte*: cortesia de A. McPherson.

- RNA polimerase
- Fatores de transcrição precoces
- Enzimas de capeamento de RNAm
- RNAm poli-A polimerase
- RNA helicase
- DNA helicase, ligase e topoisomerase
- Proteína(s) quinase(s)

Ciclo de replicação do poxvírus

A Figura 18.2 mostra o ciclo de replicação de um poxvírus típico. Determinou-se a maioria dos detalhes desse ciclo de replicação ao estudar a vaccínia. Curiosamente, não se

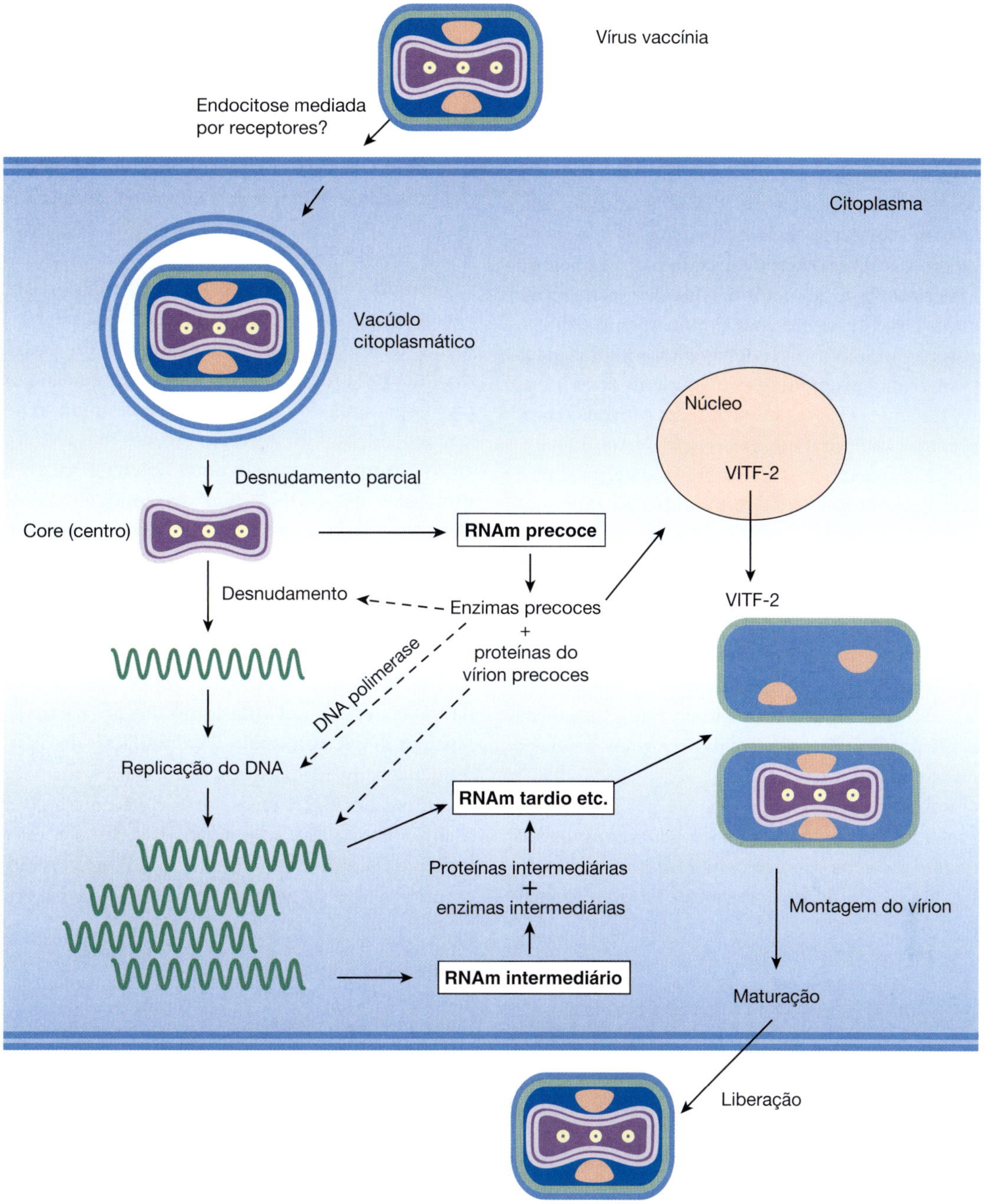

Figura 18.2 Ciclo de replicação do vírus vaccínia. Depois da ligação do vírus aos receptores celulares, acredita-se que a internalização seja por endocitose mediada por receptores. Os vírions são parcialmente desnudados nas vesículas, e as partículas do centro são, então, liberadas no citoplasma, onde ocorre a síntese de RNAm inicial e a expressão das proteínas virais precoces. Essas proteínas atuam continuando o desnudamento do centro e replicando o DNA viral. A expressão tardia do RNAm dos genomas replicados leva à expressão de proteínas estruturais e outras proteínas envolvidas na maturação do vírus. A expressão do gene viral e a replicação do genoma cessam aproximadamente 6 horas depois da infecção, mas a morfogênese do vírion complexo requer mais 14 a 16 horas. *VITF*, fator de transcrição intermediário do vírus (do inglês *virus intermediate transcription factor*).

conhece a origem definitiva do vírus vaccínia nem do vírus da varíola bovina. Acredita-se que o reservatório do poxvírus bovino sejam roedores; o vírus é raro em sua gama extremamente ampla de hospedeiros. A vaccínia para produção de vacinas tem sido tradicionalmente cultivada na pele de cavalos e pode ter se originado como um vírus de cavalo. O alto grau de conservação dos genes de replicação do centro em todos os poxvírus indica que os detalhes moleculares de sua replicação são muito semelhantes; esse não é necessariamente o caso para as maneiras como os diferentes tipos de vírus orthopox escapam das complexas defesas do hospedeiro.

A replicação viral pode ser separada em três fases ou estágios temporais específicos nas células infectadas, assim como o ciclo produtivo de replicação de outros vírus de DNA descritos nos Capítulos 16 e 17.

Expressão gênica precoce

Uma infecção produtiva envolve a interação do vírus com receptores específicos na superfície das células suscetíveis, seguida pela entrada do vírus no citoplasma, que é concomitante ao *desnudamento parcial.* Esse desnudamento faz as enzimas de transcrição associadas ao vírion iniciarem a expressão do RNAm viral precoce, que é traduzido pela maquinaria de tradução celular do hospedeiro.

In vitro, pode-se realizar o desnudamento parcial tratando os vírions infecciosos em laboratório com detergentes não iônicos, como o NP-40, na presença de um agente redutor, como o mercaptoetanol (ME). Os detergentes solubilizam as membranas associadas aos lipídios; o tratamento dos vírions pox com esses reagentes resulta em **partículas centrais** (***core***) que transcrevem o DNA viral no centro em RNAm precoce, desde que sejam fornecidos trifosfatos de ribonucleosídios e íons metálicos. Embora isso não esteja completamente estabelecido experimentalmente, acredita-se que as primeiras enzimas expressas a partir do centro realizem o desnudamento completo das partículas do centro da célula infectada. Enquanto o vírus se replica no citoplasma, uma proteína precoce facilita o transporte de uma proteína do núcleo da célula, VITF-2 (fator de transcrição intermediário viral), para o citoplasma, onde ela desempenha um importante papel na expressão do próximo conjunto de transcritos virais – a classe posterior-precoce ou intermediária.

O vírus também expressa uma série de genes precoces localizados em direção aos terminais do genoma, que são homólogos claros aos genes celulares. Eles interferem na resposta do hospedeiro, inibindo as respostas de quimiocinas e/ou citocinas, interferona, lise celular mediada pelo complemento e apoptose. Além disso, vários poxvírus codificam um gene, intimamente relacionado com um gene de fator de crescimento celular, que causa proliferação celular localizada – uma das características da bolha ou pústula distinta contendo vírus infeccioso que irrompe na pele, (talvez) fornecendo mais células para a contínua replicação do vírus.

Replicação do genoma

O desnudamento completo das partículas do centro e o início da replicação do genoma viral sinalizam o fim do período inicial da infecção, que (dependendo do poxvírus específico) ocorre durante as primeiras 3 a 8 horas depois da infecção. O genoma do poxvírus varia em tamanho de 134 a 260 kb, dependendo do vírus em estudo, mas todos os genomas virais compartilham algumas características básicas. As moléculas de dsDNA têm extremidades covalentemente fechadas e trechos relativamente longos de sequências repetidas terminais invertidas nas extremidades. Como resultado, as extremidades da molécula de fita dupla formam alças. A replicação do DNA viral (Figura 18.3) começa em cortes próximos a essas extremidades fechadas.

Depois do desenrolamento da helicase, a extremidade 3′ da molécula exposta atua como um *primer* para a extensão, resultando em autoiniciação e recriação de duas cópias das sequências invertidas que possibilitam a formação de alças. A síntese de DNA então prossegue ao longo do comprimento de uma fita, ao redor da alça distal e, em seguida, ao longo da outra fita, criando um concatâmero com dois comprimentos de genoma. A resolução dessa estrutura pela

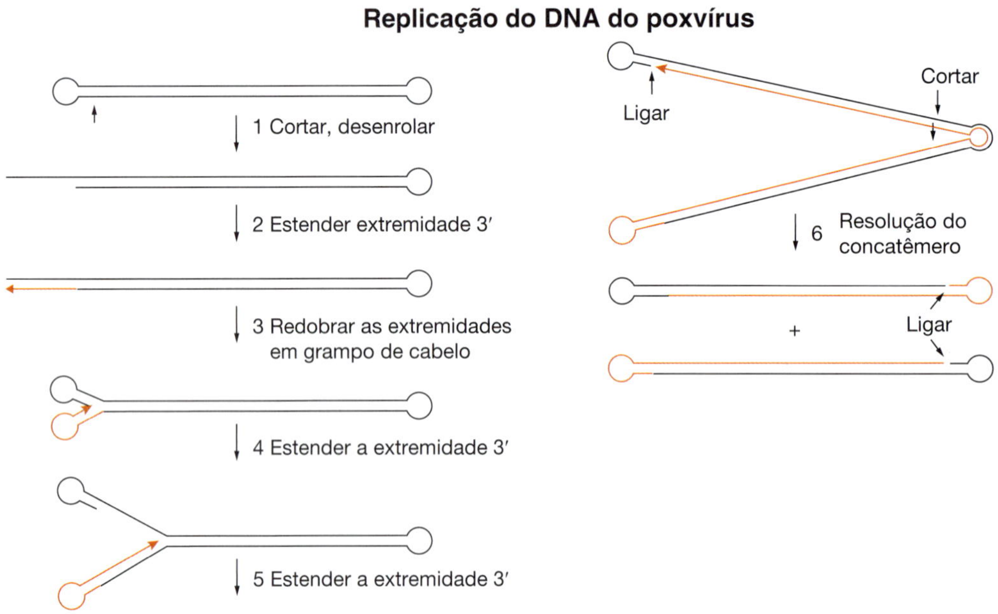

Figura 18.3 Replicação do DNA do poxvírus. O genoma circular covalentemente fechado é "cortado" por uma clivagem endonucleolítica. A extremidade 3′ exposta do DNA é estendida pela DNA polimerase viral, usando a fita oposta como molde. Quando o terminal é alcançado, cada uma das duas fitas pode então se dobrar em estruturas em grampo de cabelo, conforme mostrado. A DNA polimerase então continua a extensão da extremidade 3′ da molécula até que uma cópia completa seja produzida. As duas fitas descendentes são então liberadas por clivagem endonucleolítica e terminadas por ligação.

endonuclease e pela ligase produz duas moléculas do genoma do poxvírus. É claro, no entanto, que a replicação do DNA do poxvírus não requer associação de uma proteína específica de ligação à origem com o DNA viral, e *qualquer* molécula de DNA circular presente no citoplasma no momento da infecção é replicada em uma alta quantidade de cópias. Isso é de grande valor prático, uma vez que a recombinação também ocorre no citoplasma durante a replicação do DNA; pode-se explorar esse sistema a fim de produzir vírus recombinantes definidos que têm vários usos clínicos e de pesquisa em potencial. Algumas aplicações promissoras desses vírus são descritas na Parte 5.

Estágios intermediário e tardio da replicação

Como em outros vírus de DNA analisados, a replicação do genoma viral serve como importante linha divisória na cascata cinética da expressão do gene viral. Enquanto os genes precoces são expressos a partir de partículas centrais e genomas parentais, os genes intermediários e tardios são expressos a partir do DNA recém-replicado. Durante os estágios intermediários de replicação, uma série de RNAm intermediários são expressos em virtude de proteínas iniciais que interagem com a polimerase viral, VITF-2 e outros fatores. Algumas enzimas sintetizadas durante o estágio intermediário facilitam a transcrição de genes tardios, que são traduzidos em proteínas tardias. Essas proteínas tardias incluem grande quantidade de proteínas do vírion, bem como as proteínas necessárias para a morfogênese do complexo do vírion pox. As enzimas de transcrição associadas ao vírion necessárias para iniciar a próxima rodada de replicação viral também são produzidas nesse momento. A morfogênese é um processo de várias etapas: primeiro, as partículas do centro interno se reúnem e são envolvidas por uma membrana dupla derivada do complexo de Golgi. Elas amadurecem em vírions citoplasmáticos, que podem se disseminar para células vizinhas através das junções celulares e podem ser liberados depois da lise celular.

Patogênese e história das infecções por poxvírus

As infecções por poxvírus são relativamente raras entre os vírus apresentados neste livro, pois causam alta taxa de mortalidade durante seu curso natural de disseminação na população hospedeira. Isso é bem ilustrado ao se analisar um fato histórico sobre a varíola em seres humanos. Essa doença foi um flagelo por milhares de anos e ocorreu em duas formas: varíola maior, com taxa de mortalidade superior a 20% em populações imunologicamente virgens, e varíola menor, com taxas de mortalidade mais baixas (2 a 5%). A alta taxa de mortalidade está associada ao padrão de disseminação e patogênese do vírus no hospedeiro, conforme descrito no Capítulo 4, Parte 1; contudo, lembre-se que, em seres humanos, o vírus é disseminado por inalação. Enquanto a infecção primária está nos pulmões, o vírus viaja ao longo do hospedeiro via viremia, levando a infecções epidérmicas secundárias, resultando em erupções cutâneas características, o que torna o poxvírus disponível para disseminação adicional. Aerossóis de lesões pulmonares também podem ser um fator importante na transmissão. A formação de feridas abertas na pele leva a alta incidência de superinfecção por patógenos oportunistas, bem como a respostas fisiológicas relativamente inespecíficas a uma infecção disseminada da pele.

O modo de disseminação do vírus em seres humanos é facilitado pelo fato de que, ao contrário de quase todos os outros vírus animais, os vírions da varíola são muito resistentes à inativação por dessecação. Vírus infecciosos podem ser recuperados em vestimentas, roupas de cama, utensílios domésticos e solos contaminadas por períodos significativos depois da resolução da infecção em um indivíduo em particular. Como observado, as pústulas características das infecções por poxvírus são o resultado da expressão de uma proteína precoce codificada pelo vírus relacionada com o fator de crescimento epidérmico. Além disso, o vírus é capaz de modular a imunidade do hospedeiro em virtude de proteínas virais expressas que sequestram citocinas importantes na mediação da resposta imune antiviral, incluindo o fator de necrose tumoral (TNF) e a interferona γ.

Embora a patogênese dos poxvírus resulte em patógenos muito bem-sucedidos em vários hospedeiros animais, eles carregam um "calcanhar de Aquiles". Assim como alguns vírus de RNA, os poxvírus não permanecem associados ao hospedeiro depois da infecção primária; quer o hospedeiro seja morto, quer não, o vírus é eliminado. Os hospedeiros que sobrevivem têm imunidade permanente à reinfecção. Além disso, muitos poxvírus animais estão intimamente relacionados imunologicamente com o poxvírus humano, e as proteínas virais expressas por esse vírus podem induzir a imunidade à varíola em seres humanos. Aliás, a regularização e a caracterização originais de Jenner das técnicas de vacinação, descritas no Capítulo 8, Parte 2, basearam-se no conhecimento comum de que os trabalhadores do setor de laticínios infectados com o vírus relativamente leve da varíola bovina eram refratários (imunes) à infecção pela varíola humana.

O poxvírus é uma potencial arma biológica de terrorismo?

As características de sua patogênese e disseminação tornam a varíola exclusivamente sujeita a medidas de prevenção de saúde pública; um cuidadoso programa mundial de vacinação, notificação de doenças e isolamento de indivíduos infectados levou à erradicação da varíola da população humana em geral na década de 1970. Atualmente, os únicos vírus conhecidos da varíola estão em laboratórios de saúde pública na Rússia e nos EUA.

Embora essa história de sucesso seja animadora, a instabilidade política no Oriente Médio, bem como a degradação das medidas de segurança russas com o colapso da União Soviética, tornaram muito evidente que a declaração de vitória total na guerra contra o sofrimento humano causado pelos poxvírus é prematura. Com a descontinuação das campanhas de vacinação ativas, a suscetibilidade à infecção está agora disseminada em todo o mundo. Têm sido discutidos cenários em que terroristas organizados e treinados poderiam, por qualquer motivação, penetrar dentro de uma grande população aberta, como as do mundo desenvolvido, e instigar surtos generalizados de infecção. Eles não precisariam conduzir uma epidemia em massa para causar um grave deslocamento político e econômico, uma vez que as modernas instalações de saúde estão mal, equipadas para lidar com a doença ativa e sua contenção. Além disso, a vacinação em massa exigiria grandes estoques de vacina; esses estoques diminuíram desde que foi declarada vitória contra a varíola.

O governo dos EUA estocou suprimentos para vacinas e um agente antiviral projetado para combater um surto de varíola. A vacina, ACAM2000, é derivada de um estoque do vírus vaccínia purificado em placa e foi testada extensivamente, mostrando sua eficácia em comparação com as preparações clássicas de vaccínia. O tecovirimat é um inibidor da maturação que demonstrou, em estudos preliminares, ter potencial profilático e terapêutico. Esses dois desenvolvimentos atenuam em algum grau as preocupações com o uso desse vírus como arma de terrorismo.

Essas considerações apontam, novamente, para o fato de que nenhum programa científico ou clínico de prevenção é tão eficaz contra uma ameaça biológica dessa magnitude quanto a ausência de motivação para desenvolver a ameaça em primeiro lugar. Se os esforços políticos e de organização internacional necessários para a erradicação dos estoques de varíola no mundo tivessem sido efetivados e completados, o problema seria bastante atenuado, mas ainda não seria resolvido, pois existe bastante *expertise* disponível para a construção de patógenos virulentos, como a varíola, a partir de seus genes componentes. Mais uma vez, a única defesa real contra potenciais armas biológicas é que as sociedades garantam que não haja fortes motivações para um esforço organizado por uma minoria desprivilegiada real ou autoconsiderada em recorrer a elas. Isso, é claro, não protegeria contra a ameaça de um psicopata ocasional, mas um surto isolado de uma doença virulenta diante de uma população informada e capacitada não é uma ameaça real.

REPLICAÇÃO DE BACTERIÓFAGOS "GRANDES" CONTENDO DNA

Conforme brevemente descrito no Capítulo 1, o estudo de três grupos de vírus bacterianos contendo DNA que infectam *Escherichia coli* (os bacteriófagos T-par, T-ímpar e λ) ocupou posição central e seminal no desenvolvimento da biologia molecular e na compreensão funcional da expressão e da manipulação gênicas. Aspectos da replicação e da estrutura desses vírus ainda são estudados sem uma razão específica, e os bacteriófagos λ são, em geral, usados como agentes para clonagem molecular de grandes segmentos de DNA.

Componentes de grandes vírions de bacteriófagos contendo DNA

Os bacteriófagos exibem uma variedade de estruturas, conforme brevemente descrito no Capítulo 5, Parte 2. Embora o tamanho e a complexidade das características estruturais específicas variem com o tamanho do genoma viral e a natureza do vírus, os bacteriófagos discutidos aqui compartilham características estruturais semelhantes. A estrutura do bacteriófago T7, mostrada na Figura 18.4, ilustra algumas dessas características. Elementos estruturais notáveis incluem uma cabeça icosaédrica complexa, que contém o genoma viral, um tubo ou bainha não contrátil para transmissão do genoma viral na bactéria hospedeira e uma **placa-base** e estrutura de fibra para fixação do bacteriófago ao hospedeiro.

Replicação do bacteriófago T7

Genoma

O bacteriófago T7 tem um genoma dsDNA linear com 39.936 pares de bases de comprimento. A Figura 18.4 mostra seu mapa genético. Uma característica interessante não vista nos outros vírus de DNA discutidos aqui é que os genes virais são "agrupados" em regiões características que são expressas em momentos específicos. Conforme acontece com os bacteriófagos T-par discutidos neste capítulo, o genoma de DNA do bacteriófago T7 é terminalmente redundante – os 160 pares de bases que ocorrem no início do genoma são repetidos diretamente na outra extremidade. Essa redundância serve para possibilitar que o genoma viral seja circular durante a replicação, de modo que nenhuma sequência seja perdida durante o processo de replicação (ver Capítulo 13).

Transcrição controlada pelo bacteriófago

Assim como outros vírus de DNA, a replicação de T7 pode ser dividida em fases temporais. O programa de transcrição do bacteriófago T7 é potencializado por uma RNA polimerase codificada pelo bacteriófago com uma especificidade diferente daquela da célula hospedeira. A infecção é iniciada pela inserção do genoma em uma célula bacteriana hospedeira. O primeiro evento molecular que ocorre depois do início da inserção do genoma do bacteriófago é a transcrição de um conjunto de genes do bacteriófago, chamados genes precoces. Esses genes são geralmente equivalentes aos genes imediato-precoces ou pré-precoces expressos por adenovírus e herpes-vírus. A transcrição precoce é realizada pela RNA polimerase do hospedeiro assim que os primeiros 20% do

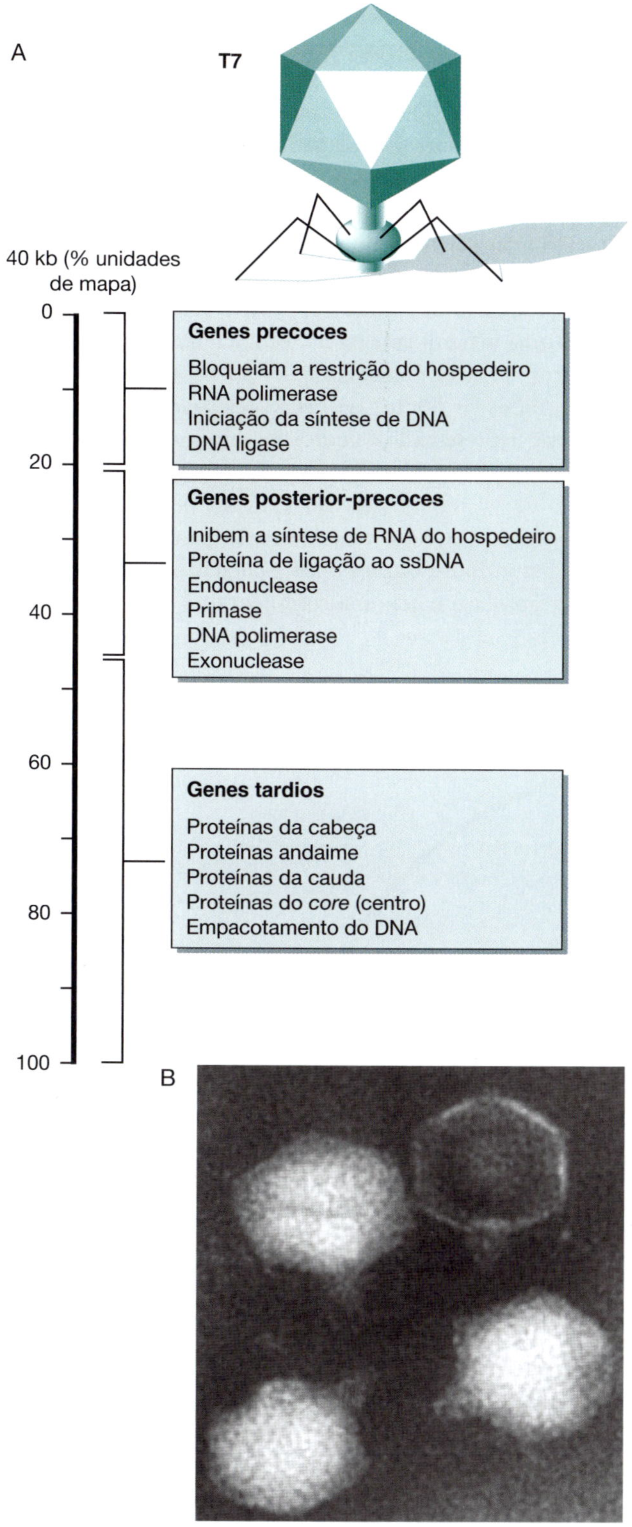

Figura 18.4 Estrutura e mapa genético do bacteriófago T7. **A.** O mapa de genes de 40 kb mostra que os genes estão agrupados de acordo com a função, com aqueles envolvidos nos estágios iniciais da infecção mostrados no topo. A transcrição começa quando o DNA é injetado no hospedeiro, de modo que a porção superior do genoma deve ser injetada primeiro. Os genes precoces incluem uma RNA polimerase, que transcreve genes tardios do genoma viral. **B.** Micrografia eletrônica com coloração negativa do bacteriófago T7 purificado. *Fonte*: cortesia de Ian Molineux.

genoma entram na célula; isso resulta na produção de cinco RNAm que codificam proteínas de bacteriófago. Incluída nesse conjunto de genes de bacteriófagos está a RNA polimerase específica de T7, a enzima que realizará o equilíbrio da expressão gênica (posterior-precoce e tardia) para o vírus. A RNA polimerase de T7 difere da enzima hospedeira na sequência de nucleotídios das regiões promotoras que ela reconhece. A RNA polimerase do bacteriófago reconhece apenas as sequências promotoras encontradas antes (*upstream*) das classes posterior-precoce e tardia dos genes T7. Outro gene imediato, que codifica uma proteína quinase, catalisa a fosforilação e a inativação da RNA polimerase do hospedeiro, interrompendo efetivamente a transcrição dos RNAm do hospedeiro. Assim, dentro de alguns minutos depois da infecção, o bacteriófago T7 assume a célula hospedeira e a converte em uma fábrica para a produção de novas partículas virais.

A inserção adicional do genoma do bacteriófago ocorre com 45% do DNA agora na célula e o início da fase posterior-precoce; nessa fase, genes essencialmente equivalentes em função aos genes precoces descritos para vários vírus animais contendo DNA são expressos. Eles incluem genes que codificam uma DNA polimerase T7 que realiza a replicação do genoma viral. Os genes tardios incluem genes que codificam proteínas estruturais para o capsídio do bacteriófago, bem como um gene necessário para a lise celular. O ciclo infeccioso continua com a replicação do DNA do bacteriófago e a montagem da progênie do vírus. Esse processo de montagem é descrito no Capítulo 6, Parte 2.

Importância prática de T7

O bacteriófago T7 fornece outra visão de como um vírus pode dominar completamente uma célula hospedeira e convertê-la em uma fábrica para produzir a progênie viral. Nesse caso, em vez de alterar uma enzima existente do hospedeiro para transcrição, o vírus codifica uma RNA polimerase completamente nova que reconhece um conjunto totalmente diferente de sequências promotoras. Esse sistema é tão eficaz que praticamente nenhum RNAm do hospedeiro é transcrito. Em decorrência dessa especificidade, a T7 polimerase e suas sequências promotoras tornaram-se a base de diversos vetores de expressão utilizados na tecnologia de DNA recombinante.

Bacteriófago T4: o modelo básico para todos os vírus de DNA

O estudo do bacteriófago T4, bem como de outros bacteriófagos T-par relacionados, ocupa um lugar único nos anais da biologia molecular e da genética molecular. A velocidade e facilidade de manipulação e a facilidade de fazer genética com infecções de bacteriófagos mistos, além da conveniência de usar *E. coli* como hospedeiro, tornaram esses vírus um importante objeto da pesquisa experimental da década de 1930 até meados da década de 1960. Muitos "primeiros" foram registrados no estudo de bacteriófagos T-par, e, mesmo agora, seu estudo continua oferecendo novas ideias e conceitos, especialmente no que diz respeito à compreensão de estruturas macromoleculares em larga escala. Além disso, os produtos gênicos codificados pelo bacteriófago T4 fornecem um valioso recurso para a biotecnologia e a manipulação genética.

Genoma do T4

O genoma do T4 tem algumas características estruturais únicas. A Figura 18.5 mostra um mapa genético completo e o modelo da estrutura do bacteriófago. O mapa na verdade não é mais complexo do que o do vírus herpes simples (HSV), cujo genoma tem aproximadamente 90% do tamanho do genoma do T4 (150 *versus* 168 kb). Uma diferença óbvia é que quase 50% da complexidade genética do T4 são dedicadas à codificação de proteínas do capsídio complexo; esse valor é mais próximo de 30% no caso do HSV. Além disso, por motivos óbvios, o T4 não precisa codificar uma grande quantidade de genes importantes para lidar com as defesas imunes do hospedeiro. Embora o genoma viral seja uma molécula linear de dsDNA, o mapa genético é circular. Isso resulta de o DNA ser terminalmente redundante – situação semelhante à observada com o bacteriófago T7. Conforme acontece com outros genomas de vírus de DNA linear, a redundância terminal possibilita que o genoma se torne circular por recombinação.

O genoma de T4 é permutado circularmente. A permutação circular indica que o ponto de partida no genoma linear (uma extremidade da molécula) difere entre os vários membros de determinada população de vírus. Essencialmente, todos os pontos de partida possíveis na sequência linear são representados, conforme mostrado esquematicamente na Figura 18.6. A permutação circular é uma consequência de o genoma viral ser replicado por um complexo mecanismo de círculo rolante (muito parecido com o do HSV, discutido no Capítulo 18). Cada cabeça de bacteriófago encapsida um genoma completo de DNA *e um pouco*

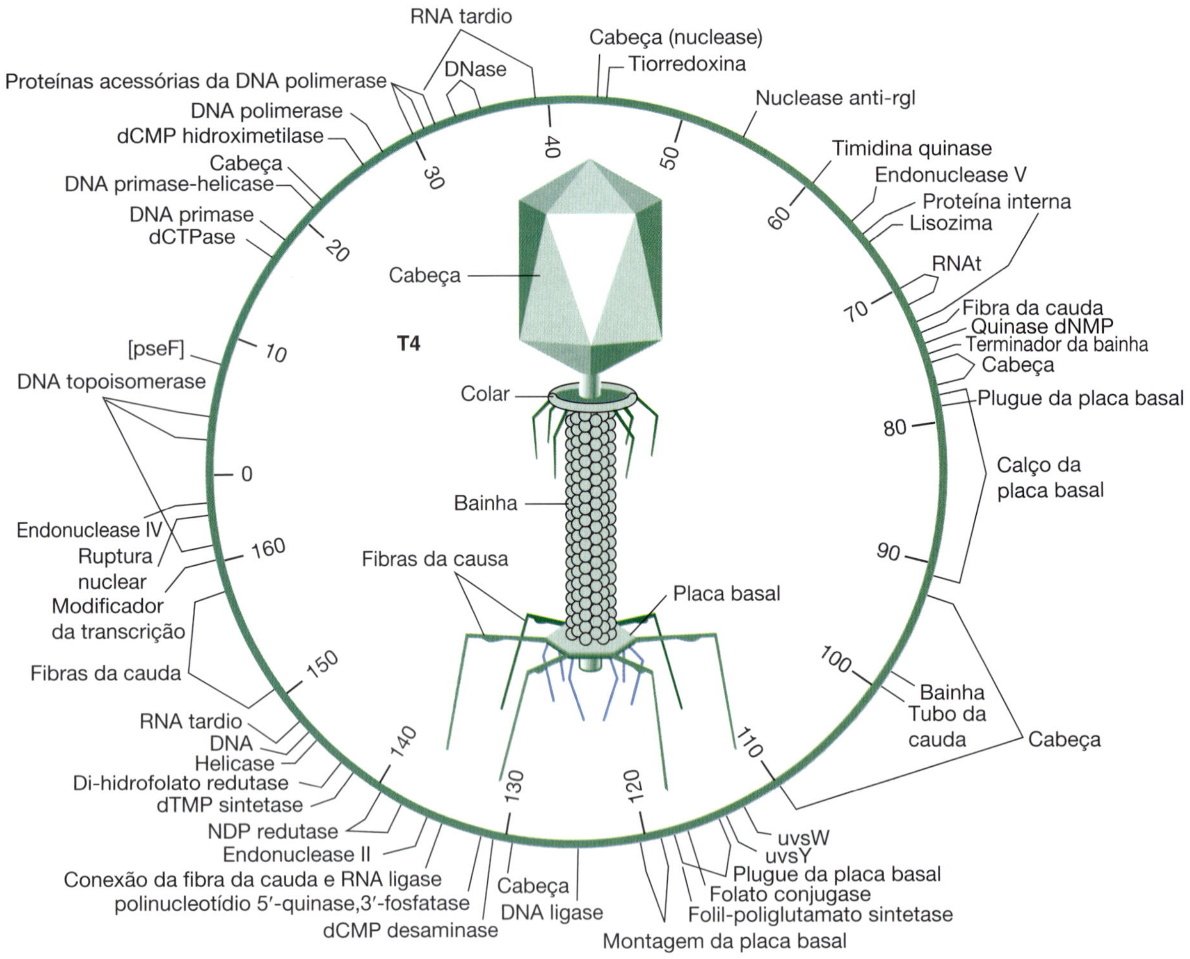

Figura 18.5 Mapa genético e estrutura do bacteriófago T4. Por convenção, esse mapa é dividido em quilobases, em vez de unidades de mapa. Como as extremidades do DNA viral são redundantes, o ponto de partida mostrado é totalmente arbitrário. Consideravelmente maiores que T7, as partículas de bacteriófago têm formas de cabeça semelhantes, mas T4 tem uma bainha contrátil e uma placa basal importante na fixação (ver Capítulo 6, Parte 2). O mapa genético viral é tão complexo quanto, mas não mais que o do HSV, mostrado na Figura 17.2. Observe que, ao contrário do HSV, mas de modo similar ao T7, muitos elementos genéticos são agrupados funcionalmente.

mais. A produção desses genomas permutados circularmente também significa que não há um sinal de empacotamento único para o DNA de T4. Um possível mecanismo para esse empacotamento de um pedaço de DNA "genoma-*plus*" é mostrado na Figura 18.6.

Além da estrutura distintiva do genoma desses vírus, a composição de base do DNA difere daquela da célula hospedeira. O DNA do bacteriófago T-par contém a base incomum 5-hidroximetil citosina (5′-OHMeC) no lugar da citosina. O precursor do trifosfato, 5′-OHMeCTP, é sintetizado na célula por enzimas bacteriófago-específicas. Aliás, a T4 hidroximetilase, identificada por Seymour Cohen em 1957, foi a primeira enzima codificada por vírus a ser descrita. O DNA do bacteriófago T-par tem ainda outras modificações, pois uma porção da base 5′-OHMeC tem um ou dois resíduos de glicose covalentemente ligados ao resíduo hidroximetil. Essa glicosilação atua na anulação das defesas de restrição do hospedeiro efetuada pelo vírus.

Expressão gênica regulada durante a replicação de T4

Como é usual na replicação de vírus de DNA, a transcrição de genes de bacteriófagos T-par é temporariamente controlada durante a infecção; assim, a expressão dos genes T4 varia com o tempo depois da infecção e pode ser dividida em quatro estágios: imediato-precoce, posterior-precoce, quase tardio e tardio (ou estrito-tardio). A Figura 18.7 mostra esse padrão de organização temporal. O disjuntor da transcrição na infecção de T4 envolve o uso da RNA polimerase dependente de DNA do hospedeiro bacteriano; esse mecanismo é distinto da codificação de uma nova enzima de transcrição de RNA, como T7. Durante a infecção de T4, a especificidade da RNA polimerase para promotores específicos é alterada pela expressão de fatores σ específicos do bacteriófago e pela modificação da enzima central por enzimas codificadas pelo bacteriófago. O papel desses fatores na especificidade da RNA polimerase bacteriana é descrito no Capítulo 13.

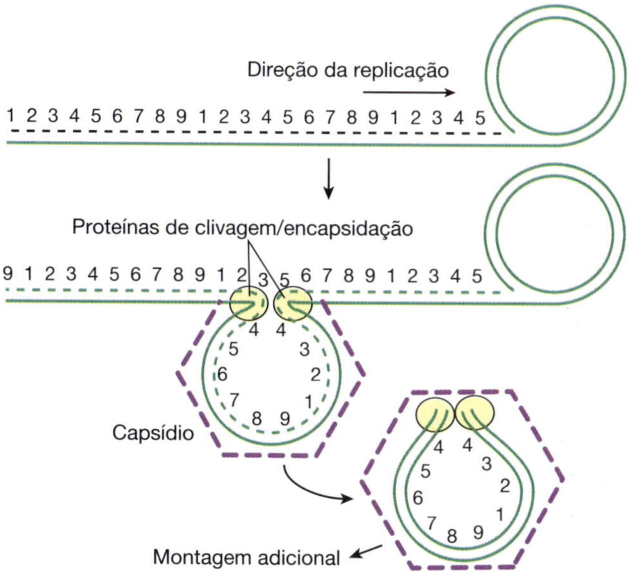

Figura 18.6 Replicação em círculo rolante e empacotamento do DNA do bacteriófago T4. O processo tem semelhanças com o do HSV (mostrado na Figura 18.5), mas não há sinal de empacotamento específico no genoma viral. O empacotamento começa em locais aleatórios e, uma vez que a cabeça do bacteriófago é preenchida com uma quantidade de DNA equivalente a 110% ou mais do genoma completo, as extremidades são clivadas e o empacotamento é concluído. Isso faz as extremidades do DNA encapsidadas serem redundantes. Essa redundância leva a molécula de DNA linear a produzir um mapa genético circular, conforme mostrado na Figura 18.4.

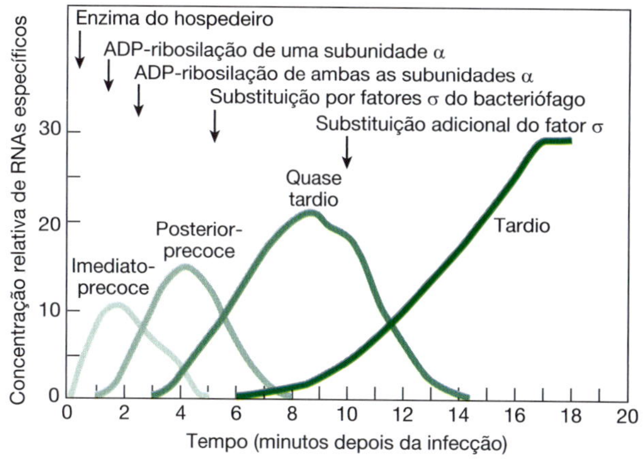

Figura 18.7 Momento de aparecimento de várias funções codificadas pelo bacteriófago T4. Cada classe de transcritos é transcrita pela RNA polimerase da *E. coli*. As modificações são sequenciais: primeiro uma e depois a segunda subunidade alfa (α) da RNA polimerase são modificadas por ligação covalente de uma molécula de ADP; em seguida, várias proteínas codificadas pelo bacteriófago deslocam primeiro o fator sigma (σ) do hospedeiro e depois umas às outras, de modo a produzir enzimas de especificidade alterada.

A expressão do gene T4 começa com a transcrição dos genes imediato-precoces. Isso ocorre utilizando os fatores RNA polimerase e sigma (σ) do hospedeiro. A transição para a expressão gênica posterior-precoce envolve o reconhecimento pela enzima hospedeira de certas sequências promotoras do bacteriófago e a modificação da enzima hospedeira, possivelmente pela adição covalente catalisada por bacteriófagos de grupos adenosina difosfato (ADP)-ribosil a cada uma das subunidades alfa da RNA polimerase. Essa mudança ocorre em duas etapas: a primeira é catalisada por um gene do bacteriófago (*gp alt*) que entra na célula com o DNA viral; a segunda é catalisada por um gene do bacteriófago (*gp mod*) que é ele próprio o produto de expressão. A ADP-ribosilação pode não ser necessária para as transições, uma vez que mutantes duplos em *gp alt* e *gp mod* são capazes de realizar a expressão gênica posterior-precoce de maneira normal.

As duas outras fases da expressão do gene viral – quase tardia e estrita-tardia – requerem estruturas de DNA replicantes e envolvem a substituição sequencial de fatores σ do hospedeiro por proteínas fágicas.

Amadurecimento e liberação do capsídio

Os padrões de maturação do T4 são conhecidos em detalhes requintados. A Figura 18.8 mostra um esboço geral. Em essência, o processo de montagem da cabeça e da encapsidação do

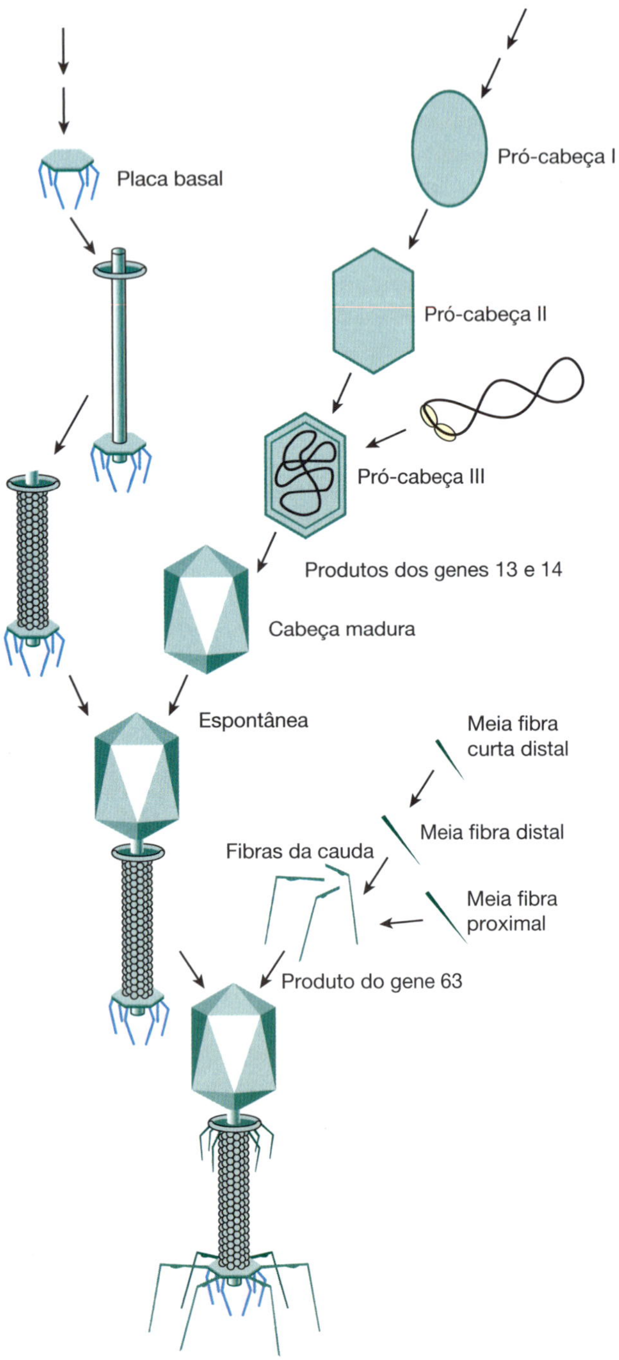

Figura 18.8 Montagem do bacteriófago T4. Observe que a montagem da cabeça do bacteriófago é semelhante ao processo visto com o HSV. Outros componentes do vírion são montados como "subconjuntos" reunidos sequencialmente, de modo a formar o bacteriófago completo. *Fonte*: modificada de Wood, W. B. 1979. Bacteriophage T4 assembly and the morphogenesis of subcellular structure. *Harvey Lectures*, Series 73: 203–223.

DNA é muito semelhante ao de outros grandes vírus de DNA descritos neste capítulo. Depois do preenchimento da cabeça, outros componentes do vírion complexo, que foram pré-montados, formando subconjuntos, juntam-se para formar a partícula completa. Por mais complexo que seja, todos esses passos são simples reações bioquímicas impulsionadas pela ação de massa e podem ser mimetizados em um tubo de ensaio. O bacteriófago maduro é liberado da célula infectada pela expressão de uma lisozima tardia que rompe a parede celular bacteriana, liberando vírus.

Replicação do bacteriófago λ: um modelo "simples" da latência e da reativação

Muitos vírus eucarióticos, especialmente aqueles com genomas de DNA, desenvolveram mecanismos complexos para permanecer associados ao indivíduo que infectaram muito tempo depois de a doença causada pela infecção inicial ser resolvida. Um bom exemplo disso é encontrado na fase latente da infecção por herpes-vírus; outro é a transformação limitada de células induzida por infecções por papilomavírus de células epiteliais.

O mecanismo para a associação contínua entre o vírus e o hospedeiro varia de acordo com o vírus e o hospedeiro em questão, mas em nenhum lugar é mais completamente descrito do que no ciclo de replicação do bacteriófago λ. Nele, encontra-se um vírus com dois desfechos de infecção muito diferentes, cada um com consequências muito distintas para a célula bacteriana hospedeira – lise ou lisogenia.

A infecção produtiva ou lítica envolve a expressão de genes do bacteriófago necessários para a replicação do DNA do bacteriófago, síntese de proteínas estruturais do bacteriófago, montagem de partículas virais e lise da célula hospedeira. Embora diferente em alguns detalhes do processo descrito para os bacteriófagos T7 e T4, o processo é essencialmente o mesmo.

A lisogenia, por outro lado, é caracterizada pela supressão feita pelo vírus de sua própria replicação vegetativa do DNA. Em vez disso, o genoma viral torna-se integrado ao cromossomo bacteriano, onde o vírus se encontra em um estado lisogênico ou latente até que um conjunto de estímulos metabólicos reinicie a infecção produtiva. Quando integrado, o genoma do bacteriófago λ é chamado **prófago**. Está claro que existem paralelos fenomenológicos com a latência do herpes-vírus e do papilomavírus, bem como com os retrovírus, discutidos no Capítulo 19, mas os detalhes são exclusivos do bacteriófago λ.

A infecção de uma célula bacteriana pelo bacteriófago λ leva a uma competição entre os processos mutuamente exclusivos que levam às fases lítica ou lisogênica da infecção; o resultado é apenas uma questão de qual processo ocorre primeiro. Ambos os resultados decorrem da ação de proteínas codificadas por um pequeno subconjunto de genes de bacteriófagos expressos imediatamente depois da infecção. Sua interação é complexa; aliás, a "decisão" bioquímica entre a lisogenia e a replicação lítica está entre as vias de controle bioquímico mais complexas conhecidas. O fenômeno original da latência foi descoberto na década de 1920; somente depois de 60 anos ou mais de desenvolvimento das análises bioquímicas, físicas e genéticas cada vez mais sofisticadas é que os detalhes foram totalmente elaborados. Não é demais dizer que foi necessária a fusão bem-sucedida entre a bioquímica, a biologia molecular, a genética clássica e a genética molecular para decifrar completamente as complexas e elegantes vias envolvidas na decisão bioquímica feita pelo bacteriófago λ cada vez que ele inicia uma infecção em *E. coli*. Essa fusão representa tanto um triunfo da biologia moderna quanto um modelo para a compreensão de todos os processos biológicos.

Genoma do bacteriófago λ

O genoma do bacteriófago λ, cujo mapa é mostrado na Figura 18.9, é uma molécula de dsDNA linear de 48,5 kb de tamanho. Ao contrário dos bacteriófagos T7 e T-par, não há redundância terminal. Apesar disso, o mapa genético é representado como um círculo, pois o DNA λ pode se tornar circular depois da infecção. O genoma tem um trecho complementar de bases de fita simples em cada extremidade – os *cos* (extremidades coesivas). Esses sítios podem hibridar na cabeça do bacteriófago de modo a formar um círculo não covalentemente ligado, que é convertido em uma molécula covalentemente fechada por ligação logo depois da infecção. Eles também servem como sinais de empacotamento para o DNA viral replicado.

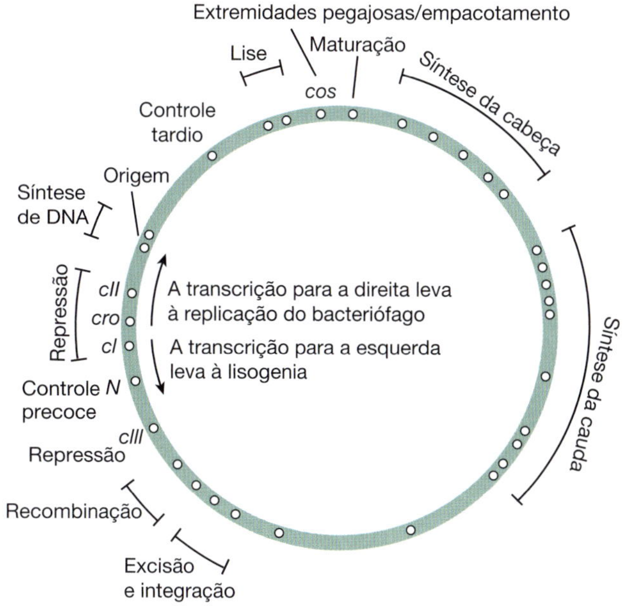

Figura 18.9 Mapa genético do bacteriófago λ. Indicam-se funções agrupadas específicas. A decisão primária de replicar ou integrar envolve a questão única de saber o que ocorre primeiro: a transcrição para a esquerda ou para a direita. Esse processo é totalmente estocástico (aleatório). Se a transcrição ocorrer à esquerda, o repressor cI é expresso e bloqueia a replicação lítica. Ao mesmo tempo, as funções da integrase e de recombinação levam o DNA do bacteriófago a ser integrado ao genoma da bactéria hospedeira.

Expressão do gene λ do bacteriófago imediatamente depois da infecção

Depois da injeção de DNA viral, a RNA polimerase de *E. coli* não modificada é capaz de reconhecer dois promotores λ e transcrever dois RNAm do DNA viral, conforme mostrado na Figura 18.9. Essa é a fase imediato-precoce da expressão gênica. O promotor para a direita, chamado P_R, transcreve o RNAm que codifica a proteína cro, assim denominada por sua função de controle (a sigla significa "controle do repressor e outras coisas"). O promotor para a esquerda, chamado P_L1, controla a expressão de RNAm para a proteína N, que atua modulando a utilização dos sinais de terminação da transcrição (ver Capítulo 13, Parte 3). Os promotores nesse caso não são especificamente nomeados na Figura 18.9.

O primeiro estágio da transcrição desses dois promotores termina em dois sítios, ambos com sinais de terminação dependentes de ρ. Muitos dos eventos de regulação iniciais envolvem a ação de genes de bacteriófagos concorrentes nesses sinais de terminação para suprimir sua atividade. Se um conjunto for suprimido, a transcrição prossegue através do sinal, e um conjunto adicional de transcritos é expresso; se o outro conjunto for efetivamente suprimido, então um *segundo* conjunto de transcritos estendidos que codificam funções concorrentes é expresso.

Ação da proteína cro: crescimento lítico. A proteína cro λ, sob condições metabólicas apropriadas de crescimento, é capaz de reprimir a transcrição do RNAm que codifica outra proteína reguladora do bacteriófago, chamada repressor CI λ, ligando-se a locais de controle imediatamente antes (*upstream*) desses dois promotores. O repressor C1 está envolvido no estabelecimento da lisogenia, e sua repressão serve como uma "luz verde" para o crescimento lítico, especialmente quando uma quantidade suficiente de proteína N foi produzida. Os genes líticos incluem a replicação de DNA e proteínas do capsídio. O resultado desse processo bastante bizantino é a produção de bacteriófagos descendentes e a lise da célula.

Modulação da atividade da proteína N: preparando a célula para lisogenia. A expressão de altos níveis de proteína N do bacteriófago λ leva à expressão de um conjunto de genes posterior-precoces por meio da interação com uma proteína hospedeira, chamada substância A utilizadora de N (nusA). Essa interação possibilita que a RNA polimerase leia os dois locais de terminação imediata, produzindo transcritos mais longos em ambas as direções. Os transcritos expressos a partir da transcrição para a direita codificam duas proteínas fágicas adicionais, cII e cIII, que juntas aumentam a expressão de cI, o repressor λ.

Ação de cI, cII e cIII: estabelecimento da lisogenia. A extensão da transcrição para a esquerda, bem como a transcrição para a direita adicional, eventualmente levará ao início da expressão gênica da fase lítica. Contudo, basicamente em simultâneo com os primeiros eventos nessa via, as proteínas do bacteriófago λ cII e cIII podem agir em conjunto estimulando a transcrição de RNAm para o repressor cI. Tanto cII quanto cIII são codificados no RNAm que começa em P_R e continua até T_R1. Essa expressão "*read-through*" requer a ação da proteína N, e a proteína cII estimula a transcrição do RNAm de cI começando em P_{RE} (promotor para o estabelecimento do repressor), enquanto a proteína cIII atua estabilizando cII contra a degradação pela inibição da protease da célula hospedeira.

O repressor cI tem duas funções: (i) reprime a transcrição de RNAm cro a partir de P_R e de RNAm N a partir de P_L1 e (ii) estimula a transcrição de seu próprio RNAm. Assim, ele bloqueia a expressão dos genes necessários para iniciar o ciclo lítico. Observe que ao bloquear a síntese de cro e N, cI também bloqueia a síntese de cII e cIII. Portanto, *toda a transcrição subsequente do RNAm cI durante a fase lisogênica* ocorre a partir do P_{RM} (promotor para manutenção do repressor). Lembre-se que a troca de promotor em resposta à repressão por produtos virais é vista na replicação do adenovírus, discutida no Capítulo 16.

Integração do DNA λ: produção do prófago. A lisogenia é estabelecida com a ação da λ integrase, que catalisa a recombinação do genoma do bacteriófago em um local específico no cromossomo de *E. coli.* O genoma do bacteriófago é então encontrado como uma sequência linear dentro do DNA do hospedeiro, e a célula hospedeira é agora chamada de *lisogênio* λ. O nome vem do fato de que, embora a replicação do bacteriófago seja geralmente reprimida, ocasionalmente o crescimento lítico pode ser desencadeado; assim, as bactérias que abrigam o prófago podem dar origem à lise. O único gene de bacteriófago expresso em um lisogênio λ é cI; na maioria das células lisogênicas, o DNA do bacteriófago permanece integrado de maneira estável, replicando-se com o cromossomo celular.

Bioquímica da decisão entre uma infecção lítica ou lisogênica em E. coli

Competição para ligação por cro e cI no operador OR. Tanto cro quanto cI se ligam ao operador OR como dímeros. Os três sítios de ligação em OR são chamados OR1, OR2 e OR3 e são mostrados na Figura 18.10. A afinidade desses sítios difere para cada dímero de proteína; o repressor cro liga-se na ordem OR1, OR2 e OR3. A ligação a OR3 bloqueia efetivamente a transcrição de cI a partir de PRM. Por outro lado, cI se liga na ordem inversa de OR3, OR2 e OR1. A ligação da proteína cI a OR1 bloqueia a transcrição de RNAm cro a partir de PR. A ligação adicional de cI a OR2 atua estimulando a transcrição de RNAm cI a partir de PRM. Assim, como observado, cI tem a dupla capacidade de reprimir a transcrição de cro, bem como de estimular a transcrição de seu próprio RNAm.

Essa ligação competitiva e a repressão competitiva dos promotores divergentes P_R e P_{RM} resultam em um sistema de controle que é bastante sensível às concentrações relativas de cro e cI. Durante os estágios iniciais da infecção, as taxas de síntese e degradação dessas duas proteínas ditarão qual via – dominada por cro (lítica) ou dominada por cI (lisogênica) – será seguida. A variedade de fatores metabólicos que controlam essas taxas é mais detalhadamente descrita aqui.

Fatores que afetam a "decisão" lítica/lisogênica. A taxa de transcrição relativa de RNAm para as duas proteínas fágicas essenciais cro e cI é alterada por uma variedade de condições metabólicas que uma célula lisogênica pode encontrar. A estratégia de expressão do gene viral é tal que a lisogenia ocorrerá em uma célula saudável e de crescimento rápido. Quando, no entanto, a célula encontra mudanças que ameaçam a sobrevivência de uma célula específica, como danos ao DNA ou inanição, o bacteriófago λ "salta", induzindo a replicação lítica – as partículas de bacteriófago resultantes podem sobreviver até um momento mais propício para o crescimento bacteriano e a lisogenia.

A estabilidade da proteína cI em si pode determinar o equilíbrio entre os dois repressores concorrentes. A proteína cI pode ser clivada proteoliticamente e inativada pela protease recA do hospedeiro, que é induzida por danos ao DNA. No chamado sistema de reparo SOS, a protease recA destrói as proteínas de repressão celulares, resultando na expressão de uma série de enzimas bacterianas envolvidas no reparo de danos ao DNA. Essa resposta celular também resulta na destruição de cI e na indução da via lítica do bacteriófago em um lisogênio λ. Aliás, a exposição à luz ultravioleta tem sido o método preferido para a indução de infecção lítica em cepas lisogênicas de *E. coli*.

A ação da protease celular HflA é sensível ao estado nutricional da célula, moderado pelo sistema de repressão de catabólito. Em níveis baixos de glicose na célula (*i. e.*, quando a atividade metabólica é lenta), a célula produz altos níveis de adenosina monofosfato 3′,5′ cíclico (AMPc) como um sinal intracelular de estresse metabólico. Aliás, sinais semelhantes são usados em células eucarióticas em resposta a vários estímulos extracelulares. Em altas concentrações de AMPc, a atividade da protease HflA aumenta. O resultado é a inativação aumentada de cII e a diminuição concomitante na síntese de cI durante a fase inicial da infecção.

UM GRUPO DE VÍRUS DE ALGAS COMPARTILHA CARACTERÍSTICAS DE SUA ESTRUTURA GENÔMICA COM POXVÍRUS E BACTERIÓFAGOS

Como mencionado, há uma forte semelhança entre aspectos da estrutura do capsídio e a montagem de herpes-vírus e bacteriófagos T-par. Outros vírus dos reinos animal, bacteriano e vegetal também compartilham certos detalhes de proteínas estruturais e de replicação. Isso sugere que eles formam uma grande superfamília (ver Capítulo 1), ou que os genes em questão são todos derivados de uma fonte comum, ou ambos (Figura 18.11).

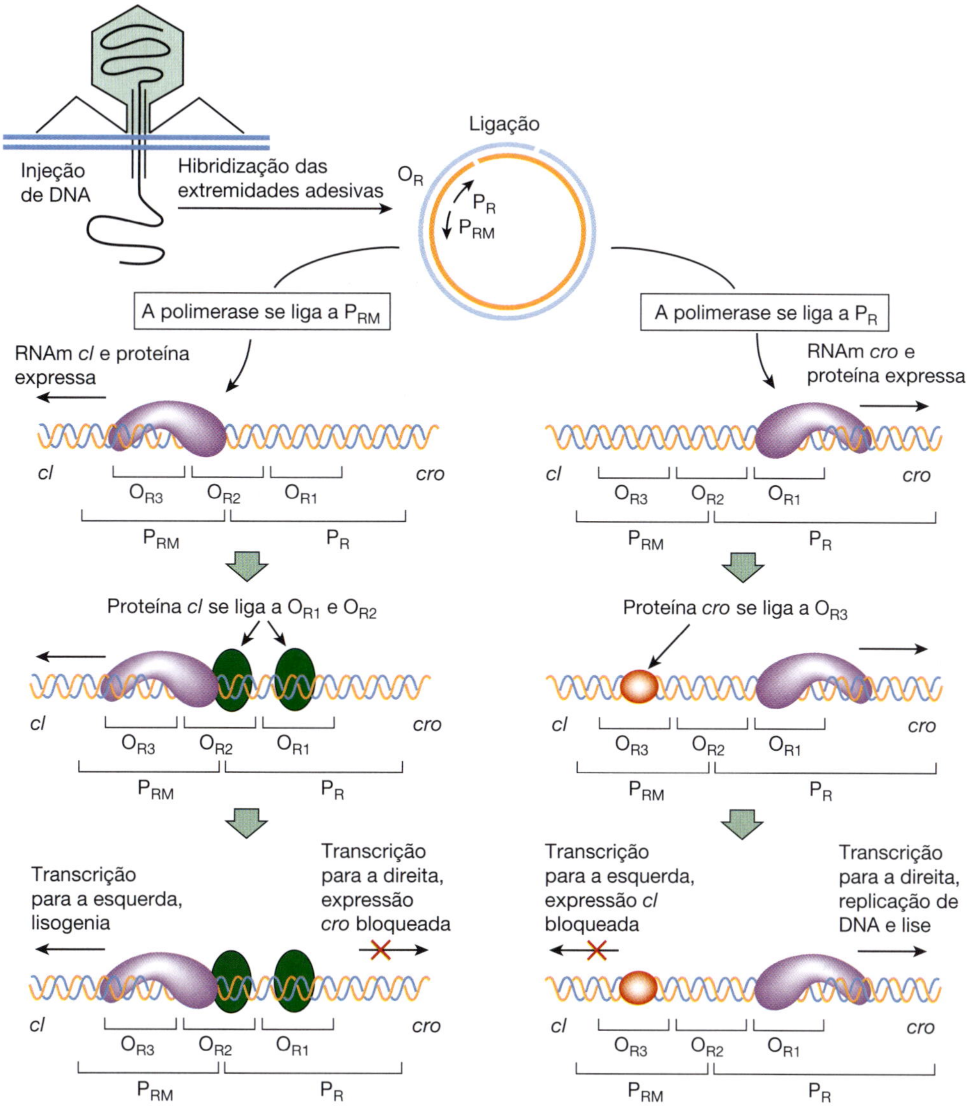

Figura 18.10 Primeiros eventos na infecção de uma bactéria pelo bacteriófago λ. Os detalhes da decisão bioquímica relativa à replicação lisogênica ou lítica são descritos aqui e no texto. *Fonte*: baseada em Ptashne, M. (1986). *A Genetic Switch: Gene Control and Phage* λ. Palo Alto, CA: Blackwell Science and Cell Press, especialmente Capítulos 2 e 3.

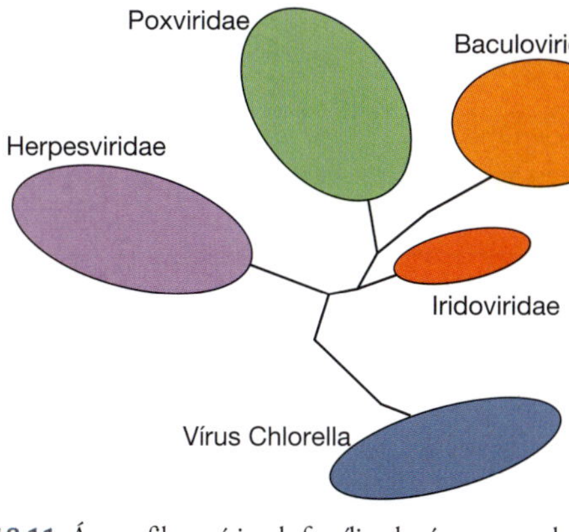

Figura 18.11 Árvore filogenética de famílias de vírus contendo DNA grande, selecionadas de acordo com a divergência de sequência em regiões conservadas dos genes da DNA polimerase. Compare com a Figura 1.2. *Fonte:* de acordo com a figura baseada em análises descritas na seção Phycodnaviridae de *Virus Taxonomy, Eighth Report* (Fauquet *et al.*, eds.). Amsterdam: Elsevier, 2005.

Os vírus de plantas vasculares estão sujeitos a uma estrita limitação do tamanho do genoma, em decorrência de seus problemas de penetração na parede celular de celulose dessas plantas (ver Capítulo 17). Contudo, essa limitação não se aplica a vírus de plantas "inferiores", como algas. Recentemente, o Chlorovirus *Paramecium bursaria Chlorella vírus-1* (PBCV-1), um vírus que infecta um tipo de microalga que muitas vezes vive simbioticamente com uma espécie de *paramecium*, foi extensivamente caracterizado e mostrou ter algumas semelhanças sugestivas com grandes bacteriófagos contendo DNA, poxvírus e outros grandes vírus de DNA.

O PBCV-1 tem a aparência de um iridovírus (ver Capítulo 5, Parte 2). Ele apresenta um genoma de 330 kb, o que o torna um dos maiores vírus conhecidos. O genoma é de DNA linear com extremidades fechadas, como os genomas dos poxvírus. O vírus não infecta sua alga hospedeira como um vírus animal; em vez disso, o vírion se liga à superfície da célula, e o DNA é injetado no citoplasma (processo análogo a vários bacteriófagos, incluindo os descritos neste capítulo). Além disso, semelhantemente aos vírus bacterianos, o genoma do PBCV-1 é extensivamente metilado. Essa metilação ocorre em resposta à presença de enzimas de restrição de especificidade limitada que são codificadas por seu hospedeiro. A capacidade das algas de codificar essas enzimas é uma raridade entre os eucariotos e é indicativa do grau de coevolução entre o vírus e o hospedeiro.

Esse vírus é encontrado em concentrações tão altas quanto 4×10^4 UFP/mℓ em água doce nos EUA, na China e provavelmente em outras partes do mundo. O vírus só é capaz de infectar células hospedeiras livres, e, como não pode infectar sua alga hospedeira quando está vivendo simbioticamente com o *paramecium*, um bom palpite é que a existência do vírus é uma forte pressão seletiva em favor da relação simbiótica. Esse vírus representa um bom exemplo da extensa interação que representa uma coevolução entre os vírus e seus hospedeiros em muitos ecossistemas e a importância dos vírus na formação desses ecossistemas.

QUESTÕES DO CAPÍTULO 18

1 A bactéria *E. coli* K12 é um lisogênio λ, o que significa que o genoma do bacteriófago λ foi incorporado de maneira estável ao genoma da célula hospedeira.

(a) Nessa célula, qual proteína viral, se houver, você encontrará sendo expressa?

(b) Quando essa célula é irradiada com luz ultravioleta, o dano resultante ao DNA celular induz à resposta SOS. Esse sistema resulta na destruição proteolítica de várias proteínas repressoras, incluindo cI λ. Qual é o efeito desse tratamento na expressão do genoma λ?

2 Você planeja realizar um experimento no qual infectará *E. coli* com o bacteriófago T4. Você tem uma cultura de células de 10 mℓ contendo 3×10^8 células/mℓ e um estoque de bacteriófago T4 contendo 10^{10} UFP/mℓ. Para iniciar a infecção, você adiciona 0,3 mℓ desse estoque de vírus à cultura de células de 10 mℓ.

(a) Qual é a multiplicidade da infecção?

(b) Se o bacteriófago T4 normalmente produz cerca de 200 partículas virais por célula infectada, qual será a produção total de vírus dessa infecção *ao final de um ciclo de crescimento do vírus?*

(c) Você repete o experimento com quatro culturas idênticas de *E. coli*. A três culturas você adiciona ácido nalidíxico, um inibidor da síntese de DNA, nos horários indicados na tabela a seguir. A quarta cultura não recebe inibidor e é um controle. Preveja os resultados desse experimento completando a tabela a seguir. (Todo o ciclo de vida do bacteriófago T4 leva 20 minutos.) Use "+" para indicar função ou atividade normal e "–" para indicar inibição.

Momento de adição de ácido nalidíxico	Síntese de DNA do bacteriófago	Expressão gênica imediato-precoce	Rendimento de progênie por célula
Controle (sem inibidor)			
0 min			
5 min			
18 min			

3 Qual dos tratamentos a seguir inibirá a expressão *completa* de genes imediato-precoces do bacteriófago T4 durante a infecção de uma célula *E. coli* hospedeira? Use "+" para indicar expressão e "–" para indicar inibição da expressão.

Tratamento	Expressão de RNAm imediato-precoce
Rifampicina (um inibidor da RNA polimerase do hospedeiro)	
Ácido nalidíxico (um inibidor da replicação do DNA)	
Uma mutação que inativa a DNA polimerase do bacteriófago	
Uma mutação que inativa a enzima lítica do bacteriófago	
Cloranfenicol (um inibidor da síntese de proteínas)	

4 A tabela a seguir lista uma série de mutantes do bacteriófago T4. Preveja as propriedades de infecção de uma célula hospedeira por cada um desses mutantes em relação à expressão de cada classe de genes mostrada na tabela. Indique "+" se a classe *for* expressa e "–" se a classe *não* for expressa para cada mutante.

Bacteriófago mutante	**Imediato-precoce**	**Posterior-precoce**	**Quase-tardio**	**Tardio**
Controle (tipo selvagem)	+	+	+	+
Um bacteriófago mutante que não é capaz de catalisar a ADP-ribosilação				
Um mutante não funcional da DNA polimerase do bacteriófago				
Um mutante não funcional da proteína gp55 do bacteriófago				
Um mutante não funcional das proteínas de ligação ao receptor do bacteriófago nas fibras da cauda (infectadas sob condições permissivas e então alteradas para condições não permissivas)				

5 Em um experimento com o bacteriófago T7, você isolou mutantes que são defeituosos em genes específicos de bacteriófagos. Em cada caso, é produzida uma versão não funcional da proteína do bacteriófago. Indique com "+" ou "–" quais das classes de genes T7 são transcritas no caso de células infectadas por cada um dos bacteriófagos mutantes indicados.

Bacteriófago T7	**Precoce (classe I)**	**Posterior-precoce (classe II)**	**Tardio (classe III)**
Controle (tipo selvagem)	+	+	+
RNA polimerase mutante T7			
DNA polimerase mutante T7			

6 O bacteriófago T7 tem um genoma dsDNA linear. A expressão gênica desse bacteriófago depois da infecção de sua célula *E. coli* hospedeira ocorre em três fases diferentes. Os genes que são expressos precocemente são da classe I, os genes que são expressos posterior-precocemente são da classe II e os genes que são expressos tardiamente são da classe III.

(a) Para cada uma das funções de T7 listadas na tabela a seguir, identifique em qual classe de genes elas têm maior probabilidade de serem classificadas: classe I, classe II ou classe III.

(b) Suponha que uma célula tenha sido infectada com o bacteriófago T7 e esteja no meio da expressão gênica posterior-precoce (classe II). Nesse momento, você adiciona o fármaco rifampicina, que é um inibidor da RNA polimerase do hospedeiro. Qual será o efeito desse tratamento na expressão dos genes do bacteriófago T7 nessa célula?

Função T7	**Classe**
Proteína da cabeça do capsídio	
RNA polimerase	
DNA polimerase	

7 O bacteriófago λ classe 7 infecta *E. coli* e pode seguir uma das duas vias: lítica ou lisogênica. Vários sítios genéticos virais estão envolvidos nessas vias. Considere que você tem os bacteriófagos mutantes mostrados na tabela a seguir. Preveja qual das vias, se houver alguma, cada mutante pode seguir. Indique sua previsão com um "sim" ou "não". Em cada caso, assuma que o bacteriófago entra na célula sob condições em que o fenótipo mutante será expresso.

Mutante	**Lítica?**	**Lisogênica?**
Tipo selvagem	Sim	
N-menos		
CII-menos		
Deleção da região P_{RM}		
CIII-menos		
O_R3 mutado que não consegue se ligar a cro		
Deleção do gene cro		

Retrovírus: Conversão de RNA em DNA

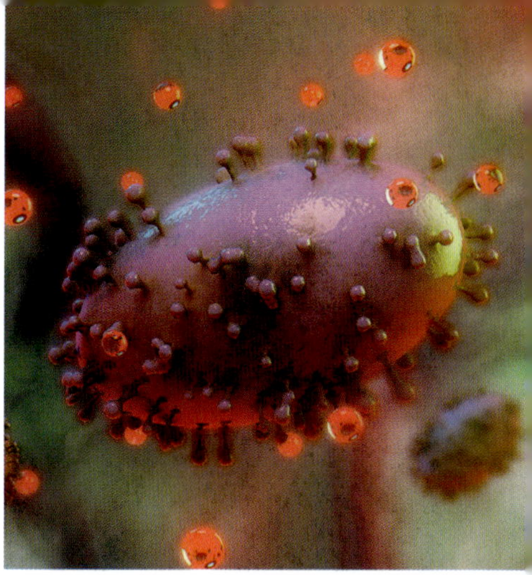

CAPÍTULO

19

Um levantamento dos vírus de DNA de replicação nuclear mostra muitas adaptações evolutivas diversas à resposta imune do hospedeiro e às defesas do hospedeiro contra a infecção pelo vírus. Não importa qual seja a complexidade ou os detalhes do ciclo produtivo real de replicação, os vírus que são capazes de estabelecer e manter associações estáveis com seus hospedeiros depois de uma infecção primária têm uma grande vantagem de sobrevivência. A fase lisogênica da infecção pelo bacteriófago λ, discutida no Capítulo 18, é um excelente exemplo das complexidades genéticas que um vírus pode utilizar para evitar o ciclo aleatório de maturação, seguido pelo processo randômico de estabelecimento da infecção em um novo hospedeiro. Se for capaz de se associar de maneira estável à sua célula hospedeira, um vírus precisará apenas de uma quebra ocasional das barreiras ambientais entre células hospedeiras individuais ou organismos hospedeiros. Além disso, uma vez estabelecida a infecção, o hospedeiro serve como fonte contínua de vírus infeccioso.

Para permanecer associado à célula hospedeira, os retrovírus usam a estratégia do bacteriófago λ – eles integram seus genomas ao do hospedeiro. Assim, tornam-se, para todos os efeitos, genes celulares. Os retrovírus realizam sua estratégia de ataque de dentro com apenas alguns genes. Sua estratégia de sobrevivência requer grande especialização, mas a capacidade dos retrovírus de se replicar e permanecer associados ao hospedeiro tem sido uma adaptação profundamente bem-sucedida. Esse evento ocorreu muito cedo na história da vida. Há evidências de retrovírus ou elementos genéticos relacionados a eles em todos os organismos eucarióticos e em algumas bactérias.

Os retrovírus (e outros vírus relacionados) devem sua singularidade a uma habilidade importante: *a conversão do RNA viral genômico em DNA celular*. A chave para essa capacidade está na atividade de uma enzima, a **transcriptase reversa** (**TR ou Pol**). A TR codificada em todos os retrovírus e elementos genéticos semelhantes a retrovírus que a utilizam compartilha muitas semelhanças em estrutura e função. Conforme observado no Capítulo 1, a TR está relacionada em estrutura e mecanismo com a telomerase, uma atividade enzimática essencial das células eucarióticas. A telomerase é absolutamente necessária para a replicação precisa do DNA cromossômico em células eucarióticas e, portanto, existe há tanto tempo quanto essas células. A ocorrência de retrovírus em todos os eucariotos sugere que a TR está presente há tanto tempo quanto os retrovírus.

FAMÍLIAS DE RETROVÍRUS E SUAS ESTRATÉGIAS DE REPLICAÇÃO

Existem muitos tipos de retrovírus. Cada um tem suas próprias características especiais, mas todos compartilham semelhanças em suas estruturas e ciclos de replicação. Esses vírus foram agrupados à medida que a capacidade genética e as estratégias de replicação foram elucidadas. O agrupamento mais simples são os grupos simples e complexos de acordo com a quantidade de genes codificados. Os retrovírus simples codificam apenas os genes essenciais para a replicação, enquanto os complexos codificam vários outros genes que regulam a interação entre o vírus e a célula hospedeira.

Os retrovírus também foram agrupados em três grandes grupos de acordo com detalhes gerais de sua patogênese no hospedeiro: oncornavírus, lentivírus (vírus da imunodeficiência, principalmente HIV) e spumavírus. Os spumavírus (também chamados vírus espumosos, já que *spuma* significa "espuma" em latim e em razão da aparência das células infectadas em cultura) aparentemente causam infecções completamente benignas e não são tão bem caracterizados quanto os membros dos outros dois grupos. As infecções por muitos oncornavírus também são completamente benignas, embora uma quantidade significativa cause doenças graves, incluindo câncer. O curso das infecções por lentivírus (*lenti* é a palavra latina para "lento") é caracterizado por um período de incubação relativamente longo, seguido por doença grave e geralmente fatal.

Contudo, a classificação atual mais precisa dos retrovírus é mais complexa. Atualmente, podem-se distinguir sete grupos de acordo com seu parentesco genético, medido pela similaridade da sequência do genoma. Cinco deles têm potencial oncogênico e se enquadram no subgrupo oncornavírus. Na realidade, no entanto, alguns desses grupos estão mais intimamente relacionados com lentivírus ou spumavírus do que entre si.

Os ciclos de infecção produtiva de todos os vírus estudados até o momento têm semelhanças gerais nos processos de entrada, expressão gênica, montagem de novos vírus e liberação. O ciclo muitas vezes, mas nem sempre, envolve a morte celular. Os retrovírus apresentam algumas exceções a esse padrão geral. Primeiro, os genomas virais são expressos como RNA mensageiro (RNAm) celular; portanto, a replicação nem sempre envolve um período de aumento exponencial nos genomas virais dentro da célula infectada. Além disso, a replicação de muitos tipos não leva *diretamente* à morte celular. A infecção pode produzir uma célula que libera vírus por muitas semanas, meses ou anos.

Essa interação prolongada entre vírus e célula ocorre porque o genoma do retrovírus, que é originalmente RNA, é convertido em DNA e *integrado* ao DNA cromossômico da célula hospedeira. Esse DNA viral (o **provírus**) serve como um gene celular cuja única função é replicar vírus; essa replicação ocorre pelo processo simples de transcrição. Não há necessidade de o vírus induzir grandes mudanças metabólicas e organizacionais na célula. Em decorrência da maneira como os retrovírus usam processos celulares não modificados, há pouca margem para as células desenvolverem meios de combater especificamente a expressão de genes virais.

Muitos oncornavírus desenvolveram outra estratégia muito bem-sucedida para interagir com seus hospedeiros: eles desenvolveram métodos para estimular a replicação de células nas quais seus genomas estão integrados. Isso garante um reservatório contínuo de células produtoras de vírus. Embora isso possa eventualmente levar ao câncer e à morte, o processo é longo. Durante o período prolongado enquanto um retrovírus causador de tumor é continuamente expresso e disponível para disseminação, é importante que as defesas imunes do hospedeiro não eliminem as células infectadas. Os retrovírus evoluíram de modo a induzir mudanças sutis na superfície celular que não induzem respostas imunes citolíticas que eliminariam as células infectadas. Assim, muitas (se não a maioria) das infecções por retrovírus são inaparentes, pelo menos durante os estágios iniciais.

Os lentivírus, como o vírus da imunodeficiência humana (HIV), que causa a síndrome da imunodeficiência adquirida (AIDS), usam uma estratégia diferente para escapar da resposta imune. O HIV alcança e mata as células do sistema imune e evita ativamente a resposta imune enquanto a derrota. Alguns dos aspectos únicos da patogênese desse importante vírus são discutidos nos Capítulos 20 e 23.

Biologia molecular dos retrovírus

Proteínas estruturais dos retrovírus

A Figura 19.1 mostra a estrutura de dois retrovírus "típicos". O vírion contém um envelope de membrana com duas proteínas virais: a proteína transmembrana (TM) e a proteína

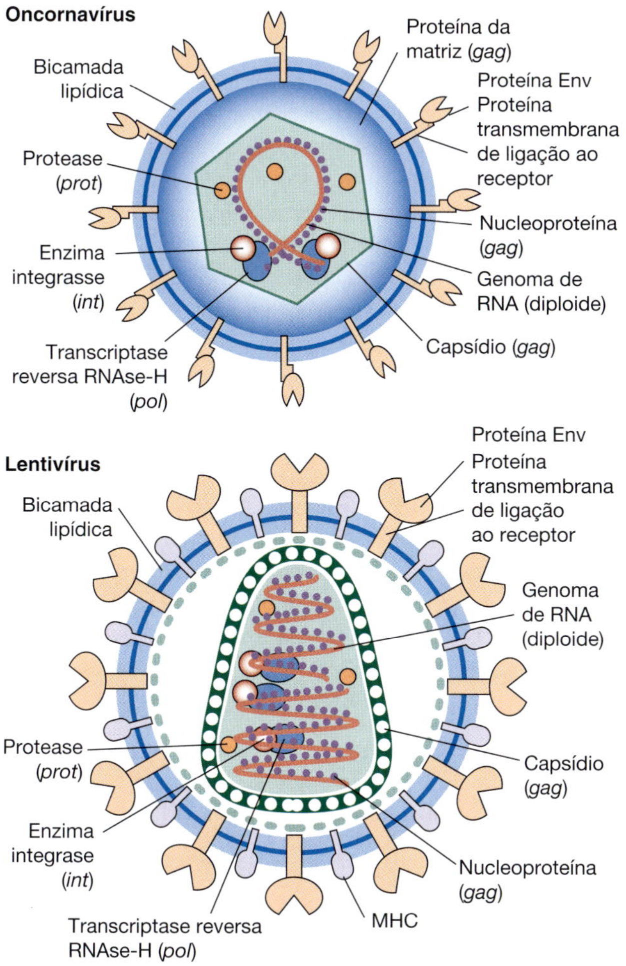

Figura 19.1 Estruturas de um oncornavírus e um lentivírus maduro. O diâmetro do vírion varia de 80 a 120 nm entre os diferentes oncornavírus; os lentivírus são ligeiramente maiores, com diâmetro de 100 a 120 nm. As proteínas do vírion são todas derivadas pelo processamento proteolítico da proteína precursora Gag, enquanto as glicoproteínas do envelope são derivadas pelo processamento da proteína Env. As quantidades molares aproximadas das proteínas estruturais virais são indicadas pelas quantidades de cópias mostradas. A forma de "cone" do capsídio do lentivírus maduro é resultado de uma mudança estrutural, pois o processamento proteolítico ocorre no capsídio imaturo brotado da célula infectada. *Proteína MHC*, complexo principal de histocompatibilidade.

de superfície (SU). Ambas são produtos do gene envelope e são coletivamente chamadas proteína Env; elas são traduzidas como uma proteína precursora. A proteína SU é importante no reconhecimento do receptor, e a proteína TM é necessária para a entrada nas células. Todas as células infectadas por retrovírus expressam alguma proteína Env na superfície da célula. Embora o hospedeiro possa produzir respostas de anticorpos e linfócitos T contra essa proteína Env, essas respostas imunes, embora citotóxicas, não eliminam efetivamente o vírus infeccioso do hospedeiro.

O capsídio do vírus é derivado de uma segunda proteína precursora do vírus: a proteína Gag, que é clivada pela protease viral, produzindo as proteínas da matriz (MA), o capsídio (CA) e o nucleocapsídio (NC). O nome Gag é derivado de trabalhos iniciais que mostraram que vários grupos de retrovírus podem ser distinguidos por proteínas do capsídio que induzem anticorpos de reação cruzada. Assim, a proteína do capsídio foi denominada *antígeno específico do grupo* (Gag). O capsídio é frequentemente mostrado como um icosaedro, mas sua forma real difere um pouco entre os diferentes tipos de retrovírus. Alguns retrovírus maduros são distinguidos por capsídios que são "colapsados" como uma bola de futebol parcialmente esvaziada, ao passo que outros têm forma de cone com extremidades arredondadas.

O interior do capsídio contém algumas cópias de três enzimas virais extremamente importantes: protease (PR), transcriptase reversa (TR) e integrase (IN). As enzimas TR e IN são necessárias para os estágios iniciais da infecção por retrovírus, enquanto a enzima PR é necessária para as etapas posteriores da replicação viral. Todas são derivadas por um padrão de clivagem proteolítica de proteínas precursoras. A clivagem maturacional e a clivagem da proteína precursora Gag ocorrem apenas tardiamente na montagem viral, algumas vezes depois da encapsidação do genoma viral e da liberação do vírion da célula infectada. Essa estratégia limita nitidamente a reinfecção da célula produtora. A reinfecção de alguns retrovírus é adicionalmente limitada por sua incapacidade de interagir com uma célula que contém a proteína do envelope que eles codificam em decorrência da supressão do aparecimento do receptor celular na superfície da célula.

O precursor para as três enzimas é uma proteína chamada proteína de fusão Gag-Pol, produzida por um de dois mecanismos diferentes, dependendo do vírus específico em questão. Alguns genomas de retrovírus codificam um códon de parada supressível entre os genes ***gag*** e *pol*. A expressão da proteína de fusão segue mecanismo semelhante ao discutido no Capítulo 14 para a expressão da proteína Pol pelo vírus Sindbis. Outros retrovírus codificam *gag* e *pol* em duas fases de leitura diferentes, e a produção do precursor Gag-Pol requer um mecanismo incomum de salto ribossômico que é descrito na seção "Genes *gag*, *pol* e *env*".

Genoma do retrovírus

O genoma de RNA de fita de sentido positivo tem entre 7.000 e 13.000 bases de comprimento, dependendo do retrovírus específico em questão. Esse RNA genômico é capeado e poliadenilado, como esperado para uma molécula de RNA que é expressa pela transcrição de um gene celular pela maquinaria de transcrição celular. No caso de um retrovírus, no entanto, o DNA celular é o provírus produzido pela transcrição reversa do genoma viral, seguida de integração no genoma celular.

O retrovírion contém duas cópias do genoma de RNA (*i. e.*, o vírus tem um genoma diploide). Essa característica é encontrada em todos os retrovírus, e a função real do genoma diploide não está clara. Ele não é estritamente necessário para a transcrição reversa completa do genoma viral, e produziram-se em laboratório vírus cujas duas cópias eram geneticamente diferentes. Como a transcriptase reversa é muito propensa a erros na conversão de RNA em DNA, especula-se que o genoma diploide forneça um tampão biológico contra a mudança mutacional muito rápida do genoma viral durante os estágios iniciais da infecção.

Como observado, uma classificação fundamental dos retrovírus é baseada no fato de que diferentes grupos têm complexidades genéticas significativamente distintas. Apesar disso, todos os genomas de retrovírus contêm três genes essenciais dos quais são derivadas proteínas estruturais do vírus. O RNA viral também contém sequências não traduzidas necessárias nas extremidades 5′ e 3′. Essas sequências são importantes tanto na produção do provírus quanto (quando no provírus) na mediação da expressão de novos genomas virais e RNAm. A ordem dos genes e elementos genéticos no genoma de RNA associado ao vírion de todos os retrovírus é a seguinte:

cap 5′: R: U5: (PBS): (líder): *gag* : *pol* : *env* :
(PPT): U3: R: poli-A_n: 3′

Aqui, *cap* e sequências poli-A são adicionadas por enzimas celulares.

Região R:U5:(PBS): líder. A sequência R é assim chamada porque se repete em ambas as extremidades e tem entre 19 e 250 bases, dependendo do vírus em questão. Essas sequências contêm importantes sinais de transcrição que são utilizados apenas no DNA proviral. Seguindo a região de repetição na extremidade 5′ do RNA genômico, existe uma sequência chamada U5, única na extremidade 5′, que varia de 75 a 190 bases, dependendo do vírus, e não codifica proteínas, mas apresenta importantes sinais de controle de ação *cis*. As sequências U5 apresentam sinais de transcrição utilizados no DNA proviral. Isso é seguido pelo sítio de ligação do *primer* (PBS), que é onde um RNA de transferência (RNAt) celular específico se liga e atua como *primer* para o início da transcrição reversa. A sequência líder (50 a 400 bases nos diferentes vírus) segue e contém os sinais de empacotamento do genoma (sítio Ψ) importantes na maturação do vírus. Essa sequência também contém sinais de doador *splice* (sinais de *splice* 5′), que são importantes na produção de RNAm de retrovírus submetidos a *splicing*.

Genes gag, pol e env. O *gag* codifica proteínas de revestimento e sempre termina com um sinal de terminação da tradução. Esse sinal é seguido pelos genes *pol* (ou *pro* e *pol*), que ocorrem tanto na mesma fase de leitura da tradução quanto em outra nos diferentes vírus. Quando os genes *pol* estão na mesma fase de leitura que *gag*, eles são expressos como uma proteína precursora de Gag-Pol, em virtude de um códon de parada supressível, de maneira análoga à descrita na expressão dos precursores de proteínas não estruturais do RNA genômico 42S de vírus Sindbis (ver Capítulo 14).

Muitos retrovírus, no entanto, contêm os genes *pol* em outra fase de leitura da tradução. Nesse caso, a proteína de fusão é expressa por um mecanismo de supressão de mudança de fase e salto ribossômico. Isso ocorre porque a estrutura do RNAm é tal que os ribossomos podem ocasionalmente perder esse sinal de terminação, pular e continuar a tradução. Aliás, alguns retrovírus codificam os genes *gag*, *pro* e *pol* em três diferentes fases de leitura, e dois saltos ribossômicos devem ocorrer.

Qualquer que seja o processo utilizado, as proteínas de fusão Gag-Pol são expressas em quantidades muito menores do que Gag sozinha (5% ou menos); contudo, elas podem ser incorporadas em capsídios, possibilitando a maturação e a produção de protease por autoclivagem. A protease pode então digerir as proteínas precursoras Gag e Gag-Pol, produzindo proteínas estruturais internas maduras e enzimas virais.

A outra proteína do retrovírus, Env, está sempre presente como uma fase de leitura da tradução oculta ou críptica depois (*downstream*) de *gag-pol* no RNA do vírion. Novamente, como em outras instâncias de RNAm eucarióticos contendo várias fases de leitura da tradução, apenas aqueles mais próximos do *cap* 5′ podem ser iniciados, uma vez que a ligação ribossômica está no local do *cap* ou próximo dele (ver Capítulo 13, Parte 3). No caso dos retrovírus, como a proteína VP1 tardia do vírus SV40 (ver Capítulo 17), Env é traduzido apenas a partir do RNAm submetido a *splicing*.

Extremidade 3′ do genoma. Existe uma sequência de comprimento variável seguindo a fase de leitura da tradução de *env*. Ela contém um trato de polipurina (PPT) importante na produção de DNA a partir do RNA do vírion, uma sequência não traduzida exclusiva da extremidade 3′ do RNA (U3) e uma segunda cópia da sequência R.

Mapas genéticos de retrovírus representativos

Oncornavírus. A Figura 19.2 mostra alguns mapas genéticos representativos de retrovírus. Muitos oncornavírus têm um mapa genético idêntico ao mapa básico discutido previamente: estes são os retrovírus mais simples. Por exemplo, o vírus da leucose aviária (ALV; do inglês *avian leukosis virus*) e o vírus da leucemia murina (MLV; do inglês *murine leucemia virus*), ambos capazes de causar tumores em animais, ainda que lentamente, apresentam esse arranjo gênico.

Alguns oncornavírus codificam outra fase de leitura da tradução única depois (*downstream*) de *env*: o oncogene viral, *v-onc*. Esse gene, que está relacionado com um dos muitos genes de controle da replicação celular (oncogenes celulares, genes c-*onc*), é expresso durante a produção de RNAm do vírus em virtude de um padrão de *splicing* alternativo do pré-RNAm não submetido a *splicing*. O primeiro retrovírus que mostrou ter um *v-onc*, o vírus do sarcoma de Rous (RSV), contém esse gene adicional (*v-src*) dentro das sequências únicas do RNA viral, mas o vírus do tumor mamário do camundongo (MMTV) contém essa fase de leitura aberta adicional (*v-sag*), estendendo-se à **repetição terminal longa** (**LTR**; do inglês *long terminal repeat*).

A presença do gene *v-onc* em um retrovírus frequentemente se correlaciona com a capacidade do vírus de causar tumores rapidamente em animais infectados.

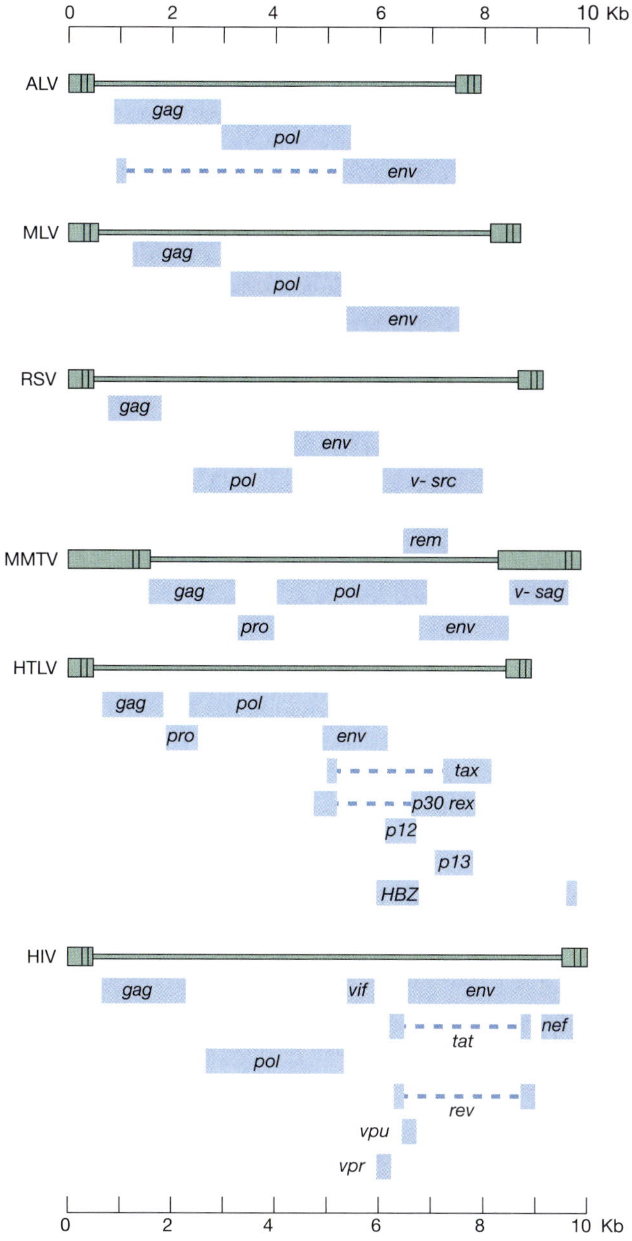

Figura 19.2 Mapas genéticos de vários retrovírus. Exemplos específicos são discutidos no texto. O vírus da leucose aviária (ALV) e o vírus da leucemia murina (MLV) são oncornavírus de transformação lenta. Nota: a proteína Env do ALV tem uma região curta em seu N-terminal que é igual ao N-terminal do Gag. O vírus do sarcoma de Rous (RSV) e o vírus do tumor mamário do camundongo (MMTV) são oncornavírus de transformação rápida; eles têm um gene v-*onc* adicional. No genoma do MMTV, o gene v-*sag* é codificado na região U_3. O vírus da leucemia/linfoma de células T do adulto (HTLV) é um exemplo de oncornavírus de transformação lenta que codifica proteínas reguladoras extras, além de Gag, Pol e Env.

O RSV, o primeiro vírus definitivamente demonstrado como causador de câncer e o primeiro retrovírus caracterizado, é o protótipo básico de todos os *retrovírus de transformação rápida*. A análise de seu oncogene, *src*, foi seminal no desenvolvimento de uma compreensão da relação entre oncogenes virais e genes de controle de crescimento celular.

Os oncogenes virais foram essencialmente "roubados" por retrovírus ancestrais dos genes de uma célula infectada. Assim, todos os oncornavírus que carregam um oncogene são classificados como retrovírus de genoma complexo, mas são derivados do tipo mais simples.

Vírus da leucemia/linfoma de células T do adulto (HTLV). Na verdade, existem dois vírus distintos da leucemia/linfoma de células T do adulto (HTLV-1 e 2), mas, para os propósitos desta discussão, eles podem ser discutidos juntos. Os vírus codificam um complexo conjunto de genes reguladores, além de *gag*, *pol* e *env*. Esses genes estão em um conjunto de fases de leitura da tradução sobrepostos, em *env* e a 3′ de *env*; os RNAm que os expressam exibem padrões de *splicing* relativamente complexos. O produto do gene *tax* atua um pouco como os ativadores, como o antígeno T SV40, estimulando a divisão celular e a atividade metabólica. Acredita-se que essa estimulação dos linfócitos T leve apenas indiretamente à transformação. Os genes *tax* e *rex* também regulam a expressão do gene viral. Isso é descrito com um pouco mais de detalhes neste capítulo.

Replicação dos retrovírus: um esboço do processo de replicação

Iniciação da infecção

Embora existam diferenças específicas entre os mecanismos de entrada dos vários lentivírus e oncornavírus, a maioria de seus padrões de replicação é geralmente semelhante aos diagramados na Figura 19.3. A infecção começa com a entrada do vírus depois do reconhecimento de receptores específicos da superfície celular, seguida pela fusão dos envelopes viral e celular e pela entrada do capsídio no citoplasma. Isso leva ao desnudamento parcial do capsídio viral.

Produção de DNAc. A conversão do RNAm do vírion em DNA complementar (DNAc) pela ação da TR começa enquanto o vírion está no citoplasma e pode ser completada ali ou quando o vírus alcança o núcleo. A conversão ocorre no ambiente nucleoproteico do capsídio parcialmente aberto. Durante esse complexo processo, que é descrito com algum detalhe aqui, as regiões R, U_5 e U_3 do RNA do vírion são fundidas e duplicadas no DNAc. Isso produz duas cópias de uma sequência que só ocorre no DNA do provírus, a LTR. A LTR contém um promotor/facilitador para transcrição de RNAm viral e sinais de terminação da poliadenilação/transcrição.

Migração do DNAc (com integrase) para o núcleo. Os detalhes acerca do mecanismo de migração do DNAc para o núcleo não são os mesmos nas infecções por lentivírus e oncornavirus. Neste último, a migração requer uma célula em divisão e a quebra da membrana nuclear possibilita a passagem do DNAc para uma associação próxima com a cromatina celular. Por outro lado, a migração de lentivírus evidenciada por estudos sobre o HIV envolve a ação da proteína de matriz (MA), da proteína viral r (Vpr) e da própria

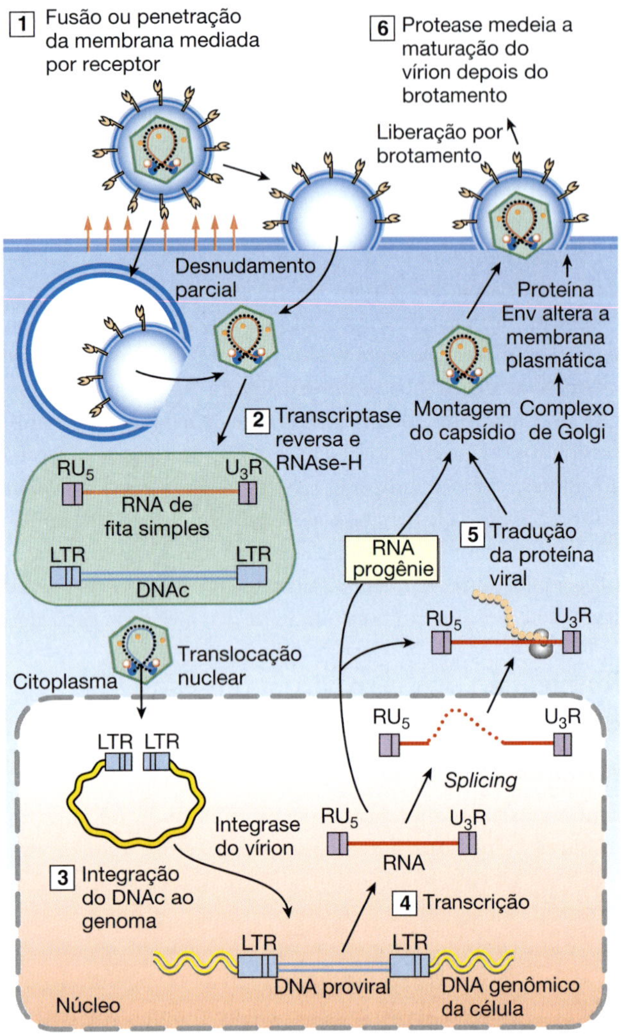

Figura 19.3 Ciclo de replicação de um retrovírus típico. (1) A adsorção e a penetração por fusão de membrana mediada por receptor resultam em desnudamento parcial do capsídio viral. (2) A produção do DNAc ocorre pela ação da transcriptase reversa do vírion e da RNase-H no complexo de transcrição reversa (RTC); ela resulta na formação de duas cópias da repetição terminal longa (LTR) composta de R, regiões U3 e U5. (3) O DNAc agora se une com a integrase viral e certas proteínas do hospedeiro, formando o complexo de pré-integração (PIC). Isso é seguido pela integração do DNAc proviral no genoma pela ação da integrase do vírion. (4) O provírus integrado é transcrito a partir do promotor viral contido na LTR. A transcrição termina na outra LTR no final do provírus. Alguns transcritos virais experimentam *splicing*, e todos são exportados do núcleo para o citoplasma. (5) Moléculas de RNAm viral são traduzidas em proteínas estruturais. Capsídios imaturos são montados, associam-se a glicoproteínas virais na superfície celular e brotam a partir da membrana celular. (6) Em seguida, os estágios finais de maturação do capsídio ocorrem no vírion por meio da protease encapsidada depois de o vírion ser liberado da célula infectada.

integrase. Estudos genéticos demonstraram que a integrase do HIV sozinha é capaz de mediar o transporte de DNAc através do poro nuclear; este e outros experimentos sugerem que existam dois ou três mecanismos redundantes para esse transporte. O DNAc viral completo se une à integrase e a certas proteínas celulares para formar o complexo de pré-iniciação (PIC), que migra para o núcleo.

Integração do DNAc retroviral ao genoma do hospedeiro. A integração prossegue em três etapas. Primeiro, a proteína retroviral IN cliva dois nucleotídios das extremidades 3′ do genoma do DNAc retroviral. Em segundo lugar, a IN cliva o DNA do hospedeiro (geralmente em um local na cromatina aberta) e o liga às extremidades 3′ do DNAc retroviral. Por fim, as proteínas de reparo do DNA do hospedeiro removem as saliências de duas bases e ligam as extremidades 5′ do DNAc retroviral ao DNA do hospedeiro. A capacidade dos lentivírus de infectar e integrar seu DNA proviral em células que não se dividem é um fator importante em sua patogênese, pois possibilita que eles infectem e integrem seus genomas em macrófagos terminalmente diferenciados. Isso será discutido com mais detalhes no Capítulo 20. A capacidade da integrase de realizar isso tem importantes aplicações no uso de retrovírus para entregar genes às células (discutido no Capítulo 25).

Expressão de genomas de RNAm e RNA viral. Depois da integração, a LTR atua tanto como um promotor quanto como um sinal de parada da poliadenilação/transcrição. A transcrição produz RNA de vírion de comprimento total, que então é transportado para o citoplasma para tradução ou encapsidação em vírions, ou pode ser submetido a *splicing* no núcleo produzindo RNAm *env* e RNAm que codifica *v-onc* ou proteínas reguladoras.

Montagem e maturação do capsídio

A proteína Env é incorporada à membrana plasmática da célula. Enquanto isso, a expressão dos genes *gag* e *pol* leva à montagem de capsídios no citoplasma. Partículas virais imaturas brotam através da membrana plasmática, e a maturação final das enzimas do vírion e proteínas do capsídio ocorre nos vírions liberados.

Ação da transcriptase reversa e da RNase H na síntese de DNAc

A produção de DNAc envolve a síntese de DNA acionada pelo RNA a partir de um *primer* que é um RNAt celular específico ligado ao RNA genômico do vírion e TR. Uma vez que o *primer* está ligado perto da extremidade 5′ da molécula de RNA linear, a síntese de DNAc deve mudar da extremidade 5′ para a extremidade 3′ do genoma para prosseguir. Durante a síntese de DNAc, a LTR é formada. A LTR do provírus contém apenas informações codificadas pelo vírus; no entanto, ela tem essas informações rearranjadas e duplicadas em comparação com o genoma de RNA encontrado no vírion. Essa duplicação, em certo sentido, é um equivalente funcional à circularização de um vírus de DNA linear, para garantir que nenhuma sequência seja perdida durante a etapa de iniciação do RNA. A duplicação também possibilita que o vírus codifique sua própria sequência promotora/reguladora.

O processo de síntese de DNAc e produção de LTR é mostrado esquematicamente na Figura 19.4 e pode ser dividido em cinco etapas. Como o DNAc é sintetizado no ambiente de ribonucleoproteína do complexo de transcrição reversa (RTC) parcialmente não desnudado, a enzima TR pode permanecer associada aos modelos híbridos de RNA e RNA-DNA durante os momentos em que precisa ser transferida de um local para outro.

1 Iniciando a síntese de DNAc. O primeiro passo é a síntese da fita negativa do DNAc a partir do genoma de RNA de sentido positivo, começando no *primer* de RNAt e terminando na extremidade 5′ do genoma. Isso produz um pequeno segmento de DNAc de fita simples que codifica R e U_5 ainda ligado ao *primer* de RNAt. Ao mesmo tempo, a enzima TR exibe uma segunda atividade: RNase-H. Essa atividade específica da RNase destrói apenas o RNA de uma molécula híbrida DNA-RNA à medida que o DNAc é sintetizado. A atividade da RNase-H degrada a extremidade 5′ do RNA do vírion à medida que é transcrita reversamente, formando DNAc de fita negativa.

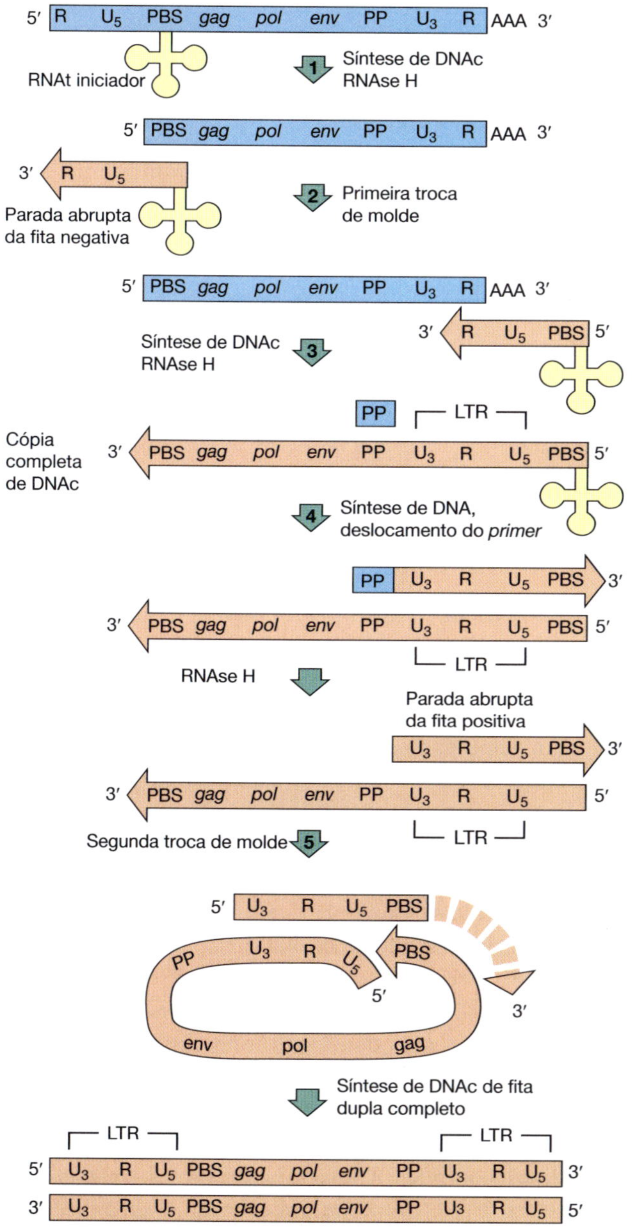

Figura 19.4 Mecanismo detalhado para a formação de DNAc retroviral a partir de RNA viral. As etapas individuais mostradas no esquema são discutidas no texto.

2 Primeira troca de molde de TR. A TR complexada para R:U5-DNAc com o *primer* ligado é então, de alguma maneira, transferida para a extremidade 3′ do molde de RNA, onde a região R do DNAc de fita simples hibridiza com a sequência 3′ R complementar do genoma de RNA. Sugeriu-se que esse evento pode ocorrer depois da formação de um laço de RNA genômico, semelhante a um laço de íntron, que liga covalentemente a extremidade 5′ do genoma ao nucleotídio 3′ da região U3 por uma única ligação fosfodiéster 2′ a 5′.

3 Conclusão da fita de DNAc de sentido negativo. A transcrição reversa continua até que haja uma cópia completa do DNAc do molde de RNA residual. A atividade da RNase-H remove todo o molde de RNA, exceto o PPT, que é resistente à degradação.

4 Início da fita de DNAc de sentido positivo. A região polipurina do RNA sentido + serve como um *primer* para a síntese da fita de DNAc de sentido positivo, dessa vez usando o DNAc de sentido negativo recém-sintetizado como um molde que prossegue até a região do *primer*, que ainda é o RNAt. Segue-se a degradação do último bit de RNA do *primer* de RNAt.

5 Segunda troca de molde TR. O DNAc de fita parcialmente dupla se hibridiza com sua própria cauda, que contém uma sequência DNAc PBS. Por fim, o processo leva à formação de duas extremidades 3′ livres, que podem ser usadas para completar a síntese de *ambas* as fitas de DNAc. Essa síntese resulta em uma molécula de DNAc de fita dupla completa com LTR de sequência U3:R:U5 em ambas as extremidades.

Expressão, montagem e maturação do gene do retrovírus

Transcrição e tradução do RNAm viral

Depois da integração do DNAc, conforme descrito na seção "Integração do DNAc retroviral ao genoma do hospedeiro", o RNAm viral é expresso a partir de 5′ LTR, que está atuando como um promotor. Muitas LTR também contêm sequências que atuam como facilitadoras para garantir que a transcrição seja eficiente mesmo em células que não se dividem e que apresentam baixa atividade geral de transcrição. Assim, a 5′ LTR tem uma função semelhante ao promotor/facilitador precoce de SV40, ou ao promotor E1A do adenovírus, ou aos promotores imediato-precoces do herpes-vírus.

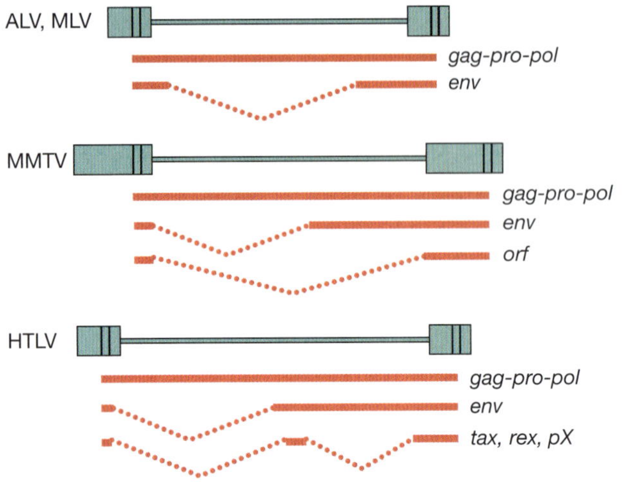

Figura 19.5 Padrões de *splicing* de vários RNA de retrovírus para produzir RNAm subgenômicos. São mostrados os genes que podem ser traduzidos em cada RNAm. Nota: em cada caso, o RNA genômico não submetido a *splicing* serve como RNAm para codificar as proteínas precursoras Gag e Gag-Pol. *ALV*, vírus da leucose aviária; *VLM*, vírus da leucemia murina; *MMTV*, vírus do tumor mamário do camundongo; *HTLV*, vírus da leucemia/linfoma de células T do adulto.

A transcrição termina perto do sinal poli-A em 3′ LTR. Observe que as sequências facilitadoras/promotoras da LTR são, na verdade, codificadas pela região U3 do RNA do vírion, enquanto o sinal de poliadenilação está na região R. Isso significa que há um sinal de poliadenilação próximo ao local da capa do RNAm do vírion completo, mas a proximidade do sítio de *splicing* 5′ e a estrutura da extremidade 5′ do RNAm nascente asseguram que esse sítio não seja utilizado de maneira eficiente.

O RNA viral não submetido a *splicing* pode migrar para o citoplasma para tradução, ou pode atuar como precursor para produzir *env* submetido a *splicing* e outros RNAm virais. A Figura 19.5 mostra esquematicamente padrões de *splicing* típicos. A tradução de RNAm viral completo exibe algumas características que são exclusivas da expressão de retrovírus ou raramente vistas na expressão do RNAm celular em proteína. Em muitos retrovírus, o terminador da tradução no final da fase de leitura da tradução *gag* está embutido em uma região do RNA que apresenta estrutura secundária altamente específica. Essa estrutura às vezes possibilita que o ribossomo pule uma base no códon de final ou próximo dele. Além disso, a fase de leitura da tradução *gag* de alguns retrovírus pode começar no códon AUG normal ou, mais raramente, em um códon CUG a uma curta distância antes (*upstream*). Quando isso ocorre, uma variante da proteína Gag é sintetizada. Essa variante tem um sinal líder que lhe possibilita interagir com a membrana do envelope do vírion e, portanto, serve como a proteína da matriz.

Montagem e morfogênese do capsídio

A maturação dos capsídios ocorre conforme os vírions brotam da célula infectada. Somente depois da liberação do vírion é que são feitas as clivagens proteolíticas finais para produzir TR ativa. Na maioria dos casos, o processo de maturação final é concluído apenas depois da liberação do vírion imaturo, quando o precursor Gag-Pol é clivado no capsídio em protease livre (e uma subunidade *gag* no capsídio). A protease livre libera TR livre e ativa e integrase no vírion. As proteínas precursoras Gag e Gag-Pol também são clivadas, formando as proteínas Gag estruturais maduras, matriz (MA), capsídio (CA) e nucleocapsídio (NC). Como resultado, pouca TR livre é expressa na célula infectada, e a regeneração do DNAc da progênie na célula infectada para integração adicional no genoma do hospedeiro é evitada. Além disso, as proteínas Gag imaturas não são capazes de formar um complexo de pré-integração. Dessa maneira, o novo vírus não é capaz de reinfectar a célula que o produz.

MECANISMOS DE TRANSFORMAÇÃO DO RETROVÍRUS

A integração do genoma do retrovírus ao cromossomo celular não leva necessariamente a uma alteração no metabolismo celular. Contudo, conforme descrito nas partes introdutórias deste capítulo, os vírus que são capazes de estimular a célula em que residem a proliferar têm alguma vantagem de replicação sobre aqueles que não o são. As estratégias de transformação diferem, mas podem ser divididas nos três tipos básicos descritos nesta seção.

Transformação por meio da ação de um oncogene viral: um gene de controle de crescimento celular subvertido

Os retrovírus de transformação rápida e alguns outros oncornavírus codificam um gene v-*onc* que está relacionado com um dos muitos genes c-*onc* que atuam em diferentes pontos no controle da replicação celular, muitas vezes em resposta a um sinal externo. Os genes *v-onc*, que foram originalmente "roubados" da célula infectada, atuam de maneira suficientemente semelhante com o gene celular, de modo a causar um curto-circuito no sistema regulador do crescimento da célula, fazendo a célula se dividir fora de controle. A Tabela 19.1 mostra exemplos de genes de controle do crescimento celular (proto-oncogenes) "pirateados" por retrovírus.

A Figura 19.6 apresenta um diagrama esquemático de alguns locais de ação dos reguladores de crescimento de uma célula. Todos esses reguladores atuam como pontos de comutação, muitas vezes por serem capazes de experimentar uma alteração reversível em sua estrutura por uma modificação química. Uma mutação crítica em qualquer uma dessas proteínas pode alterar essa reversibilidade e resultar em uma mudança dominante, na qual a troca é "travada". Esses reguladores se enquadram em uma de cinco classes:

Tabela 19.1 Exemplos específicos de oncogenes adquiridos por retrovírus.

Retrovírus	Oncogene	Proto-oncogene	Classe de produtos proto-oncogênicos (fatores da via de transdução de sinal)
Vírus do sarcoma símio	*sis*	Fator de crescimento derivado de plaquetas (PDGF)	Fator de crescimento
Vírus da eritroblastose aviária	*erb B*	Receptor de fator de crescimento epidérmico (EGF)	Receptor do fator de crescimento (tirosina quinase)
Vírus do sarcoma murino	*ras*	Desconhecido (sinal de crescimento)	Proteína G (sinal do receptor)
Vírus do mielocitoma aviário	myc	Regula a expressão gênica	Fator de transcrição (nuclear)
Vírus da leucemia mieloproliferativa do camundongo	*mpl*	Receptor para hematopoietina	Tirosina quinase
Vírus da eritroblastose aviária-ES4	*erb A*	Receptor hormonal	Receptor de hormônio tireoidiano
Vírus do sarcoma murino de Harvey	*H-ras*	Proteína G	GTPase
Vírus do sarcoma murino de Kirsten	*K-ras*	Proteína G	GTPase
Vírus do sarcoma de Rous	*src*	Tirosinas quinases da família Src	Tirosina quinase (associada ao receptor)
Vírus da leucemia murina de Abelson	*abl*	Tirosinas quinases	Transdução do sinal
Vírus da leucemia murina Moloney	*mos*	Serina-treonina quinase	Maturação de células germinativas
Vírus do sarcoma murino 3611	*raf*	Serina-treonina quinase	Transdução do sinal
Vírus do sarcoma aviário	*jun*	AP-1	Fator de transcrição
Vírus do sarcoma murino Finkel-Biskis-Jenkins	*fos*	AP-1	Fator de transcrição
Vírus do mielocitoma aviário MC29	*myc*	Regula a expressão gênica	Fator de transcrição

1 Hormônios de crescimento.
2 Receptores para sinais de crescimento extracelular.
3 Proteínas G, que atuam como transdutores de sinais extracelulares por interação com receptores e ligação ao trifosfato de guanosina (GTP).
4 Proteínas quinases que regulam a ação de outras proteínas e enzimas pela fosforilação de resíduos de serina/treonina ou tirosina.
5 Fatores de transcrição específicos que ativam ou desativam genes críticos.

Os dois primeiros tipos de elementos de controle do crescimento (hormônios de crescimento celular e seus receptores) atuam como pares combinados. O PDGF, por exemplo, só se ligará a e estimulará seu próprio receptor específico.

Alteração pelo oncornavírus do controle da transcrição celular normal que regula o crescimento

Os retrovírus de transformação lenta, como o MLV, atuam de maneira diferente. Esses vírus geralmente se integram em uma região do genoma da célula a partir da qual os genes virais podem ser expressos com pouco ou nenhum efeito no animal. Em casos raros, no entanto, o vírus pode integrar-se próximo a um oncogene celular que é transcricionalmente silencioso. Essa integração pode interromper o desligamento da transcrição por uma entre várias maneiras possíveis. Pode haver captura direta do promotor em que a LTR viral está próxima o suficiente do oncogene, de maneira que possa direcionar a transcrição do gene. De modo alternativo, o facilitador da LTR retroviral pode ativar o promotor quiescente, que normalmente expressa o transcrito do oncogene. Outra possibilidade é que o evento de integração interrompa a expressão de um repressor da transcrição do oncogene.

Não importa qual seja o mecanismo exato, o resultado é que muitos meses ou anos depois da infecção por um retrovírus de transformação lenta, um oncogene celular é ativado. Essa ativação resulta na replicação anormal de uma célula que pode acumular danos mutacionais adicionais até que um tumor maligno se forme.

Transformação do oncornavírus pela estimulação do crescimento de células vizinhas

O HTLV-1 causa câncer de maneira fundamentalmente diferente. Nesse modo de oncogênese, o DNA do provírus não é integrado à célula cancerígena em si. Na carcinogênese mediada pelo HTLV, o DNA proviral é integrado a uma célula linfoide que produz quantidades aumentadas de citocinas específicas (fatores de crescimento) em resposta à

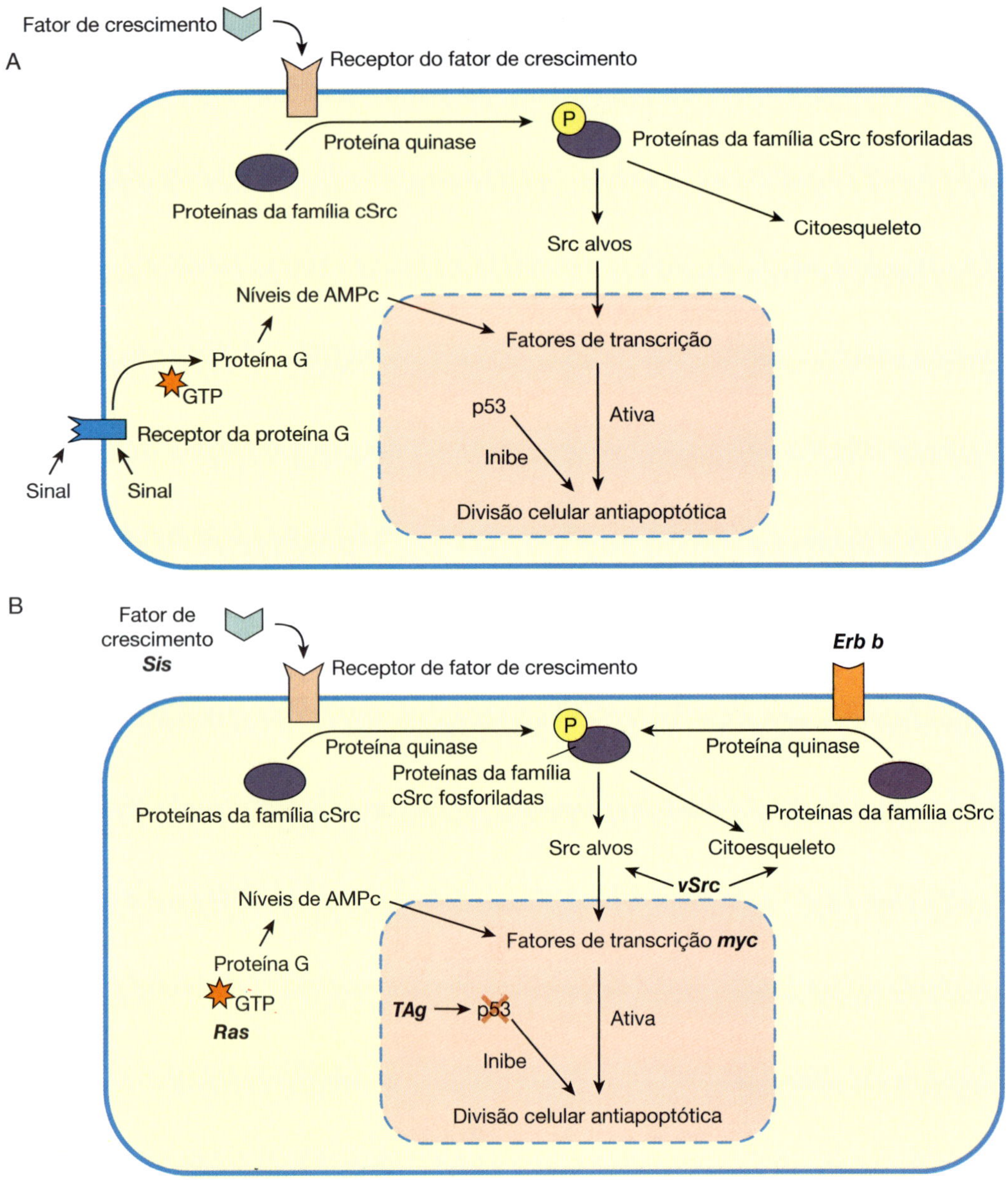

Figura 19.6 Divisão celular e oncogenes. **A.** Na célula normal, a divisão é controlada de várias maneiras, incluindo sinais de fatores de crescimento (como fator de crescimento derivado de plaquetas [PDGF]) que desencadeiam a fosforilação de proteínas da família cSrc ou sinais recebidos por receptores ligados à proteína G que modulam os níveis de adenosina 3',5'-monofosfato cíclico (AMPc). A divisão celular é inibida por proteínas como a p53. **B.** Os retrovírus têm genes celulares "pirateados" para possibilitar que eles realizem o controle da divisão celular em um circuito curto. *Sis* mimetiza PGDF, *erb B* mimetiza o fator de crescimento epidérmico (EGF), *vSrc* evita a família de proteínas cSrc, *Ras* atua como uma proteína G continuamente ativa e o antígeno T (TAg) – um produto gênico do vírus SV-40 – bloqueia a ação da p53.

expressão do gene viral. Essas citocinas são um componente normal da resposta imune que induz e estimula a proliferação de linfócitos T, mas sua expressão contínua por um período de anos pode levar a mutações no controle do crescimento em linfócitos T alvo; isso pode levar a mutações que resultam em crescimento descontrolado e câncer. Acredita-se que as mutações que ocorrem são de natureza semelhante àquelas em células que são constantemente estimuladas a se dividir pela integração de um genoma de vírus tumoral de DNA, como visto em carcinomas de colo do útero induzidos pelo vírus do papiloma humano 16 (HPV-16) (ver Capítulo 16).

ELEMENTOS GENÉTICOS CELULARES RELACIONADOS COM RETROVÍRUS

Muitos elementos genéticos dentro de todos os genomas parecem ser remanescentes de retrovírus ou, pelo menos, intimamente relacionados com retrovírus. A descoberta desses elementos está ligada à análise genética relativamente complexa de certos genes que não apresentam propriedades estritas de herança mendeliana. Por exemplo, alguns genes ou elementos genéticos podem se mover no genoma. O movimento de uma sequência genética de um local para outro no genoma foi documentado pela primeira vez por Barbara McClintock, que estudou a genética do milho na década de 1940. Demorou tempo considerável até que a importância da transposição fosse amplamente apreciada entre os biólogos, mas McClintock por fim recebeu o Prêmio Nobel por esse trabalho. Essa capacidade de "transpor" genes tem enorme importância teórica e prática, pois pode ser usada para inserir genes de interesse e inativar genes indesejáveis.

A base molecular para a transposição foi determinada pela primeira vez em bactérias, nas quais certos marcadores de resistência a fármacos estão localizados no interior de sequências que têm como propriedade a capacidade de inserir uma cópia de si mesmos em outro local do DNA bacteriano. Os **transpósons** bacterianos, como vieram a ser chamados, são conhecidos por se enquadrarem em três classes principais, dependendo de qual conjunto de enzimas de transposição eles expressam. A Tabela 19.2 mostra algumas propriedades dessas classes.

Os transpósons bacterianos de classe I são sequências de inserção simples. Eles têm sequências repetidas invertidas em ambos os lados de um gene **transposase**. Esse gene codifica uma enzima que inicia o evento de transposição cortando as sequências-alvo e transpóson. A classe IB, os transpósons compostos, adiciona um elemento de resistência a fármacos, como a resistência à canamicina (Tn5) ou à tetraciclina (Tn10), a essa estrutura.

Elementos de classe II adicionam outra enzima, uma **resolvase**, que atua completando o evento de recombinação homóloga iniciada durante a transposição. (A resolução da recombinação para os outros transpósons é realizada pelas enzimas celulares normais.)

A classe III consiste em bacteriófagos especializados, como Mu; este, durante seu ciclo infeccioso, insere cópias de seu genoma em posições aleatórias ao longo do cromossomo bacteriano.

Desde que o fenômeno foi descoberto no milho, ficou claro que a transposição ocorre em células eucarióticas. Alguns elementos eucarióticos transponíveis são bastante semelhantes aos elementos de classe I das bactérias, mas grande parte da transposição eucariótica passa por um intermediário de RNA; a sequência transposta é uma cópia transcrita reversa de um RNA citoplasmático processado. O termo geral **retroelementos** é usado para descrever quatro tipos de sequências eucarióticas que se propagam usando a transcriptase reversa, incluindo os próprios retrovírus. A Tabela 19.3 lista essas classes: retrovírus, *retrotranspósons*, *retropósons* e *retroíntrons*.

Os retrotranspósons estão intimamente relacionados com os retrovírus e são discutidos com um pouco mais de detalhes na seção "Retrotranspósons". Os retropósons, como os elementos longos intercalados (LINE; do inglês *long interspersed elements*), não apresentam LTR, mas codificam a transcriptase reversa (TR) e podem inserir cópias de si mesmos em outros locais do genoma. Foram encontrados retroíntrons no DNA mitocondrial no gene para uma das subunidades da citocromo oxidase. Esses íntrons codificam TR e são capazes de mover cópias de si mesmos para diferentes locais.

Retrotranspósons

Os retrotranspósons são mais interessantes em comparação com os retrovírus. Esses elementos transponíveis foram encontrados pela primeira vez em células de levedura, nas quais sequências como Ty1, Ty2 ou Ty3 podiam ser observadas transferindo uma cópia semelhante ao DNAc de si mesmas para vários locais nos cromossomos. A Figura 19.7 mostra a estrutura genômica de Ty1. Esses elementos têm uma região de codificação que produz uma proteína Gag ou uma proteína de fusão Gag-Pol por troca de fase de leitura ribossômica. A região de codificação é flanqueada por LTR contendo sequências U3, R e U5 com as regiões de controle de transcrição esperadas.

Tabela 19.2 Transpósons bacterianos.

Classe	Repetição invertida?	Transposase?	Resolvase?	Elemento de resistência a fármacos?	Outras enzimas?	Exemplos
IA	Sim	Sim	Não	Não	Nenhuma	IS1, IS2
IB	Sim	Sim	Não	Sim	Nenhuma	Tn5, Tn10
II	Sim	Sim	Sim	Sim	Nenhuma	Tn3, Tn7
III	Não	Sim	Não	Não	Sim	Bacteriófago Mu

Tabela 19.3 Alguns retroelementos de células eucarióticas.

Elemento presente em?	*Gene env*	Repetição terminal longa (LTR)	Transcriptase reversa	Exemplo
Retrovírus	Sim	Sim	Sim	Muitos
Retrotranspóson	Não	Sim	Sim	Ty1 (levedura), copia (*Drosophila*)
Retropóson	Não	Não	Sim	Elementos intercalados longos (LINE)
Retroíntron	Não	Não	Sim	No DNA mitocondrial

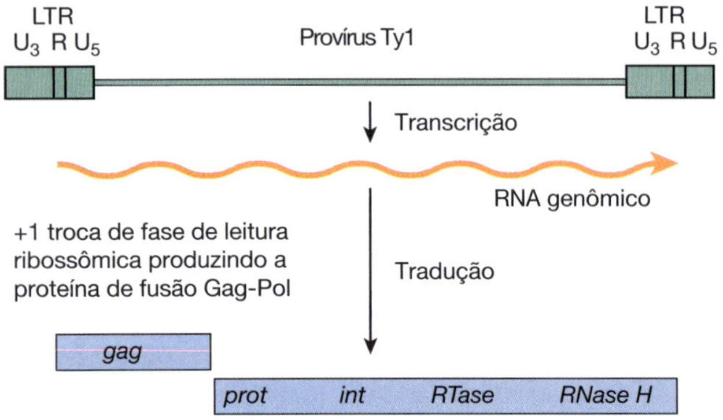

Figura 19.7 Estrutura genômica da levedura Ty1. A semelhança com um retrovírus é evidente.

O ciclo de replicação desses elementos envolve a transcrição de um RNAm do elemento Ty inserido, usando a RNA polimerase II da célula. O RNAm é exportado para o citoplasma, onde é traduzido nas proteínas precursoras Gag e Gag-Pol. Montam-se partículas que se assemelham aos centros de retrovírus. É dentro dessas partículas que ocorre a transcrição reversa, usando um RNAt celular específico para metionina como *primer* e produzindo uma cópia de DNAc de fita dupla do elemento Ty, incluindo as LTRs. As partículas agora reentram no núcleo onde o novo DNA Ty pode ser inserido em outro local no cromossomo. Assim, partículas semelhantes a vírus podem ser isoladas das células, as quais têm atividade de transcriptase reversa. Elementos semelhantes são encontrados em *Drosophila*, em que os elementos *copia* e *gypsy* são retrotranspósons.

Relação entre elementos transponíveis e vírus

A estreita relação estrutural e biológica entre retrotranspósons e retrovírus é muito clara. Infelizmente, essa relação não estabelece necessariamente uma linhagem entre eles. Existem fortes argumentos de que todos os retrotranspósons são derivados de retrovírus, em que alguns perderam mais material genético do que outros. Eles sobreviveram em virtude de sua capacidade de induzir mudanças genéticas que lhes dão uma vantagem de sobrevivência.

Embora esse seja certamente um argumento defensável para o qual há um bom suporte baseado na disseminação de *copia* e *gypsy*, um argumento oposto é igualmente defensável: que alguns retrotranspósons são derivados das mesmas origens celulares que deram origem aos retrovírus, mas nunca percorreram todo o caminho até uma existência independente. Nesse cenário, os próprios retrovírus são apenas a manifestação mais complexa da ação de uma transcriptase reversa celular.

Podem-se utilizar esses mesmos argumentos para o outro grupo de elementos transponíveis: aqueles que não utilizam TR. Como existem vírus bacterianos relativamente simples que sobrevivem movendo-se pelo genoma bacteriano utilizando a transposase, é possível que todos os elementos bacterianos sejam apenas estágios diferentes na perda de material genético desses vírus. No entanto, o argumento inverso é igualmente convincente: os transpósons têm uma existência independente, na qual os vírus bacterianos capturaram a transposase e adotaram um estilo de vida de elemento transponível parcial.

Não importa qual seja a origem ou origens desses elementos, eles são um fator importante na mudança evolutiva dos organismos. Os genes podem se mover entre organismos como vírus ou como transpósons, ou como ambos; isso significa que, uma vez que um gene esteja disponível para adaptação a um novo ecossistema, ele potencialmente pode ser movido por muitos organismos esperando para explorar esse ambiente por processos de infecção e integração, que podem ser entendidos em termos das propriedades básicas dos vírus.

QUESTÕES DO CAPÍTULO 19

1 Os membros da família Retroviridae convertem seus genomas de RNA em DNAc de fita dupla antes da integração do provírus ao genoma da célula hospedeira. Essa conversão em DNAc é realizada completamente pela enzima transcriptase reversa, codificada por cada membro competente para a replicação dessa família.

(a) Quais são os três tipos de reações bioquímicas catalisadas pela transcriptase reversa? Por favor, *seja específico* em sua resposta.

(b) Qual molécula hospedeira serve como *primer* para a síntese da fita inicial de DNAc pela transcriptase reversa?

2 Em quais etapas do ciclo de vida do HIV o tratamento farmacológico pode impedir o progresso da infecção?

3 O sarcomavírus de Rous (RSV) é um membro não defeituoso da Retroviridae e pode causar tumores em aves. O diagrama a seguir mostra a estrutura do genoma do RSV.

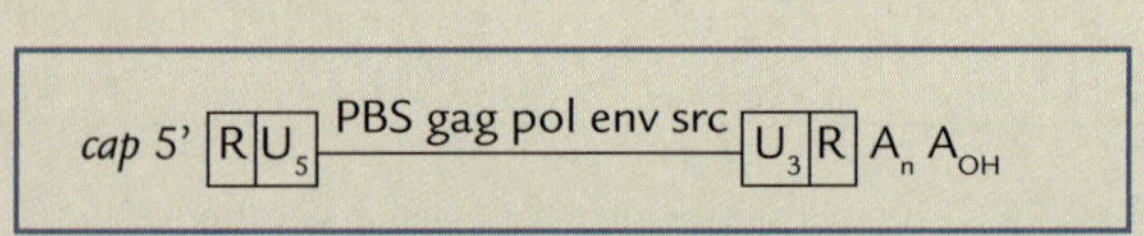

(a) Preveja o efeito que a infecção de células com os seguintes mutantes do RSV sensíveis à temperatura (ts) na ***temperatura não permissiva*** tem no ciclo replicativo do vírus. Seja muito específico acerca do efeito da mutação. Uma resposta como "não tem efeito" ou "interrompe o vírus" não é aceitável.

Mutação Ts em	Efeito na infecção por RSV em temperatura não permissiva
Pol	
Gag	
Src	

(b) Qual é a função da região do genoma rotulada como "PBS"?

4 Qual das afirmações a seguir é verdadeira em relação aos retrovírus?

(a) O genoma está presente em duas cópias no vírion.

(b) Existem segmentos repetidos em ambas as extremidades do RNA do vírion.

(c) A transcriptase reversa é iniciada pelo RNAt celular.

(d) A expressão da proteína TR pode exigir que o ribossomo salte um sinal de terminação da tradução.

5 Que tipos de funções podem ser codificadas pelo v-*onc* de retrovírus transformadores?

6 Existe uma grande demanda por transcriptase reversa (TR) pura para uso em laboratórios de biologia molecular em todo o país. Para obter essa enzima específica, você isola o vírus coletando periodicamente o meio de cultura celular, sobrepondo células infectadas pelo vírus. Os vírions são purificados por centrifugação, e os capsídios são então rompidos. A enzima é obtida passando a amostra através de uma coluna com um anticorpo ligado que reconhece um epítopo da TR. Esse é um bom método para isolar a TR? Por que sim ou por que não?

7 Como os retrovírus diferem de outros vírus que apresentam genomas de RNA? Como retrovírus transformadores, como o vírus do sarcoma de Rous, diferem dos lentivírus, como o HIV?

8 Como o DNA proviral do retrovírus difere do genoma do RNA?

9 Que parte da resposta imune é danificada e, por fim, destruída pela infecção pelo HIV?

Vírus da Imunodeficiência Humana Tipo 1 (HIV-1) e Lentivírus Relacionados

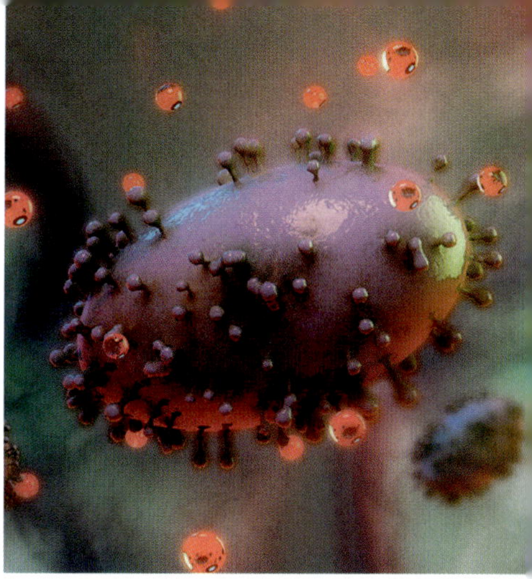

CAPÍTULO

20

HIV-1 E LENTIVÍRUS RELACIONADOS

Os **lentivírus** são mais complexos do que a maioria dos outros retrovírus, como os oncornavírus, pois têm mais genes; estes, por sua vez possibilitam um ciclo de vida mais complexo e eficiente. Os lentivírus compartilham a maioria das características de sua replicação com outros retrovírus, mas apresentam mecanismos adicionais que facilitam seus padrões de replicação eficiente e desencadeamento de doenças.

A família dos lentivírus inclui dois tipos de vírus da imunodeficiência humana (HIV-1 e HIV-2), que infectam seres humanos e causam a síndrome da imunodeficiência adquirida (AIDS); muitos tipos de vírus da imunodeficiência símia (SIV), que se replicam em uma variedade de espécies de macacos e símios; vírus maedi/visna (MVV) de ovelhas; vírus da imunodeficiência bovina (BIV; do inglês *bovine immunodeficiency virus*) de vacas; vírus da imunodeficiência felina (FIV; do inglês *feline immunodeficiency virus*), que se replica em espécies de gatos domésticos e não domésticos; vírus da anemia infecciosa equina (EIAV; do inglês *equine infectious anemia virus*) em cavalos; e vírus da artrite-encefalite caprina (CAEV; do inglês *caprine arthritis encephalitis virus*), que se replica em cabras (Tabela 20.1). Ao contrário dos oncornavírus, os lentivírus podem infectar células que não se dividem. Além disso, a maioria dos lentivírus infecta macrófagos, incluindo microgliócitos do encéfalo, e causa doenças neurológicas.

ORIGEM DO HIV-1 E DA AIDS

O HIV tipo 1 (HIV-1) é de longe o lentivírus mais conhecido e estudado, uma vez que é responsável pela pandemia mundial de AIDS. A AIDS afetou pessoas em todo o mundo desde que foi descrita pela primeira vez, em 1981, embora provavelmente estivesse presente na África em uma escala muito menor desde o início do século XX. A AIDS é hoje uma das principais causas de morte por agente infeccioso no mundo, apesar de a doença ser transmissível sexualmente e, portanto, evitável. Existem dois

Tabela 20.1 Tabela de lentivírus evidenciando as espécies hospedeiras.

Vírus	Espécie hospedeira
Vírus maedi/visna	Ovelhas
Vírus da anemia equina infecciosa	Cavalos
Vírus da artrite-encefalite caprina	Cabras
Vírus da imunodeficiência felina	Gatos
Vírus da imunodeficiência bovina	Vacas
Vírus da imunodeficiência símia	Primatas não humanos
Vírus da imunodeficiência humana tipo 1 (HIV-1)	Seres humanos
Vírus da imunodeficiência humana tipo 2 (HIV-2)	Seres humanos

tipos de HIV: HIV-1, responsável pela pandemia global de AIDS, e HIV-2, menos patogênico e encontrado principalmente na África Ocidental. Além disso, as cepas de HIV-1 podem ser divididas em vários grupos que provavelmente foram transmitidos independentemente aos seres humanos por chimpanzés (*Pan troglodytes*) ou gorilas (*Gorilla gorilla*). Em contrapartida, o HIV-2 está altamente relacionado com o SIV encontrado em mangabeys fuliginosos (*Cercocebus atys*). Ambos os vírus são muito menos patogênicos em seus hospedeiros primatas não humanos do que em seres humanos.

HIV-1 E REPLICAÇÃO LENTIVIRAL

Como o HIV-1 é o lentivírus mais estudado e é tão complexo quanto qualquer lentivírus, discutiremos os genes adicionais do HIV-1 e as características de sua replicação que não são comuns a todos os retrovírus e, portanto, não foram discutidas no Capítulo 19. O HIV-1 codifica seis genes acessórios, que flanqueiam ou se sobrepõem ao gene *env*: *vif*, *vpr*, *tat*, *rev*, *vpu* e *nef* (Figura 20.1). Esses genes são expressos a partir de uma família de RNAm submetido a *splicing* múltiplo. Eles atuam regulando a replicação do HIV-1, inativando as funções antivirais do hospedeiro e tornando a replicação do HIV-1 mais eficiente.

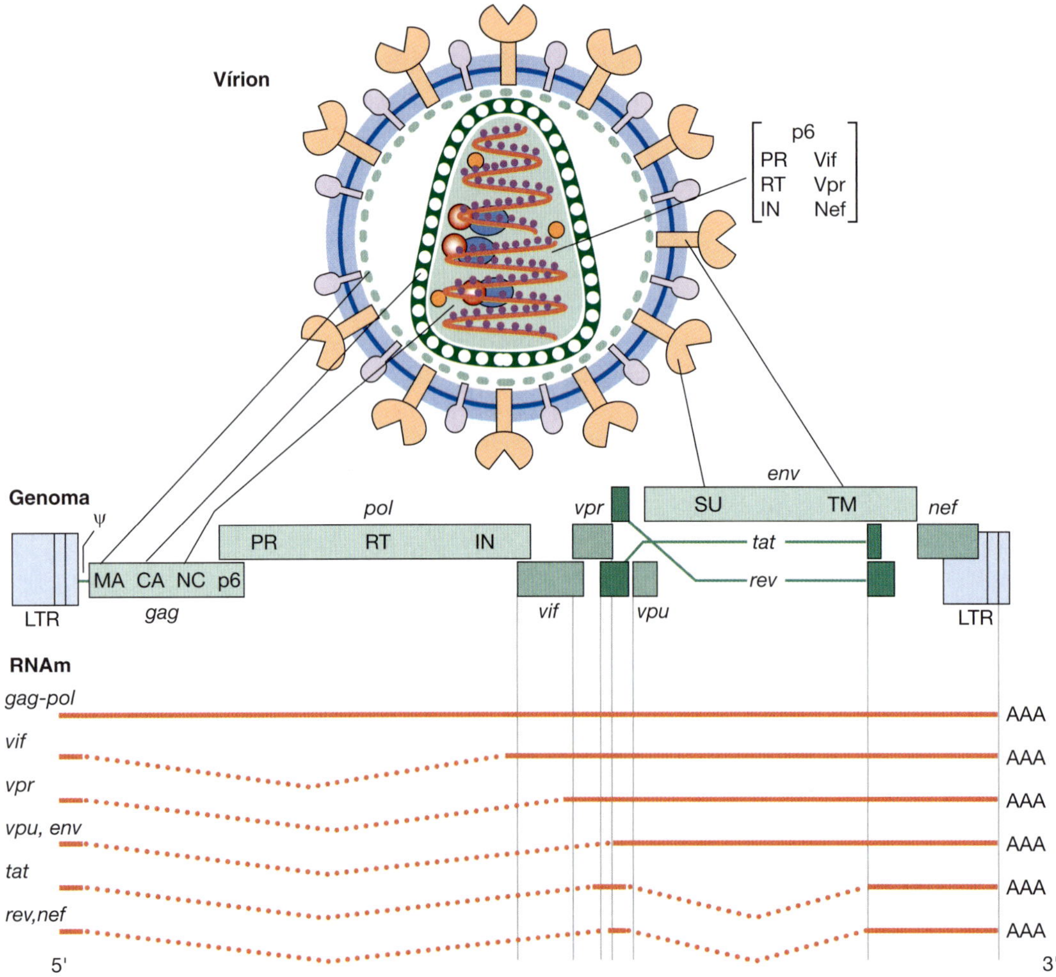

Figura 20.1 Genoma do HIV-1, partícula viral e transcritos. A figura mostra o genoma do HIV-1, a localização das proteínas do vírion e o RNAm usado para expressar cada gene. O vírion tem 100 a 120 nm de diâmetro. O capsídio maduro em forma de "cone" se forma seguinte ao processamento proteolítico do capsídio imaturo depois de o vírion brotar da célula infectada. Como no caso de outros retrovírus, os produtos finais dos genes *gag*, *pol* e *env* são derivados por processamento proteolítico de proteínas precursoras. Os transcritos do HIV-1 são processados em três grupos de tamanho de moléculas de RNAm maduras, como mostrado.

O HIV-1 entra nas células por um processo de várias etapas, que envolve a superfície viral e as glicoproteínas transmembrana (TMs); um receptor celular, **CD4**; e um correceptor celular, geralmente **CCR5** ou **CXCR4** (Figura 20.2). Esse mecanismo de entrada de dois receptores ajuda o HIV-1 a evitar a resposta imune, limitando a exposição de epítopos cruciais. A glicoproteína de superfície do HIV-1 (abreviada como SU) tem aproximadamente 120 kDa no total e, portanto, também é chamada gp120. A SU se liga ao receptor primário, CD4, com alta afinidade (com uma constante de ligação de aproximadamente 10^{-9} M) por meio de um sítio que está em uma fenda muito pequena para a maioria dos anticorpos se ligarem ou bloquearem. Depois da ligação ao CD4, a gp120 sofre mudança na conformação que expõe o sítio de ligação do correceptor. Assim, esse sítio é exposto apenas por um curto período enquanto o vírus está ligado à superfície da célula; portanto, o sistema imune tem pouca chance de desenvolver anticorpos contra o sítio de ligação do correceptor. O HIV-1 se liga ao seu correceptor, geralmente CCR5 ou CXCR4, depois da mudança na conformação induzida pela ligação ao CD4. Esse segundo evento de ligação induz a uma segunda mudança na conformação na gp120, que aciona a MT, também conhecida como gp41, e faz esta mediar a fusão das membranas viral e citoplasmática, fazendo com que o centro do vírion entre no citoplasma (ver Figura 20.2).

Depois que a partícula de HIV-1 entra na célula, inicia-se o desnudamento (Figura 20.3). Esse processo resulta na formação do complexo de transcrição reversa (RTC), que consiste em duas cópias do genoma do RNA viral, na proteína da matriz (MA), na proteína viral R (Vpr) e nas enzimas **transcriptase reversa** (TR ou Pol) e integrase (IN). A transcrição reversa do genoma do RNA viral em DNA de fita dupla começa no citoplasma, continua durante o transporte do RTC para o núcleo e pode ser completada no núcleo ou na membrana nuclear. Quando a transcrição reversa é completada, o complexo é chamado complexo de pré-integração (PIC), uma vez que está pronto para importação nuclear e integração do genoma de DNA complementar (DNAc) viral ao genoma celular. O transporte nuclear do RTC e do PIC é uma propriedade dos lentivírus que possibilita a infecção de células que não se dividem, como macrófagos e microgliócitos do encéfalo. Essa é uma propriedade que não é compartilhada com retrovírus mais simples, que requerem a dissolução da membrana nuclear durante a divisão celular para acessar os cromossomos do hospedeiro e cujo ciclo infeccioso, portanto, requer células que se dividem. Em contrapartida, o transporte nuclear do RTC/PIC dos lentivírus possibilita o acesso aos cromossomos da célula hospedeira sem divisão celular. Essa propriedade também possibilita que os vetores de transferência dos genes lentivirais entreguem genes a células que não se dividem (ver Capítulo 22).

As células de mamíferos têm uma defesa intracelular contra a infecção por retrovírus mediada pela família citidina desaminase das proteínas **APOBEC**. Essas proteínas são

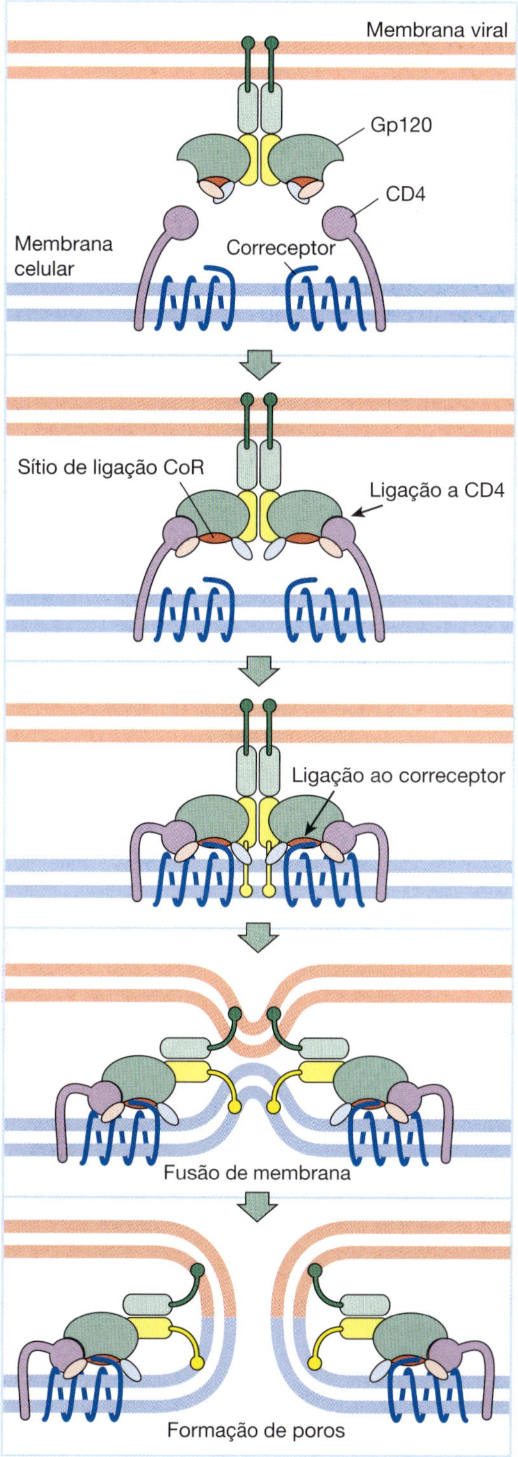

Figura 20.2 Entrada do HIV-1 em detalhes. O HIV-1 se liga ao CD4 da superfície celular por meio de sua glicoproteína de superfície, gp120. Depois da ligação ao CD4, a gp120 sofre uma mudança na conformação que expõe o sítio de ligação do correceptor. O HIV-1 então se liga ao seu correceptor, CCR5 ou CXCR4, ou a uma molécula relacionada, o que desencadeia uma segunda mudança na conformação. Isso faz a proteína transmembrana do vírion, gp41, estender-se para dentro da membrana da célula-alvo e depois dobrar-se de volta sobre si mesma para iniciar a fusão das membranas viral e citoplasmática. Observe que o heterodímero gp41-gp120 do HIV-1 forma um complexo trimérico na superfície do vírion, mas apenas dois heterodímeros são mostrados aqui para maior clareza.

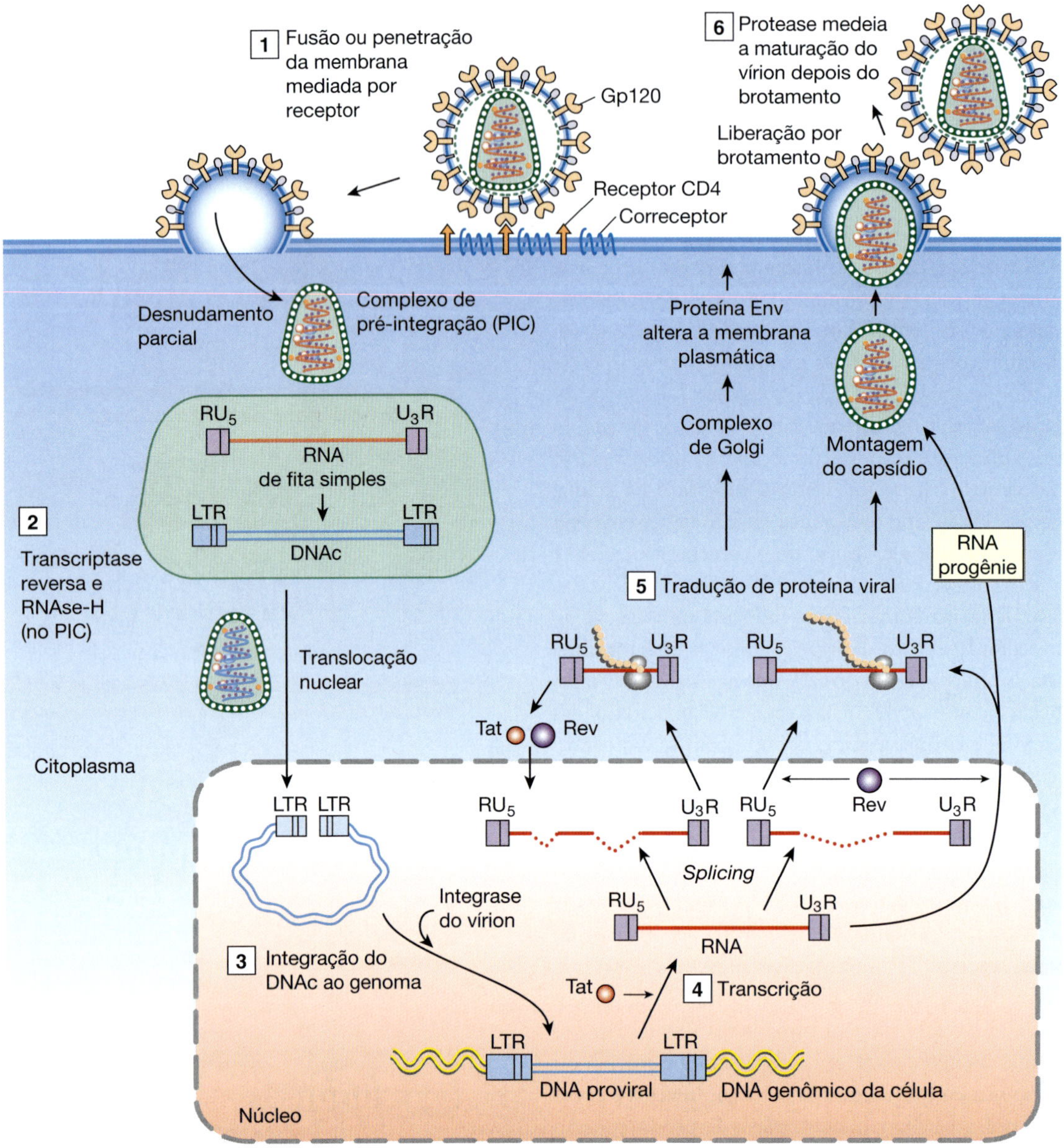

Figura 20.3 Ciclo de vida do HIV-1. Depois da fusão da membrana mediada pelo receptor na superfície da célula (1), o desnudamento parcial do capsídio viral forma o complexo de pré-integração (PIC). A produção do DNAc ocorre pela ação da transcriptase reversa do vírion e da RNase-H (2). A produção de DNAc resulta na formação de duas cópias da repetição terminal longa (LTR) composta das regiões R, U3 e U5. Isso é seguido pela integração do DNAc proviral ao genoma pela ação da integrase do vírion (3). Não é necessária divisão celular para o transporte nuclear do DNAc do HIV-1, em que a integrase desempenha papel importante no trânsito através da membrana nuclear intacta. O provírus integrado atua como seu próprio gene que é transcrito a partir do promotor viral contido na LTR da extremidade 5′. A transcrição termina na outra LTR na extremidade 3′ do provírus (4). A transcrição de genes virais e o *splicing* levam à expressão de RNAm virais, alguns dos quais são traduzidos em proteínas estruturais (5). Os capsídios imaturos são montados e brotam da membrana celular. Em seguida, os estágios finais de maturação do capsídio (6) ocorrem no vírion por meio da protease encapsidada depois de o vírion ser liberado da célula infectada.

empacotadas no HIV-1 e desaminam os resíduos de citidina na primeira fita de sentido negativo do DNAc do HIV-1, resultando na criação de uracila no DNAc viral (Figura 20.4). Esse DNA contendo uracila é reconhecido pelas enzimas do hospedeiro, que removem os resíduos de uracila e podem levar à destruição ou ao reparo do genoma viral. Contudo, os genomas reparados depois da síntese de DNAc da segunda fita são hipermutados com mutações G-para-A na fita de sentido positivo, uma vez que A está pareado com os resíduos U recém-criados. Tanto a destruição do genoma quanto a hipermutação contribuem para a perda de infectividade de novos vírions na ausência de Vif. A proteína Vif do HIV-1 (Vif significa "fator de infectividade viral") bloqueia a ação da APOBEC, o que faz ela ser ubiquitinada e degradada nas células infectadas, impedindo, assim, que a APOBEC seja empacotada nos vírions do HIV-1 (ver Figura 20.4).

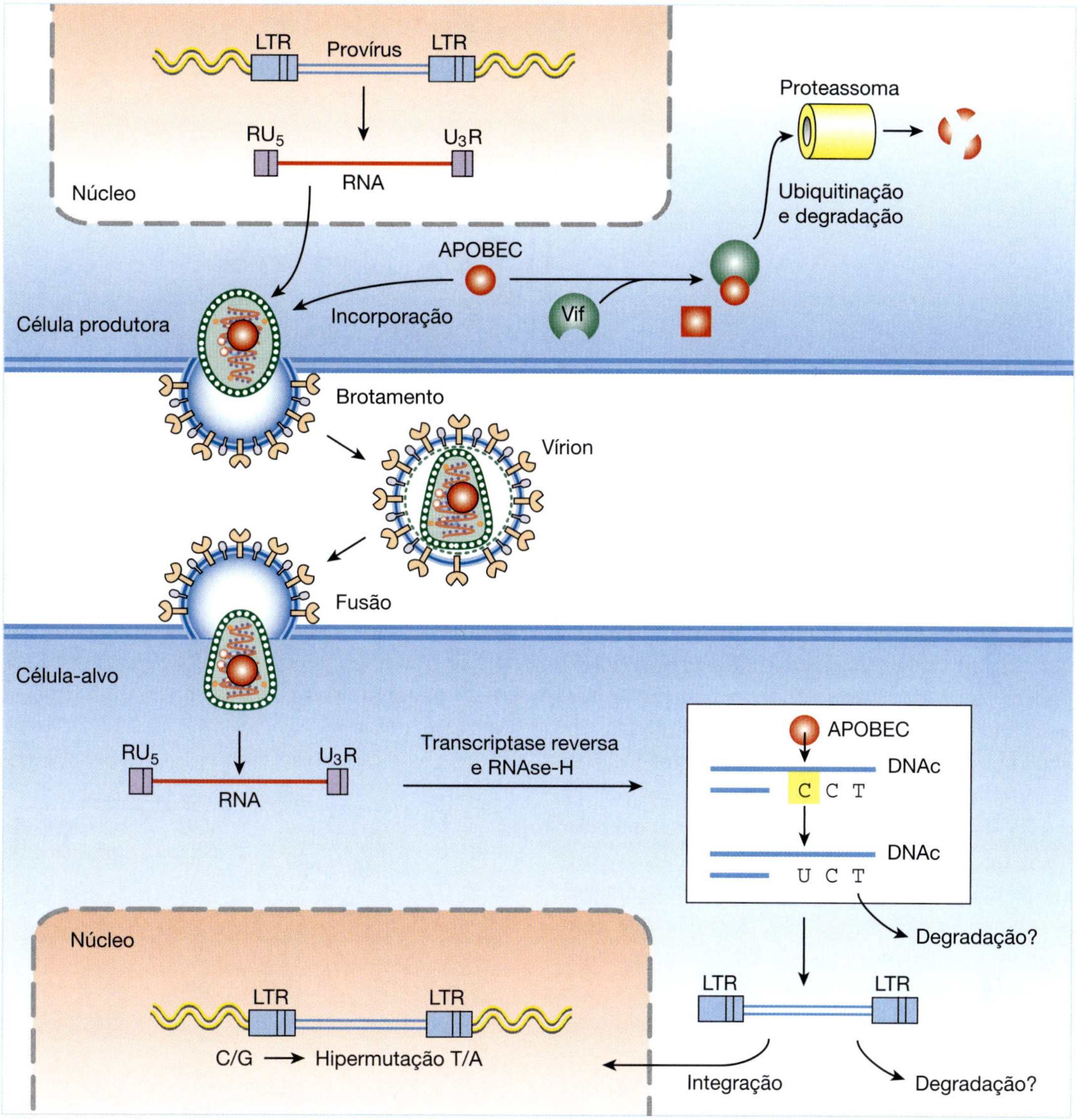

Figura 20.4 Ação das proteínas Vif e APOBEC. Na ausência da eficaz proteína Vif do HIV-1, a proteína APOBEC (em vermelho) é incorporada ao vírion na célula produtora do vírus. A vif (em verde) bloqueia a incorporação da APOBEC nos vírions, direcionando-a à degradação proteassômica. Se a APOBEC entrar no vírion e subsequentemente alcançar uma célula-alvo, ela desamina os resíduos de citidina na primeira fita do DNAc retroviral (em azul). Os resíduos de uracila resultantes atuam como um molde para a incorporação de adenina, que, por sua vez, pode resultar em mutações de transição C/G para T/A que afetam a viabilidade do vírus. Os resíduos de uracila também desencadeiam a degradação do DNA retroviral antes que ele possa se integrar ao genoma da célula hospedeira.

A integração do DNAc do HIV-1, como para todos os retrovírus, é mediada pela proteína integrase viral (IN), conforme descrito no Capítulo 19. Uma vez integrado ao genoma do hospedeiro, o provírus HIV-1 se comporta de várias maneiras como um gene celular, como fazem os provírus de todos os retrovírus. Em particular, a repetição terminal longa (LTR) do HIV-1 apresenta sítios de ligação para o fator nuclear *kappa* B (NF-kB), Sp1, proteína de ligação a TATA (TBP) e outros fatores de transcrição celular que ativam a transcrição viral. Além da transcrição celular e dos fatores de transporte de RNA, no entanto, a síntese e o transporte de RNA do HIV-1 são regulados pelas proteínas virais Tat e Rev. A proteína Tat do HIV-1 se liga a dois fatores celulares, ciclina-T1 e quinase-9 dependente de ciclina (CDK-9); esse complexo se liga a uma estrutura de haste-alça que se forma na extremidade 5′ dos transcritos do HIV-1, chamada elemento de resposta transativador (TAR; Figura 20.5). Na ausência de Tat, a maioria dos transcritos do HIV-1 é curta e não expressa os genes do HIV-1. Quando a proteína Tat está presente e ligada ao TAR com ciclina-T1 e CDK-9, ela causa a fosforilação do domínio C-terminal da RNA polimerase II pela CDK-9, aumentando, assim, a processabilidade da transcrição do HIV-1 e aumentando em 100 vezes o nível de transcritos de HIV-1 de comprimento total.

Como todos os transcritos retrovirais, alguns transcritos do HIV-1 passam por *splicing* e outros não, em decorrência de sinais ineficientes de *splicing* de RNA. Os transcritos iniciais

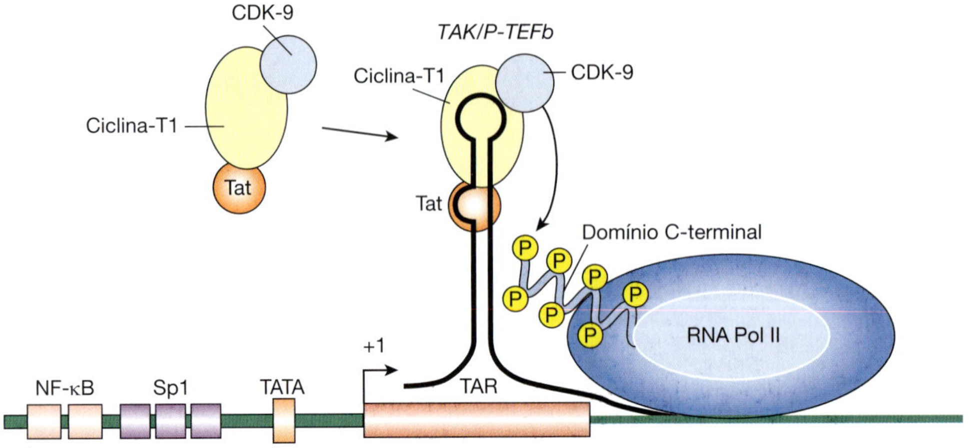

Figura 20.5 Ativação da Tat da transcrição do HIV-1. Um complexo de três partes que consiste em Tat, ciclina-T1 e CDK-9, liga-se à região de resposta de transativação (TAR), que é uma haste-alça que se forma na extremidade 5′ dos transcritos do HIV-1. De modo subsequente, a CDK-9 fosforila o domínio C-terminal da RNA polimerase II e estimula o alongamento dos transcritos do HIV-1, aumentando a processabilidade da RNA polimerase II.

do HIV-1 podem permanecer sem *splicing*, expressar os genes *gag* e *pol* ou se tornarem genomas de novos vírions; eles podem passar por *splicing* individualmente para expressar *vif*, *vpu*, *vpr* e *env*, ou podem passar por *splicing* duplo para expressar *tat*, *rev* e *nef*. Inicialmente, no entanto, apenas as moléculas de RNAm que passam por *splicing* duplo que codificam Tat, Rev e Nef são exportadas para o citoplasma para tradução, pois os RNAm de HIV-1 mais longos contêm sinais de retenção nuclear (NRS) que bloqueiam sua exportação para o citoplasma. As sequências com NRS são separadas das mensagens mais curtas submetidas a *splicing* duplo, de modo que essas mensagens são transportadas de maneira eficiente para o citoplasma e traduzidas para expressar as proteínas Tat, Rev e Nef. A proteína Rev é transportada para o núcleo em decorrência de seu **sinal de localização nuclear** (NLS). A Rev se liga ao RNA do HIV-1 sem *splice* e com *splice* simples, uma vez que contém uma estrutura haste-alça complexa, chamada elemento de resposta Rev (RRE; Figura 20.6).

A proteína Rev retorna ao citoplasma escoltando as moléculas de RNAm do HIV-1 mais longas até o ribossomo para tradução, aumentando, assim, sua expressão em mais de 100 vezes. Tanto a Tat quanto a Rev são absolutamente necessárias para a replicação do HIV-1, uma vez que ambas as proteínas aumentam muito o nível de expressão gênica do HIV-1.

A proteína viral U (Vpu) do HIV-1 aumenta a eficiência da produção de vírions infecciosos ao causar a degradação da teterina e do CD4 intracelular quando ligado ao SU viral, gp120. A teterina é uma proteína celular que apresenta domínios de ancoragem à membrana em ambas as extremidades. Ela amarra fisicamente o HIV-1 e outros vírus envelopados à célula produtora de vírus, restringindo, assim, sua liberação e maturação à forma infecciosa (Figura 20.7). A proteína Vpu do HIV-1 sequestra a teterina no complexo de Golgi e a direciona à degradação nos lisossomos celulares. Da mesma maneira, a interação interna do CD4 com a proteína SU do HIV-1, gp120, impede que a gp120 alcance a superfície celular para que possa ser colocada na superfície dos vírions nascentes. A Vpu tem como alvo o CD4 interno para degradação e libera esse bloqueio para a localização da gp120 na membrana citoplasmática, onde é necessária para a montagem viral.

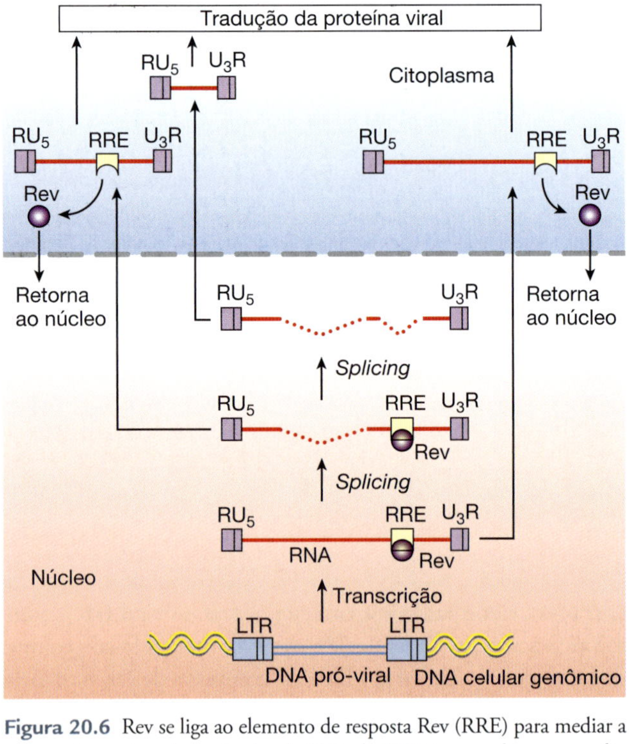

Figura 20.6 Rev se liga ao elemento de resposta Rev (RRE) para mediar a exportação nuclear de moléculas de RNA do HIV-1 sem *splice* e com *splice* simples. A proteína Rev do HIV-1 se liga a um complexo RRE multi-haste-alça que se forma em moléculas de RNA do HIV-1 sem *splice* e com *splice* simples. Rev medeia o transporte dessas moléculas do núcleo para o citoplasma, depois descarrega sua carga e retorna ao núcleo. Isso é necessário porque esses RNAs de HIV-1 mais longos contêm sinais de retenção nuclear (NRS) que os retêm no núcleo na ausência de Rev. Em contrapartida, moléculas de RNAm de HIV-1 submetidas a *splice* duplo não contêm NRS ou RRE e, portanto, são exportadas para o citoplasma na ausência de Rev.

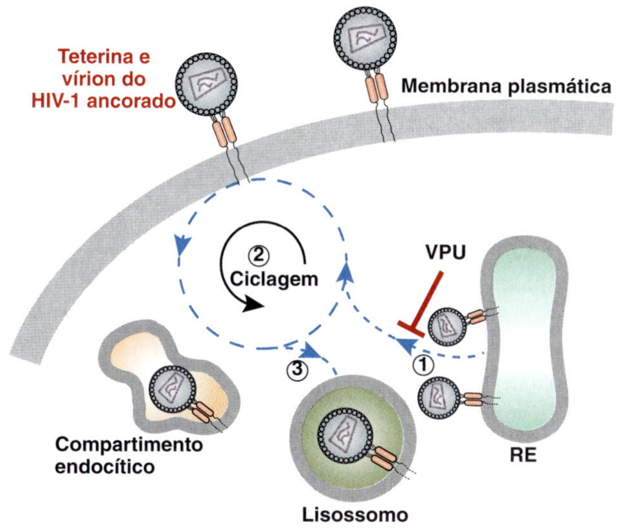

Figura 20.7 Proteína Vpu do HIV-1 bloqueia o efeito antiviral da teterina. Na ausência de uma proteína Vpu eficaz, a teterina ancora as partículas do HIV-1 na superfície da célula, bloqueando assim sua liberação e maturação para o estágio infeccioso. A Vpu neutraliza isso sequestrando a teterina no Golgi e direcionando-a à degradação lisossomal.

A proteína Nef do HIV-1 regula negativamente a expressão de CD4 na superfície celular para evitar a interação de CD4 com a gp120 na superfície celular (Figura 20.8). A Nef também regula negativamente as moléculas do complexo de histocompatibilidade principal classe I (MHC-I; do inglês *major histocompatibility complex type I*) da superfície celular para auxiliar a evasão imune, diminuindo a capacidade dos linfócitos T citotóxicos (LTC) anti-HIV-1 de reconhecer as células infectadas. Além disso, a Nef atua na estimulação de células para facilitar a replicação viral por meio da interação com a família celular Src e quinases associadas a p21 (PAK). A Nef é empacotada no vírion do HIV-1 e exerce seus efeitos estimuladores nos estágios iniciais da replicação viral.

O Vpr do HIV-1 é um componente do PIC, como observado, e é uma das várias proteínas do complexo que contém NLS, que possibilitam a infecção de células que não se dividem. O Vpr também medeia a parada do ciclo celular no estágio G2/M e induz à apoptose em células infectadas. A parada no G2/M favorece a replicação viral; a indução de

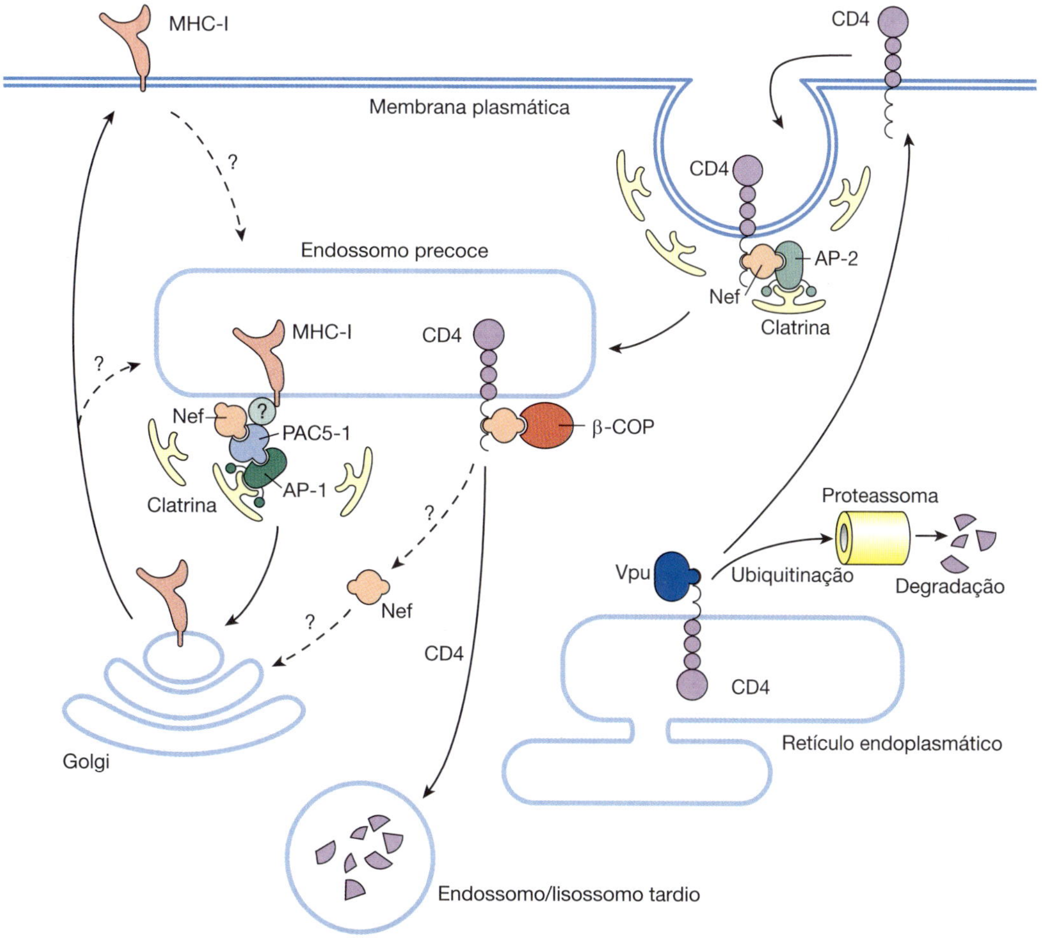

Figura 20.8 A Nef e a Vpu regulam negativamente a expressão de CD4, e a Nef regula negativamente a expressão de MHC-I em células infectadas pelo HIV-1. A proteína Nef do HIV-1 medeia a internalização do CD4 ligando-se ao domínio citoplasmático do CD4 e ligando-o à proteína adaptadora de clatrina-2 (AP-2) e β-COP, levando a sua internalização e degradação. Em contrapartida, a Vpu se associa com o CD4 no retículo endoplasmático (RE) durante a modificação e o transporte. A Vpu faz o CD4 ser ubiquitinado, liberado de complexos com gp120 e degradado. A proteína Nef também medeia a internalização de moléculas de MHC-I usando a proteína adaptadora de clatrina-1 (AP-1) e a proteína 1 de classificação com agrupamento acídico fosfofurina (PACS-1).

apoptose depois de a replicação viral estar completa pode auxiliar a evasão imunológica, eliminando proteínas virais e fragmentos de proteínas imunogênicas.

DESTRUIÇÃO DO SISTEMA IMUNE PELO HIV-1

O HIV-1 é um vírus transmitido sexualmente e transportado pelo sangue. Um indivíduo pode ser infectado pela transmissão do vírus por meio de mucosas genitais ou retais intactas. Além disso, o vírus também pode entrar no corpo por injeção direta na corrente sanguínea. Isso pode ser resultado de abrasão mecânica de mucosas, compartilhamento de agulhas com usuários de drogas injetáveis HIV-1 positivos ou transfusão ou injeção de hemoderivados contaminados. A replicação do HIV-1 nas células por todo o corpo é um processo complexo e difere entre os indivíduos. O vírus interage com um receptor específico, CD4, que está presente nos linfócitos T e nos macrófagos, bem como em alguns outros glóbulos brancos (leucócitos). O vírus também precisa interagir com um correceptor, que é um dos vários receptores de quimiocinas encontrados em linhagens específicas de leucócitos. Como mencionado, dois correceptores bem caracterizados e importantes são o CCR5 e o CXCR4, que são encontrados em macrófagos e linfócitos T.

O HIV-1 normalmente tem maior afinidade pelo CCR5 do que pelo CXCR4; assim, ele entra nos macrófagos com mais eficiência por meio desse correceptor, pois têm níveis 10 vezes menores de CD4 em sua superfície do que os linfócitos T. Ambos os correceptores podem ser prontamente usados para entrada nos linfócitos T, mas o CCR5 é preferencialmente usado durante a infecção aguda e durante o período clinicamente latente. A razão para isso não é totalmente conhecida, mas pode ser em parte decorrente da estimulação de linfócitos T em repouso pelo HIV-1 quando ele se liga ao CCR5, o que não ocorre com a ligação ao CXCR4. A infecção de linfócitos T, macrófagos e/ou células dendríticas da mucosa também pode ser uma seleção importante para o HIV-1 com tropismo pelo CCR5 (HIV-1 R5) durante os estágios iniciais da infecção pelo HIV-1 *in vivo*. Tanto o HIV-1 R5 quanto o HIV-1 com tropismo pelo CXCR4 (HIV-1 X4) causam AIDS. Em cerca de metade dos pacientes com AIDS, o HIV-1 X4 surge durante o curso da infecção e leva a uma progressão mais rápida da doença. No entanto, muitos pacientes com AIDS estão infectados apenas com HIV-1 R5. É notável que os indivíduos que têm uma deleção homozigótica de 32 pares de bases no gene CCR5 que resulta na ausência de CCR5 da superfície celular são altamente (mas não completamente) resistentes à infecção pelo HIV-1. Indivíduos heterozigotos para essa mutação progridem mais lentamente para a AIDS do que indivíduos com expressão normal do CCR5.

O curso da infecção pelo HIV-1 pode ser dividido em três fases: infecção aguda, latência clínica e AIDS. Isso é mostrado para um paciente (uma criança de 9 anos) na Figura 20.9. Durante a fase aguda da infecção, o HIV-1 replica-se em níveis elevados no sangue e nos órgãos linfoides, muitas vezes alcançando 10^6 cópias de RNA de HIV-1 por mililitro de líquido sanguíneo (plasma). Durante essa fase da infecção, a maioria dos linfócitos T $CD4^+$ da mucosa intestinal é destruída, uma vez que quase todos são $CCR5^+$, o HIV-1 é citolítico, e o HIV-1 R5 predomina. A perda precoce de linfócitos T auxiliares da mucosa é significativa, uma vez que eles compreendem cerca de metade da quantidade total de linfócitos T auxiliares $CD4^+$ do corpo. A fase aguda da infecção termina quando os linfócitos T auxiliares anti-HIV-1, LTC e linfócitos B produtores de anticorpos suprimem a replicação viral a um nível que é mantido por alguns a uma dúzia de anos, dependendo do paciente. Além disso, esse nível de equilíbrio de replicação, conhecido como "*set-point*" viral, alcançado no início do estágio clinicamente

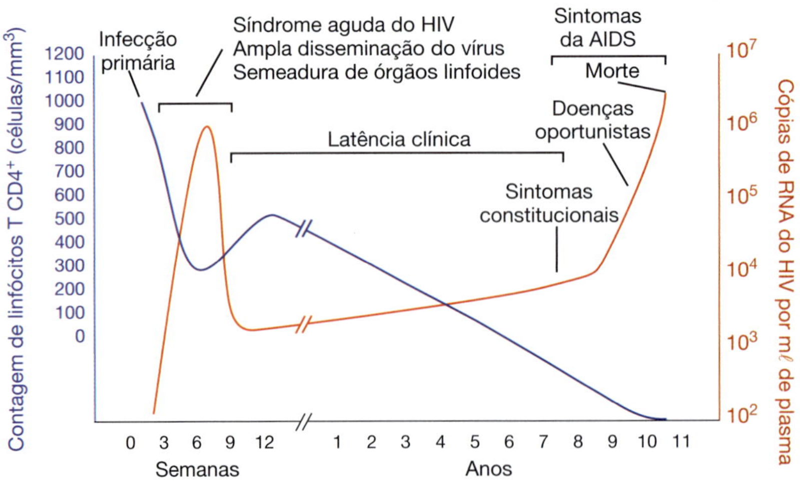

Figura 20.9 Patogênese da infecção pelo HIV que leva a AIDS. A infecção aguda pode ser sintomática, mas é de curta duração. Nenhum sintoma está presente durante a latência clínica, mas o HIV não é eliminado. Quando a contagem de CD4 é < 200/μℓ de sangue, os sintomas da AIDS aparecem e levam à morte na ausência de tratamento. *Fonte:* Adaptada de Pantaleo, G., Graziosi, C., e Fauci, A.S. (1993). *NEJM* 328: 327-335.

latente da infecção, é preditivo do tempo necessário para progressão para AIDS e morte (na ausência de tratamento) em cada indivíduo infectado. Indivíduos com *set-point* de carga viral superior a 36 mil cópias de RNA do HIV-1 por mililitro de plasma têm tempo médio de sobrevida de apenas 3,5 anos na ausência de tratamento, ao passo que aqueles com um nível de *set-point* inferior a 4.500 cópias de RNA do HIV-1 por mililitro de plasma têm tempo médio de sobrevida de 10 anos se não forem tratados.

Durante a fase clinicamente latente da infecção pelo HIV-1, a replicação viral persiste, especialmente nos tecidos linfoides, incluindo o baço, os linfonodos e o timo. Os linfócitos T $CD4^+$ são mortos por consequências diretas e indiretas da infecção pelo HIV-1. Os linfócitos T $CD8^+$ também se renovam mais rapidamente, pois o HIV-1 estimula uma forte resposta dos LTC que contêm replicação viral, mas não consegue eliminá-lo. O sistema hematopoético responde à perda de linfócitos T aumentando sua produção, mas gradualmente, à medida que mais linfócitos T $CD4^+$ são perdidos, as respostas de linfócitos B e LTC que contêm replicação viral se tornam menos eficazes em decorrência da perda da função dos linfócitos T auxiliares. Além disso, o HIV-1 evolui prontamente para maior patogenicidade em decorrência da alta frequência de erros da TR do HIV-1, ciclo de vida viral curto e carga viral relativamente alta. Muitas vezes, ocorrem alterações nas proteínas *env* e *nef*, incluindo maior afinidade pelo CCR5 ou mutação para o tropismo por CXCR4, em decorrência da mutação em *env* e do aumento da modulação negativa do CD4 pela mutação em *nef*. Na ausência de tratamento, esses fatores levam inevitavelmente à AIDS.

A AIDS é definida como uma contagem de linfócitos T $CD4^+$ inferior a 200 por microlitro de plasma ou pela presença de uma infecção oportunista ou malignidade em um indivíduo infectado pelo HIV-1. A contagem normal de linfócitos T $CD4^+$ é de cerca de 1.000 por microlitro. Indivíduos infectados pelo HIV-1 normalmente ficam doentes quando têm menos de 200 linfócitos T $CD4^+$ por microlitro de plasma, o que indica que a perda de linfócitos T $CD4^+$ é uma causa fundamental da AIDS. Desde 1995, quando foram introduzidos vários medicamentos anti-HIV-1 eficazes (inibidores de proteases virais e inibidores da TR não análogos de nucleosídios), a replicação do HIV-1 pode ser suprimida por medicamentos, bloqueando ou pelo menos retardando o início da AIDS em pacientes infectados pelo HIV-1. Os medicamentos anti-HIV-1 geralmente são usados em combinações de dois, três ou quatro fármacos que têm diferentes padrões de resistência, de modo que o HIV-1 resistente a medicamentos não surja rapidamente. No entanto, o tratamento farmacológico muitas vezes é ineficaz em longo prazo, uma vez que o HIV-1 resistente a medicamentos pode eventualmente ser selecionado ou a toxicidade dos fármacos anti-HIV-1 pode exigir a interrupção do tratamento.

Depois do início do tratamento eficaz, a viremia do HIV-1 decai de maneira trifásica (Figura 20.10). A primeira fase de decaimento rápido (meia-vida = 2 dias) resulta da morte dos linfócitos T infectados e da ausência de continuidade da

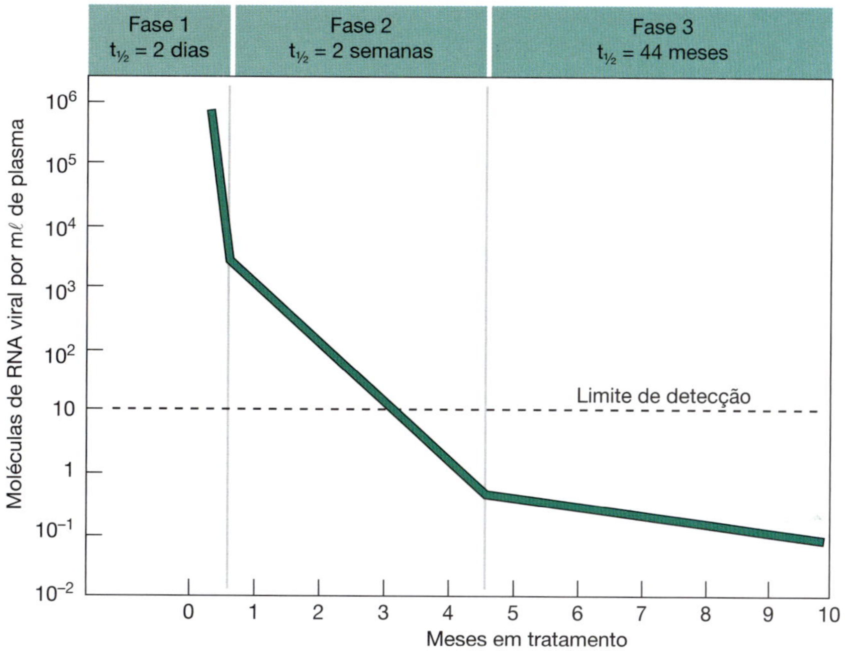

Figura 20.10 Decaimento trifásico dos níveis séricos de HIV-1 depois do início de terapia antiviral eficaz. O decaimento do HIV-1 sérico depois do início do tratamento eficaz ocorre em três fases. A primeira fase tem meia-vida de aproximadamente 2 dias e resulta da morte dos linfócitos T infectados. A segunda fase do decaimento viral tem meia-vida de cerca de 2 semanas. Durante essa fase, o vírus é liberado de macrófagos infectados e de linfócitos T CD4 sob infecção latente em repouso, estimulados a se dividir e a desenvolver infecção produtiva. A terceira fase tem meia-vida de 44 meses e resulta da reativação de provírus integrados em linfócitos T de memória e outros reservatórios de infecção de longa duração. Esse reservatório de células sob infecção latente pode exigir mais de 60 anos de tratamento para ser eliminado.

replicação do HIV-1 nos linfócitos T. A segunda fase de decaimento da viremia (meia-vida = 30 dias) resulta da perda da continuidade da infecção de macrófagos e da morte de macrófagos infectados. Por fim, a terceira fase resulta da ausência de continuidade da infecção de linfócitos T de memória em repouso e sua perda gradual. As últimas células se renovam lentamente, resultando em perda muito lenta do HIV-1 residual (meia-vida = 44 meses). Por extrapolação desses dados, podem ser necessários mais de 60 anos de tratamento para a eliminação completa do HIV-1 de um indivíduo infectado.

Ainda há muitos desafios na prevenção da disseminação e no cuidado de pacientes com AIDS. Desenvolver uma vacina contra o HIV-1 e melhores medicamentos antivirais, com menos efeitos colaterais, são objetivos importantes. No mundo desenvolvido, outro objetivo importante é desenvolver métodos para eliminar o reservatório viral de vida longa nos linfócitos T de memória em repouso em indivíduos infectados. Em primeiro lugar, no entanto, está a necessidade de melhor educação acerca dos riscos da AIDS, que é uma doença evitável.

QUESTÕES DO CAPÍTULO 20

1 O HIV-1, como todos os retrovírus, exporta moléculas de RNAm não processadas e incompletamente processadas do núcleo para o citoplasma. As células de mamíferos, no entanto, normalmente não exportam moléculas de RNAm com *splicing* incompleto. Como o HIV-1 supera esse obstáculo em seu ciclo de vida?

2 Que característica dos lentivírus, incluindo o HIV, possibilita que eles infectem células que não se dividem? Que implicações isso tem para a patogênese?

3 A descoberta da transcriptase reversa por Howard Temin e David Baltimore foi um marco porque contrariava o dogma central da biologia molecular. Explique essa afirmação. Qual é o papel da transcriptase reversa no ciclo de vida do HIV-1?

4 A família citidina desaminase das proteínas APOBEC de mamíferos constitui uma defesa intracelular contra a infecção por retrovírus. Explique como a ação da proteína APOBEC humana leva à hipermutação do genoma do HIV-1. Como ela causa a degradação do genoma do HIV-1?

5 Qual benefício, em termos de evasão imune, o HIV-1 apresenta por exigir tanto um receptor quanto um correceptor para se ligar e entrar em uma célula?

6 A proteína Tat do HIV-1 foi o primeiro fator de transcrição conhecido por atuar ligando-se ao transcrito de RNA nascente. Como a Tat atua para aumentar o nível de transcritos completos do HIV-1?

7 Qual é a função da proteína viral U (Vpu) do HIV-1? Por que isso é importante para o ciclo de vida do HIV-1?

8 Durante o curso da infecção pelo HIV-1, em cada indivíduo infectado, a glicoproteína de superfície do HIV-1, gp120, evolui de modo a ter maior afinidade pelo correceptor CCR5 ou a usar o segundo correceptor mais abundante, CXCR4. Quais são as forças seletivas que provavelmente impulsionam essa evolução e o que isso implica em relação à importância da entrada viral durante infecções naturais?

9 A proteína Nef do HIV-1 também evolui durante a infecção em cada paciente a partir de uma forma inicial. Essa forma regula negativamente as proteínas MHC-I de maneira eficiente e regula negativamente o CD4 de maneira menos eficiente para uma forma tardia, que, por sua vez, regula negativamente o CD4 de maneira eficiente e regula negativamente as proteínas MHC-I de maneira menos eficiente. Por que essa evolução da Nef pode ser favorecida?

Hepadnavírus: Variações Acerca do Tema dos Retrovírus

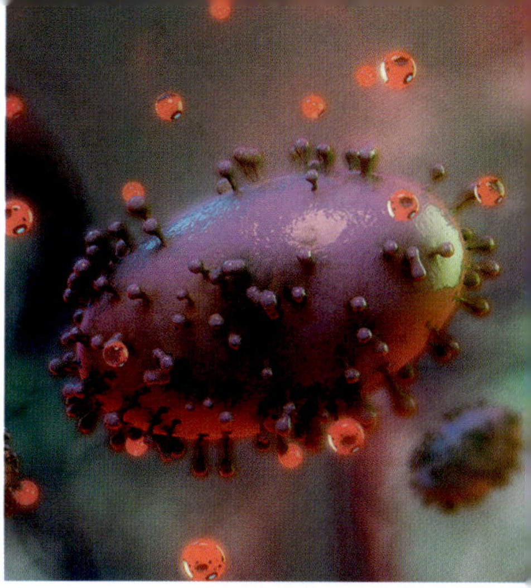

CAPÍTULO

21

É apropriado finalizarmos a biologia molecular da replicação viral com uma breve descrição de um grupo de vírus que combina uma estratégia de replicação complexa, até mesmo bizarra, com um genoma muito pequeno e compacto. Adicione a essa complexidade o fato de que os hepadnavírus estão claramente relacionados com os retrovírus e tem-se um final e tanto.

Os hepadnavírus foram nomeados por sua capacidade, ilustrada por seu membro de hospedeiro humano – o vírus da hepatite B –, de infectar e danificar o fígado. O nome também reflete o fato de que eles contêm um genoma de DNA em capsídios maduros. Os hepadnavírus estão relacionados com os retrovírus, pois codificam e incorporam a transcriptase reversa no vírion e o genoma é replicado pela transcrição do genoma viral seguido de sua conversão em DNA à medida que o vírion amadurece. Configurar sistemas em que os hepadnavírus se replicam de maneira eficaz em células em cultura tem sido tarefa tecnicamente difícil, embora eles estabeleçam infecções persistentes (mesmo por toda a vida) em seus hospedeiros. A falta de bons modelos de cultura de células para seu estudo os torna um assunto de pesquisa difícil, mas a disponibilidade de sistemas de modelos de vírus da hepatite de pato e marmota atenua um pouco esse problema.

VÍRION E GENOMA VIRAL

Os vírions do **vírus da hepatite B** (VHB), também chamados *partículas de Dane* em homenagem ao pesquisador que primeiro descreveu sua aparência característica à microscopia eletrônica, são icosaedros envelopados pequenos (35 a 45 nm). O envelope contém três polipeptídios de superfície associados à membrana (S), enquanto o capsídio (ou centro) é composto por uma única proteína do capsídio central, o antígeno C ou "central", junto à transcriptase reversa (denominada P).

O genoma viral tem 3,2 kb de comprimento, e é um dos menores genomas de vírus capazes de replicação conhecidos. O DNA do vírion é *parcialmente* de fita dupla (ds).

Conforme mostrado na Figura 21.1, o DNA do vírion contém uma fita de sentido negativo de comprimento total que é complementar aos RNA mensageiros virais (RNAm) e uma fita de sentido positivo parcialmente completa; a única molécula de proteína P no núcleo é covalentemente ligada à extremidade 3′ dessa fita parcialmente completa. Lembre-se de que os retrovírus contêm entre 50 e 100 cópias de transcriptase reversa em seus capsídios maduros (ver Capítulo 19). O fato de P estar realmente ligado à segunda fita parcialmente formada do DNA do vírion provavelmente influencia essa diferença. O DNA do vírion é linear, mas disposto em forma de círculo, com uma lacuna ou corte específico na fita de sentido negativo de comprimento total.

O mapa genético do vírus (também mostrado na Figura 21.1) é complexo. Uma região na lacuna na fita de sentido negativo tem dois conjuntos de sequências repetidas; essa região codifica um sítio de poliadenilação e três sequências promotoras potenciais. Lendo a sequência no sentido horário, começando nos promotores (indicados por pequenas flechas na Figura 21.1), encontram-se quatro fases de leitura da tradução que codificam as proteína C (proteína central), P (polimerase), S (proteínas de envelope) e X. As fases de leitura aberta do núcleo e da polimerase estão na mesma orientação que *gag* e *pol* em um genoma de retrovírus, mas a fase de leitura da tradução S se sobrepõe à fase de leitura P. Isso ocorre porque a informação da proteína S codificada está em uma fase de leitura diferente do código da proteína P.

CICLO DE REPLICAÇÃO VIRAL

Depois da adsorção mediada pelo receptor, da penetração por fusão de membrana e do desnudamento parcial, o DNA do vírion parcialmente de fita dupla é completado pela transcriptase reversa do vírion. O genoma migra para o núcleo da célula infectada, onde as extremidades livres são ligadas (provavelmente por enzimas celulares) e a pequena molécula circular de DNA de fita dupla (dsDNA) torna-se associada às histonas celulares para se tornar um epissomo, ou minicromossomo.

Observe que, diferentemente do processo de replicação dos retrovírus, os genomas virais raramente se integram ao genoma celular. Além disso, ao contrário do DNA epissomal de alguns papovavírus, o genoma viral não pode ser replicado pela DNA polimerase celular (ver Capítulo 16).

Enzimas celulares que interagem com promotores de vírions transcrevem quatro RNAm parcialmente sobrepostos e sem *splicing* de 3,5, 2,4, 2,1 e 0,7 kb. Todos esses transcritos têm extremidades 5′ distintas, mas terminam no mesmo local de poliadenilação no genoma viral (ver Figura 21.1).

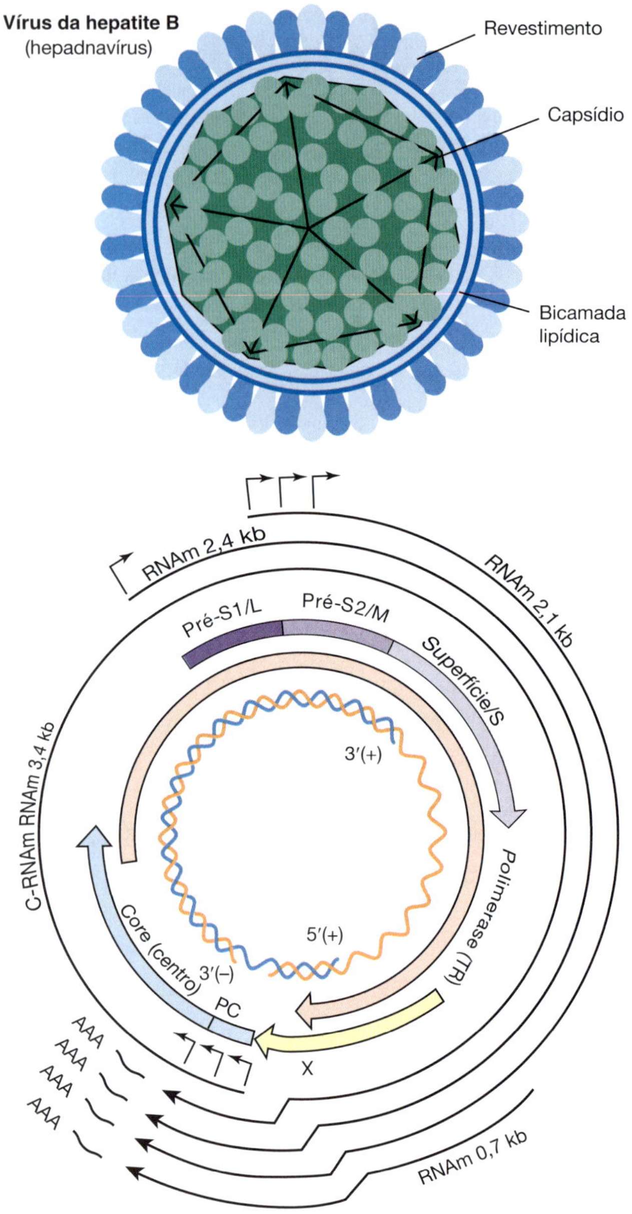

Figura 21.1 Diagrama da estrutura do vírion e mapa genômico e genético do vírus da hepatite B humana. O vírion tem um envelope lipídico com uma única proteína de revestimento exterior e uma única proteína do capsídio interior, que envolve o genoma do DNA viral. O DNA do vírion é parcialmente de fita dupla e foi derivado da transcrição reversa incompleta do RNA do vírion completo transcrito durante a infecção. O mapa genético mostra o arranjo comprimido dos genes do vírus da hepatite e as transcrições expressas do genoma do vírus da hepatite B. O genoma contém três promotores específicos. Todos os transcritos terminam no mesmo local no interior do gene da proteína central. *TR*, transcriptase reversa.

O maior RNAm (também chamado C-RNAm), que é mais longo do que o molde de DNA a partir do qual é expresso em virtude da localização do sinal de poliadenilação, tem sequências repetidas em ambas as extremidades (como o RNA genômico retroviral). Ele atua como precursor para o DNA do vírion, quando é encapsidado em núcleos imaturos ou capsídios. O C-RNAm de 3,5 kb também codifica a proteína central e a proteína P a partir de um iniciador da tradução interno. A proteína P recém-sintetizada pode transcrever reversamente o RNAm de 3,5 kb no citoplasma; parte desse DNAc produz DNAc de fita dupla de comprimento total, que migra de volta para o núcleo da célula infectada, onde pode ocorrer transcrição adicional. Ao contrário da transcrição reversa com retrovírus, aquela mediada pela proteína P não requer um *primer* de RNA de transferência (RNAt) – a própria proteína atua como *primer*.

As proteínas S, que são progenitoras das proteínas do envelope, são expressas pelos transcritos de 2,4 e 2,1 kb. Esses transcritos não têm contrapartida óbvia em retrovírus. O RNAm de 0,7 kb expressa a proteína X.

A expressão de proteínas virais também leva à encapsidação do C-RNAm. Esses centros imaturos então produzem uma cópia completa de DNAc de sentido negativo do RNA encapsidado pela ação da transcriptase reversa encapsidada (P). A atividade da RNase H da proteína P degrada o RNA molde encapsidado; a replicação parcial do DNA de sentido positivo ocorre usando o DNAc de sentido negativo como molde, enquanto o capsídio amadurece produzindo o vírus infeccioso.

PATOGÊNESE DO VÍRUS DA HEPATITE B

O vírus da hepatite B é apenas um dos diversos vírus que atacam o fígado. Aspectos gerais da patogênese diferencial desses diversos vírus da hepatite foram discutidos na Parte 1, Capítulo 4.

Embora o genoma do vírus da hepatite B raramente se integre ao genoma da célula hospedeira, a unidade de transcrição viral epissomal sobrevive por muito tempo nas células hepáticas infectadas. A produção contínua de novos vírus, talvez modulados pela proteína X, leva a uma infecção persistente. Indivíduos imunocompetentes que foram infectados quando adultos saudáveis geralmente podem eliminar o vírus depois de um longo período de recuperação, embora possam ocorrer danos hepáticos permanentes.

Contudo, essa recuperação nem sempre acontece. Infecções pelo vírus da hepatite B em adultos podem ter sequelas graves e fatais. Indivíduos infectados quando lactentes ou crianças pequenas geralmente não eliminam o vírus com eficiência e se tornam cronicamente infectados. Uma complicação adicional resulta da infecção de adultos imunocomprometidos, nos quais altas taxas de mortalidade por insuficiência hepática aguda não são raras. Uma vez que o vírus se dissemina por injeção de sangue contaminado, as infecções por hepatite B são um perigo significativo para profissionais de saúde, especialmente aqueles que tratam usuários crônicos de drogas intravenosas e pacientes com AIDS.

É notável que as infecções crônicas pelo vírus da hepatite B adquiridas na primeira infância estão estatisticamente correlacionadas com o subsequente desenvolvimento de **carcinomas hepatocelulares** (CHC). A hepatite crônica é endêmica em áreas do Sudeste Asiático, regiões que também apresentam alta ocorrência de câncer de fígado fatal. O mecanismo pelo qual as infecções por hepatite crônica levam ao carcinoma hepático não é totalmente compreendido, mas o fato de que uma proporção muito alta de marmotas infectadas desenvolve CHC quando experimentalmente infectadas com o vírus da hepatite da marmota relacionado constituiu forte apoio às evidências epidemiológicas que ligam o VHB e o câncer.

Vários modelos de oncogênese estão atualmente sob investigação. Pode ser que a integração ocasional de DNA viral ao genoma da célula infectada leve à interação entre uma proteína viral e circuitos de controle celular de maneira um tanto análoga à dos carcinomas induzidos pelo papilomavírus humano (HPV). O único produto do gene viral que atualmente é considerado potencial candidato a ter um papel direto na indução de tumores é a proteína X, que demonstrou ter algumas atividades regulatórias e estimuladoras da transcrição em laboratório. No entanto, esse modelo sofre com o fato de que uma porção significativa de células cancerosas isoladas de pacientes com CHC não contém nenhuma evidência de DNA do VHB integrado. Além disso, muitas daquelas que apresentam DNA viral integrado apresentam extensos rearranjos e deleções nas sequências codificadoras da proteína X.

Outro modelo atual plausível é que a destruição contínua do tecido hepático em decorrência da infecção crônica leva ao crescimento celular anormal por um mecanismo semelhante ao observado nas infecções crônicas de linfócitos T pelo vírus da leucemia/linfoma de células T do adulto (HTLV) (ver Capítulo 19). O dano tecidual crônico leva à proliferação de citocinas produzidas para estimular a regeneração tecidual, mas isso eventualmente leva a danos mutacionais nas células e, por fim, ao câncer.

PREVENÇÃO E TRATAMENTO DA INFECÇÃO PELO VÍRUS DA HEPATITE B

Na década de 1980, foi desenvolvida uma vacina recombinante contra o VHB, que posteriormente substituiu a vacina prévia contra o VHB, que era purificada do sangue de indivíduos infectados. A nova vacina consiste no antígeno de superfície do VHB (S) produzido em células de levedura. Foi a primeira vacina recombinante e é altamente segura e eficaz. A vacina recombinante contra o VHB é agora uma das vacinas infantis de rotina recomendadas pela Organização Mundial da Saúde (OMS), amplamente utilizada em mais de 180 países em todo o mundo.

Apesar da vacina, o VHB ainda é uma das principais causas de hepatite e câncer de fígado em todo o mundo. A maioria das infecções é eliminada sem tratamento, mas a infecção crônica ou grave por VHB pode ser tratada com nucleosídios ou análogos de nucleotídios também usados para tratar infecções retrovirais, incluindo a infecção pelo HIV. Os fármacos mais usados incluem o entecavir e a lamivudina. Esses medicamentos não curam o paciente com VHB, mas podem diminuir os sintomas e prevenir o desenvolvimento de doença grave.

VÍRUS DA HEPATITE DELTA

Conforme descrito brevemente no Capítulo 4, Parte 1, o vírus da hepatite delta (VHD) parece ser absolutamente dependente da coinfecção com o VHB para disseminação. Apesar disso, há uma quantidade significativa de casos em que se pode inferir que um indivíduo foi infectado pelo VHD sem qualquer evidência de infecção ativa ou prévia pelo VHB.

O genoma do VHD, mostrado na Figura 21.2, tem semelhanças muito significativas com os RNAs viroides vegetais. É difícil chegar a um cenário convincente que explique como um patógeno de planta pode se associar ao VHB humano, que tem certas semelhanças importantes com os retrovírus. As partículas de VHD são envolvidas por uma membrana que contém as três glicoproteínas de envelope do VHB. Dentro do envelope está o núcleocapsídio do VHD, que contém

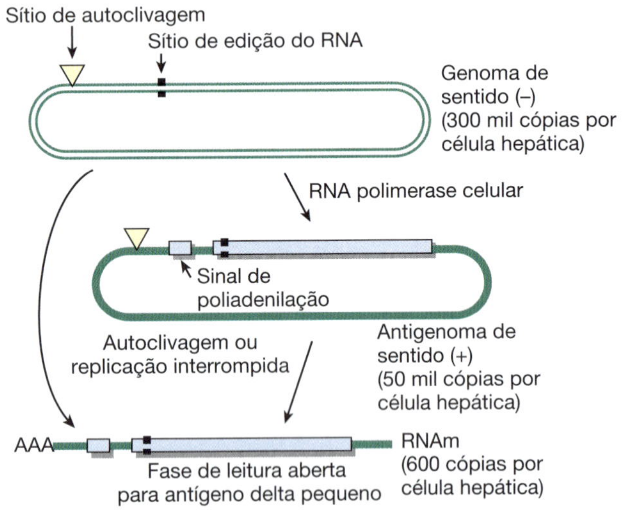

Figura 21.2 Os três RNAs do vírus da hepatite delta encontrados em células hepáticas infectadas. O RNA genômico de sentido negativo, que é replicado por meio da RNA polimerase II, codifica o RNA antigenômico de sentido positivo, que é o molde para genomas, e um RNAm subgenômico de sentido positivo; este é clivado a partir do RNA antigenômico pela autoclivagem do RNA. Além disso, o RNA pode ser editado por enzimas celulares de modo que o primeiro terminador da tradução possa ser alterado. Com esse RNA editado, é produzida uma proteína 19 aminoácidos maior do que a expressa a partir do RNA não editado.

uma molécula de RNA de fita simples de 1,7 kb, circular e covalentemente fechada, de sentido negativo, complexada com múltiplas cópias do principal produto gênico desse RNA, o *antígeno delta*.

O RNA circular é capaz de formar pares de bases dentro de si, formando uma estrutura semelhante a um bastonete que lembra os agentes viroides vegetais. O antígeno delta contém três domínios estruturais principais. Existem dois domínios de ligação ao RNA, um sinal de localização nuclear e um domínio de multimerização característico de proteínas da família **zíper de leucina**. Muitas dessas proteínas são conhecidas por atuarem na regulação da transcrição.

Depois da entrada e do desnudamento, o genoma e o antígeno delta associado são transportados para o núcleo da célula, onde começa o ciclo replicativo. O genoma do vírus delta é transcrito e replicado pela *RNA polimerase da célula hospedeira*, incluindo I, II e III. Isso é verdadeiramente único em sistemas de vírus animais e é uma grande exceção à regra de que as células não são capazes de copiar RNA em RNA. De algum modo, esse agente evoluiu para cooptar todas as três RNAs polimerases do hospedeiro para esse trabalho.

O RNA é transcrito em um antigenoma que é de sentido positivo e tem um círculo covalentemente fechado. A transcrição também produz um RNAm subgenômico que é capeado e poliadenilado e é traduzido no antígeno delta. A produção do RNAm subgenômico pode ocorrer por transcrição que não continua produzindo o molde antigenômico completo para transcrição de mais RNA genômico. De modo alternativo, pode ser produzido pelo RNA circular agindo como uma **ribozima** que se cliva autocataliticamente em uma forma linear. Este último mecanismo é conhecido por ser a maneira pela qual o RNA genômico de comprimento unitário é produzido a partir de intermediários circulares produzidos durante o processo de replicação. O termo *ribozima* foi inventado por Thomas Cech para explicar o fato de que, no *splicing* de pré-RNAm fúngico, as moléculas de RNA podem assumir uma estrutura que possibilita que hidrolisem uma ligação fosfodiéster interna sem a mediação de qualquer proteína. Ele foi agraciado com o Prêmio Nobel por essa descoberta.

O antígeno delta vem em duas formas, uma versão pequena (195 aminoácidos) e uma versão um pouco maior (214 aminoácidos). As duas formas diferem em 19 aminoácidos; a tradução da forma maior resulta de uma reação de edição de RNA que altera um códon de parada UAG em UGG. Essa edição suprime o códon de parada e possibilita a continuação da tradução. A forma curta do antígeno delta é necessária para a replicação do genoma, enquanto a forma longa suprime a replicação e promove a montagem do vírus.

O VHD é transmitido pela contaminação do sangue e causa uma patologia muito parecida com a de outros vírus da hepatite, resultando em danos hepáticos. A gravidade dessa doença resulta da coinfecção com o VHB ou da superinfecção de um paciente VHB-positivo com VHD. Nesta última situação, as taxas de mortalidade podem chegar a 20%, e praticamente todos os sobreviventes têm hepatite crônica.

Embora a patologia do VHD exija a coinfecção com o VHB, isso não explica a ocorrência e a disseminação do vírus. O vírus é encontrado em populações indígenas da América do Sul e é prevalente na Europa, na África e no Oriente Médio, mas é relativamente incomum na Ásia, onde há alta frequência de infecções endêmicas por VHB. Pode haver alguma maneira de o vírus ser mantido e se disseminar sem o VHB, ou ele pode ser capaz de se replicar de maneira assintomática em alguns hospedeiros que também têm infecção assintomática pelo VHB.

"HEPADNAVÍRUS" VEGETAL: VÍRUS DO MOSAICO DA COUVE-FLOR

Os vírus dsDNA de plantas conhecidos incluem os caulimovírus (vírus do mosaico da couve-flor) e os badnavírus (vírus baciliforme do tungro do arroz). Como os hepadnavírus, cada um desses grupos de vírus vegetais replica seus genomas de DNA por meio de um intermediário de RNA de fita simples usando uma atividade de transcriptase reversa. Como o vírus do mosaico da couve-flor foi amplamente estudado, algumas características desse agente são examinadas aqui, e seu genoma é mostrado na Figura 21.3.

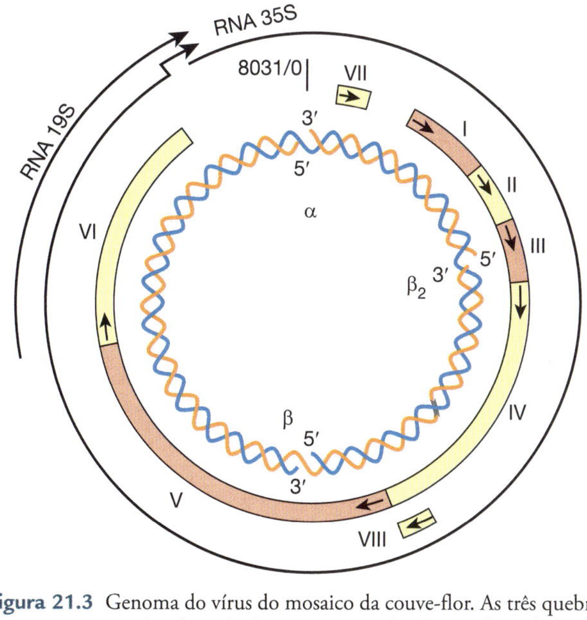

Figura 21.3 Genoma do vírus do mosaico da couve-flor. As três quebras no genoma são indicadas pelas letras gregas α, β e β2. As fases de leitura da tradução são indicadas pelos algarismos romanos I a VIII. Os dois RNAm virais também estão indicados.

Estrutura do genoma

O genoma do vírus do mosaico da couve-flor é um dsDNA circular de cerca de 8 kb que contém três quebras de fita simples: uma na fita transcrita ou negativa e duas na fita positiva. O DNA é empacotado em uma partícula icosaédrica de 54 nm montada a partir de uma única proteína de revestimento. O genoma em si tem seis grandes fases de leitura aberta transcritas em uma única direção, bem como uma grande região intergênica.

Expressão do gene viral e replicação do genoma

O genoma do vírus é desnudado e entregue ao núcleo da célula, onde as quebras de fita são reparadas e um minicromossomo é formado depois da associação com histonas celulares. A transcrição ocorre a partir desse molde. O genoma é transcrito pela RNA polimerase do hospedeiro em duas espécies: um RNA 35S, que é ligeiramente mais longo que o genoma e contém uma sobreposição curta, e um RNA 19S. Esses dois transcritos são exportados para o citoplasma, onde são traduzidos.

O RNA 35S é a mensagem para cinco das seis proteínas codificadas. Não se sabe exatamente como essas proteínas são traduzidas, embora se proponha que envolva alguma forma de iniciação interna do ribossomo. Esse conjunto de proteínas inclui a proteína de revestimento, bem como a transcriptase reversa viral.

O RNA 19S é traduzido na sexta proteína viral, uma proteína reguladora. A replicação do genoma ocorre por transcrição reversa do RNA 35S no citoplasma da célula infectada. O *primer* para essa replicação é um RNAt do hospedeiro específico para a metionina; a síntese provavelmente ocorre dentro de uma partícula precursora que, por fim, amadurecerá em um vírion.

ORIGEM EVOLUCIONÁRIA DOS HEPADNAVÍRUS

A relação óbvia entre os hepadnavírus, caulimovírus, badnavírus e retrovírus leva a uma questão que ilustra tanto os pontos fortes quanto os pontos fracos da aplicação da genética molecular a questões acerca das origens dos vírus. Os retrovírus (e seus parentes, os retrotranspósons) são difundidos, se não onipresentes, em todos os reinos – vegetal, animal e bacteriano. A conservação de sequências críticas de transcriptase reversa sugere que se trata de uma enzima cujo aparecimento no mundo biológico foi um evento único. Não é um salto muito grande sugerir que seu aparecimento ocorreu no início da cena evolutiva. Aliás, os retrovírus podem ter tido papel importante em alguns tipos de processos evolutivos, pois apresentam a capacidade de mediar a transferência horizontal de genes ou grupos de genes entre organismos.

A relação entre a estratégia de replicação e a ordem gênica dos vírus de DNA relacionados com os retrovírus é uma forte evidência de que eles derivam de um retrovírus ancestral, mas não se sabe quando isso ocorreu. Pode-se debater que a presença de hepadnavírus em espécies de aves e mamíferos diz muito sobre um momento de surgimento antes da divergência de seus hospedeiros, mas é igualmente provável que um progenitor de hepadnavírus bem-sucedido surgiu em mamíferos e depois se espalhou para aves (ou vice-versa). Pode-se usar o mesmo argumento ao se procurar por predecessores de vírus retrorrelacionados de plantas e animais.

O ponto é que não há uma maneira real de dizer. Mesmo que fosse estabelecida uma imagem clara da ancestralidade de aves e mamíferos ou plantas e animais em relação um ao outro, isso não garantiria a resolução do quebra-cabeça. Talvez a detecção dos remanescentes genéticos de um vírus ancestral nos genomas dos vários hospedeiros possa esclarecer a questão, mas o fato de os vírus não se integrarem como parte de seu ciclo de vida produtivo torna a probabilidade de encontrar tal remanescente um tanto remota.

Caso 6: Hepatite B

Manifestações clínicas/história do caso. Um DJ do sexo masculino de 33 anos desenvolve sintomas de febre e mal-estar (cansaço) durante o período de 1 semana. Ele inicialmente imagina que acabou de "pegar uma gripe", mas fica preocupado quando percebe que sua esclera (a parte branca de seus olhos) está amarelada e sua urina está marrom-escura. Ele vai ao médico. Depois do exame, o médico determina que o paciente tem icterícia grave e coleta sangue para enviar ao laboratório para análise sorológica, química e contagem de células. O médico também descobre, depois de conversar com o paciente, que ele bebe de 5 a 10 doses de álcool por semana, tem histórico de uso de drogas intravenosas (IV) e compartilhou agulhas "algumas vezes".

Diagnóstico. Os sintomas de pigmentação amarela dos olhos e da pele, aliados à urina escura, são consistentes com icterícia; trata-se de uma condição causada por danos ao fígado, que libera bilirrubina no sangue e é responsável pela coloração amarela. A icterícia pode ser causada por várias patologias, incluindo cirrose hepática induzida por álcool ou fármacos, carcinoma hepatocelular (tumor de fígado) e várias causas infecciosas, incluindo os vírus das hepatites A, B, C, D e E. Considerando a história do caso de início rápido dos sintomas, a febre e o fato de o paciente ter compartilhado agulhas, o médico suspeita de hepatite de causa infecciosa. A análise do sangue, principalmente a sorologia, possibilitará que se determine se esse paciente tem evidências de infecção ativa por hepatite.

A sorologia do paciente revelou a presença de anticorpos da classe imunoglobulina M (IgM) contra o antígeno de superfície do vírus da hepatite B (HBsAg), bem como a presença da proteína do antígeno central (HBcAg). A presença do antígeno central foi uma indicação clara de infecção ativa pelo vírus da hepatite B (VHB). No entanto, uma vez que o VHB pode causar infecção aguda ou crônica, esse resultado por si só não poderia distinguir entre essas duas possibilidades. No entanto, a detecção da classe IgM de anticorpos contra o HBsAg indicou que a resposta de anticorpos ao HBsAg era bastante recente, uma vez que a troca de classe ainda não havia ocorrido; isso indicou ao médico que o paciente apresentava infecção aguda recentemente adquirida pelo VHB.

Tratamento. Não é necessário tratamento para a infecção aguda por VHB, que geralmente se resolve apenas com cuidados de suporte. O médico recomendou muito repouso e líquidos e solicitou retorno para consulta de acompanhamento em 1 mês a fim de determinar se a infecção se resolveu ou se o paciente desenvolveu uma infecção crônica pelo VHB. Para essa determinação, será realizada sorologia adicional, e o médico procurará se há proteínas virais (HBsAg ou HBcAg) indicativas de que o vírus ainda está sendo produzido no fígado. Se estas não forem detectadas, a infecção foi resolvida e o paciente estará imune a novas infecções pelo VHB. Se o paciente apresentar infecção crônica, ele será portador do VHB e terá maior risco de cirrose hepática e carcinoma hepatocelular. A infecção crônica ou grave pelo VHB é tratada com nucleosídios ou análogos de nucleotídios, com ou sem moduladores imunológicos.

Notas sobre a doença. Foram relatados cerca de 3.000 novos casos de VHB nos EUA em 2014, uma redução de mais de 99% desde que a vacina recombinante contra o VHB foi introduzida, em 1991. A maioria das fatalidades são sequelas de infecções crônicas decorrentes de cirrose ou carcinoma hepatocelular. Apenas 2 a 15% das infecções por VHB adquiridas na idade adulta resultam em infecção crônica; entretanto, 30 a 90% das infecções em crianças menores de 5 anos resultam em infecção crônica. Esse resultado surpreendentemente diferente provavelmente decorre do fato de que é necessária imunidade por linfócitos T para eliminar uma infecção por VHB, e crianças menores de 5 anos ainda têm uma resposta de linfócitos T relativamente imatura. Isso possibilita que o vírus estabeleça uma infecção crônica persistente nessas crianças, e elas provavelmente continuarão disseminando o vírus e serão fonte de novas infecções por toda a vida.

Além do tratamento para a doença crônica ou grave por VHB, existe uma vacina de subunidade recombinante muito eficaz e segura que agora é amplamente utilizada em mais de 180 países, incluindo os EUA. Essa vacina, que consiste no antígeno de superfície do VHB produzido em levedura, fornece imunidade vitalícia.

QUESTÕES DO CAPÍTULO 21

1 Compare a tradução do centro do hepadnavírus e das proteínas da polimerase com a tradução da região retroviral *gag:pol* (descrita no Capítulo 19).

2 Descreva o papel da transcriptase reversa viral na replicação do genoma de DNA do hepadnavírus.

3 Qual é o melhor modelo atual de como o hepadnavírus causa o carcinoma hepático?

4 Justifique a seguinte afirmação: os hepadnavírus evoluíram de um retrovírus ancestral.

5 O vírus da hepatite delta (VHD) é classificado como uma entidade subviral. Qual é a característica única da replicação do genoma desse agente?

Problemas

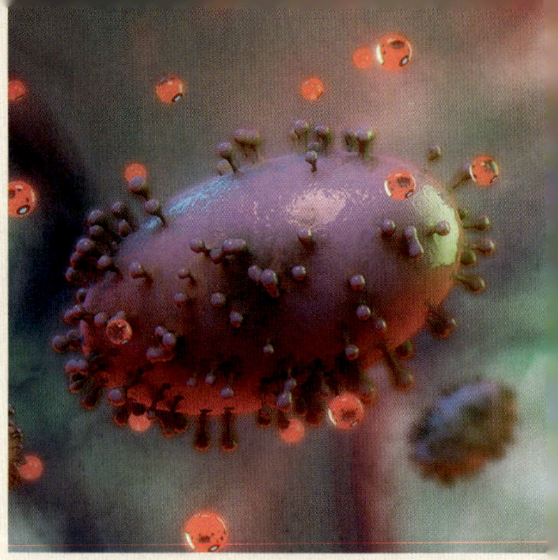

PARTE

4

1 A inibição da síntese de proteínas em uma célula pode ocorrer como resultado direto de uma infecção viral ou como resultado de uma célula infectada estar em um estado antiviral em decorrência do tratamento com interferona. A tabela a seguir descreve os dados obtidos para várias infecções virais (não são todos o mesmo vírus). Indique se a alteração observada na síntese proteica é resultado direto de um vírus ou é resultado do estado antiviral na célula induzido pela interferona. Tome cuidado! Pode haver efeitos que são verdadeiros para ambos. Indique seus resultados previstos colocando uma marca de seleção no quadrado apropriado.

Síntese de proteínas inibida porque...	**Resultado direto do vírus?**	**Induzido pela interferona?**
As estruturas *cap* são removidas endonucleoliticamente do RNAm do hospedeiro no núcleo.		
A RNase L é ativada no citoplasma da célula.		
O fator de iniciação da síntese proteica eIF-2 é fosforilado.		
O fator de iniciação da síntese proteica eIF-4F é degradado proteoliticamente.		

2 Para a maioria dos vírus de genoma de DNA, a expressão gênica é classificada como "precoce" ou "tardia".

(a) Qual evento do ciclo de vida viral é utilizado para distinguir a expressão precoce da tardia?

(b) Para os seguintes tipos de genes virais, indique se você esperaria uma expressão precoce ou tardia.

Gene viral	**Classe (precoce ou tardia)**
Proteína do capsídio	
DNA polimerase	
Inibidor da transcrição do hospedeiro	
Enzima lítica	

3 O vírus Sin Nombre é o agente causador da síndrome do desconforto respiratório do adulto, que é transmitida por camundongos-cervos em muitas regiões do oeste dos EUA. A partir do seu conhecimento da família em que esses vírus são classificados, preencha a tabela de propriedades a seguir.

Propriedade	Dados para o vírus Sin Nombre
Sentido do genoma de RNA	
Número de segmentos do genoma	
Presença ou ausência de uma polimerase associada ao vírion	
Local de replicação na célula	

4 A variante seniorite do vírus da febre da primavera (SpFV-4) está agora no pico de expressão em uma epidemia local na University of Arizona. Mesmo o estudante de pré-medicina mais ambicioso parece ser suscetível. No entanto, ao passear pela biblioteca de ciências quase vazia, você se depara com uma sala de estudos com um grupo de idosos que está trabalhando atentamente atrás de uma imensa pilha de livros. Enquanto você assiste, fica claro, ao observar o comportamento deles, que esse grupo não foi infectado. Você os convence a doar algumas de suas células para seu laboratório para estudos adicionais. Lembre-se de que você já determinou que o SpFV-4 é um membro do recém-definido *Procastinovirus* da família Orthomyxoviridae.

A tabela de dados a seguir compara as propriedades das células suscetíveis que você usou para cultivar o vírus com as células resistentes que você obteve do grupo de estudo não infectado:

	Resultados para infecção por SpFV-4 de	
Experimento para examinar	**Células suscetíveis**	**Células resistentes**
Ligação do vírus	Partículas virais encontradas ligadas a receptores de superfície em quantidades normais	Partículas virais encontradas ligadas a receptores de superfície em quantidades normais
Entrada do vírus	Partículas virais observadas dentro de endossomos em quantidade normal	Partículas virais observadas dentro de endossomos em quantidade normal
Expressão do gene viral	Expressão gênica viral ocorrendo no núcleo da célula; RNAm virais no citoplasma	Ausência de expressão gênica viral no núcleo; nenhum ácido nucleico viral presente no núcleo ou no citoplasma

(a) De acordo com esses dados, qual etapa da infecção por SpFV-4 você acha que está bloqueada no caso das células resistentes do grupo de estudo?

Depois de entrevistar os membros do grupo de estudo, você encontra as seguintes características comuns a todos membros:

- Eles pegam o ônibus para o *campus* todas as manhãs
- Eles tomam café da manhã juntos todos os dias no Louie's Lower Level, um restaurante da união estudantil
- Todos são formados em bioquímica.

(b) Qual desses comportamentos sugere uma possível origem para a resistência ao SpFV-4?

(c) Como você começaria a identificar a fonte da resistência?

5 Para cada um dos vírus a seguir, descreva a *via normal* de entrada na célula hospedeira, de acordo com as observações experimentais descritas.

(a) Vírus da encefalite da Califórnia: em pH neutro (pH 7), o envelope da partícula viral não se funde com a membrana celular; contudo, em pH ácido (pH < 5), o envelope da partícula viral se funde com a membrana celular.

(b) Vírus Sendai: o envelope da partícula viral se funde com uma membrana celular em pH neutro ou ácido.

6 Você descobriu que o vírus Mardi Gras (MGV) tem estrutura genômica que mais se assemelha aos membros da família Bunyaviridae (três segmentos de RNA de fita simples). No entanto, os sintomas da doença associada ao MGV (anomalias comportamentais) são diferentes dos produzidos pelos outros membros da família, todos os quais causam encefalite ou síndrome hemorrágica (exceto para o único membro de vírus vegetal). Apesar disso, você deseja determinar se o MGV apresenta outras propriedades moleculares que justificariam a inclusão nessa família, possivelmente como o membro protótipo de um sexto gênero.

(a) Preencha a lista de verificação a seguir que você está preparando para os membros do seu laboratório. Em cada caso, se o MGV for um membro da Bunyaviridae, preveja o resultado que você espera encontrar quando seu laboratório investigar cada propriedade.

Propriedade molecular	Se o MGV for membro da Bunyaviridae
Número de glicoproteínas de membrana	
Mecanismo de adição de *cap* na extremidade 5' ao RNAm viral	
Possíveis estratégias para a expressão gênica do ssRNA	
Local de maturação do vírus na célula hospedeira	

RNAm, RNA mensageiro; *ssRNA*, RNA de fita simples.

(b) Em uma tarde de terça-feira, enquanto você está fora do laboratório (dando sua aula de virologia), um de seus alunos de pós-graduação deixa cair um frasco contendo MGV. O frasco quebra na área de trabalho. Seu técnico, outro aluno de pós-graduação e um aluno de graduação estão presentes. Na sexta-feira seguinte, nenhum deles está no laboratório. Você descobre que todos estão na taverna O'Malley's e, portanto, foram infectados com MGV. Qual é a via de infecção mais provável no acidente de laboratório?

(c) Dado esse "experimento" acidental, é provável que o MGV seja um arbovírus? Por quê?

7 Você criou duas cepas de *Escherichia coli* geneticamente modificadas para expressar proteínas de bacteriófagos λ sob certas condições. Em cada caso, o gene λ foi inserido no DNA bacteriano de modo que a expressão do gene esteja sob o controle de um promotor induzível (o promotor e a sequência do operador do óperon lac). Em cada caso, suponha que a célula não induzida se comporte exatamente como uma célula normal de *E. coli* em relação a λ.

(a) A primeira cepa é *E. coli* com o gene para a proteína λ cro, colocada depois (*downstream*) de uma cópia do promotor e operador lac. A célula é colocada na presença de IPTG, um indutor do óperon lac. Descreva o que acontecerá nessa célula induzida ao bacteriófago λ em cada um dos casos a seguir. Justifique sua resposta com relação ao controle do ciclo de vida λ:

- A célula está infectada com bacteriófago λ
- A célula contém um provírus λ como parte de seu DNA.

(b) A segunda cepa é *E. coli* com o gene para a proteína λ cI, colocada depois (*downstream*) de uma cópia do promotor e operador lac. A célula é colocada na presença de IPTG, um indutor do óperon lac. Descreva o que acontecerá nessa célula induzida ao bacteriófago λ em cada um dos casos a seguir. Justifique sua resposta com relação ao controle do ciclo de vida λ:

- A célula está infectada com bacteriófago λ
- A célula contém um provírus λ como parte de seu DNA.

8 Os RNAs mensageiros em células eucarióticas são monocistrônicos. Os vírus desenvolveram uma variedade de esquemas de crescimento nesse ambiente, em decorrência dessa restrição. Explique *brevemente* (uma frase curta serve) como cada um dos vírus a seguir expressa todas as proteínas virais necessárias dentro de sua célula hospedeira.

(a) Poliovírus.

(b) Vírus da estomatite vesicular.

9 Ao vasculhar o *freezer* do laboratório do seu orientador, você descobre uma caixa contendo três frascos de material. No fundo da caixa, você encontra três rótulos que caíram dos três frascos, agora sem rótulo. Os rótulos dizem o seguinte: "vírus *influenza* tipo A", "vírus da encefalite da Califórnia" e "vírus da estomatite vesicular". Seu orientador lhe dá a tarefa de identificar qual dos frascos contém cada vírus. Você cultiva cada vírus em cultura de células e prepara vírions de cada um com o genoma radiomarcado com fósforo 32. Depois do isolamento dos RNAs genômicos, você os exibe por eletroforese em gel de agarose. O autorradiograma dessa experiência é:

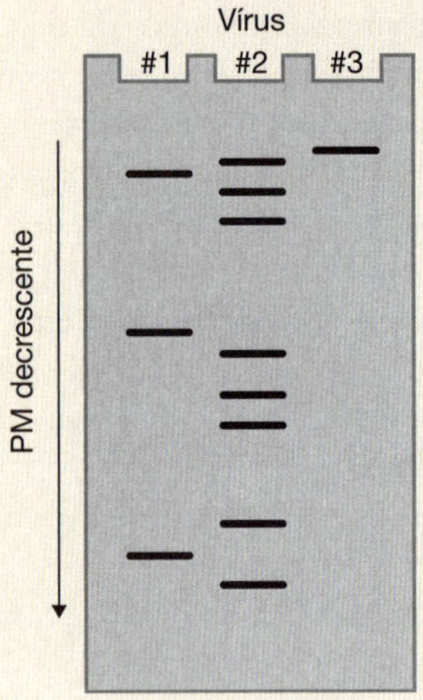

PM, peso molecular.

De acordo com esses dados, indique qual dos frascos continha originalmente qual dos rótulos encontrados na caixa. Use a tabela a seguir para indicar qual rótulo pertence a qual frasco:

Nº de vírus	Rótulo do frasco
	Vírus *influenza* tipo A
	Vírus da encefalite da Califórnia
	Vírus da estomatite vesicular

10 Existem métodos para remover os núcleos de células eucarióticas em cultura. Essas células enucleadas ainda são capazes de realizar suas funções metabólicas citoplasmáticas por um período. Preveja qual dos vírus a seguir seria capaz de crescer nessas células enucleadas (suponha que as células enucleadas possam sobreviver e metabolizar por tempo suficiente para que o ciclo de vida do vírus seja concluído).

Vírus (família)	Crescimento em células enucleadas?
Poliovírus (Picornaviridae)	
Vírus *influenza* (Orthomyxoviridae)	
Vírus da imunodeficiência humana (Retroviridae)	
Vírus da estomatite vesicular (Rhabdoviridae)	

11 Uma médica está tratando um paciente que está tendo surtos recorrentes de infecção pelo vírus herpes simples tipo 2 (HSV-2) (herpes genital). Ela decidiu administrar o medicamento aciclovir (acicloguanosina) a esse paciente durante os surtos. O paciente é formado em biologia molecular, mas não tem formação em virologia. Ele pede à médica que lhe explique o *modo de ação e a segurança* do aciclovir.

(a) Ela deve dizer ao paciente as duas razões pelas quais o aciclovir atua especificamente contra as células infectadas pelo HSV-2. Quais são essas razões?

(b) A médica explicou que esses surtos recorrentes são devido a uma infecção latente estabelecida nos gânglios da base. O paciente se pergunta se o tratamento com aciclovir o curará dessa infecção latente. A médica deve responder sim ou não? Como ela justifica sua resposta?

12 O vírus da imunodeficiência humana (HIV) é um membro do gênero *Lentivirus* da família Retroviridae e é o agente causador da AIDS. Ao projetar fármacos que irão inibir esse vírus, é importante que o medicamento em questão tenha como alvo uma função viral específica. Para cada um dos tipos de medicamentos listados aqui, preveja qual estágio do ciclo do vírus HIV será bloqueado:

(a) Um inibidor da protease viral, como o saquinavir.
(b) Um inibidor da integrase viral, como o raltegravir.
(c) AZT (zidovudina) e compostos relacionados.
(d) Um inibidor da proteína viral Ver.

13 Você foi chamado como consultor virológico no caso das ratazanas que vivem no local do reator de Chernobyl. Esses roedores aparentemente prosperam em meio ao lixo radioativo e experimentam mutações a uma taxa 10 vezes maior que o normal. Sua hipótese é de que os vírus que podem ser vetorados por esses roedores também podem experimentar mutações a uma taxa mais rápida do que o normal. Em uma investigação preliminar, você isolou vírus dessa população de ratazanas. Você descobriu um vírus nesses roedores, ao qual chamou provisoriamente de vírus da ratazana de Chernobyl (CVV). A tabela a seguir lista algumas das características do vírus que você determinou:

	Característica do vírus	**Resultado para o CVV**
A	Vírion	Envelopado, com duas glicoproteínas de membrana
B	Genoma	ssRNA, sentido negativo, três segmentos
C	RNA polimerase associada ao vírion	Presente
D	Síntese de RNAm	*Cap-scavenging* nuclear para iniciar a síntese de RNAm
E	Doença	Causa encefalite em ratos, com uma taxa de letalidade de cerca de 15%

RNAm, RNA mensageiro; *ssRNA*, RNA de fita simples.

(a) Quais dessas características (A a D) justificariam a inclusão do CVV na família Bunyaviridae? (Serão deduzidos pontos para características listadas que *não* justifiquem essa inclusão.)

(b) Quais dessas características, se houver, tornam o CVV diferente de outros membros da família Bunyaviridae?

(c) Quais dessas características, se houver, tornam o CVV diferente dos membros do gênero *Hantavirus* da família Bunyaviridae?

14 Três das estratégias encontradas na tradução de genomas de RNA em células cariogênicas são: (i) RNAm monocistrônicos traduzidos em uma poliproteína, (ii) RNAm monocistrônicos traduzidos em uma única proteína e (iii) uso de fases de leitura sobrepostas para produzir duas proteínas a partir de um RNAm. Indique qual dessas estratégias é empregada para cada um dos seguintes vírus. Indique suas opções com "Sim" ou "Não".

Vírus: família	**Monocistrônico para poliproteína**	**Monocistrônico para proteína única**	**Fases de leitura sobrepostas**
Poliovírus: Picornaviridae			
Vírus Sindbis: Togaviridae			
Vírus da estomatite vesicular: Rhabdoviridae			
Vírus da encefalite da Califórnia: Bunyaviridae			

15 Projetou-se um experimento para testar o efeito de infectar uma célula com dois vírus diferentes. Você deseja examinar o efeito da coinfecção na síntese de proteínas virais na célula. Suponha que, em cada caso, a célula hospedeira seja suscetível a cada vírus e possa suportar o crescimento de qualquer um dos vírus isoladamente. Na tabela a seguir, preveja qual dos dois vírus predominará ou se ambos serão normais em relação à síntese de proteínas virais e dê uma *breve* razão em defesa de sua escolha.

Primeiro vírus	**Segundo vírus**	**Síntese de proteínas por qual vírus?**	**Por quê?**
Adenovírus	Poliovírus		
Vírus da estomatite vesicular	Vírus da encefalite da Califórnia		
Vírus *influenza*	Poliovírus		
Adenovírus	Herpes-vírus		

16 A tabela a seguir contém três vírus que foram considerados em detalhes neste texto: bacteriófago T4, poliovírus e vírus da estomatite vesicular. A tabela também inclui eventos que podem ser etapas na montagem de um ou mais desses vírus. Escreva "Sim" ou "Não" na tabela para indicar qual dos eventos está associado à montagem de qual vírus.

Evento	**Bacteriófago T4**	**Poliovírus**	**Vírus da estomatite vesicular**
Capsídios ou nucleocapsídios são montados antes da inserção do genoma			
Capsídios ou nucleocapsídios têm uma simetria helicoidal			
A maturação final da partícula requer clivagem proteolítica de uma das proteínas do capsídio ou nucleocapsídio			
Novas partículas virais são liberadas por brotamento a partir da superfície da célula			

17 Tanto o poliovírus (Picornaviridae) quanto o vírus do sarcoma de Rous (Retroviridae) têm genomas de RNA de sentido positivo. No entanto, a replicação do genoma desses vírus difere drasticamente. Na tabela a seguir, indique qual característica se aplica à replicação dos genomas de RNA desses vírus. Escreva "Sim", se a característica se aplicar, ou "Não", se ela não se aplicar.

Característica de replicação	**Poliovírus**	**Vírus do sarcoma de Rous**
A replicação requer o uso de um RNAt da célula hospedeira como *primer*		
A replicação requer o uso de uma proteína viral como *primer*		
A replicação resulta na conversão de ssRNA em dsDNA		
O *produto final* da replicação é a progênie de RNA de fita simples de sentido positivo		

dsDNA, DNA de fita dupla; *ssRNA*, RNA de fita simples; *RNAt*, RNA de transferência.

18 Para cada um dos pontos de controle fornecidos aqui, identifique pelo menos um vírus que pode alterar a célula de modo que ela cresça fora de controle e possa resultar em um tumor. Em cada caso, indique como o vírus altera a célula.

(a) Hormônio/receptor de crescimento.
(b) Proteína G.
(c) Tirosina quinase.
(d) Regulador da transcrição.
(e) Supressor de tumor.

Leitura Adicional para a Parte 4

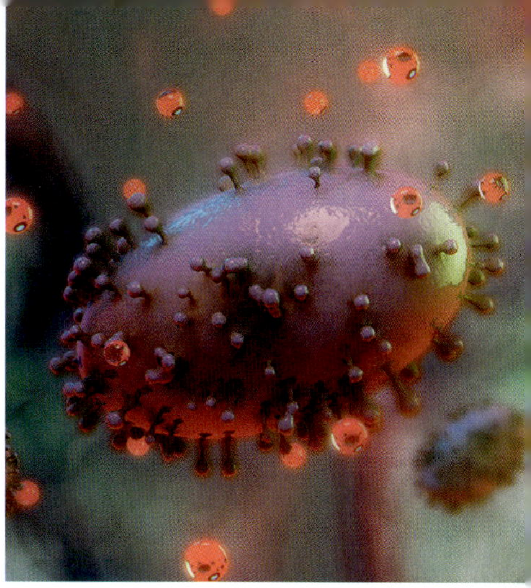

O melhor lugar para começar a pesquisa e a leitura adicional sobre um vírus específico ou aspecto de um vírus específico é na referência geral:

- Mahy, B.W.J. and van Regenmortel, M. (eds.) (2008). *Encyclopedia of Virology*. New York: Elsevier.

Informações mais detalhadas e citações atualizadas específicas de artigos experimentais e revisões recentes podem ser encontradas em:

- Flint, S.J., Racaniello, V.R., Rall, G.F., and Skalka, A.M. (2015). *Principles of Virology: Molecular Biology, Pathogenesis, and Control of Animal Viruses*, 4e. Washington, DC: ASM Press.
- Knipe, D.M. and Howley, P. (eds.) (2006). *Fields Virology*, 6e. New York: Raven Press.

Aspectos detalhados da patogênese das infecções por vírus, novamente organizados como um grupo de revisões específicas por especialistas individuais, são abordados a seguir:

- Nathanson, N. (ed.) (1997). *Viral Pathogenesis*. Philadelphia: Lippincott-Raven.

A Cold Spring Harbor Press publica muitos livros que contêm revisões detalhadas de muitos aspectos da biologia molecular de vírus e células. Títulos específicos de interesse para virologistas incluem os seguintes:

- DePamphilis, M.L. (ed.) (2006). *DNA Replication and Human Disease*. Cold Spring Harbor, NY: Cold Spring Harbor Press.
- Coffin, J.M., Hughes, H.H., and Varmus, H.E. (1997). *Retroviruses*. Cold Spring Harbor, NY: Cold Spring Harbor Press.

A ASM Press também publica uma grande quantidade de livros de ampla utilidade para biólogos moleculares, pesquisadores biomédicos, estudantes e afins. Um título recente que contém capítulos sobre vírus discutidos nesta seção é o seguinte:

- McCance, D (ed.) (1998). *Human Tumor Viruses*. Washington, DC: ASM Press.

Uma discussão muito completa (definitiva, na verdade) dos múltiplos interruptores genéticos que ocorrem durante a replicação do bacteriófago l e a base bioquímica desses interruptores pode ser encontrada em:

- Ptashne, M. (1986). *A Genetic Switch: Gene Control and Phage l*. Palo Alto, CA: Blackwell Scientific Publications and Cell Press.

RECURSOS NA INTERNET ACERCA DOS VÍRUS

Conforme observado na introdução deste livro, a internet fornece um recurso muito eficaz para as informações mais recentes sobre vírus específicos e publicações atualizadas sobre eles. É importante, no entanto, ter em mente que muitos desses *sites* da internet não são formalmente revisados ou editados por um único grupo ou corpo de especialistas, e os endereços mudam. Portanto, a confiabilidade de qualquer endereço de *site* ou "factoide" dentro desse *site* está sujeita à verificação independente.

Alguns *sites* importantes para pesquisar periódicos e publicações incluem os seguintes:

- The National Library of Medicine e recursos governamentais: http://www.ncbi.nlm.nih.gov
- American Society for Microbiology (ASM): http://www.asm.org
- Cold Spring Harbor Press: http://www.cshl.org
- *Nature*: http://www.nature.com
- *Science*: http://www.sciencemag.org
- *Scientific American*: https://www.scientificamerican.com/
- *Journal of General Virology*: http://vir.sgmjournals.org
- *Journal of Virology*: http://jvi.asm.org
- *Virology* (via Science Direct): www.sciencedirect.com.

Uma quantidade cada vez maior de *sites* da internet se dedica a tópicos de vírus específicos relacionados com a replicação viral, como oncologia e transformação celular. Os *sites* a seguir devem ser úteis para iniciar um estudo de qualquer vírus.

Informações gerais sobre vírus e bancos de dados

http://www.tulane.edu/~dmsander/garryfavweb.html
http://www.virology.net/Big_Virology/BVHomePage.html
http://www.virology.net/ATVnews.html
http://www.epa.gov/microbes/index.html
http://www.wadsworth.org/databank/viruses.htm
http://www.diseaseworld.com
http://rhino.bocklabs.wisc.edu/virusworld

Sites específicos de vírus

Adenovírus

http://www.virology.net/Big_Virology/BVDNAadeno. html
http://www.cdc.gov/ncidod/dvrd/revb/respiratory/eadfeat.htm
http://www.ncbi.nlm.nih.gov/ICTVdb/ICTVdB/01000000.htm
http://www.stanford.edu/group/virus/adeno/adeno.html
http://www-micro.msb.le.ac.uk/3035/Adenoviruses.html

Arenavírus

http://www.tulane.edu/~dmsander/WWW/335/Arboviruses.html
http://www.ncbi.nlm.nih.gov/ICTVdb/ICTVdB/00.003.htm
http://gsbs.utmb.edu/microbook/ch057.htm
http://www.micro.msb.le.ac.uk/3035/Arenaviruses.html

Baculovírus

http://www.baculovirus.com
http://www.ncbi.nlm.nih.gov/ICTVdb/ICTVdB/06000000.htm
http://www.micro.msb.le.ac.uk/3035/kalmakoff/baculo/baculo.html

Bacteriófagos

http://www.asm.org/division/m/M.html
http://www.micro.msb.le.ac.uk/3035/Phages.html

Buniavírus

http://www.ncbi.nlm.nih.gov/ICTVdb/ICTVdB/11000000.htm
http://www.micro.msb.le.ac.uk/3035/Bunyaviruses.html

Calicivírus

http://www.ncbi.nlm.nih.gov/ICTVdb/ICTVdB/12000000.htm
http://hgic.clemson.edu/factsheets/HGIC3720.htm
http://www.caliciviridae.com
http://www.micro.msb.le.ac.uk/3035/Caliciviruses.html

Coronavírus

http://www.ncbi.nlm.nih.gov/ICTVdb/ICTVdB/index.htm
http://www-micro.msb.le.ac.uk/3035/Coronaviruses.html

Filovírus

http://www.cdc.gov/ncidod/diseases/virlfvr/virlfvr.htm
http://www.ncbi.nlm.nih.gov/ICTVdb/Ictv/index.htm
http://www-micro.msb.le.ac.uk/3035/Filoviruses.html

Flavivírus

http://www.tulane.edu/~dmsander/WWW/335/Arboviruses.html
http://www.cdc.gov/ncidod/dvbid/westnile/index.htm
http://www.cdc.gov/ncidod/diseases/hepatitis/c/index.htm
http://www.cdc.gov/ncidod/dvbid/febre amarela/index.htm
http://www-micro.msb.le.ac.uk/3035/Flaviviruses.html

Geminivírus

http://www.ncbi.nlm.nih.gov/ICTVdb/ICTVdB/index.htm

Hantavírus

http://www.cdc.gov/ncidod/diseases/hanta/hps/index.htm
http://www.ncbi.nlm.nih.gov/ICTVdb/ICTVdB/index.htm

Hepadnavírus

http://www.tulane.edu/~dmsander/Big_Virology/BVDN-Ahepadna.html
http://www.ncbi.nlm.nih.gov/ICTVdb/ICTVdB/index.htm

Hepatite delta vírus

http://www.hepnet.com/hepd/wormhdv.html

Herpes-vírus

http://darwin.bio.uci.edu/~faculty/wagner
http://home.coqui.net/myrna/herpes.htm
http://www.ihmf.org
www.uct.ac.za/depts/mmi/stannard/herpes.html
http://www.cdc.gov/ncidod/diseases/ebv.htm
http://www-micro.msb.le.ac.uk/3035/Herpesviruses.html

Vírus da imunodeficiência humana

http://www.bcm.tmc.edu/neurol/research/AIDS/aids1.html
http://www.ncbi.nlm.nih.gov/ICTVdb/ICTVdB/index.htm

Oncogenes

http://web.indstate.edu/thcme/mwking/oncogene.html

Oncornavírus

http://www.oncolink.upenn.edu

Orthomixovírus

http://www.cdc.gov/flu www.uct.ac.za/depts/mmi/stannard/fluvirus.html
http://www-micro.msb.le.ac.uk/3035/Orthomyxovirus.html

Papilomavírus

http://www.cdc.gov/STD/HPV/STDFact-HPV.htm
http://www-micro.msb.le.ac.uk/3035/Papillomaviruses.html

Papovavírus

http://www.tulane.edu/~dmsander/Big_Virology/BVDNA-papova.html
http://www-micro.msb.le.ac.uk/3035/Polyomaviruses.html

Paramixovírus

http://www.cdc.gov/ncidod/dvrd/revb/index.htm
http://www-micro. msb.le.ac.uk/3035/Paramyxoviruses.html

Picornavírus

http://www.cbs.dtu.dk/services/NetPicoRNA
http://www.iah.bbsrc.ac.uk/virus/picornaviridae
http://vm.cfsan.fda.gov/~mow/chap31.html
http://www-micro.msb.le.ac.uk/3035/Picornaviruses.html

Poxvírus

www.uct.ac.za/depts/mmi/jmoodie/pox2.html
http://www-micro.msb.le.ac.uk/3035/Poxviruses.html

Príons

http://www-micro.msb.le.ac.uk/3035/Prions.html

Reovírus

http://www.iah.bbsrc.ac.uk/virus/Reoviridae
http://www.cdc.gov/ncidod/dvrd/revb
http://www-micro.msb.le.ac.uk/3035/Reoviruses.html

Retrovírus

http://www.retrovirus.info
https://webpath.med.utah.edu/TUTORIAL/AIDS/AIDS.html
http://www-micro.msb.le.ac.uk/3035/Retroviruses.html

Rabdovírus

http://www-micro.msb.le.ac.uk/3035/Rhabdoviruses.html
http://www. hhs.state.ne.us/epi/epirabie.htm

Rinovírus

http://www-micro.msb.le.ac.uk/3035/Picornaviruses.html#rhino

Vírus da encefalite de St. Louis

http://www.vicioso.com/Health/disease/encephalitis/SLE.html

Togavírus

http://www.ictvdb.iacr.ac.uk/ICTVdB/73020001.htm
http://www-micro.msb.le.ac.uk/3035/Togaviruses.html

Hepatite viral

http://www.cdc.gov/ncidod/diseases/hepatitis/index.htm
http://www-micro.msb.le.ac.uk/3035/Hepatitis.html

Viroides

http://www-micro.msb.le.ac.uk/3035/Viroids.html

Genética Molecular dos Vírus

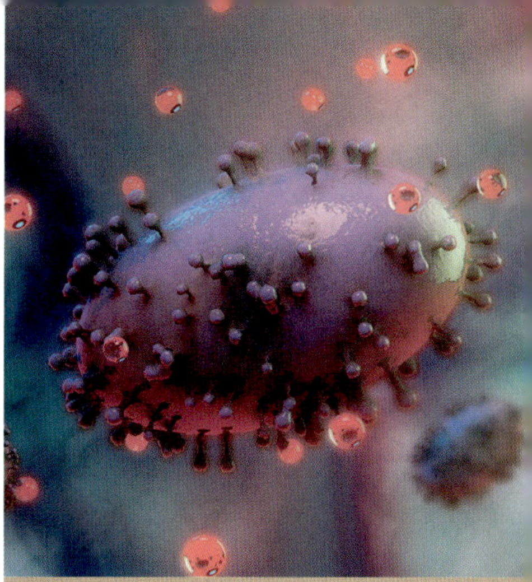

PARTE

5

Genética Molecular dos Vírus

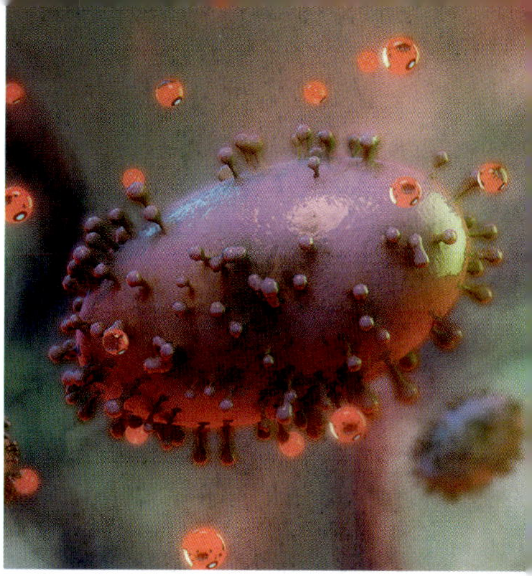

CAPÍTULO

22

O objetivo da virologia molecular é compreender os mecanismos de replicação e infecção viral ao nível da função proteica. Idealmente, e conforme descrito na Figura 22.1, esse entendimento requer uma descrição molecular completa dos genomas do vírus e do hospedeiro; a natureza e função das proteínas que codificam; bem como o mecanismo das interações entre proteínas virais e celulares, especialmente aquelas que resultam em doença, recuperação e/ou dano ao organismo. Isso é muito complexo, porém a capacidade de

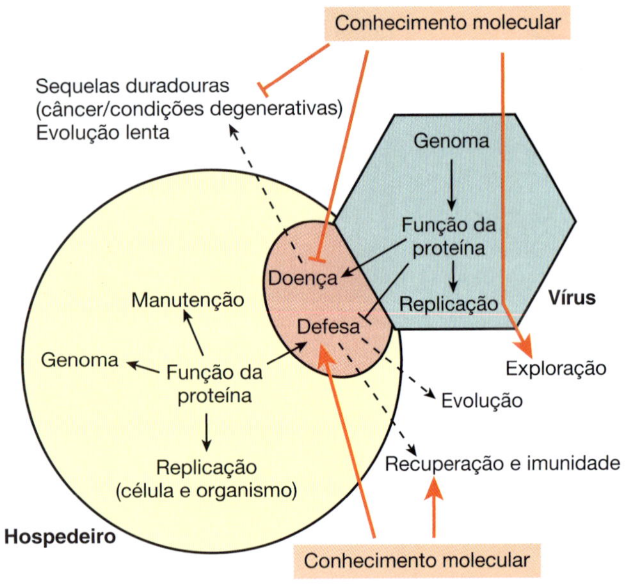

Figura 22.1 Impacto da compreensão molecular de genes virais e hospedeiros nas interações entre o vírus e o hospedeiro. Os diferentes estágios do ciclo de replicação do vírus e a interação entre o vírus e o hospedeiro estão ilustrados, bem como os desfechos dessas interações. É importante compreender a base molecular dessas interações em controlar a doença, auxiliar na recuperação e na imunidade e prevenir sequelas duradouras. Essas interações também podem ser exploradas na biotecnologia e na medicina.

determinar rapidamente a sequência de qualquer genoma, combinada com a aplicação das técnicas de genética molecular, tornou esse objetivo inteiramente viável. O desenvolvimento da genética molecular – a capacidade não apenas de descrever os genes codificados por uma entidade biológica, mas também de modificá-los e, assim, determinar suas funções – deve muito ao estudo dos ciclos de replicação dos vírus e das interações vírus-célula. Conforme indicado no Capítulo 1, a ciência da biologia molecular tem suas raízes na ciência da virologia; como analisado na parte final deste livro, os vírus e seu estudo ainda desempenham um papel de liderança no desenvolvimento da biotecnologia e na produção de informações úteis sobre o mundo biológico.

O "*kit* de ferramentas" da genética molecular e da tecnologia da informação possibilita que um virologista molecular moderno identifique, isole e determine a sequência de qualquer gene e a proteína codificada por ele. Esses dados de sequência podem ser comparados com a sequência de outros genes de organismos aparentados e, aparentemente, não aparentados, a fim de determinar características básicas, que não são prontamente alteradas por processos evolutivos (como discutido no Capítulo 24). Podem-se fazer modificações específicas em qualquer região de uma proteína de interesse e determinar os efeitos dessas modificações na replicação, na estrutura e na patogênese do vírus. O processo não é fácil, e a metodologia detalhada é complexa – o compêndio *Current protocols in molecular biology*, editado por Ausubel et al., compreende vários milhares de páginas e ocupa boa parte da estante de uma biblioteca, além de ser um extenso recurso *online*. Ainda assim, a estratégia básica por trás dessa manipulação molecular é baseada em apenas alguns princípios básicos da biologia molecular – a caracterização de genomas virais e produtos gênicos, descritos na Parte 3. Agora, com a aplicação dessa informação às estratégias de replicação dos principais grupos de vírus descritos na Parte 4, podem-se ilustrar ambos os métodos para manipular genomas virais e para determinar os efeitos dessa manipulação dos parâmetros da infecção viral.

MUTAÇÕES EM GENES E MUDANÇAS RESULTANTES EM PROTEÍNAS

Às vezes, quando os ácidos nucleicos se replicam, ocorre um erro. Esse é um evento muito raro nos organismos; contudo, nos vírus, que se replicam tão rapidamente e cujas enzimas de replicação muitas vezes são propensas a erros, essas mudanças ocorrem com frequência apreciável. Com alguns vírus que apresentam genoma de RNA, como o HIV, a polimerase pode produzir um erro a cada 10 mil bases transcritas, de modo que muitas mudanças são produzidas. Aliás, conforme descrito no Capítulo 20, Parte 4, algumas dessas mudanças influenciam a capacidade do vírus de evitar as defesas imunes do corpo.

Alterações no genoma geralmente resultam da inserção da base incorreta durante a replicação do genoma. Por exemplo, um par A:C incompatível pode ser formado durante a replicação do DNA em vez de A:T, ou um par A:T pode ser incorretamente copiado como G:T. Mais raramente, um pedaço de ácido nucleico pode ser perdido em decorrência de algum deslizamento da polimerase.

Essas mudanças nos genomas são chamadas **mutações** e podem ter efeitos sobre a função do gene em que ocorrem. Apesar disso, as mutações geralmente levam a alterações muito pequenas nas proteínas. Ao longo de muitas gerações (geralmente períodos prolongados), essas mudanças se acumulam e levam à formação de organismos relacionados, mas distintos. Nos vírus, alterações como essas levam à produção de pequenas diferenças antigênicas entre cepas ou sorotipos.

O efeito de uma mutação na função de uma proteína pode ser profundo se essa proteína for vital para a replicação de um vírus ou tiver uma estrutura muito crítica. Às vezes, a mudança pode ser benéfica para o vírus. Por exemplo, uma DNA polimerase viral pode experimentar mutação, de modo que a enzima não seja mais sensível a um análogo de nucleosídio; portanto, a replicação do vírus mutante não pode mais ser inibida com o fármaco antiviral.

Alguns exemplos de mutações são mostrados aqui, em que uma fase de leitura aberta hipotética, muito curta e sem *splice* é mutada. Apenas a fita de DNA com sentido de RNA mensageiro (RNAm) é mostrada, mas lembre-se de que o DNA é de fita dupla:

Gene: ATG-GTT-GAT-AGT-CGT-TAT-TTA-
CCT-CAA-TGG-CAG-TAA

Proteína: Met-Val-Asp-Ser-Arg-Tir-Leu-Pro-Gln-Trp-Gln

1 Uma mutação no sétimo códon (TTA) para TTC levaria à substituição da fenilalanina por leucina. Essa mudança pode afetar a maneira como a proteína se dobra e mudar sua função:

Met-Val-Asp-Ser-Arg-Tyr-*Phe*-Pro-Gln-Trp-Gln

2 Uma mutação nesse mesmo códon para GTA levaria a uma proteína com um aminoácido alifático trocado por outro; isso pode não ter nenhum efeito sobre a estrutura da proteína:

Met-Val-Asp-Ser-Arg-Tyr-*Val*-Pro-Gln-Trp-Gln

3 Uma mutação nesse códon para TGA (um códon de parada) levaria a uma proteína mais curta; isso quase certamente destruiria a função da proteína e, se muito próximo do aminoácido N-terminal, resultaria na perda de todas as proteínas do gene. Essas mutações de terminação da tradução são às vezes denominadas mutações *âmbar*, *ocre* ou *umber* (às vezes *opala*) por geneticistas, por motivos essencialmente históricos.

Met-Val-Asp-Ser-Arg-Tyr!

4 Uma mutação no segundo códon (GTT) para GAT levaria a uma mudança na carga da proteína, substituindo a asparagina por valina. Isso quase certamente alteraria significativamente a função da proteína:

Met-*Asp*-Asp-Ser-Arg-Tyr-Leu-Pro-Gln-Trp-Gln

Todas essas mutações poderiam experimentar mutação adicional ou mutação de volta por outra alteração de base. Essas mutações são chamadas *reversíveis*. Se, no entanto, uma base foi perdida (excluída), a mudança é essencialmente permanente. Aliás, pode-se inferir esse tipo de mutação (adição ou perda de material genômico) se a mutação essencialmente não tiver a capacidade de se reverter.

5 Pode-se observar um exemplo de mudança irreversível se as duas primeiras bases do segundo códon forem perdidas. Essa mutação de **troca de fase de leitura** levaria à perda da proteína, pois o segundo códon agora é um códon de parada de tradução:

ATG-***TGA***-TAG-TCG-TTA-TTT-ACC-
TCA-ATG-GCA-GTA-A

Outras trocas de fase de leitura podem alterar uma proteína e, portanto, podem alterar completamente ou perder a função da proteína.

ANÁLISE DAS MUTAÇÕES

Muitas mutações levam a diferenças significativas na morfologia da placa viral, taxas de crescimento, variedade de hospedeiros, efeitos citopáticos, interação com o sistema imune do hospedeiro, e assim por diante. Desse modo, pode-se distinguir um vírus mutante de um progenitor normal ou selvagem (*wt*). Os vírus mutantes são úteis porque a falta ou a alteração na função de um gene viral específico pode levar a alterações na replicação do vírus, entre outras coisas, e isso produz informações sobre a função dos genes mutados.

A Figura 22.2 mostra um exemplo do uso da **complementação** na manutenção de um mutante de vírus com deficiência de replicação. Se um vírus (P^-) com uma mutação em seu gene da polimerase é coinfectado em uma célula com um vírus (C^-) contendo uma mutação em uma proteína do capsídio, por exemplo, um vírus pode suprir a função faltante do outro vírus. A complementação possibilita a enumeração de genes importantes em um vírus e a manipulação de vírus mutantes. *Em infecções envolvendo complementação, recebe-se de volta o mesmo vírus apresentado.*

Recombinação

Às vezes, dois vírus com mutações diferentes podem enredar-se fisicamente durante o processo de infecção. Essa associação próxima pode levar à formação de um genoma viral *recombinante*. O mecanismo preciso para a formação e a resolução de genomas recombinantes ainda está sendo investigado; contudo, em muitos casos, o processo acontece com mais frequência enquanto os genomas estão se replicando. Além disso, quanto mais distantes nos genomas parentais estiverem as mutações, maior a probabilidade de

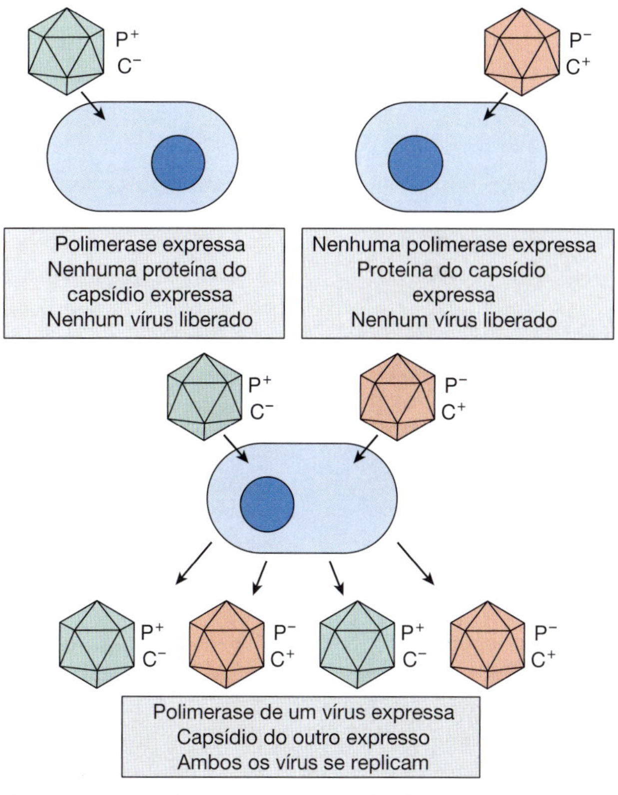

Figura 22.2 Complementação. Nenhum dos dois vírus mutantes mostrados é capaz de se replicar, pois cada um contém uma mutação letal em um gene necessário para codificar uma enzima ou proteína estrutural. Ainda assim, se os dois vírus mutantes forem infectados na mesma célula, cada um pode fornecer funções ausentes no outro. Isso significa que a célula infectada terá todos os produtos gênicos virais necessários para a replicação de ambos os vírus mutantes – eles podem complementar o crescimento um do outro em uma infecção mista.

formar um recombinante. Mesmo assim, mutações intimamente separadas – mesmo duas diferentes separadas por apenas alguns pares de bases dentro de um único gene – podem se recombinar, embora raramente.

Um evento de recombinação pode levar à formação de dois novos genomas virais (um tem ambas as mutações e o outro não tem nenhuma, de modo que é *wt*). Essa infecção, portanto, leva à produção de quatro tipos de vírus: os dois vírus mutantes simples, com o *wt* e o vírus mutante duplo produzidos a partir da recombinação. A Figura 22.3 mostra um exemplo usando o vírus herpes simples (HSV). Um vírus com mutação sensível à temperatura (*ts*) na DNA polimerase (UL30 Pol^{ts}) é coinfectado com um vírus com mutação no gene da timidina quinase (U_L23 TK^-). Assim, um vírus progenitor não é capaz de crescer a uma temperatura elevada (não permissiva), e o outro progenitor é resistente à inibição da síntese de DNA com um análogo de nucleosídio.

A recombinação resulta na produção de quatro genótipos virais diferentes a partir da infecção mista: wt, mutante duplo (Polts, TK^-) e os dois genitores mutante simples. Cada genótipo produzirá placas que podem ser distinguidas das outras com técnicas adequadas de **triagem** ou **seleção**. O plaqueamento de réplicas de placas de vírus e a incubação sob diferentes condições podem distinguir entre os quatro genótipos.

No experimento, os vírus da progênie são plaqueados e deixa-se que se formem placas. Em seguida, fazem-se quatro réplicas idênticas em outras placas. Estas são incubadas sob condições variadas que possibilitam distinguir os genótipos dos vírus:

1 Em temperatura alta (não permissiva), apenas *wt* e TK^- formarão placas.

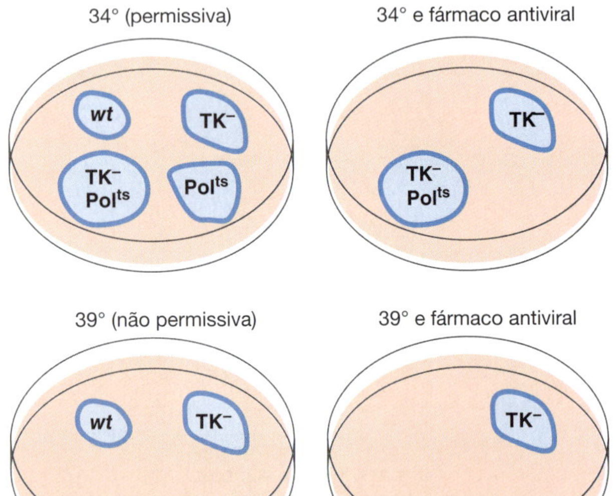

Figura 22.3 Plaqueamento de réplicas de placas de vírus para distinguir genótipos produzidos por recombinação depois de uma infecção mista. A infecção mista de dois genótipos produzirá (raramente) novos genótipos por recombinação. O exemplo mostra réplicas de placas de vírus que foram desenvolvidas sob diferentes condições seletivas e de triagem, conforme descrito no texto.

2 Em temperatura normal (permissiva), *wt*, Pol^{ts}, TK^- e $Pol^{ts}TK^-$ formarão placas.

3 Em temperatura permissiva com um fármaco antiviral análogo de nucleosídio, apenas vírus sem o gene TK (TK^- e $Pol^{ts}TK^-$) produzirão placas.

4 Em temperatura não permissiva com um fármaco antiviral, apenas o vírus mutante (TK^-) formará placas.

ISOLAMENTO DE MUTANTES

Seleção

Se uma mutação em um vírus leva a uma alteração significativa nas propriedades de crescimento, ou resistência a um fármaco, ou resistência a um anticorpo neutralizante, então o mutante pode ser selecionado por crescimento sob condições em que o vírus *wt* não se replicará ou se replicará mal. Essa é uma situação ideal para o isolamento de vírus, mas infelizmente não é fácil encontrar condições seletivas apropriadas para muitas mutações desejáveis. Nas células animais (como nas bactérias), muitas mutações alteram aspectos do vírus, mas não alteram acentuadamente as propriedades de crescimento.

Timidina quinase do HSV: um marcador selecionável portátil

A capacidade dos mutantes HSV TK^- de se replicarem na presença de um fármaco antiviral é um exemplo de vantagem seletiva para o vírus sob essas condições de crescimento. Além disso, um esquema de seleção diferente, discutido no Capítulo 12, possibilita uma vantagem seletiva para o crescimento de organismos TK^+. A fácil seleção de células que são TK^+ ou TK^- é uma ferramenta importante, uma vez que o gene HSV TK pode ser removido do genoma viral e usado essencialmente como um marcador selecionável portátil.

O gene HSV TK tem sido explorado nas últimas duas décadas na aplicação do poder de seleção à produção de vírus recombinantes e células portadoras de genes estranhos. Isso decorre do fato de que o gene HSV TK é de tamanho conveniente (está contido em um pequeno pedaço de DNA – 2,3 kpb), podendo ser isolado e prontamente clonado a partir do genoma do HSV. Esse gene contém tanto o gene estrutural para a enzima como o promotor que controla a expressão do RNAm que codifica esse gene estrutural. De igual importância, esse promotor é expresso em células não infectadas e em outros vírus que não o HSV.

Para usar o gene HSV TK para seleção, constrói-se uma linha celular que é constitutivamente TK^-. Isso é feito cultivando-se células na presença de um análogo de nucleosídio tóxico, como foi descrito no processo de seleção de células de hibridoma, descrito no Capítulo 12 e na Figura 12.3. Como apenas as células TK^- são capazes de se replicar nessas condições, as linhas celulares podem ser facilmente estabelecidas.

Para construir um vírus ou linha celular recombinante, pode-se incorporar o gene HSV TK em um plasmídio contendo o gene de interesse para transfecção, ou pode-se adicionar um plasmídio TK ao plasmídio de interesse. O processo de transfecção favorece fortemente as células que absorvem agregados relativamente grandes de DNA, de modo que ambos os plasmídios serão incorporados.

Depois da recuperação do processo de transfecção, pode-se selecionar as células ou vírus que passaram por recombinação com o genoma adicionado e, portanto, são TK^+. Para a seleção de vírus recombinantes, pode-se usar o vírus total recuperado da transfecção original para infectar células TK^- sob condições seletivas; apenas os vírus que expressam TK serão capazes de se replicar, pois apenas essas células sobreviverão à seleção.

Pode-se utilizar também a técnica de seleção de TK na produção de HSV recombinante. Isso decorre do fato de que o gene TK é dispensável para a replicação do HSV na maioria das células. Assim, um plasmídio clonado de DNA recombinante que contém sequências de HSV de ambos os lados do gene TK recombinado com o gene de interesse, que substitui o próprio gene viral TK, pode ser cotransfectado com DNA do vírus *wt*. Quando o vírus da progênie dessa transfecção é usado para infectar células TK^- que estão sendo cultivadas na presença do análogo de nucleosídio tóxico, todas as células infectadas com o vírus parental TK^+ morrerão. Assim, as placas formadas serão grandemente enriquecidas para o vírus TK^- portador do gene de interesse inserido.

Triagem

Se a mutação levar a uma mudança observável na morfologia da placa ou em algum outro aspecto da infecção, o mutante do vírus pode ser triado ou selecionado. Aqui, procura-se pela mudança e escolhe-se os vírus com essa mudança. Por exemplo, uma mutação em um único gene pode alterar a eficiência do empacotamento do vírus e, assim, diminuir o tamanho da descarga de vírus a partir de uma célula infectada. Esse vírus mutante faria placas menores do que o *wt*, de modo que facilmente seria possível identificar vírus produtores de placas grandes ou pequenas sob uma base de muitos dos outros.

Naturalmente, os mutantes HSV *ts* descritos previamente neste capítulo, que não se replicam a 39°C, também são exemplos de mutantes que podem ser isolados por triagem fenotípica. Como eles *não* se replicam sob condições restritivas de crescimento, eles não podem ser selecionados, mas podem ser coletados ou triados voltando para a placa de réplica que se forma a 34°C.

KIT DE FERRAMENTAS PARA VIROLOGISTAS MOLECULARES

Genomas virais

Uma vez que todas as informações necessárias para um vírus se replicar precisam ser mantidas como informações genéticas no genoma viral, é importante representar essas informações genéticas de maneira padronizada. Em geral, representa-se o genoma viral como um esquema de organização genômica geral (*i. e.*, ácido nucleico de fita simples ou dupla, linear ou circular etc.), com genes virais e elementos de replicação de ação em *cis* representados. O esquema representa, então, um mapa físico e genético do vírus (um resumo abreviado da informação codificada da sequência genômica).

Os genomas virais também podem ser expressos em termos de unidades de mapa (mu). As unidades de mapa variam em tamanho dependendo do genoma em questão; em outras palavras, uma unidade de mapa é um termo relativo. O termo ainda é muito usado na descrição de um genoma, especialmente ao localizar uma função genética específica dentro de um genoma. As unidades de mapa podem estar em uma escala de 0,0 a 1,0 ou de 1 a 100. Quando se conhece o tamanho do genoma em bases ou pares de bases, pode-se determinar o tamanho de uma unidade de mapa para qualquer genoma.

Se o genoma for linear, uma extremidade é definida arbitrariamente como o início do mapa (0,0 unidade de mapa) e a outra é o final (1 ou 100 unidades de mapa). Se o vírus tiver um genoma circular, deve-se designar um local específico do genoma por convenção como o início e o ponto final do mapa. Isso pode ser em relação a um elemento genético conhecido ou, em alguns casos, é definido como o local em que uma endonuclease de restrição altamente específica corta o genoma.

Um exemplo relativamente simples é o mapa genético e de transcrição do vírus SV40, mostrado na Figura 16.1. Esse genoma circular de 5.243 pares de bases é clivado uma vez pela enzima de restrição *Eco*RI, que define arbitrariamente o início e o fim do mapa. Como o mapa é dividido em 100 unidades de mapa, uma única unidade de mapa tem 52 pares de bases. Como outro exemplo, o genoma do HSV-1 (Figura 17.2) tem 152.261 pares de bases, e o mapa é expresso de 0,0 a 1,0 unidade de mapa. Assim, 0,01 unidade de mapa para o HSV seria correspondente a 1.522 pares de bases.

A maioria das proteínas encontradas em uma célula eucariótica ou procariótica – embora mais difícil de generalizar – é maior que 100, porém menor que 1.000 aminoácidos; portanto, pode-se estimar que um vírus com um genoma composto por 7.000 bases poderia codificar de 10 a 20 proteínas de tamanho "médio". Essas são apenas estimativas e não incluirão informações sobre as proteínas codificadas em fases de leitura da tradução sobrepostas. No entanto, essas estimativas são muito úteis ao tentar determinar se todas as proteínas novas ou recentes vistas expressas em uma célula após a infecção pelo vírus são codificadas pelo vírus. Além disso, é possível usar essa informação para fazer inferências sobre se certas proteínas virais podem ser derivadas de precursores ou expressas não modificadas.

LOCALIZAÇÃO DE SÍTIOS DE RESTRIÇÃO DE CLIVAGEM DE ENDONUCLEASE NO GENOMA VIRAL: MAPEAMENTO DE RESTRIÇÃO

Conforme discutido no Capítulo 8, Parte 2, as enzimas de restrição têm uma especificidade muito alta para a sequência de DNA e, portanto, cortam o DNA em apenas uma quantidade limitada de locais. A localização de sítios em um genoma viral em que as endonucleases de restrição clivam em relação a outros "marcos" genéticos é de fundamental importância, pois as enzimas podem ser usadas para quebrar especificamente o genoma em pedaços discretos. Além disso, esses pedaços podem ser clonados individualmente em um ou outro vetor de plasmídio bacteriano ou eucariótico para que possam ser produzidos em grandes quantidades. Pode-se então usar os fragmentos clonados de DNA para modificações específicas, para sondas a fim de detectar genes virais e produtos gênicos como descrito nos Capítulos 11 e 12, ou para a expressão de proteínas virais para uma variedade de usos.

Mapear fragmentos de restrição dentro de um genoma viral é como resolver um quebra-cabeça. Os fragmentos são embaralhados até que seja obtido um ajuste consistente. A Figura 22.4 ilustra um exemplo simples para um genoma viral linear. Considere um genoma viral com tamanho de 8 kpb e duas enzimas de restrição (chamadas de "A" e "B" na figura) que clivam esse genoma em alguns locais. A clivagem do DNA viral com a enzima A produz dois fragmentos de 5 e 3 kb, que podem ser facilmente separados por eletroforese em gel. Isso significa que essa enzima corta o DNA em apenas um local: 3 ou 5 kb de uma extremidade. A clivagem do mesmo DNA com a enzima B produz três fragmentos de 4,5, 2,5 e 1 kb. Isso significa que essa enzima corta o genoma

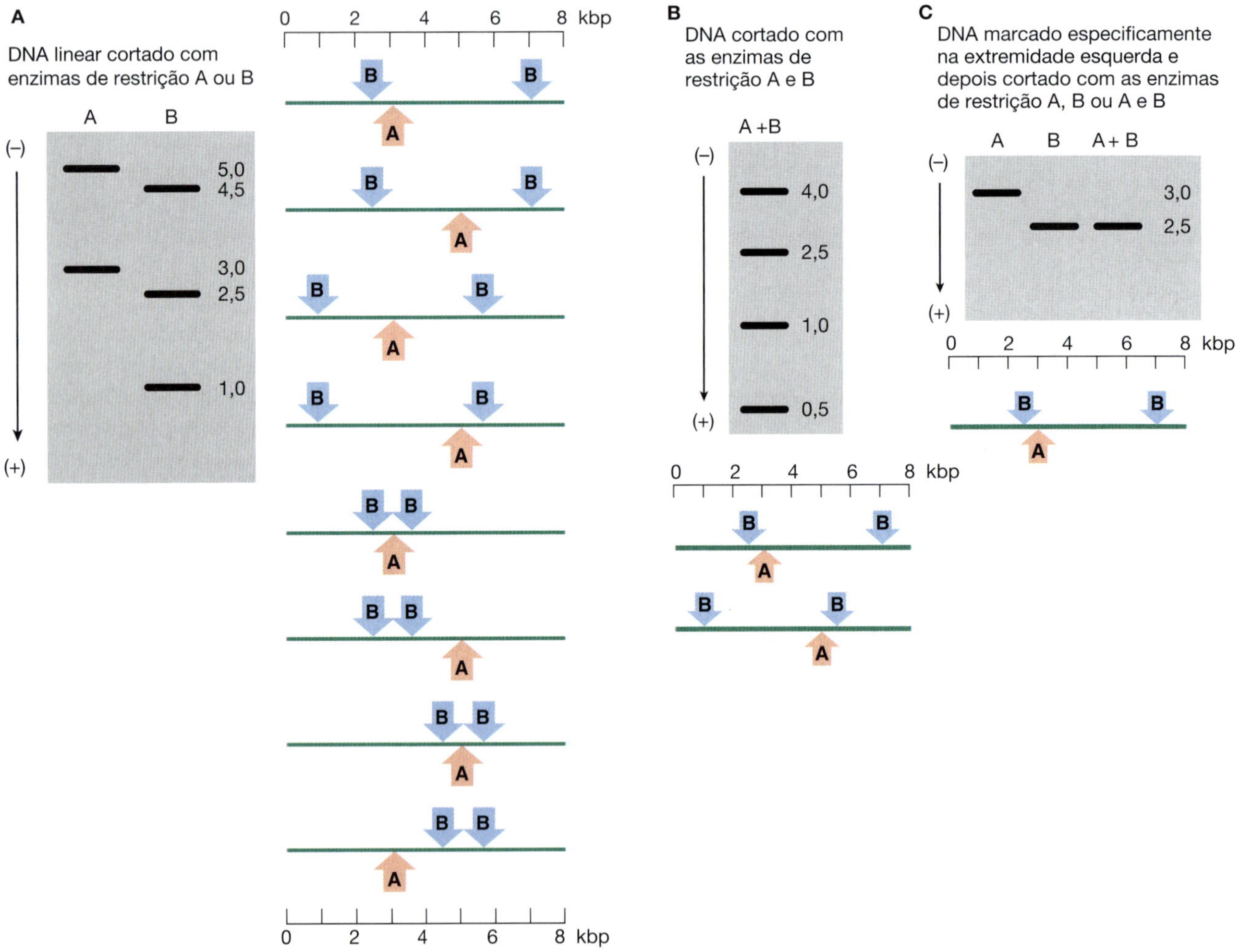

Figura 22.4 Mapeamento dos sítios de clivagem de endonucleases de restrição em um genoma viral. Os métodos básicos para mapear locais de restrição se assemelham aos usados para montar um quebra-cabeça. Essencialmente, tentam-se todas as combinações possíveis até encontrar uma que satisfaça os resultados de todas as combinações de cortes com as enzimas de restrição que estão sendo mapeadas. **A.** Oito arranjos possíveis de sítios para a enzima A, que corta o genoma uma vez, e a enzima B, que corta o genoma duas vezes. Como as duas enzimas podem cortar o DNA em três pedaços, existem 23 ou 8 arranjos possíveis. **B.** O corte do DNA com ambas as enzimas em conjunto, seguido pela medição do tamanho dos fragmentos resultantes, elimina todos, exceto dois, dos arranjos possíveis postulados em **A**. **C.** Por fim, um marcador específico para uma região do DNA possibilitará a escolha de um único arranjo de sítios.

duas vezes. A Figura 22.4A mostra uma série dos oito arranjos possíveis dos sítios em relação às extremidades do genoma viral e entre si.

Uma análise mais aprofundada pode resolver o problema em um arranjo correto dos sítios, conforme mostrado na Figura 22.4B. Primeiro, o corte com ambas as enzimas juntas resulta na produção de quatro fragmentos: 4, 2,5, 1 e 0,5 kb. Isso indica que o genoma viral pode ter os sítios de restrição localizados em um dos dois arranjos possíveis um em relação ao outro e suas extremidades únicas. Por fim, se uma extremidade pode ser marcada especificamente, por exemplo, localizando um gene específico ali, então um arranjo singular e único pode ser deduzido (Figura 22.4C).

Uma vez que a clivagem de uma molécula de DNA circular resultará em torná-la linear, podem-se aplicar os mesmos princípios ao mapeamento de genomas circulares. Além disso, dependendo do tamanho do genoma em questão e da especificidade das enzimas de restrição que estão sendo mapeadas, podem-se produzir alguns fragmentos grandes ou muitos fragmentos pequenos pela digestão com enzimas de restrição. Pode-se usar a digestão separada de grandes fragmentos para fornecer informações acerca do arranjo dos locais das enzimas que cortam o genoma com mais frequência, de modo que se pode usar a continuação do processo conforme descrito para construir um mapa de qualquer genoma e de qualquer enzima específica.

Embora as enzimas de restrição geralmente não clivem DNA de fita simples (ssDNA) ou ssRNA, mapas de restrição ainda podem ser produzidos a partir de genomas utilizando esses tipos de ácidos nucleicos. Genomas de fita simples podem ser convertidos enzimaticamente em formas de fita dupla com a DNA polimerase; genomas de RNA podem ser convertidos em formas de DNA usando a transcriptase reversa isolada de retrovírus. A conversão de RNA em DNA também possibilita a manipulação de qualquer genoma de vírus de RNA usando métodos equivalentes aos de genomas de DNA – a abordagem geral é denominada **genética reversa**.

VETORES DE CLONAGEM

A produção de fragmentos específicos de genomas virais pela digestão com enzimas de restrição e pelo posterior isolamento possibilita que eles sejam clonados e mantidos separadamente do genoma em si. Esse processo, originalmente desenvolvido usando plasmídios de *Escherichia coli*, requer um veículo ou vetor para manter o fragmento como DNA em níveis convenientes em um organismo adequado, que agora inclui linhas celulares bacterianas e de vertebrados. O tamanho do fragmento clonado mantido foi originalmente um tanto limitado pelos métodos utilizados para introduzir o vetor na célula hospedeira e porque a replicação de uma alta **quantidade de cópias** dos vetores pode levar a modificações genéticas das sequências clonadas, como deleções e rearranjos. A tecnologia atual usando vetores de replicação capazes de incorporar grandes pedaços de DNA sem modificação genética tem, em grande medida, aliviado esses problemas. A aplicação de uma abordagem usando **cromossomos artificiais bacterianos** (**BACs**; do inglês *bacterial artificial chromosomes*) para clonar todo o genoma de grandes vírus é brevemente descrita no final deste capítulo.

A clonagem de um gene com um promotor adequado para sua expressão como RNAm na célula hospedeira possibilita a síntese de quantidades virtualmente ilimitadas de uma proteína de interesse. Embora os hospedeiros bacterianos limitem o tipo de modificações pós-tradução que podem ocorrer com essa proteína expressa *in vitro*, o uso de vários vetores que podem ser replicados em células de vertebrados evita essas complicações. A aplicação de um de vários métodos para a mutação específica do gene expresso para produzir uma proteína com modificações definidas é um método importante para determinar o papel de elementos específicos da sequência de aminoácidos no funcionamento da proteína em questão.

Clonagem de fragmentos de genomas virais usando plasmídios bacterianos

A produção de fragmentos específicos de genomas virais com enzimas de restrição possibilita que eles sejam clonados e mantidos separadamente do genoma em si. Esse processo utiliza o fato de que muitas bactérias mantêm plasmídios extracromossômicos com marcadores de resistência a fármacos (ver Capítulo 8, Parte 2). Esses plasmídios contêm uma origem bacteriana de replicação e um ou vários genes que codificam enzimas ou outras proteínas que medeiam a resistência a fármacos. Diversos plasmídios podem ser cultivados até quantidades de cópias muito altas dentro da bactéria, e muitas variantes cuidadosamente projetadas podem ser mantidas em *E. coli* e são padrões de laboratório. A Figura 22.5 mostra os mapas genéticos de três plasmídios amplamente utilizados, pBR322, pUC19 e pBluescript (pBS). O plasmídio pBR322 foi um dos primeiros plasmídios de alta quantidade de cópias amplamente utilizados em *E. coli*; os outros dois plasmídios foram construídos especificamente para incorporar uma série de características convenientes. Os plasmídios pBS, por exemplo, contêm promotores de bacteriófagos T7 e T3. Esses promotores são absolutamente específicos para RNA polimerases codificadas por vírus; uma vez que apontam em direções opostas nos plasmídios pBS, eles podem transcrever seletivamente os genes clonados em qualquer direção. Além disso, podem induzir esse plasmídio (novamente usando sequências inseridas a partir do bacteriófago) a produzir um molde de fita simples (em vez de sua estrutura normal de fita dupla). Isso é útil para o sequenciamento ou para a mutagênese.

Esses e a maioria dos outros plasmídios têm quatro características gerais importantes:

1 A origem de replicação de ação em *cis*, que possibilita a replicação do plasmídio na célula transportadora. A sequência dessa origem de replicação determina a quantidade real

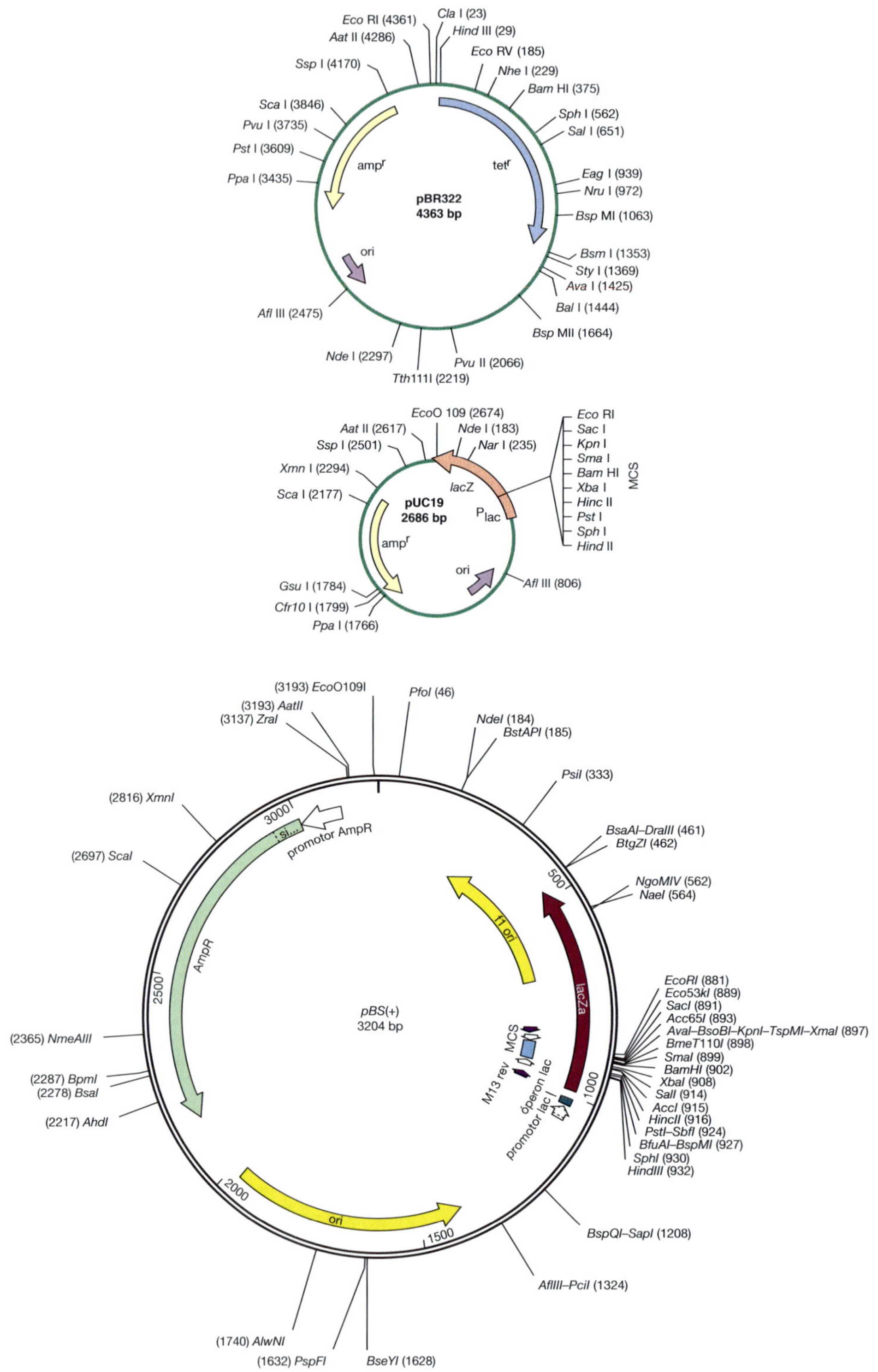

Figura 22.5 Três plasmídios de clonagem amplamente utilizados que se replicam em *E. coli*. Esses plasmídios contêm marcadores de resistência a fármacos que podem ser usados para triagem ou seleção, origens de replicação com alta quantidade de cópias e marcadores genéticos para triagem. O pBR322 é um dos vetores de plasmídio mais antigos e é um tanto único, em virtude de conter dois marcadores de resistência a antibióticos diferentes. A clonagem em locais de restrição únicos com qualquer antibiótico possibilita a inativação desse gene de resistência ao antibiótico e possibilita que um selecione o outro. Diferentes variantes de plasmídios baseados em pUC têm conjuntos distintos de sítios de restrição em seus sítios de clonagem múltipla. Ao contrário do pBR322, quando se clona um gene em um vetor pUC, ele inativa o *lacZ*, que possibilita rastrear inserções usando a seleção de β-galactosidase. Os plasmídios pPBS contêm dois elementos promotores de bacteriófagos (T7 e T3, mostrados pelas setas roxas em ambos os lados do MCS) que podem ser usados em conjunto com RNA polimerases codificadas por bacteriófagos comercialmente disponíveis para fazer transcritos específicos a partir das sequências clonadas. O pBS também contém uma origem de replicação de bacteriófago filamentoso que possibilita que o bacteriófago (e DNA de fita simples) seja produzido a partir do plasmídio. *MCS*, sítio de clonagem múltipla.

de genomas de plasmídio produzidos em cada bactéria. Normalmente, deseja-se maximizar essa quantidade, mas origens com baixa quantidade de cópias são úteis para fins especializados (p. ex., para manter grandes segmentos de DNA clonado).

2 Um ou mais marcadores de resistência a fármacos que podem ser usados para possibilitar que as bactérias nas quais o plasmídio está presente cresçam na presença de um fármaco (como ampicilina ou tetraciclina) que inibe o crescimento de *E. coli*, que não contém o plasmídio. Esse é um marcador genético **selecionável**.

3 A presença de um ou mais sítios de restrição que podem ser usados para clonar o fragmento de DNA viral (ou outro) de interesse. Ambos os plasmídios pUC e pBS têm regiões nas quais uma grande quantidade de sítios de clivagem de enzimas de restrição específicos estão agrupados. Esses **sítios de clonagem múltipla** (**MCS**; do inglês *multiple cloning sites*) são muito convenientes para clonar uma variedade de fragmentos.

4 Um marcador enzimático (gene *lacZ*, que codifica a β-galactosidase) que pode ser usado como um "marcador" genético para diferenciar os plasmídios que contêm o fragmento clonado daqueles que não o contêm. Isso possibilita o rastreio rápido de células hospedeiras portadoras do plasmídio recombinante contra uma base de células que não o contêm.

A enzima β-galactosidase bacteriana é um marcador favorito visto nos plasmídios pUC e pBS; ela pode tornar um substrato incolor azul e, assim, fazer as colônias bacterianas nas quais a enzima está presente se tornarem azuis sob as condições adequadas de crescimento. Quando um fragmento é clonado no MCS, essa enzima é inativada. Essa propriedade possibilita rastrear rapidamente uma placa quanto à presença de colônias azuis ou brancas sobre uma base de outra. O plasmídio pBR322 não apresenta β-galactosidase como marcador rastreável. Apesar disso, existem vários locais de clonagem únicos dentro dos marcadores de resistência do fármaco; a capacidade de uma colônia bacteriana de crescer na presença de um fármaco, mas não de outro, pode ser usada para selecionar plasmídios contendo inserções.

Para clonar um fragmento de DNA viral, um plasmídio adequado é purificado e clivado com uma enzima de restrição que interrompe um marcador rastreável. Em seguida, esse fragmento linearizado é misturado com um fragmento de DNA que foi clivado do genoma viral com a mesma (ou ocasionalmente outra) enzima de restrição. Os dois fragmentos são então ligados usando a ligase de DNA do bacteriófago T4 para formar um plasmídio circular no qual o fragmento desejado foi inserido. A mistura resultante de plasmídio religado sem fragmento, plasmídio com fragmento e outros pedaços de DNA que podem ser unidos aleatoriamente é então misturada com células bacterianas sob condições nas quais as células absorverão e internalizarão eficientemente grandes fragmentos circulares de DNA. Esse processo, que é (infelizmente) muitas vezes chamado de transformação em bactérias, é apenas a transfecção – brevemente descrita no Capítulo 6, Parte 2.

As células bacterianas individuais são então plaqueadas em meio seletivo; aquelas capazes de crescer na presença do fármaco formarão colônias. Deve ficar claro que essas colônias devem ter vindo de bactérias que incorporaram plasmídios modificados ou não modificados, uma vez que todas as outras bactérias serão sensíveis a fármacos. Por fim, rastreiam-se as colônias por sua incapacidade de produzir colônias azuis, no caso do marcador de triagem de β-galactosidase, ou por sua incapacidade de crescer em placas de ágar contendo tetraciclina ou ampicilina, no caso do plasmídio pBR322.

A ligação dos fragmentos no plasmídio muitas vezes é auxiliada pelo fato de que as enzimas de restrição clivam em sequências de DNA palindrômicas para produzir uma quebra no DNA com um pequeno trecho de ssDNA complementar em cada extremidade. Por exemplo, na sequência a seguir, em que N é qualquer nucleotídio e as letras minúsculas indicam a base complementar na fita antiparalela, a enzima de restrição *Eco*RI cliva as duas fitas nos asteriscos, conforme indicado:

5′-NNNNNG*AATT CNNNNN-3′

3′-nnnnnc ttaa*gnnnnn-5′

para produzir extremidades com sobreposições de fita simples 5′:

5′--NNNNNG--3′ 5′–*AATTCNNNNN--3′

3′--nnnnncttaa*--5′ 3′--gnnnnn--5′

As sequências sobrepostas possibilitam que quaisquer fragmentos de DNA digeridos com essa enzima sejam hibridizados nas sobreposições complementares e então religados para formar uma fita de DNA completa. Observe que essa ligação irá regenerar o sítio de restrição em ambas as extremidades da inserção:

Plasmídio:′5′--NNNGAATTCNNN--3′

3′--nnncttaagnnn--5′

Inserção:

5′-***NNGAATTCCACGGTCAGCGATTCNN***-3′

3′-***nncttaaggtgccagtcgctaagnn***-5′

Clivagem:

Plasmídio:5′--NNNGAATTCNNN-3′

– nnncttaagnnn-

Inserção:

5′***AATTCCACGGTCAGCG***-3′

ggtgccagtcgcttaa5′

Religação e produção de dois sítios *Eco*RI:

5′-NNNG***AATTCCACGGTCAGCG***AATTCNNN--3′

3′-nnncttaa***ggtgccagtcgcttaa***gnnn--5′

Algumas enzimas produzem fragmentos de DNA de extremidades cegas, tornando impossível a hibridização. No entanto, misturar concentrações relativamente altas desses fragmentos de extremidades cegas em temperatura relativamente baixa pode otimizar a ligação. Mesmo quando se usam duas enzimas de restrição diferentes para produzir o plasmídio aberto e o fragmento de DNA, quaisquer extremidades salientes podem ser preenchidas com as enzimas apropriadas para produzir extremidades cegas, e estas podem ser ligadas entre si. Quando essas enzimas diferentes são usadas, no entanto, o sítio de restrição será perdido quando a ligação ocorrer.

A Figura 22.6 descreve um exemplo de clonagem de um fragmento de DNA. Nesse experimento, o DNA do HSV foi digerido com a enzima de restrição *Sal*I; esta cliva na sequência GTCGAC e produz mais de 20 fragmentos específicos, variando em tamanho de mais de 20 kbp a menos de 1 kbp, a partir do genoma do HSV de 152 kbp. Uma porção do DNA restrito com uma faixa de tamanho de aproximadamente 4 a 9 kpb foi então ligada com pBR322, que também havia sido cortado em seu sítio *Sal*I único, que está dentro do gene de resistência à tetraciclina. A mistura foi ligada e transfectada em *E. coli*. Semearam-se as células em placas de ágar nutriente contendo ampicilina e escolheram-se aleatoriamente nove colônias para triagem. Cada uma foi perfurada com um palito de dente estéril, e as bactérias foram então **replicadas em placas** riscando o palito de dente em uma placa de ágar nutriente contendo ampicilina e depois em uma placa de ágar nutriente contendo ampicilina e tetraciclina.

Colônias bacterianas crescendo no meio contendo ampicilina, mas não no meio contendo ampicilina e tetraciclina, foram escolhidas e caracterizadas adicionalmente. Na Figura 22.6, o plasmídio de uma colônia sensível à tetraciclina foi extraído, digerido com *Sal*I e fracionado em gel de agarose por eletroforese próximo a uma amostra de DNA do HSV que havia sido digerido. Duas espécies de DNA estão

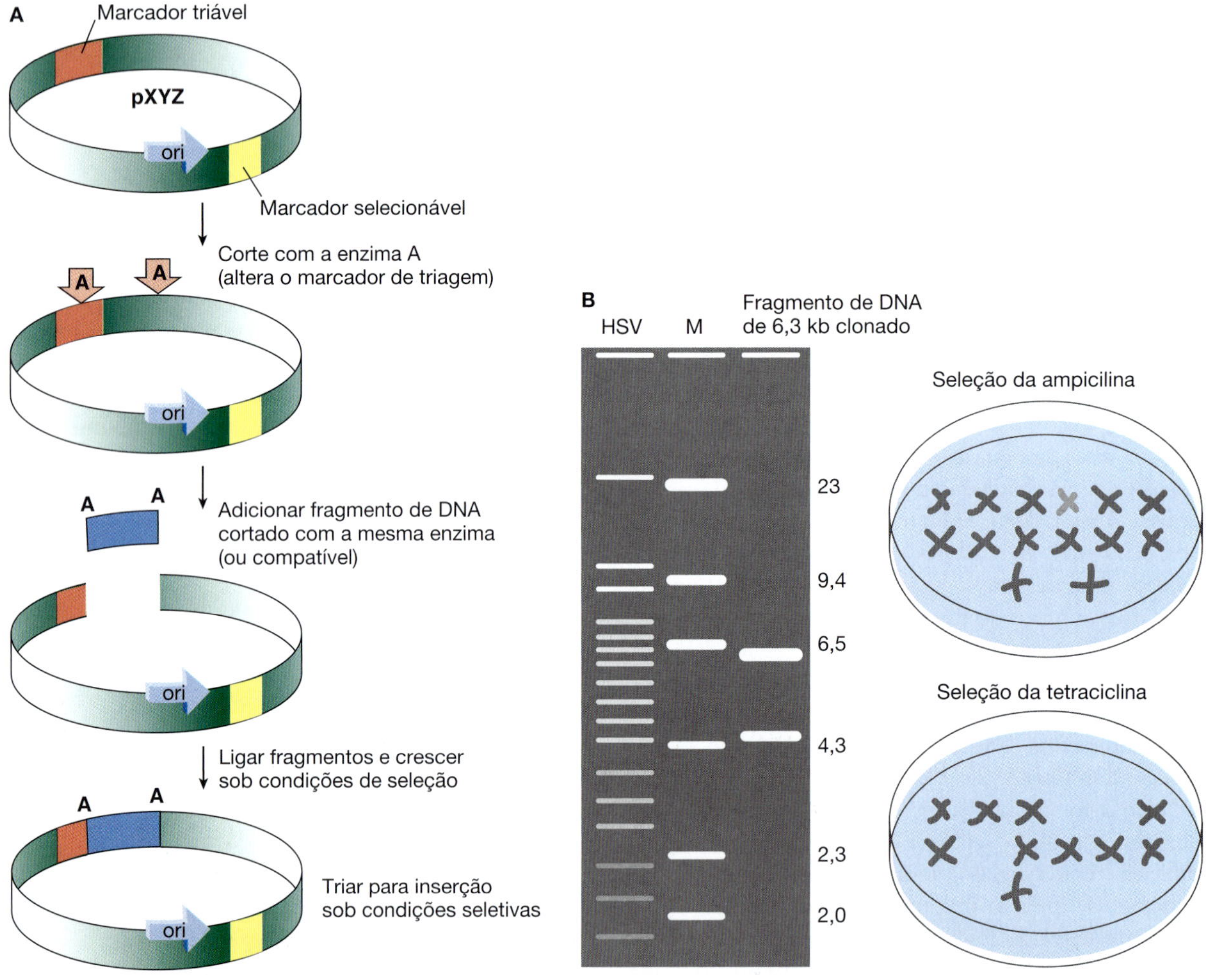

Figura 22.6 Isolamento de um fragmento de restrição específico de DNA viral clonado em um plasmídio bacteriano. **A.** Esboço do processo de clonagem de um fragmento de DNA em um plasmídio usando seleção e triagem. **B.** Clonagem de um fragmento de DNA de HSV de 6,3 kpb. Mostra-se a separação eletroforética de alíquotas de 20 μg de DNA de HSV digerido com *Sal*DNA, DNA de bacteriófago digerido com *Hind*III e um plasmídio pBR322 contendo o fragmento clonado. A digestão de λ DNA com *Hind*III produz os seis fragmentos que variam de 23 a 2 kpb em tamanho (faixa "M"); estes servem como marcador de tamanho conveniente. Mostra-se a triagem de colônias individuais de bactérias resistentes à ampicilina que foram formadas pela transformação (transfecção) de uma cepa sensível com pBR322, que foi ligada com uma mistura de fragmentos de DNA do HSV. O fragmento de DNA clonado foi isolado por digestão com *Sal*I de DNA de plasmídio isolado de uma colônia bacteriana que é resistente à ampicilina, mas sensível à tetraciclina.

presentes no plasmídio digerido: a molécula pBR322 de 4.363 pares de bases e um fragmento de DNA de 6,3 kpb correspondente a um fragmento específico de DNA do HSV. Esse DNA pode então ser caracterizado adicionalmente por análise de sequência, e assim por diante.

Clonagem de DNA de fita simples com bacteriófago M13

Muitas cepas de bactérias podem trocar DNA por meio de conjugação mediada por estruturas que se projetam da parede celular, denominadas *pili*. Um grupo de vírus filamentosos (*Inoviridae*) que contém ssDNA tem como alvo essas organelas para a entrada do vírus. Os bacteriófagos intimamente relacionados f1, fd e M13, que infectam os *pili* F de *E. coli*, são os exemplos mais bem estudados. Esses vírus são capazes de iniciar infecções persistentes nas quais são liberados 200 a 2.000 novos vírus por geração bacteriana dos *pili* modificados após a replicação e a encapsidação.

A capacidade de isolar ssDNA que codifica um gene ou sequência de interesse muitas vezes é tecnicamente muito útil, por exemplo, para produzir uma sonda para um transcrito expresso a partir de uma região complexa de DNA ou (como descrito a seguir) para produzir mutações definidas. O bacteriófago M13 foi adaptado para clonagem como um vetor fagemídio e está sendo amplamente utilizado. Vários desses fagemídios, chamados coletivamente de vetores M13 mp/pUC, foram projetados para combinar um genoma M13 modificado com os plasmídios pUC ou pBS (Figura 22.5) inseridos em uma região não essencial do genoma do bacteriófago M13. A porção pUC contém um plasmídio de origem de replicação e um gene de resistência a fármacos e um poliligante que retém a fase de leitura da translação do gene da β-galactosidase (*lacZ*) na qual está incorporada. Esse fagemídio também tem origem viral de replicação. Quando um fragmento de DNA é clonado no poliligante e então transfectado em *E. coli* e semeado em ágar nutriente, as colônias bacterianas contendo o plasmídio serão incolores na presença de um reagente de cor que fica azul quando digerido com a enzima lacZ – em contraste, os plasmídios sem inserção serão azuis. As colônias positivas podem, então, ser infectadas com o *wt*, e as bactérias infectadas produzirão tanto o *wt* quanto o bacteriófago contendo a inserção de interesse. Dependendo da aplicação, o DNA do bacteriófago misturado pode ser utilizado diretamente, ou o bacteriófago pode ser diluído e as bactérias podem ser infectadas com o bacteriófago individual – apenas as bactérias que carregam o bacteriófago serão resistentes a fármacos e incolores.

Vetores de vírus animais de DNA

Conforme observado previamente neste capítulo, muitas proteínas requerem modificações pós-tradução específicas para um funcionamento correto; essas modificações são específicas da célula. Foram desenvolvidos vários vetores de vírus animais que possibilitarão a expressão da proteína de interesse em uma célula que realiza essas modificações pós-tradução com precisão. Em geral, esse vetor possibilitará a inserção do gene de interesse em uma região do genoma contendo genes "não essenciais" usando a recombinação, conforme descrito mais adiante neste capítulo. O vírus modificado pode ser competente para replicação, ou sua produção pode exigir funções específicas fornecidas por uma **linha celular complementar** ou um vírus auxiliar. O isolamento real dos vírus recombinantes pode ser um processo bastante trabalhoso, mas o uso de BACs promete simplificar o processo para vários vírus grandes contendo DNA.

A Tabela 22.1 lista diversos vírus atualmente em uso como vetores de clonagem/expressão. Cada um deles é diferenciado por características específicas que são valiosas para aplicações específicas.

Baculovírus

Como observado, o gene poliedrina do baculovírus de inseto é expresso em altos níveis nas células infectadas e não é necessário para a replicação viral. Embora seja um vírus de inseto, as células de insetos realizam muitas modificações pós-tradução das proteínas de mamíferos com precisão. O alto nível de expressão do promotor do gene poliedrina tornou este um vetor de clonagem muito popular; há uma grande quantidade de plasmídios baseados no pUC contendo o promotor poliedrina, um gene lacZ intacto, e algumas sequências virais flanqueadoras para facilitar a recombinação. Um poliligador está presente depois (*downstream*) do promotor da poliedrina, e isso pode ser usado para inserção do gene de interesse. O plasmídio (muitas vezes chamado **vetor de transferência**) é então cultivado até uma alta quantidade de cópias em bactérias usando a resistência à ampicilina para seleção. O vírus recombinante é produzido pela cotransfecção do DNA viral *wt* com o plasmídio, e o vírus recombinante é isolado por triagem sob condições em que a expressão de lacZ produz uma placa azul. O vírus resultante pode então ser usado para infectar células para a expressão de proteínas. Muitas vezes, a proteína de interesse está ligada a algum elemento funcional que pode auxiliar seu isolamento.

Vaccínia

O vírus vaccínia contém quantidade significativa de genes que podem ser substituídos sem afetar sua capacidade de replicação em cultura. Suas propriedades são bem conhecidas em virtude de sua longa história de uso em saúde em seres humanos. Além disso, seu genoma se replica no citoplasma das células infectadas e tem propensão a se recombinar com qualquer outro DNA homólogo presente (Capítulo 18). Essas características o tornaram um vetor de expressão popular. Originalmente, o vírus recombinante era purificado usando uma seleção de fármacos e a inativação

Tabela 22.1 Alguns sistemas de vetores virais.

Vírus vetor	Uso principal	Tamanho da inserção (máx)	Integrado?	Tecido-alvo	Problemas
Baculovírus	Clonagem/ expressão de genes animais	20 kb(?)	Não	n/d	Requer células especiais para manutenção
Poxvírus (incluindo vaccínia e canaripox)	Clonagem/ expressão de genes animais	> 25 kb	Não	Pulmão/fígado/ pele	Provoca forte resposta imune
Herpes-vírus	Terapia gênica	> 50 kb	Não	Neurônios	Provoca forte resposta imune
Adenovírus	Terapia gênica	8,2 kb	Não	Pulmão/fígado	Perda da expressão em longo prazo; toxicidade
AAV	Terapia gênica	4,7 kb	Não	Vascular, músculo, fígado	Pequeno tamanho do inserto
Retrovírus	Terapia gênica	7,5 kb	Sim	Variável	Perda de expressão em longo prazo; precisa de células em divisão para integração
Lentivírus	Terapia gênica	7,5 kb	Sim (?)	Linfócitos, neurônios	Toxicidade
Togavírus	Expressão de proteínas	4 a 5 kb (?)	Não	n/d	Ausência de expressão estável

do gene timidina quinase viral, conforme descrito mais adiante neste capítulo para o isolamento de recombinantes do herpes-vírus. Recentemente, o isolamento de recombinantes tem sido facilitado pelo uso de BACs. Uma das principais utilidades da expressão de proteínas recombinantes clonadas baseada na vaccínia é a ampla variedade de hospedeiros do vírus – ele se replicará em quase qualquer célula de mamífero.

Adenovírus e vírus adenoassociados fornecem vetores que podem entregar genes a tecidos específicos

Até 30 kpb do genoma do adenovírus entre as duas extremidades, que contêm os sinais de empacotamento e as origens de replicação, podem ser substituídos por DNA estranho. Os vetores baseados em adenovírus podem ser cultivados em linhas celulares complementares, que fornecem todas as funções virais necessárias, e podem ser obtidos títulos elevados (até 10^{11} partículas/mℓ). A expressão dos genes clonados pode continuar por tempo limitado, mas útil, nas células infectadas. Além disso, essas partículas semelhantes a adenovírus podem infectar eficientemente uma quantidade limitada de células humanas, incluindo células hepáticas e pulmonares. Estudos iniciais sugeriram que os vetores de adenovírus poderiam ser usados como **terapia gênica** na entrega de genes terapêuticos para, por exemplo, receptores com deficiência genética nas respostas imunes, mas as respostas tóxicas do hospedeiro limitaram severamente os ensaios clínicos neste momento, e não está claro quão útil será a abordagem.

Um grande problema encontrado no uso de vírus para entregar genes clonados tem sido que a expressão de longo prazo de genes virais geralmente não ocorre nas células receptoras. O padrão de replicação de vírus adenoassociados e outros dependovírus (Capítulo 16) fornece uma solução potencialmente útil para esse problema, uma vez que a infecção desses vírus na ausência de um auxiliar leva à integração do genoma e à expressão gênica viral de longo prazo. Até 4,5 kb de DNA estranho podem ser incorporados ao vírus adenoassociado, substituindo os genes de replicação viral e o capsídio. Se estes são fornecidos em uma célula complementar com os produtos gênicos de adenovírus necessários, podem ser produzidas partículas virais do tipo adenoassociado carregando o gene clonado de interesse. Essas partículas podem então ser usadas para infectar células epiteliais vasculares, musculares e hepáticas; o gene estranho clonado contido no DNA do vetor é integrado de maneira estável em locais aleatórios em todo o genoma do hospedeiro, onde foi relatada expressão prolongada.

Sistemas de expressão de vírus de RNA

Vetores de retrovírus

Como o ciclo de replicação dos oncornavírus requer a integração de DNA complementar (DNAc) ao genoma do hospedeiro e a síntese contínua de RNA viral a partir do provírus, seu uso como vetores de expressão tem sido objeto de grande investigação experimental. Foram descritas muitas abordagens, mas o uso de vetores incompetentes na replicação é uma promessa considerável. Obtiveram-se progressos promissores, mas muitos problemas, como baixos níveis de expressão e medo de recombinação com retrovírus endógenos que levam a novos patógenos, continuam sendo complicações.

A tecnologia atual é bastante complexa, uma vez que os oncornavírus têm uma variedade de hospedeiros muito restrita, determinadas em grande parte pelas propriedades de seus genes *env*. Há uma grande quantidade de abordagens específicas. Para um vetor incompetente para replicação, uma linhagem celular de empacotamento é primeiro construída pela transfecção de um genoma proviral modificado contendo os genes *gag* e *env*, mas sem o sinal de empacotamento normalmente presente na repetição terminal longa (LTR; Capítulo 19). O DNA proviral é integrado aleatoriamente ao cromossomo hospedeiro, e uma linha de células que expressa produtos gênicos do DNA integrado é obtida por triagem de força bruta de muitas colônias de células derivadas da transfecção original. Essa linha de células é então transfectada com um plasmídio contendo uma LTR de retrovírus contendo um sinal de empacotamento funcional e o gene a ser expresso sob o controle dessa LTR. Inclui-se também um marcador de resistência a fármacos. A presença do sinal de empacotamento garante que o RNAm expresso a partir desse vetor seja empacotado eficientemente em partículas de retrovírus que podem ser usadas posteriormente para infectar eficientemente a célula de interesse para a expressão estável da proteína.

O lentivírus HIV também está sendo usado ativamente como vetor de clonagem/expressão. Além de seu tropismo celular específico, ele oferece várias vantagens potenciais em relação aos vetores de oncornavírus, incluindo a capacidade de infectar e expressar seu DNAc a partir de células não replicantes e a ausência de necessidade de integração do DNAc para expressão eficiente do RNA de interesse. Essas vantagens são compensadas pela necessidade de deletar ou inativar permanentemente a grande quantidade de pequenos genes reguladores que tornam esse vírus tão tóxico às células imunes (Capítulo 20).

Vetor de togavírus

Uma estratégia diferente é empregada para a expressão de proteínas (geralmente associadas à membrana) utilizando um vetor baseado no vírus Semliki Forest – um togavírus semelhante ao vírus Sindbis, descrito no Capítulo 14. Como outros genomas virais de RNA, a manipulação é realizada usando genética e cópias de DNAc; contudo, para aumentar a eficiência da expressão do gene clonado, o RNA é expresso em bactérias de plasmídios que carregam os genes virais apropriados e genes estranhos clonados usando um promotor de bacteriófago e polimerase, conforme descrito para o bacteriófago T7 no Capítulo 18.

O sistema aproveita o fato de que os togavírus expressam suas proteínas estruturais a partir de um RNAm subgenômico 26S, que é produzido durante a replicação viral na célula, mas não é empacotado (como ilustrado na Figura 22.7). Um plasmídio auxiliar expressa o transcrito 26S. Por meio da transcrição de um plasmídio recombinante, produz-se também RNA recombinante completo contendo genes para o complexo de replicase viral e um segundo gene críptico que codifica a proteína exógena a ser expressa. Uma célula animal adequada é então transfectada com esses dois RNAs; depois disso, o RNA recombinante é amplificado e empacotado em partículas semelhantes a vírus, que podem ser usadas para infecção subsequente. Depois dessa infecção, são expressos o RNA subgenômico e grandes quantidades da proteína recombinante clonada, mas nenhum vírus é produzido. Essas células podem expressar a proteína recombinante por períodos prolongados.

Partículas virais defeituosas

O processo de replicação e empacotamento do genoma viral não é rigidamente controlado durante uma infecção produtiva por muitos vírus. Se um genoma viral produzido contém uma origem de replicação e um sinal de empacotamento, mas não apresenta um ou vários genes essenciais, esse genoma *defeituoso* ainda pode ser empacotado e liberado da célula infectada. O vírion produzido será uma partícula defeituosa, pois embora possa iniciar a infecção em uma célula, seu genoma não contém todos os genes necessários para a replicação e, portanto, a infecção será abortiva.

Se, no entanto, uma célula for infectada com a partícula defeituosa e uma partícula viral infecciosa, ambos os genomas se replicarão na célula infectada e ambos poderão ser empacotados e liberados. Nessa infecção mista, o vírus normal serve como auxiliar para a partícula defeituosa.

Durante as rodadas subsequentes de infecções de alta multiplicidade de células com estoques de vírus recuperados dessas infecções mistas, a disseminação das partículas defeituosas é favorecida, uma vez que os vírions defeituosos contêm genomas menores e geneticamente menos complexos do que os do vírus infeccioso; portanto, replicam-se um pouco mais rápido do que os de comprimento total. Isso lhes dá uma vantagem de replicação. Eventualmente, a proporção de partículas defeituosas dominará a mistura e a infectividade será perdida.

Alguns genomas virais defeituosos, notadamente o vírus da estomatite vesicular (VSV; do inglês *vesicular stomatitis virus*), têm essa vantagem de replicação e competem pela maquinaria de replicação codificada pelo vírus na célula infectada e exacerbam a perda de infectividade. Essas partículas são chamadas de partículas interferentes defeituosas (partículas DI).

O processo de produção de partículas DI pode atuar na limitação natural da infecção viral no hospedeiro, embora isso não seja certo. O que é importante sobre o fenômeno,

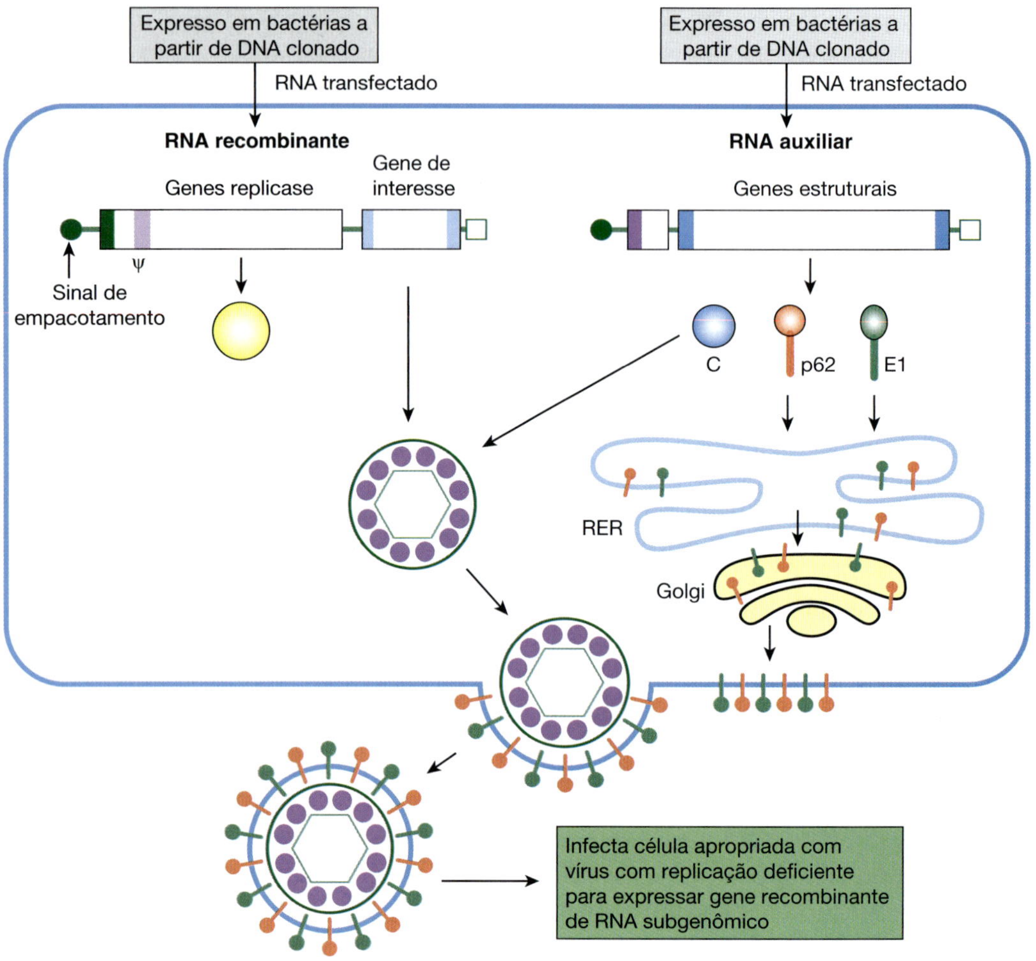

Figura 22.7 Vetor de expressão do togavírus. O vírus da Floresta de Semliki (do inglês *Semliki Forest virus*), um togavírus, foi adaptado para uso como vetor de expressão de proteínas. O ciclo de replicação envolve a tradução de proteínas de replicação viral da fita genômica 49S (+) e a tradução de proteínas estruturais virais do RNA subgenômico 26S (+) transcrito durante a replicação (ver Figura 14.8A). Para a expressão da proteína, produzem-se dois fragmentos de DNA clonados por transcrição reversa dos RNA virais (+), seguida pela inserção em vetores de expressão contendo promotores dos bacteriófagos T7 ou Sp6 (ver Capítulo 18). O clone recombinante contendo o complemento de DNA do RNA 49S é projetado para conter o gene de interesse na posição das proteínas estruturais, enquanto o clone auxiliar contém o complemento de RNA 26S que codifica proteínas estruturais. Esses fragmentos clonados são expressos como RNA pela adição de transcriptase fágica e trifosfatos de nucleosídios, e o RNA é transfectado em uma célula de empacotamento. Essa célula transfectada produz então vírions incompetentes para replicação que, quando infectados em uma linha celular adequada, expressarão a proteína de interesse do RNA subgenômico produzido a partir do RNA do vírion de entrada replicado.

no entanto, é que os genomas defeituosos podem servir como vetores para transportar outros genes. Esses vetores virais defeituosos requerem um vírus auxiliar para replicação; contudo, pelo menos em princípio, eles podem servir para introduzir um gene nas células sem a citopatologia concomitante e a morte celular induzida pelo vírus que são causadas pela infecção com o vírus não defeituoso.

MUTAGÊNESE DIRIGIDA DE GENES VIRAIS

Há uma grande quantidade de métodos para alterar especificamente a sequência de um fragmento de DNA clonado. Podem-se usar as alterações de sequência para introduzir um novo local de restrição ou para alterar especificamente a sequência de um gene ou elemento genético. Essas alterações são extremamente úteis na produção de vírus geneticamente alterados, em que apenas uma função muito definida de uma proteína em estudo é alterada. Uma boa estratégia geral para a engenharia de mutações definidas em um gene viral é a seguinte:

1 Clone o gene de interesse em um vetor adequado e, em seguida, verifique por análise de sequência se o gene não foi danificado.

2 Introduza a mutação no local de interesse e verifique por análise de sequência se a alteração está conforme o planejado.

3 Expresse a proteína mutada e verifique se há alterações na função ou nas propriedades.

4 Incorpore o gene alterado em um vírus recombinante, verifique a alteração e prossiga com as investigações planejadas.

Mutagênese sítio-dirigida

Um método comum para introduzir mutações específicas ao sítio em um fragmento de DNA clonado é utilizar um oligonucleotídio sintético incorporando a alteração desejada como *primer* para a síntese de uma cópia completa do gene. Os clones de DNA de fita simples produzidos pelo bacteriófago M13 têm sido historicamente um veículo conveniente para realizar isso, como mostrado na Figura 22.8A. Existem muitas outras variações desse esquema geral, como incorporar um sítio de restrição na extremidade 5′ do *primer* para facilitar a clonagem, usar oligonucleotídios mutantes como *primers* de PCR para sintetizar uma grande quantidade de DNA de interesse para clonagem subsequente, e assim por diante. Indiscutivelmente, o método mais direto para produzir um gene contendo uma ou mais alterações específicas é sintetizar o gene no total e, depois de verificar sua sequência, incorporá-lo em um vírus. Por exemplo, vários oligonucleotídios sintéticos com sequências correspondentes em suas extremidades são hibridados e, em seguida, usados como moldes para reparo de DNA em um fragmento de dsDNA maior. A Figura 22.8B mostra esse processo.

Ao estudar a função de uma proteína específica por mutagênese definida, muitas vezes é valioso produzir uma série de mutações mais ou menos regularmente espaçadas ao longo do gene, seguidas de análise comparativa da alteração

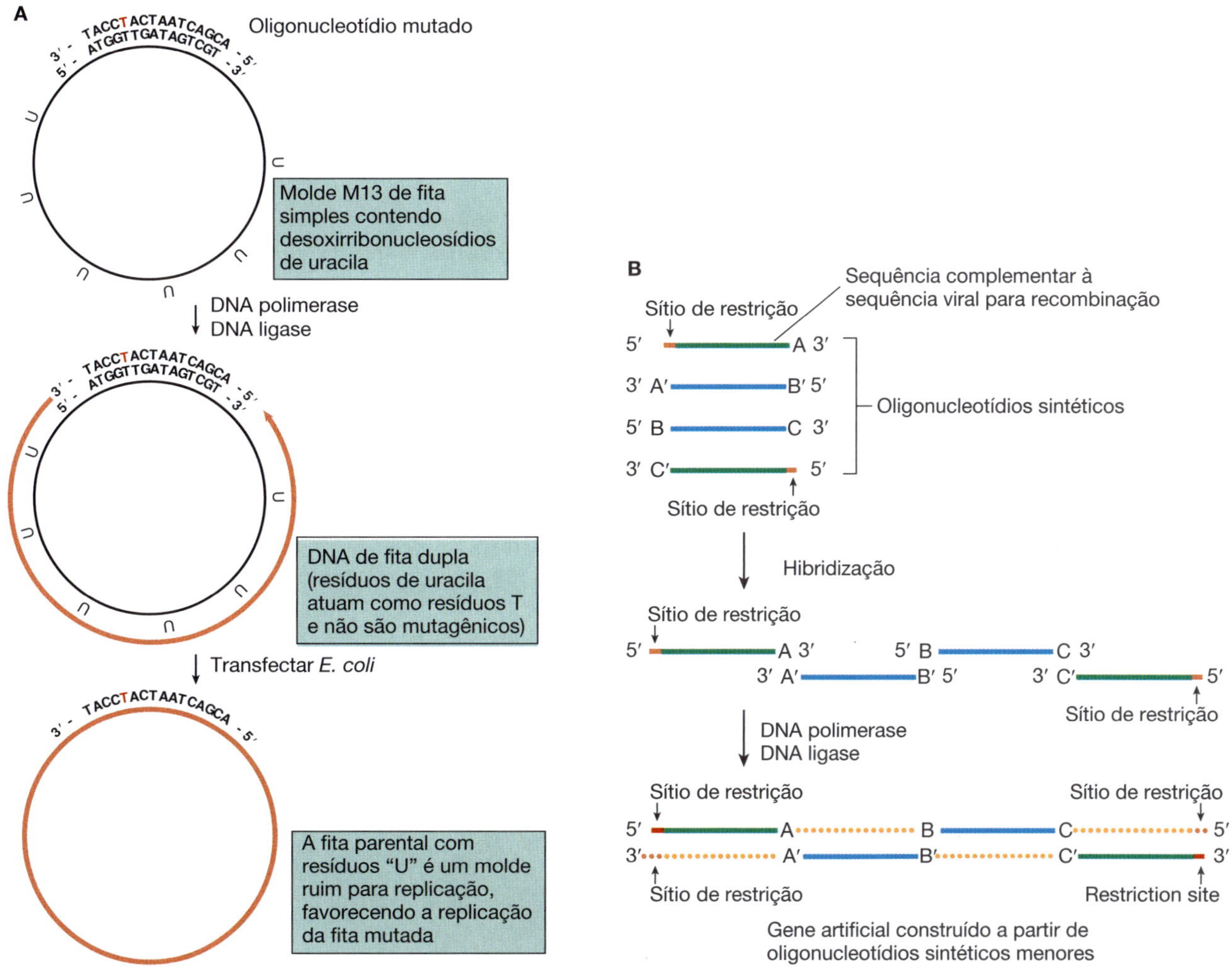

Figura 22.8 Mutagênese direcionada do DNA viral. **A.** O DNA de fita simples contendo o gene de interesse inserido no bacteriófago M13 é isolado de células mutantes de *E. coli*, que incorporaram a desoxiuridina no DNA no lugar da timidina. Esse DNA é utilizado como molde para a síntese de dsDNA usando um *primer* oligonucleotídio no qual uma única base foi alterada (no exemplo mostrado, um "T" é substituído por um "C"). Esse dsDNA é usado para transfectar *E. coli wt*; a presença de resíduos "U" na fita molde resulta no uso preferencial da fita mutada como molde de replicação. O DNA recém-replicado é então isolado, amplificado por transfecção e replicação, submetido à confirmação de sequência e utilizado para recombinação de volta no vírus em estudo. **B.** Síntese de gene "artificial" contendo uma ou mais mutações de escolha. Sintetiza-se uma série de oligonucleotídios sintéticos de fita simples. Eles são construídos de modo a terem nas regiões curtas suas extremidades, que são complementares a outros oligonucleotídios sintéticos contendo mais do gene em questão. Os oligonucleotídios nas extremidades do construto muitas vezes são projetados para conter um sítio de restrição para clonagem e sequências complementares às sequências virais que flanqueiam o sítio de inserção para o gene modificado para facilitar a recombinação. Uma série completa dessas sequências curtas de DNA sintético pode ser unida e o dsDNA pode ser produzido por incubação com DNA polimerase livre de exonuclease e DNA ligase. Se um sítio de restrição for incorporado às extremidades terminais, pode-se produzir um gene sintético longo, que pode ser clonado em um vetor adequado, amplificado e usado para produção de vírus recombinante.

na função das proteínas. Um exemplo dessa abordagem em que um oligonucleotídio de DNA curto que codifica, digamos, um resíduo de alanina (um ligante) é introduzido em vários locais é denominado **mutagênese de varredura por ligante** (do inglês *linker-scanning mutagenesis*), uma vez que a mutação "varre" todo o gene. Muitas vezes, esses ligantes podem ser introduzidos em locais de restrição únicos ou raros no interior do gene – neste último caso, a digestão parcial limitada pela enzima de restrição pode resultar em apenas um único local de clivagem. A mutagênese de varredura por ligante também pode ser realizada ao se produzir deleções parciais do gene em um local específico com uma exonuclease, seguida de reparo parcial ou usando PCR.

PRODUÇÃO DE VÍRUS RECOMBINANTES

Muitas técnicas de biologia molecular possibilitam que se faça mutações direcionadas em genes virais específicos e se produzam vírus recombinantes portadores de genes estranhos ou especificamente alterados. Podem-se usar vírus recombinantes para estudar o bloqueio específico da replicação causado pela interrupção de determinado gene viral. Se um gene que codifica uma proteína "indicadora", como a β-galactosidase bacteriana, é recombinado em um vírus, pode-se determinar a presença do vírus em cortes histológicos específicos de tecido pela localização de uma reação enzimática diagnóstica.

A produção de vírus recombinantes envolve, em primeiro lugar, a capacidade de isolar e manipular separadamente porções específicas do DNA viral usando as análises de clonagem e restrição descritas nas seções anteriores deste capítulo. Pode-se modificar esse DNA de modo a introduzir mutações nos genes que estão sendo estudados. Quando um gene viral estranho ou modificado almejado foi alterado de maneira desejada, o gene pode ser clonado em um fragmento de DNA viral de modo que seja delimitado por regiões de DNA que são homólogas ao genoma viral.

Recombinação homóloga

Pode-se então introduzir o gene no vírus por transfecção do DNA que o contém junto com o DNA viral completo em células sob condições em que a célula é estimulada a usar endocitose para incorporar grandes quantidades de DNA. Se uma ou algumas cópias do DNA viral permanecerem intactas na célula receptora, a transcrição do genoma pode levar ao início de um ciclo produtivo de replicação.

O vírus recombinante é formado por recombinação homóloga aleatória entre o pedaço de DNA viral que carrega o gene viral modificado e o DNA infeccioso completo. Uma vez que o ciclo de replicação é iniciado, o vírus produzido será normal em sua capacidade de se disseminar eficientemente às células vizinhas. O vírus recombinante pode ser isolado por seleção, se possível, ou por triagem, se o novo gene não fornecer vantagem de crescimento ao vírus.

A Figura 22.9 mostra o isolamento de um HSV recombinante contendo o gene da β-galactosidase bacteriana inserido em uma região específica do genoma. No método mostrado, uma cultura de células foi infectada com vírus isolado de placas formadas por vírus produzidos em uma cultura de células transfectadas. Alguns vírus podem ser isolados de placas individuais sondando-as com um palito estéril ou pipeta descartável. Esse vírus foi usado para infectar pequenas culturas de células, e, depois do desenvolvimento da citopatologia e do vírus da progênie, um pouco de DNA viral foi corado em um filtro de membrana e hibridizado com uma sonda para o gene de interesse. Um sinal positivo indica a presença de vírus recombinante, e o processo é repetido até que o vírus esteja puro. A identidade do recombinante pode então ser confirmada por *Southern blotting* (mostrado) ou análise de PCR.

Cromossomos artificiais bacterianos

Embora simples, o isolamento, a purificação e a amplificação de vírus recombinantes puros podem consumir muito tempo, exigindo longos períodos para o desenvolvimento de placas para coleta e várias rodadas de purificação. Vírus envelopados, como os herpes-vírus, são notoriamente "pegajosos", e o isolamento de vírions infecciosos individuais livres de contaminação com partículas contendo genomas parciais e similares não é fácil. Além disso, algumas mutações virais são quase impossíveis de trabalhar – por exemplo, uma mutação em um gene necessário que não é prontamente expresso em uma célula complementar.

O Projeto Genoma Humano e outros grandes projetos de sequenciamento têm fomentado o desenvolvimento de veículos de clonagem que possam acomodar pedaços muito grandes de DNA estranho; um deles, o sistema de cromossomo artificial bacteriano, é capaz de incorporar 100 a 300 kpb de DNA, que é ideal para clonagem de herpes-vírus e poxvírus. O BAC é baseado no sexo ou no **fator de fertilidade (fator F')** de *E. coli*, que medeia a transferência de DNA replicativo durante a conjugação. Esse fator – essencialmente um plasmídio – codifica genes que medeiam sua autorreplicação e controlam sua quantidade de cópias e existe como um elemento extracromossômico. Para a clonagem do BAC, projetaram-se vetores baseados no fator F', de modo a conter vários locais de clonagem e um gene de resistência a fármacos. Quando o DNA contendo um genoma de herpes-vírus competente para replicação é cultivado nesse vetor e transfectado em uma célula hospedeira animal, o resultado é idêntico à transfecção do próprio DNA viral – o vírus infeccioso é produzido. Com clones de vaccínia, deve-se providenciar para fornecer os produtos gênicos iniciais necessários para a replicação do genoma, mas estes podem ser fornecidos pela infecção das células transfectadas com o poxvírus aviário, que não se recombina com a vaccínia.

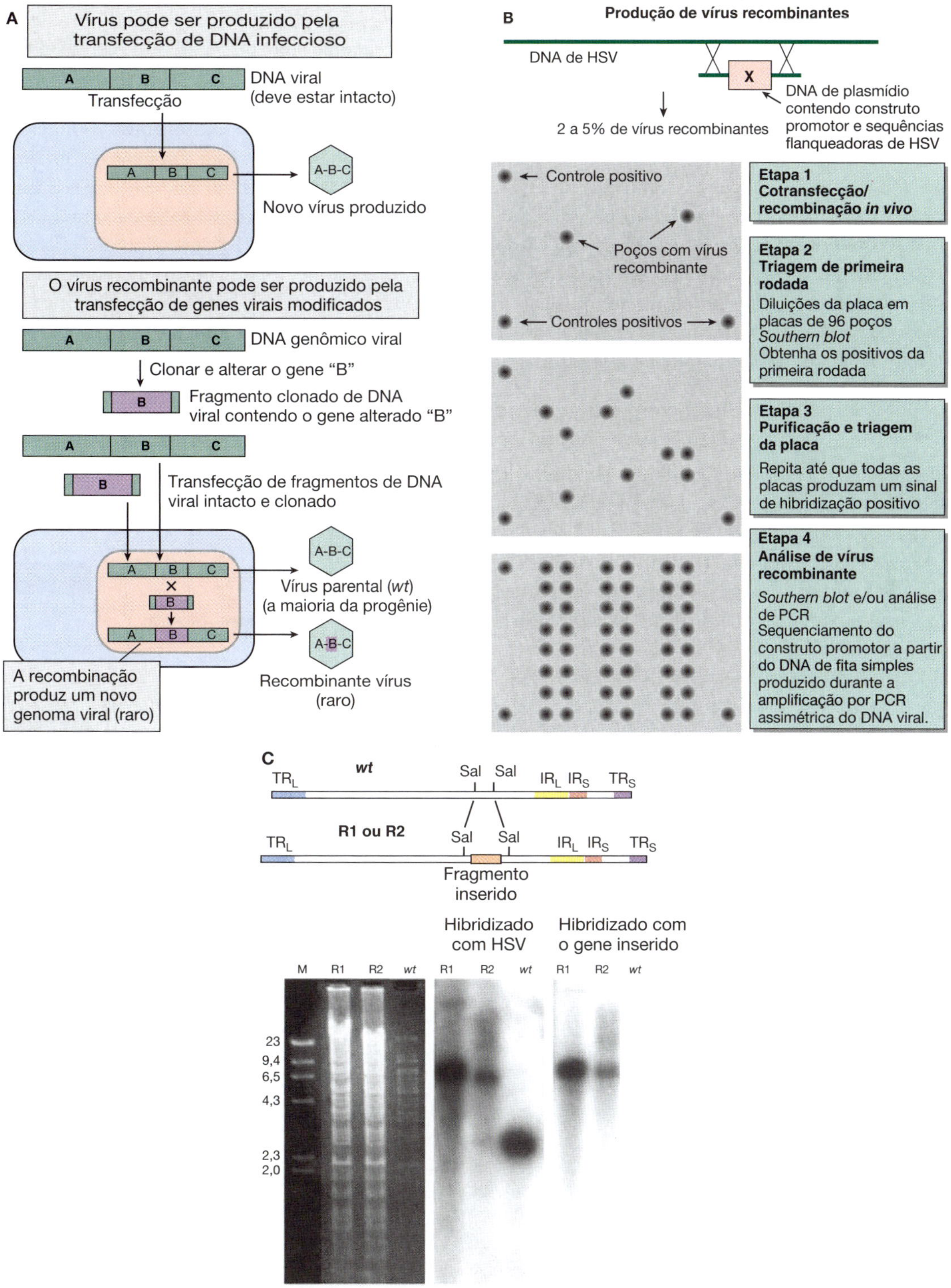

Figura 22.9 Produção e isolamento de vírus recombinantes. **A.** Conforme descrito no Capítulo 6, Parte 2, a transfecção de DNA viral infeccioso em uma célula permissiva leva à expressão gênica. Se um genoma viral completo for transfectado para uma célula, ocorrerá a produção de vírus infecciosos. Se um fragmento de DNA homólogo contendo um gene modificado ou estranho for incluído na transfecção, pode ocorrer recombinação. Embora esse seja um evento raro, a combinação apropriada de seleção e triagem para vírus recombinante pode resultar no isolamento de estoques puros. **B.** Abordagem para a triagem de um vírus recombinante. Neste exemplo, usou-se a hibridização para detectar a presença de vírus contendo o gene β-galactosidase bacteriana. Isso requer pegar fisicamente as placas de um prato infectado e testar o DNA viral presente. A presença do gene desejado foi confirmada pelo fato de que a inserção do gene β-galactosidase de 4 kpb resulta na formação de um fragmento de restrição alterado que pode ser identificado por hibridização por *Southern blot*. **C.** O fragmento de DNA foi inserido em um fragmento *SalI* de 3,5 kb do HSV-1. O tamanho do fragmento alterado pode ser visto pela hibridização de *blots* de DNA digerido por *SalI* separados eletroforeticamente isolados de vírus recombinantes. A hibridização é feita com sequências de DNA específicas à região do DNA viral usada para a recombinação homóloga, ou com uma sonda específica para o gene da β-galactosidase inserido. A hibridização do *blot* com a última sonda, no entanto, não produz um sinal com o fragmento *wt* no qual o gene foi inserido.

O processo de clonagem do genoma viral no vetor BAC geralmente requer inserção por recombinação do vetor em um gene viral, e o genoma recombinante é então purificado por triagem de colônias bacterianas transfectadas, aliviando a necessidade de purificação laboriosa da placa. Obviamente, no entanto, um vírus clonado e produzido dessa maneira terá um gene interrompido ou, pelo menos, elementos de DNA extra bacterianos. Foram descritas abordagens mais recentes que utilizam a recombinação para eliminar as sequências do vetor. Aqui, o elemento de vetor inserido contém uma sequência viral curta repetida em ambas as extremidades e, durante o crescimento em células de mamífero, as sequências de vetor são eliminadas por recombinação homóloga interna.

CRISPR-cas

A **CRISPR** (repetições palindrômicas curtas agrupadas e regularmente espaçadas) é uma família de sequências de DNA que são encontradas nos genomas da maioria das bactérias. Acredita-se que tenham sido originalmente adquiridas de bacteriófagos que infectaram bactérias ancestrais há muitos anos. São conhecidas por fazerem parte de uma defesa antiviral das bactérias: esses DNA CRISPR são transcritos como pequenos RNAs capazes de reconhecer o DNA de bacteriófagos invasores. A segunda parte desse sistema de defesa é uma proteína chamada **Cas9** (proteína 9 associada a CRISPR). Essa proteína é uma enzima que reconhece os RNA CRISPR como guias (RNA guia) para o DNA do bacteriófago ao qual estão ligados. A Cas9 então se liga a esses RNAs e ao DNA do bacteriófago e faz um corte no duplex RNA-DNA. Isso inativa o bacteriófago, protegendo, assim, a bactéria.

Esse novo mecanismo de CRISPR-Cas, removendo um pedaço de DNA, foi explorado como uma técnica poderosa para **edição de genoma**. Ao projetar RNA guias que flanqueiam uma região de DNA que se deseja excluir, pode-se transfectar os RNA guia e o Cas9 em células eucarióticas e editar uma região ou gene de interesse. Depois que o Cas9 corta o DNA, as ligases de DNA da célula hospedeira (parte da maquinaria de junção de extremidades não homólogas) unem as extremidades cortadas novamente, mas no processo, mastigam vários nucleotídios, produzindo uma deleção. A Figura 22.10 mostra como essa técnica de edição pode ser usada para inativar um gene de um vírus de DNA (HSV, nesse caso). Existem adaptações dessa tecnologia que possibilitam fazer deleções direcionadas maiores, bem como inserções de genes. Essa técnica é muito eficiente e, muitas vezes, mais rápida do que outros métodos usados para fazer recombinantes virais. É um tanto irônico que um sistema de defesa antivírus de bacteriófago tenha sido explorado para estudar a genética molecular de vírus de mamíferos.

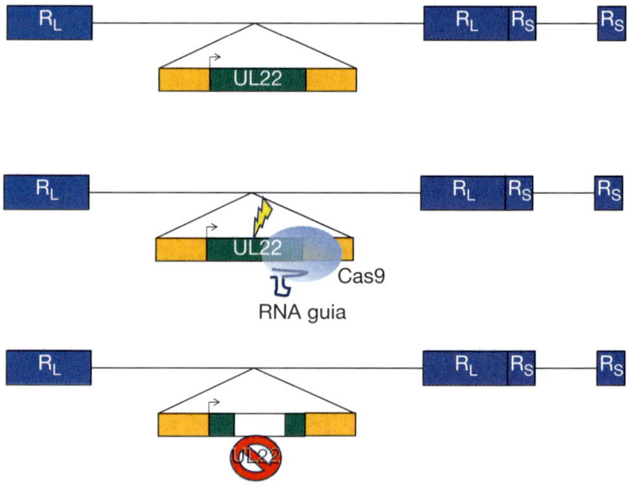

Figura 22.10 Produção de um vírus recombinante usando a edição de genes CRISPR-Cas. Para fazer uma deleção no gene UL22 do HSV-1, projeta-se um RNA guia com duas características: (1) uma porção do RNA é complementar à região no gene UL22 onde se deseja uma deleção e (2) a porção restante do RNA guia é uma sequência CRISPR conservada que é reconhecida pela proteína Cas9. O DNA viral do HSV-1 é cotransfectado em células, com um plasmídio que expressa a proteína Cas9, bem como o RNA guia. Isso resulta na produção de recombinantes HSV-1 de alta eficiência que apresentam uma deleção no gene UL22.

QUESTÕES DO CAPÍTULO 22

1 Um vírus como o bacteriófago T7 tem um genoma de dsDNA linear. Por que é correto dizer que uma descrição esquemática desse DNA representa tanto um mapa físico quanto um mapa genético do genoma?

2 Descreva as diferenças entre complementação e recombinação.

3 Você deseja clonar um fragmento específico do genoma dsDNA do SV40. Usando um dos plasmídios de clonagem mostrados na Figura 22.5, projete um experimento para fazer isso.

4 Você deseja preparar mutantes sensíveis à temperatura do bacteriófago T4 que são defeituosos em sua capacidade de se ligar e entrar em suas células hospedeiras em temperatura alta (não permissiva). Descreva um protocolo experimental e um método de seleção que você pode empregar para fazer isso.

5 Você isolou um genoma circular de dsDNA de 5.000 pares de bases (5 kpb) de um vírus. Você digere esse DNA com uma das três enzimas de restrição ou com combinações das três. Os fragmentos são separados por eletroforese em gel de agarose, e seus tamanhos são determinados. A tabela a seguir mostra os resultados:

Endonuclease de restrição	**Fragmentos e comprimentos (kpb)**
EcoRI	5,0
*Pst*I	3,5, 1,5
*Hinf*1	1,8, 1,75, 1,45
*Eco*RI + *Pst*I	3,5, 1,0, 0,5
EcoRI + *Hinf*1	1,8, 1,75, 1,2, 0,25
*Pst*I + *Hinf*1	1,8, 1,0, 0,75 (banda de dupla intensidade), 0,7
*Eco*RI + *Pst*I + *Hinf*1	1,8, 1,0, 0,75, 0,7, 0,5, 0,25

A partir desses dados, desenhe o mapa de restrição circular desse genoma viral.

Patogênese Molecular

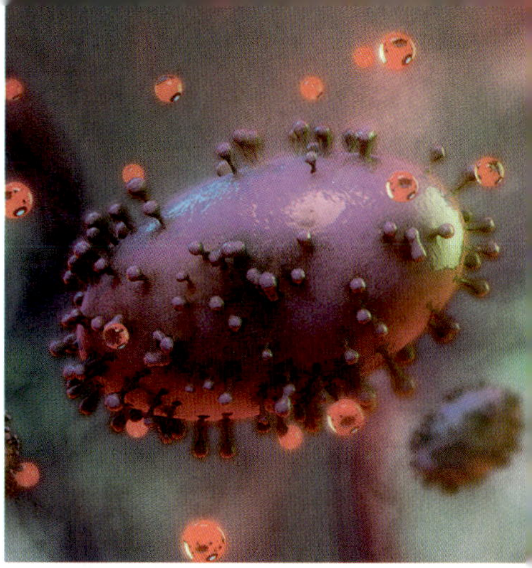

CAPÍTULO

23

INTRODUÇÃO AO ESTUDO DA PATOGÊNESE VIRAL

A patogênese refere-se ao processo de um agente, como um vírus, de causar destruição tecidual ou doença em uma planta ou hospedeiro animal. Por definição, esse processo envolve tecidos que são compostos por estruturas multicelulares e geralmente envolvem múltiplos tecidos e sistemas de órgãos. O Capítulo 4 discutiu as diferenças nos padrões de doença causadas pelos diferentes vírus.

O estudo da patogênese viral considera a replicação viral no sentido mais amplo: a capacidade de um vírus de infectar produtivamente um organismo; sua capacidade de se replicar em uma infinidade de tipos de células; sua capacidade de se disseminar de um sistema de órgãos para outro; e, por fim, a patologia causada por todo esse processo. As inúmeras defesas do hospedeiro discutidas no Capítulo 7 que ajudam a limitar a disseminação de uma infecção viral aumentam a complexidade dessa análise. Por fim, a questão se resume a: por que algumas infecções virais são autolimitadas enquanto outras podem causar doenças graves? É claro que a resposta a essa pergunta engloba componentes genéticos tanto do hospedeiro quanto do vírus.

A principal ferramenta para se estudar a patogênese viral depende, portanto, do uso de modelos animais que possibilitam a análise das interações virais com a complexidade dos tipos de células, organização tecidual e braços antivirais da resposta imune que estão presentes no hospedeiro intacto e vivo. Recentemente, as ferramentas da biologia molecular melhoraram muito a capacidade de acompanhar infecções virais *in vivo* e de separar geneticamente as contribuições do vírus e do hospedeiro que, por fim, determinam o desfecho da infecção. Este capítulo explorará o desenvolvimento de modelos animais e como as ferramentas da biologia molecular e a era pós-genômica forneceram novas maneiras de estudar as interações vírus-hospedeiro.

MODELOS ANIMAIS

Como escolher um modelo: hospedeiro natural *versus* modelos substitutos

Enquanto o maior corpo de pesquisa na patogênese viral se concentra em patógenos virais de seres humanos, as análises experimentais de vírus humanos têm se baseado em encontrar substitutos para o hospedeiro natural. No melhor cenário, pode-se encontrar uma espécie animal na qual a patobiologia da infecção do animal por um vírus humano compartilha muitas das mesmas características clínicas observadas na infecção humana. Exemplos disso são os modelos de coelhos e porquinhos-da-índia para os vírus herpes simples (HSV)-1 e HSV-2, respectivamente, conforme discutido no Capítulo 3. No entanto, isso nem sempre é possível, pois alguns vírus humanos têm uma variedade de hospedeiros limitada e não se replica em animais. Além disso, há exemplos de vírus humanos que infectam animais, mas a doença produzida é tão diferente daquela observada em seres humanos que seu estudo seria de pouco valor. Nesses casos, com frequência se utiliza um ***vírus substituto*** para obter informações sobre o processo sistêmico de infecção pelo vírus humano. Um exemplo é o uso do poxvírus do rato, o vírus ectromelia, para estudar a patogênese da varíola. Embora tenha sido um modelo substituto muito útil, ele sofre – como quase todos os modelos animais – em apenas se aproximar da infecção humana, e muitas vezes existem diferenças na patogênese. No entanto, modelos substitutos têm sido úteis no estudo da replicação, disseminação e resposta imune que resultam de uma infecção viral.

Desenvolvimento de novos modelos: animais transgênicos

Um exemplo de vírus humano que não tem um modelo adequado para o estudo da doença humana é o poliovírus. Determinou-se que o poliovírus não é capaz de infectar camundongos porque estes não apresentam a forma humana do receptor do poliovírus, uma proteína chamada CD155. Essa descoberta levou os pesquisadores a construir um **camundongo transgênico** (Figura 23.1) contendo o gene para o receptor CD155 humano; isso resultou em um camundongo que agora poderia ser infectado pelo poliovírus. Isso possibilitou que o processo de **neuroinvasão** do poliovírus fosse estudado experimentalmente pela primeira vez e forneceu informações sobre a base do tropismo restrito das cepas vacinais do vírus. Esse camundongo transgênico inovador demonstrou que é possível produzir um modelo de camundongo para vírus humanos se o defeito na capacidade do vírus de infectar o camundongo for conhecido. Posteriormente, modelos de camundongos transgênicos semelhantes foram produzidos para o vírus do sarampo, vírus ECHO e vírus das hepatites B e C, entre muitos outros.

Modelos quiméricos: o camundongo SCID-hu

Existem várias infecções virais humanas para as quais não existem modelos animais e para as quais a restrição de replicação em animais não é conhecida ou é multifatorial.

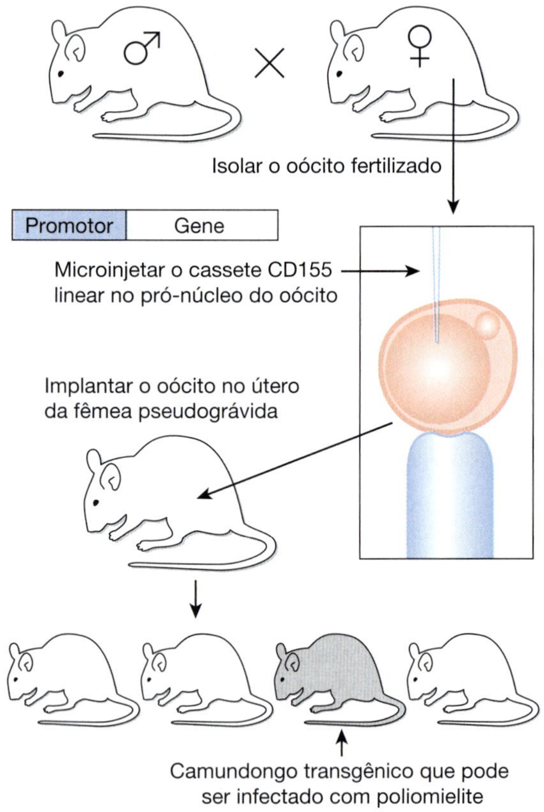

Figura 23.1 Construção de um camundongo transgênico. O DNA desejado (aqui, o receptor de poliovírus humano CD155) é injetado no pró-núcleo de óvulos fertilizados de camundongo, e os embriões resultantes são implantados em várias fêmeas **pseudográvidas**. Certa proporção desses embriões implantados resultará em descendentes que contêm o transgene desejado inserido no genoma do camundongo. Selecionam-se os camundongos que contêm esse transgene por análise de PCR de cortes da cauda ou sangue. Uma vez identificado esse camundongo transgênico de primeira geração (pai), ele é cruzado com camundongos transgênicos-irmãos até que uma linhagem pura ou homozigótica seja produzida, que agora pode ser infectada com poliomielite.

Exemplos incluem o citomegalovírus humano (CMV), o HIV e o vírus da varicela-zóster (VZV). Uma abordagem que tem dado certo é a construção de um "rato quimérico", no qual um pedaço de tecido humano é implantado em um camundongo. Nesse sistema, usam-se camundongos com síndrome da imunodeficiência combinada grave (SCID), pois eles não são capazes de elaborar uma **resposta de xenoenxerto**, resultando na rejeição do implante. Em geral, o tecido humano é implantado cirurgicamente sob a cápsula do rim e pode ser mantido intacto e em **homeostase** por longos períodos. Esses camundongos são essencialmente usados como "incubadoras" para esses pedaços de tecido humano, que são então infectados e possibilitam o estudo da disseminação de um vírus humano em um órgão/tecido humano relevante. Embora essa técnica não possibilite a análise da capacidade do vírus de se disseminar por todo o animal ou a análise da resposta imune, ela tem sido útil para observar aspectos da replicação, da disseminação e da persistência nos ambientes celulares mais complexos de um tecido ou órgão do que é possível *in vitro*.

Considerações acerca do uso compassivo de animais

Embora não haja substituto adequado para modelos animais para estudar a patogênese viral, é importante que qualquer estudo que envolva o uso de animais seja realizado de maneira que considere o fato de que os animais são entidades vivas. É obrigação dos pesquisadores que se tome todo o cuidado para garantir que todos os animais sejam tratados com compaixão e de maneira a minimizar a dor ou o desconforto resultante dos procedimentos. As pesquisas envolvendo animais em universidades e centros de pesquisa dos EUA são regulamentadas pelas diretrizes de política do National Institutes of Health (NIH) e do US Department of Agriculture (USDA). Além disso, há uma variedade de grupos de revisão independentes, como a Association for Assessment and Accreditation of Laboratory Animal Care (AAALAC), que inspeciona e credencia programas de pesquisa com animais. Toda universidade é obrigada a ter um Institutional Animal Care and Use Committee (IACUC; Comitê Institucional de Cuidados e Uso de Animais), que supervisiona todo o uso de animais. O IACUC é responsável por aprovar todos os procedimentos e protocolos que serão usados, a fim de garantir que os cuidados veterinários adequados sejam fornecidos e para garantir que o pessoal que trabalhará com os animais seja bem treinado em cuidado adequado e tratamento compassivo dos animais. Uma das doutrinas de todos os IACUCs é promover os *3Rs*: refinamento, redução e substituição (*replacement*). Pede-se a todos os pesquisadores que justifiquem o uso dos animais e busquem maneiras de refinar as técnicas científicas para que haja uma redução da quantidade de animais utilizados. Por fim, a substituição de procedimentos animais por procedimentos não animais é um objetivo se sistemas substitutos *in vitro* puderem ser desenvolvidos.

MÉTODOS PARA O ESTUDO DA PATOGÊNESE

Uma vez estabelecido um sistema de modelo animal, existem várias abordagens estabelecidas para investigar o processo de infecção e a progressão da doença. Algumas dessas técnicas são baseadas em ensaios virológicos padrão, enquanto outras se baseiam em técnicas usadas em patologia. Mais recentemente, ensaios moleculares sensíveis aumentaram a capacidade de detectar tanto a presença de pequenas quantidades de vírus quanto de alterações na expressão gênica celular em vários tecidos. Em conjunto, essas técnicas possibilitam uma visão abrangente do padrão de infecção e do processo da doença a ser seguido longitudinalmente à medida que a infecção se dissemina pelo animal.

Ensaios de virulência

Um dos ensaios de patogênese mais antigos e ainda mais básicos é a determinação da virulência relativa, ou a capacidade de uma cepa viral de causar doença, em um modelo animal específico. A virulência, que pode variar muito de uma cepa para outra do mesmo vírus, é medida inoculando-se grupos de animais com diluições seriadas de um vírus e analisando-se a doença resultante ao longo do tempo usando um parâmetro fisiológico (como mudança na temperatura corporal ou perda de peso) ou um desfecho (como a morte). A maneira mais comum de expressar a virulência é pela quantidade de vírus necessária para matar 50% dos animais (LD_{50}). O Capítulo 10 apresenta uma discussão completa de como os desfechos LD_{50} são calculados.

Uma consideração importante na avaliação da patogênese ou virulência de um vírus específico é a *via de inoculação*. Não surpreendentemente, inocular um animal injetando o vírus por uma via invasiva, como injeção em uma veia (**intravenosa ou IV**) ou no encéfalo (**intracraniana ou IC**), fornece medida muito mais sensível da virulência e, portanto, LD_{50} mais baixo. Em contrapartida, inocular o vírus na periferia, como por administração intranasal ou por aplicação na superfície da pele, geralmente requer mais vírus para infectar o animal e resulta em valor de LD_{50} muito mais alto. A Tabela 23.1 ilustra uma determinação dos LD_{50} para o HSV-1 depois da inoculação do vírus na pele da pata *versus* injeção IC. É necessário mais vírus para infectar a pele, pois essa via de inoculação requer que o vírus primeiro se replique na pele, obtenha acesso ao sistema nervoso, se replique lá e, finalmente, se dissemine para o encéfalo. A replicação no encéfalo e a encefalite acabam

Tabela 23.1 Diferenças na neuroinvasividade das cepas de HSV-1.

	LD_{50} (UFP)	
Via de inoculação[a]	Cepa 17+	Cepa KOS
Intracraniana (IC)	0,1	1
Almofada da pata (AP)	5×10^2	$> 1 \times 10^7$ UFP

[a]Camundongos Swiss-Webster de 6 a 8 semanas de idade foram inoculados com HSV por injeção de diluições seriadas (10 vezes) de vírus (em 0,01 mℓ de diluente) no hemisfério cerebral esquerdo (IC) ou aplicadas a patas traseiras (AP) escoriadas.

Tabela 23.2 Diferenças na suscetibilidade de cepas de camundongos à infecção por HSV-1.

	LD_{50} (UFP)	
Via de inoculação[a]	Swiss-Webster	C57BL/6
Intracraniana (IC)	0,1	0,5
Almofada da pata (AP)	5×10^2	$> 8 \times 10^6$ UFP

[a]Camundongos de 6 a 8 semanas de idade foram inoculados com a cepa 17+ do HSV-1 injetando diluições seriadas (10 vezes) de vírus (em 0,05 mℓ de diluente) no hemisfério cerebral esquerdo (IC) ou aplicadas a patas traseiras (AP) escoriadas.

matando o camundongo infectado por HSV-1. Para o HSV-1, assim como para a maioria dos vírus, aspectos das imunidades inata e local fornecem uma barreira à entrada do vírus em órgãos críticos do hospedeiro (o sistema nervoso, no caso do HSV). Como a Tabela 23.1 destaca, doses inferiores a 500 UFP (unidades formadoras de placa) de HSV-1 cepa 17+ no pé nem sempre são letais, enquanto doses maiores de HSV-1 podem superar a barreira fornecida pela pele. Isso destaca um ponto importante no estudo da patogênese: a via de inoculação é uma maneira importante de avaliar não apenas a virulência, mas também a capacidade relativa de um vírus de se disseminar pelo hospedeiro.

O conceito de capacidade de disseminação no hospedeiro é ilustrado pela comparação de duas cepas diferentes de HSV-1. Como ilustram os dados na Tabela 23.1, enquanto os LD_{50} IC para as cepas 17+ e KOS são semelhantes, eles variam muito em seus LD_{50} relativos depois da infecção da pata. Aliás, a cepa KOS é essencialmente *avirulenta* quando administrada no pé. Portanto, enquanto ambas as cepas são virulentas quando o vírus é inoculado no encéfalo (**neurovirulenta**), apenas a cepa 17+ é capaz de invadir o sistema nervoso de maneira eficiente (**neuroinvasiva**). Isso destaca o fato de que cepas muito próximas de um vírus podem diferir muito em suas propriedades patogênicas. Podem-se fazer também tipos semelhantes de análises e comparações para vírus que infectam outros sistemas de órgãos.

Um último ponto que deve ser considerado diz respeito à contribuição da genética do hospedeiro e da composição do repertório imune para a suscetibilidade ao vírus. Demonstrou-se claramente que existem variações drásticas na suscetibilidade de diferentes linhagens de camundongos a várias infecções virais. Muitas vezes, essas diferenças foram mapeadas, com o uso de ferramentas de genética de camundongos, quanto a diferenças na composição do complexo principal de histocompatibilidade (MHC; do inglês *major histocompatibility complex*). A Tabela 23.2 ilustra que, enquanto a cepa 17+ do HSV-1 é extremamente virulenta (e neuroinvasiva) na cepa de camundongos Swiss-Webster, os camundongos C57BL/6 são essencialmente resistentes à disseminação do vírus depois da inoculação na pele.

Em resumo, a comparação da virulência relativa e potencial de um vírus de se disseminar seguinte a várias vias de inoculação pode fornecer informações importantes sobre sua capacidade de se disseminar e causar doenças no hospedeiro. Contudo, virulência é um termo relativo, definido por determinantes genéticos do vírus, pelo hospedeiro e pela via de infecção. Como será analisado mais adiante neste capítulo, podem-se usar ferramentas da genética molecular para desvendar os processos virais e do hospedeiro responsáveis por essas diferenças.

Podem-se usar camundongos SCID com fragmentos de timo e fígado humanos implantados sob a cápsula renal (camundongo SCID-hu thy/liv) para caracterizar a virulência ou a patogênese de isolados de HIV. Nesse modelo animal, o tecido humano implantado pode se desenvolver em um órgão semelhante ao timo por vários meses antes da infecção pelo HIV. Alguns isolados de HIV matam rapidamente os timócitos $CD25^+$ humanos à medida que se desenvolvem no enxerto SCID-hu thy/liv, enquanto outros isolados são muito menos patogênicos nesse modelo animal quimérico. As células do camundongo não são infectadas, então a infecção está confinada às células humanas nos animais quiméricos.

A Figura 23.2 mostra o resultado da infecção de enxertos de timo-fígado humanos em camundongos SCID com dois isolados CCR5-trópicos (R5) de HIV-1 derivados do mesmo paciente, isolado 32D2 do estágio assintomático intermediário da infecção e *E11 depois de o paciente desenvolver AIDS. Os enxertos de timo-fígado foram biopsiados, incubados com anticorpos monoclonais CD4 e CD8 conjugados com fluorocromo e analisados por citometria de fluxo. É evidente que, ao longo das 12 semanas do experimento, o HIV-1-*E11 depletou quase todos os timócitos $CD25^+$ do enxerto tímico humano, ao passo que o HIV-1-32D2 teve pouco efeito sobre a fração de células $CD25^+$ nos enxertos de timo-fígado humano.

Análise da disseminação viral no hospedeiro

Os meios tradicionais de avaliar a disseminação de infecções virais em um hospedeiro envolvem experimentos "rastreadores" bastante tediosos; nesses procedimentos,

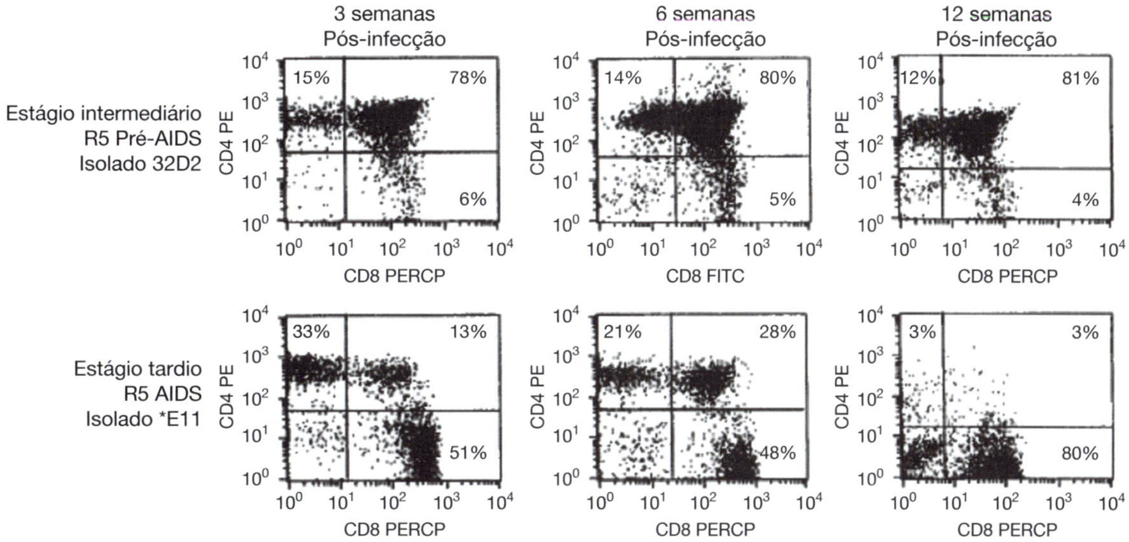

Figura 23.2 Uso de camundongos SCID-hu para estudar a patogênese do HIV. Enxertos de timo-fígado humano em camundongos SCID foram infectados com dois isolados de HIV-1 derivados de diferentes estágios de infecção do mesmo paciente. Os enxertos de timo-fígado foram biopsiados em 3, 6 e 12 semanas depois da infecção; as células foram incubadas com anticorpos monoclonais CD4 e CD8 conjugados com diferentes fluorocromos para análise simultânea de timócitos em duas cores por citometria de fluxo.

os animais são infectados em um local periférico (p. ex., pele ou nariz) e, em seguida, eutanasiados e dissecados em intervalos diários depois da infecção. Testam-se as amostras de tecido à procura de vírus infecciosos, DNA viral ou transcritos de RNA viral como meio de identificar os locais e a magnitude da infecção ativa. Esses estudos geralmente exigem grande quantidade de animais, e a análise do vírus nos tecidos é cara e tediosa. Uma melhoria significativa no rastreamento de infecções virais envolveu a engenharia de vírus que expressassem proteínas repórter, como a proteína fluorescente verde (GFP) ou a β-galactosidase (β-gal), conforme mostrado na Figura 23.3A. Dessa maneira, podem-se corar órgãos completos ou mesmo animais inteiros em vários momentos depois da infecção e visualizar a disseminação viral pela presença do repórter (Figura 23.3B). Uma vantagem adicional dessa técnica é que é possível seccionar os órgãos e visualizar diretamente quais tipos de células dentro de uma estrutura do órgão abrigam as células infectadas (azuis) (Figura 23.3C).

Embora esses vírus repórteres representem um avanço significativo em relação aos estudos tradicionais de rastreamento de "trituração e titulação", eles ainda exigem que os animais sejam eutanasiados e examinados em intervalos de tempo, já que a visualização do repórter é um ensaio terminal. Aplicaram-se dois avanços recentes na tecnologia de imageamento *in vivo* ao rastreamento de infecções virais, que estão provando ser ferramentas úteis. Ambas as técnicas possibilitam imagens de infecções virais em animais vivos (anestesiados) e, portanto, possibilitam a avaliação longitudinal das mudanças na disseminação de uma infecção viral no dia a dia. Isso tem a vantagem de não apenas reduzir bastante a quantidade de animais que precisam ser incluídos em um estudo, mas também de fornecer um modo de avaliar a disseminação nesse animal.

A primeira dessas técnicas envolve a *ressonância magnética* (RM) de corpo inteiro.

Ímãs de ressonância magnética maiores com resolução muito alta estão agora disponíveis e possibilitam que as infecções virais sejam monitoradas em grande parte em função das mudanças na densidade de água do tecido como

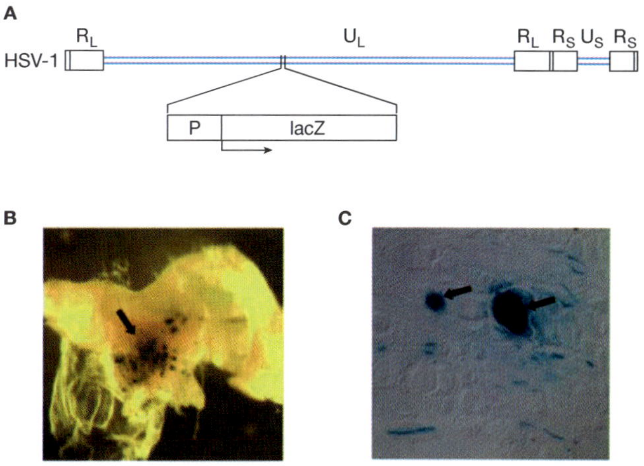

Figura 23.3 Uso da β-galactosidase (β-gal) como enzima repórter para rastrear infecções virais. **A.** Construiu-se um recombinante do HSV-1 que contém o gene *lacZ* da *Escherichia coli* inserido em seu genoma. Quando o vírus infecta as células, ele expressa o gene *lacZ* e produz β-gal. **B.** Quando o recombinante HSV-1 *lacZ* é usado para infectar camundongos no nariz ou no olho, o vírus se dissemina para o gânglio trigeminal (imagem). O uso do substrato cromogênico x-gal cora as células (indicadas pela flecha) que expressam β-gal azul. **C.** Uma secção fina (6 μm) do gânglio possibilita a visualização de células infectadas individuais (indicadas por flechas).

resultado da inflamação. Em alguns casos, podem-se usar compostos facilitadores contendo átomos paramagnéticos (como flúor) que melhoram o contraste e a sensibilidade. Um exemplo disso é o tratamento de um camundongo com uma forma fluorada da acicloguanosina.

Uma segunda técnica para imageamento *in vivo* de um animal todo envolve a detecção da bioluminescência. O *imageamento por bioluminescência* (BLI) faz uso de um vírus recombinante que expressa um repórter de luciferase de vaga-lume ou um camundongo transgênico que contém o repórter de luciferase por trás de um promotor que será induzido pela infecção. A luciferase é a atividade enzimática, encontrada em vaga-lumes, por exemplo, que usa a energia da adenosina trifosfato (ATP) e produz luminescência como luz visível. O BLI é, então, realizado usando uma câmera capaz de detectar essa luminescência; assim, pode-se avaliar a localização e a quantidade relativa de expressão da luciferase. Uma das ressalvas de se construir um repórter em um vírus é que é preciso considerar a possibilidade de que o local de inserção possa ter efeito atenuante na patogênese do vírus. Essa possibilidade determina que as propriedades patogênicas do vírus repórter sejam cuidadosamente comparadas com o vírus parental do tipo selvagem (WT), normalmente usando avaliações convencionais da virulência e da replicação. Um avanço recente na área de bioimagem tem sido a construção de camundongos transgênicos com luciferase acionada por um promotor viral que só é ativado por uma infecção viral. Dessa maneira, os vírus nativos podem ser avaliados quanto à patogênese relativa sem ter que se construir repórteres no vírus.

Resolução da infecção no nível de células únicas

As técnicas descritas previamente são úteis para determinar um padrão geral dos locais de replicação viral em um hospedeiro animal. Por fim, muitas vezes é necessário determinar os tipos particulares de células em que um vírus está se replicando em um órgão específico. Por exemplo, se o vírus é encontrado no encéfalo, ele infecta neurônios *e* células da glia, ou está localizado em certas regiões anatômicas do encéfalo, como o hipocampo ou o cerebelo? Determinar essas respostas requer a análise do tecido em maior resolução sob microscopia. Para visualizar o vírus, empregam-se várias técnicas: (1) imuno-histoquímica, que utiliza anticorpos marcados específicos para o vírus em particular; (2) hibridização *in situ* (ISH) ou hibridização *in situ* fluorescente (FISH), que utiliza sondas de DNA ou RNA para detectar os ácidos nucleicos virais; ou (3) uso de vírus recombinantes contendo repórteres (ver previamente), que possibilitam a detecção por fluorescência direta (GFP) ou ensaio enzimático (β-gal).

Um empolgante avanço recente nessa área foi dado por uma técnica chamada *microdissecção de captura a laser* (LCM). Essa técnica possibilita focar em uma célula específica que está expressando um repórter indicativo de infecção viral e usar um *laser* para isolar e transferir a célula individual para um pedaço de filme plástico. A célula e outras semelhantes podem, então, ser analisadas isoladamente à procura dos genes virais ou celulares específicos que são expressos.

CARACTERIZAÇÃO DA RESPOSTA DO HOSPEDEIRO

As infecções virais *in vivo* representam uma interação dinâmica entre a replicação do vírus dentro das células e dos órgãos do hospedeiro e as tentativas da resposta imune do hospedeiro de conter e eliminar o vírus infectante. Conforme mencionado no Capítulo 7, as defesas do hospedeiro são multifacetadas e envolvem aspectos das imunidades inata e adquirida. O desafio para o estudo da patogênese viral e sua aplicação ao esboço de novas terapêuticas, como vacinas, é que a resposta imune a cada vírus é diferente, e muitas vezes existe um componente dominante da resposta imune que desempenha papel mais crítico na capacidade do hospedeiro de resolver uma infecção viral específica. Por exemplo, o anticorpo é eficaz em bloquear e ajudar o hospedeiro a resolver infecções por alguns vírus, como o vírus *influenza*; no entanto, ele faz pouco contra outros vírus, como o HIV. Portanto, determinar os componentes da resposta imune do hospedeiro que são dominantes para determinada infecção viral é parte central e inseparável do estudo da patogênese viral.

Ensaios imunes

Os ensaios imunes clássicos ainda são usados para detectar a presença de uma resposta humoral ou celular a uma infecção viral. O sangue pode ser coletado em vários momentos depois da infecção e analisado quanto à presença de anticorpos específicos contra determinado vírus (ou antígeno viral específico) usando ensaios de neutralização do soro ou ensaios imunoenzimáticos (ELISA; do inglês *enzyme-linked immunosorbent assay*), conforme descrito no Capítulo 7. Outros componentes humorais da resposta imune, como a presença de citocinas específicas que foram produzidas em resposta à infecção viral, também podem ser avaliados por ensaios baseados em ELISA. O conhecimento acerca da produção de citocinas específicas pode ser útil para determinar se a resposta imune a determinado vírus tende a ser mais Th1 ou Th2 (Capítulo 7).

Refinamentos recentes sobre esses ensaios básicos trazidos pela aplicação de avanços biotecnológicos incluem a aplicação de sensíveis análises de reação em cadeia da polimerase com transcrição reversa (**RT-PCR**; do inglês *reverse transcription polymerase chain reaction*) ou ensaios de pontos imunoadsorventes ligados a enzimas (**ELISPOT**; do inglês *enzyme-linked immune-absorbent spot*) para sondar pequenos tecidos ou amostras de líquidos de camundongos à procura de alterações na expressão gênica celular em resposta à infecção viral. Essas técnicas possibilitam a detecção de respostas locais à infecção pelo vírus (como no local da infecção inicial) muito antes de níveis sistêmicos detectáveis de anticorpos ou citocinas se acumularem.

Podem-se usar microarranjos de proteínas que exibem todas as proteínas e/ou fragmentos de proteínas e epítopos de um ou mais vírus para caracterizar a resposta dos anticorpos à infecção viral. A Figura 23.4 mostra a reatividade da IgG sérica, IgG da saliva e IgA da saliva de 100 doadores a todas as proteínas de HSV-1, HSV-2, HPV-16 e HPV-18. Cada coluna da Figura 23.4 mostra a reatividade do soro ou da saliva de um único doador, e cada linha da figura mostra a reação a uma única proteína do vírus indicado. Esse tipo de figura é chamado *mapa de calor*, pois *se* usam cores para representar a força da reatividade do anticorpo. Verde-claro indica nenhuma reação, verde-escuro e preto mostram reações progressivamente mais fortes, e vermelho indica as reações máximas. O mapa de calor do microarranjo de proteínas possibilita a visualização rápida de grande quantidade de interações de anticorpos com proteínas virais. Por exemplo, os três quadrados superiores da Figura 23.4 mostram a reatividade de 100 amostras de pacientes a 88 proteínas do HSV-1 ou 8.800 interações individuais de anticorpos com antígenos virais.

Uso de camundongos transgênicos para dissecar componentes essenciais da resposta imune do hospedeiro que modulam a infecção viral

As técnicas discutidas aqui são inestimáveis para descrever a natureza das respostas imunes montadas contra determinado patógeno, mas, por fim, são mais úteis para determinar os principais atores da resposta imune responsáveis por eliminar uma infecção viral. Uma poderosa ferramenta disponível para resolver isso é usar **camundongos *knock-out*** (**KO**). Trata-se de camundongos transgênicos nos quais efetores específicos da resposta imune inata ou adquirida foram deletados por ruptura de genes direcionados. Exemplos são camundongos com *knock-out* de interferona e outras citocinas, bem como camundongos deficientes em vários aspectos das respostas de **LTC** ou Th. Ao infectar esses camundongos com determinado vírus, pode-se avaliar a contribuição de componentes individuais do sistema imune no desfecho da infecção viral. Muitos desses camundongos estão agora disponíveis comercialmente e avançaram muito a compreensão de aspectos específicos da resposta imune que são especialmente importantes na resolução de diferentes infecções virais. Essas informações podem ser úteis na elaboração de estratégias de vacinas para combater patógenos virais antigos e novos para os quais não existe vacina ou tratamento eficaz. Deve-se observar que essas abordagens usando camundongos construídos são aplicáveis apenas a doenças que apresentam modelos de camundongos.

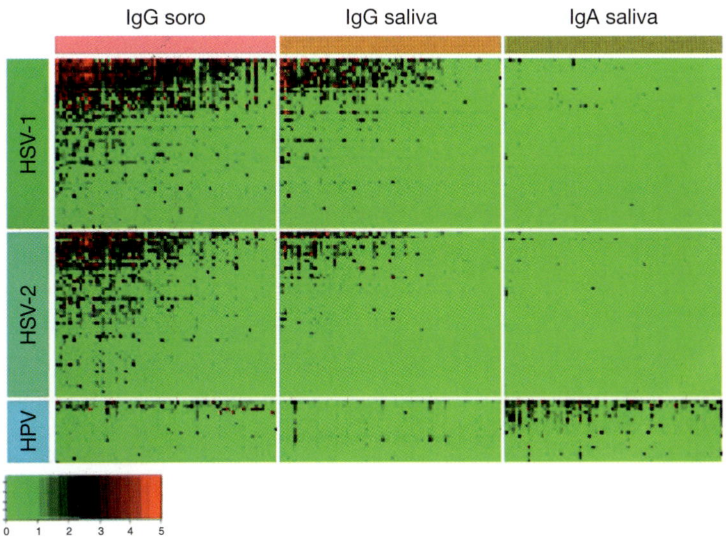

Figura 23.4 Uso de microarranjo de proteína para testar a reatividade dos anticorpos do paciente a proteínas virais. Identificaram-se todas as proteínas do HSV-1, HSV-2, HPV-16 e HPV-18 em lâminas revestidas com nitrocelulose. As lâminas foram incubadas com soro ou saliva do paciente conforme indicado e, em seguida, com anticorpo anti-IgA ou anti-IgA humano conjugado com fluorocromo, conforme indicado. A intensidade da fluorescência, que indica a ligação do anticorpo a cada proteína viral, foi medida com *scanner* equipado com *laser* e analisada com *software* desenvolvido para esse fim. Mostram-se dados de mais de 19 mil ensaios de ligação antígeno-anticorpo realizados no microarranjo de proteínas. Cada linha do mapa de calor mostra a reatividade a uma única proteína viral, e cada coluna indica a reação do anticorpo de uma única amostra de paciente. A intensidade da ligação do anticorpo a cada antígeno viral é representada pela cor de cada quadrado; verde-claro indica nenhuma reação, verde-escuro e preto mostram reatividade intermediária, e vermelho indica reação forte. Figura cortesia de Antigen Discovery Inc., Irvine, CA, EUA.

QUESTÕES DO CAPÍTULO 23

Isolou-se uma nova cepa de HSV que está severamente atenuada em relação à virulência. Essa cepa é chamada XC-50. Seu laboratório procurou caracterizar a base dessa restrição e determinar se o defeito primário está na *neurovirulência* ou na *neuroinvasão*. A seguir, estão os resultados de vários experimentos envolvendo esse vírus. Analise e interprete os dados conforme as instruções.

1 Inocularam-se diluições seriadas (10 vezes) do vírus XC-50 IC (intracranialmente) em camundongos para determinar a letalidade relativa por essa via de inoculação (em relação a uma cepa virulenta denominada 17+). Os inóculos variaram de 0,1 UFP a 10.000 UFP por camundongo. A Tabela a seguir apresenta **a quantidade de camundongos/camundongos sobreviventes inoculados** para cada dose de vírus 10 dias depois da inoculação.

	XC-50	17+
0,1 UFP	5/5	4/5
1 UFP	5/5	3/5
10 UFP	5/5	0/5
100 UFP	5/5	0/5
1.000 UFP	4/5	0/5
10.000 UFP	2/5	0/5

2 Qual é o **LD_{50} aproximado** de cada vírus?

3 De acordo com esses resultados, o que você pode dizer sobre a **neurovirulência** relativa do **XC-50**?

Bioinformática Viral

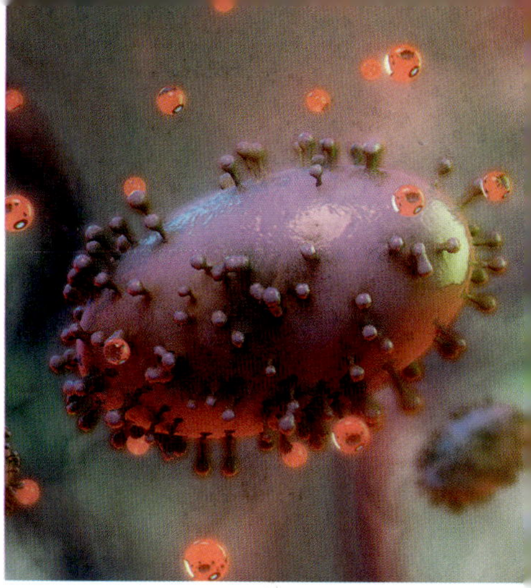

CAPÍTULO

24

BIOINFORMÁTICA

Nos últimos anos, houve grande aumento na quantidade de dados biológicos em decorrência dos avanços na **tecnologia de alto rendimento** (**HT**), como sequenciamento de DNA (ver Parte 3, Capítulo 11), microarranjos de oligonucleotídios (ver Parte 3, Capítulo 12) e proteômica. Para lidar com esse dilúvio de informações, surgiu a disciplina científica de bioinformática. A **bioinformática**, ou biologia computacional, é a aplicação da ciência da computação ao gerenciamento e à análise de dados biológicos. O objetivo da bioinformática é extrair a riqueza de informações biológicas de vários tipos de dados, obter novos conhecimentos e sugerir novos caminhos de exploração.

Bioinformática e virologia

As pesquisas em bioinformática estão mudando rapidamente todas as áreas da biologia, incluindo a virologia. O trabalho tradicional realizado em laboratório agora está sendo complementado pela análise *in silico*. *In silico* não é realmente uma frase latina, mas uma frase cunhada para se assemelhar a *in vivo* e *in vitro*; significa "realizado por simulação em computador" ou "em silício" (*chips* de computador). Por exemplo, pode-se projetar um experimento para pesquisar uma base de dados específica, como o genoma do camundongo, à procura de todas as ocorrências de determinada sequência de promotor de transcrição de interesse. Esse tipo de análise de computador é empregado para predizer padrões de expressão que podem ser observados usando métodos convencionais.

A virologia foi a primeira disciplina biológica a entrar na era pós-genômica, quando, em 1977, foi sequenciado o genoma do bacteriófago ΦX174. Agora, mais de 40 anos depois, existem mais de 8.000 genomas virais completamente sequenciados.

Esses dados de sequência estão sendo usados com técnicas de bioinformática para determinar as unidades genéticas funcionais que compõem um organismo. Além do sequenciamento de genomas, a resposta de cada gene (todos os transcritos dos genes, ou o **transcriptoma**) e todas as proteínas (o **proteoma**) de um organismo podem agora ser analisadas usando novas tecnologias de HT. A produção das tecnologias HT é enorme, com alguns experimentos gerando mais de um milhão de medições por amostra, o que representa uma tarefa impossível de se interpretar manualmente. A pesquisa em bioinformática fornece as ferramentas de *software* de computador necessárias para analisar esses dados e encontrar resultados significativos. Além da análise, os dados biológicos precisam ser armazenados de maneira consistente e recuperável; o *software* de computador chamado sistemas de gerenciamento de bases de dados (bancos de dados) fornece uma ferramenta ideal para esse fim.

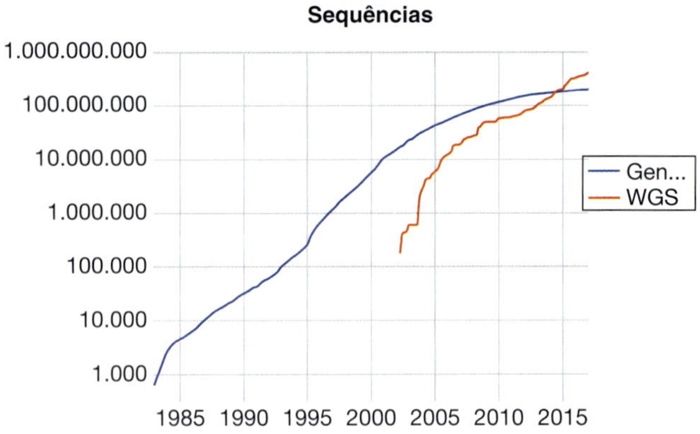

Figura 24.1 Crescimento das bases de dados genômicos. Os dados exibidos aqui foram retirados do National Center for Biotechnology Information (NCBI) na National Library of Medicine (NLM), National Institutes of Health (NIH). De 1982 a 1993, observa-se muito pouca expansão nas bases de dados. No entanto, com o advento das tecnologias de sequenciamento rápido, ocorreram aumentos drásticos nas sequências depositadas nas bases de dados. Observe que o eixo y é uma escala logarítmica. Na figura, os dados do Genbank resultam do sequenciamento de segmentos genômicos específicos. Os dados do WGS referem-se aos resultados do sequenciamento "*whole genoma shotgun*" depositados na base de dados. *Fonte:* dados cortesia do NCBI (http://www.ncbi.nlm.nih.gov/Genbank/genbankstats.html).

BASES DE DADOS BIOLÓGICOS

Uma base de dados biológicos é um corpo grande e organizado de dados persistentes, geralmente associados a *softwares* computadorizados projetados para atualizar, consultar e recuperar componentes de dados armazenados no sistema. Essas bases de dados armazenam uma ampla variedade de informações biológicas, desde repositórios de sequência primária (GenBank, http://www.ncbi.nlm.nih.gov) até bases de dados complexos que armazenam dados mapeados espacialmente, como expressão gênica *in situ* e linhagem celular (Edinburgh Mouse Atlas, http://genex.hgu.mrc.ac.uk). O crescimento das bases de dados biológicos nas últimas duas décadas foi impressionante, como mostra a Figura 24.1. Essas bases podem ser classificadas em três categorias: bases de dados primárias, secundárias e compostas.

Bases de dados primárias

As bases de dados primárias armazenam dados brutos, incluindo informações de sequência de nucleotídios e proteínas. Elas servem como repositórios públicos para pesquisadores depositarem informações de sequência e estrutura. As maiores bases de dados primárias são os repositórios de sequências de nucleotídios. O International Nucleotide Sequence Database Collaboration (INSDC) agora opera cobrindo os repositórios de sequências de nucleotídios do National Center for Biotechnology Information (NCBI), do European Molecular Biology Laboratory European Bioinformatics Institute (EMBL-EBI) e do DNA DataBank of Japan (DDBJ). No final de 2018, o GenBank (NCBI) continha cerca de $2{,}8 \times 10^{11}$ nucleotídios, representando cerca de 2×10^{8} genomas. As bases de dados europeias e japonesas contêm números semelhantes. A iniciativa INSDC trabalha para possibilitar requisitos de submissão consistentes para todos os depósitos nas três bases de dados que compõem a colaboração.

As segundas maiores bases de dados primárias são as bases de dados de sequências de proteínas. O UniProt, o repositório central para todas as informações de sequências de proteínas, contém cerca de 560 mil entradas de sequências de proteínas. No entanto, apenas cerca de 100 mil dessas sequências foram determinadas experimentalmente, com o restante tendo sido computacionalmente previsto por análise de sequências de nucleotídios no GenBank ou inferido por homologia com proteínas existentes. Em contrapartida, a base de dados de estrutura de proteínas (PDB) gerenciada pelo Research Collaboratory for Structural Bioinformatics (RCSB) contém apenas uma fração das bases de dados de sequências de nucleotídios e proteínas, com apenas cerca de 150 mil estruturas conhecidas. Essas bases de dados primárias fornecem uma valiosa fonte de informações para análise posterior.

Bases de dados secundárias

As bases de dados secundárias armazenam informações derivadas de bases de dados primárias. As bases de dados secundárias contêm informações como padrões de sequências conservadas ou motivos de ácidos nucleicos ou proteínas, variantes e mutações genômicas e relações evolutivas. Por exemplo, a base de dados viral VIDA contém uma coleção completa de famílias de proteínas homólogas derivadas dos dados brutos de sequência de genomas virais completos e parciais. O Viral Pathogen Resource (ViPR) contém dados pesquisáveis de 18 famílias virais, com cerca de 5.800 espécies. Existem muitas outras bases de dados secundárias, como a Structural Classification of Proteins (SCOP), que fornecem uma descrição detalhada e abrangente das relações estruturais e evolutivas entre todas as proteínas cuja estrutura é conhecida.

Bases de dados compostas

Com as inúmeras bases de dados primárias e secundárias disponíveis, é necessário reunir essas informações em um recurso central. As bases de dados compostas combinam informações de diferentes recursos primários e secundários e as disponibilizam de maneira integrada e mais conveniente. A Entrez Gene é uma base de dados composta hospedada no NCBI (https://www.ncbi.nlm.nih.gov) que compila informações sobre um gene, como mapa genômico, sequência, expressão, estrutura de proteína, função e dados de homologia, em um único registro de base de dados. Combinar recursos dessa maneira elimina a necessidade de pesquisar vários recursos e pode dar ao biólogo uma visão rápida do conhecimento total combinado de uma proteína ou gene. Em virologia, existem vários desses recursos compostos, como a base de dados de resistência a fármacos contra o HIV (http://hivdb.stanford.edu), que compila informações de sequências de TR e protease publicadas e sequências de isolados de HIV de participantes de ensaios clínicos.

Outras bases de dados

Existem muitos outros tipos de bases de dados especializadas, como a PubMed (https://pubmed.ncbi.nlm.nih.gov), que contém cerca de 30 milhões de referências bibliográficas na área das ciências da vida. Se você estiver interessado em descobrir bases de dados novas e existentes, a revista *Nucleic Acid Research* publica uma edição de base de dados disponível gratuitamente em janeiro de cada ano. A versão mais atual desta edição pode ser encontrada em https://academic.oup.com/nar/issue/48/D1.

APLICAÇÕES BIOLÓGICAS

O grande volume de dados armazenados nas bases de dados biológicos é difícil de interpretar manualmente; são necessárias ferramentas de bioinformática para extrair delas informações e conhecimentos significativos. Os cinco tipos mais comuns de aplicações de bioinformática são ferramentas de busca de similaridade, análise de função de proteínas, modelagem estrutural, análise estrutural e análise de sequência.

Ferramentas de busca de similaridade

As ferramentas de busca de similaridade possibilitam que o biólogo encontre sequências intimamente relacionadas com sua sequência de interesse. Encontrar uma sequência intimamente relacionada pode fornecer informações sobre sua função molecular ou propriedades biológicas. É possível tomar notas de um genoma viral inteiro por esse método. Por exemplo, a anotação funcional para muitos genes do genoma do citomegalovírus murino foi derivada da comparação de sequência com o herpes-vírus humano 1 e o genoma humano.

A busca por similaridade usa vários algoritmos que empregam uma comparação linear entre uma sequência de interesse e as sequências encontradas nas bases de dados. Uma das ferramentas mais poderosas desse tipo está localizada no NCBI e está disponível para qualquer usuário em seu *site*. A ferramenta é denominada BLAST (*Basic Local Alignment Search Tool*) e pode ser encontrada em https://blast.ncbi.nlm.nih.gov. Para uma pesquisa no BLAST, é necessário apenas que se tenha uma sequência de nucleotídios ou aminoácidos de interesse.

O algoritmo de pesquisa BLAST compara a sequência de entrada com uma base de dados selecionada, tentando alinhamentos estruturais. Isso é realizado por protocolos locais, em vez de globais. Isso significa que se pesquisam semelhanças estruturais locais, especialmente no caso de proteínas que podem ter regiões modulares de sequência. Os resultados da pesquisa são apresentados em uma tabela, ordenados por medidas estatísticas. Essas estatísticas se referem à probabilidade de que o alinhamento possa ter acontecido por acaso. Existem dois parâmetros relatados: a pontuação de bits e o valor E. Quanto maior a pontuação de bits e menor o valor E, maior é a probabilidade de que o resultado da busca seja uma correspondência autêntica.

A Figura 24.2 mostra um exemplo típico de uma busca no BLAST. Uma sequência teste "desconhecida" de 50 bases foi utilizada para a busca. Ela foi inserida na página inicial do BLAST (Figura 24.2A), e o filtro de seleção foi definido como "Vírus". A pesquisa levou cerca de 10 segundos, e a página de resultados é mostrada na Figura 24.2B. A sequência "desconhecida" foi na verdade retirada do gene p41 do herpes-vírus humano 6. Pode-se notar que as principais correspondências do resultado são todas desse vírus. Observe, no entanto, as correspondências com outros herpes-vírus mais distantes. Se essa fosse realmente uma sequência desconhecida, seriam usados métodos estatísticos para decidir a legitimidade de uma suposta correspondência.

Análise funcional de proteínas

As ferramentas de análise funcional de proteínas possibilitam que o biólogo determine a função de proteínas. As sequências de proteínas são comparadas com bases de dados secundárias ou derivadas que contêm assinaturas estruturais, motivos e domínios de proteínas. Ao encontrar uma

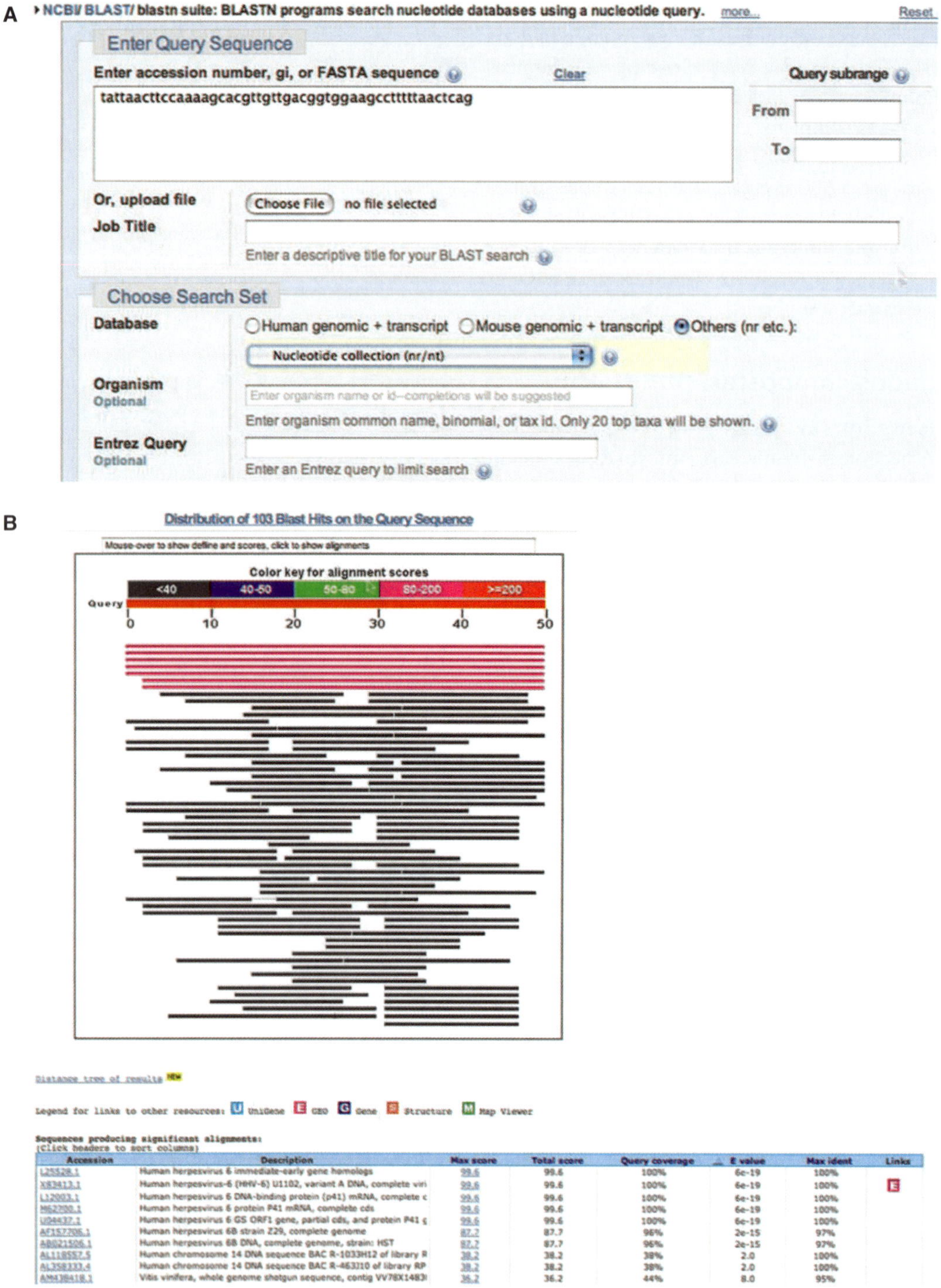

Figura 24.2 Resultados de uma pesquisa no BLAST de uma sequência de nucleotídios. **A.** Página inicial de entrada do BLAST, com sequência "desconhecida" de 50 nucleotídios inseridos. Observe que o filtro da base de dados foi definido como "Vírus". **B.** O resultado da busca é mostrado em formato gráfico na parte superior, com os 10 primeiros resultados da pesquisa na base de dados. O algoritmo de pesquisa calcula uma pontuação para cada acerto, com um parâmetro de significância (valor E). Quanto menor o valor E, mais significativa é a correspondência. Neste exemplo, a sequência "desconhecida" é composta, na verdade, por 50 bases do gene p41 do herpes-vírus humano 6.

correspondência, a informação funcional pode ser inferida a partir de uma família de proteínas. Essa técnica foi utilizada pelo VIDA, mantido na University College London, para classificar 14.484 proteínas virais em 1.156 famílias de proteínas homólogas. O sistema extraiu dados do GenBank no National Institutes of Health (NIH) e usou alinhamentos de sequências de proteínas para procurar homologias. Essas correspondências, com anotações sobre a função da proteína, foram então incluídas na exibição de homologias. Infelizmente, no momento da redação deste livro, o sistema não estava mais disponível. No entanto, uma coleção de ferramentas *online* que possibilitam esse tipo de comparação pode ser encontrada no *site* do ViPR (https://www.viprbrc.org/brc/externalTools.spg?decorator=vipr).

Análise de sequência

As ferramentas de análise de sequência abrangem ampla variedade de funções, incluindo a capacidade de determinar a função biológica e/ou a estrutura de genes e as proteínas que eles codificam. Usando informações coletadas de experiências biológicas prévias, é possível definir regras que podem ser usadas para determinar características de uma sequência, como locais de iniciação da transcrição, ilhas CpG e regiões de hidropatia. Programas como o Clustal Omega (http://www.clustal.org/omega) possibilitam alinhar várias sequências. O resultado é um alinhamento de sequências para que o usuário possa identificar regiões semelhantes e diferentes de sequências de proteínas ou ácidos nucleicos. Pode-se usar essa técnica para examinar possíveis relações evolutivas entre espécies e linhagens de organismos. Os resultados dados pelo programa incluem exibições de relações como filogramas ou cladogramas.

Modelagem estrutural

A quantidade de proteínas cujas estruturas são conhecidas (cerca de 118 mil) é apenas uma pequena porcentagem da quantidade de proteínas cujas sequências são conhecidas (cerca de 2 milhões). No entanto, na ausência de uma estrutura proteica que tenha sido determinada experimentalmente por cristalografia de raios X ou espectroscopia de ressonância magnética nuclear (RMN), os pesquisadores podem tentar predizer a estrutura tridimensional usando modelagem estrutural. Esse método usa estruturas de proteínas determinadas experimentalmente para predizer a estrutura de outra proteína que tenha uma sequência de aminoácidos semelhante. Para proteínas com homologia de sequência superior a 45% de identidade, esse método produz bons resultados. A modelagem de proteínas tem sido usada para determinar a estrutura 3D da protease NS3 do vírus da dengue de acordo com a protease NS3 do vírus da hepatite C (HCV). Essa estrutura prevista foi posteriormente confirmada experimentalmente, mostrando o poder dessa abordagem.

Análise estrutural

As ferramentas de análise estrutural estão entre as ferramentas mais poderosas em bioinformática. Elas possibilitam que o biólogo compare determinada estrutura com estruturas conhecidas nas bases de dados. A comparação da estrutura da proteína é mais sensível do que a comparação da sequência, pois a função de uma proteína é uma consequência mais direta de sua estrutura do que de sua sequência. Em casos favoráveis, a comparação de estruturas 3D pode revelar semelhanças biologicamente interessantes que não são detectáveis pela comparação de sequências. Várias dessas ferramentas estão disponíveis *online*. Uma boa fonte é o *site* do European Bioinformatics Institute (www.ebi.ac.uk/Tools/estrutural.html).

Existem muitos outros tipos de aplicações de bioinformática que podem ser utilizados para anotar genes e proteínas, bem como encontrar elementos reguladores ou vias de sinalização.

BIOLOGIA DE SISTEMAS E VÍRUS

Uma consequência da enorme quantidade de dados produzidos pelas tecnologias HT tem sido uma revolução na abordagem filosófica da biologia molecular. Tantos dados de sequência foram derivados para organismos que a própria definição do gene foi questionada. A solução para esse dilema não era imediatamente aparente. Por um lado, a biologia molecular estava comprometida com a ideia de que a sequência do genoma conteria intrinsecamente todas as informações necessárias para definir determinado organismo. Por outro lado, tornou-se cada vez mais óbvio que o mero conhecimento da sequência é insuficiente para definir as propriedades biológicas do organismo. Assim, a previsão de sequências expressas (transcriptoma), fases de leitura abertas (ORFeome) e proteínas reais (proteoma) tornou-se um modo pelo qual esses acúmulos maciços de dados poderiam ser visualizados. No entanto, restava entender esses dados em termos do organismo como um todo.

Uma abordagem que está sendo cada vez mais usada envolve os métodos de biologia sistêmica. Isso utiliza uma abordagem conceitual diferente para entender os dados. A biologia de sistemas tira sua chave da ideia de que os sistemas vivos envolvem interações que podem ser descritas em termos de redes. Essas redes apresentam características muito específicas que as tornam únicas e que levam a propriedades do sistema que são mais do que a soma das partes que o compõem. Essas redes são chamadas de redes sem escala ou de mundo pequeno. Suas propriedades são bem conhecidas nas áreas da física e das ciências sociais, mas estão começando a ser compreendidas nos sistemas biológicos.

As redes sem escala enfatizam a importância das conexões entre os nós, em vez dos nós em si. Nessas redes, alguns desses nós estão conectados a múltiplos outros nós.

A Figura 24.3 descreve as propriedades de uma rede sem escala em comparação com uma rede aleatória. Redes aleatórias têm nós que estão conectados a apenas 27% de todos os nós (Figura 24.3A). No entanto, nas redes sem escala, os nós altamente conectados estão conectados a 60% de todos os nós. Essa alta conectividade dá à rede seus recursos exclusivos, incluindo o fato de que as alterações nesses nós específicos têm efeitos de amplo alcance em toda a rede. Um bom exemplo dessa rede é a *World Wide Web*.

Certos *sites*, como Google e Amazon, são tão altamente conectados que as mudanças no acesso a eles se espalham por toda a *web*, afetando o comportamento de *sites* distantes. Um exemplo recente disso ocorreu em 2 de março de 2017, quando um erro tipográfico de um programador em um comando deixou uma parte do servidor Amazon Cloud *offline*, resultando na interrupção de uma parte significativa da *web*.

Outra consequência dessa conectividade é que a quantidade de passos necessários para ir de um lugar na rede (a *web*) para qualquer outro lugar é muito menor do que se imagina. O conceito de "graus de separação" é inerente ao entendimento das redes sem escala. Isso remonta ao trabalho original do cientista social Stanley Milgram, que descobriu que existem apenas cerca de seis graus ou etapas de separação entre duas pessoas na Terra. Essa é a origem da chamada característica de "pequeno mundo" dessas redes.

Uma importante aplicação dessa análise é o estudo das interações proteína-proteína nas células. Novamente, usam-se tecnologias HT. Nesse caso, o sistema de dois híbridos de levedura é a principal ferramenta de coleta de dados. Esse é um método muito sensível para avaliar as interações entre duas proteínas utilizando a ativação da transcrição de um gene repórter. A Figura 24.4 mostra esquematicamente o sistema.

Fazem-se ensaios de interação de proteínas em pares usando todas as fases de leitura aberta conhecidas ou previstas (o ORFeome) em um conjunto genômico. Claro, isso produz grandes quantidades de dados que só podem ser efetivamente analisados usando abordagens computacionais.

Os mapas de interação de proteínas (PIM; do inglês *protein interaction maps*) são produzidos como resultado desses tipos de análises. Esses mapas foram derivados para vários organismos cujo ORFeoma completo é conhecido. Até o momento, todos esses mapas têm uma topologia sem escala. Ou seja, existem algumas proteínas que são altamente

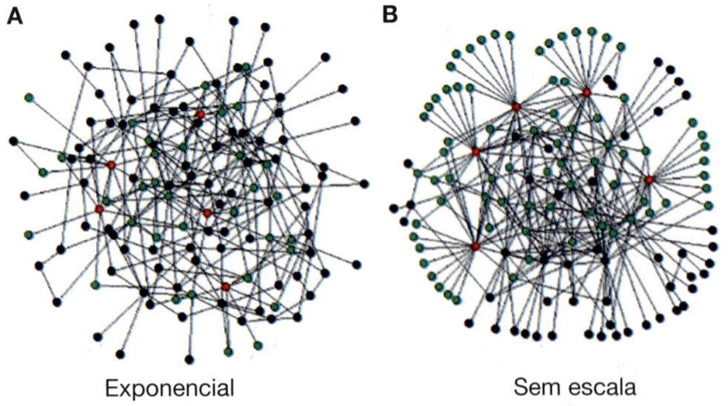

Figura 24.3 Redes aleatórias *versus* sem escala. **A.** Rede aleatória, na qual os cinco nós que apresentam mais *links* estão conectados a 27% dos nós. **B.** Rede sem escala, na qual os cinco nós que apresentam mais *links* estão conectados a 60% dos nós. *Fonte*: De Albert, R., Jeong, H., & Barabási, A.L., "Error and attack tolerance of complex networks," *Nature* 406, 378–382 (2000). Reproduzida, com permissão, da Springer Nature.

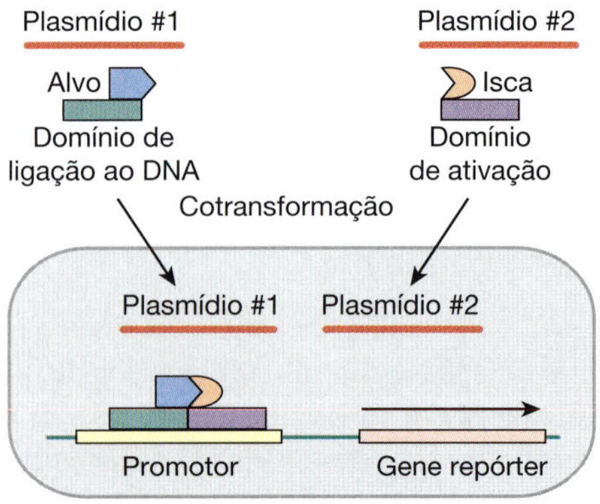

Figura 24.4 Sistema de detecção de dois híbridos de levedura. Produzem-se vetores de transformação contendo sequências híbridas nas quais o domínio de ligação ao DNA e o domínio de ativação de um ativador de gene estão presentes em plasmídios separados (plasmídio #1 e plasmídio #2). Em cada caso, a sequência de uma proteína de teste é inserida de modo que seja expressa em fase com o domínio ativador da transcrição. Usam-se os dois plasmídios para cotransformar uma célula que também contém um gene repórter depois (*downstream*) de um promotor que é sensível ao controle do regulador da transcrição. Quando as duas proteínas de teste são capazes de se ligar suficientemente bem para que os dois domínios do ativador de transcrição possam se ligar e aumentar a transcrição do gene repórter, pontua-se então uma interação positiva. Esses ensaios podem ser feitos usando microarranjos, conforme descrito no Capítulo 12.

conectadas. Esses *hubs* são nós críticos no mapa, uma vez que as alterações nessas proteínas têm amplos efeitos na rede. Por outro lado, essas redes são resistentes aos efeitos de mudanças aleatórias. A inativação mutacional de nós aleatórios tem pouco efeito sobre a funcionalidade da rede. A Figura 24.5 mostra um exemplo de um PIM.

Agora que os genomas virais e os genomas de seus hospedeiros estão sendo sequenciados rapidamente, o uso da tecnologia HT com o sistema de dois híbridos de levedura pode revelar as interações entre as proteínas virais e as de suas células hospedeiras. Embora esse trabalho esteja apenas começando, obtiveram-se alguns resultados preliminares interessantes. Os PIMs para vírus podem ser derivados de duas maneiras: como mapas vírus-vírus ou como mapas vírus-hospedeiro.

Há, neste momento, uma série de bases de dados com acessíveis ferramentas *online* para examinar as interações vírus-proteína do hospedeiro de múltiplos vírus. Um deles (VirHostNet 2.0, http://virhostnet.prabi.fr/index.html#) apresenta um painel de navegação robusto que possibilita a seleção de vírus por família, e os resultados incluem a exibição de interações entre proteínas virais específicas e uma variedade de proteínas hospedeiras. Outra base de dados (Virhostome Database, http://interactome.dfci.harvard.edu/V_hostome) examina as interações entre proteínas humanas e um conjunto de vírus tumorais de DNA. Finalmente, o VirusMentha (https://virusmentha.uniroma2.it) é um navegador poderoso e interativo que possibilita exibir rapidamente interações de proteínas virais específicas com uma grande variedade de proteínas hospedeiras.

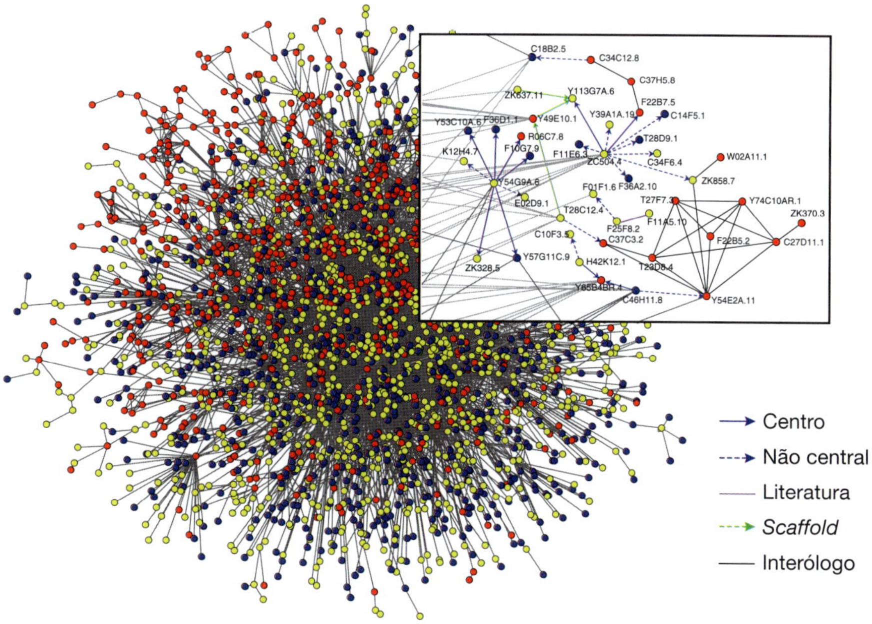

Figura 24.5 Mapa de interação de proteínas (PIM) para o verme redondo *Caenorhabditis elegans*. *Fonte*: Li, S., Armstrong, C.M., Bertin, N., et al., "A map of the interactome network of the metazoan *C. elegans*". Science, 303 (2004), 540–543. Reproduzida, com autorização, da American Association for the Advancement of Science.

RECURSOS SOBRE VÍRUS NA INTERNET

Existem muitos *sites* úteis que contam com bancos de dados, ferramentas de análise e *links* para recursos em bioinformática viral:

Nome	Descrição	Endereço
The Universal Virus Database (ICTVdB)	A base de dados do Comitê Internacional de Taxonomia de Vírus é uma ferramenta de pesquisa taxonômica universalmente disponível para entender as relações entre todos os vírus. Os objetivos fundamentais do ICTVdB são fornecer aos pesquisadores uma identificação precisa dos vírus e vincular a taxonomia acordada a bancos de dados de sequência.	http://www.ncbi.nlm.nih.gov/ICTVdb
All the Virology on the WWW	O All the Virology on the WWW é um *site* que reúne *sites* relacionados com a virologia na internet. Além disso, fornece um índice de imagens de vírus na *web*, o "The Big Picture Book of Viruses", que também funciona como recurso para taxonomia viral. Uma coleção de notas de virologia *online* também pode ser encontrada aqui.	http://www.virology.net
Viral Bioinformatics Resource Center	Esse recurso fornece acesso a genomas virais e a uma variedade de ferramentas para análises genômicas comparativas. No coração do sistema estão os VOCs (do inglês *virus orthologous clusters*), uma base de dados com ferramentas integradas que possibilita aos usuários recuperar e analisar genes, famílias de genes e genomas de 12 famílias de vírus diferentes. A base de dados é a fonte de informações para outros programas de *workbench* para alinhamentos de genoma completo, exibição de genoma e análise de sequência de genes ou proteínas. Muitas dessas ferramentas também podem ser usadas com dados de sequência fornecidos pelo usuário. As ferramentas do *workbench* são baseadas em Java e são fáceis de usar, possibilitando que todos os usuários, independentemente do nível de habilidade em informática, acessem e analisem os dados.	http://virology.uvic.ca http://athena.bioc.uvic.ca

(*continua*)

Nome	Descrição	Endereço
ViPR	O Virus Pathogen Resource é um compêndio de ferramentas que possibilitam a análise de uma ampla variedade de genomas virais. Apoiada por uma equipe de consultores científicos, essa ferramenta de base de dados é extremamente útil.	https://www.viprbrc.org/brc/home.spg?decorator=vipr
Virology Blog	Embora não seja uma base de dados, este ainda é um *site* muito informativo. O *blog* é administrado pelo Dr. Vincent Racaniello, que é professor de microbiologia e imunologia no College of Physicians and Surgeons da Columbia University. Aos interessados em virologia, vale a pena seguir.	http://www.virology.ws
Viral Zone	Mantido pelo Swiss Institute of Bioinformatics, trata-se de um recurso da *web* para todos os gêneros e famílias virais, fornecendo informações moleculares e epidemiológicas gerais, com figuras de vírus e genoma. Cada página de vírus ou família oferece acesso fácil às entradas de proteínas virais UniProtKB/Swiss-Prot.	https://viralzone.expasy.org

QUESTÕES DO CAPÍTULO 24

1 Usando sistemas de dois híbridos de levedura e análise de microarranjos, demonstrou-se que a proteína não estrutural 5A do HCV interage com a proteína quinase induzida pelo interferona (PKR). Se essa interação representa um evento real durante o ciclo de vida viral, o que você poderia propor como possível efeito do HCV no sistema de defesa do hospedeiro?

2 A tabela a seguir apresenta quatro sequências "desconhecidas" como DNA de fita simples. Sua tarefa é identificar a identidade ou a origem mais provável de cada sequência. Use a ferramenta de busca *online* BLAST para realizar essa identificação.

"Sequência desconhecida"	Identidade mais provável
tgtcagatacggatcgtttttaacgaaaaccattaataatcatattcca	
tatctgatttgccaggtttgttaaactatcttgtagtttttgactggcaaa	
catattaatcacactagttggtattataatgataaggttatagcgctagc	
tcgtgcggtcttggtaaatgttaccaatttgcacttgggcagggaaccac	

As ferramentas de pesquisa do BLAST podem ser usadas começando em https://blast.ncbi.nlm.nih.gov. As instruções para usar as ferramentas também podem ser encontradas nesse endereço da web.

3 Suponha que você deseja examinar a rede de interação do vírus *influenza* A, cepa H1N5, com células hospedeiras de aves. Como você faria isso? Quais passos você teria que tomar para exibir todas as possíveis interações das proteínas H1N5 com as proteínas da célula durante uma infecção produtiva?

Vírus e o Futuro: Problemas e Promessas

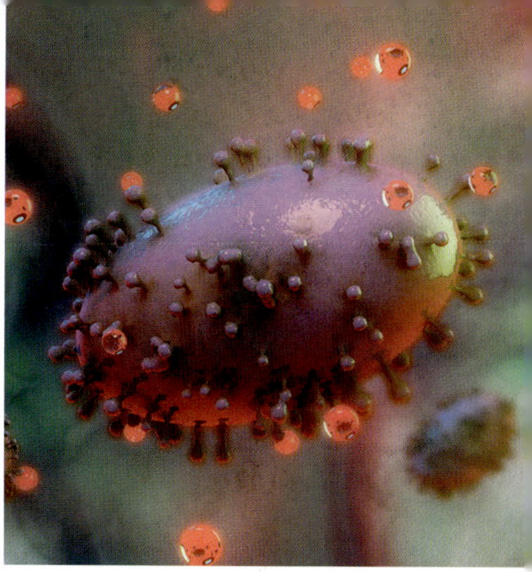

CAPÍTULO

25

O estudo dos vírus neste século forneceu muitos *insights* que foram explorados com sucesso no desenvolvimento da biologia e da medicina modernas. A virologia é agora uma disciplina "madura" e, embora ainda haja muitos detalhes a serem elucidados, não há dúvida de que os processos básicos de replicação, infecção e patologia viral são compreendidos. O ritmo cada vez mais acelerado da tecnologia servirá apenas para facilitar o estudo de novas variantes virais e fornecer novas informações sobre problemas antigos.

Embora a tecnologia tenha proporcionado muitos benefícios para nossos estudos e nossas vidas, especialmente para aqueles que vivem em países "tecnologicamente desenvolvidos" (europeus, americanos, asiáticos orientais), que detêm o domínio econômico neste momento do século XXI, deve-se ser sofisticado o suficiente para saber que a exploração da compreensão da natureza é uma bênção mista. A tecnologia trouxe muitos problemas. Esses problemas são diferentes em escopo e impacto daqueles enfrentados pelo mundo no início do século XX; contudo, são grandes, especialmente para aqueles em porções do globo menos favorecidas economicamente. Os vírus são parte do problema e podem fornecer parte da solução.

NUVENS NO HORIZONTE: DOENÇA EMERGENTE

A devastação da "nova" doença AIDS, causada por um vírus emergente, o HIV, produziu muita preocupação, controvérsia e debate público. Não é o primeiro vírus a causar preocupação e não será o último. Apesar de seu sucesso em atrair a atenção da mídia, o HIV não está nem perto de estar no topo entre as doenças infecciosas em termos de ameaça ao bem-estar humano. O desafio viral mais assombroso para a sociedade no século XX foi causado pela *influenza*.

A chamada pandemia mundial de *influenza* espanhola no último ano da Primeira Guerra Mundial matou 20 milhões de pessoas em todo o mundo e mais de 600 mil somente nos EUA. Muitas de suas vítimas eram jovens no auge da vida – aqueles que se esperava que fossem os menos afetados por essa doença. O grande aumento da mortalidade por doenças infecciosas causado por esse vírus é evidente na exibição estatística das taxas de mortalidade por doenças infecciosas mostradas na Figura 25.1.

A letalidade da *influenza* espanhola (a origem geográfica real desse vírus não é conhecida) deveu-se, em parte, ao fato de esse vírus causar hemorragia e dano celular extenso no tecido pulmonar, muito parecido com as infecções mais recentes por hantavírus observadas no inverno de 1994 no Sudoeste da América. As vítimas essencialmente se afogaram em seus próprios líquidos corporais. Por que o vírus da *influenza* espanhola causou tantos danos aos pulmões, enquanto as cepas anteriores e subsequentes da gripe *influenza* não o fizeram? Essa questão é importante, e sugeriu-se que talvez o vírus seja de uma cepa aviária que causou uma infecção direta em seres humanos, em vez de passar primeiro por porcos, como é a via usual de emergência de novas cepas de *influenza*. Conforme discutido no Capítulo 16, essa transmissão foi recentemente relatada para uma cepa de *influenza* aviária A em Hong Kong. Outra possibilidade é que codifique um gene incomum ou uma combinação de genes responsáveis por sua virulência devastadora e padrões únicos (para o *influenza*) de patogênese.

Na tentativa de responder a essas perguntas, pesquisadores do exército dos EUA isolaram RNA de tecido pulmonar preservado de vítimas da doença e usaram a transcriptase reversa para fazer cópias de DNA complementar (DNAc). Essas cópias foram submetidas à reação em cadeia da polimerase (PCR) usando vários conjuntos de *primers*, conhecidos por serem específicos para várias cepas de RNA mensageiros (RNAm) da gripe presentes agora; e, talvez surpreendentemente, o método funcionou. (Os métodos básicos para realizar a transcrição reversa [TR]-PCR foram descritos no Capítulo 11, Parte 3.) Os pesquisadores então sequenciaram todo o conjunto de oito RNAs que compõem o genoma do vírus *influenza*. Por fim, eles foram efetivamente capazes de recriar a cepa de 1918 e estudar suas propriedades de virulência em camundongos, uma conquista impressionante e um tanto controversa. A controvérsia, é claro, envolve o perigo potencial que a existência do vírus pode representar, especialmente na era atual de preocupação com um potencial bioterrorismo.

Os resultados desse estudo revelaram que o vírus *influenza* de 1918 era, na verdade, um vírus aviário que não circulava previamente na população humana. Como resultado, toda a população era essencialmente imunologicamente virgem a essa cepa. Esses estudos ainda não determinaram exatamente como esse vírus veio a infectar seres humanos e ser transmitido de uma pessoa para outra.

Usando o vírus reconstruído, os cientistas conseguiram determinar características do vírus que podem estar relacionadas com sua alta patogenicidade. Observaram-se três diferenças entre o H1N1 de 1918 reconstruído e seus parentes menos virulentos:

1 O vírus era capaz de entrar nas células sem depender de uma protease celular. A proteína neuraminidase (NA) do vírus parece ser responsável por isso.
2 A polimerase do vírus de 1918 possibilita que ele se replique eficientemente em células brônquicas humanas em cultura.

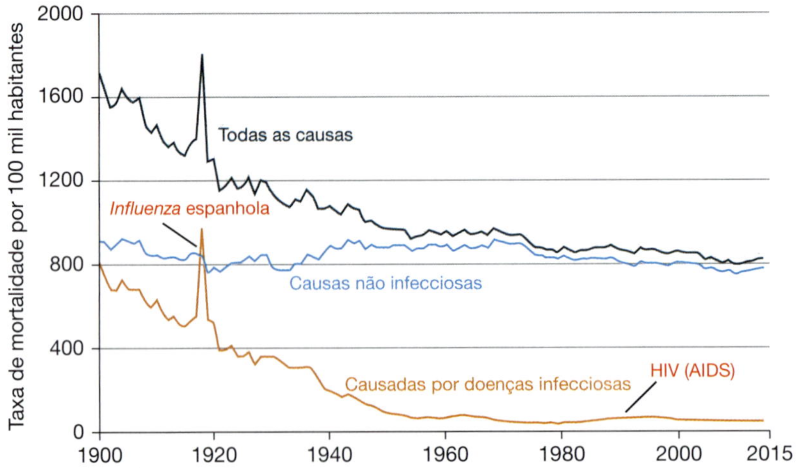

Figura 25.1 Mortalidade por doenças infecciosas nos EUA entre 1900 e 2015. Os dados mostram um declínio contínuo associado a melhorias nas medidas de saúde pública e métodos antissépticos em hospitais até o final da Segunda Guerra Mundial. A taxa já baixa foi reduzida ainda mais pelo uso de antibióticos. Os dois aumentos observados são decorrentes da pandemia mundial de *influenza* espanhola de 1918 e ao início da AIDS induzida pelo HIV no início dos anos 1980. A taxa pode continuar aumentando à medida que cepas bacterianas resistentes a antibióticos se estabelecem na população. *Fonte*: os dados são dos Centers for Disease Control and Prevention dos EUA.

3 A hemaglutinina (HA) da cepa de 1918 está associada a dano pulmonar extenso e alto nível de virulência em camundongos.

Não se sabe se essa cepa da gripe de 1918 está realmente "extinta" ou se está à espreita em algum reservatório de *influenza* que poderia ser aproveitado para produzir um novo surto letal. Se for necessária preocupação adicional a essa possibilidade, a transmissão direta de duas cepas de *influenza* aviária de galinhas para seres humanos observada nos vírus H5N1 e H7N9 encontrados na China e no Sudeste Asiático deve fornecer mais um impulso, uma vez que esses vírus têm como alvo indivíduos jovens e apresentam taxa de mortalidade relativamente alta em comparação com outras cepas atuais. Até agora, esses surtos não foram associados ao aparecimento de uma variante da *influenza* aviária capaz de se disseminar diretamente entre as pessoas, mas a maioria dos epidemiologistas considera a ocorrência como um presságio de risco futuro. Claramente, embora se considere a gripe uma doença leve e inconveniente, ela pode se mostrar uma ameaça formidável.

As pessoas tendem a responder ao problema mais aparente e próximo e, portanto, as doenças emergentes só ocupam o centro do palco quando uma crise se aproxima. Espera-se que a comunidade médica e científica seja um pouco mais criteriosa na avaliação dos riscos potenciais. O impacto da infecção pelo HIV e da AIDS tem sido profundo e extremamente inquietante. Se há algo de salutar no aparecimento desse vírus em longo prazo está no fato de que ele tenha reforçado o seguro conhecimento de que as doenças infecciosas não são domináveis; são apenas controláveis, e esse controle é caro. Ironicamente, muitas vezes parece que assim que a ciência aprende a lidar com um vírus mortal, novos vírus surgem para preencher o vazio.

A biologia molecular moderna sugeriu abordagens diretas para o tratamento de indivíduos infectados pelo HIV; algumas são descritas no Capítulo 8, Parte 2. Elas podem reverter alguns ou todos os estragos da AIDS. Por exemplo, um periódico de São Francisco dedicado ao rastreamento da AIDS na grande e rica comunidade gay daquela cidade relatou, no final dos anos 1990, 1 semana sem nenhuma morte por AIDS pela primeira vez desde meados dos anos 1980. Ainda assim, como fica evidente na Figura 22.1, o HIV é responsável pelo primeiro aumento geral das taxas de mortalidade por doenças infecciosas desde a grande pandemia de gripe de 1918; as estratégias terapêuticas atuais terão pouco efeito sobre o impacto do HIV em todo o mundo em um futuro próximo. Mesmo quando controlados, o HIV e a AIDS serão doenças endêmicas, e apenas o modo de transmissão relativamente ineficiente entre os indivíduos rema contra um impacto maior.

Por mais ameaçadora que a AIDS seja – uma doença progressiva com consequências nefastas –, pode muito bem não ser a maior ameaça viral ao nosso bem-estar na próxima década. A honra desse lugar pode ir para um vírus de RNA de fita de sentido positivo da família Flaviviridae – o vírus da hepatite C (HCV). A ocorrência generalizada desse vírus na população em geral só se tornou conhecida no início do século XXI, depois do desenvolvimento de testes de rastreamento eficazes para detectar sua presença no sangue de indivíduos e no sangue armazenado para transfusão. Sabe-se agora que as infecções por HCV são responsáveis por 40 a 50% de todas as doenças hepáticas crônicas.

Atualmente, a triagem à procura de HCV reduziu a transmissão do vírus por meio de hemoderivados a um nível insignificante, mas a triagem também revela que há uma alta incidência do vírus em indivíduos saudáveis, muitos dos quais nunca receberam transfusão. Da mesma maneira, embora o vírus possa se disseminar pelo uso compartilhado de agulhas entre usuários de drogas injetáveis e, possivelmente, por vias venéreas, muitos indivíduos HCV-positivos não têm histórico de uso de drogas ilícitas ou encontros sexuais casuais de alta frequência. Claramente, outras vias de transmissão são eficazes.

Não se sabe quão importantes ou extensos serão os problemas futuros das infecções por HCV. Sabe-se que a maioria dos indivíduos HCV-positivos são saudáveis e não apresentam sinais de disfunção hepática. Além disso, a infecção aguda pelo vírus é frequentemente eliminada sem sequelas. Infelizmente, há uma proporção pequena, mas significativa, de indivíduos cronicamente infectados que desenvolvem cirrose e outros danos hepáticos críticos. Além disso, existe uma forte correlação estatística entre essas complicações e o desenvolvimento de hepatocarcinoma em alguns dos indivíduos acometidos. O temor é que, se o modo desconhecido de disseminação do vírus for eficiente e de difícil controle, o reservatório de portadores crônicos do HCV já seja grande o suficiente para proporcionar risco significativo à saúde de toda a população.

Atualmente, há um total de 12 fármacos antivirais aprovados pela Food and Drug Administration (FDA) dos EUA para o tratamento de infecções por HCV. Esses medicamentos variam de interferonas de ação prolongada (interferona peguilada) a versões de ribavirina e medicamentos que atuam em combinação com um ou ambos esses agentes. O tratamento aprovado mais recentemente usa uma combinação de dois fármacos, chamada Epclusa, cada um dos quais inibe uma parte da maquinaria de replicação viral.

Um estudo mais aprofundado e o desenvolvimento de vacinas eficazes podem evitar quaisquer perigos ameaçados pelas infecções por HCV, mas o problema geral ilustrado por esse vírus é claro. O uso de transfusão, a ocorrência de reservatórios de patógenos desconhecidos em populações humanas e a crescente interação entre populações e indivíduos dentro dessas populações representarão consistentemente ameaças à saúde pública na forma de infecções virais emergentes. Não se pode avaliar o risco produzido por um novo vírus e sua transmissão até que esse vírus seja identificado e rastreado; a identificação e a triagem serão direcionadas apenas à ameaça conhecida. Muitas vezes, é impossível conhecer os perigos de um novo vírus até que ele já esteja estabelecido na população.

Fontes e causas de doenças virais emergentes

Os Centers for Disease Control and Prevention listam muitos fatores que contribuem para o surgimento de uma nova doença viral. Eles chamam esses fatores de "facilitadores". De particular importância é a potencial evolução de novas cepas infecciosas de vírus em decorrência da coinfecção do mesmo indivíduo. Essa é a condição *sine qua non* das epidemias de *influenza*, mas observou-se recombinação genética e rearranjo em muitas infecções mistas com vírus em laboratório; assim, uma rara recombinação não homóloga pode ocorrer a qualquer momento. Aliás, essa deve ser a fonte de tantos genes originados no hospedeiro que são mantidos em vários vírus e claramente fornecem uma grande vantagem de sobrevivência ao vírus.

Outros fatores facilitadores incluem o colapso das medidas de saúde pública em decorrência de perturbações sociais e econômicas, como guerras e depressões. Essas perturbações ocorrem esporadicamente em todo o mundo e não há evidências de que a taxa de ocorrência esteja em declínio.

A concentração de pessoas com estilos de vida compartilhados também pode ser um importante fator facilitador. Certamente, a infecção pelo HIV e a AIDS não estão mais restritas ao subconjunto da comunidade homossexual habituada ao sexo casual com uma grande quantidade de parceiros do que aos usuários de drogas injetáveis, mas a concentração dessas populações em pequenas áreas urbanas tem desempenhado papel relevante no estabelecimento do vírus em populações americanas e europeias. Além disso, o vírus se estabeleceu em mulheres "que vendem sexo", especialmente no Sudeste Asiático e em áreas urbanas da África Central.

A economia global também tem servido como importante fator facilitador para o estabelecimento de doenças virais. Por exemplo, o mosquito-tigre-asiático migrou para a Califórnia e outras partes dos EUA na água estagnada dentro de pneus de borracha desgastados que foram enviados para esses locais para reciclagem. As doenças virais disseminadas por esse vetor já estão aumentando e continuarão fazendo-o. Outro exemplo de vírus que estabeleceu novo alcance geográfico em decorrência da comunicação moderna é o vírus do Nilo Ocidental, um agente de encefalite arboviral. Conforme mencionado neste livro, esse vírus, previamente encontrado na África e no Oriente Médio, agora está bem estabelecido nos EUA. Os detalhes exatos de sua chegada não são claros no momento, mas a epidemiologia de sua disseminação sugere um ponto de origem no nordeste dos EUA.

A aplicação de métodos agrícolas intensivos e invasivos levou a uma grave perturbação do hábitat na África, na América do Sul e em partes da Ásia, aproximando os seres humanos de potenciais vetores de transmissão de doenças. Conforme discutido no Capítulo 16, esses são fatores importantes no surto esporádico de infecções por arenavírus e filovírus (vírus Marburg e Ebola).

Também é preciso estar ciente de que interrupções periódicas nos padrões climáticos típicos podem ter papel importante na ativação de novas infecções por vírus. Invernos excepcionalmente úmidos e quentes levaram ao surgimento do hantavírus no sudoeste dos EUA, à medida que roedores – seus hospedeiros naturais – se proliferavam e interagiam com populações humanas. É praticamente certo que isso já aconteceu antes, pois tanto o conhecimento indígena Navajo quanto o Ute alertam contra a aproximação de roedores selvagens durante esses períodos de clima incomum.

No contexto mais amplo do planeta, as mudanças climáticas terão influência significativa no surgimento de doenças virais em locais em que ainda não eram um problema. Conforme ocorrem mudanças no clima decorrentes dos efeitos atmosféricos do aumento dos gases de efeito estufa, vetores virais, como mosquitos, poderão se estabelecer em nichos ecológicos nos quais não poderiam existir previamente. Por exemplo, *Aedes aegypti* e *Aedes albopictus*, os vetores dos vírus de febre amarela, dengue e Zika, se movem para novas localizações geográficas que estão mais ao norte do que antes. Pode-se, portanto, esperar ver consequências à saúde pública dessa situação em evolução.

Obviamente, a tecnologia na forma de transporte eficiente e procedimentos médicos eficazes, mas invasivos, também atua na promoção do estabelecimento e da disseminação de novas doenças virais. As notícias recentes sobre o Zika vírus são um exemplo em relação ao transporte moderno. O vírus, outro membro da família Flaviviridae, foi identificado pela primeira vez em 1947 como uma infecção transmitida por mosquitos de macacos na região da Floresta Zika, em Uganda. As infecções humanas na região foram documentadas em 1952 pela presença de anticorpos neutralizantes. Em 1983, o vírus se espalhou por toda a África Equatorial e chegou ao Sudeste Asiático. A partir daí, entre 2007 e 2014, foi encontrado em várias nações insulares da Oceania, incluindo Micronésia e Polinésia Francesa. Finalmente, em 2015, o vírus chegou ao Brasil. Nesse momento da história, a patogênese começou a incluir, além de doença febril leve, duas características perturbadoras. A infecção pode levar a sequelas neurológicas, notadamente a síndrome de Guillain-Barré. Além disso, as gestantes infectadas têm maior probabilidade de dar à luz uma criança com microcefalia, com desenvolvimento anormal do encéfalo e cabeça pequena. Mais recentemente, o vírus migrou para o norte, com seu vetor, *A. aegypti*, e agora pode ser encontrado em regiões do sudeste dos EUA.

A ameaça do bioterrorismo

Em 11 de setembro de 2001, o mundo mudou irreversivelmente depois dos ataques ao World Trade Center e ao Pentágono, nos EUA. Na esteira desses eventos, ficou muito claro que as armas biológicas também devem ser consideradas entre as escolhas daqueles que desejam atacar esta ou qualquer outra nação.

Os Centers for Disease Control and Prevention listam três classes de agentes, todos os quais incluem vírus. De maior preocupação é a classe A, que inclui agentes de febres hemorrágicas virais (Ebola/Marburg, Lassa e Machupo) e poxvírus (varíola *major*). A classe B inclui agentes de encefalites virais (p. ex., os vários vírus da encefalite equina). A classe C inclui vírus emergentes, como o vírus Sin Nombre.

A preocupação mais imediata para muitas agências de saúde pública é o poxvírus. Conforme discutido neste livro, com a erradicação do vírus selvagem pelo programa de enorme sucesso da Organização Mundial da Saúde (OMS), poucas pessoas recebem vacinação contra esse agente. Como resultado da ameaça, produziram-se estoques da vacina e existem planos para as medidas necessárias a serem tomadas em caso de dispersão da varíola na população. Os estoques existentes do vírus, programados para serem destruídos, foram colocados em serviço para estudar a eficácia dos protocolos de vacinação, bem como possíveis estratégias de tratamento antiviral.

É tristemente verdade que a biotecnologia, assim como a tecnologia química, pode ser aplicada diretamente à destruição humana, e estoques de armas biológicas podem ser prontamente produzidos. Embora essas armas possam ser consideradas os últimos recursos de "estados desonestos" ou terroristas, é bom lembrar que a Agência Central de Inteligência (CIA, Central Intelligence Agency) dos EUA liberou a bactéria *Serratia marcescens* de um submarino nos arredores de São Francisco na década de 1950 para testar métodos de disseminação de armas biológicas. Embora essa bactéria seja considerada, em geral, inofensiva, as autoridades de saúde pública na época relataram alta incidência de infecções entre idosos e enfermos. Somente depois da promulgação da Lei de Liberdade de Informação foi que se determinou o motivo desse surto incomum.

Isso não quer dizer que a tecnologia seja má. A tecnologia, na forma de triagem eficiente, contramedidas eficazes e desenvolvimento de novos produtos e procedimentos médicos, como substitutos do sangue para transfusão, é vital para controlar as ameaças representadas por microrganismos patogênicos, sejam do ambiente ou como resultado de liberação deliberada. Ainda assim, há pouca probabilidade de que tudo ou mesmo a maioria possa ser eliminado pela tecnologia. Certamente, HIV, HCV, Zika vírus, SARS-CoV-2 e outros vírus por ora desconhecidos ainda existirão no ecossistema humano, mesmo no cenário de modos de tratamento e controle eficazes e baratos. E toda a tecnologia não é capaz de proteger contra uma decisão desumana (e possivelmente psicótica) de um dado grupo de fazer recair destruição sobre outro por meio do uso de agentes biológicos.

QUAIS SÃO AS PERSPECTIVAS DE SE USAR TECNOLOGIA MÉDICA PARA ELIMINAR DOENÇAS VIRAIS ESPECÍFICAS E OUTRAS DOENÇAS INFECCIOSAS?

A descoberta e a exploração de antibióticos depois da Segunda Guerra Mundial levou a uma euforia irracional. Os especialistas afirmavam amplamente, e a população leiga acreditava, que as doenças bacterianas infecciosas não eram mais ameaças e que as doenças virais logo seriam dominadas e eliminadas.

Isso não aconteceu e, com algumas exceções notáveis, não acontecerá. O uso indevido de antibióticos, bem como a capacidade das bactérias patogênicas de transmitir horizontalmente a resistência aos medicamentos por meio de plasmídios, levou os laboratórios hospitalares a detectarem uma crescente incidência de cepas de bactérias resistentes a vários fármacos. Se alguma vez houve a chance de eliminar infecções bacterianas, ela já foi perdida.

A maioria das infecções virais não será eliminada por diferentes razões. Para que uma doença viral seja eliminada, o vírus precisa ter um reservatório humano ou prontamente controlável, precisa ser capaz de induzir uma resposta imune eficaz e duradoura e deve haver uma vacina eficaz contra ela. O sucesso da eliminação da varíola e da peste bovina mostra que, nessas condições, a erradicação de uma doença é possível. Atualmente, os profissionais da OMS têm como alvo o vírus da poliomielite e do sarampo para erradicação futura. Alguns estavam prevendo que isso poderia ser realizado durante a primeira década do século XXI, o que certamente estava no reino das possibilidades. Infelizmente, os relatórios mais recentes da OMS indicam que as esperanças de erradicação completa do poliovírus estão diminuindo à luz da ineficácia do programa em alguns países que passam por graves turbulências internas. O mesmo vale para o sarampo.

A promessa é notável, mas e as outras doenças virais? E o HIV, o citomegalovírus e a panóplia de vírus que estabelecem infecções persistentes, combatem efetivamente a resposta imune, têm um reservatório não humano ou causam doenças cujo controle é mais caro do que se pode conviver? A resposta é óbvia. Vírus, como bactérias e parasitas, continuarão sendo nossos parceiros de vida.

O LADO BOM: VÍRUS COMO AGENTES TERAPÊUTICOS

Descrevem-se brevemente os usos laboratoriais de vírus e genes virais. Além disso, identificam-se algumas vantagens de vírus recombinantes na biotecnologia, como o desenvolvimento de vacinas de vírus recombinantes (ver Capítulo 8). Esses usos provavelmente aumentarão no futuro à medida que os métodos para os explorar ganharem sofisticação.

Um dos usos mais promissores do conhecimento atual de virologia e replicação viral é na área de transferência de genes. A ideia é simples: construir (projetar) vírus que não tenham propriedades patológicas, mas mantenham sua capacidade de interagir seletivamente e introduzir seus genes em células e tecidos específicos. Outra importante área de estudo é o desenvolvimento de vírus projetados especificamente para eliminar células doentes ou com defeito no hospedeiro.

Vírus para entrega de genes

Vários laboratórios estão investigando ativamente os usos potenciais de adenovírus, vírus adeno-associados (AAV), vários retrovírus diferentes e HSV como agentes para entrega de genes a tecidos específicos. Os candidatos atualmente promissores estão listados na Tabela 22.1 (ver Capítulo 22 para uma discussão completa).

Duas abordagens básicas estão atualmente sob intenso estudo e desenvolvimento. A primeira é projetar um vírus cujos genes ou elementos patogênicos sejam totalmente eliminados, mas que seja capaz de expressar efetivamente um gene terapêutico. A segunda é produzir um vírus que expressa o gene apropriado, mas é incapaz de se replicar sozinho (um vírus com deficiência de replicação). Um vírus com deficiência de replicação precisa ser cultivado com a ajuda de um vírus auxiliar ou em uma célula complementar. Em princípio, os métodos para projetar e produzir esses vírus seguem aqueles descritos no Capítulo 22.

Como exemplo do uso potencial desse vírus terapêutico, considere um indivíduo com uma doença genética causada pela mutação de um gene cuja função é necessária para o funcionamento normal de uma célula ou tecido específico. Essa função pode ser a capacidade de produzir insulina nas células do pâncreas, ou pode envolver um fator necessário para a manutenção de neurônios saudáveis em um indivíduo idoso. A infecção das células apropriadas por um retrovírus contendo esse gene pode levar à sua integração ao genoma do hospedeiro e à expressão contínua do gene. De modo alternativo, a injeção de um HSV com deficiência de replicação contendo um gene terapêutico no encéfalo de uma pessoa suscetível à doença de Alzheimer de início precoce pode levar à expressão de uma proteína corretiva de um genoma mantido de maneira latente.

Há, no entanto, um perigo para o uso de vírus na terapia genética que não pode ser totalmente controlado. Esse perigo é a possibilidade de que haja transferência inadvertida de um gene ou genes contaminantes com os terapêuticos. É claro que padrões apropriados de pureza e segurança ajudarão a reduzir bastante esse perigo, mas ele nunca poderá ser eliminado. Uma pesquisa das relações entre os genes virais demonstra claramente que os vírus podem emprestar genes de células ou de outros vírus por eventos raros de recombinação não homóloga. Se o vírus resultante tiver uma forte vantagem de replicação e for patogênico, pode levar a uma nova doença de gravidade imprevisível.

Esse problema poderia ser eliminado se os genes que medeiam o tropismo tecidual específico do vírus fossem projetados em outro veículo de entrega. Uma possibilidade pode ser uma partícula envelopada fabricada com glicoproteínas virais interativas com um receptor celular desejado na superfície e o gene ou genes desejados dentro. Essas partículas de entrega artificialmente manipuladas teriam muitas das vantagens dos vetores virais, sem as desvantagens. A engenharia desses veículos é atualmente um dos principais focos da emergente área da *nanotecnologia*, que se formou pelo casamento das disciplinas de biologia e engenharia. As excitantes perspectivas dessa nova disciplina são discutidas mais detalhadamente na seção "Vírus e nanotecnologia".

Usando vírus para destruir outros vírus

O estágio latente da infecção por AAV é discutido brevemente no Capítulo 17. Esse vírus requer um auxiliar para replicação, mas é capaz de integrar e manter um estado latente nas células que infecta sem o vírus auxiliar. Então, quando essas células são infectadas com um adenovírus, a reativação do AAV pode levar a rendimentos reduzidos do patógeno infectante. Tem havido alguma discussão semissséria sobre a adaptação dessa característica dos parvovírus ao desenvolvimento de cepas antivirais. Obviamente, não está claro como a resposta imune do hospedeiro a essa defesa antivírus será vencida.

Outra abordagem para o uso de vírus para combater outros vírus é aproveitar o fato de que o HIV requer um "aperto de mão" bioquímico entre o receptor CD4 na superfície da célula que infecta e um segundo correceptor, como o CXCR4 (ver Capítulos 6 e 20). Vários laboratórios norte-americanos e europeus desenvolveram um "míssil" de HIV baseado em um vírus recombinante da estomatite vesicular (VSV) que contém genes para as proteínas CD4 e CXCR4, mas que não apresenta sua própria proteína de superfície que interage com os receptores do VSV. Assim, esse vírus manipulado pode se ligar a qualquer membrana que contenha a glicoproteína do envelope do HIV, uma vez que interage com o CD4 e o CXCR4. Isso incluirá o HIV, mas também, significativamente, células infectadas com HIV que expressam a glicoproteína do envelope (gp120) em sua superfície.

Testes preliminares demonstraram a capacidade do vírus manipulado de matar células infectadas pelo HIV em cultura. No entanto, como todas essas abordagens, esta pode ser evitada pelo hospedeiro produzindo uma resposta imune contra o vírus terapêutico. O fato de esse vírus expressar apenas glicoproteínas celulares em sua membrana, no entanto, sugere que uma resposta imune pode não ser produzida.

Vírus e nanotecnologia

Como visto, muitos vírus têm capsídios que podem ser montados *in vitro*, usando as proteínas estruturais e catalíticas que são isoladas dos próprios vírus ou produzidas por expressão gênica a partir de versões clonadas das sequências virais. Exemplos disso incluem o clássico trabalho com o vírus do mosaico do tabaco, bem como o trabalho mais recente com o vírus da mancha clorótica do feijão-fradinho. Nesses e em outros casos, capsídios vazios, desprovidos de ácido nucleico, podem ser produzidos.

Essas estruturas virais têm sido usadas no campo de ponta da nanotecnologia. Na verdade, as estruturas vazias podem ser usadas como contêineres para uma variedade de "cargas". Além disso, alterando-se as propriedades das proteínas do capsídio de maneira que não impeça a montagem do capsídio em si, as partículas virais vazias podem ser modificadas em relação ao tamanho e às composições externa e interna.

As potenciais aplicações para as nanopartículas baseadas em vírus são ótimas. Incluir materiais dentro do capsídio ou anexar materiais como ligantes na parte externa das partículas fornece um modo de personalizar essas partículas em uma ampla variedade de situações médicas e industriais. Por exemplo, as nanopartículas podem conter material carregado, tornando-as úteis como biossensores diminutos. No caso do capsídio filamentoso do vírus do mosaico do tabaco, a fixação de grupos carregados à superfície possibilitou a criação de nanofios. Essa utilização nova e em rápida expansão do mundo viral realmente expande a imaginação.

Lugar dos vírus na biosfera

Como sugerido no Capítulo 1, a história evolutiva dos vírus é difícil de contar, já que seus restos fósseis não estão disponíveis para estudo. No entanto, vários modelos teóricos têm sido usados para sugerir o lugar dos vírus na biosfera. Foi proposto que os vírus foram a chave para algumas das principais transições nos sistemas vivos ao longo da evolução, incluindo a mudança de RNA para DNA como material genômico. A ideia é que todos os sistemas vivos se originaram de um último ancestral celular comum universal cuja informação genética foi mantida como RNA. Os vírus que derivaram desse ancestral usaram inicialmente o RNA, mas depois evoluíram o DNA como um modo de proteger as informações genéticas de ataque. Muito mais tarde, o uso do DNA como informação genética retornou ao mundo celular; o resultado final são as formas cromossômicas encontradas na atualidade.

Embora essa proposta seja, sem dúvida, muito teórica, ela destaca o crescente interesse que os vírus apresentam em questões acerca da natureza dos sistemas vivos que se observam nos complexos conjuntos de interações no planeta.

POR QUE ESTUDAR VIROLOGIA?

Finaliza-se com a mesma pergunta feita no Capítulo 1: por que estudar esse assunto complexo, e quanto desses detalhes podem ser usados na vida cotidiana? Para os alunos que usam este livro como base para estudos adicionais em medicina ou biologia, conceitos e detalhes importantes serão reforçados muitas vezes, e a pergunta não é solução. Contudo, propõe-se que os alunos que nunca mais tocam nesse assunto ainda são capazes de se lembrar com proveito de algumas coisas.

A primeira é que os vírus e todos os microrganismos, patogênicos ou benignos, são membros importantes da biosfera e têm impacto importante nas atividades diárias e futuras. Esse impacto pode ser positivo ou negativo.

Em segundo lugar, a virologia é a biologia "em letras pequenas". Os princípios aqui estudados se aplicam a todas as ciências biológicas. Lembrar que a área *é* complexa, mesmo que as complexidades em si sejam esquecidas, ajudará bastante a manter aquele ceticismo saudável exigido de um cidadão em um mundo tecnologicamente complexo em relação a reivindicações e contra-afirmações infladas.

QUESTÕES DO CAPÍTULO 25

1 Que fatores podem explicar o surgimento ou ressurgimento esporádico de doenças virais humanas?

2 Quais são as diferenças essenciais entre as seguintes estratégias projetadas para lidar com doenças virais:
(a) Desenvolvimento de uma vacina.
(b) Desenvolvimento de um fármaco antiviral.

3 Os vírus são usados como sistemas de entrega de genes na tentativa de modificar a informação genética de células ou tecidos. Quais características dos vírus os tornam bons candidatos a essa tecnologia? Quais características dos vírus tornam essa abordagem difícil?

Problemas

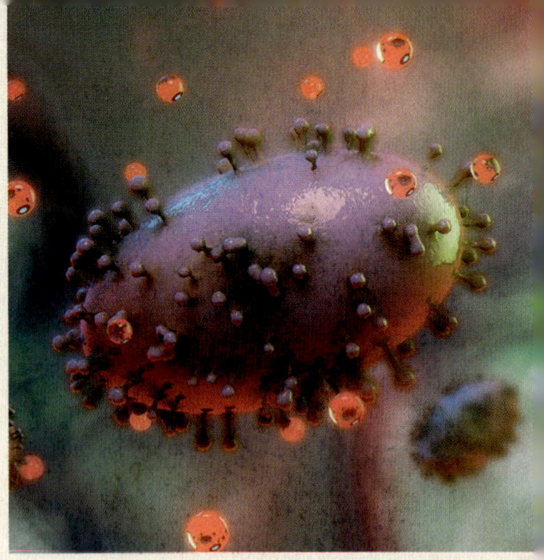

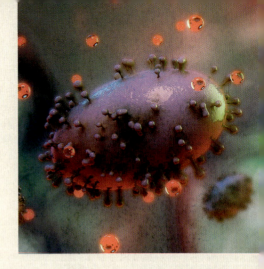

PARTE 5

1 O vírus varicela-zóster (VZV) é um exemplo de vírus que causa doença em seres humanos, mas para o qual não há modelo animal para estudo da patogênese. Descreva possíveis abordagens que poderiam ser usadas para desenvolver um modelo para estudar a replicação desse vírus *in vivo*.

2 O poxvírus do camundongo (ectromelia) é extremamente letal à cepa balb/c de camundongo, mas é essencialmente avirulento à cepa C57bL/6 desse animal. A ausência de virulência em camundongos C57bL/6 não se deve a uma incapacidade da varíola de camundongos de infectar produtivamente os camundongos C57bL/6, mas sim a diferenças na resposta imune. Que determinantes imunes específicos podem mediar a resistência viral? Quais abordagens experimentais você poderia usar para provar qual braço específico do sistema imune é responsável pela resistência dos camundongos C57bL/6 à varíola?

3 Você está estudando a patogênese de um vírus de DNA recentemente descoberto que causa encefalite em seres humanos. Você estabeleceu que esse vírus também infecta camundongos e que os mata 7 dias depois de o vírus ser inoculado por via intranasal. Descreva quais procedimentos experimentais você poderia usar para fazer o seguinte: rastrear a disseminação do vírus no camundongo, determinar em quais tecidos e tipos de células ele se replica e descobrir se o vírus alcança o encéfalo.

4 A figura a seguir mostra um pequeno trecho de DNA contendo uma região codificadora, bem como alterações nesse DNA provocadas por quatro agentes mutagênicos (A a D). Em cada caso, determine a natureza da mudança mutacional no nível do par de bases e o resultado da mutação em termos de codificação da sequência.

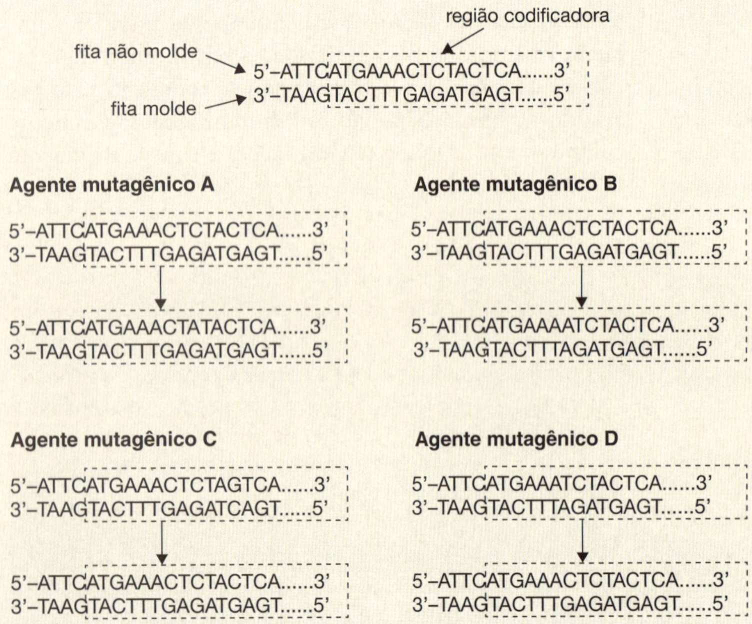

5 A tabela a seguir contém um conjunto adicional de sequências de nucleotídios "desconhecidas", como visto para a Questão 2 do Capítulo 24. Usando as seguintes ferramentas *online*:

http://blast.ncbi.nlm.nih.gov

http://bioinformatics.org/sms/orf_find.html

http://motif.genome.jp/

Identifique a fonte dessas sequências, a proteína codificada pela sequência completa, a função da proteína e quaisquer características estruturais observadas:

Desconhecida	Sequência
1	ccccatcgccgtggacctgtggaacgtcatgtacacgttggtggtcaaat
2	aagtgacaaaccacatacagacgatcccatactctgcctgtcactctctc
3	attgcttctgtgcctgctccacgctatctaactgacatgactcttgaaga
4	aaagccttaggcatctcctatggcaggaagaagcggagacagcgacgaag

Leitura adicional para a Parte 5

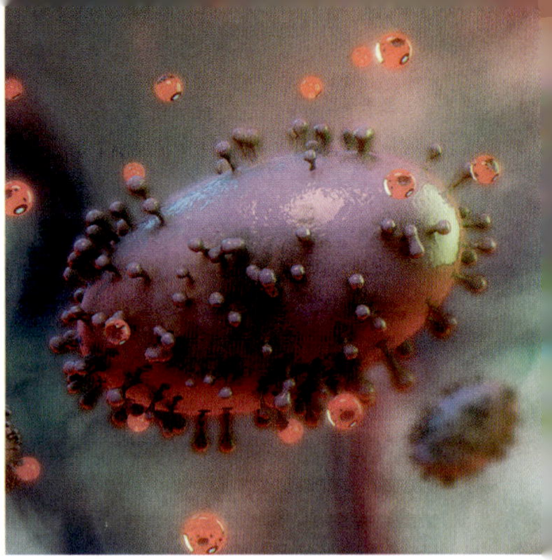

Barabási, A.L. (2016). *Network Science*. Cambridge: Cambridge University Press.

Campbell, A. and Heyer, L. (2007). *Discovering Genomics, Proteomics, & Bioinformatics*, 2e. Cold Spring Harbor, NY: Cold Spring Harbor Press.

Craighead, J. (2000). *Pathology and Pathogenesis of Human Viral Disease*. New York: Academic Press.

Friedmann, T. (ed.) (2007). *Delivery and Expression of DNA and RNA: A Laboratory Manual*. Cold Spring Harbor, NY: Cold Spring Harbor Press.

Katze, M., Korth, M., Law, L., and Nathanson, N. (2016). *Viral Pathogenesis*, 3e. New York: Academic Press.

Pevsner, J. (2015). *Bioinformatics and Functional Genomics*, 3e. Hoboken, NJ: Wiley.

Sompayrac, L. (2013). *How Pathogenic Viruses Think*. Burlington, MA: Jones and Bartlett.

Watson, J., Witkowski, J., Myers, R., and Caudy, A. (2006). *Recombinant DNA: Genes and Genomics: A Short Course*, 3e. New York: W.H. Freeman.

Watts, D. (2003). *Six Degrees: The Science of a Connected Age*. New York: W.W. Norton.

Apêndice: Centro de Recursos

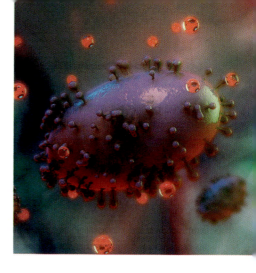

Há diversas fontes que podem ser utilizadas para uma pesquisa mais detalhada dos assuntos abordados neste livro. O nível de abrangência varia de pesquisas básicas (como neste livro) a altamente avançadas de questões experimentais detalhadas encontradas em artigos de periódicos primários. Os itens a seguir devem fornecer um conjunto útil de fontes para iniciar pesquisas complementares.

LIVROS DE VALOR HISTÓRICO E BÁSICO

Embora os primeiros livros em geral estejam tão desatualizados a ponto de não poderem mais ser utilizados, três livros básicos considerados "marcos" ainda fornecem informações úteis e uma atraente riqueza de abrangência:

- Stent, G.S. (1963). *Molecular Biology of Bacterial Viruses.* San Francisco: WH Freeman
- Luria, S.E. and Darnell, J.E. (1967). *General Virology*, 2e. New York: Wiley
- Fenner, F., McAuslan, B., Mims, C., Sambrook, J., and White, D.O. (1974). *The Biology of Animal Viruses*, 2e. New York: Academic Press.

O primeiro desses livros é um clássico. Ele fornece não apenas informações técnicas básicas inestimáveis, como também uma descrição maravilhosa das origens da biologia molecular no estudo dos vírus bacterianos. O autor, Gunther Stent, com a colaboração de J. Cairns e J.D. Watson, posteriormente editou uma coleção de reminiscências de muitos dos colaboradores originais do que hoje se conhece como biologia molecular e genética molecular. O livro foi publicado originalmente em 1966 e republicado em uma versão expandida em 2000:

- Cairns, J., Stent, G.S., and Watson, J.D. (eds.) (2000). *Phage and the Origins of Molecular Biology.* Cold Spring Harbor, NY: Cold Spring Harbor Press.

Em nossa opinião, para iniciantes, essa fonte histórica mais completa não melhora significativamente as descrições mais simples do primeiro livro.

O segundo livro também está cheio de interesse histórico. Foi escrito em uma época na qual a área estava apenas começando a "explodir" a partir da infusão do que é hoje a biologia molecular moderna. Seu estilo e organização são um modelo para quase todos os livros subsequentes.

O terceiro livro sobre a interação entre vírus e populações humanas, bem como patogênese, ainda é bastante útil. O estilo geral e o nível de abrangência constituem outro marco no desenvolvimento da área. Porções abordando a patogênese e a imunologia foram atualizadas no seguinte livro:

- Mims, C.A. and White, D.O. (1984). *Viral Pathogenesis and Immunology.* Boston: Blackwell Science.

LIVROS DE VIROLOGIA

- Watson, J.D., Baker, T.A., Bell, S.P., et al. (2003). *The Molecular Biology of the Gene*, 5e. Menlo Park, CA: Benjamin/Cummings.

Esse abrangente livro descreve a maioria dos aspectos da biologia molecular moderna em um nível apropriado para alunos de graduação avançados. Existem algumas seções excelentes sobre regulação de genes; alguns importantes vírus bacterianos e animais são bem descritos.

O livro moderno mais abrangente dedicado à virologia, que contém uma riqueza de detalhes sobre vírus individuais que infectam seres humanos, bem como alguns detalhes sobre os princípios gerais da virologia, é o extenso compêndio originalmente concebido pelo falecido Bernard Fields. O conjunto está agora em sua sexta edição e se chama *Field's Virology*:

- Knipe, D.M., Howley, P.M., Griffin, D.E., et al. (eds.) (2015). *Field's Virology*, 6e. New York: Lippincott, Williams and Wilkins.

Os capítulos do livro a seguir são essencialmente resenhas escritas por vários especialistas na área; assim, o livro (por necessidade) sofre um pouco com a desigualdade de estilo e profundidade de abrangência. Destina-se a estudantes e profissionais da medicina, bem como a cientistas atuantes. A terceira edição do livro foi retirada para torná-lo mais gerenciável em tamanho e custo como um livro médico. Está atualmente em sua quarta edição e publicado como:

- Knipe, D.M., Howley, P.M., Griffin, D.E. et al. (eds.) (2001). *Fundamental Virology*, 4e. New York: Raven Press.

Uma cobertura geral dos vírus *in toto* um pouco menos detalhada, mas muito útil:

- Mahy, B. W. J. and van Regenmortel, M. (eds.) (2008). *Encyclopedia of Virology*, 3e. New York: Academic Press.

A organização é por assunto e seu uso eficaz requer algum conhecimento básico (como o oferecido por este livro).

Definições curtas de termos usados em virologia podem ser encontradas em:

- Mahy, B.W.J. (2008). *The Dictionary of Virology*, 4e. New York: Academic Press.

Aspectos detalhados da patogênese das infecções por vírus, completamente atualizados e revisados, são abordados na última edição de:

- Katze, M., Korth, M., Law, G.L., and Neal Nathanson, N. (2016). *Viral Pathogenesis*, 3e. Amsterdam: Elsevier.

Recentemente, foi publicada uma atualização de um livro sobre doenças virais em seres humanos:

- Strauss, E. and Strauss, J. (2007). *Viruses and Human Diseases*, 2e. San Diego: Academic Press.

Outra referência útil é uma fonte médica:

- Gorbach, S.L., Bartlett, J.G., and Blacklow, N.R. (eds.) (2004). *Infectious Diseases*, 3e. Philadelphia: WB Saunders.

Essa enciclopédia é muito detalhada e destinada a estudantes de medicina e médicos. No entanto, contém muitas informações básicas sobre os sintomas e o curso das doenças virais, de modo que vale a pena dar uma olhada quando um assunto específico é de interesse.

Existe uma miríade de livros gerais sobre aspectos da virologia. Um livro que talvez tenha abrangência um pouco mais ampla do que este é:

- Voyles, B.A. (2001). *The Biology of Viruses*, 2e. St. Louis: Mosby.

No entanto, ele não é atualizado há muitos anos.

Outros livros de nível relativamente equivalente incluem:

- Cann, A.J. (2015). *Principles of Molecular Virology*, 6e. Amsterdam: Elsevier
- Dimmock, N.J., Easton, A.J., and Leppard, K.N. (2016). *Introduction to Modern Virology*, 7e. Cambridge, MA: Wiley-Blackwell.

Por fim, um livro em um nível um pouco mais avançado é:

- Flint, S.J., Enquist, L.W., Krug, R.M., Racaniello, V.R., and Skalka, A.M. (2008). *Principles of Virology: Molecular Biology, Pathogenesis, and Control*, 3e. Washington, DC: ASM Press.

LIVROS DE BIOLOGIA MOLECULAR E BIOQUÍMICA

A virologia está intimamente ligada à biologia molecular e à bioquímica. Atualmente, há uma série de livros excelentes e detalhados abrangendo esses assuntos. Muitos, como o livro de Watson mencionado na seção "Livros de virologia", abordam de algum modo os vírus. Uma lista (parcial) de alguns dos melhores incluiria o seguinte:

- Alberts, B., Johnson, A., and Lewis, J. (2014). *Molecular Biology of the Cell*, 6e. New York: W. W. Norton.

A primeira edição desse livro estabeleceu o padrão para livros abrangentes e baseados na biologia molecular, que abordam de microrganismos a seres humanos. Ainda é uma boa fonte.

Outros incluem:

- Lodish, H., Berk, A., Kaiser, C.A., et al. (2007). *Molecular Cell Biology*, 6e. New York: Freeman
- Krebs, J.E., Goldstein, E.S., and Kilpatrick, S.T. (2018). *Lewin's Genes XII*. New York: Jones and Bartlett

- Mathews, C.K., Van Holde, K.E., Appling, D.R., and Anthony-Cahill, S.J. (2012). *Biochemistry*, 4e. Menlo Park, CA: Pearson
- Berg, J.M., Tymoczko, J.L., Gatto, G.J., and Stryer, L. (2015). *Biochemistry*, 8e. New York: Freeman
- Voet, D. and Voet, J.G. (2010). *Biochemistry*, 4e. New York: Wiley.

FONTES DETALHADAS

Muitos outros periódicos, revistas e revisões ocasionais estão disponíveis em qualquer biblioteca de uma boa universidade ou faculdade de medicina. Os periódicos primários contêm descrições detalhadas, complexas e, muitas vezes, escritas de maneira complicada de estudos experimentais específicos sobre um ou outro aspecto de um vírus ou interação vírus-hospedeiro. Esses artigos exigem muita experiência antes de fazerem total sentido (mesmo para um especialista), mas geralmente têm valiosas figuras, esquemas e outros *bons mots* (*boas palavras*) que podem ser úteis para um estudante iniciante. Uma fonte típica pode ser algo como:

- Devi-Rao, G.B., Aguilar, J.S., Rice, M.K., et al. (1997). HSV genome replication and transcription during induced reactivation in the rabbit eye. *Journal of Virology* 71: 7039–7047.

Os principais periódicos de virologia incluem o *Journal of Virology*, publicado bimestralmente pela American Society of Microbiology (ASM); a revista bimestral *Virology*, publicada pela Academic Press; e o *Journal of General Virology*, publicado pela (England's) Society for Microbiology. A ASM também publica periódicos intitulados *Molecular and Cell Biology*, *Journal of Bacteriology*, *Clinical Microbiology Reviews*, bem como muitos outros que abrangem assuntos detalhados. Periódicos secundários contendo material de menor interesse geral incluem o *Virus Research*, o *Virus Genes* e o *Intervirology*. Estes podem não estar disponíveis em todas as bibliotecas universitárias.

Embora esses periódicos provavelmente sejam muito detalhados para serem de grande interesse para o aluno iniciante, um periódico mensal publicado pelos Centers for Disease Control and Prevention (CDC) – *Emerging Infectious Diseases* (*Doenças Infecciosas Emergentes*) – fornece artigos atualizados sobre infecções virais emergentes e reemergentes, como síndrome respiratória aguda grave (SARS; do inglês *severe acute respiratory syndrome*) e *influenza* aviária. Embora não sejam estritamente limitados a vírus, esses artigos são de interesse geral e são escritos em um nível de complexidade equivalente ao *do Field's Virology*.

Existem também diversos artigos sobre vírus e aspectos da virologia escritos em um nível razoável de detalhes que aparecem periodicamente em revistas científicas de interesse geral. O mais lido é o *Scientific American*.

FONTES PARA PROTOCOLOS EXPERIMENTAIS

Laboratórios individuais há muito tempo apresentam "livros de receitas", nos quais são descritos procedimentos e reagentes básicos. A aplicabilidade das técnicas de biologia molecular e clonagem de DNA é tão variada e tão geral para estudos biológicos que nenhuma pessoa ou laboratório é capaz de se manter atualizado de todos os métodos. Para resolver esse problema, T. Maniatis, da Harvard University, compilou um manual geral de laboratório com essas técnicas. Isso rapidamente se tornou um padrão mundial. A edição mais atual é:

- Green, M.R., Sambrook, J., and MacCallum, P. (2012). *Molecular Cloning – A Laboratory Manual*, 4e. Cold Spring Harbor, NY: Cold Spring Harbor Laboratory Press.

Contudo, essa não foi a palavra final. Como as técnicas são constantemente atualizadas e aprimoradas e novos métodos são desenvolvidos, nenhum livro permanece atualizado por muito tempo. Esse problema foi resolvido pela publicação de:

- Ausubel, F.M., Brent, R., Kingston, R.E., et al. (eds.) (1994–present). *Current Protocols in Molecular Biology*. New York: Wiley.

Esse manual é publicado em folha solta e atualizado de duas a quatro vezes ao ano. As atualizações incluem revisões, correções e novos métodos. O compêndio atual tem vários milhares de páginas e abrange desde a clonagem até o uso de computadores para obter informações sobre genes. Embora os métodos sejam de interesse apenas para uso específico, muitas vezes há passagens explicativas curtas descrevendo abordagens gerais que são úteis até mesmo para alunos iniciantes. Todos os laboratórios de pesquisa ativos devem ter acesso a esse periódico.

Há, ainda, outros conjuntos especializados de referências técnicas. Outra excelente fonte de quatro volumes de métodos gerais para lidar com a cultura de células e outras técnicas orientadas à célula é:

- Celis, J. (ed.) (2008). *Cell Biology: A Laboratory Handbook*, 3e. Amsterdam: Elsevier.

Uma referência um pouco menos detalhada é:

- Feshney, R.I. (2005). *Culture of Animal Cells: A Manual of Basic Techniques*, 5e. New York: Wiley.

Por fim, um bom dicionário científico pode ser útil para esclarecer um termo, e as enciclopédias médicas e biológicas são importantes. Uma fonte recente que fornece definições e descrições bastante sucintas, mas em geral bem organizadas, é:

- Cammack, R., Atwood, T., Campbell, P., et al. (eds.) (2006). *Oxford Dictionary of Biochemistry and Molecular Biology*. Oxford: Oxford University Press. Published online in 2008.

INTERNET

A internet, é claro, provou ser fonte de informação básica cada vez mais útil e importante. Embora os endereços mudem e a internet continue se desenvolvendo rapidamente, qualquer bom mecanismo de pesquisa obterá informações em tópicos sobre vários vírus, doenças virais e terapias.

De especial interesse são os *sites* mantidos pelo CDC, National Institutes of Health, ASM e outras organizações desse tipo. Os URLs a seguir estavam ativos no momento da redação deste artigo (julho de 2020).

Sites de virologia

Além dos *sites* de internet listados no Capítulo 24, os seguintes também podem fornecer uma leitura informativa para estudantes interessados em virologia.

Alguns *sites* por onde você pode querer começar:

Por enquanto, as páginas de pesquisa de Ed Wagner e sua página do curso de virologia na University of California, Irvine (UCI), ainda estão ativas. Deixamos aqui a referência a elas como parte de nosso memorial ao Ed. Esperamos que eles sejam úteis para você enquanto estiverem ativos.

- E. Wagner: Research page: http://darwin.bio.uci.edu/~faculty/wagner
- E. Wagner: *Virology course* page: http://eee.uci.edu/98 f/07426.

Outros *sites* em virologia são organizados em pessoa por vários professores e cientistas para facilitar as pesquisas de tópicos específicos em virologia. Os *sites* listados aqui, ativos em julho de 2020, parecem úteis para informações gerais. Alguns têm questões para autoestudo e amostras de testes. É importante estar ciente, no entanto, de que não há garantia de que eles se manterão ativos ou serão atualizados regularmente.

O Viral Bioinformatics Resource Center mantém um *site* útil (https://4virology.net) que fornece acesso às sequências de genomas virais e ferramentas para análise de genoma. Um recurso particularmente valioso é a base de dados taxonômico do *site*, que possibilita que o aluno navegue pelos índices das famílias de vírus para obter detalhes sobre estruturas de vírions, resumos de ciclos de vida e *links* para recursos adicionais.

Site da PBS sobre vacinas e bioterrorismo: http://www.pbs.org/wgbh/nova/bioterror/vaccines.html.

Site informativo para acompanhar o livro *The Bacteriophages*, de Richard Calendar: http://www.thebacteriophages.org.

Sites importantes para organizações e instituições de interesse

- American Society for Virology (ASV): http://www.asv.org
- American Society for Microbiology (ASM): http://www.asm.org
- Melvyl (University of California Library database): https://melvyl.worldcat.org
- Centers for Disease Control and Prevention (CDC): http://www.cdc.gov
- National Library of Medicine: http://www.nlm.nih.gov
- National Center for Biotechnology Information: http://www.ncbi.nlm.nih.gov
- American Association for the Advancement of Science (publisher of the weekly periodical *Science*): http://aaas.org.

Glossário Técnico

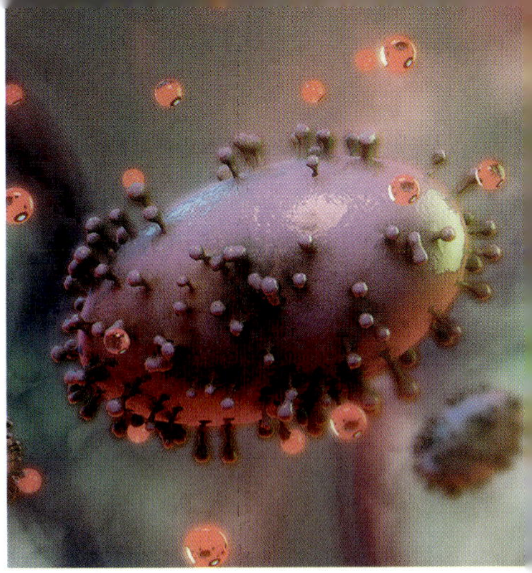

2′,5′-oligoadenilato sintetase (2′,5′-AS) Enzima que polimeriza o ATP em 2′,5′-oligoadenilato; ativada pelo RNA de fita dupla e induzida pela ativação da interferona de uma célula-alvo.

ACm Ver **anticorpos monoclonais**.

adjuvante Algo adicionado a um fármaco para aumentar sua eficácia. Com relação ao sistema imune, um adjuvante aumenta a resposta do sistema a um determinado antígeno.

agnogene Região de um genoma que contém uma fase de leitura aberta de função desconhecida; originalmente usado para descrever um produto de 67 a 71 aminoácidos da região tardia do SV40.

AIDS Ver **síndrome da imunodeficiência adquirida**.

alíquota Uma de várias amostras replicadas de tamanho conhecido.

amorfo Sem formato ou forma definida.

AMPc adenosina 3′,5′-monofosfato cíclico.

análise de exibição diferencial Método para comparar a população de transcritos celulares em uma população de células antes e depois de uma alteração metabólica induzida, como uma infecção viral ou estimulação com uma citocina.

análise de Poisson Análise estatística da probabilidade de determinado evento acontecer depois de uma pequena quantidade de tentativas.

aneuploide Célula eucariótica com uma quantidade mal definida de cromossomos fragmentados, como resultado de longos períodos de passagem contínua em cultura.

anticorpos Moléculas de glicoproteínas secretadas por linfócitos B com uma estrutura definida que consiste em uma região N-terminal de sequência de aminoácidos variável (a região Fab), que se combina com determinantes antigênicos específicos, e uma região C-terminal de sequência de aminoácidos constante (a região Fc), que serve como marcador biológico que identifica a molécula como parte da resposta imune.

anticorpos monoclonais (ACm) Anticorpos produzidos por um único clone de linfócitos B idênticos ou células de hibridoma.

antígeno Em geral, uma macromolécula que induz a uma resposta imune em virtude de pequenas regiões que se combinam com sítios de combinação de antígenos nas células imunes.

antígeno principal de histocompatibilidade Conjunto complexo de glicoproteínas de membrana codificadas pelo complexo principal de histocompatibilidade (MHC). Esses antígenos estão na superfície de uma célula apresentadora de antígeno e determinam se uma célula imune reconhece ou não a célula apresentadora como "sua". Esse é um passo necessário na elaboração de uma resposta imune.

antígeno T (T grande) Proteína multifuncional autorreguladora precoce expressa por papovavírus que atua iniciando ciclos de replicação do DNA viral, inativando genes supressores de tumor celular e ativando a transcrição tardia.

antígeno t (t pequeno) Proteína precoce colinear com a porção N-terminal do antígeno T expressa durante a infecção por poliomavírus. Sua função é dispensável para a replicação do vírus em células em cultura.

antígeno tumoral (antígeno T) Em geral, um antígeno encontrado em um tumor, mas não em uma célula normal; especificamente, uma proteína multifuncional precoce expressa por poliomavírus e SV40.

antissoro Fração do plasma que contém moléculas de anticorpo do sangue de um indivíduo que elabora uma resposta imune contra uma proteína ou outra molécula contra a qual o anticorpo é direcionado.

apatogênico Não patogênico.

APC Ver **célula apresentadora de antígeno**.

APOBEC Complexo enzimático de edição de RNAm da apolipoproteína B. Essa atividade enzimática de edição do RNA catalisa a desaminação de resíduos C específicos para U no RNAm.

apoptose Morte celular programada; conjunto específico ligado de respostas celulares a estímulos específicos, como a perda do controle da replicação, que leva a um curso determinado de alterações que resultam em morte celular.

arbovírus Vírus transmitidos por artrópodes.

arqueobactérica (Archaea) Um dos dois domínios procarióticos da biosfera. As arqueias não são efetivamente bactérias, mas o termo arqueobactérias permanece em uso.

ascite Acúmulo de líquido na cavidade peritoneal do corpo.

assintomático Sem sintomas detectáveis.

atenuado Perda da virulência decorrente de um acúmulo de mutações em proteínas codificadas por vírus que medeiam a patogênese durante a passagem contínua de um vírus em uma população natural ou em laboratório.

ativador "*acid blob*" Proteína reguladora que atua em *trans* alterando a expressão gênica e cuja atividade depende de uma sequência de aminoácidos contendo grupos ácidos ou fosforilados.

avirulento Variante genética de um patógeno virulento que não causa a doença em geral associada ao agente.

Bacteria Ver **Eubacteria**.

bacteriófago Grande grupo de vírus que infectam bactérias.

bacteriófago específico do sexo masculino Bacteriófago que usa o *pilus* sexual da célula hospedeira como receptor.

barreira hematencefálica Parâmetros físicos e bioquímicos que criam o isolamento físico e fisiológico relativo e a separação física entre o SNC e o sistema circulatório e quaisquer patógenos que possam estar presentes nele.

bibliotecas de sequenciamento Bibliotecas que contêm sequências genéticas de organismos.

bioinformática Nova área da biologia computacional que envolve a análise de conjuntos de dados complexos produzidos por sequenciamento em larga escala e tecnologia de alto rendimento.

bioterrorismo Ameaça de uso ou implantação real de um agente infeccioso (fúngico, bacteriano ou viral) para infligir dano e/ou produzir medo, especialmente em uma população civil.

braços λ Extremidades distais do genoma linear lambda que contêm informações para a replicação do DNA viral. Os braços lambda são usados como partes de vetores de clonagem projetados para receber sequências de DNA maiores inseridas.

caixa de Pribnow Sequência de 10 a 12 pares de bases rica em AT antes (*upstream*) do sítio de início da transcrição procariótica que serve como sítio de associação para a RNA polimerase; análogo à TATA *box* do RNAm eucariótico.

camada de alimentação Camada de células em cultura incluídas no tecido explantado para fornecer condições ideais à sobrevivência do tecido.

camundongo *knock-out* (KO) Tipo de camundongo transgênico modificado pela interrupção ou deleção de um gene, de modo que a função desse gene foi alterada. Camundongos KO que apresentam deleções em componentes de efetores imunes (como citocinas) são úteis no estudo da patogênese viral.

camundongo SCID Camundongo com imunodeficiência combinada grave (SCID; do inglês *severe combined immune-deficient*). Esses animais são úteis em modelos experimentais e foram criados especificamente para que não tenham imunidade a linfócitos T e B.

camundongo transgênico Camundongo modificado para expressar um **transgene** estranho. Esse gene pode ser de um vírus, outro organismo ou de um gene repórter.

câncer Doença de organismos multicelulares caracterizada por modificações genéticas em células específicas que resultam na formação de tumores malignos; estes são compostos por células sem a capacidade de responder aos sinais normais de controle de crescimento que limitariam sua replicação e disseminação no corpo.

cancerígeno Substância química que induz a câncer.

***cap* (capuz)** Resíduo de guanosina metilado na extremidade 5′ de moléculas de RNAm eucariótico que é adicionado pós-transcrição como um fosfodiéster 5′-5′.

capsídio Invólucro da proteína viral que envolve o centro do vírion e seu genoma de ácido nucleico.

***cap-snatching* ou *cap-stealing* (roubo do *cap*)** Remoção endonucleolítica da região do *cap* 5′-metilado de RNAm eucarióticos nascentes e transferência para um RNAm viral nascente. O processo ocorre durante a replicação de ortomixovírus e buniavírus.

capsômero Um de um grupo de subunidades de proteína idênticas que compõem um capsídio viral.

carcinomas hepatocelulares (CHC) Tumores malignos derivados de células do fígado.

cascata de sinalização Ver **cascata de transdução de sinal**.

cascata de transdução de sinal Série de reações precipitadas pela ligação de um fator a um receptor celular. A série, que pode envolver fosforilações, por exemplo, resulta na ativação de uma molécula reguladora final, como um fator de transcrição.

Caso-índice O primeiro caso documentado em uma investigação epidemiológica de um surto de doença.

CAT Cloranfenicol acetil transferase. Essa enzima bacteriana transfere um ou dois grupos acetil para a estrutura do fármaco cloranfenicol, tornando-o refrativo à absorção pela célula. O CAT é um gene procariótico e, portanto, é adequado para uso como gene repórter em células eucarióticas (Ver também **gene repórter**).

catapora Doença infantil marcada por erupção cutânea distinta causada pelo herpes-vírus varicela-zóster.

CBP1 (proteína de ligação ao *cap*) Proteína eucariótica associada ao ribossomo envolvida na iniciação da tradução. Ela atua ligando-se à estrutura 5′-*cap* do RNAm eucariótico.

CCR5 Receptor celular de quimiocina (fator de crescimento) usado para fixação do HIV durante a infecção de macrófagos.

CD4, CD8 Marcadores antigênicos proteicos específicos encontrados na superfície de diferentes classes funcionais de linfócitos T.

célula apresentadora de antígeno (APC) Célula na qual um antígeno é processado, seguido pela expressão de epítopos em sua superfície com os principais antígenos de histocompatibilidade. Ver também **células dendríticas**.

célula cancerígena Célula isolada de um tumor maligno e que apresenta crescimento alterado e outras propriedades associadas ao tumor.

célula de hibridoma Célula derivada da fusão de um linfócito B secretor de anticorpos e uma célula de mieloma. Os hibridomas são clonais e imortais e secretam o anticorpo que foi secretado pelo linfócito B de origem.

célula não permissiva Célula que não suporta a replicação (eficiente) de um vírus específico.

células apresentadoras de antígenos profissionais Células do sistema imune cuja função é captar antígenos por endocitose, degradá-los em fragmentos e exibir os fragmentos em sua superfície em complexo com MHC classe II. Essas células incluem macrófagos e linfócitos B.

células de mieloma Células tumorais imortais derivadas de linfócitos. Essas células são úteis na criação de hibridomas para produzir anticorpos monoclonais, mas elas próprias não produzem anticorpos normais.

células dendríticas Células derivadas da medula óssea que desempenham papel importante na apresentação do antígeno processado aos linfócitos T.

células microgliais Células do SNC que atuam como células imunes.

células primárias Células isoladas diretamente do tecido de origem que apresentam todas as propriedades histológicas e de crescimento das células do tecido de origem.

centrifugação Sujeição de uma amostra a um campo de gravidade artificial resultante de uma rotação rápida.

centrifugação zonal de taxa Técnica de submeter uma macromolécula, organela ou partícula viral a um campo centrífugo alto para que sua velocidade de sedimentação possibilite que ele seja separado de outros materiais que tenham velocidades de hemossedimentação diferentes.

CHC Ver **carcinomas hepatocelulares**.

cirrose Danos hepáticos caracterizados por endurecimento dos tecidos e perda da função e da circulação.

citocalasina B Um dos vários compostos que interferem na formação do citoesqueleto da fibra de actina que ancora o núcleo no interior da célula.

citocina Uma de um grupo de proteínas (geralmente glicosiladas) secretadas por células que têm efeito específico sobre o crescimento e o comportamento das células-alvo. Exemplos incluem as interferonas.

citólise Lise celular.

citopatologia Alterações observáveis na aparência, nos processos metabólicos, no crescimento e em outras propriedades de uma célula induzidas por uma infecção por vírus.

clonagem A palavra tem vários significados. Primeiro, significa produzir **clones** de um único progenitor. Isso pode ser feito no curso normal de replicação, como em bactérias, ou por meios artificiais, como por transplante nuclear. Em segundo lugar, quando os organismos clones (p. ex., bactérias) contêm uma molécula de DNA recombinante, diz-se que o DNA foi "clonado". Nesse sentido, a clonagem se refere então à produção de células contendo aquele DNA recombinante.

clones Entidades biológicas geneticamente idênticas derivadas de uma única entidade parental.

complementação Crescimento de dois organismos ou vírus mutantes com deficiência de replicação que apresentam mutações em diferentes genes de ação em *trans* de modo que um possa fornecer o produto gênico deficiente do outro.

complemento Grupo de proteínas séricas que se ligam a um complexo antígeno-anticorpo na superfície de uma célula e sequencialmente experimentam um processo de maturação complexo que resulta em lise celular.

complexo de Golgi Vesículas na célula eucariótica que recebem lipídios e proteínas recém-sintetizados do retículo endoplasmático e os transportam para o local correto na célula. Modificações químicas específicas nas proteínas e nos lipídios transportados ocorrem no complexo de Golgi.

complexo de pré-iniciação Montagem de fatores de transcrição e RNA polimerase II na TATA *box* e local do *cap* de um transcrito eucariótico que se forma imediatamente antes do início da transcrição.

concatâmeros Várias regiões de DNA do tamanho do genoma unidas em uma matriz linear como um intermediário na replicação viral, como durante o ciclo de vida do bacteriófago T4.

consanguíneo Característica dos descendentes de dois genitores geneticamente relacionados.

consentimento informado Permissão dada para um procedimento médico experimental ou de pesquisa somente depois da divulgação completa dos possíveis perigos para o indivíduo e dos benefícios aos conhecimentos em saúde.

cosmídio Vetor de clonagem artificial que contém os sítios *cos* do bacteriófago λ, possibilitando o empacotamento em cabeças de bacteriófago de inserções de DNA relativamente grandes (até 45 kpb).

CPE Ver **efeito citopático** e **citopatologia**.

CRISPR/Cas CRISPR (repetições palindrômicas curtas agrupadas e regularmente espaçadas (do inglês *clustered regularly interspersed short palindromic repeats*) é uma família de sequências de DNA encontradas nos genomas da maioria das bactérias, transcritas como pequenos RNAs que reconhecem o DNA de bacteriófagos invasores. A proteína Cas9 se liga a esses RNA e faz um corte nos duplexes RNA-DNA.

cristalografia de raios X Determinação da estrutura no nível atômico pela análise dos raios X que são refletidos dos planos de um cristal preparado a partir de uma macromolécula ou partícula viral.

cromossomo artificial bacteriano (BAC; do inglês *bacterial artificial chromosomes*) Vetor de clonagem construído *in vitro* que utiliza partes do **plasmídio F** de *Escherichia coli* para criar um veículo para a inserção de DNA estranho no cromossomo bacteriano. Pode-se usar os BACs para clonagem de até 300 kpb. O DNA clonado é estável, pois passa a fazer parte do cromossomo bacteriano.

cromossomo artificial de levedura (YAC; do inglês *yeast artificial chromosome*) Vetor de clonagem construído para ser um elemento autorreplicante em células de levedura. O YAC contém a região centromérica, a origem de replicação e telômeros de um cromossomo de levedura. Os YACs têm capacidade de clonagem muito grande (até 1.000 kpb).

cromossomo artificial Vetor de clonagem de DNA criado *in vitro* de modo a ter as estruturas de replicação necessárias correspondentes ao cromossomo de uma célula específica. Ver **cromossomo artificial bacteriano** e **cromossomo artificial de levedura**.

CXCR4 Receptor celular de quimiocina (fator de crescimento) usado pelo HIV para fixação durante a infecção de linfócitos T.

DCJ Ver **doença de Creutzfeldt-Jakob**.

defensinas Peptídios antimicrobianos pequenos (35 a 40 aminoácidos), carregados positivamente, encontrados em células animais e vegetais. As defensinas são eficazes contra bactérias, fungos e vírus envelopados. Elas atuam rompendo a membrana celular ou viral.

densidade flutuante Densidade na qual uma macromolécula ou vírus "flutua" em um gradiente sob condições de equilíbrio em um campo centrífugo.

deriva antigênica A lenta mudança na estrutura de um antígeno ao longo do tempo em decorrência de alterações mutacionais acumuladas na sequência do gene que codifica o antígeno.

desnaturação Rompimento da estrutura de ordem superior de uma proteína ou macromolécula contendo ácido nucleico.

dessecação Ato de secar.

dicer Ribonuclease da família RNase III que corta o dsRNA longo em fragmentos curtos de RNA de interferência (siRNA) como parte do sistema de silenciamento de genes do RNA de interferência (RNAi).

disseminar Espalhar por replicação.

DL_{50} Dose letal mediana; em um ensaio quântico, a diluição na qual metade das alíquotas testadas é capaz de iniciar uma infecção letal (*i. e.*, contém vírus infeccioso suficiente para matar metade dos indivíduos testados).

DNA ligase Uma de uma classe de enzimas envolvidas na replicação e no reparo do DNA que une dois fragmentos de DNA, formando uma ligação fosfodiéster.

DNA polimerase Uma de uma classe de enzimas de estrutura complexa que catalisa a síntese de uma nova fita de DNA, complementar à fita molde, em uma reação dependente de *primer*.

DNAc DNA complementar; produzido pela transcrição reversa de uma molécula de RNA.

doença autoimune Doença caracterizada pelo ataque e pela destruição de um tecido aparentemente normal do hospedeiro pelo seu próprio sistema imune.

doença de Creutzfeldt-Jakob (DCJ) Infecção lenta e não inflamatória do SNC humano causada por um príon.

dsRNA RNA de fita dupla.

EBV Ver **vírus Epstein-Barr**.

ED_{50} Dose efetiva mediana; em um ensaio quântico, a diluição de um patógeno suficiente para garantir que 50% das alíquotas padrão dessa diluição contenham o agente infeccioso.

edição de RNA Mudança enzimática na sequência de RNA pela alteração direta em uma das bases. O processo ocorre na replicação do vírus da hepatite delta, bem como na biogênese do RNAm mitocondrial vegetal.

efeito citopático (CPE; do inglês *cytopathic effect*) Ver **citopatologia**.

elemento genético de ação em *cis* Elemento genético que atua apenas na parte contígua de DNA ou RNA em que está presente.

elementos de ação em *trans* Elementos genéticos, transcritos ou proteínas que atuam em toda célula em que são expressos; o inverso de um elemento em *cis*, que só atua em elementos no interior do genoma contíguo em que ocorre.

eletroforese capilar Separação de partículas carregadas em um campo elétrico aplicado (10 a 30 kV) através de um tubo capilar de pequeno calibre (20 a 100 mm). A técnica tem uma vantagem sobre a eletroforese convencional, pois produz uma separação quantitativamente reprodutível em um tempo muito curto (menos de 1 hora), usando tamanhos de amostra pequenos.

ELISA Ver **ensaio de imunoabsorção enzimática**.

ELISPOT Procedimento normalmente utilizado para detectar pequenas quantidades de citocinas presentes em tecidos ou líquidos. Semelhante a um **ELISA**, a principal diferença é que o líquido ou extrato de tecido a ser testado é colocado em um poço que foi revestido com anticorpos específicos contra citocinas. Em um ELISA, os anticorpos são frequentemente adicionados a poços que foram previamente revestidos com o tecido ou líquido.

encefalite Inflamação do encéfalo ou tecidos do SNC superior.

encefalopatia Doença não inflamatória do encéfalo.

endocitose mediada pela caveolina Processo de entrada celular usando conjuntos de glicoesfingolipídios e colesterol na membrana, com a proteína caveolina. A **endocitose mediada pela balsa lipídica** e a mediada pela caveolina diferem do sistema de entrada **mediado pela clatrina** clássico envolvendo depressões revestidas pela clatrina em que não há etapa de fusão lisossomal.

endocitose mediada pela clatrina Processo pelo qual as moléculas do ligante são levadas para o interior da célula depois da ligação a receptores específicos na superfície celular. O complexo ligante-receptor invagina em uma vesícula endocítica que é cercada por um revestimento de clatrina. A clatrina é uma proteína que forma uma estrutura semelhante a uma gaiola ao redor da vesícula. Também chamada de endocitose mediada por receptor.

endocitose mediada por balsa lipídica Entrada nas células mediada por domínios de lipídios na superfície externa da membrana, apresentando glicoesfingolipídios e colesterol. Semelhante à **endocitose mediada pela caveolina**, mas sem a presença da proteína caveolina.

endocitose Processo de incorporação de vírus ou moléculas grandes em uma célula pela formação de uma vesícula específica na superfície celular que engloba o material e o transporta para o interior da célula.

endonuclease Nuclease que inicia a hidrólise de um ácido nucleico por ataque a uma ligação fosfodiéster interna.

ensaio clínico Processo formal para testar a eficácia de um medicamento ou vacina em seres humanos em um contexto clínico.

ensaio de imunoabsorção enzimática (ELISA) Método enzimático para medir uma reação imune ligando uma enzima à região Fc de uma molécula de anticorpo e usando a atividade dessa enzima para indicar a presença do anticorpo ao qual ela está ligada.

ensaio de tetrâmero Complexo produzido sinteticamente que consiste em quatro moléculas de MHC que contêm um fragmento de peptídio viral. Esse peptídio é utilizado para detectar e quantificar linfócitos T que reconhecem especificamente uma proteína viral.

ensaio quântico Ensaio estatístico de vírus infeccioso de acordo com parâmetros de diluição.

ensaio Uma medição ou teste.

enterovírus Grupo de vírus de RNA que se replicam no intestino de vertebrados e causam doença entérica leve a grave.

env Gene que codifica o produto de tradução da poliproteína que contém as glicoproteínas de envelope de um retrovírus.

envelope (membrana) Bicamada lipídica com proteínas associadas que engloba uma célula ou um vírus.

enzima de restrição Endonuclease de DNA que é expressa em células bacterianas para degradar DNA estranho. Os sítios de reconhecimento frequentemente são palindrômicos e várias endonucleases de restrição específicas reconhecem sequências exatas de DNA de fita dupla de 4 a 8 bases. A capacidade de clivar grandes pedaços de DNA em fragmentos específicos com essas enzimas é uma importante ferramenta básica em métodos de clonagem molecular.

epidemiologia Estudo da disseminação e do controle de doenças infecciosas em populações humanas.

epiderme Superfície externa da pele.

epissomo Elemento genético extracromossômico (geralmente circular) capaz de se replicar com os cromossomos da célula em que reside.

epítopos conformacionais Determinantes antigênicos que estão presentes apenas quando o antígeno está em uma conformação específica (geralmente nativa).

epítopos Pequenas regiões de (geralmente) aminoácidos hidrofílicos que constituem determinantes antigênicos específicos em antígenos proteicos.

epizoologia Estudo da disseminação e controle de doenças infecciosas em populações não humanas.

esclerose múltipla Doença neurodegenerativa e autoimune do SNC. Há boas evidências de que pelo menos alguns tipos resultam de uma complicação causada pela persistência de um agente infeccioso (provavelmente um vírus) de uma infecção aguda que ocorreu muitos anos antes.

esquema de Baltimore Esquema de classificação de vírus que enfatiza o mecanismo de expressão do RNAm viral e a maneira como a informação é codificada no genoma viral como critérios primários; formalizado por David Baltimore.

esquema de classificação baseado na doença Um dos vários esquemas de classificação para os vírus de acordo com a doença causada.

estado antiviral Estado induzido pela interferona em uma célula suscetível. A célula é parcialmente refratária à replicação do vírus nesse estado.

estocástico Aleatório.

etiologia Causa de uma doença ou condição patológica.

Eubacteria Um dos dois domínios procarióticos do mundo vivo, sendo o outro o Archaea.

eucarioto Um dos dois tipos de células que constituem os sistemas vivos. Os eucariotos apresentam estruturas circundadas por membranas internas, especialmente um núcleo definido por membrana contendo o material genético.

éxons Porções de RNA que permanecem como RNAm maduro depois da remoção de íntrons por *splicing*.

exonuclease Nuclease progressiva que ataca seu substrato polinucleotídico apenas a partir de uma extremidade livre.

experimento de pulso-perseguição Protocolo experimental em que se fornece um precursor radioativo a um sistema por um período definido, geralmente curto, que é então seguido pela adição de um grande excesso de precursor não radioativo (perseguição) para diluir o conjunto do material; usado para acompanhar o destino do material sintetizado durante o período de pulso.

explante Remoção de tecido intacto de um organismo, seguida de manutenção em meio de cultura.

expressão transitória Expressão temporária de informação genética em uma célula depois da inserção de sequências genômicas nessa célula por algum meio artificial (p. ex., transfecção). Nesse caso, a nova informação não é incorporada de maneira estável ao material genético da célula, mas é expressa temporariamente durante o tempo de vida da célula.

extremófilo Organismo que pode crescer em limites extremos de condições ambientais, por exemplo, alta temperatura (termófilo) ou alto teor de sal (halófilo).

facilitadores Sequências de controle de ação em *cis* no DNA eucariótico que facilitam a transcrição de um promotor localizado a uma distância relativamente longa delas.

fagemídios Vetores de clonagem construídos com uma combinação de bacteriófagos de DNA de cadeia simples (p. ex., f1) e genes de plasmídios. Os fagemídios são capazes de se replicar como moléculas de fita simples ou de fita dupla.

fármaco antiviral Qualquer fármaco que iniba especificamente algum processo na replicação de um vírus sem toxicidade indevida para o hospedeiro no qual o vírus está se replicando.

fase de leitura aberta da tradução (ORF) Sequência de bases lida três de cada vez entre um sinal de iniciação da tradução (AUG) e um sinal de terminação da tradução (UAA, UAG ou UGA) em um RNAm ou no DNA que codifica esse RNAm. Cada triplete de bases determina um aminoácido específico na proteína codificada pela ORF.

fator de fertilidade (fator F') Plasmídio de DNA de fita dupla encontrado em certas bactérias que confere a capacidade de transferir DNA de uma célula para outra por conjugação. O fator F' ou plasmídio codifica genes que realizam esse processo, incluindo genes para o *pilus* F, a estrutura bacteriana que liga duas células durante a transferência.

fator de terminação (fator ρ) Proteína envolvida na terminação da transcrição de uma classe de moléculas de RNAm procarióticas.

fatores de crescimento Macromoléculas complexas que atuam sinalizando células específicas para replicação.

fatores de transcrição Grupo de proteínas nucleares de eucariotos envolvidas com a RNA polimerase na transcrição de RNA a partir de um molde de DNA. Muitos fatores de transcrição são capazes de se ligar a sequências específicas no interior dos promotores e outras regiões reguladoras dos transcritos.

fatores eucarióticos de iniciação da tradução (CBP1, eIF-2, eIF-3, eIF-4A, eIF-4B, eIF-4C, eIF-4F, eIF-5, eIF-6) Proteínas associadas ao ribossomo que atuam na iniciação da tradução de uma fase de leitura aberta no RNAm eucariótico.

fêmea pseudográvida Na produção de um **camundongo transgênico**, camundongo fêmea em idade reprodutiva que foi tratada com hormônios para torná-la receptiva a receber um embrião.

fenótipo Características observáveis de um organismo que são determinadas por sua composição genética.

fita negativa Ver **RNA de sentido negativo**.

fita positiva Ver **RNA de sentido positivo**.

fita tardia Fita de DNA que está sendo replicada na qual a síntese é descontínua.

fitas complementares de ácido nucleico Fita de ácido nucleico de fita simples cuja sequência é determinada pelas regras de pareamento de bases de Watson-Crick relativas a uma fita de referência.

flúor Substância que absorve a luz de determinado comprimento de onda e, de modo subsequente, emite luz, geralmente de um comprimento de onda menor. O processo é chamado de fluorescência.

foco de infecção Identificação de áreas de células que foram infectadas por vírus em uma placa de cultura de tecidos. As áreas são reconhecidas pela **citopatologia** produzida pelo vírus em questão. Essas áreas podem ser observáveis microscópica ou, em alguns casos, macroscopicamente. Os focos de infecção podem ser usados quantitativamente para a enumeração de partículas virais biologicamente ativas.

forquilha de replicação Ponto de crescimento na replicação de uma molécula duplex de DNA.

fragmentos de Okazaki Fragmentos curtos de DNA nascente sintetizados usando um *primer* de RNA que é um intermediário-precoce do crescimento da cadeia de DNA na fita descontínua (tardia).

frequência de erros Taxa de introdução de erros durante a replicação de um genoma de DNA ou RNA.

fusão (fusão de membrana) Processo no qual o envelope da membrana de um vírus se combina com uma membrana celular ou vesícula no processo de entrada do vírus.

gag Gene que codifica o produto de tradução da poliproteína que contém as proteínas do capsídio de um retrovírus; antígenos específicos ao grupo de um retrovírus.

gene repórter Gene normalmente não encontrado em uma célula eucariótica cuja expressão pode ser usada como uma medida da expressão gênica nessa célula. A cloranfenicol acetil transferase (CAT) é uma enzima bacteriana que pode ser utilizada dessa maneira para o estudo da expressão gênica em eucariotos.

genes egoístas Genes cuja única função é se replicar, não proporcionando nenhuma vantagem à entidade que os carrega; originalmente definido por Francis Crick para explicar a existência de certos elementos genéticos autorreplicantes.

genes induzíveis Genes cuja expressão pode ser induzida em condições apropriadas.

genes supressores de tumor Genes celulares cuja função é bloquear a replicação celular descontrolada.

genética reversa O reverso da genética tradicional. Em vez de começar com um fenótipo ou produto gênico e procurar um gene, o experimentador começa com uma região de sequência de DNA conhecida e então procura descobrir o fenótipo ou produto do gene presumido.

genoma ambissenso Genoma de RNA que contém informações de sequência nos sentidos positivo e negativo. O segmento genômico S da Arenaviridae e de certos gêneros de Bunyaviridae apresentam essa característica.

genoma Molécula de ácido nucleico que codifica a informação genética de um organismo.

genoma monopartido Genoma viral composto por um único segmento.

genoma multipartido Genoma viral que compreende dois ou mais fragmentos.

genoma segmentado Genoma viral existente como dois ou mais segmentos separados de ácido nucleico; por exemplo, o genoma dos vírus *influenza*.

genômica Estudo da sequência, estrutura e função da informação genética, especialmente usando métodos computacionais para a análise de grandes conjuntos de dados.

genótipo Composição genética de um organismo.

glicoproteínas Proteínas que apresentam resíduos de açúcar ligados covalentemente a aminoácidos específicos. Essas proteínas são frequentemente secretadas pelas células ou associadas a membranas de maneira que a maior parte se projeta através da membrana.

glicosilação Processo de adição de resíduos de açúcar à membrana e glicoproteínas excretadas no complexo de Golgi.

gripe Ver ***influenza*** **(gripe)**.

HAART Terapia antirretroviral altamente ativa (do inglês *highly active antiretroviral therapy*). Uso de quatro ou cinco fármacos antivirais diferentes na tentativa de reduzir drasticamente a carga viral de um paciente infectado pelo HIV.

helicase Uma de uma classe de enzimas envolvidas na replicação do DNA que desenrola o DNA catalisando uma desnaturação local do duplex de DNA no ponto de ação.

hélice Uma espiral.

hemaglutinação (hemadsorção) Capacidade de uma membrana viral ou de uma célula infectada por vírus de aderir a eritrócitos, causada pela ação de uma ou várias glicoproteínas virais específicas.

herpes-vírus Um de um grande grupo de vírus relacionados que contém grandes genomas de DNA e apresenta estrutura semelhante cuja infecção é caracterizada pelo estabelecimento de uma infecção latente.

hibridização *in situ* Um de vários métodos para localizar uma sequência ou espécie de ácido nucleico específica no interior de uma célula, realizado fixando a célula, tornando-a permeável e hibridizando uma sonda apropriada sob condições em que a estrutura celular é mantida.

hibridização Possibilidade de que duas fitas complementares de um ácido nucleico de fita dupla que foram separadas (desnaturadas) por desnaturação química ou térmica reconstituam o duplex original.

híbrido (ácido nucleico híbrido) Molécula de ácido nucleico de fita dupla formada pelo pareamento de bases de Watson-Crick de uma determinada sequência com sua sequência complementar, que pode ser RNA ou DNA.

hidrofílico Usado para descrever uma molécula ou parte dela que é hidratada em solução em decorrência de interações energeticamente favoráveis com moléculas de água.

hidrofóbico Usado para descrever uma molécula ou parte dela cuja interação com moléculas de água é energeticamente desfavorável.

histologia Estudo microscópico da estrutura e da organização celular.

HIV Ver **vírus da imunodeficiência humana**.

homeostase Um sistema que é mantido em equilíbrio em um estado fisiológico estável é referido como em homeostase.

HSV Ver **vírus herpes simples**.

HTLV Ver **vírus da leucemia/linfoma de células T do adulto**.

HZV Ver **vírus varicela-zóster**.

IC Ver **intracraniana** ou **intracerebral**.

icosaedro Polígono sólido regular composto por 12 vértices e 20 faces.

ID_{50} Dose infecciosa mediana; em um ensaio quântico, a diluição na qual metade das alíquotas testadas é capaz de iniciar uma infecção (*i. e.*, contém vírus infeccioso).

IFN Ver **interferona**.

IMC Ver **imunidade celular**.

imunidade adaptativa (imunidade adquirida) Ver **imunidade**.

imunidade Capacidade de resistir ou se defender contra um patógeno por meio de respostas imunes inatas ou adquiridas contra antígenos específicos por seleção clonal de linfócitos reativos.

imunidade celular (IMC) Porção da resposta imune que requer reconhecimento específico entre receptores em linfócitos T individuais e determinantes antigênicos na superfície das células apresentadoras de antígenos.

imunidade de rebanho Estado qualitativo em uma população exposta a uma doença infecciosa em que a existência de uma quantidade suficiente de indivíduos recuperados e imunes restringe a disseminação da doença.

imunidade humoral Imunidade decorrente de moléculas de anticorpos que circulam no sangue e no sistema linfático.

imunidade inata Também chamada imunidade inespecífica, é o conjunto de estruturas e respostas a um patógeno invasor, incluindo barreiras anatômicas, sistema complemento, neutrófilos, macrófagos e a resposta da interferona, que são induzidas pela célula depois de ela detectar um vírus.

imunofluorescência Método de detecção e localização de um anticorpo ligado ao seu antígeno cognato pelo uso de um corante fluorescente ligado à região Fc da molécula do anticorpo. Isso possibilita a observação microscópica usando iluminação ultravioleta.

imunologicamente virgem Refere-se a um indivíduo que nunca foi infectado com o agente infeccioso em questão.

IN Gene do retrovírus que codifica a função enzimática que catalisa a integração do DNAc proviral ao cromossomo do hospedeiro.

índice de estimulação Medida quantitativa da proliferação de linfócitos T em resposta à estimulação por um antígeno reconhecido.

índice terapêutico Medida numérica da eficácia de um medicamento ou método terapêutico. É mais simplesmente a razão entre alguma medida numérica da eficácia contra a doença ou agente infeccioso e uma medida dos efeitos colaterais indesejáveis.

infecção abortiva Infecção de uma célula em que não há aumento da produção de vírus infecciosos.

infecção aguda Infecção marcada por um início súbito de sintomas detectáveis, geralmente seguidos por recuperação completa ou aparente.

infecção fulminante Infecção grave, súbita e muitas vezes fatal, caracterizada pela rápida disseminação invasiva do agente infeccioso; muitas vezes se refere a uma forma particularmente grave de hepatite.

infecção improdutiva Infecção na qual o vírus interage com as células hospedeiras, de modo que sua infectividade é perdida, mas nenhum vírus progênie é produzido.

infecção inaparente Infecção não caracterizada por sintomas evidentes de doença, mas na qual há replicação ativa do patógeno.

infecção latente Em geral, se refere a um período depois da infecção aguda por herpes-vírus em que o genoma viral está presente em células específicas, mas na qual os genes que codificam os genes de replicação não são expressos e a replicação viral não ocorre.

infecção mista Infecção (viral) na qual dois ou mais genótipos distintos são capazes de infectar a mesma célula ou indivíduo simultaneamente.

infecção oportunista Infecção que tira vantagem de um sistema imune depletado ou deficiente para se estabelecer em um hospedeiro. A AIDS tem, como uma de suas sequelas, infecções oportunistas por patógenos inócuos.

infecção produtiva Infecção viral de células na qual é produzido mais vírus infeccioso do que a quantidade que estava presente ao iniciar a infecção.

influenza **(gripe)** Doença infecciosa geralmente leve do trato respiratório superior causada por um grupo de vírus com genomas de RNA segmentados e caracterizada por rápida mudança genética.

inibição de contato Cessação da replicação ou movimento celular quando a célula está em contato com outra célula do mesmo tipo.

inoculação Processo de introdução de uma substância em um organismo.

interferência Em uma infecção viral mista, o fenômeno em que alguma função codificada pelo vírus interferente reduz a eficiência de replicação do vírus do tipo selvagem. Ver **partículas interferentes defeituosas**.

interferona (IFN) Grupo de proteínas (citocinas) secretadas por células infectadas por vírus e algumas outras células que agem induzindo um conjunto específico de respostas antivirais e antitumorais em outras células.

interleucina Citocina secretada por uma célula efetora do sistema imune que atua estimulando outras células imunes.

intermediário replicativo (RI; do inglês *replicative intermediate*) Estrutura de replicação que consiste em uma fita molde e múltiplas fitas de progênie complementares, encontrada em células infectadas com um vírus de RNA de fita simples. Existem dois tipos: RI-1, complexo que sintetiza fitas complementares usando vírion de RNA (genômico) ou RNA de sentido do vírion como molde; e RI-2, que contém RNA complementar ao RNA genômico como molde e RNA de sentido genômico como fitas produto.

intracerebral (IC) Literalmente, no cérebro. No entanto, termo comumente utilizado para indicar no encéfalo, como uma via de injeção.

intracraniana (IC) Termo geral que designa a injeção de vírus no encéfalo de um animal para avaliar a replicação ou virulência viral.

intravenosa (IV) Injeção de uma substância (ou vírus) em uma veia. No camundongo, isso normalmente significa injetar na veia da cauda.

íntrons Porções de um RNA eucariótico removidas por *splicing*.

iontoforese Movimento de um composto carregado positivamente em um campo elétrico.

IRES Ver **sítio interno de entrada do ribossomo**.

isoforma Uma das diferentes formas estruturais de uma proteína. As isoformas podem diferir em sua atividade.

IV Ver **intravenosa**.

kb Abreviação de quilobase (mil bases); usada para designar o tamanho do DNA e do RNA. Se as moléculas são de fita dupla, a unidade apropriada é pares de quilobases (kpb).

kuru Encefalopatia humana causada por um príon e associada ao canibalismo funeral ritualizado.

LAT Ver **transcritos associados à latência**.

lentivírus Grupo de retrovírus, como HIV e vírus visna, caracterizado por um curso patogênico lento e progressivo.

Leviviridae Família de bacteriófagos de RNA de fita simples de sentido positivo, incluindo MS2.

linfócito T citotóxico (LTC) Subtipo de linfócito T (CD8) que foi ativado por um antígeno e pode alcançar e matar uma célula que apresenta esse antígeno.

linfócitos B Células imunes que secretam anticorpos solúveis.

linfócitos T auxiliares 1 (Th1) Subconjunto de linfócitos T auxiliares. Os linfócitos Th1 suprimem a atividade dos linfócitos Th2 e produzem IL-1, IL-2, interferona γ e TFN-β. Os linfócitos Th1 ativam macrófagos, auxiliam linfócitos B e estão envolvidos na hipersensibilidade tardia.

linfócitos T auxiliares 2 (Th2) Subconjunto de linfócitos T auxiliares. Os linfócitos Th2 secretam uma variedade de interleucinas, além de estarem envolvidas em várias características da imunidade celular.

linfócitos T Células imunes que reagem com outras células portadoras de antígenos estranhos em sua superfície em decorrência de uma infecção viral ou alteração genética.

linfócitos T efetores Células do sistema imune que atuam nas células portadoras de antígenos como parte da resposta imune. As duas classes principais incluem os linfócitos T auxiliares (linfócitos T_H), que interagem com as células apresentadoras de antígeno na estimulação de linfócitos B reativos, e os linfócitos T citotóxicos ou células T matadoras (CT), que atuam nas células portadoras de antígeno para destruí-las.

linfonodos Pequenos corpos de tecido linfático no interior do sistema linfático para os quais o material antigênico é transportado pelas células apresentadoras de antígeno.

linha celular complementar Linha celular que produz as proteínas necessárias para o crescimento de vírus defeituosos, especialmente vírus projetados para aplicações de transferência de genes.

linha celular contínua Linha celular clonal que foi mantida em cultura por uma grande quantidade de passagens e é essencialmente imortal.

liofilizar Congelar a seco.

lisogenia Capacidade de certos bacteriófagos (principalmente o bacteriófago λ) de integrar seu genoma ao da bactéria hospedeira e permanecer associado como passageiro genético enquanto a bactéria se replica.

LTC Ver **linfócito T citotóxico**.

LTR Ver **repetição terminal longa**.

macrófago Principal célula apresentadora de antígeno do sistema linfático.

macropinocitose Entrada na célula de grandes quantidades de líquido do espaço extracelular.

MAIC Ver **molécula de adesão intercelular**.

mapeamento da alça R Método de visualização de genes usando microscopia eletrônica para detectar a alça de DNA de um duplex RNA-DNA formado pela hibridização do RNAm e pelo gene de DNA de fita dupla que o codifica.

marcador genético Característica genética que pode ser rastreada ou selecionada.

MCS Ver **sítios de clonagem múltipla**.

MEAV Ver **molécula efetora antiviral**.

membrana corioalantoica Membrana localizada entre a casca e o embrião de galinha em um ovo embrionado; usada como um local para o crescimento de certos vírus, como poxvírus.

meningite asséptica Infecção do tecido superficial do SNC a partir da qual nenhuma bactéria ou patógeno metazoário pode ser cultivado; portanto, por eliminação, uma infecção viral.

meningite Infecção do revestimento do encéfalo e do tronco encefálico.

metástase Processo pelo qual uma célula cancerígena (maligna) se separa do tumor no qual se originou, se dissemina para um novo local no corpo e estabelece um novo tumor.

MHC Ver **antígeno de histocompatibilidade principal**.

microarranjos (*microarrays*) Uma série ordenada de pequenos pontos (< 200 μm) de material (ácido nucleico ou proteína) imobilizados em uma superfície sólida (ver também ***microchip***), de modo que sua interação com uma molécula-alvo em solução possa ser observada. Microarranjos geralmente contêm milhares desses pontos de amostra.

microchip Pequena superfície de vidro contendo milhares de amostras imobilizadas para serem usadas em uma análise de microarranjo. Se as amostras forem de DNA, pode ser chamado de *chip* de DNA ou *chip* de genoma.

microscopia confocal Técnica que utiliza um microscópio aprimorado por computador equipado com óptica de iluminação a *laser* que possibilita a visualização de um plano focal muito pequeno com vários comprimentos de onda de luz.

microscopia crioeletrônica Preparação de uma amostra por imersão em gelo vítreo (não cristalino) na ausência de coloração, com visualização usando um feixe de elétrons de baixa intensidade. Esse método preserva muito da integridade estrutural do vírion, especialmente em vírus envelopados.

microscopia de força atômica (MFA) Técnica para exibir as características da superfície de uma amostra registrando a deflexão de uma sonda microscópica à medida

que ela passa sobre a amostra. A resolução com essa técnica pode ser da ordem do diâmetro de uma molécula de DNA (2,0 nm).
microscópio eletrônico Instrumento para visualizar espécimes biológicos em uma resolução maior que o comprimento de onda da luz, usando elétrons acelerados a uma alta energia e, portanto, um comprimento de onda curto.
mielite Inflamação da medula espinal.
mimetismo molecular Semelhança imunológica entre duas proteínas não relacionadas – por exemplo, entre uma proteína viral e uma proteína celular. A semelhança geralmente envolve uma parte da estrutura da proteína. Esse mimetismo pode levar a consequências imunes para o hospedeiro durante uma infecção viral, como a precipitação de fenômenos autoimunes.
miristoilação Modificação de uma proteína pela adição covalente de ácido místico a resíduos de glicina específicos. A miristoilação dá à proteína uma âncora hidrofóbica (ácido graxo) para inserção na membrana.
modelo animal para uma doença (específica) Sistema experimental que utiliza um animal de laboratório específico para investigar aspectos da patogênese de uma doença infecciosa que normalmente não ocorre nesse animal.
modificações pós-transcricionais Modificações enzimáticas celulares na estrutura primária de um transcrito depois da síntese a partir do molde de DNA (ou RNA); incluem a poliadenilação, o capeamento e o *splicing*.
MOI Ver **multiplicidade de infecção**.
molécula de adesão intercelular (MAIC) Uma de uma grande família de glicoproteínas que se projetam através do envelope celular e medeiam a associação entre células e entre células e superfícies; usada por alguns vírus (principalmente poliovírus) como um receptor de entrada.
molécula efetora antiviral (MEAV) Uma das várias proteínas celulares que funcionam para limitar a replicação do vírus quando ativada pela presença de RNA de fita dupla (dsRNA) em uma célula ativada por interferona.
monoespecífico Anticorpo ou preparação de antissoro que reage apenas com o antígeno de interesse.
morte celular programada Ver **apoptose**.
mosaicismo Refere-se ao tecido organizado em que há mais de um genótipo distinto misturado com outro.
mucosa Camada epitelial que reveste os tratos digestório, respiratório ou urogenital.
mudança antigênica Mudança abrupta em um antígeno associado a um patógeno em decorrência da aquisição de um novo gene substituindo o original.
multidão de quasi-espécies População de vírus de RNA na qual, por erros aleatórios cometidos durante a replicação do genoma, uma grande quantidade de variantes possíveis é representada; por exemplo, qualquer população de partículas de HIV.
multiplicidade de infecção (MOI) Razão média entre partículas virais infecciosas e células-alvo em uma determinada infecção.
mutação Mudança hereditária na sequência de bases do genoma de ácido nucleico de um organismo.
mutação reversa Mudança no genoma de um organismo ou vírus que devolve o genótipo ao tipo selvagem ou à cepa original.
mutação sensível à temperatura (ts) Mutação letal condicional em que uma proteína alterada não é capaz de assumir seu dobramento e estrutura corretos em uma temperatura alta (não permissiva) e, portanto, não pode funcionar. Em uma temperatura mais baixa (permissiva), a proteína pode assumir sua estrutura correta e funcionar normalmente.
mutações letais condicionais Alterações genéticas em uma proteína ou elemento genético específico que levam a uma deficiência de replicação sob condições controladas de laboratório, como alta temperatura.
mutagênese por varredura de linker Estratégia de deleção e substituição na qual pares de bases específicos de uma sequência são alterados *in vitro* sem afetar os arranjos espaciais relativos e as fases de leitura.
Mx Uma de uma família de proteínas induzidas pela ação da interferona em uma célula-alvo. Muitas dessas proteínas têm funções desconhecidas, mas a MxA interfere especificamente na infecção inicial das células pelos vírus *influenza* e da estomatite vesicular.
não consanguíneo Resulta de um cruzamento genético entre dois organismos não relacionados.
neoplasia Tumor ou grupo localizado de células em proliferação que se tornaram independentes do controle normal da replicação celular.
neuroinvasiva Refere-se à capacidade específica de um vírus de obter acesso a ou "invadir" o sistema nervoso a partir da periferia. Por fim, isso envolve romper a barreira hematencefálica.
neurovirulento Refere-se à capacidade de um vírus de causar a morte por replicação no sistema nervoso. Com frequência, refere-se à replicação especificamente no interior de neurônios do SNC.
nódulos linfáticos agregados (tecido linfático associado ao intestino) Tecidos linfáticos no intestino que possibilitam que proteínas antigênicas e patógenos interajam diretamente com o sistema imune.
nosocomial Infecção associada a ou adquirida durante um período de internação em hospital ou unidade de saúde, como um lar de idosos.
nucleoproteína Complexo proteína-ácido nucleico.
número de cópias Número de moléculas de um tipo específico (proteína, RNAm, gene, plasmídio) por célula.
Oct1 Proteína celular de ligação ao octâmero que se liga a oito nucleotídios no DNA de fita dupla com a sequência nominal TATGARAT (R é qualquer purina). Essa proteína serve

como um "adaptador" para a ligação do ativador de transcrição α-TIF do HSV a facilitadores de promotores imediato-precoces.

oligonucleotídio antissenso Oligonucleotídio curto com uma sequência complementar a uma sequência específica de nucleotídios em uma molécula de ácido nucleico; sob investigação como um potencial alvo de alta especificidade para se ligar e, assim, inativar genes virais ou RNAm.

oncogenes (c-onc, v-onc) Genes que codificam as proteínas originalmente identificadas como agentes transformadores de vírus oncogênicos, alguns dos quais demonstraram ser componentes normais das células; v-onc é a versão viral de um oncogene, ao passo que c-onc é a versão celular do mesmo gene.

operador Região de um gene bacteriano regulado à qual o produto de um gene regulatório se liga para modular a transcrição.

óperon Conjunto de genes regulados em bactérias expressos como um único transcrito modulado pela atividade de um gene regulador próximo.

ORF crípticas Fases de leitura abertas da tradução em um RNAm eucariótico depois (*downstream*) de um RNA traduzido de modo eficiente e, portanto, geralmente não reconhecido por ribossomos eucarióticos.

ORF Ver **fase de leitura aberta da tradução**.

ORFeome O mapa de todas as fases de leitura abertas da tradução (ORF) possíveis com um genoma ou conjunto de sequências genômicas.

ori Ver **origem de replicação**.

origem de replicação (ori) Sítio específico em um genoma de DNA ou RNA no qual uma rodada de replicação é iniciada.

pandemia Infecção epidêmica que envolve uma grande porcentagem da população mundial durante um mesmo período.

panencefalite esclerosante subaguda (PESA) Doença autoimune rara causada pelo sistema imune do hospedeiro que destrói o tecido neural no qual o vírus do sarampo não infeccioso é mantido depois da recuperação da fase aguda da infecção; em geral, ocorre dentro de 5 anos da infecção inicial.

panleucopenia felina Doença viral (geralmente) fatal de gatos, caracterizada por redução extrema dos leucócitos circulantes.

papilomavírus Grande grupo de vírus com genomas de DNA que são classificados como papovavírus e causam verrugas.

parada abrupta Passo na transcrição de um genoma retroviral em DNAc pela transcriptase reversa; ocorre depois da síntese de DNAc a partir do *primer* de RNAt para a extremidade 5′ do genoma e é resultado da translocação da fita de DNAc recém-sintetizada para a outra extremidade do molde de RNA.

parâmetros (de um experimento) Características mensuráveis de um experimento.

partículas interferentes defeituosas Partículas virais defeituosas que reduzem a eficiência da infecção por partículas virais normais no mesmo estoque.

partículas virais defeituosas Partículas virais com aparência normal ou aparentemente normal, mas que não são capazes de iniciar um ciclo produtivo de replicação.

parvovírus Um de um grupo de vírus com genomas de DNA de fita simples pequenos.

passagem (passagem em série) Em virologia, a infecção sequencial, coleta e reinfecção de um vírus em um hospedeiro ou cultura de células.

passagem de vírus Transmissão e produção de estoques de vírus por várias rodadas de replicação de vírus, geralmente em laboratório.

patogênese Mecanismo causador de uma doença.

patógeno Organismo ou entidade causadora de uma doença.

pb Abreviação de par de bases.

PCNA (antígeno nuclear de célula em proliferação; do inglês *proliferating cell nuclear antigen*) Proteína envolvida na replicação do DNA em células eucarióticas. Uma de um grupo de ciclinas, a PCNA é uma proteína acessória da DNA polimerase delta e está envolvida no alongamento da fita líder durante a replicação.

PCR em tempo real Método para detecção quantitativa de produtos amplificados por PCR. A PCR em tempo real mede o aumento da quantidade de cópias durante os estágios iniciais do processo de amplificação, usando componentes de reação fluorescentes. Isso contrasta com a PCR tradicional, que é uma análise de desfecho.

PCR Ver **reação em cadeia da polimerase**.

pequenos RNA interferentes (siRNA) Pequenos (21 nt) RNAs de fita dupla produzidos a partir de dsRNAs maiores pela ação de **dicers**. O siRNA se desenrola e interage com o RISC (complexo de silenciamento induzido por RNA) para se ligar a RNAm específicos e degradá-los, silenciando, assim, a produção de proteína a partir desse gene.

período de eclipse Momento durante o ciclo de replicação de um vírus em que nenhum vírus infeccioso pode ser isolado; em outras palavras, o tempo entre a adsorção do vírus e a penetração do genoma e o aparecimento do vírus infeccioso recém-sintetizado.

período de incubação Período de tempo entre a infecção inicial e o início dos sintomas notáveis de uma doença.

período prodrômico Período antes do início dos sintomas completos de uma doença, quando as respostas fisiológicas específicas resultantes dela podem ser discernidas por um observador experiente.

PESA Ver **panencefalite esclerosante subaguda**.

picornavírus Pequenos vírus com genomas de RNA. O poliovírus é um exemplo.

***pilus* F** Ver ***pilus* sexual**.

***pilus* sexual** Uma das porções salientes da parede celular bacteriana que pode instigar o acasalamento com uma célula bacteriana de outro sexo; usado como um receptor por bacteriófagos específicos do sexo masculino.

placa de réplica Método de replicação de um organismo ou vírus em uma superfície sólida ou semissólida em que é mantida a relação espacial entre clones individuais para triagem ou seleção.

placa-base Porção complexa do capsídio de um bacteriófago com cauda que contém "pinos" de proteínas que medeiam as interações não covalentes entre o bacteriófago e a célula hospedeira que levam à injeção do genoma viral.

placebo Substância inerte ou inócua usada como controle negativo para testar um fármaco em ensaios clínicos.

plasmídio bacteriano Elemento genético circular extracromossômico com a capacidade de se replicar como um epissomo em bactérias. Esse plasmídio muitas vezes pode conferir resistência a antibióticos em seu hospedeiro. Com frequência, é utilizado para manter fragmentos clonados de DNA.

plasmodesmata Conexões citoplasmáticas entre as células vegetais.

polaridade oposta Orientação de uma fita de ácido nucleico cujo esqueleto fosfodiéster está na direção oposta de 5′ para 3′ em relação à outra fita.

polaridade Para um ácido nucleico, a direção na qual a sequência é lida (*i. e.*, de 5′ para 3′, ou vice-versa).

poli-A polimerase Enzima que adiciona a cauda poli-A à extremidade 3′ das moléculas de RNAm eucarióticos.

policlonal Refere-se a um antissoro contendo vários tipos diferentes de moléculas de anticorpos dirigidas contra vários determinantes em um antígeno. Esses anticorpos são secretados por vários linfócitos B, cada um derivado de um precursor distinto por seleção clonal.

polidnavírus Vírus de DNA que se replica nos ovários de certas vespas parasitas que pode suprimir a resposta imune da lagarta presa ao embrião de vespa em desenvolvimento.

politético Definição das relações entre os membros de grupos de acordo com várias semelhanças, em vez de uma única característica comum.

ponto final de diluição Diluição em um ensaio quântico em que o agente que está sendo testado não é capaz de evocar uma resposta positiva.

pré-biótico Refere-se ao momento na história da Terra antes da existência de formas celulares de vida, ou antes da existência de estruturas vivas, como moléculas autorreplicantes.

primase Atividade enzimática que catalisa a síntese do *primer* de RNA que inicia a replicação do DNA.

primossomo Complexo de primase e DNA helicase que está envolvido na síntese do *primer* de RNA para a replicação do DNA.

príon Agente infeccioso disseminado por ingestão que não parece conter nenhum material genético. Acredita-se que seja uma proteína da célula hospedeira que é dobrada de maneira a levar à degeneração neurológica e pode induzir a alterações na conformação semelhantes em proteínas idênticas originalmente dobradas de maneira benigna no indivíduo infectado.

problema da extremidade do DNA Dilema na replicação de uma molécula de DNA linear que resulta da restrição de que a polimerase precisa sintetizar na direção 5′ para 3′ a partir de um *primer*. O resultado é a perda de bases da extremidade dessa molécula linear, como ocorre na replicação das regiões teloméricas do DNA eucariótico.

procapsídio Precursor de um capsídio viral maduro.

processamento de antígeno Degradação parcial de um antígeno no interior de uma célula apresentadora de antígeno (APC) seguida de sua expressão na superfície da APC na presença de uma proteína principal de histocompatibilidade.

prófago Forma do genoma de um bacteriófago lisogênico integrado ao cromossomo da célula hospedeira.

profilático Preventivo.

promotor Região do DNA proximal ao local de início do transcrito de um gene que controla a formação do complexo de pré-iniciação e a transcrição.

proporção partícula-UFP Proporção entre partículas virais totais e partículas infecciosas em um estoque de vírus específico.

***prot* (protease ou petidase)** Gene expresso por vários vírus, especialmente retrovírus, que catalisa a maturação proteolítica de poliproteínas em proteínas virais específicas.

proteassoma Estrutura complexa no interior de células eucarióticas que é local de degradação de proteínas. As proteínas destinadas ao *turnover* no proteassoma foram marcadas pela adição de **ubiquitina**.

proteína de ligação à origem Proteína envolvida na iniciação de ciclos de replicação de DNA (ou RNA) por ligação à sequência de origem específica.

proteína de ligação ao ssDNA Proteína envolvida na replicação do DNA que impede a re-hibridização das duas fitas desnaturadas no ponto de replicação, ligando-se à fita simples de DNA de maneira independente da sequência.

proteína estrutural Proteína viral que é normalmente encontrada especificamente associada à partícula viral infecciosa.

proteína integral da membrana Proteína associada à membrana celular no interior do envelope da membrana, mas não se estendendo apreciavelmente para além do envelope.

proteína MAVS (sinalização antiviral mitocondrial; do inglês *mitochondrial antiviral signaling*) Característica da resposta **imune inata**. A MAVS medeia a ação do NF-κ-B e IRF-3, fatores de transcrição envolvidos na expressão da interferona β, e, portanto, é uma estimuladora do estado antiviral na célula.

proteína não estrutural Em uma infecção viral, uma proteína expressa pelo vírus que não funciona ou *não é* encontrada na partícula viral infecciosa. Ver **proteína estrutural**.

proteína piloto Proteína associada ao genoma de bacteriófagos de cauda que atua iniciando o processo de injeção do genoma na célula hospedeira uma vez que a parede celular tenha sido rompida por meio da associação com a placa-base.

proteína quinase (PKR) dependente de dsRNA Enzima induzida pela ação da interferona em uma célula-alvo que fosforila eIF-2 na presença de dsRNA, resultando na inibição da síntese de proteínas; parte do estado antiviral induzido pela interferona.

proteínas andaime Proteínas que estão envolvidas na montagem de um capsídio viral, mas não fazem parte do vírion maduro.

proteínas de tráfego intracelular Proteínas intracelulares cuja principal função é reconhecer moléculas específicas e orientá-las à localização subcelular apropriada.

proteoma Conjunto de dados de todas as proteínas codificadas e expressas a partir de um genoma ou conjunto de sequências.

prototrofia Capacidade das bactérias de crescer e se replicar com apenas uma fonte de energia e carbono (geralmente um açúcar) e fontes inorgânicas de nitrogênio, enxofre e fósforo.

provírus DNAc de fita dupla produzido pela transcriptase reversa como o primeiro passo na infecção por um retrovírus.

pseudovírion Partícula semelhante a um vírus que tem a estrutura externa de um vírus, mas não contém o genoma viral.

pulso Como aplicado a uma infecção por vírus ou outras aplicações moleculares e bioquímicas, um curto intervalo de tempo no qual uma modificação experimental das condições, como a adição de um precursor radioativo, é realizada.

quimiocina Molécula de sinalização extracelular capaz de ativar uma célula-alvo com receptores apropriados para seu reconhecimento.

R:U5:(PB):região líder Região terminal 5′ de um genoma de retrovírus que contém uma sequência também presente na extremidade 3′ (R), uma sequência única para a extremidade 5′ (U5), um sítio de ligação para o *primer* de replicação de RNAt (PB) e uma região não traduzida entre PB e a primeira fase de leitura aberta (líder).

reação em cadeia da polimerase (PCR) Conjunto ligado de reações usando *primers* de sequência específica e uma DNA polimerase dependente de DNA de alta temperatura; usada para amplificar uma sequência específica de DNA por várias rodadas de síntese de DNA direcionada por *primer*.

rearranjo aleatório Mistura aleatória de segmentos genômicos depois de uma infecção mista por um vírus com genoma segmentado; mecanismo importante para produzir diversidade genética em reovírus e vírus *influenza*.

reativação (recrudescência) Reaparecimento periódico de um agente infeccioso depois de um período de latência; uma marca registrada das infecções por herpes-vírus.

receptor "*toll-like*" (TLR) Proteínas transmembrana que estão envolvidas no reconhecimento de patógenos e na ativação das respostas imunes inata e adaptativa. Os TLRs são assim chamados pela homologia com o produto do gene *Drosophila Toll*.

receptor Macromolécula específica (geralmente uma proteína) na superfície de uma célula que interage com uma ou várias proteínas específicas presentes no meio externo. No caso de uma infecção por vírus, o receptor celular interage com uma proteína ou proteínas estruturais virais específicas para iniciar a infecção.

recombinação genética Produção de novos arranjos genotípicos pela quebra e pelo reagrupamento de cromossomos.

recombinante Ver **recombinação genética**.

recrudescência Novo surto de sintomas depois de um período durante o qual os sintomas estavam ausentes ou muito reduzidos.

rede sem escala Rede na qual uma pequena porcentagem de nós está conectada a uma grande quantidade de outros nós. Essas redes são chamadas de "sem escala", pois sua topografia parece a mesma em qualquer nível de resolução (escala).

região Fab Metade N-terminal de uma molécula de anticorpo que apresenta ambas as regiões de sequências constantes e variáveis. Os sítios de combinação de antígenos estão nas regiões de sequência variável.

região Fc Metade C-terminal de uma molécula de anticorpo que compartilha a mesma sequência que todos os outros anticorpos dessa classe.

regras de Koch Conjunto de critérios que precisam ser atendidos para demonstrar que um microrganismo específico é o agente causador de uma doença infecciosa; nomeados em homenagem a Robert Koch, o microbiologista alemão do século XIX que formulou os critérios pela primeira vez.

regras de pareamento de bases de Watson-Crick Regras básicas que descrevem como uma fita de um ácido nucleico de fita dupla é capaz de especificar a sequência da fita complementar; nomeadas em homenagem a dois cientistas que os propuseram formalmente de acordo com dados químicos e cristalográficos de raios X de DNA de fita dupla. De maneira mais simples: (i) A pareia-se com T (ou U no RNA), G pareia-se com C; e (ii) as duas fitas são antiparalelas.

reovírus Vírus com um genoma de dsRNA segmentado.

repetição terminal longa (LTR; do inglês *long terminal repeat*) Regiões terminais 5′ e 3′ do DNA pró-viral integrado de um retrovírus que contém regiões de controle para transcrição de RNA viral.

replicação do tipo plasmídio Replicação de um elemento de DNA extracromossômico, especialmente uma molécula circular, como o genoma do SV40 ou poliomavírus.

replicação vegetativa do DNA Replicação exponencial do genoma viral.

replicon Região do genoma de DNA ou RNA cuja replicação é controlada por uma **origem de replicação (ori)**.

repressão de catabólitos Mecanismo de controle para o uso de metabólitos em bactérias mediado pelos níveis de AMPc. Garante que a glicose ou as outras fontes de energia que não requeiram a expressão de enzimas metabólicas induzíveis sejam utilizadas primeiro.

repressor Proteína reguladora que bloqueia a expressão de um gene ligando-se a uma sequência reguladora específica no DNA que o codifica.

reservatório Fonte de um agente infeccioso.

resolvase Enzima que é capaz de converter intermediários de recombinação de DNA, como a estrutura Holliday, para separar moléculas por cisão endonucleolítica e rejunção.

resposta imune intrínseca Porção da resposta imune inespecífica que é composta de proteínas presentes em todas as células, mesmo as não infectadas, cuja função é detectar e defender-se contra patógenos. Isso inclui proteínas da via de apoptose e autofagia, bem como miRNA antivirais.

restrição bacteriana Conjunto de respostas mediadas por endonucleases a sequências de DNA estranhas codificadas por genes bacterianos projetados para destruir os genomas de bacteriófagos e plasmídios invasores.

retículo endoplasmático Complexo sistema de membrana das células eucarióticas que é contínuo com o núcleo. É o local de síntese de lipídios e membranas, bem como da síntese de proteínas destinadas a serem secretadas ou permanecerem associadas à membrana na célula.

retroelementos Regiões do DNA genômico que contêm estruturas como repetições terminais longas e genes para expressar a transcriptase reversa e outras funções enzimáticas observadas em retrovírus. Retrotranspósons são um tipo de retroelemento.

RI-1 (RI-2) Ver **intermediário replicativo**.

ribonucleoproteína Complexo de RNA e proteína; ver **nucleoproteína**.

ribozima Atividade enzimática de certas moléculas de RNA, como o *autosplicing* do RNA viroide vegetal.

RIG-1 Gene induzível por retinoides 1. O RIG-1 é um regulador negativo do crescimento celular que pode induzir a diferenciação ou apoptose.

RNA de sentido negativo Molécula de RNA cujo sentido é oposto ao do RNAm.

RNA de sentido positivo RNA cuja sequência é o sentido do RNAm.

RNA ribossômico (RNAr) Espécies de RNA que compõem porções estruturais e, em um caso, enzimáticas de ribossomos procarióticos e eucarióticos.

RNA VA Um de dois transcritos pequenos (cerca de 160 nucleotídios) transcritos precocemente a partir do genoma do adenovírus pela RNA polimerase III do hospedeiro; responsável por inibir os efeitos da interferona α e da interferona β.

RNAm policistrônico Molécula de RNA que contém várias fases de leitura abertas, geralmente encontrada em RNAm procarióticos.

RNAm subgenômico RNA transcrito de um genoma viral de RNA que contém apenas parte da sequência presente em todo o genoma.

RNase H Atividade ribonucleolítica da enzima transcriptase reversa que degrada a porção de RNA de um híbrido RNA-DNA.

RNase L Atividade ribonucleolítica que degrada o RNAm quando induzida por 2′,5′-oligoadenilato na presença de dsRNA; parte do estado antiviral induzido pela interferona.

RNAt inicializador *N*-formilmetionina-RNAt (fMet RNAt), que inicia o primeiro aminoácido na tradução de proteínas bacterianas. Em células eucarióticas, o RNAt inicializador é o Met RNAt sem formilação.

rubéola (sarampo alemão) Erupção cutânea geralmente leve e febre causada por um vírus de RNA, caracterizada por danos neurológicos graves a um feto no primeiro trimestre de gestação.

rubéola Sarampo alemão.

sarcoma Tumor sólido maligno de células mesodérmicas, como o músculo.

scrapie Doença neurológica lenta, progressiva e causada por príons em ovelhas que leva à paralisia e à morte.

seleção clonal Estimulação seletiva de subconjuntos de células imunes reativas com um único determinante antigênico que resulta na proliferação de células que respondem especificamente a esse antígeno.

selecionar Isolar um genótipo desejado incubando-o e incubando outros genótipos sob condições em que apenas a entidade desejada possa se replicar com eficiência.

senescência Envelhecer à debilidade; no caso de células normais em cultura, a perda gradual da capacidade de se dividir depois de múltiplas passagens em série.

sequelas Consequências em longo prazo de uma doença.

sequência de Shine-Dalgarno Descoberta por John Shine e Lynn Dalgarno, trata-se do elemento de sequência no RNAm procariótico que se liga ao RNAr 16S e sinaliza o local de início da tradução no AUG mais próximo (*downstream*).

sequência Kozak Sequência ANNAUGG, identificada por Marilyn Kozak como uma sequência favorável ao início da tradução de proteínas no RNAm eucariótico.

sequência palindrômica Sequência de nucleotídios em uma molécula de fita dupla que é autocomplementar e, portanto, tem a mesma sequência de 5′ para 3′ em ambas as fitas complementares; por exemplo, GATATC.

sequência TATGARAT Sequência nominal de oito bases no DNA de fita dupla à qual o Oct1 e proteínas relacionadas se ligam. No HSV-1, esses elementos ocorrem nos facilitadores aos promotores do gene imediato-precoce; a ligação do Oct1 leva à subsequente associação com a proteína α-TIF e à ativação da transcrição.

sequenciamento de alto rendimento (HTS; do inglês *high-throughput sequencing*) Tecnologia que sequencia grandes segmentos de DNA e RNA de maneira rápida e barata.

simetria Arranjo de subunidades repetidas em uma estrutura; refere-se ao arranjo de capsômeros no interior do vírion.

sinais de poliadenilação Sequência específica (AAUAAA) em um RNAm eucariótico nascente que especifica o local para clivagem endonucleolítica do transcrito e adição da cauda poli-A.

sinal de empacotamento Sequência específica de bases no genoma de um vírus que atua na associação e na inserção do genoma no procapsídio.

sinal de localização nuclear (NLS; do inglês *nuclear location signal*) Sequência curta de aminoácidos, rica em lisina, no terminal amino de proteínas destinadas a serem transportadas para o núcleo da célula.

sinal de terminação da transcrição/poliadenilação (sinal de clivagem/poliadenilação) Sequência de bases que ocorre em 25 a 100 pares de bases na extremidade 3′ do gene, codificando um transcrito específico que sinaliza o ponto em que a RNA polimerase se dissocia do molde. Uma característica importante dessa região é a presença de uma ou mais sequências que são moldes para sinais de poliadenilação no transcrito.

sincícios Células cujo citoplasma se fundiu; um tipo de citopatologia induzida pela infecção por alguns vírus.

síndrome Conjunto de sintomas característicos de uma doença específica. Esse termo é frequentemente usado para descrever uma condição de longa duração.

síndrome da imunodeficiência adquirida (AIDS) Doença caracterizada pela perda das imunidades celular e humoral como resultado da infecção pelo vírus da imunodeficiência humana (HIV).

síndrome respiratória aguda grave (SARS; do inglês *severe acute respiratory syndrome*) Doença viral emergente que se manifestou primeiro no Sudeste Asiático e na China, seguida por um surto no Canadá. A doença, caracterizada por edema agudo de pulmão, é causada por um coronavírus.

sintomas Características diagnósticas de uma doença.

sítio do *cap* Local do início da transcrição de um RNAm eucariótico específico.

sítio interno de entrada do ribossomo (IRES; do inglês *internal ribosome entry site*) Característica da estrutura secundária próxima da extremidade 5′ de um genoma de RNA picornaviral que possibilita que os ribossomos eucarióticos se liguem e iniciem a tradução sem se ligar a uma extremidade 5' com *cap*.

sítios de clonagem múltipla (MCS; do inglês *multiple cloning sites*) Sequências de sítios de clivagem de enzimas de restrição estreitamente espaçados construídos em um vetor de clonagem para disponibilizar vários pontos possíveis de inserção para o DNA.

SNC Sistema nervoso central.

snRNA Um de uma classe de pequenos RNAs nucleares de células eucarióticas envolvidas no *splicing*; atua com proteínas cognatas formando uma organela nuclear, denominada *pequena partícula nuclear de ribonucleoproteína* (snRNP).

sorotipo Organismo ou micróbio com uma assinatura imune distinta.

spliceossomos Organelas nucleares compostas de snRNA, pré-RNAm não processado e proteínas específicas que são formadas como o primeiro passo na reação de *splicing* do RNAm eucariótico.

splicing Processo de remoção de segmentos internos (íntrons) do pré-RNAm eucariótico como parte da modificação pós-transcrição.

subcutâneo Sob a pele.

superfície apical Superfície das células epiteliais voltada para o exterior ou para um compartimento extracelular do organismo. Essa superfície contém proteínas específicas associadas à membrana que medeiam funções exclusivas; essa superfície é distinta das regiões basolaterais que se comunicam com as células adjacentes.

superfície basolateral Superfície "interna" das células epiteliais que estão voltadas para outras células epiteliais deste e do tecido adjacente. A região é distinta da superfície apical, que contata o exterior.

supressão Mudança no fenótipo de um mutante pelo efeito de uma mutação em um gene diferente, negando o efeito do mutante original.

tamanho da explosão Quantidade de vírus (geralmente infeccioso) produzida a partir de uma única célula infectada.

TAP Transportador associado ao processamento de antígenos. Proteínas de transporte responsáveis por mover fragmentos de antígenos para o complexo de Golgi antes da apresentação em complexo com o MHC I.

TATA *box* Região rica em AT (sequência canônica TATAA) de cerca de 25 pares de bases antes (*upstream*) do sítio do *cap* dos transcritos eucarióticos que atua como ponto de nucleação para a montagem do complexo de transcrição pré-iniciação.

$TCID_{50}$ Dose infecciosa mediana de cultura de tecidos; em um ensaio quântico, a diluição na qual metade das alíquotas testadas é capaz de iniciar uma infecção em uma cultura de células de teste (*i. e.*, contém uma partícula viral infecciosa ou UFP).

tecido queratinizado Tecido marcado por uma grande quantidade de queratina, como na superfície da pele, da córnea e do cabelo.

Tecido-alvo (órgão) Tecido ou órgão de um indivíduo infectado por um patógeno que, quando infectado, é responsável pelo aparecimento dos sintomas característicos da doença.

tegumento Matriz de proteínas e outros materiais entre o capsídio e o envelope de um herpes-vírus.

telômero Elemento estrutural na extremidade de um cromossomo eucariótico que contém várias sequências repetidas de DNA e uma extremidade fechada.

temperatura de desnaturação Temperatura na qual uma macromolécula biológica perde sua estrutura funcional de ordem superior em virtude da ruptura térmica das ligações de hidrogênio e de outras forças que contribuem para sua estabilidade. No caso de ácidos nucleicos de fita dupla, essa é a temperatura na qual as duas fitas complementares não podem mais se associar (também a temperatura de fusão, ou Tf).

temperatura não permissiva Temperatura na qual um mutante condicionalmente letal e sensível à temperatura não será funcional.

terapia genética Tratamento de uma doença hereditária pela inserção artificial de uma versão corrigida do gene em questão no paciente por um de vários mecanismos.

timidina quinase (TK) Enzima envolvida na recuperação de pirimidinas no interior da célula; codificada por uma série de herpes-vírus e alguns outros grandes vírus de DNA.

titulação Medida quantitativa da quantidade de uma substância ou entidade clinicamente importante.

topoisomerase Enzima que é capaz de alterar a super-helicoidização de uma molécula de DNA de fita dupla.

transcrição reversa – reação em cadeia da polimerase (TR-PCR; do inglês *reverse transcription–polymerase chain reaction*) Reação de PCR realizada em conjunto ou depois de uma reação de transcrição reversa para detectar e quantificar pequenas quantidades de RNA. A reação de transcrição reversa (catalisada pela enzima transcriptase reversa) sintetiza uma cópia de DNAc do RNA. A reação de PCR amplifica sequências específicas de DNAc, dependendo dos *primers* usados.

transcrição Síntese enzimática de RNA a partir de um DNA complementar ou de um molde de RNA.

transcrição/tradução acoplada Processo vinculado (frequentemente em células procarióticas) em que a síntese de proteínas codificadas por uma molécula de RNAm começa durante a transcrição em andamento do RNAm.

transcriptase dependente de RNA Enzima que sintetiza RNA (geralmente RNAm) usando as regras de pareamento de bases de Watson-Crick e RNA como molde.

transcriptase reversa (Pol) Uma enzima, originalmente descoberta em retrovírus, que usa RNA de fita simples como molde para a síntese de uma sequência de DNAc; também pode usar o DNA como molde e degradar o RNA a partir de um híbrido DNA-RNA. Esta última atividade é denominada atividade de RNase H.

transcritos associados à latência (LAT; do inglês *latency-associated transcriptsm*) Transcritos expressos por muitos herpes-vírus neurotrópicos durante a fase latente da infecção.

transfecção Processo de introdução de ácido nucleico em uma célula por meios químicos não específicos.

transformação abortiva Ver **transformação transitória (ou abortiva)**.

transformação Alteração de uma célula pela inserção de um ou mais genes estranhos ou mutantes.

transformação transitória (ou abortiva) Mudança das características de crescimento de uma célula pela expressão temporária de um produto gênico transformador sem uma mudança genotípica naquela célula; estado temporário de transformação, como com um plasmídio não integrador.

translocação Na infecção por vírus, o processo de transporte bioquímico da porção do vírion contendo genoma através da célula ou membrana nuclear.

transposase Enzima que medeia a transposição de um elemento genético transponível.

transpóson Elemento genético que é capaz de se mover por recombinação de um local para outro em um genoma; muitas vezes, codifica genes que catalisam a transposição.

tratamento paliativo Tratamento de uma doença ou condição destinada a minimizar o desconforto.

triar Isolar, manual ou automaticamente, um mutante ou linha celular desejada usando diferenças observáveis entre o fenótipo desejado e uma base de fundo.

troca de fase de leitura Mutação que afeta a sequência da proteína codificada alterando a fase de leitura da tradução.

tropismo tecidual Propriedade de um vírus que lhe possibilita crescer em um tecido específico.

tropismo Tendência de um vírus ou outro patógeno de favorecer a replicação em um conjunto específico de tecidos ou local no corpo.

TR-PCR Ver **transcrição reversa – reação em cadeia da polimerase**.

tumor benigno Grupo de células que formam uma massa discreta resultante de alterações limitadas nas propriedades de crescimento celular; distingue-se de um tumor maligno ou câncer, em que as células não metastatizam para o corpo todo.

tumor maligno Ver **câncer**.

ubiquitina Uma pequena proteína (76 aminoácidos) em células eucarióticas que está covalentemente ligada a proteínas destinadas à degradação no **proteassoma**.

último ancestral comum universal (LUCA; do inglês *last universal common ancestor*) Em um cladograma evolutivo, a forma ancestral comum (geralmente teórica) ou formas que precedem o desenvolvimento de outras formas divergentes. Por exemplo, a célula ou células ancestrais que levaram ao desenvolvimento de procariontes e eucariotos.

unidade formadora de placa (UFP) Unidade de vírus infeccioso determinada pela capacidade do vírus de formar uma placa ou área de células lisadas em um "gramado" de células suscetíveis.

uso do sítio de poliadenilação diferencial Terminação da transcrição eucariótica empregando sinais de poliadenilação alternados. O processo produz RNAm sobrepostos com diferentes regiões terminais 3′.

vacina de DNA Vacina que compreende uma molécula de DNA contendo o gene para uma ou mais proteínas antigênicas que podem ser expressas para induzir imunidade quando o DNA é injetado em um indivíduo de teste.

vacina de subunidade Preparação de vacina que contém apenas uma proteína antigênica viral.

vacina de vírus morto Vacina composta de uma suspensão de vírus que foi tratada quimicamente de modo a não ser mais capaz de causar uma infecção produtiva.

vacina de vírus vivo Vacina composta de um vírus que foi especificamente atenuado, geralmente por passagem em série em uma célula hospedeira não humana.

vacina Jenneriana Vacina de vírus vivo que induz uma resposta imune a um vírus patogênico relacionado que infecta outra espécie.

vacinação Processo de usar um patógeno inativado ou atenuado (ou parte dele) para induzir uma resposta imune em um indivíduo antes de sua exposição ao patógeno.

valor *s* Medida numérica da velocidade de sedimentação de uma macromolécula, organela ou vírus quando o material é submetido a campos centrífugos elevados sob condições definidas.

variedade de hospedeiros ampla Interação entre um vírus e um hospedeiro em que o vírus é capaz de infectar uma grande e diversificada quantidade de organismos hospedeiros. Uma ampla variedade de hospedeiros para um vírus pode estar associada ao uso de uma estrutura celular comum para obter entrada.

variedade de hospedeiros Organismo ou grupo de organismos que um vírus é capaz de infectar.

variedade de hospedeiros restrita Interação entre vírus e hospedeiro de maneira que apenas um tipo muito limitado de células hospedeiras é suscetível à infecção. O HIV tem uma variedade de hospedeiros restrita, pois infecta apenas células humanas com certos receptores específicos em sua superfície celular.

varíola Primeira doença viral humana a ser erradicada da população; causada por um vírus de DNA citoplasmático. A doença tinha duas formas, causadas por diferentes sorotipos virais: a varíola *major* era a forma mais grave, enquanto a varíola *minor* era uma forma caracterizada por uma menor taxa de mortalidade e sintomas geralmente mais leves.

variolação Prática de injetar exsudato seco de pacientes com varíola em recuperação em um indivíduo imunologicamente virgem para produzir imunidade protetora.

vesícula Compartimento celular ligado à membrana; também uma bolha ou bolsa cheia de líquido que contém o agente infeccioso durante uma doença infecciosa.

vesículas exocíticas Vesículas de membrana no interior de uma célula que transportam macromoléculas ou vírus para liberação na superfície celular.

vetor Agente ou meio pelo qual um agente infeccioso se dissemina de um indivíduo para outro; também se refere a um plasmídio ou vírus manipulado projetado para transferir genes para um organismo.

vetor de clonagem viral Vetor de clonagem baseado no genoma e na estratégia de replicação de um vírus específico.

vetor de transferência Também chamado de vetor de transferência de genes; vetor viral projetado para transferir um gene para uma célula ou tecido para fins de **terapia genética**.

viremia Presença de um vírus no sangue e no sistema circulatório.

vírion Partícula de vírus que parece estruturalmente completa quando vista ao microscópio eletrônico.

viroide Patógeno de planta que é o menor agente de doenças infecciosas formado por ácido nucleico conhecido. Cada um consiste em uma molécula de RNA circular de 250 a 350 bases que não codifica qualquer proteína e não é encapsidada. O vírus da hepatite delta compartilha algumas características dos viroides, incluindo um genoma de RNA circular altamente estruturado.

virosfera Conjunto completo de vírus presentes na biosfera.

virulência Medida da gravidade do potencial de causar doença de um patógeno.

vírus auxiliar Vírus em uma infecção mista (geralmente em células em cultura) que fornece uma função complementar para que um vírus defeituoso coinfectante possa se replicar.

vírus *Chlorella* Vírus de DNA da alga verde *Chlorella*.

vírus da gripe Um de vários vírus contendo genoma de RNAs conhecidos por serem agentes causadores de infecções leves do trato respiratório superior e da nasofaringe.

vírus da hepatite Um de um grupo de vírus (muitos não relacionados) que têm como alvo o fígado.

vírus da imunodeficiência humana (HIV) Retrovírus humano; o agente causador da AIDS.

vírus da leucemia/linfoma de células T do adulto (HTLV) Retrovírus humano que é um agente causador de alguns tipos de leucemia.

vírus Vírus **da mixomatose** Poxvírus que normalmente infecta lebres sul-americanas. Foi introduzido (com sucesso misto) na Austrália em uma tentativa de controlar o aumento devastador da população de coelhos europeus introduzidos pelos colonos ingleses.

vírus de RNA de sentido negativo Vírus de RNA de fita simples cujo genoma tem o sentido oposto do RNAm. O genoma viral precisa ser transcrito em RNAm por uma enzima associada ao vírion como o primeiro passo na expressão gênica do vírus.

vírus de RNA de sentido positivo Vírus de RNA de fita simples cujo genoma tem o mesmo sentido que o RNAm.

vírus Epstein-Barr (EBV) Herpes-vírus humano.

vírus herpes simples (HSV; do inglês *herpes simplex virus*) Um de dois vírus humanos neurotrópicos intimamente relacionados que contêm um genoma de DNA e é caracterizado pela capacidade de estabelecer infecções latentes. O HSV tipo 1 (HSV-1) normalmente infecta o tecido facial, enquanto o HSV-2 infecta o tecido genital.

vírus neurotrópico Vírus que tem como alvo as células do sistema nervoso.

vírus varicela-zóster (HZV; do inglês *herpes zoster virus*) Agente causador da varicela.

xenoenxerto Pedaço de tecido ou órgão de uma espécie diferente que é implantado ou transplantado em um animal.

zíper de leucina Motivo de proteína que envolve a interação hidrofóbica entre duas hélices anfipáticas em que um lado de cada hélice contém um alinhamento de resíduos de leucina.

zoonose Doença viral de outra espécie animal que pode causar uma doença humana.

α-TIF Proteína do fator indutor alfa *trans* (do inglês *trans inducing factor*) do HSV; proteína estrutural (vírion) que atua como um ativador "*acid blob*" da transcrição. Sua especificidade requer interação com certas proteínas celulares do hospedeiro (como Oct1) que se ligam a facilitadores de promotores imediato-precoces.

Índice Alfabético

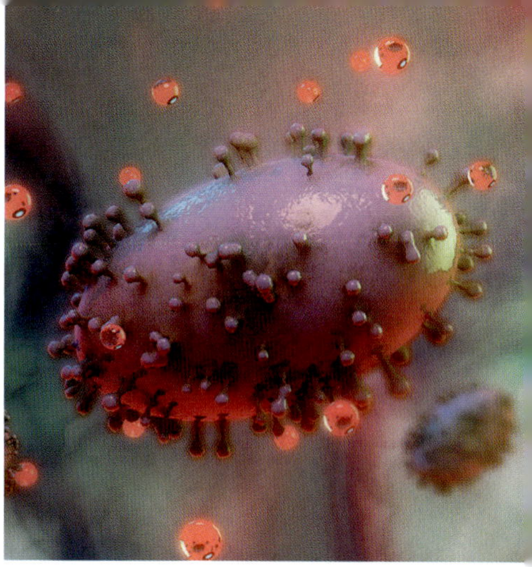

D

E

2023
1 2 3 4 5 6 7 8 9 10